JN218533

COMPREHENSIBLE DICTIONARY OF CLINICAL NEUROPSYCHOLOGY

# やさしい
# 高次脳機能障害用語事典

編 集

種村 純

編集協力(五十音順)

白山 靖彦

種村 留美

船山 道隆

前島伸一郎

ぱーそん書房

# 執筆者一覧


## ■編集

種村　純（川崎医療福祉大学医療技術学部感覚矯正学科 特任教授・同大学 副学長）

## ■編集協力（五十音順）

白山　靖彦（徳島大学大学院医歯薬学研究部地域医療福祉学分野 教授）

種村　留美（神戸大学生命・医学系保健学域 教授）

船山　道隆（日本赤十字社 足利赤十字病院神経精神科 部長）

前島伸一郎（金城大学 学長）

## ■執筆者（五十音順）

青木　重陽
（神奈川総合リハビリテーションセンター高次脳機能障害支援室）

浅川　伸一
（東京女子大学情報処理センター）

足立　耕平
（長崎純心大学人文学部地域包括支援学科）

穴水　幸子
（国際医療福祉大学赤坂心理・医療福祉マネジメント学部心理学科）

阿比留睦美
（町家「人と生活研究所 音楽と植物と」）

阿部　順子
（元 岐阜医療科学大学 名誉教授）

網本　和
（首都大学東京大学院人間健康科学研究科）

飯干紀代子
（志學館大学人間関係学部心理臨床学科）

伊賀上　舞
（慈強会 松山リハビリテーション病院高次脳機能障害支援室）

池田　学
（大阪大学大学院医学系研究科精神医学教室）

伊澤　幸洋
（福山市立大学教育学部児童教育学科）

石合　純夫
（札幌医科大学医学部リハビリテーション医学講座）

石田　順子
（神戸大学生命・医学系保健学域）

石田　藤麿
（国立病院機構 三重中央医療センター脳神経外科）

出田　和泉
（ブリティッシュコロンビア大学教育心理・特殊教育学部）

伊東　範尚
（市立伊丹病院老年内科）

井之川真紀
（関西電力病院リハビリテーション部）

猪俣　朋恵
（筑波大学人間系）

井林　雪郎
（三光会 誠愛リハビリテーション病院）

今井　眞紀
（横浜市総合リハビリテーションセンター医療部）

岩本　圭子
（前 日本赤十字社 足利赤十字病院リハビリテーション科）

上田　敬太
（京都大学医学部附属病院精神科・神経科）

植谷　利英
（川崎医療福祉大学医療技術学部感覚矯正学科）

上松　右二
（和歌山県立医科大学保健看護学部脳神経外科学）

上宮奈穂子
（石心会 埼玉石心会病院脳神経外科）

内田　信也
（国際医療福祉大学成田保健医療学部言語聴覚学科）

内田　優也
（財団新居浜病院臨床心理科）

宇津山志穂
（厚生会 木沢記念病院地域連携部）

宇野　　彰
（筑波大学大学院人間総合科学研究科）

宇野　園子
（言語障害者の社会参加を支援するパートナーの会 和音）

宇野　雅子
（川崎医科大学総合医療センター耳鼻咽喉科）

生方　志浦
（京都大学大学院医学研究科脳病態生理学講座）

海野　聡子
（富士脳障害研究所附属病院リハビリテーション科）

梅嵜　有砂
（昭和大学藤が丘病院脳神経外科）

梅田　　聡
（慶應義塾大学文学部心理学専攻）

浦野　雅世
（横浜市立脳卒中・神経脊椎センターリハビリテーション部）

遠藤　邦彦
（前 東京都医学研究機構 神経科学総合研究所リハビリテーション研究部門）

大久保智紗
（帝京平成大学大学院臨床心理学研究科）

大沢　愛子
（国立長寿医療研究センターリハビリテーション科・認知行動科学研究室）

太田　信子
（川崎医療福祉大学医療技術学部感覚矯正学科）

太田　久晶
（札幌医科大学保健医療学部作業療法学科）

大谷　　良
（国立病院機構 京都医療センター脳神経内科）

大塚　裕一
（熊本保健科学大学保健科学部リハビリテーション学科）

大槻　美佳
（北海道大学大学院保健科学研究院）

大野　宏明
（川崎医療福祉大学医療技術学部リハビリテーション学科）

大原　一幸
（大原こころのクリニック）

岡　真由美
（川崎医療福祉大学医療技術学部感覚矯正学科）

岡﨑　哲也
（博愛会 博愛会病院リハビリテーション科）

岡崎　英人
（藤田医科大学医学部連携リハビリテーション医学講座）

岡村　陽子
（専修大学人間科学部心理学科）

岡本さやか
（藤田医科大学医学部リハビリテーション医学Ⅱ講座）

荻野　聡之
（杏林大学医学部付属病院救急医学）

奥平奈保子
（東京都リハビリテーション病院リハビリテーション部）

奥村　浩隆
（昭和大学医学部脳神経外科学講座）

小倉　光博
（済生会和歌山病院脳神経外科）

長田　久雄
（桜美林大学大学院老年学研究科）

小野久里子
（国立障害者リハビリテーションセンター学院言語聴覚学科）

折戸真須美
（公立羽咋病院リハビリテーション科）

香川　昌弘
（日本赤十字社 高松赤十字病院脳神経外科）

掛樋　善明
（石心会 埼玉石心会病院脳血管内治療科）

數井　裕光
（高知大学医学部神経精神科学講座）

片桐　直之
（東邦大学医学部精神神経医学講座）

香月　　静
（仁生社 江戸川メディケア病院リハビリテーション科）

加藤　裕司
（埼玉医科大学国際医療センター神経内科・脳卒中内科）

金子　真人
（国士舘大学文学部教育学科）

兼信　佳代
（川崎医科大学附属病院リハビリテーションセンター）

鐘本　英輝
（河﨑会 水間病院精神科）

亀井　　尚
（北海道医療大学 名誉教授）

狩長　弘親
（吉備国際大学保健医療福祉学部作業療法学科）

川上　紀子
（川崎医療福祉大学医療技術学部感覚矯正学科）

川﨑　聡大
（東北大学大学院教育学研究科教育心理学講座）

川﨑　美香
（川崎医科大学附属病院リハビリテーションセンター）

川島　広明
（日本赤十字社 足利赤十字病院リハビリテーション科）

工藤　由佳
（群馬会 群馬病院、慶應義塾大学医学部精神・神経科学教室）

久保　謙二
（西村会 向陽病院脳神経外科）

久保田　功
（近畿大学医学部附属病院リハビリテーション部）

窪田　正大
（鹿児島大学医学部保健学科）

熊倉　勇美
（和風会 千里リハビリテーション病院）

黒後　祐美
（日本赤十字社 足利赤十字病院リハビリテーション科）

黒住　千春
（川崎医療福祉大学医療技術学部リハビリテーション学科）

河本　純子
（国立病院機構 和歌山病院脳神経内科）

小坂　美鶴
（川崎医療福祉大学医療技術学部感覚矯正学科）

小嶋　知幸
（武蔵野大学大学院人間社会研究科）

小杉美菜実
（じうんどう 慈雲堂病院精神科）

狐塚　順子
（武蔵野大学大学院人間社会研究科）

後藤多可志
（目白大学保健医療学部言語聴覚学科）

小西　海香
（慶應義塾大学医学部精神・神経科学教室）

小早川睦貴
（東京情報大学総合情報学部総合情報学科）

小渕　千絵
（国際医療福祉大学保健医療学部言語聴覚学科）

小森憲治郎
（十全会 十全ユリノキ病院心理室）

是木　明宏
（国立病院機構 下総精神医療センター精神科）

近藤　和泉
（国立長寿医療研究センター）

近藤　公久
（工学院大学情報学部情報デザイン学科）

斎藤　文恵
（慶應義塾大学医学部精神・神経科学教室）

佐伯　　覚
（産業医科大学医学部リハビリテーション医学講座）

酒井　　浩
（藍野大学医療保健学部作業療法学科）

酒井保治郎
（老年病研究所附属病院神経内科、群馬大学 名誉教授）

坂口　辰伸
（前 鹿教湯三才山リハビリテーションセンター鹿教湯病院作業療法科）

坂爪　一幸
（早稲田大学教育・総合科学学術院）

櫻井　靖久
（三井記念病院神経内科）

酒向　正春
（健育会 ねりま健育会病院回復期リハビリテーションセンター）

佐藤　達矢
（堀尾会 熊本託麻台リハビリテーション病院脳神経内科）

佐藤ひとみ
（浴風会 浴風会病院リハビリテーション科）

佐藤　浩代
（前 日本赤十字社 足利赤十字病院神経精神科）

佐藤　正之
（三重大学大学院医学系研究科認知症医療学）

佐藤　睦子
（総合南東北病院神経心理学研究部門）

佐野　洋子
（仁生社 江戸川病院リハビリテーション科）

三盃　亜美
（大阪教育大学教育学部特別支援教育講座）

四ノ宮美恵子
（前 国立障害者リハビリテーションセンター自立支援局）

柴﨑　光世
（明星大学心理学部心理学科）

柴本　勇
（聖隷クリストファー大学リハビリテーション学部言語聴覚学科）

清水　一
（千秋会 井野口病院リハビリテーション科）

白山　靖彦
（徳島大学大学院医歯薬学研究部地域医療福祉学分野）

新貝　尚子
（NTT東日本関東病院リハビリテーション科）

進藤美津子
（上智大学 名誉教授）

杉山　達也
（昭和大学医学部脳神経外科）

鈴木　孝征
（健育会 ねりま健育会病院回復期リハビリテーションセンター）

鈴木　秀謙
（三重大学大学院医学系研究科脳神経外科学）

鈴木　倫
（国際医療福祉大学成田保健医療学部言語聴覚学科）

砂川　耕作
（関西福祉科学大学保健医療学部リハビリテーション学科）

砂原　伸行
（金沢大学医薬保健研究域保健学系リハビリテーション科学領域）

先﨑　章
（埼玉県高次脳機能障害者支援センター、東京福祉大学社会福祉学部）

高岩亜輝子
（十文字学園女子大学人間生活学部児童教育学科）

高倉　祐樹
（北海道医療大学リハビリテーション科学部言語聴覚療法学科）

高田　武人
（日本赤十字社 足利赤十字病院神経精神科）

高橋　伸佳
（千葉県立保健医療大学リハビリテーション学科）

高橋　雄
（藤田医科大学七栗記念病院内科）

高畑　圭輔
（量子科学技術研究開発機構 放射線医学総合研究所）

高畑　進一
（大阪府立大学総合リハビリテーション学研究科）

田川　皓一
（順和 長尾病院高次脳機能センター）

竹内　祐子
（徳島大学大学院医歯薬学研究部先端歯学教育研究プロジェクト）

武田　克彦
（文京認知神経科学研究所）

武田　貴裕
（国立病院機構 千葉東病院脳神経内科）

武田　千絵
（金沢大学医薬保健研究域保健学系リハビリテーション科学領域）

武田　英孝
（国際医療福祉大学、順和会 山王メディカルセンター予防医学センター・臨床医学研究センター）

辰巳　格
（LD・Dyslexiaセンター）

辰巳　寛
（愛知学院大学心身科学部健康科学科）

立石　雅子
（目白大学保健医療学部言語聴覚学科）

田中　春美
（関西電力病院リハビリテーション部）

田中　寛人
（スミヤ 角谷リハビリテーション病院内科）

田中　裕
（緑会 たなかクリニック）

棚橋　紀夫
（埼玉医科大学国際医療センター神経内科）

種村　純
（川崎医療福祉大学医療技術学部感覚矯正学科）

種村　留美
（神戸大学生命・医学系保健学域）

田渕　肇
（慶應義塾大学医学部精神・神経科学教室）

田村　至
（北海道医療大学リハビリテーション科学部言語聴覚療法学科）

爲季　周平
（姫路獨協大学医療保健学部言語聴覚療法学科）

田谷　勝夫
（前 障害者職業総合センター）

垂水　良介
（慶應義塾大学医学部精神・神経科学教室）

俵　あゆみ
（なやクリニック）

津田　哲也
（県立広島大学保健福祉学部コミュニケーション障害学科）

津本　智幸
（国立病院機構 九州医療センター脳血管内治療科）

出口　一郎
（埼玉医科大学国際医療センター神経内科）

寺田　友昭
（昭和大学藤が丘病院脳神経外科）

寺西　　彩
（徳島県社会福祉協議会）

時田　春樹
（川崎医療福祉大学医療技術学部感覚矯正学科）

飛永　雅信
（国立病院機構 新潟病院神経内科）

冨本　秀和
（三重大学大学院医学系研究科神経病態内科学）

友田　有希
（桜ヶ丘記念病院精神科）

外山　　宏
（藤田医科大学医学部放射線医学）

豊倉　　穣
（東海大学大磯病院リハビリテーション科）

中　　大輔
（日本赤十字社 和歌山医療センター神経救急部）

永井知代子
（帝京平成大学健康メディカル学部言語聴覚学科）

中上　美帆
（川崎医科大学附属総合医療センターリハビリテーションセンター）

中尾　直之
（和歌山県立医科大学医学部脳神経外科）

中川　賀嗣
（北海道医療大学リハビリテーション科学部）

中川　良尚
（仁生社 江戸川病院リハビリテーション科）

中島明日佳
（日本赤十字社 足利赤十字病院リハビリテーション科）

中島　　孝
（国立病院機構 新潟病院神経内科）

長田　　乾
（緑成会 横浜総合病院臨床研究センター）

長塚　紀子
（前 上智大学大学院言語学専攻言語聴覚研究コース）

長野　友里
（名古屋市総合リハビリテーションセンター）

中村　　淳
（鹿教湯三才山リハビリテーションセンター鹿教湯病院言語療法科）

中村　　光
（岡山県立大学保健福祉学部保健福祉学科）

永森　芳美
（前 日本赤十字社 足利赤十字病院リハビリテーション科）

成塚　陽太
（日本赤十字社 足利赤十字病院リハビリテーション科）

西川　拡志
（石川県立高松病院作業療法科）

西林　宏起
（和歌山県立医科大学医学部脳神経外科）

仁田　静香
（姫路獨協大学医療保健学部作業療法学科）

根木　宏明
（埼玉医科大学国際医療センター脳血管治療科）

野澤　亮平
（川崎医療福祉大学医療福祉マネジメント学部医療情報学科）

能登　真一
（新潟医療福祉大学リハビリテーション学部作業療法学科）

能登谷晶子
（京都学園大学健康医療学部言語聴覚学科）

朴　　白順
（神戸学院大学総合リハビリテーション学部認知症の人にやさしいまちづくり研究プロジェクト）

橋本洋一郎
（熊本市民病院神経内科）

畠山　　恵
（武蔵野大学人間科学部人間科学科）

早川　裕子
（横浜市立脳卒中・神経脊椎センターリハビリテーション部）

林　　克樹
（三光会 誠愛リハビリテーション病院）

林　　　健
（埼玉医科大学国際医療センター神経内科・脳卒中内科）

林　　泰子
（川崎医療福祉大学医療技術学部感覚矯正学科）

原田　浩美
（国際医療福祉大学成田保健医療学部言語聴覚学科）

春原　則子
（目白大学保健医療学部言語聴覚学科）

東川　麻里
（北里大学医療衛生学部リハビリテーション学科）

平岡　崇
（川崎医科大学リハビリテーション医学教室）

平口　真理
（金城大学社会福祉学部社会福祉学科）

平野　眞
（東海大学 名誉教授）

平林　一
（鹿教湯三才山リハビリテーションセンター鹿教湯病院心理療法科）

平山　和美
（山形県立保健医療大学作業療法学科）

深井　順也
（和歌山県立医科大学医学部脳神経外科）

福井　俊哉
（花咲会 かわさき記念病院）

福岡　卓也
（埼玉医科大学医学部神経内科）

福澤　一吉
（早稲田大学文学学術院文学部心理学コース）

福田章一郎
（川崎医療福祉大学医療技術学部感覚矯正学科）

福永　真哉
（川崎医療福祉大学医療技術学部感覚矯正学科）

藤井　直子
（藤田医科大学坂文種病院放射線科）

藤永　直美
（東京都リハビリテーション病院リハビリテーション部）

藤野　博
（東京学芸大学総合教育科学系特別支援科学講座）

藤原加奈江
（東北文化学園大学医療福祉学部リハビリテーション学科）

渕　雅子
（九州栄養福祉大学リハビリテーション学部作業療法学科）

船山　道隆
（日本赤十字社 足利赤十字病院神経精神科）

古本　英晴
（国立病院機構 千葉医療センター脳神経内科）

星野英里香
（日本赤十字社 足利赤十字病院リハビリテーション科）

本田　美和
（潤和リハビリテーション振興財団 潤和会記念病院リハビリテーション療法部）

前島　悦子
（大阪体育大学大学院スポーツ科学研究科）

前島伸一郎
（金城大学）

前田　眞治
（国際医療福祉大学大学院リハビリテーション学分野）

牧岡　省吾
（大阪府立大学人間社会システム科学研究科）

松居　徹
（埼玉医科大学総合医療センター脳神経外科）

松尾　基史
（大原記念倉敷中央医療機構 倉敷中央病院リハビリテーション部）

松川　勇
（日本赤十字社 足利赤十字病院リハビリテーション科）

松崎　丞
（昭和大学藤が丘病院脳神経外科）

松田　博史
（国立精神・神経医療研究センター脳病態統合イメージングセンター）

松田　実
（清山会 いずみの杜診療所）

松葉　正子
（前 埼玉県立大学保健医療福祉学部作業療法学科）

松原　麻子
（広島市立リハビリテーション病院リハビリテーション技術科）

松藤佳名子
（福岡国際医療福祉学院視機能療法学科）

丸山　元
（埼玉医科大学国際医療センター神経内科）

水子　学
（川崎医療福祉大学医療福祉学部臨床心理学科）

水島　仁
（立川病院精神神経科）

水田　秀子
（藤井会 藤井会リハビリテーション病院リハビリテーション部）

水野　志保
（藤田医科大学医学部リハビリテーション医学Ⅱ講座）

水野　雅文
（東邦大学医学部精神神経医学講座）

溝渕　淳
（ダリア訪問看護ステーション能見台）

光永　大助
（川崎医科大学附属病院リハビリテーション科）

緑川　晶
（中央大学文学部人文社会学科）

南　　弘一
（和歌山県立医科大学医学部小児科）

三村　邦子
（川崎医療福祉大学医療技術学部感覚矯正学科）

宮﨑　泰広
（関西電力病院リハビリテーション部、関西電力医学研究所リハビリテーション医学研究部）

宮﨑　裕子
（宮﨑ゆうこクリニック）

三輪　英人
（エキップ　みわ内科クリニック）

向野　雅彦
（藤田医科大学医学部リハビリテーション医学Ⅰ講座）

村井　俊哉
（京都大学大学院医学研究科精神医学）

目黒　祐子
（東北医科薬科大学病院リハビリテーション部）

森　　志乃
（藤田医科大学医学部リハビリテーション医学Ⅰ講座）

森　　由美
（三重県身体障害者総合福祉センター）

森岡　悦子
（関西福祉科学大学保健医療学部）

柳沢志津子
（徳島大学大学院医歯薬学研究部口腔保健福祉学分野）

山澤　秀子
（昭和女子大学人間社会学部福祉社会学科）

山下　　力
（川崎医療福祉大学医療技術学部感覚矯正学科）

山下　　光
（愛媛大学大学院教育学研究科学校臨床心理専攻）

山下　英尚
（広島大学病院精神科、広島大学大学院医歯薬保健学研究院精神神経医科学）

山田　千晴
（早稲田大学大学院文学研究科）

山田真希子
（量子科学技術研究開発機構 放射線医学総合研究所脳機能イメージング研究部）

山根　文孝
（帝京大学医学部附属病院脳神経外科）

山本　　潤
（国際医療福祉大学小田原保健医療学部作業療法学科）

山家　弘雄
（昭和大学横浜市北部病院脳神経外科）

用稲　丈人
（川崎医療福祉大学医療技術学部リハビリテーション学科）

横山絵里子
（秋田県立リハビリテーション・精神医療センターリハビリテーション科）

吉岡　昌美
（徳島文理大学保健福祉学部口腔保健学科）

吉畑　博代
（上智大学大学院言語科学研究科）

吉益　晴夫
（埼玉医科大学総合医療センターメンタルクリニック）

吉満　孝二
（鹿児島大学医学部保健学科）

吉村　貴子
（京都学園大学健康医療学部言語聴覚学科）

若島　　睦
（黒部市民病院リハビリテーション科）

脇田　英明
（藤田医科大学七栗記念病院内科）

渡邉　　修
（東京慈恵会医科大学附属第三病院リハビリテーション科）

渡邉　　誠
（藤田医科大学七栗記念病院リハビリテーション部）

渡辺　眞澄
（県立広島大学保健福祉学部コミュニケーション障害学科）

# 序　文

高次脳機能障害は、その理解のためには極めて多くの知識を必要とする難解な領域である。その不思議な症状と一人ひとりまったく異なった障害像を前にして、自らの浅学をしばしば感じさせられることになるが、一方で知的好奇心も掻き立てられる。人間の多様な性質を特殊なかたちで際立たせてくれる、精神活動と脳の構造を明らかにする１つのアプローチとして学問的価値は高い。しかし高次脳機能障害は、一部の専門家のみが立ち入ることができる特殊領域ではない。現に、診断に始まりリハビリテーションから介護・社会的支援に至る、医師からリハビリテーション関係職、福祉・介護分野の各職種、そして本人・家族がそれぞれ役割を果たして高次脳機能障害者の自立を目指す活動が広く行われている。このように高次脳機能障害の臨床が幅広く展開されているわが国において、高次脳機能障害にかかわるあらゆる知識をわかりやすく提供することが求められ、本書が企画された。

本書の特徴は、高次脳機能障害の病態、症候にかかわる学術的知識ばかりではなく、背景になる解剖学、生理学、神経学、基礎心理学、臨床心理学、関連する精神障害、高次脳機能障害の診断、評価、検査の方法、治療、リハビリテーション、支援機器、社会的支援、介護、関係法規に関する用語を広く取りあげるようにした点である。取りあげた専門用語がこのように幅広く、用語の簡単な説明から、まとまった解説までその用語によって区分がある。またすべての項目を五十音順に配するのではなく、大項目の下に関連知識を配列した。用語を引くだけではなく、関連知識を系統的に得ることができる構成を目指した。神経内科、精神科、リハビリテーション科、心理士、言語聴覚士、作業療法士などの専門家の方々には支援にかかわる用語について、社会福祉士、介護福祉士、介護支援専門員、相談支援員などの社会的支援・介護にかかわる職種の方は、症状、症候群とその基礎となる学問の用語について、本書を活用して知識を得て頂きたい。

本書の目的を理解して極めて多くの専門家に執筆頂いた。また編集協力者の方々には筆者とともに困難な作業を続けて頂いた。小嶋知幸先生には失語症を中心とした編集作業にご協力頂いた。ぱーそん書房の山本美恵子社長、編集担当の近野さくら氏には多大なる作業をお願いした。本書の出版のためにご尽力を頂いたこれら多くの方々にこの場を借りてお礼を申しあげたい。

しかし、本書の壮大な目的の前に編集代表者の知識不足による不備も多いことと思われ、また編集作業においてしばしば無理なお願いをさせて頂いた。深くお詫び申しあげたい。

2018 年 12 月吉日

**種村　純**

# 凡　例

本事典は、高次脳機能障害にかかわる医師や看護師、リハビリテーション関係職、福祉・介護分野の各職種等に必要な医学用語、また、支援にかかわる関連用語も含め、1,800余語を採録した。

1．見出し語は日本語(五十音順)、算用数字(ローマ数字も含む)、外国語(アルファベット順)の順に配列した。なお、ギリシャ文字の $\alpha$ はA、$\beta$ はB、$\theta$ はTに読み替え、各ローマ字よりも前に配列した。

2．日本語の見出し語は、清音(は、ひ、ふ等)、濁音(ば、び、ぶ等)、半濁音(ぱ、ぴ、ぷ等)の順に、拗音、促音は固有音として配列した。また、長音や中黒、ハイフンは無視して配列した。

例）失書→しつしよ
　　レビー小体型認知症→れびしようたいがたにんちしよう
　　音-文字変換→おんもじへんかん

3．読み方が難解な漢字への配慮から、見出し語にはひらがなで振り仮名を付け、漢字以外(カタカナやひらがな、算用数字、アルファベットやギリシャ文字)には、基本的に振り仮名を省略し、——とした。

4．見出し語には原則として外国語表記を付した。外国語の人名などが付いた用語(病名など)、機器や用具などはできるだけカタカナ表記を主体とした。

5．見出し語に採録してある同義語、対義語は、説明文最後に[同][対]で示した。

6．見出し語について、さらに理解を深めるために参照してほしい用語については、説明文の末尾に以下のように記載した。

(参照：○○○○)

7．内容の重複を避けるため説明を省略した同義語に関しては、上位となる見出し語を参照するよう以下のように記載した。

⇨○○○○

8．見出し語の参照場所を説明する際、項目の中に挿入されている箇所を＞で示した。

例）ウェルニッケ失語　——しつご　⇨失語症＞ウェルニッケ失語

(これは「失語症」の項目の小項目として「ウェルニッケ失語」があることを示す)

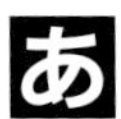



**アイオワ版ギャンブリングテスト**　―ばん―　⇨前頭葉機能検査＞アイオワ版ギャンブリングテスト

**アイカルディ症候群**　―しょうこうぐん　Aicardi syndrome　点頭てんかん様のスパズム発作、特徴的な網脈絡膜病変（網脈絡膜裂孔）、脳梁欠損を三徴とする疾患で、基本的に女児にみられ、男児では報告が数例あるのみである。発症率は約1/10万出生であり、家族内発症は極めて少なく、孤発例がほとんどで突然変異によって発生すると考えられる。遺伝子異常が疑われるが、原因は未解明である。脳病変より神経細胞遊走異常症が推測されている。診断はAicardiにより提唱された診断基準が参考になる（**表**）。主要徴候と支持徴候に分けられる。鑑別診断として、脳梁欠損や皮質形成異常症をきたす多くの神経細胞遊走障害に関連する疾患がある。しかし、眼病変も併存する場合は、アイカルディ症候群を強く考慮できる。てんかん発作の中心であるスパズム発作は生後3～4ヵ月頃に出現することが多く、たびたび非対称性で片側性のこともある。点頭てんかんよりも発症が早い。ほかの発作型として、焦点性部分発作を認めることもある。脳波所見としてのヒプスアリスミアは多くの例で非典型的で、サプレッション・バースト様パターンを示すことが多く、しかも非対称性である。眼底所見の網脈絡膜裂孔は診断に特徴的な所見で、視神経乳頭部や黄斑部の周辺に白色または黄白色で輪郭のはっきりした網膜色素上皮の円形脱色素部が多発するものをいう。視神経乳頭を囲んで朝顔症候群を呈することもある。約半数で視神経を含む視神経乳頭の部分欠損（コロボーマ）による拡大を認め、小眼球症をみることもある。コロボーマはしばしば片側性である。脳病変では脳梁欠損（全または部分）、皮質形成異常（ほとんどが多小脳回）、脳室周囲または皮質下の異所性灰白質、大脳半球の左右非対称性、頭部内嚢胞形成（半球間裂や脈絡叢嚢胞が多い）、小脳虫部の低形成や小脳半球の低形成などがみられる。脈絡膜乳頭腫も

■アイカルディ症候群の診断基準案■

| 主要徴候 | 支持徴候 |
|---|---|
| ・スパズム発作（点頭てんかん） | ・椎体と肋骨の骨異常 |
| ・網脈絡膜病変（裂孔）（ラクナ病変） | ・小眼球症などの眼異常 |
| ・視神経乳頭部のコロボーマ | ・左右非同期性の脳波異常（サプレッション・バースト波形） |
| ・脳梁欠損（完全または部分） | ・大脳半球の非対称性 |
| ・皮質形成異常（大部分は多小脳回） | |
| ・脳室周囲異所性灰白質 | |
| ・頭蓋内嚢胞（半球間か第３脳室周囲） | |
| ・脈絡膜乳頭腫 | |

10%前後に存在し、本疾患に特徴的に認める。骨格異常として、肋骨や椎骨の異常を認めることが多い。肋骨の欠損や約半数に側彎を伴う。スパズム発作やほかのてんかんについては、副腎皮質刺激ホルモン(adrenocorticotropic hormone：ACTH)や抗てんかん薬の治療が行われるが効果は不十分である。脳病変に対する脳外科的治療、側彎に対する整形外科的治療が行われる。てんかんは難治性で、精神運動発達遅延は重度で予後は不良である。歩行できるのは約20%で、有意語の表出は約10%前後である。生命予後は脳障害の程度によりさまざまであるが、20歳前後の報告がある。(南弘一)

**曖昧文**　あいまいぶん　ambiguous sentence　⇨多義文

**アウェアネス**　awareness　物事に対する気づき、認識のこと。アウェアネスの障害には、自己の身体的な疾病状態、機能や能力の低下に対する認識が欠如している病識の低下から、高次の自己洞察力であるセルフアウェアネス(self-awareness)の障害までを含む。セルフアウェアネスの障害は疾病や障害が自己に与える影響や将来的な可能性などに対する判断や洞察に影響が生じ、自分の能力の過信、現状や将来への楽観的な態度につながりうる。(岡村陽子、長野友里)

**亜急性硬化性全脳炎**　あきゅうせいこうかせいぜんのうえん　subacute sclerosing panencephalitis　麻疹ウイルスに罹患して6～8年後に、進行性の知能障害、行動異常(興奮性、性格変化など)、ミオクローヌス、痙攣、運動失調、視覚障害などをきたす小児または若年成人の脳炎。通常1～3年で、四肢麻痺、無言無動、植物状態になり、死亡するが、慢性に経過する例もある。免疫系の監視が不十分な乳児期に麻疹に罹患すると、麻疹ウイルスの遺伝子が変異してSSPEウイルスと呼ばれるウイルスになり、これが中枢神経で持続感染することにより発症すると考えられている。麻疹ワクチンの普及により、発症頻度は激減した。脳波は、PSD(周期性同期性放電)が特徴的である。(櫻井靖久)

**アクションスリップ**　action slip　人が意図した行為を実行する際に、それとは異なった行為を誤って遂行してしまうエラーをいう。同じ行為の反復、目標の切り替わり、脱落、混同などのタイプに分けられる。(梅田聡)

**悪性リンパ腫**　あくせい――しゅ　malignant lymphoma　白血球の1つであるリンパ球が腫瘍化したものである。通常はリンパ球組織が存在する臓器にできることが多いが、脳内に腫瘍が出現する場合もある。ただし、脳ではない身体のどこかに発生したリンパ腫が転移する場合もある。脳原発では、ほとんどが非ホジキンリンパ腫で大細胞型B細胞性リンパ腫が約80～90%を占めている。この場合が中枢神経原発悪性リンパ腫である。中高年に多く50歳以上が80%を占めている。発生頻度は、10万人に0.38人とほかの脳腫瘍に比べると少ない。症状は、腫瘍の存在する場所によって異なるが、手足の麻痺や失語症などの脳局所症状が50％程度にみられ、頭痛、悪心のような頭蓋内圧症状、精神症状も時にみられる。診断は核医学検査でイノシン酸(IMP)に放射線物質を結合させたものを注射するとリンパ腫に結合することから、この検査で結合がみられれば脳悪性リンパ腫である確率は高くなる。しかしながら、確定診断は、生検を行い病理検査で行う。治療は、手術で取り切れることがないので、手術を行うことは一般的ではなく化学療法での治療が行われており、よく効くことが多い。現在はメトトレキサートを中心とした化学療法プロトコールが用いられている。化学療法に引き続き放射線療法を行うことで治癒率の向上を図っている。現在の生存期間の中央値は40ヵ月以上である。(田中寛人)

**アクセント**　⇨語彙特性＞アクセント

**アスペルガー症候群**　――しょうこうぐん　⇨神経発達障害＞アスペルガー症候群

**アテトーゼ**　athetosis　遠位部優位に出現する持続の長い不随意運動である。ある異常姿勢をとった後に次の異常姿勢へゆっくりと変化する運動のようにもみえる。しばしば舞踏運動に混じて認められる場合がある(choreoathetosis)。アテトーゼの病態や責任病巣については解明されていない。アテトーゼを主徴とする代表的疾患として脳性小児麻痺や核黄疸などがある。(三輪英人)

**アテローム血栓性脳梗塞**　――けっせんせいのうこうそく　⇨脳血管障害＞脳梗塞＞アテローム血栓性脳梗塞

**アナルトリー**　⇨発語失行

**アパシー**　apathy　正常であれば感情を動かされる刺激に対し無(a)感情(pathos)な状態。周囲や自身に対し注意、関心を払わず、自発的な行動に乏しくなる。うつ状態と異なり、通常患者自身はその状態に苦痛や葛藤を感じない。パーキンソン病やアルツハイマー病、脳卒中後患者など脳器質性疾患患者で多い症状とされるが、そのほかさまざまな疾患でみられる。ドパミン、アセチルコリンなどの神経伝達物質や前頭葉–皮質下回路の異常が関与すると仮説されている。(高田武人)

**アプロソディア**　aprosodia　意味や感情的な情報を伝達する際の音程の差異や音量の大きさ、話しことばのリズムなどのプロソディを理解したり表出することが困難な障害(Leon & Rodriguez, 2008；Wymer, Lindman, & Booksh, 2002)。文献的には、言語面もしくは感情面に関して分析されてきた(Wymer ら, 2002)。例えば、単語ではアクセントの違いによって意味が変化したり、文中、どこで区切るかによって意味が変化することがある。また、同じことばでもプロソディの違いにより、褒められているのか、皮肉を込めた内容なのか、発話者の感情意図が変わる。言語面でのアプロソディアは両側大脳半球損傷により、感情面でのアプロソディアは右大脳半球損傷と関連があるとされてきた(Baum & Pell, 1999；Pell, 2006；Ross & Monnot, 2008)。さらに、大脳基底核は、プロソディと大きな関連があると報告されている(Cancelliere & Kertesz, 1990；Pell & Leonard, 2003)。臨床的には、表出型、受容型、混合型に分類されてきたが、Ross らは失語症の分類に類似した、症状と非優位半球での損傷部位とを対応させた分類を提案した。すなわち、話す際に感情に即したプロソディを表出できない運動型は前頭葉弁蓋部、発話内の感情的な意味を理解できない感覚型は側頭葉後部、ほかに伝導型は弓状束、超皮質型は前方もしくは後方分水嶺領域で、ほかに global 型がある(Ross, 1981, 2000；Ross & Monnot, 2008)。Ross の運動型は運動障害性構音障害による障害と鑑別診断されるべきであるとの指摘もある(Duffy, 2005)。評価は通常は注意深い観察にて行われるが、下記のような検査バッテリーも作成されている。The Florida Affect Battery(Bowers, Blonder, & Heilman, 1998)や the Aprosodia Battery (Ross, Thompson, & Yenkosky, 1997)である。また、数は少ないが、訓練での効果があった例が報告されている(Bornhofen & MacDonald, 2008；Leon ら, 2005；Rosenbek ら, 2004)。日本語話者では、左ブローカ領野に相当する右大脳半球損傷による運動型アプロソディアの報告がある(福原ら, 1994)。(宇野彰)

**アミロイド・アンギオパチー**　amyloid angiopathy　アミロイド蛋白質(アミロイドβ蛋白が最も多い)がくも膜や大脳皮質の小血管壁に沈着した状態である。高齢者の後頭葉・側頭葉などの大脳皮質や小脳が好発部位であり、アミロイド沈着による中膜平滑筋細胞の変性をきたし血管壁が脆弱化し、脳出血(皮質下出血が多く、多発性かつ再発が多い)の原因となりうる。高齢者の後頭葉・側頭葉皮質下出血と診断した際には、同疾患との関連も考慮すべきである。(根木宏明)

**アミロイドイメージング**　amyloid imaging　アルツハイマー病のバイオマーカーであるアミロイドβ蛋白に集積する薬剤を用いて画像化する技法。(種村純)

**アミロイドβ**　amyloid β(Aβ)　約 40 個のアミノ酸から成る蛋白質であり、アルツハイマー病(Alzheimer disease：AD)にみられる老人斑の主要成分である。Aβの沈着は、AD において最初期から出現する病理学的変化であり、診断的意義が極めて高い。Aβの産生および蓄積の異常が、神経原線維変化などの病理学的変化を誘発し、最終的に神経細胞死を誘発するというアミロイドカスケード仮説が提唱されている。近年は、PET により Aβを検出するアミロイドイメージングが実用化され始めている。(高畑圭輔)

**誤りなし学習**　あやま――がくしゅう　⇨失語症の訓練＞失語症の言語訓練法＞誤り

なし学習

**アルコール性認知症** ――せいにんちしょう ⇨認知症>アルコール性認知症

**アルツハイマー型認知症** ――がたにんちしょう ⇨認知症>アルツハイマー型認知症

**アレキサンダー病** ――びょう Alexander disease 1949年にAlexanderが報告した先天性大脳白質形成不全症。本疾患の責任遺伝子としてglial fibrillary acidic protein(*GFAP*)が同定され、*GFAP*はアストロサイトに認められる細胞骨格である中間径フィラメントを構成する。小児期発症では、頭囲拡大、精神運動発達遅滞、痙攣発作、運動麻痺などの症状を認め、多くは進行性である。成人期以降の緩徐進行型もある。頭部MRIで、前頭葉優位の大脳白質変性病変が特徴的で、T2強調画像・FLAIR画像で高信号を呈する。約97%に*GFAP*遺伝子変異を認めるため、遺伝子検査は確定診断に有用である。有効な治療法はなく、予後は不良である。(南弘一)

**アンチトロンビン欠損症** ――けっそんしょう antithrombin deficiency トロンビン、活性化第X・IX・XI・XII因子などの血液凝固因子を阻害するアンチトロンビンの欠損症で、常染色体優性遺伝病である。下肢深部静脈血栓症を起こすことが最も多く、肺梗塞を合併することも多い。女性は習慣性流産の原因となることがある。表在性の血栓症は比較的稀である。本疾患は、阻害活性と抗原量の両者が減少したI型と、抗原量は正常だが阻害活性が低いII型(分子異常症)に分けられる。(脇田英明)

**アントン型病態失認** ――がたびょうたいしつにん ⇨失認>病態失認>アントン型病態失認

**アントン症候群** ――しょうこうぐん Anton syndrome 病態失認の1つで、皮質盲患者が盲であることを否認する状態と、皮質聾患者が聾を否定する状態がある。(参照：失認>病態失認>アントン型病態失認)(田中裕)

同視覚性病態失認、アントン型病態失認

# い

**医学的リハビリテーション**　いがくてき――　⇨リハビリテーション＞医学的リハビリテーション

**維持期**　いじき　maintenance phase　運動機能の回復の程度が緩やかになる時期で、具体的には、発症して約6ヵ月が過ぎた時期を指す。（参照：急性期、回復期）

（脇田英明）

## 意識障害　いしきしょうがい　consciousness disturbance

意識が正常であるためには、外界からの刺激に上行性網様体賦活系–視床–大脳皮質への投射系が正常に反応している必要があり、大脳や脳幹を直接傷害する頭蓋内疾患のほかに、脳神経機能を２次的に障害させる種々の全身性の異常が意識障害の原因となる。頭蓋内病変としては脳血管障害、脳腫瘍、脳外傷、脳炎、髄膜炎が、全身性病変としては、循環器・呼吸器疾患による脳の低酸素、電解質・浸透圧異常、糖代謝異常(高血糖・低血糖)、内分泌異常、薬物中毒などが挙げられる。

意識障害とは、意識の清明度の低下(狭義の意識障害)と意識内容(質)の変化が生じた現象である。前者には、上行性網様体賦活系が、後者には、大脳皮質への投射系が本質的に関与する。病態的には、急性期と慢性期意識障害が存在する。前者を評価する方法としては、世界水準では、グラスゴー・コーマ・スケール(GCS)がグラスゴー大学から発表された。日本でも、ジャパン・コーマ・スケール(JCS)が一般的である。ところが、慢性期の意識障害を正確に評価する方法がなく、認知症との区別が重要な課題となっている(グラスゴー・コーマ・スケール、ジャパン・コーマ・スケール参照)。

一過性の意識障害として失神を挙げることができるが、持続性の状態は、傾眠、昏迷、半昏睡、昏睡の順に意識の清明度の低下が高度になる。特殊な意識障害として、代表的な３つの状態を解説する。

- **無動性無言**…自発的な運動や発語がまったくなく、反応を示さないが、眼は動かし追視したりする。痛み刺激に対しての逃避反応はみられる。睡眠–覚醒のリズムは保たれる。眼は動かし瞬目する。脳幹・視床の病変による網様体賦活系の部分的障害による。この病態は、回復しうる状態であり、植物状態とは異なる。
- **失外套症候群**…大脳皮質の広範な機能障害によって不可逆的に大脳皮質機能が失われた状態。眼は動かすが、無動・無言の状態。睡眠と覚醒の調節は保たれる。
- **植物状態**…単に状態を表現したことばで、障害部位、原因はさまざまである。覚醒しているにもかかわらず大脳の精神活動をまったく行っていない状態である。脳幹機能は保持されており、この表現には反対する研究者がいるので表現の仕方が変更になる可能性がある。(松居徹)

■ **失外套症候群**　しつがいとうしょうこうぐん　apallische syndrome　大脳皮質(外套)の広範な機能障害(脳血管障害、脳炎、頭部外傷、一酸化炭素中毒、低酸素脳症など)によって起こる持続性の意識障害のこと。睡眠–覚醒の調節機能は保たれているが、自発性はなく、自らことばを発したり、動いたりできない状態。また、外部刺激や情報に対して正しい認知が行えず、意味のある行動がとれない。注視や追視もみられない。精神的な反応はほとんどない状態。通常、失外套症候群が3ヵ月以上持続した場合、**植物状態**と呼ぶ。(成塚陽太)

■ **せん妄** ――もう　delirium　軽度の意識混濁のうえに精神運動性興奮、幻覚、誤認、不安などが強く現れ、抑制のとれた混乱した言動がみられる状態である。言い換えれば、軽度の意識の曇りに幻覚や興奮が加わり、意識の質が変化し、意識水準が波状に変化する状態といえる。せん妄の発生要因、誘因としては、脳器質性疾患、全身性疾患(感染症、悪性腫瘍)、アルコール、薬剤性(オピオイド、ステロイド、抗コリン薬など)が考えられる。せん妄の治療としては、抗精神病薬の投与の有効性がRCT で立証されている。(松居徹)

■ **通過症候群**　つうかしょうこうぐん　transit syndrome　頭部外傷、脳血管障害などによる脳損傷の急性期には意識障害が生じる。通過症候群とは、脳損傷を受けた意識障害患者が回復する過程で、記憶障害、うつ状態、幻覚、妄想、自発性の低下などが認められる状態である。通過症候群後、完全に回復する場合もあれば、一部の症状を高次脳機能障害として残す場合もある。(脇田英明)

■ **無動無言症**　むどうむごんしょう　akinetic mutism　意識を正常に保つためには、上行性網様体賦活系、視床皮質反響回路が重要な役割を担っている。無動無言症は、遷延性意識障害の一型である。睡眠–覚醒リズムはみられ、時に物を注視したり、音のする方向を向くなどの反応はみられるが、まったくしゃべらず、呼びかけに対しても反応せず、四肢を自発的に動かすこともない状態である。1941 年にCairns らが提唱した。責任病巣としては、両側大脳半球皮質あるいは白質、両側大脳基底核、網様体などが報告されている。(岡本さやか)

同無動性無言

**意識消失発作**　いしきしょうしつほっさ　attack of unconsciousness　失神と失神以外の発作に分けられる。前者は脳血流低下に伴う一過性意識消失であり、後者はてんかん、脳卒中、代謝性脳症、精神疾患などが原因で起こる。両者の鑑別と原因精査が重要である。予後良好な起立性低血圧、血管迷走神経反射から、予後不良の心原性や重度不整脈に起因する意識消失まで多岐にわたるが、心臓に原因がある場合には生命にかかわることも多く、緊急入院精査が必要である。(井林雪郎)

**意思決定**　いしけってい　⇨社会的行動障害>意思決定

**石原式色覚検査表**　いしはらしきしきかくけんさひょう　Ishihara plates for color blindness　色覚障害では異なる色を同じ色と認識する(仮性同色 psudoisocolor)。この色覚の差異を利用し、障害がないと読める、または障害があると読める、このようなパターンに色モザイクを配置し、その中の数字を読む、あるいは曲線を指でたどることで評価する。石原式色覚検査表は、色覚障害のスクリーニング用の仮性同色素表 plates である(石原，1916)。特異度、感度に優れる。14 表、24 表、国際版 38 表が市販されている。(海野聡子、武田克彦)

**慰謝料**　いしゃりょう　solatium　交通事故などにより傷害、後遺症、死亡を負った場合に、慰謝料基準によって支払われる。基準は、自賠責基準、任意保険基準などがあり、金額が異なる。(白山靖彦)

**遺族補償年金・遺族年金**　いぞくほしょうねんきん・いぞくねんきん　survivors' compensation pension，survivors' pension　業務上・通勤中の災害により労働者が亡くなった場合に労働者災害補償保険より給付される。遺族補償年金の受給資格者になれるのは、労働者の死亡の当時、その収入によって生計を維持していた労働者の配偶者、子、父母、孫、祖父母、兄弟姉妹であるが、妻以外の者は年齢要件(子・孫は 18 歳到達年度末まで、兄弟姉妹は 60 歳以上または 18 歳到達年度末までの間、それ以外は 60 歳以上)あるいは障害の要件のいずれか 1 つを満たす必要がある。(吉岡昌美)

**一次視覚野**　いちじしかくや　visual area 1（V1）　視床の外側膝状体からの視覚入力を認知する皮質領域。鳥距野ともいう。ブロードマン17野に相当する。（西林宏起）
同鳥距野

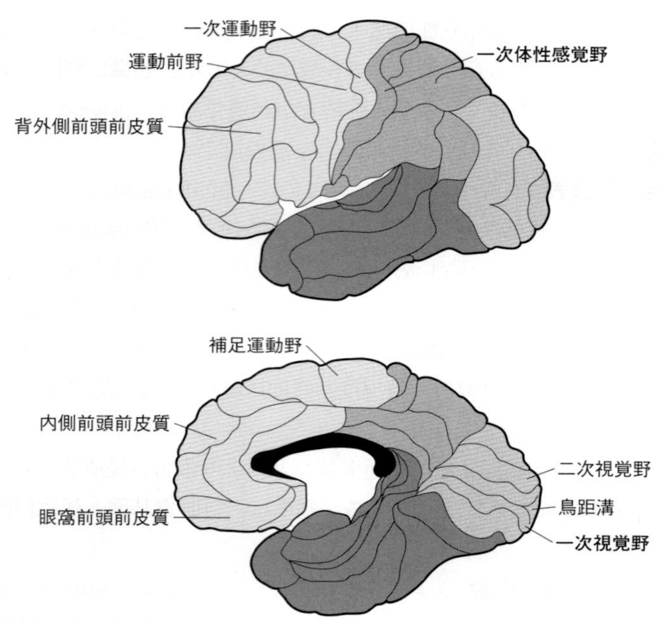


**一次体性感覚野**　いちじたいせいかんかくや　first somatosensory area（SI）　視床後腹側核からの、温痛覚、触覚、深部知覚などの体性感覚性入力を受ける中心後回の皮質領野。ブロードマン3、1、2野に相当する。（西林宏起）

**一過性全健忘**　いっかせいぜんけんぼう　⇨記憶障害＞一過性全健忘

**一過性脳虚血発作**　いっかせいのうきょけつほっさ　⇨脳血管障害＞一過性脳虚血発作

**一貫語**　いっかんご　consistent word　**一貫性**とはある漢字を含む単語(隣接語)の中で、その構成文字の読み方がどの程度一貫しているかという指標であり、英単語において、-ade という綴りはどの単語でも/eid/としか読まず(FADE, WADE)、漢字二字熟語「予約」では「予」も「約」も「ヨ」「ヤク」としか読まないように、ひと通りの読みしかない文字で構成された単語を一貫語という。一方、複数の読みをもつ場合は**非一貫語**であるが、その中でも、読みの頻度がより高い文字で構成される単語を**典型語**(MEAT/iː/;「経済」/kei/)、読みの頻度の低いものを**非典型語**(GREAT/ei/、SWEAT/e/;「経文」(/kyou/)という。一貫語・典型語に比べて非一貫語・非典型語の成績が悪い、あるいは音読時間が長いことを**一貫性効果・典型性効果**とい

う。この効果は表層失読に特徴的である。(参照：規則語、語彙特性＞一貫性)(新貝尚子)

**一貫性**　いっかんせい　⇨語彙特性＞一貫性、一貫語

**一貫性効果**　いっかんせいこうか　⇨一貫語

**一貫動詞**　いっかんどうし　⇨動詞

**逸失利益**　いっしつりえき　lost profits　自動車保険用語の消極損害の１つで、基本的には将来の収入を現在に割り戻して算出する。具体的には、１年あたりの基礎収入に、後遺障害によって労働能力を喪失してしまうであろう期間(労働能力喪失期間)を乗じて算定する。(白山靖彦)

**一側性失行**　いっそくせいしっこう　⇨失行症＞一側性失行

**一側性触覚失認**　いっそくせいしょっかくしつにん　⇨失認＞触覚失認＞一側性触覚失認

**一般職業適性検査**　いっぱんしょくぎょうてきせいけんさ　General Aptitude Test Battery(GATB)　厚生労働省編。多様な職業分野で仕事をするうえで必要とされる代表的な９種の能力(適性能)を測定し、職業適性に関する情報を提供するものである。対象は中学生からで、15 種類の下位検査から構成される。(白山靖彦)

**一般認知理論**　いっぱんにんちりろん　general recognition theory(GRT)　信号検出理論を多変量に般化させた理論[1)]。この理論は、2 値ではなく複数の可能性からの判断を仮定する際に有用である。そのため、刺激の同定や分類、選好判断といったヒトの知覚・意思決定処理のモデル化に多く用いられてきた[2)]。このような背景から、厳密な理論として意識されることは少ないものの、一般認知理論の概念は、認知神経心理学における重要な理論的基礎となっている[3)]。(山田千晴、福澤一吉)


1) Ashby FG, Townsend JT：Varieties of perceptual independence. Psychological review 93(2)：154, 1986.
2) Ashby FG：A stochastic version of general recognition theory. Journal of Mathematical Psychology 44(2)：310-329, 2000.
3) 福澤一吉：歴史的発展・方法論．よくわかる失語症と高次脳機能障害，鹿島晴雄，種村純(編)，pp1-9，永井書店，大阪，2003.


**意図の抗争**　いとのこうそう　⇨離断症候群＞conflict of intentions

**易疲労性**　いひろうせい　easy fatigability　認知機能、精神機能の低下が通常それらをきたさない軽微な作業あるいは短い時間で生じること。高次脳機能障害に対する過剰活動によって生じた脳機能の疲弊が関与するといわれている。うつ病や薬剤の副作用(向精神薬など)でもみられる。症状としては眠くなる、すぐ飽きてしまう、注意・集中力が低下する、作業効率が低下するなど多彩である。本人が自覚しないことも多く、患者の非特異的な訴えや行動観察から易疲労性を疑う姿勢が重要である。(豊倉穣)

**意味型進行性失語**　いみがたしんこうせいしつご　⇨失語症＞原発性進行性失語＞意味

型進行性失語

**意味型同時失認**　いみがたどうじしつにん　⇨失認＞同時失認＞意味型同時失認

**意味記憶**　いみきおく　⇨記憶＞意味記憶

**意味記憶障害**　いみきおくしょうがい　semantic memory impairment　視覚、聴覚、体性感覚、それに言語など、特定の感覚ドメインに限定した障害によるものでも、また体験した記憶の把持容量や持続時間の低下によるものでもなく、知覚した意味のある対象の同定ができなくなる症例を意味記憶の選択的障害（selective impairment of semantic memory）と呼ぶ。意味記憶障害例では、実物や画像から対象の名前が言えず、また名前を聞いても、あるいは名前を書いたカードを提示されても、その対象を指すことができない（**二方向性失名辞**）。この障害では、視覚的な特徴の分析、統語的な理解には問題がなく、聞いたことばを正確に復唱することも可能である。視覚的に提示されたものの上位概念（例えば果物・動物など）は比較的保たれているが、下位の具体的な概念（「ミカン」「ウサギ」など）が障害される。概念間の類似性についても上位概念での弁別は優れ、意味関連性やより下位の属性に関する知識（大きさ、色、重さ、家で使うか外で使うかなど）で障害が明らかとなる。ほかに、抽象語よりも具体語で顕著に障害されるといった特徴を示す。記憶検査の成績は障害されるが、日常の予定的な活動や習慣においていわゆる健忘を示すことはなく、言語的な素材を用いない知的能力の検査（特に視空間操作課題）において良好な成績を示す。これらの特殊な症状は、進行性の経過をとる変性疾患例で認められ、しかも側頭葉前方部に限局した著しい萎縮に伴って生じることが明らかとなった。後に意味性認知症（semantic dementia）と命名されたこれらの症例では、言語的側面に関して、音韻機能の保存程度を示す復唱能力や数の操作が良好である一方で、先に述べた二方向性失名辞を示し、意味の関与が不可欠な例外的読みの単語（不規則語）を規則的に読み誤る表層失読（[PINT paint]を[pint]、海老を「かいろう」などと読む）を示す。これらの特徴はわが国で語義失語として報告された典型例に相当する。

（内田優也、小森憲治郎）

**言語以外の意味記憶障害**　げんごいがいのいみきおくしょうがい　non-verbal semantic memory impairment　既知の人物の同定が困難となる、その絵の模写ができるのに絵の意味がわからない、意味の連合ができない（バットとボール・ウサギとニンジン・ピラミッドと椰子の木など組み合わせ理解の障害）、日常的な道具が使用できない（櫛を料理に使う調味料のように使う）、信号動作（敬礼・おいでおいでなど）が認知できないなどの症状がみられる。ただし、これらの症状は失語、失認、失行といった特定の感覚ドメインに限局した障害ではなく、多様式性の知識の障害である点が重要である。またこれらの障害パターンに注目すると典型性効果(より意味カテゴリーの中で典型的なものほど保存される)や頻度効果(より頻度の高いものほど保存される)が顕著である。(内田優也、小森憲治郎)



**意味訓練** いみくんれん ⇨失語症の訓練理論＞意味訓練

**意味-語用障害** いみ-ごようしょうがい semantic pragmatic disorder 1983年にRapinとAllenが提唱した用語。言語とは形式的側面(音韻、形態素、統語)、意味的側面、語用論的側面のそれぞれの規則をもつ体系であり、そのうち意味的側面(ことばの意味)と語用論的側面(社会的場面でのことばの使用)の両方を併せ持つ軽度の自閉症スペクトラム児の問題を指すことが多い。最近では欧米の文献においてpragmatic language impairment(PLI)という用語が用いられている。(小坂美鶴)

**意味システム** いみ—— ⇨記憶＞意味記憶＞意味システム、二重経路モデル

**意味障害** いみしょうがい ⇨記憶＞意味記憶＞意味障害

**意味処理課題** いみしょりかだい ⇨記憶＞意味記憶＞意味処理課題

**意味処理障害** いみしょりしょうがい semantic processing disorder 音韻処理や形態処理の段階は、**前意味的処理**(presemantic processing)という。語の音韻形式を既知のものかどうか判断する語彙判断課題(lexical dicision task)では、提示された語形が既知であれば語と認識され、語として実在しないものであれば既知とは認識されない。この判断は前意味的な段階である。以前に聞いた単語の認識(同定)が促進されるというプライミング(priming)現象も前意味的な処理過程と考えられる。これらは、以前の知識から語という音韻の形式すなわち語形が同定されるまでの処理過程である。意味処理障害の目安は、まず単語の想起に関する呼称や書称が共に障害され、いずれの場合でも意味的な誤りが出現する(意味性錯語・意味性錯書：書字における意味性の書き誤り)。呼称や書称ができない場合、語頭音などの正しい**呼称の手がかり**が与えられると、正反応が促進されるならばその語彙の保存が確認できる。これは語形そのものが確実に保存されていることを示す。同じく、呼称ができない場合であっても、単語の定義が可能であれば、やはり意味処理過程における語彙の保存を示している。発語面に困難を抱える症例においては、呼称や単語の定義などは比較的負担の高い(高難易度)の課題である。選択式の意味処理課題としては、標的語と関連性の高い単語を指示(選択)する(例：標的語である着物に対して、衣服と和服という選択肢の中から和服を選択する)**類義語判断課題**(synonym dicision task)がある。(小森憲治郎)

**意味処理の段階** いみしょりのだんかい ⇨記憶＞意味記憶＞意味処理課題

**意味性錯語** いみせいさくご ⇨錯語＞語性錯語＞意味性錯語

**意味性錯読** いみせいさくどく ⇨錯読＞前頭側頭葉変性症＞意味性錯読

**意味性失書** いみせいしっしょ ⇨失書＞意味性失書

**意味性失読** いみせいしつどく ⇨失読症＞後天性失読症＞失語性失読

**意味性失名辞** いみせいしつめいじ ⇨失名辞＞意味性失名辞

**意味性ジャルゴン** いみせい―― ⇨失語症＞ジャルゴン失語＞意味性ジャルゴン

**意味性認知症** いみせいにんちしょう ⇨認知症＞意味性認知症

**意味成分の配列** いみせいぶんのはいれつ ⇨意味論的分析

**意味セラピー** いみ―― semantic therapy 失語症者の言語障害、特に喚語・呼称の障害に働きかける訓練技法は、意味的課題を用いるものと音韻的課題を用いるものに大別でき、そのうちの前者のこと。意味的課題を用いた呼称訓練の有効性を示した最初の研究は、1985 年の Howard D らのものとされる[1)2)]。一般的に意味セラピーでは、音声/文字単語と絵のマッチング、定義文と単語/絵のマッチング、意味判断(文が意味的に正しいかの判断を求める)、odd word/picture out(3 つ以上の刺激から仲間はずれの単語/絵の選択を求める)、単語/絵カードのカテゴリー分類、類似性判断(2 つの刺激が意味的に類似か否かの判断を求める)、意味属性の列挙、意味的キューによる呼称などの意味的課題が用いられる。患者にターゲット語の音声を与えたり発話を求めなくても呼称が促進されること、音韻セラピーに比べ呼称促進効果が長期間持続することなどが特徴とされる。呼称は、意味–語彙–音素の処理水準から成ると考えられているが、意味セラピーは意味障害の患者に加え、意味障害のない、意味–語彙間の障害と考えられる患者にも有効な技法である。意味セラピー課題は一般的に患者にとって難度が低く、発話を求めないため、患者の心的負担は低い。このような誤りなし学習(errorless learning)としての特徴も意味セラピーの利点の 1 つとされる。意味セラピーによる呼称改善のメカニズムは明らかとはいえない。意味セラピー課題の多くでは、当該単語の意味情報と音声または文字による語形(word–form)情報が対提示されるので、呼称促進はそれによる意味–語彙間の対応の強化に起因するという有力説がある。一方で、語形を示さない意味セラピー(純粋意味セラピー)の効果や、意味セラピーによる非訓練モダリティの改善(モダリティ間般化)など、意味システムの修復による呼称促進であることを示唆する報告もある。(中村光)

1) Howard D, Patterson K, Franklin S, et al：The facilitation of picture naming in aphasia. Cognitive Neuropsychology 2：49–80, 1985.
2) Howard D, Patterson K, Franklin S, et al：Treatment of word retrieval deficits in aphasia. Brain 108：817–829, 1985.

**意味属性の分析** いみぞくせいのぶんせき ⇨意味論的分析

**意味的関連語**　いみてきかんれんご　⇨意味論的分析

**意味的語彙経路**　いみてきごいけいろ　semantic lexical route　語彙を認知し、意味抽出を行う通常の語彙処理経路。（参照：二重経路モデル）（種村純）

**意味的連想課題**　いみてきれんそうかだい　⇨記憶＞意味記憶＞意味処理課題

**意味の場**　いみのば　⇨意味論的分析

**意味役割**　いみやくわり　semantic role　主題役割（thematic role）、θ役割（θ-role）ともいう。文中の人や物などが、その文の表す状況や出来事の中で担う意味上の役割のことで、動詞により指定される。辞書的な「意味」とは異なる。今後の研究が待たれる領域で、現状では、直感的な定義もみられ、研究者により用語の使い方が異なる場合がある。「清志が寿司を食べた」という文では、「清志」は動作主、「寿司」は主題/対象という意味役割を担う。意味役割の代表的なものには、動作主（agent）：動作を起こす主体、被動作主（patient）：動作主によって影響を受ける人や物、主題/対象（theme）：出来事の中心的対象となる人や物、経験者（experiencer）：感情や心的状態を経験する者、起点（source）：移動の起点、着点（goal）：移動の最終地点、場所（location）：出来事が起こる場所、などがある。（参照：意味論的分析）（渡辺眞澄）
同主題役割、θ役割

**意味論的分析**　いみろんてきぶんせき　semantic analysis　意味論は形態素とその集合体である句や文の意味を取り扱う言語学の一分野であるが、意味論的分析とは、形態素、語、句、文の意味を分析し記述することである。例えば、語の情報処理過程の評価・診断では、意味システム（意味による語彙部門 semantic lexicon）の障害の性質を評価し、心的辞書（mental lexicon）における意味情報の保持や語彙項目の表象を診断する。語の意味を分析・記述する方法としては、①言語体系内のみで検証する方法、②意味の類似または対立した語（**意味的関連語**）の関係性（範列的関係）を検証する方法、③ある語が文の中で要求する語との関係性（連辞的関係）を検証する方法、がある。①の例として成分分析があり、語の意味を弁別的な**意味成分**（＜＞で示す）**の配列**として記述する。例えば、日本語の「男/女」という語では、男：＜＋人間＞＜＋男性＞、女：＜＋人間＞＜－男性＞と配列される。また、弁別的な意味成分に限らず、母語話者の多くが認める**意味属性の分析**が意義素という考え方で、「男」の場合、＜勇敢な＞などの意味表示が含まれる。②について、語彙の中でのほかの語との関係性としては上下関係、反義関係、並列関係、類義関係などがあり、**意味の場**（semantic field）と呼ばれる。①および②の課題例としては、複数の刺激語を提示して、その中から異なる意味成分をもつ語を1つ選択させる課題（verbal odd one out task）、2つの刺激語から類推される意味関係を手がかりに対応する語を選択させる課題(verbal analogy)、1つの刺激語を提示して自由連想される語を呼称させる課題(**連合検査** word association)などがある。③については、構文の情報処理過程の評価・診断において活用され、失文法(agrammatism)の診断に有用である。この概念が最初に導入されたのは、Fillmore(1968)の格文法(case grammar)で、**深層格**とも呼ばれた。Chomsky(1981)による統率・束縛理論(GB 理論)以降は、**意味役割**(semantic role)あるいは***θ*** **役割**(*θ*-role)と呼ばれ、述語と結びつく項(普通の名詞句、代名詞など)には必ず *θ* 役割が付与されると考えられる。例えば、「彼はボールを投げた」という文の場合、述語「投げる」を核として、「彼」に対しては動作主、「ボール」に対しては対象あるいは主題(*θ*)という意味役割が付与される。失文法では文中の目的語といった文法関係から *θ* 役割へと写像化される情報処理過程に障害があるという仮説(mapping hypothesis)に基づいた訓練法(mapping therapy)が提唱されている。③の課題例としては、可逆/不可逆文を刺激文として用いた文理解検査や文法性判断検査などがある。(亀井尚)

**イリノイ大学言語学習能力診断検査** ——だいがくげんごがくしゅうのうりょくしんだんけんさ

Illinois Test of Psycholinguistic Abilities(ITPA)　1961 年に米国イリノイ大学の Kirk SA らによって開発された小児の言語能力に関する検査。日本語版は 1973 年に出版され、1993 年に改定されている(日本文化科学社)。この検査は言語学習能力を 10 の側面に分け、10 の課題で測定する。結果は課題ごとに言語学習年齢(PLA)が算出され、評価点(SS：平均 36、標準偏差 6)が求められ、全体の PLA および SS が求められる。10 の側面は、聴覚-音声回路 vs 視覚-運動回路という情報処理ルートの次元、表象水準 vs 自動水準という意味処理が大きくかかわるか否かといった次元の 2 次元で分類され、その小児の得意・不得意のバランスを評価できる仕組みになっている。さらに表象水準を理解過程、連合過程、表出過程に分け、情報処理過程のどこに問題があるかを明らかにできるようになっている。自動水準は構成能力と配列記憶能力に分けられる(**表**)。対象年齢は 3 歳 0ヵ月〜9 歳 11ヵ月。本検査の特徴は、単に現在の全体的な能力を評価するだけでなく、言語学習能力のバランスの評価を通して、その小児に対する言語学習指導の焦点を明らかにすることや、不得意な領域を得意な領域でカバーする方略を検討することに資する点である。

(久保田功)

■ITPA の課題構成■

| | 表象水準 | | | 自動水準 | |
|---|---|---|---|---|---|
| | 理解過程 | 連合過程 | 表出過程 | 構成能力 | 配列記憶能力 |
| 聴覚-音声回路 | ことばの理解 | ことばの類推 | ことばの表現 | 文の構成 | 数の記憶 |
| 視覚-運動回路 | 絵の理解 | 絵の類推 | 動作の表現 | 絵さがし | 形の記憶 |

**医療ソーシャルワーカー**　いりょう――　medical social worker　病院、診療所などで社会福祉の専門職として、患者やその家族の意向に寄り添い、その人らしい生活、希望する生活を送るために必要な個別支援や地域のネットワークを構築する専門職である。厚生労働省の医療ソーシャルワーカー業務指針により、①療養中の心理的・社会的問題の解決、調整援助、②退院援助、③社会復帰援助、④受診・受療援助、⑤経済的問題の解決、調整援助、⑥地域活動、を行う専門職である。(竹内祐子)

**医療扶助**　いりょうふじょ　medical assistance　困窮のため最低限度の生活を維持することのできない者に対して、医療サービスに係る費用を給付するもの。原則として現物給付である。医療扶助の範囲は、診察、薬剤または治療材料、医療的処置、療養上の管理や世話、入院、看護、通院に必要な交通費である。ただし、障害者総合支援法の公費負担医療の適用者、被用者保険の被保険者または被扶養者には、各制度で給付されない部分が対象となる。医療扶助による医療の給付は、生活保護法の指定を受けた医療機関などに委託して実施される。(柳沢志津子)

**医療保険制度**　いりょうほけんせいど　Healthcare Insurance Systems　疾病、負傷、死亡または分娩など短期的な経済的損失に関する保険給付を行うもので、社会保険方式で運用されている。わが国の公的医療保険制度は、国民全体を保障の対象とし、フリーアクセス制、安い医療費で高度医療が受けられる点を特徴とし、財源は保険料、公費(税金)、患者負担から成る。体系は「年齢別・職業別」に二分され、年齢別では75歳未満または75歳以上の2段階に分類される。ただし65～74歳は前期高齢者医療制度、75歳以上(65～74歳の一定の障害者を含む)は後期高齢者医療制度の運用となる。職業別にみると、75歳未満が加入する職域保険(被用者保険)と地域保険から成る。職域保険は健康保険として、中小企業の従業員と家族を対象にした全国健康保険協会(協会けんぽ)、主として大企業の従業員と家族を対象とした健康保険組合、船員保険、国家公務員・地方公務員・私立学校教職員による各種共済組合がある。地域保険は国民健康保険として、市(区)町村および自営業者による国民健康保険組合、被用者保険の退職者から成る(費用は各種健康保険から一部が拠出される)。医療を受ける場合、医療機関で被保険者証などを提示し、受けた医療サービスなどの自己負担金を支払った残りの金額が各医療保険から支払われる。自己負担限度額は、誕生から就学前が2割負担、就学後から70歳未満が3割負担、70歳から75歳未満が2割負担(現役並みの所得がある場合3割負担)、75歳以上は1割負担(現役並みの所得がある場合2割負担)と年齢および所得に応じて4区分に設定されている。保険給付は、法定給付と付加給付(健保組合、共済組合、国保組合などでは現金給付の上乗せがある)から成る。法定給付は医療給付に分類される療養の給付(被保険者が受けた医療サービスである現物給付)、入院時食事療養費、高額療養費制度、高額医療・高額介護合算制度、入院時生活療養費、所得補償として現金給付がある。長期入院や高度な医療により、自己負担金が高額となった場合には、医療保険制度における「世帯」(同一家族でも加入している医療保険ごとに1つの「世帯」とする)の所得により、1ヵ月に支払う自己負担限度額が決められており家計負担の軽減策が図られている。(竹内祐子)

**韻** いん rhyme 音節は母音(有声音で持続音であり、声道の閉鎖や摩擦を伴わない)を核としてその前後に子音が付いたまとまりであり、韻とは核の前の子音(頭子音)を除いた「核母音＋尾子音」のこと。例えばfoundの-oundの部分、また頭子音をもたないeyeの場合はeyeが韻となる。詩文における押韻(韻を踏むこと)は、同一または類似の韻を規則的に重ねることによってリズムを生み出す1つの技法である。また、脚韻抽出能力や頭韻判断能力などの音韻処理能力と文字言語の獲得に相関性があることも知られている。(今井眞紀)

**陰性症状** いんせいしょうじょう ⇨陽性症状・陰性症状

**インフォーマル・サポート** informal support 社会資源には、公的機関や専門職が制度に基づき提供するサービスや支援(フォーマル・サポート)以外に、家族や親族、友人、近隣関係、ボランティア、セルフヘルプグループなどから提供される制度に基づかない支援がある。これをインフォーマル・サポートと呼ぶ。**フォーマル・サポート**は、専門的な知識や技術を用いた職業倫理に基づく計画的な支援である。対してインフォーマル・サポートは、生活問題の最も近くで問題を主観的に「感じる」立場の当事者や市民が、一人ひとりの価値観を基盤として草の根的にかかわる点が特徴である。(柳沢志津子)

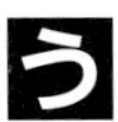

**ヴィゴツキーテスト**　⇨前頭葉機能検査＞ヴィゴツキーテスト

**ウィスコンシンカード分類検査**　――ぶんるいけんさ　⇨前頭葉機能検査＞ウィスコンシンカード分類検査



**ウィリス動脈輪閉塞症**　――どうみゃくりんへいそくしょう　occlusive disease in circle of Willis　通常両側性に内頸動脈終末部、前大脳動脈・中大脳動脈近位部の進行性狭窄もしくは閉塞をきたした特異な病態であり、ウィリス輪の前半部から後半部にかけて進展する例が多く、日本を含む極東アジアに多いといわれている。進行性狭窄や閉塞により、ウィリス動脈輪を中心とした多数の穿通枝や吻合枝、軟膜内の小血管の網状集合、外頸動脈からの側副血行路の発達、これらによる血行力学的な負荷によって動脈瘤がみられることもある。病理学的には、弾性線維の多層化を伴った内膜線維細胞性肥厚、内弾性板の著明な屈曲蛇行、中膜の変性菲薄化が特異所見である。発症年齢は小児期(5〜10 歳)と成人期(30〜40 歳)にピークが存在しており、発症様式が異なる。小児期では、一過性や反復性の麻痺や感覚障害、失語といった一過性脳虚血発作を主体とした症状が中心であるが、脳梗塞まで至ってしまった症例では永続的な巣症状も認めることがある。これら虚血症状以外にも、不随意運動、頭痛、痙攣、高次脳機能障害(知能低下や学習障害、注意欠如・多動性障害などにより学業成績の低下をきたすこともある)がみられることがあり注意が必要である。一方、成人期では、脳出血・脳室内出血といった出血発症(くも膜下出血は比較的稀である)が中心であり、出血に伴う巣症状を呈することが多く、重症化する例もある。(根木宏明)

同もやもや病

**ウイルソン病**　――びょう　Wilson disease　常染色体劣性遺伝形式の先天性銅代謝異常症。肝臓、大脳基底核、角膜、腎臓などに銅が沈着し、さまざまな臓器障害を呈する疾患。指定難病の 1 つ。原因遺伝子は *ATP7B*(肝細胞内の銅を輸送して銅結合蛋白質であるセルロプラスミンと結合させる)、その機能不全のため銅は肝細胞に蓄積、肝障害を生じ、ほかの臓器にも沈着する。

**[発症頻度]** 35,000〜45,000 に 1 人、80％以上が 10 歳以下で発症、成人発症もある。40〜70％に肝障害。

**[症候]** ①肝型…5 歳以降に発症、肝細胞に銅が沈着、肝機能障害。無症状から肝硬変、劇症肝炎まで。②神経型…8 歳以降に発症。大脳基底核に銅が沈着し、錐体外路症状(パーキンソン病様症状、構音障害、振戦、不随意運動、歩行障害など)、精神

症状(意欲低下、突然の気分変調など)。頭部CTで両側の大脳基底核に対称性に低吸収域。③肝神経型…①②両方の症状が同時または時間差で出現。④発症前型…家族内検査で異常がみられても症状はまだ出現していないもの。⑤その他…腎障害、関節炎、心筋症などが初発症状の場合。

**[診断]** 上記臨床症状。カイザー-フライシャー(Kayser-Fleischer)角膜輪(角膜に銅が沈着)、血清銅、血清セルロプラスミンが低下、尿中銅排泄増加。肝生検で銅の沈着。

**[治療]** 銅の摂取1 mg/日以下、銅のキレート剤、酢酸亜鉛、重症例では肝移植も考慮。

**[予後]** 早期に発見、治療開始できれば社会復帰、発症予防も可能だが、神経症状が進行すると予後不良。死因は肝不全、食道静脈瘤破裂、消化管出血など。(河本純子)

**ウェクスラー記憶検査法** ――きおくけんさほう ⇨記憶検査＞WMS-R、WMS-Ⅲ

**ウェクスラー児童用知能検査** ――じどうようちのうけんさ Wechsler Intelligence Scale for Children-fourth edition(WISC-Ⅳ) ウェスクラー児童用知能検査の最新版(第4版)で、5歳0ヵ月〜16歳11ヵ月までの知能を測定する個別検査。この検査は、15の下位検査(基本検査:10、補助検査:5)で構成されており、基本検査の評価点から特定の認知領域の知識機能を表す4つの合成得点(言語理解指標:VCI、視覚推理指標:PRI、ワーキングメモリー指標:WMI、処理速度指標:PSI)と子どもの全体的な知能を表す合成得点(全検査IQ:FSIQ)を算出することができる。言語理解指標(類似・単語・理解)は言語能力(推理・理解・概念化)の評価、視覚推理指標(積み木模様・絵の概念・行列推理)は知覚推理・知覚統合の評価、ワーキングメモリー指標(数唱・語音整列)は注意・集中・ワーキングメモリーの評価、処理速度指標(符号・記号探し)は認知処理・描写処理の速度を評価する下位検査で構成されている。検査結果は、合成得点および下位検査の得点のパターンにより評価する。プロフィール分析は、子どもの得点のパターンを合成得点や下位検査間で比較する個人内差と同年齢集団と比較する個人間差の両方の視点から行う。これらの比較は、子どもの得意なことや苦手なことを明らかにすることができ、適した教育計画を作成することができる。(三村邦子)

**ウェクスラー成人知能検査** ――せいじんちのうけんさ Wechsler Adult Intelligence Scale(WAIS) 成人用個別式知能検査としてWechsler Dにより開発され[1]、2008年、WAIS-Ⅳが出版された[2]。本邦では、2006年に藤田らにより日本版WAIS-Ⅲが出版されており[3]、広く使用されている。適用年齢は16〜89歳であり、実施時間はおおよそ60分程度である。WAIS-Ⅲは言語性検査と動作性検査から構成され、それぞれ7つの下位検査が設けられている。各下位検査の結果から、全体的な知能水準を把握する全検査IQ(FIQ)に加え、獲得された知識、言語的推理、言語刺激への注意を測定する言語性IQ(VIQ)、流動性推理、空間的処理、視覚運動統合を測定する動作性IQ(PIQ)が算出される。また、WAIS-Ⅲでは、これまでの伝統的な3つのIQだけでなく、言語理解(VC)、知覚統合(PO)、作動記憶(WM)、処理速度(PS)の4つの群指数が測定できる。IQ、群指数は、各年齢群それぞれにおいて平均100、標準偏差(SD)15の測定基準に尺度化されている。下位検査の粗点は、平均10、SD 3の年齢ごとの評価点に換算される。IQ、群指数、下位検査値間の有意な乖離は、実施・採点マニュアルを使用し、ディスクレパンシィ分析(WAISでは4つの群指数、言語理解、知覚統合、注意記憶および処理速度の4指標間に有意差が認められるかどうかを検討する)により評価することができる。(狩長弘親)

1) Wechsler D：Wechsler Adult Intelligence Scale. The Psychological Corporation, New York, 1995.
2) Wechsler D：Wechsler Adult Intelligence Scale-Fourth Edition. The Psychological Corporation, San Antonio, 2008.
3) 藤田和弘，前川久男，大六一志，ほか：日本版WAIS-Ⅲ成人知能検査法．日本文化科学社，東京，2006［Wechsler D：Wechsler Adult Intelligence Scale-Third Edition. The Psychological Corporation, San Antonio, 1997］.

**ウェルニッケ・コルサコフ症候群** ――しょうこうぐん　Wernicke-Korsakov syndrome　ビタミン$B_1$(チアミン)の欠乏によるウェルニッケ脳症の後遺症としてみられる健忘症候群である。失見当識(見当識障害)、重度の前向性健忘、作話、時間的傾斜を伴う逆向性健忘などを主症状とする。一方で即時記憶や意味記憶は保たれ、一見したところではつじつまの合う会話が可能であることが多い。また、患者の多くは病識を欠いている。作話は出来事や自伝的記憶に関する内容が多く、失見当識、記憶障害のために他者からの質問に答えられない部分を補おうとすることや自己の体験の時間的体系化が難しいことなどを背景に生じると考えられている。主病変として乳頭体、視床背内側、第3脳室周囲などのほか、Papez回路を構成する視床前核や海馬などの関与が考えられている。慢性期の頭部MRI画像所見では第3脳室、中脳水道の拡大、乳頭体の萎縮などを認める。ビタミン$B_1$欠乏は不可逆的な脳障害をきたし、本症に特異的な治療法はない。アルコール多飲者に多い疾患であり、禁酒と栄養管理によって作話が減少するなどの緩徐な改善を認める例もあるが完治には至り難い。本症はコルサコフ症候群とも称され、この場合には外傷や脳腫瘍(術後)、脳血管障害などビタミン$B_1$欠乏以外の原因で上述の症状を呈する間脳病変例に対して用いられていることもある。(岡﨑哲也)

同コルサコフ症候群

**ウェルニッケ失語**　—しつご　⇨失語症＞ウェルニッケ失語

**ウェルニッケ失語における病態失認**　—しつご—びょうたいしつにん　⇨失認＞病態失認＞ウェルニッケ失語における病態失認

**ウェルニッケ脳症**　—のうしょう　Wernicke encephalopathy　ビタミン$B_1$(チアミン)の欠乏による中枢神経疾患であり、慢性的な低栄養状態を背景として急性あるいは亜急性に発症する。アルコール多飲者が患者の多くを占め、時に妊娠悪阻や胃切除術後なども誘因となる。臨床症状として意識障害、眼球運動障害、運動失調の三徴が知られるが、実際にこれらすべてが揃うことは少ない。かつ治療の緊急性が高い疾患であり、アルコール多飲者に三徴の１つでも認めれば本症を疑う必要がある。高次脳機能については錯乱、失見当識、記銘力低下、無関心、傾眠、注意障害などがみられ、昏睡例の予後は不良で重症例では死に至る。主病変として乳頭体、視床背内側、第３脳室周囲や中脳水道周囲、第４脳室底の灰白質、小脳中部などが挙げられる。画像検査において頭部 CT での検出は困難である。頭部 MRI では T2 強調画像、FLAIR 画像で左右対称性の高信号域を示し、造影増強効果は乳頭体に多くみられる。ただし、必ず頭部 MRI で異常所見を伴うわけではない。本症は速やかなビタミン$B_1$投与により症状の改善を期待しうるが、完治例は少なく、後遺症が残りやすい。錯乱や傾眠、失調性歩行などが軽快した後に、失見当識、前向性健忘、作話などを主症状とするウェルニッケ・コルサコフ症候群へ移行する例が多い。また、同じくビタミン$B_1$欠乏によって末梢神経障害と心不全を認める疾患として脚気(チアミンの欠乏によって心不全と末梢神経障害をきたす疾患。心不全によって足のむくみ、神経障害によって足のしびれが起きる)がある。(岡﨑哲也)

**ウェルニッケ領域**　—りょういき　Wernicke area　優位半球の上側頭回後部に

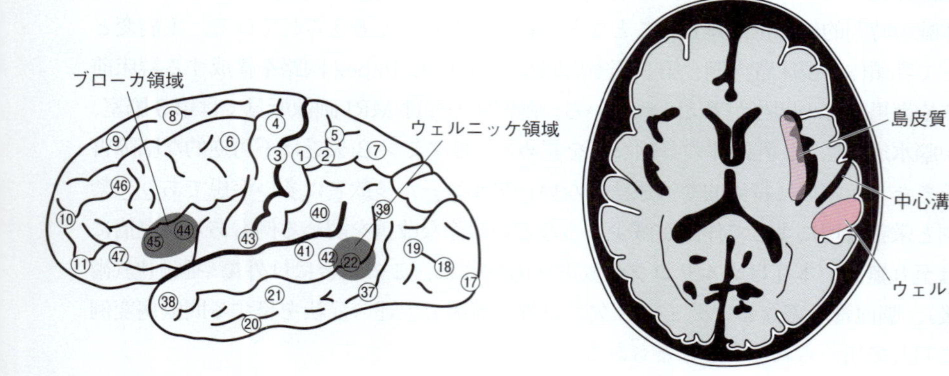


■ウェルニッケ領域■

位置する(右利きでは約95%が、左利きでは約60%が左半球優位)。ブロードマン22野の後部に相当し、一次聴覚野に隣接する。耳からの言語音を理解する働きを担う言語中枢であり、同領域の損傷により感覚性失語(ウェルニッケ失語)を呈する。言語理解が障害され、流暢で多弁だが意味のわからないことばを話すのが特徴。1874年にドイツ人医師Karl Wernickeにより報告された。中大脳動脈による灌流を受ける。(鈴木孝征、酒向正春)



**牛海綿状脳症**　うしかいめんじょうのうしょう　⇨クロイツフェルト・ヤコブ病

**うつ状態**　——じょうたい　depressive state　単一の疾患ではなく、内因、外因(身体因)、心因(性格環境因)などさまざまな病因によって抑うつ気分が生じている状態。内因には、うつ病や統合失調症、躁うつ病などの明らかな原因が特定されていない精神疾患によるものが挙げられる。外因には、アルツハイマー病や脳血管障害などの器質性疾患や内分泌障害などの症候性疾患、アルコール依存症などの中毒性疾患といった身体疾患によるものが挙げられる。心因には、死別や離婚といった悲観反応や金銭・仕事によるストレス性の抑うつや適応障害、性格による内的葛藤反応など苦痛な体験に続いて認められるうつ状態が挙げられる。多様化しているうつ状態には、悲哀を乗り越える喪の作業を経て、自然治癒する正常な反応の型がある。DSM-5®(Diagnostic and Statistical Manual of Mental Disorders, fifth edition)による診断では、横断面の症状から診断し、発病契機や病因には触れないため、うつ状態を有する患者はその程度によりうつ病と診断される。うつ状態の中で、DSM-5®のうつ病エピソードの症状の項目を**表**に示す。治療では、薬物療法や休息、精神療法だけでなく、作業療法による健康面の適度な賦活や認知行動療法による認知の歪みの改善などの心理社会学的治療の有効性が示されている。(大野宏明)

**■DSM-5®のうつ病エピソードの症状■**

(ほとんどの症状は「ほとんど毎日、1日中」存在することが必要)

1. 抑うつ気分
2. 興味、喜びの著しい喪失
3. 体重減少、あるいは体重増加
4. 不眠または睡眠過多
5. 精神運動性の焦燥、または制止
6. 易疲労性、または気力の減退
7. 無価値感、または、不適切な罪責感
8. 思考力や集中力の減退、または決断困難
9. 希死念慮、自殺企図

(日本精神神経学会(日本語版用語監修)，髙橋三郎，大野　裕(監訳)：DSM-5 精神疾患の診断・統計マニュアル．pp160-161，医学書院，東京，2014 を参考に作成)

**うつ性自己評価尺度**　——せいじこひょうかしゃくど　Self-rating Depression Scale

(SDS)　Zungによるうつ状態の重症度評価尺度で、20項目を4件法で回答する。総合得点の範囲は20～80点で、点数が高いほど強いうつ状態を示す。(大野宏明)

■Zungの質問紙■

| | めったにない | ときどき | しばしば | いつも |
|---|---|---|---|---|
| 1. 気が沈んで憂うつだ | | | | |
| 2. 朝がたは　いちばん気分がよい | | | | |
| 3. 泣いたり　泣きたくなる | | | | |
| 4. 夜よく眠れない | | | | |
| 5. 食欲は　ふつうだ | | | | |
| 6. まだ性欲がある<br>(独身の場合)異性に対する関心がある | | | | |
| 7. やせてきたことに　気がつく | | | | |
| 8. 便秘している | | | | |
| 9. ふだんよりも　動悸がする | | | | |
| 10. 何となく　疲れる | | | | |
| 11. 気持は　いつもさっぱりしている | | | | |
| 12. いつもとかわりなく　仕事をやれる | | | | |
| 13. 落ち着かず　じっとしていられない | | | | |
| 14. 将来に　希望がある | | | | |
| 15. いつもより　いらいらする | | | | |
| 16. たやすく　決断できる | | | | |
| 17. 役に立つ　働ける人間だと思う | | | | |
| 18. 生活は　かなり充実している | | | | |
| 19. 自分が死んだほうが　ほかの者は楽に暮らせると思う | | | | |
| 20. 日頃していることに　満足している | | | | |

**うつ病**　――びょう　depression　気分障害に分類され、双極性障害における双極性うつ病と、単極性うつ病の2つに分けられる。単極性うつ病のうち、DSM-5®における診断基準をすべて満たすものを大うつ病性障害といい、一般的にうつ病というとこれを指すことが多い。単極性うつ病の好発年齢は、20～30歳代と、40～50歳代の二峰性となっている。生涯有病率は10～20%であり、近年増加傾向である。病前性格が影響するかどうかには議論があるものの、几帳面で責任感が強く、他者に配慮するメランコリー親和型性格が知られている。成因は現在も研究中であり、遺伝的要因や、セロトニンやノルアドレナリンの機能低下といった生化学的要因が考えられている。また、別離・結婚・転居などのライフイベントが誘因となることもある。症状は、抑うつ気分および興味・喜びの低下を主体とし、そのほかにも精神運動制止や焦燥、易疲労感、自責感、集中力低下、食欲減退、睡眠障害、消化器症状・自律神経症状といった身体症状など多岐にわたる。罪業妄想、貧困妄想、心気妄想などを呈することもある。希死念慮から自殺企図を呈することも多く、注意を要する。これらの症状は寛解・再燃を繰り返すことも多い。治療については、軽度の症状であれば認知行動療法などの精神療法が適応となる。中等度以上では薬物療

法が主体となり、単極性うつ病に対しては抗うつ薬が用いられる。症状に応じて、抗精神病薬や抗不安薬が使用されることもある。また、重症例・難治例では電気痙攣療法が有効となる場合もある。（参照：うつ状態）（小杉美菜実）

**運動維持困難**　うんどういじこんなん　⇨前頭葉性動作障害＞運動維持困難

**運動学習（運動技能学習）**　うんどうがくしゅう（うんどうぎのうがくしゅう）　motor learning（motor skill learning）　運動技能（運動）は反復して練習すると円滑に実行できるようになる。これは運動技能の実行に関係する運動・動作系の学習が単独で生起したためではなく、環境から情報を受容する感覚・知覚系と環境に情報を表出する運動・動作系との協応が学習されたことによる。当該の運動技能の実行に関係する感覚・知覚系と運動・動作系が統合された結果である。運動技能にはさまざまなものがあるが、一般的には身体の動きを伴っている。例えば、服を着る、顔を洗う、歯を磨く、箸を使う、字を書くなどの日常の基本的な水準の運動技能から、自転車に乗る、自動車を運転する、楽器を演奏する、ダンスを踊る、泳ぐなど、複雑で高度な水準の運動技能まである。運動技能の内容や難易度に違いはあっても、習得の初期には運動技能の実行はぎこちなく非効率的であるが、練習を反復することによって最終的には実行が滑らかで効率的になる過程は共通している。さらに、運動技能の実行に最初は強い意識性を必要とする（認知的な負荷が高い）が、反復練習によって習得が進行するにつれて次第に意識性は弱くなり（認知的な負荷が低い）、最終的には自動化して非意識的に実行されるようになる。（参照：知覚–運動技能学習）（坂爪一幸）

同知覚–運動技能学習、感覚–運動技能学習

**運動覚（性）促通法**　うんどうかく（せい）そくつうほう　kinesthetic facilitation　純粋失読患者において、読めない文字の輪郭を指先でなぞることで運動覚から文字心像を想起する方法。純粋失読の障害機序は、左後頭葉から左角回への視覚情報の離断によって生じる[1]と仮定され、なぞることで文字情報が左縁上回から文字心像のある左角回に伝わり、文字理解が可能になると考えられる。この運動覚促通は文字種によって差があり、一般に漢字は平仮名に比べ効果が乏しいとされる。（参照：遂字読み、失読症＞後天性失読症＞純粋失読）（福永真哉）

同なぞり読み

1）Dejerine J：Contribution à l'étude anatomo–pathologique et clinique des différentes variétés de cécité verbale. Comptes Rendus des Séances de la Société de Biologie et de Ses Filiales 4：61–90, 1892.

**運動眼振**　うんどうがんしん　kinetic nystagmus　⇨視運動性眼振

**運動技能**　うんどうぎのう　⇨運動協調性（運動能力）

**運動技能学習**　うんどうぎのうがくしゅう　⇨運動学習（運動技能学習）

**運動協調性(運動能力)** うんどうきょうちょうせい(うんどうのうりょく) motor coordination(motor ability) **運動能力**とは運動学的には運動課題遂行に必要な個人に内在する比較的安定した特性をいい、先天的特性と後天的特性によって決定づけられる。また、運動能力はさまざまな運動技能遂行の基礎的要因となり、成人においてこの特性は変容しにくいものとされている。一方、**運動技能**(motor skill)は訓練によって上達する特性であり、運動技能を決定づける要因として、①正確さ(precision)、②協調性(coordination)、③定位(orientation)、④反応時間(reaction time)、⑤速さ(speed)、⑥タイミング(timing)、⑦手の巧緻性(dexterity)、⑧安定性(steadiness)、などが挙げられる。また、**協調運動**とは、例えばボールを投げるときや蹴るときに必要となる一群の筋肉の協力的な働きのことを指し、**巧緻運動**とは巧みな物品操作を可能にする正確で素早い運動のことを示す。臨床場面では「動作能力」という表現がよく使用されるが、これは上記では運動技能の側面を表現していることが多いと推測され、①〜⑧などを変数とする動作能力測定を目的とした検査方法が用いられている。一方、**目と手の協調性**という表現も用いられるが、これは運動学的には視覚運動協応(visio-motor coordination)と同義と考えられ、視覚的な操作目標に対して手を適応させる能力のことをいう。協調運動は末梢神経麻痺などの筋力低下、片麻痺やパーキンソン症状などで生じる筋緊張異常、脊髄後索障害による感覚障害、小脳障害によって生じる運動失調症状などによって阻害される(協調運動障害)。この**協調運動障害**は、筋の協調性を評価する目的で反復運動の可否(例えば手の回内・回外運動)、一定時間内の反復運動回数の測定(例えばGrasp and Release における10 秒間の反復回数)などが用いられ、物品操作レベル(このレベルでは協調運動のみならず巧緻運動も同時に評価することになる)では東大式協調性テストや簡易上肢機能検査(Simple Testing for Evaluating hand Function：STEF)などが用いられている。また、目と手の協調性は、例えば鼻指鼻テストや線引き検査などの失調症検査[失調症状を捉えるために、測定異常の検査(鼻指鼻試験など)、変換運動障害の検査(回内・回外試験)、共同運動障害の検査(背臥位で腕を組んだまま起き上がらせる)、立位・歩行の平衡機能検査を行う]を用いて評価されることが多いが、対象物品を巧緻に操作するために必須な要素なので、STEF など物品操作を測定する検査の多くに影響を与える要素といえる。(酒井浩)

**運動障害性構音障害** うんどうしょうがいせいこうおんしょうがい dysarthria 大脳皮質の運動中枢から末梢効果器に至る系のいずれか、または複数の病変による発声・発語器官の運動や感覚などの障害で起きる「呼吸・発声・構音・共鳴・プロソディ」の問題を指す。廣瀬ら[1)]は「神経と筋のすべての病変に基づく呼吸から調音までのすべての産生過程の、声、語音、プロソディの異常のすべて」と定義している。これを発話(speech)の障害として括り、失語症などの言語(language)の障害と区別する。具体的には「声が出にくい、声が小さい、声が嗄れている、発音が歪む、ほかの音に置換される、全体に発音が不明瞭、鼻から息が抜ける、話すスピードが遅い、また速過ぎる、イントネーションが不自然」などの症状が混在することで、重症度による程度の差はあれ聞き手との意思疎通に困難をきたす。しかし失語症とは異なり聴覚的・視覚的理解に問題はなく、筆談や拡大・代替コミュニケーションなどの利用によって意思伝達が可能である。原因は、錐体路系疾患、錐体外路系疾患、小脳疾患などさまざまであるが、発話特徴や原因疾患、病巣部位などから、痙性、弛緩性、運動低下性、運動過多性、失調性、混合性などに分類される。ここでは「構音」を狭義の発語器官の運動とし、発話の障害を**構音障害**で表現している。運動障害性構音障害は英語 dysarthria の訳語の 1 つであるが、ほかに英語のままや、カタカナ表記を使う場合もある。なお、構音の誤りを評価する場合には、構音方法と構音点という音声学の二次元分類と用語が用いられる。**構音方法**は、破裂音、摩擦音、破擦音、鼻音、弾音など、**構音点**は両唇音、歯・歯茎音、硬口蓋音、軟口蓋音、声門音などで表現され、具体的には、構音の歪み、省略、置換、鼻音化、付加、無声化などと記述する。ちなみに「パ行」の音節は、構音方法は「破裂音」、構音点は「両唇音」で表現されるが、運動障害性構音障害では、口唇や口蓋帆の運動麻痺により音は歪み、鼻音化され、発音不明瞭となることがある。発話は言語に依存し、注意、遂行機能などいわゆる高次脳機能とのかかわりも大きい。ヒトはさまざまな場面において、状況を逐一理解し、声の大きさ・高さ、話す速さ、構音、プロソディなどの発話の機能を

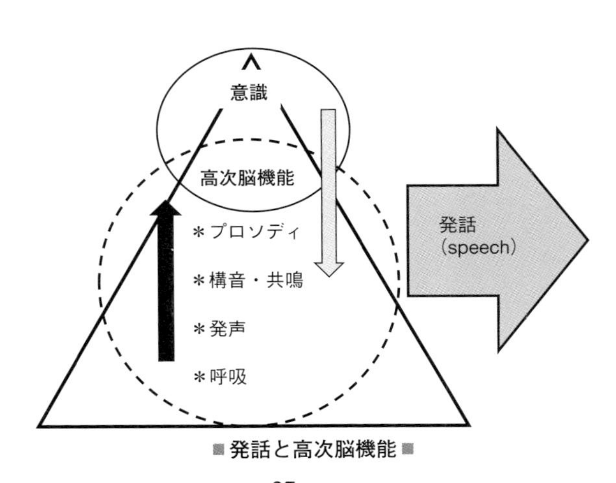


■発話と高次脳機能■

調整して意思表出を行っているが、運動障害性構音障害に高次脳機能障害を合併すると、自己の発話に注意が向かない、調整がうまくいかないなどのため、発話を阻害される要因となることがある。近年では小脳性認知情動症候群(cerebellar cognitive affective syndrome)[2)]にみられる発話の障害が注目されているが、言語聴覚療法の臨床では、運動障害性構音障害に対して発話に関連する運動・感覚機能などの訓練のみでなく、高次脳機能の評価、訓練を含めた取り組みが求められている。(熊倉勇美)

同ディサースリア

1) 廣瀬肇，柴田貞雄，白坂康俊：言語聴覚士のための運動障害性構音障害学．医歯薬出版，東京，2001.
2) Schmahmann JD, Sherman JC：The cerebellar cognitive affective syndrome. Brain 121：561-579, 1998.

**運動前野**　うんどうぜんや　premotor area　一次運動野の前部に位置し、一次運動野、脊髄、感覚領域などと連絡し、運動の準備、巧緻運動に関与する。ブロードマン6野の一部。(西林宏起)

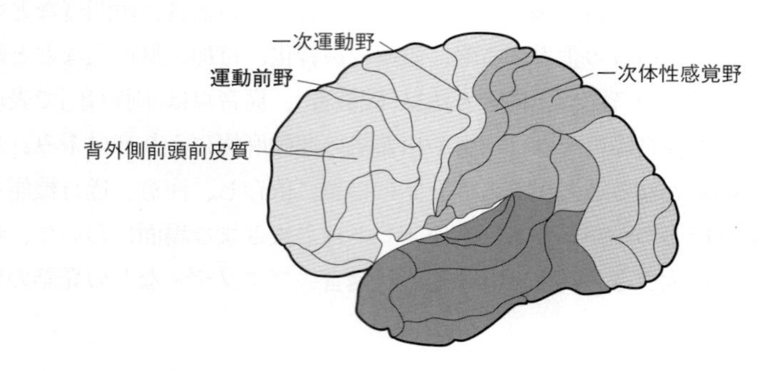


**運動ニューロン病**　うんどう――びょう　⇨神経変性疾患＞運動ニューロン病
**運動能力**　うんどうのうりょく　⇨運動協調性(運動能力)
**運動無視**　うんどうむし　⇨無視症候群＞運動無視

# え

**エイリアンハンド・サイン**　⇨前頭葉性動作障害＞他人の手徴候

**エクスポージャー**　⇨リハビリテーション＞行動療法＞エクスポージャー

**エックスバー理論**　――りろん　⇨X' 理論

**エピソード記憶**　――きおく　⇨記憶＞エピソード記憶

**エピソード記憶障害**　――きおくしょうがい　⇨記憶障害＞エピソード記憶障害

**エピソードバッファ**　⇨記憶障害＞ワーキングメモリー＞エピソードバッファ

**エビデンスに基づく医療**　――もとづくいりょう　evidence based medicine（EBM）
提唱者の１人とされる Sackett DL によれば、「個々の患者の治療の意思決定において、現時点で最良のエビデンスを良心的に、明示的に、思慮深く用いることである」[1)]。「その実践は、臨床家の専門的技能とシステマティックな研究から得られた最良・最適な外的な臨床的根拠を統合するもの」[1)]であり、診断・評価、治療・介入などの医療行為において、適切な方法で行われた実験、調査、観察における客観的データを重要視する。一般的に、ランダム化比較試験およびそのメタ・アナリシス（複数の研究結果を統計学的手法に基づき統合するもの）が最も高いレベルの根拠を提供するものとされるが、エビデンスはそれに限られない。一方で、患者データに基づかない個人や委員会の意見は良質なエビデンスとはみなされない。今日では、エビデンスの吟味の成果が「診療ガイドライン」としてまとめられることも多い。EBM は医療のマニュアル化との誤解もあるが、上記のとおり、医療行為の決定のためにはエビデンスに加えて臨床家の経験や患者の価値観との統合が必須である。対象を医療に限定しない、「エビデンスに基づく実践」（evidence based practice）などの派生した用語も数多い。（中村光）
同根拠に基づく医療

1）Sackett DL, et al：Evidence based medicine；what it is and what it isn't. BMJ 312：71-72, 1996.

**エビデンスに基づく介入**　――もとづくかいにゅう　evidence based intervention
高次脳機能障害に対し、さまざまな治療的介入が行われるが、その中で、科学的根拠（エビデンス）を有する介入のこと。ここでいう科学的根拠には、質のレベルが存在し、最も上位にあるものは、ランダム化比較試験のメタ分析によって効果があると結論された介入方法であり、最も質の低いとされる科学的根拠は、専門家委員会の報告や意見、あるいは権威者の臨床的経験に基づく介入方法である。（渡邉修）

**エビデンスのレベル**　⇨セラピー研究の方法論

**エラー動作分類**　――どうさぶんるい　⇨失行症＞エラー動作分類

**エラーレスラーニング**　⇨失語症の訓練>失語症の言語訓練法>誤りなし学習

**エレクトロパラトグラムを用いた訓練**　――もち――くんれん　⇨失語症の訓練>エレクトロパラトグラムを用いた訓練

**エレベーター眼振**　――がんしん　elevator nystagmus　⇨視運動性眼振

**遠隔記憶**　えんかくきおく　⇨記憶>遠隔記憶

**遠隔効果**　えんかくこうか　⇨ダイアスキシス

**縁上回**　えんじょうかい　supramarginal gyrus　下頭頂小葉のうち角回の前方に位置し、シルビウス裂の末端をとり囲む脳回。ブロードマン40野に相当する。体性感覚皮質や運動前野、腹外側部の前頭前皮質などと線維連絡し、顔面、手の協調運動に関与する。模倣の障害、観念運動失行との関連が考えられている。皮質下には弓状束が走行し、その損傷によって伝導失語を呈する。縁上回下部はウェルニッケ野の一部を構成する。(西林宏起)

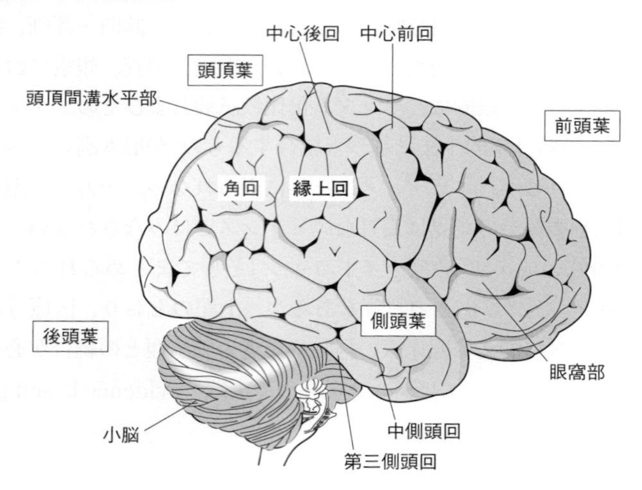


**縁上回下部**　えんじょうかいかぶ　inferior segment of supramarginal gyrus　縁上回の聴覚連合野に移行する領域で、体性感覚、視覚、聴覚の情報が統合される。書字、読字、聴覚理解障害がみられる。ウェルニッケ野の一部を成す。(参照:縁上回)(西林宏起)

**遠城寺式乳幼児分析的発達検査法**　えんじょうじしきにゅうようじぶんせきてきはったつけんさほう　乳幼児の発達を「運動」「社会性」「言語」の分野ごとに評価し、発達の特徴を明らかにする。0ヵ月〜4歳8ヵ月まで測定でき、「移動運動」「手の運動」「基本的習慣」「対人関係」「発語」「言語理解」の6領域について短時間に測定でき、発達状況を分析的に捉えることができる。結果をグラフに表して、発達障害の領域や障害の程度を把握できるため、脳性麻痺や知的障害などの鑑別診断ができる。(三村邦子)

## お



**押韻判断**　おういんはんだん　⇨音韻操作課題>押韻判断

**横側頭回**　おうそくとうかい　transverse temporal gyrus　第一側頭回（上側頭回）のうちシルビウス裂内側を横走する脳回。ヘシュル横回ともいい、一次聴覚野に相当する。（西林宏起）

同ヘシュル横回

**音の置き換え**　おとのおきかえ　⇨音韻操作課題>音の合成/削除/付加/置き換え/逆転

**音の逆転**　おとのぎゃくてん　⇨音韻操作課題>音の合成/削除/付加/置き換え/逆転

**音の合成**　おとのごうせい　⇨音韻操作課題>音の合成/削除/付加/置き換え/逆転

**音の削除**　おとのさくじょ　⇨音韻操作課題>音の合成/削除/付加/置き換え/逆転

**音の高さ**　おとのたかさ　⇨聴覚検査>音の強さ・長短・高さ・数当て検査

**音の長短**　おとのちょうたん　⇨聴覚検査>音の強さ・長短・高さ・数当て検査

**音の強さ**　おとのつよさ　⇨聴覚検査>音の強さ・長短・高さ・数当て検査

**音の付加**　おとのふか　⇨音韻操作課題>音の合成/削除/付加/置き換え/逆転

**オペラント条件づけ療法**　――じょうけんづけりょうほう　⇨リハビリテーション>行動療法>オペラント条件づけ療法

**親亡き後問題**　おやなきあともんだい　problem concerning after parent' death　障害者の親亡き後の生活については課題が多い。生活の場としては、終身で施設入所を希望する場合が多いが、施設の数が少ない。地域での生活を希望する場合は、ヘルパーなどを活用した在宅生活か、グループホームなどで支援を受けながらの共同生活になるが、費用や緊急時の対応などの問題がある。財産管理や契約行為については、成年後見制度の利用が考えられるものの、その内容や利用の仕方が普及しているとはいえない。高次脳機能障害者にとっても親亡き後問題は深刻であり、いくつかの地域では障害に特化したグループホームが開設されている。親が元気なうちに親亡き後を想定した準備・体験をしておくことが望ましいだろう。（宇津山志穂）

**音韻**　おんいん　phonology　ある音がその言語の中でどのように認識され、位置づけられているかという音の体系であり、実際の音声とは区別される抽象的な概念である。音韻は語彙を具現化する手段、すなわち音声と意味を結びつけるためのシステムであり、語の理解や産生に不可欠な要素である。また文字言語とも密接に関係し、文字の習得には、単語を構成する音韻を分析し、ある単位の音韻を抽出し、それを文字記号として定着させる過程が必要である。（今井眞紀）

**音韻アセンブリ**　おんいん――　⇨言語情報処理＞音韻アセンブリ

**音韻訓練**　おんいんくんれん　⇨失語症の訓練＞音韻訓練

**音韻失語**　おんいんしつご　⇨失語症＞復唱障害＞音韻失語

**音韻失読**　おんいんしつどく　⇨失読症＞中枢性失読＞音韻失読

**音韻出力辞書**　おんいんしゅつりょくじしょ　⇨言語情報処理＞音韻出力辞書、二重経路モデル

**音韻処理の段階**　おんいんしょりのだんかい　⇨記憶＞意味記憶＞意味処理課題

**音韻性錯語**　おんいんせいさくご　⇨錯語＞非単語エラー＞音韻性錯語

**音韻性錯読**　おんいんせいさくどく　⇨錯読＞音韻性錯読

**音韻性失書**　おんいんせいしっしょ　⇨失書＞音韻性失書

**音韻性失名辞**　おんいんせいしつめいじ　⇨失名辞＞音韻性失名辞

**音韻性ジャルゴン**　おんいんせい――　⇨失語症＞ジャルゴン失語＞音韻性ジャルゴン

**音韻性ループ**　おんいんせい――　⇨記憶障害＞ワーキングメモリー＞音韻性ループ

**音韻セラピー**　おんいん――　phonological therapy　失語症者の言語障害、特に喚語・呼称の障害に働きかける訓練技法は、意味的課題を用いるものと音韻的課題を用いるものに大別できる。そのうち前者を意味セラピーというが、それに対比させた形で後者を音韻セラピーということがある。訓練技法としては伝統的な刺激法に属するもので、復唱、音読、復唱的/音読的呼称、語頭音/語頭文字キューによる呼称、単語中の複数の音/文字(頭韻、脚韻)キューによる呼称などの課題が用いられる。音声または文字の語形(word-form)を直接提示して、呼称の促進を促すものである。音韻セラピーの利点としては、適応範囲が幅広いことが挙げられる。呼称は、意味-語彙-音素の処理水準から成ると考えられているが、意味セラピーが意味-語彙の水準にのみ働きかけるのに対し、音韻セラピーは意味を除くすべての水準、そしてその先の音声実現の水準(障害は発語失行)に対しても有効である。一方、欠点としては、一般的に意味セラピーの長所と逆のことが挙げられる。すなわち、①音韻セラピーの呼称促進効果は一時的であり、長期間持続しない。②訓練で提示されるキューは、呼称困難のときに自らが用いる自己産生的手がかり(self-generated cue)になりにくい。③呼称の促進効果は訓練項目に限定され、非訓練項目や日常生活(日常会話)への般化に乏しい。④患者が課題を遂行する際には誤りが起きやすく、心的負荷が高いことも少なくない。実際の訓練場面においては、音韻セラピーと意味セラピーは排他的なものではなく、併用も勧められる。併用したセラピーを混合(mixed)法ということもある。(中村光)

## 音韻操作課題　おんいんそうさかだい　phonological manipulation task



脳内で、語の音韻情報を強く意識することを求められる課題の総称で特に決まった課題を指すわけではない。失語症者における音韻の障害は、自発話、復唱、音読などモダリティによって、また扱う素材が実在語か非語かによっても出現する症状は異なる。そこで音韻障害の詳細を検討するために、以下のような言語課題を行い評価する。(宮崎泰広)

**■押韻判断**　おういんはんだん　rhyme judgment　音声または絵、漢字で2つの単語を提示し、2つの単語の脚韻(韻を踏む詩文において、文末の語句や語尾に同音、類音を配し、前後の行で対応した音楽的効果をもつ。頭韻に対する)が一致しているか否かを判断する。例えば、「砂糖」と「解答」は同韻、「梯子」と「椅子」は異韻となる。同韻を異韻と誤るか、異韻を同韻と誤るのか、誤りの傾向を分析する。ただし、漢字提示の場合は漢字の形態的な異同が成績に影響を与え、音声の提示では自ら音韻を想起する絵、漢字とは異なる。さらに絵の提示では、喚語の処理過程の障害の影響を受ける。(宮崎泰広)

**■音の合成/削除/付加/置き換え/逆転**　おとのごうせい/さくじょ/ふか/おきかえ/ぎゃくてん　phonological synthesis, deletion, addition, replacement, change　音の合成とは、複数の音を提示し、合成させる課題である。例えば、「きゃ」と「た」、「つ」の音を1つずつ聴覚提示し、合成した音列を口頭もしくは仮名で表出してもらう。必ずしも1モーラずつ、回答が実在語である必要はない。合成する音が多いほど難しくなる。また、音の削除/付加/置き換え/逆転とはそれぞれ、特定のモーラ位置に音を削除、付加、置き換え、逆転させる課題である。例えば、「刀」の語頭を取る(たな)、3モーラ目に/ka/を加える(かたかな)、語中を/N/に変える(かんな)、語頭と語中を入れ替える(たかな)などである。必ずしも提示と回答の音列は実在語である必要はないが、無意味音列の方が難しい。またモーラ数が多いほど、操作する音が後半であるほど難しくなる。(宮崎泰広)

**■音素結合/削除**　おんそけつごう/さくじょ　phoneme bond, deletion　音素結合とは、ある文字列に音素を結合させた場合の音韻を問う。例えば、「su」の前に「t」を加えた場合の音韻などを答える。ただし、仮名文字の場合は文字と音節が1対1で対応しているため、音素レベルで提示することは難しい。音素削除とは、ある文字列の音素を削除した場合の音韻を問う。音素結合と同様に日本語の場合は適さないが、子音を削除するように求めることで課題としては成立する。例えば、「語頭の子音を削除してください」と教示し、例えば/taiko/を音声もしくは漢字、仮名のいずれかで

提示する。この場合は/aiko/と答えるが、回答が実在語である必要はない。(宮﨑泰広)

■ **逆唱**　ぎゃくしょう　backward repetition(task)　聴覚的に提示された音韻列を逆から言うことを求める音韻操作課題。例えば、「めがね」という単語、「まくか」という非語を「ネガメ」「カクマ」と言う。つくり方には、①刺激は単語で逆唱すると非語になるもの(例：さかな→ナカサ)、②刺激は非語で逆唱すると単語になるもの(例：こばた→タバコ)、③刺激も逆唱反応も非語となるもの(例：やさわ→ワサヤ)、などが考えられる。難度は③＞①②と考えられるが、課題自体が難度の高いものである。音韻操作能力のほか、聴覚的把持力や復唱能力との関連も高い。(参照：逆唱課題)

(新貝尚子)

■ **モーラ分解・抽出能力検査**　──ぶんかい・ちゅうしゅつのうりょくけんさ　mora segmentation, extraction test　モーラ分解能力検査は、音声もしくは漢字、絵を提示し、その単語のモーラ数を答える。反応方法は口頭表出以外に、モーラ数だけ丸を描く、碁石を取る、提示したアラビア数字を指示するなどが用いられる。課題施行の前提条件として、モーラについて(特に長音、撥音、拗音の数え方など音節と異なるもの)確認する。音韻の想起が困難であってもモーラ数を正しく表出でき、モーラ数の想起は保たれている症例が存在する。モーラ抽出能力検査は、音声もしくは絵、漢字を提示し、特定のモーラが含まれているか否か、また、含まれているとすればどこに含まれているかを答える。どのモーラ位置が困難であるかを分析する。音韻表象は単語を構成する後半の音韻であるほど減衰しやすいため、単語のモーラ数が多く、後半であるほど難しい。本邦では、「か」がありますか検査と「か」がどこにありますか検査がある。なお、これらの音韻処理過程の障害を抽出する検査において音節と文字数が一致している仮名文字は原則として使用しない。**「か」がありますか検査**では3モーラの単語を音声提示し、語中に/ka/の音韻が含まれるか否かを答える。検査語48単語のうち、半数は/ka/が含まれていない単語で、子音が異なる/ta/, /ga/, /ba/, /da/や母音が異なる/ki/, /ku/, /ke/, /ko/が含まれている。一方、/ka/が含まれている単語は、語頭、語中、語尾のそれぞれ8単語ずつでこれらはランダムに提示される。**「か」がどこにありますか検査**では語中に/ka/を含む3モーラの単語を音声提示し、/ka/がどこにあるかを問う。○が3つ横並びに描かれたカードを提示し、○が1モーラに対応することを十分に確認する。検査語24単語のうち、語頭、語中、語尾の各8語ずつがランダムに提示される。両検査とも誤りの傾向がどの系列であるかを分析する。聴覚提示された単語(音韻系列)をモーラに分解し、該当の音韻(/ka/)を抽出する能力が必要とされる。一般的に、「か」がありますか検査よりも「か」がどこにありますか検査の方が難しい。これは音韻の分解、抽出、配列の階層的な処理の仮説に基づいて、前者の検査が困難な場合は後者の検査も困難となる。しかし前者の検査に比べ後者の検査の方が低成績を示す症例が存在する。（宮崎泰広）

**音韻的障害**　おんいんてきしょうがい　phonological disorder　語音の知覚、発話、音読および書字に際して音韻的な障害が出現する。語音知覚障害は純粋語聾(語音聾)で現れ、聴力の障害ではなく、環境音の知覚は可能であるが語音(音韻)の知覚が困難で、語音弁別課題によって評価する。音韻処理の障害は音韻性錯語として現れ、誤って企画され、正しい構音動作によって表出された発話であり、伝導失語において典型的に出現する。ブローカ失語では失構音、ウェルニッケ失語では意味性錯語など、ほかの発話の誤りが合併する。単語の音読に際して目標語音と音韻的に類似した語音に変化する症状を音韻性錯読という。また音読の際に単語として意味処理を行って音読する処理方法と1文字ずつ音韻に対応づける処理方法があり、後者の処理方法が困難になると仮名非語の音読の障害などが出現する。これは文字・音韻対応の障害と解釈される(音-文字変換参照)。そして音読における音韻処理の障害を音韻性失読と呼ぶ。書字の際に目標語と音韻的に類似した文字を書く症状は音韻性錯書と呼ばれる。音韻性錯書は書字における音韻的誤りであり、音韻性錯語と同様に置換、脱落、付加および転置がみられる。書字においても単語の意味処理に基づいて書く処理方法と単語の音韻と文字とを対応づける処理方法があり、後者の障害のみを呈する場合に音韻性失書と呼ぶ。(種村純)

**音韻配列論**　おんいんはいれつろん　phonotactics　音韻符号の配列に関する規則ないし制約を扱う分野を音韻配列論という。音韻符号の並び方には、言語ごとに特徴がある。英語は閉音節言語で、音節が子音で終わることが多く、また“script”のように語頭、語尾に子音連続が出現する。日本語は開音節言語であり、促音/Q/と撥音/N/を除き、音節は母音で終わる。語頭の子音連続は許されない。音韻配列の統計的な記述には、**バイ・モーラ頻度**(bi-mora frequency)などを用いる。例えば辞書の全見出し語に関して、連続する2モーラの出現頻度を集計する。頻度の高いバイ・モーラは日本語らしく響くが、頻度が低いバイ・モーラほど(例:「ぬそ」)、日本語らしくなくなる。以下のサイトでバイ・モーラ頻度データを入手することができる(tamaoka.org, https://www.lang.nagoya-u.ac.jp/～ktamaoka/download/)。(辰巳格)

**音韻表象**　おんいんひょうしょう　phonological representation　表象とはある対象から喚起される心的イメージの総称であるが、音韻表象は音韻に関する心的イメージである。言語音の聴覚的理解、復唱・呼称などの発話表出、文字の読解や音読、および自発書字・書き取りなどいずれの言語処理にも音韻表象が関与する。言語処理モデルでは、入力と出力に別々の音韻表象を想定するものと、入出力共通の音韻表象を想定するものがある。(新貝尚子)

**音韻符号化**　おんいんふごうか　phonological encoding　喚語の過程において、回収した「語彙」を「音韻形式」へと変換する情報処理過程である。依拠する言語情報処理モデルの相違によって、想定される処理過程は異なるが、近年の、失語症例の発話における誤反応分析から、①回収した語彙に対応する語の全体的な枠組み(形態的・韻律的構造)と、②個々の音(子音や母音)が別々に回収され、③①で回収された全体的な枠組みに対して②で回収された個々の音が順序的に選択・配列されるという、多段階の音韻符号化の過程を想定するモデルが支持されている[1)]。(高倉祐樹、大槻美佳)

1) 水田秀子：音韻性錯語/形式性錯語. 錯語とジャルゴン, 日本高次脳機能障害学会教育・研修委員会(編), pp89-106, 新興医学出版社. 東京, 2018.

**音韻類似性効果** おんいんるいじせいこうか phonological similarity effect 数秒単位の情報の把持能力である短期記憶において、音素レベルであれば「S」と「F」、単語レベルであれば「紙(/kami/)」と「蟹(/kani/)」など、「音韻」が類似した記銘材料で構成されるリストの系列再生では、「音韻」が類似していないリストに比べて、再生成績が低下する現象。記銘材料を視覚提示した場合にも同様に認められる現象[1)]であるため、短期記憶における言語性情報は「音韻」によってコード化されていることの証拠と考えられている。なお、情報の把持時間が数分単位となる長期記憶においては、音韻類似性効果は出現せず、むしろ意味の類似によって成績が低下することが知られており[2)]、短期記憶と長期記憶の認知システムとしての独立性を示す根拠ともなっている。(高倉祐樹、大槻美佳)

1) Conrad R：Acoustic confusions in immediate memory. Brit J Psychol 55：75-84, 1964.
2) Baddeley AD：The influence of acoustic and semantic similarity on long-term memory for word sequences. Q J Exp Psychol 18：302-309, 1966.

**音楽受容の障害** おんがくじゅようのしょうがい ⇨失音楽＞音楽受容の障害

**音楽的注意コントロール訓練** おんがくてきちゅうい――くんれん ⇨音楽療法＞音楽的注意コントロール訓練

**音楽認知検査** おんがくにんちけんさ ⇨聴覚検査＞音楽認知検査

**音楽能力の評価** おんがくのうりょくのひょうか ⇨失音楽＞音楽能力の評価

**音楽表出の障害** おんがくひょうしゅつのしょうがい ⇨失音楽＞音楽表出の障害

## 音楽療法　おんがくりょうほう　music therapy

医療、教育、日常生活の中で、音楽療法士が対象者と療法的関係を築きつつ、音楽とその要素を専門的に使用する行為である。生活の質(QOL)、身体、感情、知性、認知、精神的な健康および社会性、コミュニケーションの向上などを求める個人またはグループを対象として療法が行われる。音楽療法にはさまざまな手法があり、それらの例として、音楽を用いて行動変容を促す手法、音楽演奏を通して自己表現や創造性を促す手法、音楽によって深層イメージを喚起し自己実現を支援する手法(guided imagery and music：GIM)、リズムやメロディーなどの音楽要素を利用して神経疾患の症状改善や機能維持を目的とした手法(神経学的音楽療法 neurologic music therapy)などが挙げられる。例えば、クライエントとともに即興で音楽を創造する過程の中でクライエントの言語発達や社会性向上を支援する、パーキンソン病患者の歩行訓練時にオートハープ演奏によって歩行を援助する、緩和ケアにおいて音楽を用いクライエントの痛みや不安の軽減をする。音楽療法士は、各種病院およびクリニック、障害者および高齢者施設、デイケア、学校、ホスピス、一般家庭などで、新生児から高齢者までを対象に幅広い領域で支援している。(出田和泉)

**■音楽的注意コントロール訓練**　おんがくてきちゅうい――くんれん　musical attention control training　Michael H. Thautらによって開発された神経学的音楽療法の技法。軽度から中等度の脳損傷、神経疾患をもつクライエントを対象に、注意機能の改善を目的として行い、持続性注意の訓練、選択性注意の訓練、転換性注意の訓練、分割性注意の訓練などがある。例えば、音楽療法士が合図となる音楽フレーズをピアノで演奏する。そのフレーズが曲の中で聞こえたらクライエントに木琴の演奏を始めるように教示する。さらに再びそのフレーズが聞こえたら木琴の演奏を中止するよう教示する。クライエントが正しく演奏を開始および中止可能であるかを観察し、訓練する。(出田和泉)

**■音楽を用いた行動変容**　おんがくをもちいたこうどうへんよう　music as a behavior modification technique　行動変容を目的とし、問題行動の軽減、もしくはターゲット行動の強化を促すために適切な音楽を使用する手法。1例として、脳損傷後の攻撃的、衝動的行動や社会生活上の行動障害をもつクライエントが拳を振り上げる、奇声を発するなどの攻撃的な行動を表出した際、クライエントの動作の速度や、声の強さにリズムと音量を合わせて音楽演奏を行った後に、音楽を変化させることで行動変容を促す、などが挙げられる。(出田和泉)

**■音声イントネーションセラピー**　おんせい――　vocal intonation therapy　音声

障害、構音障害のクライエントを対象として、発話明瞭度の改善を目的とした神経学的音楽療法の技法である。例えば、音楽療法士は、頭部、頸部、体幹上部のリラクゼーション運動を行いながら各運動に適した音楽を楽器伴奏する。複式呼吸などの呼吸訓練の後に、音階歌唱、母音や「マ」で強弱・高低を変化させる発声訓練を行う。音声イントネーションセラピーは療法的歌唱などと組み合わせて行うとより効果的である。(出田和泉)

■**療法的歌唱**　りょうほうてきかしょう　therapeutic singing　発達性の言語障害および神経疾患をもつクライエントを対象として、幅広い目的で歌唱活動を行う音楽療法の技法である。言語発達の促進、および発話開始や構音の改善を促す、呼吸機能を向上させるなどの目的で、グループもしくは個別(クライエントと音楽療法士の間)で行う。音声イントネーションセラピーなどの他の特定の音楽療法技法の目標を導入し、組み合わせて行うことで、効果を高めることができる。(出田和泉)

**音楽を用いた行動変容**　おんがくをもちいたこうどうへんよう　⇨音楽療法＞音楽を用いた行動変容

**音源定位障害**　おんげんていいしょうがい　impairment of sound localization　耳や聴覚伝導路の障害がなく情報が十分大脳に届いているのに、音を出す源のある方向や位置がわからなくなる。障害は、大脳の病変と反対側の空間にある音源に対してのみ起こるか、その側により強く起こる。例えば眼を閉じさせて検者が指を弾いて鳴らし、それを摑むように求めると迷い、摑もうとして伸ばした手が大きくずれる。病変と反対側、同側いずれの手でも同様に誤る。半側空間無視に伴っても生じるが、単独症状の場合は病巣の左右による程度や頻度の差はない。責任病巣としては上側頭回後部が重視される。(平山和美)

**音声イントネーションセラピー**　おんせい――　⇨音楽療法＞音声イントネーションセラピー

**音声学的対比の模倣**　おんせいがくてきたいひのもほう　⇨失語症の訓練＞失語症の言語訓練法＞音声学的対比の模倣

**音声形式**　おんせいけいしき　phonetic form(PF)　生成文法理論では、個人に内在する心的実在としての文法能力(言語能力)を、辞書と演算体系から成る認知システムの１つと捉えている。演算体系は、辞書から取り出されたいくつかの単語の集合を入力とし、音声形式(PF)と論理形式(LF)という２つの表示を出力とする枠組みをもつ。言語能力は実際の言語運用において、調音‐聴覚体系(音に関する運用体系)と概念‐意図体系(意味に関する運用体系)と相互作用をもつと考えられているが、PF はこれら２つの系との相互作用のためのインターフェースとして位置づけられている。(今井眞紀)

**音声のカテゴリー知覚**　おんせい――ちかく　categorical perception of speech　言語音の知覚はカテゴリーに基づき行われるとする説。より正確には、子音の弁別は子音の「カテゴリー」に基づき行われ、母音の弁別は「音色」に基づき行われるとする考え。Liberman ら(1967)の音声知覚の運動指令説(motor theory of speech perception)、すなわち音声は調音運動指令を参照して知覚されるとする説の中で提唱された[1)]。母音の調音(＝構音)は、舌、顎などを少しずつ動かしていけば、/i/から/e/に「連続」的に変えることができる。一方、子音は、例えば/b/から/d/に連続的に調音を変えることはできない。すなわち母音の調音は「連続」であり、子音の調音は「不連続」である。音声知覚の研究は、半世紀以上も前に米国の Haskins 研究所において、パタン・プレイバックという、手描きのフォルマント・パタンを読み込み、音声を合成する装置を用いて行われた。/b/→/d/にフォルマントが徐々に変化していくパタンを描き音声合成すると、最初のうちは/b/に聞こえるが、/b/と/d/の音素境界を超えると急(不連続)に/d/に変わる。このように2音が同じ子音に聞こえる領域内での弁別はチャンス・レベルだが、2音が音素境界を跨ぐと、異なる子音/b/と/d/に聞こえるので、弁別能が高くなり、ピークが現れる。一方、母音に関しては、/i/→/e/にフォルマントが徐々に変化するパタンを合成すると、/b/→/d/の場合と異なり、音素境界で/i/から/e/に急には変わらない。最初のうちは/i/に聞こえるが、徐々に/e/に聞こえる確率が増加していき、そして/e/だけに聞こえるようになる。すなわち音色が連続的に/i/→/e/に変わる。母音では音色による弁別が可能なので、弁別は簡単で100%近い成績となった。母音、子音の知覚が、調音の場合と同様にそれぞれ「連続」「不連続」に変わるのは、音声を知覚するときには、調音指令が参照されるからだとした。しかし、Fujisakiら(1970)は、パタン・プレイバックによる音声合成はフォルマント周波数を手描きで制御するため、不正確だと考えた。当然ながら、隣り合う2音の音響特徴の差が小さ過ぎれば、どの領域でも弁別の成績はチャンス・レベルになり、大き過ぎれば簡単になり100%近くになるだろう。差が適切なら音素境界でピークが現れる可能性がある。Fujisakiらは、コンピュータにより厳密に統制された音声刺激を合成し、かつ隣り合う2音の音響特徴の差を適切に設定し、母音でも音素境界でピークが現れることを示した[2]。Fujisakiらは、音声の知覚においては、音素カテゴリー(/b, d, i, e,…/)を保持する短期記憶と、音色を保持する短期記憶が関与するとした。前者は離散的情報であり、安定した保持が可能であるのに対し、後者は不安定なアナログ情報を短時間しか保持できない。母音、子音の如何にかかわらず、2音の音素カテゴリーが同じときには、保持の不安定な音色による弁別が行われるため、弁別が不正確になる。音素カテゴリーが異なるときには、保持が安定した音素カテゴリーによる弁別が行われるので、弁別能が高くなり、音素境界でピークが出現する、とした。その後、人間が生成できない楽器音の弁別実験や、人間の音声言語をもたない齧歯類のチンチラを用いたヒトの音声の弁別実験などでも境界でピークが観察され、範疇的知覚が生じることが示され、運動指令説が拠って立つ根拠は失われた。しかし、近年、ミラー・ニューロンが発見され、これを運動指令説の新たな根拠とする研究者もいる。(辰巳格)

1) Liberman AM, Cooper FS, Shankweiler DP, et al：Perception of the speech code. Psychol Rev 74(6)：431-461, 1967.
2) Fujisaki H, Kawashima T：Some experiments on speech perception and a model for the perceptual mechanism. Ann Rep Engin Res Inst, Univ of Tokyo 29：207-214, 1970.

**音声符号化**　おんせいふごうか　speech coding/encoding　少なくとも2通りに使われる。第一は、人間の音声知覚において、音声波から、母音や子音などの(脳内での)

表象に変換するプロセスを指す場合である。音声表象は音声記号や音素記号を用いて表すことが多い。音声記号とは子音や母音の主として調音上の特性を表すための記号であり、カギ括弧でくくる。いろいろな言語の音声を共通の記号で表そうとする国際音声記号(International Phonetic Alphabet：IPA)などがその例である。音声には超分節的特徴(suprasegmentals)と分節的特徴ないし分節音(segments)がある。前者はアクセント、強勢など、複数の分節音に跨がる特徴を指す。分節音は母音と子音に分かれる。ただし、同じ音声記号で表される分節音が共通の音響的特徴をもつわけではない。「赤」と「息」の[k]は、調音点が異なるので音色も異なるが、同じ音声記号[k]にまとめる。一方、音素記号は、ある言語の中で意味の違いを表すための最小の音声単位を表し、スラッシュで挟む。日本語のサ行音の子音は、すべて音素記号/s/で表されるが、「し」の子音は音声記号では[s]ではなく、[ʃ]である。日本語では[si]と[ʃi]の対立がある単語が存在しないので、音素レベルでは同一の/s/にくくる。ほかの言語、例えば英語にはseat[síːt]/sheet[ʃíːt]などの対が存在する。近年、分節音は弁別素性(distinctive feature)の束と考えられている。しかし音素という概念は便利なので今でも用いられている。

音声符号化という語は、アナログ信号である音声信号のデジタル信号化という意味でも使われる。音声信号には、人間の感覚が敏感ではないさまざまな情報が含まれ、情報量が極めて多い。電話やインターネットの通信容量や、ディスク、メモリなどの記憶容量には限度があるため、デジタル化においては、いろいろな技術を駆使しデータ量を減らす。例えば、PCM(pulse code modulation：パルス符号変調)では、音声信号の振幅を一定間隔で符号化する。原信号の性質が比較的保たれるが、データ圧縮率は低い。圧縮率の高いものには、音声を声道特性と声帯の音源特性にモデル化する方法などがある。音声の音響分析には、PCM符号化されたものを用いる必要がある。(辰巳格)

**音節性錯語**　おんせつせいさくご　syllabic paraphaia　⇨錯語＞非単語エラー＞音韻性錯語

**音素**　おんそ　phoneme　ある言語において意味を区別する最小単位の分節音のこと。例えば日本語の発音で[kata]と[kasa]はそれぞれ「肩」と「傘」のように異なる語を示す。この場合、両者を区別する音の最小単位は/t/と/s/であり、これが音素である。しかし、「サンタ/サンマ/サンカ」の「ン」は、後続の音の影響を受けてそれぞれ音声学的には異なる音であるが(国際音声字母では/n/, /m/, /ŋ/)、仮名文字では区別せずにすべて「ン」で書き表す。このように音素は、その言語で区別せずに使われる類似の具体音の集合体ともいえる。(今井眞紀)

**音素結合**　おんそけつごう　⇨音韻操作課題＞音素結合/削除

**音素削除**　おんそさくじょ　⇨音韻操作課題＞音素結合/削除

**音素システム**　おんそ——　phoneme system　単語の音を表象する部位。発話動作につなげる。(種村純)

**温痛覚障害**　おんつうかくしょうがい　thermal nociception syndrome　三叉神経脊髄路の損傷により出現する。(種村純)

**温度刺激検査**　おんどしげきけんさ　caloric test　内耳に対する負荷・刺激検査の1つ。外側半規管が地面と垂直になる頭位で、外耳道に温水または冷水を注入することにより温度刺激を与え、対流による外側半規管の内リンパ流動を起こさせ、前庭眼反射としての温度性眼振を誘発するものである。温度性眼振が減弱、または発現しない場合は半規管機能低下(canal paresis：CP)があると判定される。一側の迷路の機能を個別に評価することができる検査である。(宇野雅子)

**音-文字変換**　おん-もじへんかん　sound-letter conversion　それぞれの言語の正書法に従って、音を文字に変換すること。英語圏では音素から書記素への変換で、その対応の仕方は規則的あるいは一貫しているものもあるが(/k/→K)、不規則あるいは一貫していないものもある(/i:/→E、EA など)。日本語では、仮名の場合はモーラ(拍)が平仮名あるいは片仮名1文字に対応し、その対応はほぼ規則的かつ一貫しているが(/ki/→き、キ)、漢字の場合は、1モーラだけでなく複数モーラの音が漢字1文字に対応し、その対応は不規則で一貫していない(/ki/→木、樹、気、黄など、/kitune/→狐)。(新貝尚子)

# か

## 介護給付　かいごきゅうふ　long-term care benefits, in-home services

障害者総合支援法における介護給付は、①居宅介護、②重度訪問介護、③同行援護、④行動援護、⑤療養介護、⑥生活介護、⑦短期入所、⑧重度障害者等包括支援、⑨施設入所支援、の9種類から成り、市町村が行う障害支援区分に基づいて給付される。障害支援区分は、障害の多様な特性その他の心身の状態に応じて必要とされる標準的な支援の度合を示すもので、市町村がサービスの種類や量を決定する指標となる。区分は1〜6であり、区分1が最も軽度で、区分6が重度である。(白山靖彦)

**■居宅介護**　きょたくかいご　in-home long-term care　障害者総合支援法における介護給付の1つで、居宅において入浴、排泄、食事などの介護、調理、洗濯および掃除などの家事ならびに生活などに関する相談や助言、その他生活全般の援助を行うもので、障害支援区分1以上(児童の場合はこれに相当する心身の状態がある)の者が対象となる。(白山靖彦)

同ホームヘルプ

**■居宅療養管理指導**　きょたくりょうようかんりしどう　management guidance for in-home care　介護保険サービスの1つで、居宅の通院困難な要支援・要介護者に対し医師、歯科医師、薬剤師、看護職員、管理栄養士または歯科衛生士などが必要に応じて居宅を訪問し、療養上の管理および指導を行い、QOL向上を図るサービスを提供する。(白山靖彦)

**■住宅改修**　じゅうたくかいしゅう　home modification　介護保険サービスの1つで、居宅の要支援・要介護者に対し、必要に応じて住宅の改修を図るサービスを提供する。その内容は、手すりの取りつけ、段差の解消などであり、改修にかかる支給限度基準額は、20万円(利用者負担含む)となっている。(白山靖彦)

**■短期入所生活介護**　たんきにゅうしょせいかつかいご　short-term admission for daily life long-term care　介護保険サービスの1つで、居宅の要支援・要介護者を必要に応じて指定の特別養護老人ホーム、老人短期入所施設などに短期間入所させ、食事・排泄・入浴などの介護その他日常生活上の世話や機能訓練サービスを提供する。(白山靖彦)

**■短期入所療養介護**　たんきにゅうしょりょうようかいご　short-term admission for recuperation　介護保険サービスの1つで、居宅の要支援・要介護者を必要に応じて老人保健施設や指定の療養病床などに短期間入所させ、看護、医学的管理のもとで介

護および機能訓練その他必要な医療ならびに日常生活上の支援を行う。(白山靖彦)

■**通所介護**　つうしょかいご　outpatient day long-term care　介護保険サービスの1つで、居宅の要支援・要介護者を必要に応じて事業所に通所させ、外出と社会的交流、家族の負担軽減、機能訓練や日常生活訓練などを目的としたサービスを提供する。送迎や入浴などのサービスも付随し、日中の生活を支える有用なサービスである。介護予防通所介護は介護予防・日常生活支援総合事業(以下、総合事業)に移行した。(白山靖彦)

■**通所リハビリテーション**　つうしょ――　outpatient rehabilitation service　介護保険サービスの1つで、居宅の要支援・要介護者を必要に応じて事業所に通所させ、主として維持期の理学療法、作業療法または言語療法などのリハビリテーションサービスを提供する。(白山靖彦)

■**特定施設入居者生活介護**　とくていしせつにゅうきょしゃせいかつかいご　daily life long-term care for elderly in a specified facility　介護保険サービスの1つで、要支援・要介護者を必要に応じて養護老人ホーム、有料老人ホーム、軽費老人ホームなどの特定施設に入所させ、入浴・排泄・食事などの介護その他の日常生活上の世話、機能訓練および療養上の世話といったサービスを提供する。(白山靖彦)

■**福祉用具貸与・販売**　ふくしようぐたいよ・はんばい　sales of specified equipment covered by public aid, rental service of equipment for long-term care covered by public aid　介護保険サービスの1つで、居宅の要支援・要介護者に対し、必要に応じて福祉用具を貸与または購入させるサービスを提供する。貸与されるものは、車いす、特殊寝台などであり、購入するものはポータブルトイレ、入浴用介助ベルトなどである。なお、購入にかかる支給限度基準額は、年10万円(利用者負担含む)となっている。(白山靖彦)

■**訪問介護**　ほうもんかいご　home-visit long-term care　介護保険サービスの1つで、要支援・要介護者に対して介護職員が必要に応じて居宅を訪問し、「身体介護」「生活援助」「通院等のための乗車または降車の介助」を提供する。なお、要支援者には「通院等のための乗車または降車の介助」が提供されない。最近では、吸痰など、従来医療行為とされていたサービスについても一定の要件を満たしたうえで実施可能となった。介護予防訪問介護は総合事業に移行した。(白山靖彦)

■**訪問看護**　ほうもんかんご　home-visit nursing care　介護保険サービスの1つで、要支援・要介護者に対して看護師などが医師の指示により居宅を訪問し、療養上の世話、診療の補助を行うサービスである。(白山靖彦)

■**訪問入浴**　ほうもんにゅうよく　home-visit bathing service　介護保険サービスの1

つで、要支援・要介護者に対して看護職員、介護職員がチームとなり必要に応じて居宅を訪問し、浴槽を提供して入浴サービスを提供する。(白山靖彦)

**■訪問リハビリテーション** ほうもん―― home-visit rehabilitation 介護保険サービスの１つで、要支援・要介護者に対して理学療法士(PT)などが、医師の指示のもと必要に応じて居宅を訪問し、主として機能維持のリハビリテーションサービスを提供する。(白山靖彦)

**介護支援専門員**　かいごしえんせんもんいん　care manager　国家資格に準ずる資格で、通称ケアマネジャーと呼称されている。指定居宅介護支援事業所、指定老人福祉施設などに配置され、主に要支援・要介護者のケア計画を作成し、ほかに市町村やサービス事業所との連絡調整を図る。(白山靖彦)

同ケアマネジャー

**介護扶助**　かいごふじょ　long-term care assistance　困窮のため最低限度の生活を維持することのできない要介護者および要支援者、居宅要支援被保険者などに対して、介護(介護予防)サービスにかかる費用を給付するもの。原則として現物給付である。介護扶助の範囲は、居宅介護、福祉用具、住宅改修、施設介護、介護予防、介護予防福祉用具、介護予防住宅改修、介護予防・日常生活支援、移送である。介護扶助による介護(介護予防)の給付は、生活保護法の指定を受けた介護機関などに委託して実施される。(柳沢志津子)

**介護保険施設**　かいごほけんしせつ　facility services　介護老人福祉施設(特別養護老人ホーム)、介護老人保健施設、介護療養型医療施設(療養病床)の3種類である。入所対象は、いずれも要介護者(介護老人福祉施設のみは原則要介護3以上)である。サービス内容は、日常生活の支援、機能訓練、療養上の管理・世話などであり、施設の種類によって特徴が異なる。介護保険適用の高次脳機能障害者にとって、機能維持や家族の介護負担軽減、急性期・回復期医療機関から在宅への橋渡しなどを目的として活用できる。(白山靖彦)

**介護保険制度**　かいごほけんせいど　Long-Term Care Insurance　2000(平成12)年から実施されている社会保険の1つで、介護を必要とする高齢者に訪問や通所、施設といったサービスを提供する仕組みである。それまで老人福祉は、行政が主体的に決定する措置制度によってサービスが提供されており、自己負担額も前年度の世帯収入によって決まる応能負担方式だった。そこで制度創設に際し、株式会社などの民間の力を活用しつつ、契約によりさまざまなサービスを自己決定し、自己負担額についても一律(1割または2割)に支払う応益負担方式へと変更した。こうして社会全体で介護を担うという「介護の社会化」を実現している。介護保険の保険者は、市町村が基本となっており、ほかに東京都23区、一部事務組合や広域連合などがある。保険者は、第1号被保険者の保険料、介護認定審査委員会の委員定数などを条例で定め、被保険者の台帳を作成して管理する。ほかに、認知症共同生活介護(認知症のグループホーム)などの地域密着型サービス事業者や介護予防支援事業者(地域包括支援センター)を指定し、さらに、一般高齢者や虚弱な高齢者を対象とする地域支援事業を展開し、重要な介護予防の役割を果たしている。都道府県(都道府県知事）は、介護支援専門員実務研修受講試験や介護サービス事業者の指定など、国（厚生労働大臣）は指針策定、介護保険サービス事業の介護報酬などを定め、市町村をサポートする役割がある。被保険者は、市町村に住所を有する40歳の以上の者で、住所要件を満たし65歳以上の者を第1号被保険者、住所要件を満たし40歳以上64歳未満でかつ医療保険に加入する者を第2号被保険者としている。また、第2号被保険者が要介護認定を受ける場合、脳血管障害など16の特定疾病（頭部外傷は該当しない）に該当することが必須となっている。要介護認定については、認定の申請に基づき、全国共通の方式により、自立または要支援1、2、要介護1〜5の7段階で認定される。認定の審査は、本人や家族からの申請に基づき、訪問にて調査した心身の状況など（74項目と特記事項）と、担当の主治医による意見書により一次判定を、市町村に設置されている医師や学識経験者などから構成される要介護認定審査会が一次判定結果を参考に二次判定を行い、その結果を踏まえ、最終的に市町村が認定する。次に認定を受けた要介護・要支援者は、訪問介護や通所介護などの福祉系サービス、訪問看護、通所リハビリテーションといった医療系サービスを組み合わせて利用する。ほかには、認知症共同生活介護などの地域密着型サービスや福祉用具の貸与・購入、住宅改修など多くのサービスがある。ただし、実際に利用する要介護高齢者が自分でサービスを選択したり、契約することが困難な状況であることが多く、そういったケアプラン（在宅の場合は居宅サービス計画、施設入所の場合は施設サービス計画）は専門の介護支援専門員（ケアマネジャー）がニーズ（アセスメントの段階）を聞き取りながら1ヵ月ごとに作成する。また、介護予防政策である地域支援事業は、介護予防・日常生活支援総合事業、包括的支援事業、任意事業から構成され、対象に一部要支援者も含まれている。最近では地域包括ケアシステムの構築を目指すため、在宅医療・介護連携推進事業などが新たに加わり、地域ケア会議の運営を必須化するなど、事業の充実を図っている。高次脳機能障害者の介護保険サービス受給は、原因疾患によって適否が判断されるが、該当する場合は、指定居宅支援事業所のケアマネジャーとの連携した支援が求められている。（白山靖彦）

**介護保険適用除外施設**　かいごほけんてきようじょがいしせつ　exemption facility　指定障害者支援施設、ハンセン病療養所などに入所している者については、被保険者として適合し、入所する理由が介護などを目的としている場合であっても介護保険の適用を受けない。すなわち、介護保険適用除外施設を利用している間は、ほかの介護保険サービスの利用ができない代わりに、介護保険料の支払いが一切免除される。（白山靖彦）

**介護保険負担限度額認定証**　かいごほけんふたんげんどがくにんていしょう　long-term care

insurance burden limits certification　介護保険施設に短期または長期に入所する低所得者(生活保護受給者など)の要介護者などに対して、食費・居住費の負担軽減を目的として、補足的に給付される特定入所者介護(介護予防)サービス費の給付を受ける際に必要な証明書である。(白山靖彦)



**介護予防**　かいごよぼう　preventive care especially of senior citizens　高齢者が要介護状態になることを防いだり、要介護状態の人が悪化することを防ぐこと。2005年の介護保険制度改革で導入された。予防型の訪問介護やデイサービス、筋力トレーニングや栄養改善を行う。(種村純)

**介護料**　かいごりょう　care fees　自動車事故が原因で、脳、脊髄または胸腹部臓器を損傷し、重度の後遺障害をもつため、移動、食事および排泄など、日常生活動作について常時または随時の介護が必要となった人に対して自動車事故対策機構(NASVA)が支給している。自賠責保険などにおいて一定の後遺障害等級が認定されている人が対象となり、認定されていない場合であっても事故後18ヵ月以上が経過して症状が固定し、同程度の障害が残存していると認められる場合には支給の対象となる。1ヵ月単位で介護に要した費用(訪問看護などの在宅介護サービス、介護用品の購入、消耗品の購入)として自己負担した額に応じて、受給資格の種別ごとに支給される。支給月は3・6・9・12月の年4回。介護料には支給制限があり、NASVA療護センターなどへ入院している人、ほかの法令に基づく施設に入所している人、介護保険法、労災保険法など、ほかの法令に基づく介護料相当の給付を受けている人などは対象外となる。また主たる生計維持者の合計所得金額が年間1,000万円を超える場合は支給が停止される。(伊賀上舞)

■介護料■

| 種別 | | 金額 |
|---|---|---|
| 最重度 | 特Ⅰ種 | 68,440～136,880円 |
| 常時要介護 | Ⅰ種 | 58,570～108,000円 |
| 随時要介護 | Ⅱ種 | 29,290～54,000円 |

※介護に要した費用の自己負担額が下限金額に満たない場合には下限金額が支給される。

**外傷性脳損傷**　がいしょうせいのうそんしょう　⇨脳損傷＞外傷性脳損傷

**回想記憶**　かいそうきおく　⇨記憶＞回想記憶

**階層的ネットワークモデル**　かいそうてき――　hierarchical network model of semantic memory　1960年代末に提案された意味記憶の階層構造のモデルである。例えば動物に関する知識は「動物」→「鳥」→「カナリア」のような階層構造を成す。上位概念である「動物」の属性「皮膚をもつ」は、その下位の「鳥」やさらに下位の「カナリア」に引き継がれる。一方、「鳥」の属性「飛ぶ」は、その下位の「カナリア」には引き継がれるが、上位の「動物」には共有されない。階層的ネットワークモデルでは「動物」「鳥」「カナリア」のような概念はネットワークのノード(結節点)として表され、ネットワークの階層性によって知識の階層構造が表される。それによって、「カナリアは鳴く」という文より「カナリアは皮膚をもつ」という文の方が正誤判断に要する時間が長いという事実を、必要な知識にアクセスするまでのノードの数に基づいて説明することができる。一方、「鳥」であり「飛ぶ」という属性をもたない「ペンギン」のような事例も存在する。1980年代以降、神経細胞をモデル化したユニットから構成されるニューラル・ネットワークモデルによって、そのような例外事例も含めた意味記憶の獲得過程を計算機上で再現することが試みられてきた。素早く学習するネットワーク（海馬に対応）とゆっくり学習するネットワーク（大脳新皮質に対応）を組み合わせることによって、例外事例を含む知識の階層構造を獲得可能であることがわかっている。（牧岡省吾）

1) Collins AM, Quillian MR：Retrieval time from semantic memory. Journal of Verbal Learning and Verbal Behavior 8(2)：240-247, 1969.
2) McClelland JL, McNaughton BL, O'reilly RC：Why there are complementary learning systems in the hippocampus and neocortex；insights from the successes and failures of connectionist models of learning and memory. Psychological Review 102(3)：419, 1995.

**回想法**　かいそうほう　⇨非薬物療法＞回想法

**外側膝状体**　がいそくしつじょうたい　lateral geniculate body（LGB）　視覚の中継核であり、網膜から視神経、視交叉、視索を通った視覚情報を受け取る。LGBでニューロンを変えた線維は視放線を形成し、後頭葉の一次視覚野に投射する。LGBは6層構造であり、第1・4・6層は対側視神経からの線維を、第2・3・5層は同側視神経からの線維を受ける。内頸動脈から分岐する前脈絡叢動脈と、後大脳動脈から分岐する外側脈絡叢動脈により栄養される。（鈴木孝征、酒向正春）

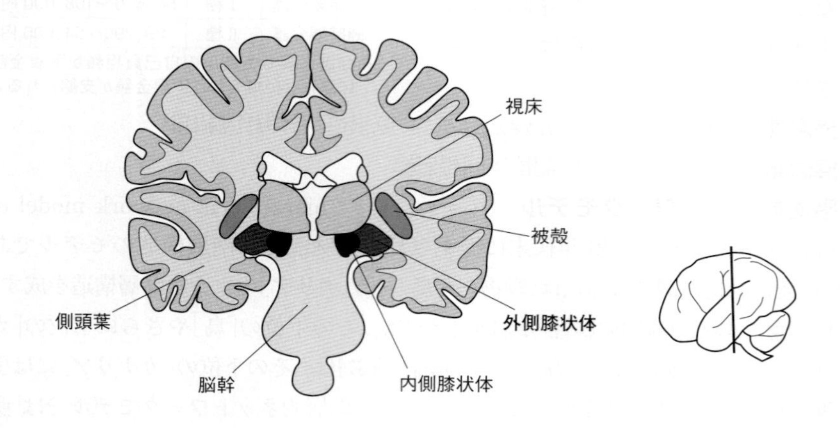

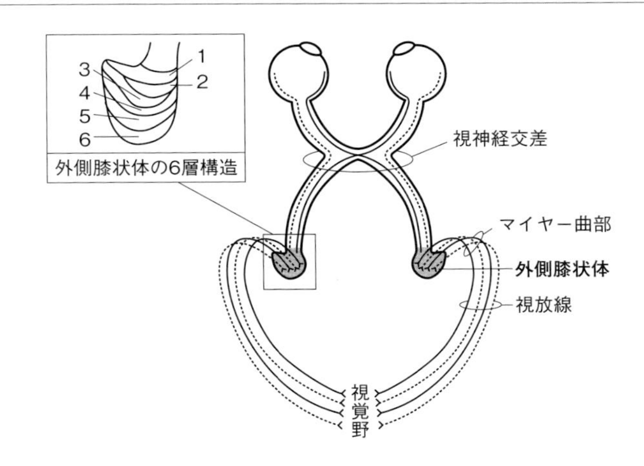


**改訂長谷川式簡易知能評価スケール**　かいていはせがわしきかんいちのうひょうか――　⇨認知症検査＞改訂長谷川式簡易知能評価スケール

**概念学習**　がいねんがくしゅう　concept learning　概念(concept)とは、個々の事物や事象についての一般的な知識の内的表現である。対象を特定の概念に対応づける認知過程をカテゴリー化(categorization)といい、それによって推論や思考が可能になる。また、言語コミュニケーションは、他者と言語に対応する概念を共有していることによって可能となる。カテゴリーには抽象度の異なる階層関係があり、下位のカテゴリーはより抽象性が高い上位のカテゴリーに内包される。例えば、アブラゼミは「セミ」であり、「昆虫」であり、「生物」である。カテゴリーとしての概念があることによって、ヒトはすべての事例を記憶しなくても知識を整理・保存することができ、また未知の事例に対して類似のカテゴリーを当てはめることによって、その特性を推論することができる。概念学習とは、与えられた事例からカテゴリーを形成する過程であるが、それがどのように学習されるかについてはさまざまな理論がある。カテゴリーは、あらかじめ明示的に定義されているものではない。基本的には、事例の経験の積み重ね(犬がもつ属性に関する経験、犬とほかの区別の経験)に基づく帰納的学習により形成されるものと考えられる。一方で、そのような学習で無数のカテゴリー・概念を獲得することは不可能であり、ヒトの生理的特性や学習環境などのほかの要因も関係していることは間違いない。カテゴリーの単位は言語の影響を受けるが、必ずしも言語と一致するものではない。事物に対する概念の習得は、ほかの事物との区別(カテゴリー化)の過程として捉えることができる。事例を経験することで、概念を規定する必要かつ十分な定義が形成されると考えるのが定義的属性論である。例えば、三角形は、「同一直線上にない３点と、それらを結ぶ３つの線分から成る多角形」と定義される。しかし日常の多くの概念には、明確な定義的特徴は存在せず、また概念間の境界も本来不明確である(例：野菜と果物)。事例を経験することで、概念カテゴリーの典型的表象であるプロトタイプ(prototype)が形成され(例えば鳥では「スズメ」は「ダチョウ」より典型、リンゴでは赤いものが青いものより典型)、それとの比較で概念が学習されると考えるのがプロトタイプモデルである。また、カテゴリーは事例間の類似性ではなく、説明(理論)としての適切さによって規定されると考えるのが理論ベースモデルである。Goldsteinの古典的研究以来、カテゴリー化には前頭葉が関与していると考えられており、その発達や障害を評価するためのウィスコンシンカード分類課題(WCST)やヴィゴツキーテストなどのカテゴリー分類課題が考案された。また、健忘症患者でも概念学習が可能かという研究も行われているが、可、不可いずれの報告もあり結論は出ていない。(山下光、中村光)

同カテゴリー学習、概念形成

**概念形成**　がいねんけいせい　⇨概念学習

**概念失行**　がいねんしっこう　⇨失行症＞概念失行

**海馬傍回後部**　かいばぼうかいこうぶ　posterior segment of parahippocamal gyrus　風景の認知に関与する。この部位の損傷で、個々の物体は認識できるが、全体像の風景を認識できなくなる。(西林宏起)

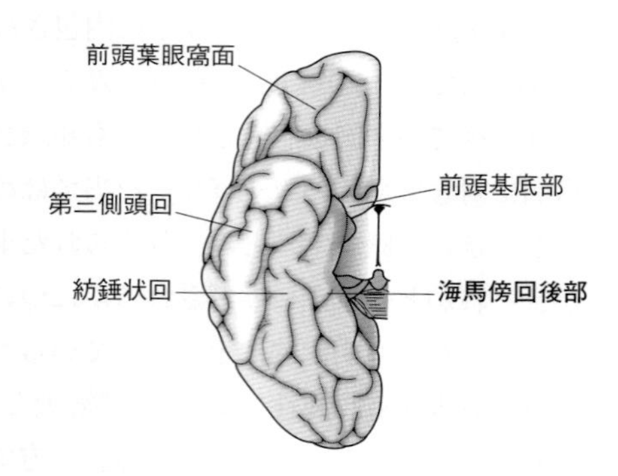


**回避行動**　かいひこうどう　avoidance behavior　ヒトや動物は絶えず変化する環境(外界)に適応するように行動している。生存するための基本は快的な事象(刺激)には近づき、嫌悪的(不快・有害)な事象からは遠ざかるように行動することである。前者は**接近行動**(approach behavior)であり、後者は**逃避行動**(escape behavior)である。接近行動は快的な事象を得るための行動であり、また逃避行動は嫌悪的な事象から逃れるための行動である。これらの行動は本能的であり、学習を必要とし

ない行動でもある。その一方で、ヒトや動物は経験によって行動を変えるための学習機序を備えている。この学習機序によって、嫌悪的な事象を事前に避ける行動が可能である。嫌悪的な事象を繰り返し経験すると、そのような事象に実際に遭遇する前にあらかじめ避けるように行動する。これを回避行動という。この場合、嫌悪的な事象に関係のある事象(刺激)を手がかりにして(予測して)事前に回避している。これはパブロフ型の学習機序による。回避行動を取れば嫌悪的な事象を経験しないで済む。これが強化刺激になって、回避行動は維持され続ける。これはオペラント型の学習機序による。なお、回避行動のうち、特定の行動をすることによって嫌悪的な事象を事前に避けることを能動的回避行動といい、特定の行動をしないことで避けることを受動的回避行動という。(坂爪一幸)



**回復期** かいふくき convalescence 受傷または発症直後から行われる急性期治療が終了した時期から始まる。一般には、バイタルサインが安定し、意識障害が改善している状態であり、リハビリテーションを積極的に行い、機能回復、ADL の回復を目指す期間である。(参照：維持期)(水野志保)

**海綿状血管腫** かいめんじょうけっかんしゅ cavernous angioma 異常に拡張した血管が密に集合しスポンジ様の構造をしており、各血管の間に正常脳組織が介在しない血管奇形のこと。人口の 0.4〜0.9%に存在し、多発性は 10〜25%で家族性に多く、好発部位は前頭葉、側頭葉、頭頂葉、脳幹の順である。初発症状は痙攣(40〜60%)、頭痛(30%)、神経症状(10〜20%)などで、微小出血を繰り返し徐々に拡大することがある。診断は MRI の T2 強調画像が有用で low-intensity rim(周囲に帯状の低信号域)を認めることが多い。治療は、出血を繰り返す症例や神経症状が出現する症例、痙攣発作を繰り返す症例などで開頭摘出術を行う。脳腫瘍に対する放射線治療後の発生(6.6%)も報告されている。(杉山達也)

**乖離(解離)** かいり dissociation 知能検査のような計量心理学的評価法では低成績から高成績に向かう一次元的尺度の上に個々人を位置づける。例えば 5 歳児であれば、容易な課題である数珠玉つなぎには成功し、困難な積木構成には失敗する。知能検査結果から正答可能であったレベルまで能力を獲得しており、その先の能力はいまだ獲得していない、と評価する。一方、神経心理学的評価法では同一の対象について複数の課題を実施し、課題間の成績を比較することによって障害の性質を評価する。例えば、物品の視覚認知課題(物品を並べておいて、「この中で鍵はどれですか」と問う)と呼称課題(物品の名称を言わせる)の両課題を行う。同じく呼称ができない場合でも、認知が可能であったか、なかったかによってその障害の性質は異なる。もし認知ができていなければ、必然的に呼称は不可能であり、その場合は視覚失認である可能性がある。一方、認知が可能であって呼称ができないのであれば失語の可能性がある。このような認知が発話に先行するという一方向的な情報処理過程ではなく相互に独立した過程であれば二重乖離が生じる。症例Aは物品の呼称が困難であるが、名称を書字することができる。一方、症例Bでは物品の呼称が可能であるが、名称を書字することができない。この場合、症例Aは失語の可能性があり、症例Bは失書の可能性がある。さらに両症例の病巣部位を検討することによって発話と書字という2つの機能が独立した神経基盤を有していることが確認される。この同一対象について系列的に課題間の成績を比較する方法はHeadの系列テストによって定式化され、神経心理学の基本的研究方法としてその後の神経心理検査に受け継がれた。（種村純）

**解離性健忘** かいりせいけんぼう ⇨解離性障害＞解離性健忘

**解離性昏迷** かいりせいこんめい ⇨解離性障害＞解離性健忘

## 解離性障害　かいりせいしょうがい　dissociative disorder

DSM-5®における定義では、「意識、記憶、同一性、情動、知覚、身体表象、運動制御、行動の正常な統合における破綻および/または不連続」とされる。下位分類として、解離性同一性障害、解離性健忘、離人感・現実感消失障害、その他/特定不能がある。またDSM-5®では身体症状症の下位分類として転換性障害が位置づけられるが、ICD-10では解離性運動障害として分類される。解離性障害の症状は心的外傷の影響が想定され、実際に急性ストレス障害や心的外傷後ストレス障害の診断基準にも、健忘や麻痺、離人感・現実感喪失といった解離症状が含まれている。ただし、この2つの診断基準には外傷体験が含まれている一方で、解離性障害の診断は症状のみからの診断となる。実際に心的外傷があったとしても治療早期には患者自身でもわからない、もしくは語れないことは多々ある。また境界性パーソナリティ障害の診断基準の1つにも解離症状はあるが、それは一過性でかつ軽度である。解離性障害と診断するには症状の持続期間や程度が十分でなくてはならない。(是木明宏)

■**解離性健忘**　かいりせいけんぼう　dissociative amnesia　解離に関連する健忘はさまざまある。例えば、自分自身の名前や自身のエピソード記憶などが思い出せないといった逆向性健忘、リストカットなど衝動的・情動的になったときにそのときの記憶がないといった健忘、人格交代による健忘などがある。後者2つはつながっている部分もあるが、狭義での解離性健忘は1つ目の病態を指す。部分的に思い出せない場合(選択的健忘)もあればすべてを思い出せない場合(全生活史健忘)など程度はさまざまである。(是木明宏)

■**解離性昏迷**　かいりせいこんめい　dissociative stupor　ショックや絶望を感じたときに呆然として動かない、意識はあるが外的刺激に反応しなくなる状態。自発的言動がなくなる。(種村純)

■**解離性同一性障害**　かいりせいどういつせいしょうがい　dissociative identity disorder　いわゆる多重人格である。幼少期の性的虐待など心的外傷体験を契機に別人格部分をつくり出し、その部分は主人格とは別の性格特性や体験をもつ一方で、主人格は別人格の記憶はなく存在に気づけないことが多い。ただし時間が経つ(もしくは治療が進む)につれ別人格の存在に気づけるようになることもある。人格交代は恣意的にできないことが典型だが、できることもある。各人格の記憶は別々なこともあれば、共有している記憶もある。空想傾向も関与しているとされる。DSM-5®では病的な憑依体験も解離性同一性障害に含まれる。(是木明宏)

■**解離性遁走**　かいりせいとんそう　dissociative fugue　DSM-5®では解離性健忘の診

断の中に特定用語として組み込まれている。目的をもった旅行や道に迷った放浪のように見え、同一性またはほかの重要な自伝的情報の健忘を伴うものをいう。つまり解離性健忘(特に全生活史健忘)に場所移動が伴っている状態といえる。男性に多い。なお解離性同一性障害で朝は家にいたのに知らない間に海岸にいることに気づくといった別人格によるものと思われる症状も遁走ということばで表されることもあるが、狭義には前者であり、解離性遁走の間の人格状態は解離性同一性障害の別人格とはやや性質が異なるといわれている。(是木明宏)

■ **全生活史健忘** ぜんせいかつしけんぼう total amnesia of personal history 解離性健忘の最重症形であり、自分自身の名前やこれまでの人生すべてを思い出すことができない。中年男性に多い。逆向性健忘のみの病態で、通常は前向性健忘はみられない。自伝的記憶だけでなく社会的記憶が障害されることもある。発症は通常は突然であり、解離性昏迷になった後に昏迷から覚めると全生活史健忘状態となっているということが多い。なお名前は似ているが、一過性全健忘とはまったく異なる病態である。(是木明宏)

■ **離人感・現実感消失障害** りじんかん・げんじつかんしょうしつしょうがい depersonalization and derealization disorder 身体または精神から自分が切り離されたような感覚が持続的または反復的にあり、自分の生活を外から観察しているように感じる(離人感)、また自分が外界から切り離されているように感じる(現実感喪失)。解離性障害に分類される。(種村純)

**解離性同一性障害**　かいりせいどういつせいしょうがい　⇨解離性障害＞解離性同一性障害

**解離性遁走**　かいりせいとんそう　⇨解離性障害＞解離性遁走

**開ループ学習**　かい——がくしゅう　open loop learning　活動はその結果に基づいて絶えず調整・制御される。運動・動作の場合、意図した運動・動作と実際に実行した運動・動作との差が感知され、フィードバックされ、そして修正される。この場合、運動・動作の指令と実際の実行との間に閉じた回路が存在し、閉ループによる調整・制御を受けて学習される。開ループ学習はこのようなフィードバックによる調整・制御がない学習をいう。概して、開ループ学習は実行時間が短い場合に生じやすい。(坂爪一幸)

**会話分析**　かいわぶんせき　⇨談話・機能的コミュニケーション＞会話分析

**カウンセリング**　⇨リハビリテーション＞カウンセリング

**顔認知の神経基盤**　かおにんちのしんけいきばん　⇨失認＞相貌失認＞顔認知の神経基盤

**「か」がありますか検査**　——けんさ　⇨音韻操作課題＞モーラ分解・抽出能力検査

**「か」がどこにありますか検査**　——けんさ　⇨音韻操作課題＞モーラ分解・抽出能力検査

**鏡現象**　かがみげんしょう　mirror phenomenon　鏡に映った自分の姿に親しげに話しかけたり、怒鳴りつけたりする症状であり、アルツハイマー型認知症を中心に報告されている。特徴は、家族や実在の人物の鏡像には話しかけず、自分の鏡像にだけ話しかけることである。また、鏡像に話しかけているときに別の人が後ろに立つと振り返る。つまり自分以外の鏡像は認知可能であることが多い。鏡現象が出現する時期は記憶障害や視空間障害は重度であり、クロージング・イン(closing-in：手本の上に重ねて描く現象。構成障害の一症状)などの頭頂葉症状も認められる。(松川勇)

**鏡失認**　かがみしつにん　⇨無視症候群＞鏡失認

**かきまぜ文**　——ぶん　scrambled sentence　日本語では、「主語–目的語–述語」が基本的な語順であると考えられており、これとは異なる語順の文のこと。例えば「お母さんが男の子を押している」という文が基本語順文だとすると、語を並べ替えて「男の子をお母さんが押している」としたものがかきまぜ文である。日本語では助詞が名詞句の文中での役割(動作主や主題など)を標識しているので、語順が変わっても文の意味が同じであることがわかる。(今井眞紀)

**可逆性後部白質脳症症候群**　かぎゃくせいこうぶはくしつのうしょうしょうこうぐん　reversible posterior leukoencephalopathy syndrome(RPLS) ⇨後部可逆性脳症症候群

**可逆文・非可逆文** かぎゃくぶん・ひかぎゃくぶん reversible sentence, irreversible sentence 文中の名詞句の間に意味的可逆性のある文を可逆文といい、意味的可逆性のない文を非可逆文という。「マサルがヨシオを呼んだ」は「ヨシオがマサルを呼んだ」と変えても意味がわかり、可逆文である。一方、「マサルがボールを投げる」は「ボールがマサルを投げる」と変えると意味的に成立せず、非可逆文である。(種村純)

**格** かく case 名詞および名詞に相当する語句と、かかり先である文中の要素との間の統語的関係の標示のこと。例えば、英語の人称代名詞“I”は主格と呼ばれ、文中で主語の役割を果たし、“me”は対格と呼ばれ、文中で目的語の役割を果たす。英語ではこのように格に応じて名詞全体が変化するが、日本語では「私が/私を」のように名詞に格助詞が付いて、主格、対格などを標識する。ただし、格と文中の意味役割は必ずしも1対1対応ではなく、1つの格形式が複数の意味役割を担う場合がある。例えば、対格助詞「を」で標識された名詞句であっても「母を呼ぶ」の「母」は被動者、「校庭を走る」の「校庭」は場所を表す。(今井眞紀)

**角回** かくかい angular gyrus 頭頂葉は中心後溝の後方を走行する頭頂間溝によって、上頭頂小葉と下頭頂小葉に分けられる。シルビウス裂側の下頭頂小葉のうち、上側頭溝の遠位端を取り囲む脳回を角回といい、ブロードマン39野に相当する。言語優位側では失算、失読失書、手指失認、左右失認のゲルストマン症候群が出現するとされる。背側視覚路、腹側視覚路を中継するほかに、上頭頂小葉、前頭葉、大脳辺縁系などと豊富な連絡を有する。視覚誘導による手の到達運動や眼球運動にも関与する。(西林宏起)

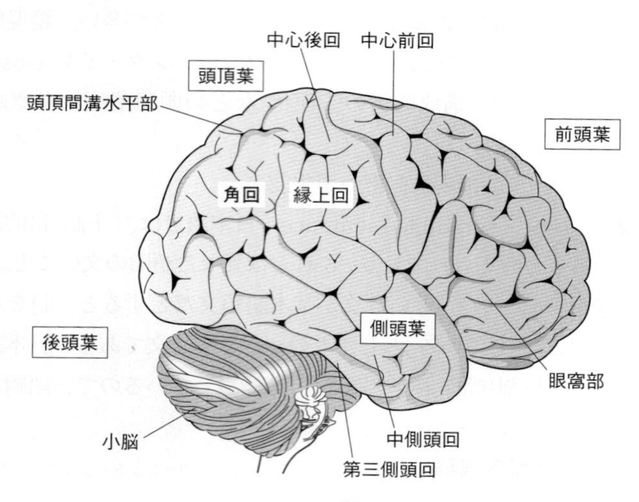

**角回型失読失書**　かくかいがたしつどくしっしょ　⇨失読失書＞角回型失読失書

**学業不振**　がくぎょうふしん　⇨学習不振

**拡散強調画像**　かくさんきょうちょうがぞう　⇨画像診断＞MRI＞拡散強調画像

**学習曲線**　がくしゅうきょくせん　learning curve　課題や技能の学習は時間の経過で変化する。一般に始期は学習が低く、終期は高くなる。この学習過程をグラフで表すとき、縦軸に学習成績(達成頻度・達成率・達成潜時など)を取り、横軸に時間経過(試行・練習の時間・回数など)を取った場合、学習過程が曲線として描かれる。曲線の形は軸の取り方や学習内容によって異なるが、曲線の正の加速部分は学習の進行を、水平部分は学習の停滞を、そして負の加速部分は学習の消去を表す。(坂爪一幸)

**学習時の意識性**　がくしゅうじのいしきせい　awareness of learning　何かを学習(記憶)するとき、明瞭に意識して行う場合と、特に意識せずに行う場合とがある。前者を顕在学習(記憶)、後者を潜在学習(記憶)という。例えば、記憶するときに、明瞭に意識して「覚える」場合と、特に意識することなく「覚える」場合がある。同じように、意識して「想い出す」場合と意識せずに「想い出す」場合がある。このように学習(記憶)時の意識性には意識的(顕在)と非意識的(潜在)といった違いがある。(坂爪一幸)

**学習障害**　がくしゅうしょうがい　learning disabilities　教育界では学習障害を「聞く、話す、読む、書く、計算するまたは推論する能力のうち特定のものの習得と使用に著しい困難を示す状態」と定義している。医学界(DSM-5®)では「限局性学習症/限局性学習障害 specific learning disorder」という診断名となり、「読字(音読・読解)、書字、算数の少なくとも1つ以上の学習や学業的技能の使用が困難な状態」と定義される。教育界・医学界共に知的能力障害、視覚障害、聴覚障害、精神・神経疾患(自閉症スペクトラム障害や注意欠如・多動性障害など)、環境的要因(学習不足など)が直接的な原因でないとされている。中核を成す発達性読み書き障害(developmental dyslexia)については、音韻処理障害、自動化能力(文字から音韻へ素早く変換する能力)の障害、視覚認知能力の障害、語彙能力の障害などが関連すると報告されている[1]。(川島広明)

1) 春原則子：発達障害の神経心理学的検査. Brain Medical 24(4)：337-342, 2012.

**学習能力**　がくしゅうのうりょく　learning abilities　学習の一般的な定義は経験による比較的永続的な行動の変化、または認知構造(見方・考え方)の変化である。このような学習を実現するには、運動、感覚、知覚、認知、記憶、注意、感情、意欲などのさまざまな心理機能が相互に密接に関係する。学習能力とは、絶えず変化している周囲の環境に適応していくために、これらの比較的要素的な心理機能を統合して、行動の仕方や見方・考え方を環境に合わせて適宜に変える総合的な力をいう。

(坂爪一幸)

**学習の転移**　がくしゅうのてんい　transfer of learning　前の学習が後の学習に影響を与えること。後の学習への影響には促進と干渉(妨害)の2種類がある。後の学習を促進する影響を正の転移(positive transfer)、後の学習を干渉する影響を負の転移(negative transfer)という。転移に関係する要因には学習する内容や方法の類似性、学習者の態度や構えや能力、学習した時間、前学習と後学習との時間間隔などが指摘されている。(坂爪一幸)

**正の転移**　せいのてんい　positive transfer　過去の経験や学習が後続する異なる学習を促進するように働く場合を「正の転移」という。例えば、ピアノを学んだことのある人が、学んだことのない人に比べて、他の楽器も容易に習得できるといった現象をいう。学習の間に同一の要素が多いか、類似性が高いほど転移は高くなる。そして学習の結果として現れる反応が類似している場合は正の転移に、相反する場合は負の転移(negative transfer)につながるとされる。(太田信子)

**学習不振**　がくしゅうふしん　under achievement　本来の能力に見合わずに学力(学業成績)が低い状態である。学びの機会が十分に得られないことによる。感覚や運動障害などの身体的な要因、不安や抑うつなどの心理的・性格的な要因、貧困や保護者の不和などの環境的な要因が原因になる。似た用語に学習障害があるが、学習障害は神経発達上の問題が原因で脳の高次機能の発達に偏りや遅滞が生じて、主に読字や書字や算数などの習得に困難さを示す状態である。(参照：学習障害)

(坂爪一幸)

[同]学業不振

**覚醒意識**　かくせいいしき　arousal, consciousness　意識という用語は多様な目的で用いられており、文脈に応じてさまざまな意味をもつ。意識は、覚醒度、気づき(アウェアネス)、自己意識という区分で三段階に定義されることがあるが、その場合、覚醒意識とはこのうちの覚醒度に該当する。この文脈における意識とは覚醒と同義であり、目が覚めていて見当識が保たれ、物事を正しく認識できる状態を「意識が保たれている」と表現する。医学においては、意識の状態を意識レベルという数値で評価し、見当識障害の有無、呼びかけや痛み刺激に対する反応を基準として、量的に意識の清明度を判断する。本邦では意識レベルの評価にジャパン・コーマ・スケール(JCS)が用いられており、覚醒度によって三段階に分けられている。世界的にはグラスゴー・コーマ・スケール(GCS)が広く使用されており、開眼・言語・運動の三領域に分けて意識レベルを評価する。意識レベルの低下は臨床的に意識障害と定義され、意識を媒体として機能するさまざまな精神機能が障害されている状態を表す。意識障害のうち最も重篤な深昏睡は、外見上深い睡眠に似ているが、強い刺激を与えても反応しないという点において、正常な睡眠と意識障害は状態が異なる。
(生方志浦)

**拡大・代替コミュニケーション** かくだい・だいたい―― Augmentative and Alternative Communication（AAC） コミュニケーション障害児者が抱える音声言語や文字言語の不自由さを、さまざまな方法を用いて補助・代替すること、さらには単に補助・代替するのみでなく、コミュニケーションの拡大を図る考え方のことである。



ASHA（American Speech-Language-Hearing Association）（米国言語聴覚協会，2005）[1]は、AAC について「研究、臨床、教育の実践の領域で用いられ、話しことばと書字を含む言語の産生と理解の両方またはいずれか一方が重度に障害されている人々の、一時的もしくは永続的な機能障害、活動制限、参加制約について研究し、必要なときには補償する試みを含む」と述べている。さらに AAC にかかわる言語聴覚士（ST）の役目として、evidence-based practice の考えをもつこと、患者の QOL を高めることなどを挙げている。

ASHA が指摘するように、AAC 導入にあたって大切な視点は、根拠あるかかわりを行って、コミュニケーション障害のある人が、日常生活や社会活動に、より積極的に参加し、より充実した生活を送れるようになることを目指すことである。AAC の対象者は幅広い。ASHA は、上述のように重度な障害のある人と述べているが、その一方で、口頭表出以外のすべてのコミュニケーション手段が AAC に含まれるとし、誰もが、表情やジェスチャーで表したり、シンボルや絵を使用したり、字を書いたりするときに、AAC を使用していると述べている。International Society for Augmentative and Alternative Communication も、人々はさまざまな方法でコミュニケートするため、すべての人に AAC が役立つと述べている。重度のコミュニケーション障害者が AAC の対象者になるのはもちろんのこと、軽度な人も AAC の対象者と捉えて、丹念にその人が抱える困りごとを調査し、必要に応じてさまざまな工夫を行うことが重要である。当事者本人と ST とが相談しながら、例えば、会議に参加するときに必要な用語一覧を作成したり、手紙を書くときの参考に、例文メッセージがリストアップされたデバイスを用意したりするといった取り組みが考えられる。また障害をもつ当事者のみでなく、家族や周囲の人々も、AAC の対象者に含まれる。

失語症の AAC に取り組んでいる Garrett（2013）は、コミュニケーション障害の重症度に応じて、当事者の目標に加えてパートナーの目標を示している[2]。AAC の手段としては、ASHA のいうように、カレンダーや地図、日常生活物品などさまざまなものが含まれる。コミュニケーションツールとして役立つものは、何でも使用するという柔軟な考え方が大切である。AACの手段の分け方にはいくつかの方法がある。ここではASHAの分類を示す。ASHAは、道具や機器などのなんらかのエイドを使うか使わないかという視点から、エイドなしとエイドありの2つに分類している。エイドなしのコミュニケーションシステムとしては、自分自身の身体を用いてメッセージを伝えることができるジェスチャーやボディーランゲージ、手話を挙げている。エイドありのコミュニケーションシステムとしては、ローテクといわれる紙や鉛筆、コミュニケーションノートやボードなどと、ハイテクといわれる電子機器があるとしている。ハイテク機器に関しては、健常者用の音声認識ソフトや読みあげソフトの性能が向上し、コミュニケーション障害者にも役立ちそうな、便利なソフトやアプリが開発されている。コミュニケーション障害者の問題に応じて、役立ちそうなソフトやアプリをSTが丹念に探したり、そのようなアプリに詳しい人をコミュニケーション障害者の身近に見つけて紹介することが大切である。AACの導入、特にハイテク機器導入にあたっては、コミュニケーション障害者が、すぐにうまく使用することは難しいため、STの工夫が必要である。スモールステップで進めたり、エラーレスラーニング(誤りなし学習)の考え方を取り入れて、獲得練習や使用練習を行うことが求められる。(吉畑博代)

1) American Speech-Language-Hearing Association：Roles and Responsibilities of Speech-Language Pathologists With Respect to Augmentative and Alternative Communication；Position Statement. 2005(http://www.asha.org/policy/PS2005-00113/).
2) Garrett KL, Lasker JP：Adults with severe aphasia and apraxia of speech. Augmentative and alternative communication, 4th ed, Beukelman DR, Mirenda P(eds), pp405-445, Paul H. Brookes Publishing Co., Baltimore, 2013.

**獲得年齢** かくとくねんれい age of acquisition(AoA) 言語や概念、技術が獲得される年齢のこと。非言語的な技術(音楽や運動)、母語の語彙獲得、第二言語の獲得などに関する研究がある。それらの獲得の臨界期あるいは敏感期といった用語と関連する。初期の社会的情緒的剥奪や感覚入力の偏りがさまざまな感覚受容の障害に影響を与えることも知られており、臨界期の間に両眼刺激を与えなかった猫の立体視の障害などの実験により証明される。さまざまな学習におけるAoAがその後の発達に影響を与える。(小坂美鶴)

**楽譜の失書** がくふのしっしょ ⇨失音楽＞音楽表出の障害＞楽譜の失書

**楽譜の失読** がくふのしつどく ⇨失音楽＞音楽受容の障害＞楽譜の失読

**隠れ層** かくれそう hidden layer ニューラル・ネットワークは、一般に複数の層で構成される。表象を表す層には、入力層、出力層、文字層、音韻層、意味層などの名前が付けられるが、名前の付いた層と層の間にも、性能向上のため層を設けることが多い。それらは表象の層ではない名無しの層であり、隠れ層ないし中間層と呼ばれる。(参照：ニューラル・ネットワーク)(辰巳格)

同中間層

**数当て検査**　かずあてけんさ　⇨聴覚検査>音の強さ・長短・高さ・数当て検査

**仮性球麻痺**　かせいきゅうまひ　pseudobulbar paralysis　延髄から出る脳神経(舌咽、迷走、舌下神経)の障害、もしくはそれらに支配される筋群の麻痺を球麻痺という。一方、延髄には病変がみられないが、多発性脳梗塞などで大脳皮質または核上性経路の両側性障害をきたした場合に生じる、球麻痺と似た症状を仮性球麻痺という。軟口蓋、咽頭、喉頭、舌などの麻痺を生じ、嚥下障害と構音障害を主症状としている。下顎反射亢進、錐体路徴候、原始反射、強制笑い、強制泣きなどの症状を伴うことが多い。(岡本さやか)

同偽性球麻痺

**画像失認**　がぞうしつにん　⇨失認>画像失認

## 画像診断　がぞうしんだん　diagnostic imaging

医学における画像診断には、超音波検査、X 線を用いた単純撮影、消化管・尿路・その他の造影検査、血管造影検査、CT 検査、核医学検査、MRI 検査、内視鏡検査が用いられる。画像診断は目的によって最適な方法が選択される。(藤井直子)

電離放射線である X 線(胸部など単純撮影、CT、血管撮影、消化管造影)とγ線(SPECT、PET)、放射線によらない超音波(US)、核磁気共鳴(MRI)を用いて、形態および機能の変化を画像化し、診断する。近赤外線による光イメージング装置も開発されている。生体を主に対象とするが、近年では死亡時画像診断(オートプシーイメージング：Ai)も含まれる。可視光線(非電離放射線)による上部および下部消化管と気管支の内視鏡検査、眼底カメラも広義の画像診断法に含まれる場合もある。(外山宏)

■**CT**(computed tomography)　脳の画像診断においては、一般にまず CT 検査が行われることが多い。脳の形態や、出血、梗塞、腫瘍などの診断を行う。(藤井直子)
同コンピュータ断層撮影

**造影 CT**　ぞうえい——　contrast-enhanced CT(CECT)　血管造影剤(contrast agent)を静脈注入して行う CT 検査。造影剤により血管内が高吸収域になる。血管内の造影剤は正常脳組織には移行しないが、梗塞や炎症などで血液脳関門が傷害された部位や、血管に富む腫瘍や奇形などは造影剤増強効果(contrast enhancement)により CT 値が上がり、高吸収域になることで、病変の診断に役立つ。造影剤急速投与により作製する CTA(CT-angiography：CT 血管造影)も利用される。(藤井直子)

**多列検出器型 CT**　たれつけんしゅつきがた——　multidetector-row CT(MDCT)　CT 装置の構造で、X 線検出器の体軸方向の配列が 2 列以上の装置のこと。スキャン様式が用語になった MSCT(multislice CT：マルチスライス CT)とほぼ同義語である。現時点の最高列は 320 列(0.5 mm×320 列＝16 cm)であり、このタイプは検出器が広いことから ADCT(area detector CT：面検出器型 CT)といわれる。検出器列の少ない装置と多い装置では設備や性能が異なる。(藤井直子)
同マルチスライス CT、MSCT

**単純 CT**　たんじゅん——　non-enhanced CT(NECT)　血管造影剤を投与しない CT 検査。「単純」は日本で使われる用語であり、単純 X 線撮影の単純(plain)と同じ意味である。骨、脳脊髄液、白質、灰白質など組織の X 線吸収の度合いを、水を 0、空気を −1000 とした CT 値に換算し、グレースケールで表示する。CT 値が高いと白く(高吸収域)、低いと黒く(低吸収域)なる。頭蓋内の血腫は高吸収域になり判別が容易なため、CT は頭蓋内出血の診断に有用である。(藤井直子)

■ **FDG-PET**($^{18}$F-fluorodeoxyglucose-PET) ブドウ糖の類似物であるフルオロデオキシグルコースを$^{18}$F で標識し、全身の糖代謝をポジトロン CT で撮像する。(松田博史)

■ **fMRI**(functional magnetic resonance imaging) 生体脳の神経細胞の活動に関連した血流動態反応を信号の変化として視覚化する機能検査方法。脳内の赤血球のヘモグロビンによって運ばれた酸素の消費量が増え、血流増加が起きることを利用する。高磁場の装置ほど高い解像度が得られる。外部からの光などの刺激や顔写真などの課題に対する脳の活動を画像化できる。脳の活動を測定できることから、形態診断では評価できない脳機能の評価に有用である。(外山宏)

■ **MRI**(magnetic resonance imaging) 核磁気共鳴(nuclear magnetic resonance：NMR)現象を利用して生体内の詳細な形態を画像化するものである。臨床では生体内で信号の多い水素原子を測定する。X 線 CT と比較し、放射線被ばくがない、コントラスト分解能が高いという利点と、撮像時間が長い、撮像中の音が大きいなどの欠点がある。高磁場ほど高精細の画像が得られる。最近は超伝導の 3 T(テスラ)装置が主流になっている。強い磁石の装置であるため、金属製の体内物質および医療器具には細心の注意が必要である。心臓ペースメーカー、酸素ボンベ、車いすは MRI 対応でないと検査室に持ち込めない。(外山宏)

同磁気共鳴画像法

**拡散強調画像** かくさんきょうちょうがぞう diffusion weighted image(DWI) MRI の撮像法の 1 つで、組織内の水分子の拡散運動を画像化する方法。T2 強調画像に大きな傾斜磁場(motion probing gradient：MPG パルス)をかけ、水分子の拡散が大きい箇所は水分子が動き、信号が低下する。脳梗塞の超急性期は細胞内浮腫で細胞間隙が狭くなり水分子の拡散が抑制されるため、高信号となる。T2 強調画像で高信号の病変でも高信号となることがある(T2 shine-through)。本来の拡散制限による高信号は、異なる大きさの MPG パルスから得られる ADC(apparent diffusion coefficient)マップで低値となるが、T2 shine-through では高値となることから鑑別する。(外山宏)

■ **PET**(positron emission tomography) 陽電子放出核種で標識された放射性医薬品を人体内に投与することにより、生体のさまざまな機能を観察するコンピュータ断層撮影技術をいう。陽電子放出核種はサイクロトロンで陽子や重陽子をターゲット核種に照射することにより製造される。その半減期は一般的に短く、$^{11}$C で

20分、$^{18}$Fで110分などである。体内で放出された陽電子は近傍の原子の陰電子と対になり消滅し、511 KeVの光子を2個、反対方向へ放出する。PETでは、この消滅放射線を画像化する。(松田博史)

■ **SPECT**(single photon emission computed tomography) 体内に投与した放射性同位元素(radioisotope：RI)から放出される放射線を体外から検出し、その分布をコンピュータ断層撮影するECT(emission CT)に含まれる。1つの$\gamma$線を検出するものをSPECT、陽電子が電子と結合し1対の消滅放射線を検出するものをPET(positron emission CT)という。脳血流、ドパミントランスポーターなど生体の機能画像診断法である。SPECTは院内サイクロトロンなど大規模な装置は不要であるが、酸素代謝は測定できない。体内での$\gamma$線の減弱および散乱線のためPETよりも定量性に劣るが、近年のSPECT/CT装置では定量性が向上している。(外山宏)
同単光子放射線断層撮影法

**ダットスキャン** dopamine transporter(DAT) Scan 脳内ドパミントランスポーター(DAT)のイメージングで、DATに高い親和性を有するIoflupane($^{123}$I)を用いたSPECT画像検査。DATはドパミンの再取込みを行う膜蛋白であり、黒質線条体ドパミン神経の終末部が存在する線条体の尾状核および被殻に多く存在する。パーキンソン病、レビー小体型認知症などのレビー小体病や、多系統萎縮症、進行性核上性麻痺などの神経変性パーキンソニズムでは、黒質線条体ドパミン神経の脱落に伴い線条体のDAT密度が低下し、Ioflupaneの集積が低下する。(高田武人)

**画像認識**　がぞうにんしき　⇨ニューラル・ネットワーク＞画像認識

**家族支援**　かぞくしえん　family support　障害者をもった家族は、障害者本人の症状とつきあい、さまざまな面で折り合いをつけながら生活していくことが求められる。介護は長く続くものであり、家族が介護を継続するためには、家族以外の支援者からの支援が必要である。家族の介護負担を軽減するような家族支援としては、まず、障害者本人へのアプローチがある。例えば、発動性を高めたり、できることを増やしたりして、本人の自立度を高めることは、家族の介護負担を軽減することにつながる。高次脳機能障害者の場合では、本人の障害認識を高めることも有効かもしれない。次に、家族へのアプローチとしては、心理教育などで、家族が本人の症状を理解すること・家族が障害認識をもつことが考えられる。障害についての理解が進んだところで、本人に合った効果的な対処法を見つけ、家族が習得できるとよい。家族が自身の対応が「うまくいった」経験を積みあげていくことは、家族の自己効力感を高めることにつながるだろう。さらに、家族を社会的に孤立させないためには社会的な支援が受けやすい体制を整備する必要がある。支援体制やサービスは地域特性に合わせて検討されることが望ましいが、例えば、家族が働いている日中や緊急時に本人を預けられる・任せられる事業所が増えていくと安心だろう。また、家族会も日頃の想いを吐き出し分かち合える場として、孤立しがちな家族にとっては力になると考えられる。支援者が家族の相談を受けて情報提供を行ったり、本人への対応を検討したりする中で、意識すべきこととして、家族に対する２つの視点があると思われる。１つは、家族自身が「支援対象者」であるという視点である。本人を抱えて日々苦労していることや、問題を解決するために努力していることを認め、いたわることが必要である。２つ目は、家族が本人にとっての「支援者」であり「環境」でもあるという視点である。家族に、本人にとって一番身近な支援者・一番よい環境になってもらうことで、本人と家族の生活がよくなると思われる。このような視点をもちつつ、支援者が障害者本人および家族の変化を見逃さず、できていること・できるようになったことに気づき、それを家族と共有することで、支援者と家族は協同関係を築けるのではないか。（宇津山志穂）

**家族の介護負担感**　かぞくのかいごふたんかん　burden feeling of the family caregiver　障害者や高齢者を抱えた家族は介護を余儀なくされ、肉体的・経済的・時間的・社会的・精神的など、さまざまな負担を強いられることになる。例えば、被介護者の日常生活動作が自立していない場合は肉体的・時間的な負担がまずのしかかり、被介護者の認知機能が低下している場合は社会的・精神的な負担がかかる。被介護者が高次脳機能障害者の場合は、状況判断・対人技能・感情や欲求のコントロールといった面で苦手さを抱えていることが多い。これらの社会的行動障害は、障害特性が故の特徴的な負担として、介護者に精神的な負担や社会的な制約を課すことになり、介護負担感を高める。介護負担感と介護者の健康状態は関連があるといわれている。介護負担感が強く、介護者の健康状態が悪くなると、介護の質が低下し、ひいては被介護者の日常生活動作や認知機能が低下してしまう。被介護者が高次脳機能障害者の場合、社会的行動障害により、介護者や家族と本人の関係が悪くなり、本人に対してネガティブな感情が強くなり、介護意欲が失われてしまうことも考えられる。介護者の健康状態の悪化や被介護者との関係悪化の結果、介護者のうつや燃え尽き、介護者による虐待や心中につながるケースがある。介護負担の軽減のためには、被介護者・介護者・社会の仕組み３つへのアプローチが必要である。(宇津山志穂)

**課題項目分析**　かだいこうもくぶんせき　⇨タスクアナリシス

**楽器失行**　がっきしっこう　⇨失音楽＞音楽表出の障害＞楽器の失音楽

**楽器の失音楽**　がっきのしつおんがく　⇨失音楽＞音楽表出の障害＞楽器の失音楽

**活用接辞**　かつようせつじ　⇨屈折辞

**カテゴリー学習**　——がくしゅう　⇨概念学習

**カテゴリー選択課題**　——せんたくかだい　⇨記憶＞意味記憶＞意味処理課題

**カテゴリー特異的記憶障害**　——とくいてききおくしょうがい　⇨記憶障害＞カテゴリー特異的記憶障害

**カーテン徴候**　——ちょうこう　curtain sign　片側性の咽頭筋麻痺により、発声時に咽頭壁がカーテンのように患側から健側に引かれる。(種村純)

**カナダ作業遂行測定**　——さぎょうすいこうそくてい　⇨ COPM

**化膿性髄膜炎**　かのうせいずいまくえん　purulent meningitis　⇨細菌性髄膜炎

**カプグラ症候群**　——しょうこうぐん　Capgras syndrome　1923 年に Capgras によって「Sosie の錯覚」と題する論文が公表され、人物誤認として最初に報告された。関係が深い家族や、恋人、友人などの既知人物を未知の別人物と入れ替わったと確信し、さらにその人物を既知人物と瓜二つの人物と錯覚する現象であるとされる。典型例は統合失調症に出現するとされるが、脳器質性疾患での出現も報告される。(垂水良介)

**過眠症**　かみんしょう　hypersomnia　夜間十分な睡眠をとっているにもかかわらず、日中に過度の眠気が存在する、または長時間の夜間睡眠が繰り返されるもの。薬物、代謝疾患、脳の器質性疾患などより二次性に引き起こされるものを除けば、ナルコレプシー、特発性過眠症、反復性過眠症(クライネ・レヴィン症候群)がある。多くは青年期に発症する。精神疾患の経過中にもみられ、特に非定型うつ病でよく

みられる。睡眠時無呼吸症候群は鑑別疾患として重要である。(高田武人)

**感覚-運動技能学習** かんかくうんどうぎのうがくしゅう ⇨運動学習(運動技能学習)、知覚-運動技能学習

**感覚過敏・感覚鈍麻** かんかくかびん・かんかくどんま hypersensibility and hyposensibility 聴覚、触覚、味覚、嗅覚、視覚などの刺激に対して過剰に過敏(感覚過敏)であったり、逆に鈍感(感覚鈍麻)であること。自閉症児に多くみられ、情報を受け取る側の脳の障害が原因とされている。

**[例]** 音に過敏に反応して不機嫌になったり耳を塞いだりする。特定の肌触り(チクチクやザラザラ)がイヤでどうしても洋服が着られない。身体接触を嫌う。服や靴下を脱ぎたがる。特定の食べ物の口に入れた感覚が苦手で食べられない。匂いに敏感である。光刺激などに敏感ですぐに目を覆ってしまう。そのほか、身体を揺らす、ぐるぐる回る、手をひらひらさせる、名前を呼ばれても振り向かない、痛みに反応を示さない、など。(佐藤浩代)

**間隔伸張法** かんかくしんちょうほう ⇨非薬物療法＞SR 法

**感覚転位** かんかくてんい alloesthesia, or allesthesia, or allochiria 身体一部位への感覚刺激が反対側や同側他部位に知覚される現象。Obersteiner[1]が脊髄病変で報告したが、脳病変でも報告されている。(松川勇)

1) Obersteiner H：On allochiria. Brain 4：153-163, 1882.

**感覚統合障害** かんかくとうごうしょうがい sensory integrative disturbance 身体内外からの感覚情報が中枢神経系の各段階で適切に統合されず、身体図式や両側協調運動の未熟さに起因すると考えられる不器用さや、感覚刺激への過剰もしくは低い反応性を示す状態を指す。これらの特異的な状態は、自尊心や注意集中、対人関係などの情緒や社会性、ことばや学習基礎能力など認知の発達にも影響を及ぼす場合がある。(仁田静香)

**眼窩前頭前皮質** がんかぜんとうぜんひしつ ⇨前頭前皮質＞眼窩前頭前皮質

**眼窩前頭皮質** がんかぜんとうひしつ orbitofrontal cortex 前頭葉眼窩面の皮質のこと。報酬と罰、情動に関連する意思決定などに関与。同部位の損傷により脱抑制行動をきたす。(鈴木孝征、酒向正春)

同前頭眼窩野

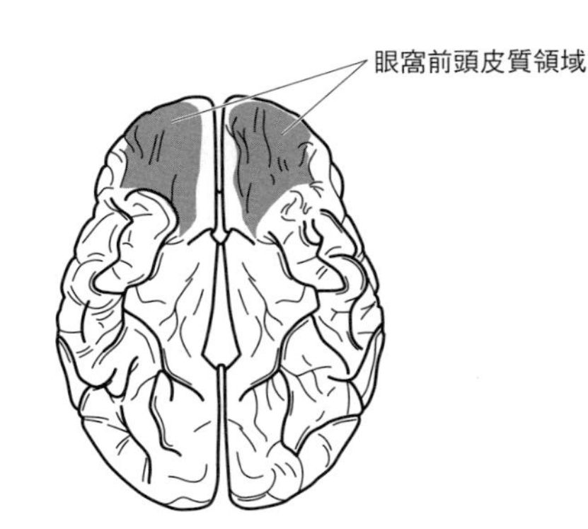

**眼窩部** がんかぶ orbital part of inferior frontal gyrans 下前頭回のうち外側前枝の下部に位置し、三角部、弁蓋部に隣接する部位。(西林宏起)

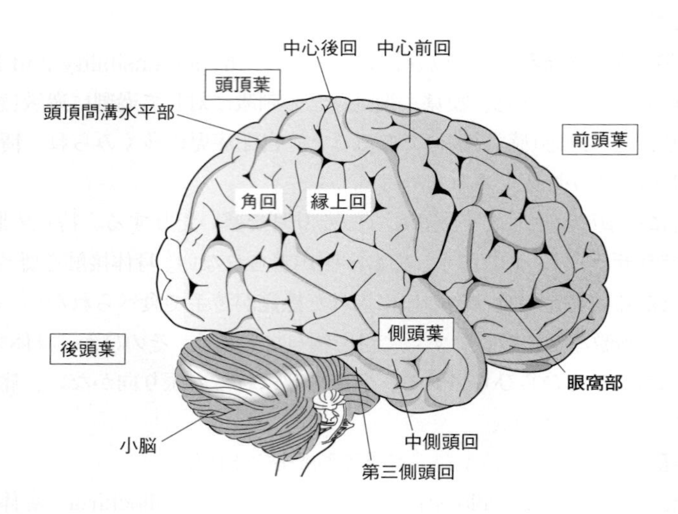


**眼球運動失行** がんきゅううんどうしっこう ⇨失行症>眼球運動失行、バリント症候群>精神性注視麻痺

**環境依存症候群** かんきょういぞんしょうこうぐん environmental dependency syndrome 使用行動(utilization behavior：指示がないにもかかわらず眼前に置かれたものを両手でゆっくり、または正常の速さで使用する)、模倣行動(imitation behavior：特に指示が与えられないにもかかわらず検査者と同じ行動をとる)と連続する症状で、特に指示を与えていないにもかかわらず周囲の刺激・状況に関連した行動を行ってしまう状態。超皮質性感覚失語にみられる反響言語・補完現象などとも連続性をもつと考えられる。Lhermitte ら(1986)によって、従来記述されたことのない症状として報告・命名されたが、精神科領域において先駆的業績があることを波多野らが指摘している。現象的には、周囲の事物・環境に単純に支配されるのではなく、個々人に対するそれらのアフォーダンス(人が物に働きかける行為についての人と物との関係)に対して制御ができない状態であり、脳内機構の視点からは被影響性の亢進状態として総括され、脱抑制と類似する面がある。また検者がいない環境では保続とみられる動作を示す報告がみられ、常同性との連続性が支持される。Motivational salience system(動機的セイリアンス系：前頭葉内側前部帯状回と内側底面の眼窩脳-島皮質から構成され、個体が、その場その場でどのように外的情報を受け止め、いずれが自分にとって重要であるかを読み取って行動化する際

に活性化する)の障害と考えられ、この点から前頭側頭型認知症で観察されることが理解される。病巣は両側あるいは一側の前頭葉内側前部帯状回・前頭葉眼窩面・島が重視されるが、特に右側前頭葉眼窩面病変の重要性が指摘されている。(参照：使用行動)(古本英晴)

**環境音失認** かんきょうおんしつにん ⇨失認＞環境音失認

**環境音認知検査** かんきょうおんにんちけんさ ⇨聴覚検査＞環境音認知検査

**環境音(社会音)の弁別検査** かんきょうおん(しゃかいおん)のべんべつけんさ environmental sound recognition test 音源に対して口答や絵などを選択する方法で実施する。標準化されたものがない。倉知ら[1]はFaglioniらの非言語性有意味音同定検査を参考に20音で検査を作成し、正答1枚(例：ネコ)、正答と意味的に同じカテゴリーの2枚(例：イヌ、ネズミ)、無関係な1枚(例：バス)の4枚から選択させている。加我[2]は言語音以外の音を動物・鳥の鳴き声、風や波などの自然音、電車、鉄砲などの人工的なノイズに分けてテストを作成している。(参照：聴覚検査＞環境音認知検査)

(能登谷晶子)


1) 倉知正佳, 鈴木重忠, 能登谷晶子, ほか：Auditory sound agnosiaはありえるか. 精神医学 25(4)：373-380, 1983.
2) 加我君孝：環境音と認知障害. 医学のあゆみ 200(2)：169-173, 2002.


**環境設定的治療介入** かんきょうせっていてきちりょうかいにゅう ⇨構成障害＞構成障害への治療介入＞環境設定的治療介入

**環境調整型治療介入** かんきょうちょうせいがたちりょうかいにゅう ⇨構成障害＞構成障害への治療介入＞環境設定的治療介入

**環境調整支援** かんきょうちょうせいしえん environmental adjustment support 高次脳機能障害児･者の支援において重要な支援の1つ。生活を安定させるためには住環境、経済的支援、就労における調整、外出調整などが必要になってくる。住環境への支援ではわかりやすい地図や案内表示を作成する。経済的な支援では交通事故裁判にかかる援助や公的な年金制度、自賠責保険・労災における後遺障害の請求などがある。就労における調整では、通所、勤務先の担当者と適宜情報を共有し、課題解決に向けた助言や調整を行う。外出調整では同行による課題と解決方法の確認を行い、安全な外出が可能かどうかの判断を検討していく。そのほかにも高次脳機能障害児･者の生活において、周囲に働きかけることにより改善を図るすべてのことをいう。(伊賀上舞)

**監視注意システム** かんしちゅうい―― supervisory attentional system (SAS) Norman & Shallice(1980)により名づけられた。習慣的で慣れ親しんだ状況では、自動的に行動を行うが、状況がこれまでと違う、例えば危機的状況や新規の状況では、自動的ではなく、SASが注意制御の下、行動がうまくいくように監視する。SASはワーキングメモリーの中央実行系と関連が深いという。前頭葉損傷例ではSASの機能が不安定とも考えられる。(吉村貴子)

**漢字の失読失書**　かんじのしつどくしっしょ　⇨失読失書＞左側頭葉後下部型失読失書(漢字の失読失書)

**感情交流法**　かんじょうこうりゅうほう　feeling-focused group work (FFGW)　国立障害者リハビリテーションセンターにおいて四ノ宮らが開発した高次脳機能障害者を対象とする集団心理支援プログラムである。提示された具体的な「もの」を刺激として、ファシリテーターのもとで自由に感情を喚起してもらい、メンバー間の感情交流を図りながら自己の感情表出、他者の感情の読み取り、共感性、対人関係能力、社会参加への動機づけなどを促進するとともに、他者の発言を聴き取り、メモするなどの手続きを通して認知機能の改善にも働きかける包括的なアプローチである。(四ノ宮美恵子)

**感情失禁**　かんじょうしっきん　emotional incontinence　悲しみや喜び、怒りなどの感情をコントロールすることができず、些細な刺激で、泣いたり、笑ったり、怒ったりする状態。似た症状に強制泣き(forced crying)・強制笑い(forced laughing)がある。強制泣き・強制笑いが刺激に対して感情が生起されないにもかかわらず、表情や声が泣いている・笑っているようにみえるのに対して、感情失禁は刺激に対して感情が生起され、対応する表情や声をみせる。ただし臨床的には両者を判別できないことも多い。感情失禁を呈する病巣は、レンズ核・内包領域(特に淡蒼球背側部)、視床、橋、延髄、小脳などが報告されている[1)-3)]。(川島広明)

1) Kim JS : Post-stroke emotional incontinence after small lenticulocapsular stroke ; correlation with lesion location. J Neurol 249 : 805-810, 2002.
2) Kim JS, Lee JH, Im JH, et al : Syndromes of pontine base infarction ; a clinical-radiational correlation study. Stroke 26 : 950-955, 1995.
3) 西川隆：情動障害．脳血管障害と神経心理学，第2版，平山惠造，田川皓一(編)，pp67-76，医学書院，東京，2013.

**緩徐進行性障害**　かんじょしんこうせいしょうがい　slowly progressive disturbance　神経病理学的には大脳皮質の失語、失行、失認症状の関連領域に萎縮があり、失語などの症状のみで全般的な知的障害を示さない状態。(種村純)

・**失語**…原発性進行性失語(primary progressive aphasia)とは、発症2年程度は進行性の失語がADLを障害する最も顕著な症状である、主に各種変性性疾患が原因である症状を指す。臨床型として、統語と流暢性が障害されるnon-fluent/agrammatic型、意味記憶障害を主体とするsemantic型、句・文の理解・復唱障害、音韻性錯語を特徴とするlogopenic/phonological型がある。(福井俊哉)

- **失行**…進行性の発語失行、肢節運動失行、観念運動失行などを呈する臨床像をいい、原因としてはタウオパチーが多い。(福井俊哉)
- **失認**…Posterior cortical atrophy による進行性視覚失認、右側頭葉優位 TDP-43 プロテイノパチーによる進行性相貌失認などがその代表である。(福井俊哉)

**カーンズ・セイヤー症候群**　――しょうこうぐん　⇨ミトコンドリア脳筋症



**肝性脳症**　かんせいのうしょう　hepatic encephalopathy　肝機能低下による意識障害である。肝硬変が進行した場合や劇症肝炎などの重篤な肝障害によって引き起こされる。稀に先天性代謝疾患により生じる。錯乱、見当識障害、眠気が起こるとともに性格、行動、気分の変化がみられる。診断はアンモニアの上昇や脳波検査での徐波や三相波で行われる。脳症Ⅱ度以上では羽ばたき振戦がみられる。症状の改善には、誘発因子の排除や蛋白質を控えた食事、排便コントロールが有効である。(田中寛人)

**感染性心内膜炎**　かんせんせいしんないまくえん　infective endocarditis（IE）　心内膜や弁膜に細菌集簇を含んだ疣腫（ゆうしゅ）が形成され、菌血症、血管塞栓、臓器障害などを呈する全身性疾患。疣腫が塞栓となる脳塞栓や感染性脳動脈瘤破裂による頭蓋内出血、髄膜炎、脳膿瘍などが脳合併症として挙げられ、頻度は20～40％程度といわれている。脳塞栓の臨床症状はさまざまであり、合併した場合の死亡率は高い。血液培養や心エコー、経食道エコーなどで診断し、外科的治療や抗菌薬投与などが行われる。(伊東範尚)

**観念運動失行**　かんねんうんどうしっこう　⇨失行症＞観念運動失行

**観念失行**　かんねんしっこう　⇨失行症＞観念失行

**間脳**　かんのう　⇨記憶の神経機構＞間脳

**灌流領域**　かんりゅうりょういき　perfusion area　血管支配領域とも呼ばれ、脳主幹動脈によって灌流される脳領域を意味する。脳は左右の内頸動脈と左右の椎骨動脈から血液が供給され、中大脳動脈と前大脳動脈は内頸動脈系に属し、後大脳動脈、上小脳動脈、前下小脳動脈、後下小脳動脈は椎骨脳底動脈系に分類される(**図 1、2**)。
(長田乾)

同血管支配領域

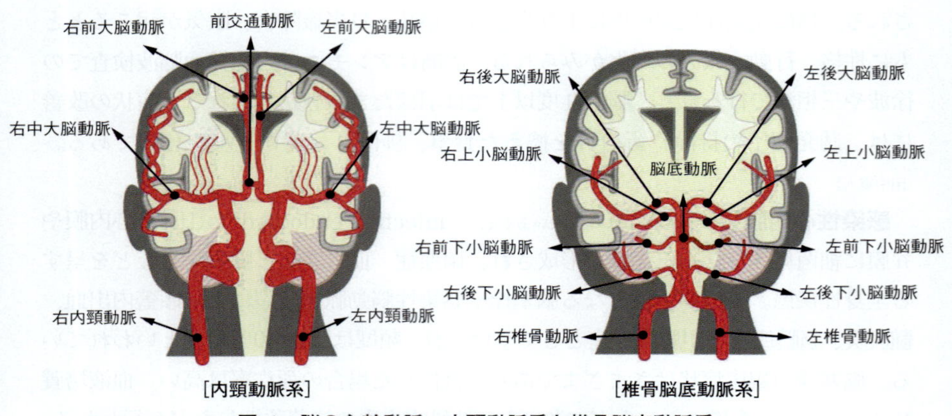


■図 1. 脳の主幹動脈：内頸動脈系と椎骨脳底動脈系■

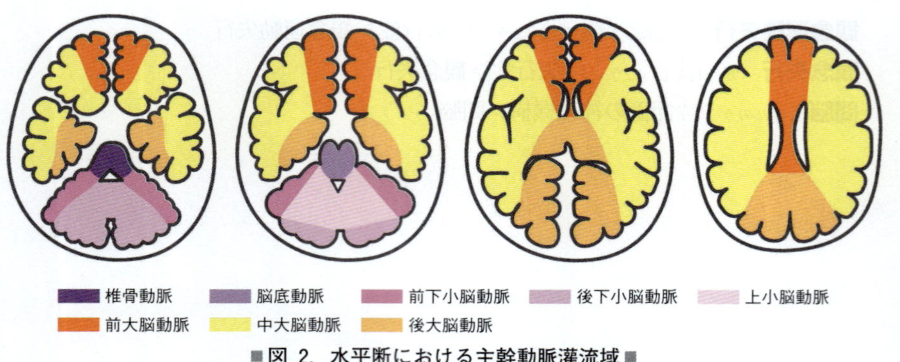


■図 2. 水平断における主幹動脈灌流域■

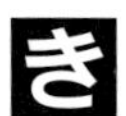

**奇異性脳塞栓症**　きいせいのうそくせんしょう　⇨脳血管障害＞脳塞栓症＞奇異性脳塞栓症

## 記憶　きおく　memory

■ **意味記憶**　いみきおく　semantic memory　長期記憶として保有している情報には、体験した出来事に関する記憶(エピソード記憶 episodic memory)と、聞いたことばや、視覚的に認知した対象物が何かという、辞書的な知識に相当する記憶(意味記憶)とに分類される。喫茶店のマスターが「昨日仕入れて、今朝淹れたコーヒーは、これまでで最高の味だった」というエピソード記憶は、時間的・空間的・情動的な文脈をもつ想起意識を伴って鮮やかに立ち現れるのに対して、「このコーヒー豆は浅煎りだ」という知識からの確認は特別な想起意識を伴わず、より迅速に想起される。意味記憶は、言語やシンボルやその意味、また問題解決の際に必要な規則や公式すなわちアルゴリズムなどを含んだ知識の体系であり、こころの辞書(mental thesaurus)と考えられる。新たな技能や新しい知識を学習できるにもかかわらず、新たな経験の蓄積がまったくできない純粋健忘症例において損傷される海馬を中心とする側頭葉内側部が、エピソード記憶において中心的な役割を果たす脳部位である。最近の出来事が容易に想起できるのに、意味情報の想起や再認が選択的に障害される意味性認知症(semantic dementia)の存在から、エピソード記憶とは独立して意味記憶のみが障害を受けることが明らかとなった。同疾患で限局的に障害される側頭葉前方部が意味記憶に重要な役割を果たすと考えられる。しかし意味記憶が脳内でどのように体制化され、蓄積されているのかについての明確な証拠はまだ得られていない。

(小森憲治郎)

**意味システム**　いみ——　semantic system　「昨日ミカンを食べた？」「ミカンは甘かった？」という会話は日常的によくみられる。通常「ミカン」が何を指すのかは、一瞬で了解されコミュニケーションが成立する。しかしながら未知の言語で「ミカン」について話されても訳がわからず戸惑うだろう。単語の意味や物事の道理を悟る機能を意味システムと呼ぶ。この意味システムが正常に働くことで「ミカン」という音の並びを知覚すると既知感をもって具体的なイメージが成立する。意味システムを想定した認知情報処理モデル(**図**)によれば次のような過程を経て

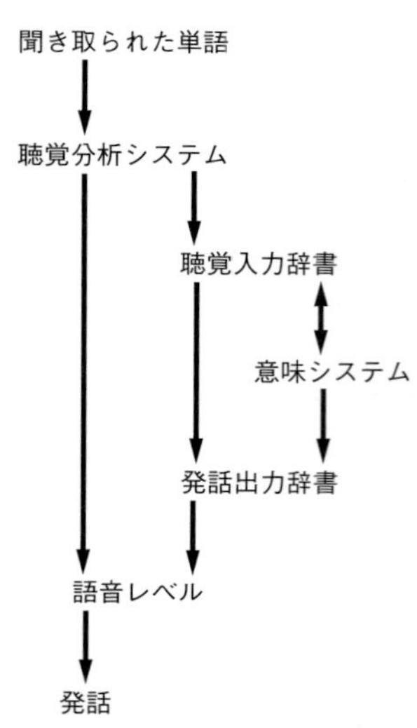


■ Franklin ら (1996) の認知情報処理モデル ■

語は理解される(Franklin ら，1996)。すなわち、例えば聞き取られた単語は、①聴覚分析システム(auditory analysis system)で音韻に変換され、さらに②聴覚入力辞書(auditory input lexicon)で検索され、③意味システムで表象化された概念と照合され認識に至る。知覚した対象を「ミカン」という語に表象し、その語の運用にあたって参照枠となるのが**言語性意味システム**(verbal semantic system)である。「ミカン」という音声や文字情報のみならず、実物や写真、線画などの視覚表象や、食べて口の中に広がる甘酸っぱい味のイメージなどを通しても「ミカン」は認識される。言語とよく対比されるのは、相貌や街並みなど全体的知覚に重点を置いた対象物の理解に関連する**非言語性意味システム**(nonverbal semantic system)である。言語情報は言語性意味システム、視覚情報は視覚性意味システムという感覚入力モダリティごとに異なる意味システムを想定する**多重意味システム**(multiple semantic systems)の立場がある。多重意味システムでは、意味を処理する機構は脳内に分散して存在すると考える。一方、意味記憶が選択的に障害される意味性認知症の研究から、側頭葉前方部が各種感覚モダリティから独立した意味の中枢(semantic hub)としての働きを担うとする**単一意味システム論**(unitary semantic syetem)が提唱されている。(内田優也、小森憲治郎)

1) Franklin S, et al：Recognising and understanding spoken word. Human cognitive neuropsychology；augmented edition, Ellis AW, et al(eds), pp143-161, Psychology Press, Hove, 1996.

**意味障害**　いみしょうがい　semantic impairment　失語症の重要な特徴である。意味障害を特徴とする失語症の典型像は音韻機能を代表する復唱が保たれ、語の段階から意味理解が障害される超皮質性感覚失語である。意味障害により最も影響を受けやすいのは呼称である。呼称における意味障害の特徴としては、呼称・書称のいずれにおいても意味性の錯語や錯書が出現する、理解と産生の課題の成績が意味的な変数(心像性や具象性)の影響を受ける、音韻手がかりによって呼称が促進されるが、誤った音韻手がかりにより意味的な誤りが生じる(ネコが呼称できない場合に「い」の手がかりでイヌが呼称される)などの特徴が挙げられる。超皮質性感覚失語では復唱が保たれ、呼称において音韻手がかりが有効であることから、音韻や語彙が保たれると考えられ、語の産生や理解が障害される状況は、語から意味へのアクセス障害が生じた状態と仮定される。その端的な現れは呼称と理解の双方向的障害である二方向性失名辞(two way anomia)という現象である(失語症＞失名辞失語＞二方向性の失名辞失語参照)。語彙という語の形式と語義すなわち語の内容との間に乖離が生じている。また、欧米では意味を欠いた音読として知られる表層失読(surface dyslexia)に該当し、その誤りのパターンは正書法的代替錯読(Legitimate

Alternative Reading of Components：LARC）である（失読症＞中枢性失読＞表層失読参照）。語義失語例における表層失読は漢字熟語の読みに現れ、特殊な訓読みが求められる熟字訓では、例えば、土産を「どさん」と読むLARCが出現しやすく、音訓混同読みまたは類音的錯読と呼ばれる（失語症＞語義失語参照）。意味障害の範囲は広く、超皮質性失語のみならずウェルニッケ失語や失名辞失語においても認められるが、その程度には多くのバリエーションが存在する。（小森憲治郎）

**意味処理課題** いみしょりかだい task of semantic processing 言語の処理過程を想定することは、言語の障害である失語症の症状を捉えるうえで重要である。語の処理過程は、音韻・形態・意味の三要素から成り立っている。聞き取られた語は、まず音響分析（知覚）を経て、音素と呼ばれる語の最小単位の要素（語音）が知覚される段階へと進む。これを**音韻処理の段階**と呼ぶ。音素とは日本語の場合には音節ないしモーラという単位の認知である。これがさらに配列を成して音韻形式すなわち語が成立する。語形と呼ばれる語のレベルでの形態処理により、語か否かが即座に判断される。語形が認識されるとその語にふさわしい情報が回収され、語が示す意味とともに認識される。これが**意味処理の段階**である。語音や語形が認識されているにもかかわらず、その語の理解に至らない場合、意味理解の障害とみなされる。最も簡単に意味理解を調べる課題には、物品や、その線画などの視覚的対象を数個提示し、名前を提示した際に、その語にふさわしい対象を指で差すことができるかという**指示課題**（pointing task）がある。また意味情報は範疇（カテゴリー）を形成し、上位概念・下位概念といった層構造を成すと想定することにより、具体的な下位概念である名前（例：ゴリラ）が想起できなくても、その上位概念（例：動物）が容易に想起されるという失名辞失語における語想起障害の特徴を説明することができる。複数の単語や線画の中から同じカテゴリーに属する単語を選択させる**カテゴリー選択課題**（category sorting task）、逆に仲間はずれの単語や線画を選択する**odd word/picture out task（仲間はずれ課題）**などは、対象語の上位概念を理解しているかどうかを調べることができる。一方、単語間の連想的結びつきの強さもまた、意味理解の指標となる。標的語と同時に異なる2語を視覚的に提示し、どちらが標的語と類似しているかを選ばせる**類義語判断課題**（synonym division task）、線画を用いてターゲットとより意味的関連の深い対象を選択させる**意味的連想課題**（semantic association task）などによって、語の意味の広がり（連想または連合）や対象語や対象物の用途に関する知識について調べることができる。指示課題、odd word out task、類義語判断課題は言語入力から言語出力を求める課題であるのに対して、カテゴリー選択課題、odd picture out task、意味的連想課題では、非言語的な入力(視覚情報)から意味の処理過程を評価している。言語症状としての**語義理解障害**は、原則として言語から意味へのアクセスが障害された状態である。一方で、非言語的な内容、すなわち対象そのものへの理解が障害された場合には、言語性課題のみならず非言語入力の意味課題においても障害が現れ、それは紛れもなく意味そのものの障害となる。**多肢選択課題**は、意味理解が不十分でも選択できる可能性があり、複数の課題を通して詳細に検索する必要がある。(小森憲治郎)



**■エピソード記憶**　——きおく　episodic memory　陳述的(宣言的)記憶の1つで、いったん意識から消えた後も残っている長期記憶の1つである。エピソード記憶は、自らが経験した具体的な出来事の記憶であり、経験した状況(時間や場所)を特定できる記憶である。分類には保持時間の違いから、数日レベルの近時記憶と数年にわたる遠隔記憶、内容から自伝的記憶と社会的出来事の記憶、想起する内容の時間について、過去の出来事に関する回想的記憶と未来の展望記憶(予定記憶)と、強い情動を喚起する情動性記憶がある。一般的な意味での記憶障害とはエピソード記憶の障害を指す。健忘症は陳述的記憶の障害であり、一方、非宣言的記憶が障害されない。エピソード記憶が強く障害され、意味記憶の障害を伴う。個人の生活史に関連して獲得される意味記憶はエピソード記憶とともに障害を受けることがあり、近年では、文脈情報すなわち、特定の記憶に伴う他の記憶との区別を可能にする情報を用いた符号化の障害と捉えられる。エピソード記憶には新皮質と辺縁系(特に側頭葉内側部、間脳、前脳基底部)が関連する。(太田信子)
回出来事記憶、生活記憶

**■遠隔記憶**　えんかくきおく　remote memory　即時記憶、近時記憶と比べて保持時間が長い記憶のこと。近時記憶の保持時間は数分〜数日とされており、遠隔記憶はこれよりも長い数日以上経過した記憶となる。臨床場面では個人の生活史を尋ねる。これはあくまで時間による分類であり、質的な記憶の内容としては、社会的な事件や有名人についての記憶、あるいは個人の自伝的な記憶が対象となり、これらの内容を再生できない症状である。これら遠隔記憶の障害はコルサコフ症候群やアルツハイマー病など変性疾患に認められることが多い。検査法について、社会的な事件や有名人を対象にした検査課題では難易度や時間的傾斜の程度によって天井効果や床効果を認める場合があり、その設定が難しいとされている。過去から現在まで活躍している人物と、ある一定の時期だけ活躍し既に亡くなっている人物とでは学習した時期を特定しづらいうえ、個人の興味や関心を反映してしまうという問題点も指摘されている。一方、自伝的記憶の場合は、被検者の生い立ちをよく知る近親者の存在が欠かせない。社会的事件や有名人を対象にした記憶は意味記憶であるが、

自伝的記憶の中にはエピソード記憶と個人に関連した人の名前などの意味記憶が含まれる。(能登真一)

**■回想記憶**　かいそうきおく　retrospective memory　過去に起きた出来事についての記憶。これに対し、未来に対する記憶は展望記憶と呼ばれ、個人が未来に実施しようとする意図の記憶である。つまり、回想記憶の障害とは、エピソード記憶、意味記憶を問わず、過去に学習した記憶の障害ということになり、固有名詞や出来事、ことばなどあらゆる対象についての陳述記憶の障害である。しかしながらその一方で、回想、つまり自分の過去を振り返るという狭義の意味に立ち返れば、自伝的記憶の障害とも捉えられなくはない。自伝的記憶の中には個人が体験したエピソード記憶と個人に関連した人の名前などの意味記憶が含まれる。(能登真一)

**■近時記憶**　きんじきおく　recent memory　記憶障害の発症後に新しい経験を記銘できず、結果として最近の出来事を想起できない。臨床的には単語の遅延再生や前日の食事内容、入院日などを尋ねる。(種村純)

**■顕在記憶**　けんざいきおく　explicit memory　顕在記憶は、先行して経験した出来事や情報を想起する際に、「思い出す」という想起意識を伴う記憶であり、エピソード記憶などがあり、一般的な記憶検査である再生や再認テストによって評価することができる。これらの検査では被検者に「思い出してください」と教示することによって、過去の情報の意図的な想起を求め、記憶の保持力を評価する。顕在記憶は健忘症患者において障害を受けることが知られている。(参照：記憶＞長期記憶＞顕在記憶・潜在記憶)(鈴木倫)

**■自伝的記憶**　じでんてききおく　autobiographical memory　ヒトが生活の中で経験したさまざまな出来事に関する記録の総体である。自伝的記憶はヒトの自己概念に一貫性を与えるうえで重要である。幼いうちは現在に関する知識しかもてず、意識が自己の歴史に及ばない。しかし、自己の概念が時間的に広がるにつれて、歴史的自己が知覚されるようになり、社会的出来事をその中に組み込むことができるようになっていくと考えられている。この自伝的記憶の発生以前、つまり自己の歴史をつくる以前の幼少期においては、出来事はたとえ認知されていても、その中に組み込まれようがない。(片桐直之、水野雅文)

**社会的出来事の記憶**　しゃかいてきできごとのきおく　memory of social events　ヒトは、他者と記憶を共有するための正確な時間軸と同時に、変容した主観的な時間軸を有する。自伝的記憶の時間軸上では、さまざまな出来事の主観的位置は変容する場合がある。例えば、実際の社会的出来事につき、時として昔のことであったり、時として最近であったりと変容して認識する。自伝的記憶は想起時に再構成されるものであり、この現在から過去までの主観的距離の変容は想起するヒトのパーソナリティや、想起されるときの対人的・社会的・文化的文脈によって容易に変わる。望ましい自己像の一貫性を維持するために、時に記憶の再構成が行われることもある。自己に関する記憶は単なる記憶ではなく、解釈し意味づけられたナラティブな記憶である[1)]。(片桐直之、水野雅文)



1) Wilson A, Ross M：The identity function of autobiographical memory；Time is on our side. Memory 11(2)：137-149, 2003.

■**情動性記憶**　じょうどうせいきおく　emotional memory　情動喚起を伴う出来事は、記憶されやすいことが知られており、情動性記憶と呼ばれる。扁桃体を中心とした神経回路網による情動的な感覚刺激の処理が、ノルアドレナリンなどのホルモン分泌反応や自律神経反応などの情動反応を引き起こし、さらにこのホルモン分泌が、海馬において、シナプスの可塑性や記憶と関連するArc(activity-regulated cytoskeletal)蛋白の発現を促し、情動性記憶が形成されると考えられている。顕著なエピソード記憶障害を有するアルツハイマー病患者においても、軽症の時期であれば、情動喚起による記憶の増強効果は、健常高齢者と同等に保たれていることが知られている。(鐘本英輝、數井裕光)

■**宣言的記憶**　せんげんてききおく　declarative memory　内容やイメージとしてことばで表現され、意識に再生できるすべての記憶である。宣言的記憶は、特定の出来事に関連するエピソード記憶と知識や事実に関する意味記憶に分けられる(Squire & Knowlton, 1994)。再生様式には自発再生、意図的再生、手がかり再生、再認再生の4つがある。一方、ことばで表現できない記憶は非陳述記憶である。記憶障害では、宣言的記憶は非陳述記憶よりも障害されやすく、健忘症候群では宣言的記憶が障害される。(太田信子)

同陳述記憶

■**潜在記憶**　せんざいきおく　implicit memory　潜在記憶は、先行して経験した出来事や情報を想起する際に、想起意識を伴わない記憶である。われわれは過去に経験した出来事自体を意識的に想起しなくても、その後の行動や思考にその経験の影響を受けており、このように本人が気づかずに保持している記憶が潜在記憶である。潜在記憶には手続き記憶やプライミング効果などがあり、先行して学習したことを意図的に想起しないよう工夫された課題を用いて評価することができる。(参照：記憶＞長期記憶＞顕在記憶・潜在記憶)(鈴木倫)

■**即時記憶**　そくじきおく　immediate memory　陳述記憶は記憶の保持される時間によって心理学的に短期記憶と長期記憶に分けられる。このうちの短期記憶を臨床医学的に即時記憶と呼ぶ。即時記憶は20〜30秒程度の短時間の記憶である。数字の順唱で評価する。これは1秒間に1つの割合で提示された数字を、そのまま復唱する能力で、正常では7±2桁が可能であるといわれている(Miller, 1956)。このように即時記憶は把持の時間に制限があり、容量にも制限があるのが特徴である。把持時間により、記憶は即時記憶、近時記憶と遠隔記憶に分類される。(太田信子)
同瞬時記憶、短期記憶

■ **短期記憶**　たんききおく　short-term memory(STM)　視覚、聴覚などの感覚器官を通して入力された外界からの情報を、一時的に保持する記憶のことである。STMで保持できる容量は、7±2項目(5〜9項目)といわれていたが、純粋にリハーサルなど特別な方略を用いない状況では、4項目程度とされている。STMでの情報は一定時間後には消失するが、その後長期記憶(LTM)に情報が入ると、数時間から数年、さらには永続的に保持される。(吉村貴子)
同即時記憶、瞬時記憶

■ **長期記憶**　ちょうききおく　long-term memory(LTM)　感覚記憶や短期記憶とは異なり、長期記憶は、数十年にわたり情報を保存する大容量の貯蔵システムであると考えられている。医学用語としての即時記憶は短期記憶に相当し、近時記憶および遠隔記憶が長期記憶に相当する。また長期記憶の分類の1つとして、言語的に陳述することができる陳述記憶と、そうすることができない非陳述記憶に分類される。また陳述記憶には、時空間的な定位が可能なエピソード記憶と、一般的知識としての意味記憶が含まれる。(朴白順)

**陳述記憶**　ちんじゅつきおく　declarative memory　言語やイメージとして、その内容を陳述できる記憶を指す。陳述記憶には、経験的記憶であり、記憶内容に、いつ・どこでのような文脈情報が付随しているエピソード記憶と、知識、およびことばや記号などの意味を含む一般的知識としての意味記憶が含まれる。エピソード記憶には、実験室内で記銘-想起する記憶と、個人の日常的記憶などの双方が含まれる。(参照：記憶>宣言的記憶)(朴白順)
同宣言的記憶

**非陳述記憶**　ひちんじゅつきおく　non-declarative memory　言語的に述べることのできない記憶を指す。非陳述記憶には、自転車の乗り方のような技能に関する記憶などの手続き記憶、先行学習が後続の別の学習に無意識的に影響を与えるプライミング、刺激間の連合により反応の変化を引き起こす学習の一形態である古典的条件づけ、および単独刺激の連続提示による慣れ・鋭敏化の成立過程である非連合学習などが含まれる。(朴白順)

**顕在記憶・潜在記憶**　けんざいきおく・せんざいきおく　explicit and implicit memory
長期記憶の分類の1つに、顕在記憶と潜在記憶の2分法がある。顕在記憶とは、想起意識を伴う記憶であり一般に記憶という場合はこちらを指す。また、自由再生(free recall)、手がかり再生(cued recall)、再認(recognition)などを使用した記憶検査は、顕在記憶を測定していると考えられている。顕在記憶の中核は、憶えているという意識をもつエピソード記憶(episodic memory)である。それに対して潜在記憶とは、想起意識がないにもかかわらず、パフォーマンスの向上として示される記憶である。プライミング(priming)、スキル学習(skill learning)、条件づけ(conditioning)など、神経基盤を異にする複数のシステムがこのカテゴリーに含まれる(**図**)。ことばや世界についての一般的な知識の記憶である意味記憶(semantic memory)は、潜在記憶と顕在記憶の中間的な存在であり、どちらに分類するかについて研究者間で意見が分かれている。海馬や視床-乳頭体系の損傷による健忘症患者(amnesia)は、エピソード記憶を中心とした顕在記憶の著明な障害を示すが、潜在記憶は保たれており、新たに学習することも可能である(意味記憶の学習に関しては研究結果が一致しない)。プライミングとは、先行する刺激(プライマー)の処理によって、後続刺激(ターゲット)の処理が促進される効果である。プライミングは、プライマーとターゲットの関係性から、直接プライミングと間接プライミングとに分類される。プライマーとターゲットが同じ刺激である場合は直接プライミングと呼ばれ、単語完成課題(プライマーとして与えた単語について、後に一部欠損した単語を提示し、欠損した部分を埋める)、知覚同定課題(単語リストの提示後、事前に提示された語と提示されなかった語が瞬間提示され、その語を報告する)、不完全線画課題(さまざまな程度に線画の一部が省略された刺激について認知する)などで測定される。間接プライミングとはプライマーとターゲットが意味的に関連している場合に生じるもので、音読潜時、語彙判断(音韻列または文字列が語彙であるかどうかを判断する課題)、アナグラム(「インコ」「コイン」のように同じ文字で構成された

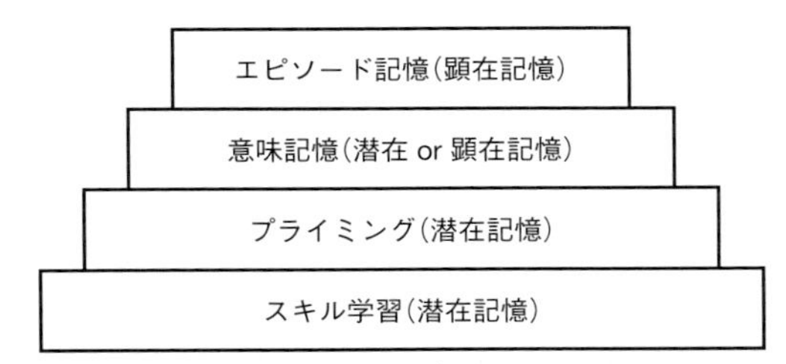


■**潜在記憶・顕在記憶の階層モデル**(Tulving, 1991 から作図)■
系統発生的にも個体発生的にも下の方が古いと仮定されている。

別の意味の単語)などで測定される。プライミングが1回だけの刺激前提示でも成立するのに対して、繰り返しによってパフォーマンスが向上するのがスキル学習である。スキル学習は手続き記憶(procedural memory)とも呼ばれ、楽器の演奏や自転車乗りなどの運動スキル、鏡映単語の音読などの知覚的スキルがある。プライミングには後頭葉や側頭葉などの大脳皮質が、スキル学習には大脳基底核や小脳の関与が想定されている。初期のアルツハイマー病の患者は、運動スキルを学習できるが、健常者と比較するとプライミングの低下が生じる。それに対して、ハンチントン病やパーキンソン病の患者は正常なプライミングが認められるが、運動スキルの学習に困難を示すことが報告されている。(山下光)

1) Tulving E：Concepts of human memory. Memory；Organization and Locus of Change, Squire L, Lynch G, Weinberger NM, et al(eds), pp3-32, Oxford University Press, New York, 1991.

■**手続き記憶** てつづききおく procedural memory 手続き記憶とは、自転車に乗る、ブラインドタッチでタイプが打てる、楽譜を見てピアノを弾ける、パズルを素早く完成させる、というような、反復により次第に習熟する技能を、記憶の範疇で整理した際の用語である。長期記憶は、言語化が可能な陳述記憶(エピソード記憶や意味記憶)と言語化が困難な非陳述記憶に分類されるが、手続き記憶は非陳述記憶に含まれる。例えば、獲得されたブラインドタッチという記憶の内容をことばで説明することは困難である。手続き記憶には、運動に関連する技能、知覚処理に関連する技能、問題解決を容易にできるようになるという技能が含まれ、それぞれを運動技能学習、知覚技能学習、認知技能学習と呼ぶ。しかしそれぞれの技能は必ずしも明確に分類できるわけではなく、例えば楽譜を見てピアノを弾く技能には、視覚・聴覚といった知覚処理だけでなく、速く正確に指を動かすという運動技能や、音符が表す音程・長さなどを素早く理解するという認知技能も含まれる。手続き記憶の神経基盤としては、大脳基底核と小脳が重要であるが、これらの領域に加えて、運動技能学習では被殻や運動野、補足運動野などの運動関連領域が、知覚技能学習では知覚に関連する皮質領域などが、認知技能学習では尾状核、眼窩前頭皮質、前頭前野などが関与する。また手続き記憶は、背側視覚経路を含む頭頂皮質を介して、視覚的に入力された運動を解析し、個々の運動プログラムを執行することにも関与している。(鐘本英輝、數井裕光)

[同]スキル学習

**手続き記憶障害** てつづききおくしょうがい procedural memory disturbance 大脳基底核に障害をきたすパーキンソン病やハンチントン病、小脳に障害をきたす小脳変性疾患において、運動、知覚、認知のいずれの技能学習についても、障害が報告されている。一方、初期から顕著なエピソード記憶障害をきたすアルツハイマー病では、基底核や小脳は保たれるため、手続き記憶は障害されにくい。手続き記憶障害の検査としては、回転盤追跡、鏡像文字音読、トロントの塔、図形模写・平仮名文音読などの課題がある。(鐘本英輝、數井裕光)



**手続きシステム障害仮説**　てつづ──しょうがいかせつ　特異的言語発達障害(specific language impairment：SLI)とは、非言語性知能障害、聴覚障害、神経学的異常などを認めないにもかかわらず言語発達に障害を認める状態である。このSLIの発現機序を説明する仮説の1つが手続きシステム障害仮説で、大脳基底核を中心とする手続きシステムの障害に起因して、文法や語想起といった言語的障害が生じると考えられている。手続きシステムの障害に起因するSLI患者では、手続きシステムに依存する非言語的な機能にも障害を伴っていることが報告されている。(鐘本英輝、數井裕光)

**手続き的知識**　てつづきてきちしき　procedural knowledge　知識は宣言的知識と手続き的知識に分類されるが、手続き的知識とは、自転車の乗り方やブラインドタッチの方法など、作業を行う方法に関する知識である。一般にノウハウとも呼ばれる。例えばブラインドタッチについては、ホームポジションとはどのようなものか、どの指でどのキーを押すと円滑にタイプできるか、といったノウハウがある。複雑な技能を修得するうえで手助けとなるが、宣言的知識と異なり、実際にその知識を役立てるには、反復による技能の習得を要する。(鐘本英輝、數井裕光)
同ノウハウ

■ **展望記憶**　てんぼうきおく　prospective memory　予定についての記憶で、存在想起(何か予定があったという認識)と内容想起(予定の内容の記憶)の要素がある。
(種村純)

## 記憶検査　きおくけんさ　memory test

■ **PROMS**(Prospective Memory Screening)　Sohlberg ら(1989)が開発した展望記憶スクリーニング。同時に複数の展望記憶課題を保持できない患者のために考案された。PROMS と同時に 2 つのディストラクター課題を実施する。1 つは記憶障害に対する認識についての質問紙である。もう 1 つは、課題の教示から遂行までの待ち時間に行うディストラクター課題(散逸課題)であり、会話をさせないようにする目的もある。質問紙は、患者が自身の記憶障害をどのように認識しているか、補完的な技能が用いられるかどうかについてを問うものであり、臨床家はこれらの情報を記憶の治療に役立てることができる。散逸課題には計算課題を用いる。24 時間後の課題を除くスクリーニング課題は、反応までの時間が異なり、出来事関連課題ないし時間を手がかりとする課題に分類される。出来事に関連した手がかりとする課題は 1 分後、10 分後、20 分後に提示され、時間を手がかりとする課題は 2 分後、10 分後、20 分後に反応する課題と 24 時間後に封筒を投函する課題がある。出来事に関連した手がかりの課題では、ある出来事が起こる(例：検者が指をパチンと鳴らす)と被検者は展望記憶課題を遂行するよう指示される。時間ベースの課題では、患者は時間の軌跡を保ち、なんら手がかりなく特定の時刻にある活動を始めることが求められる。展望記憶課題の内容はすべて単純な内容であり、正反応で 1 点、誤反応で 0 点の得点となる。合計得点の範囲は 0〜7 となり、6 点以上は Not Impaired、5 点は Borderline Impairment、4 点以下は Impaired と判定される。PROMS はスクリーニング検査であるが、展望記憶の認知リハビリテーションの臨床を進めるうえで役に立つ情報が得られる。(太田信子)

■ **Rey-Osterrieth 複雑図形**　――ふくざつずけい　Rey-Osterrieth Complex Figure Test(ROCFT)　Rey A(1941)の原型を Osterrieth PA(1944)により整えられ、34 本の長さの異なる線分と 1 つの円から成る無意味図形を模写、再生する課題で、非意図的な学習による偶発性記憶評価である点が特徴である。18 項目に関して各 2 点の計 36 点で採点し、視覚認知と構成能力、視覚性記憶を測定できる。本図形の模写と即時・遅延の 2 回の再生を行う。なお、即時・遅延再生とも時間間隔に成績差は少ないとされ、一般的に即時再生は直後または 3 分後、遅延再生は 30 分後に施行されること

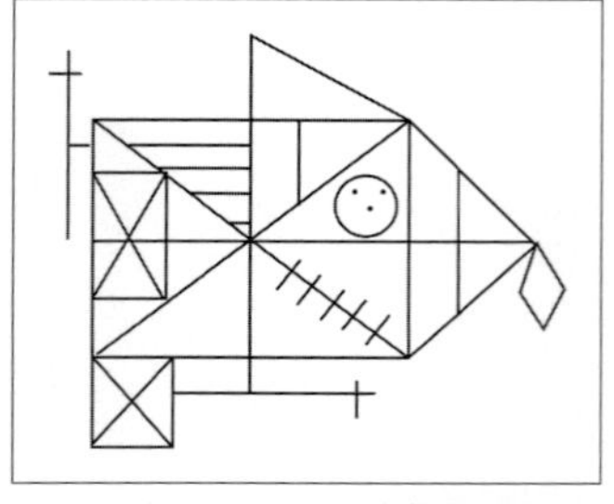

■ Rey-Osterrieth 複雑図形 ■

が多い。成績の平均値は60歳代で模写は35〜36点、3分後再生は18〜19点程度との報告がある。模写課題の成績は、視覚処理、構成、プランニング、問題解決能力を反映し、手順の観察により記銘の組織化を知ることができる。模写の方略がうまくできない場合、piece meal approach となる。前向性健忘では即時再生に比して遅延再生で情報が減少する。1995年に出版されたMeyer版では、再認用の図版を用いて、再生と再認の成績を比較する。Taylorの複雑図形も同様の方法で実施される。（宮崎泰広、太田信子）

■ **WMS-Ⅲ**（Wechsler Memory Scale-Ⅲ）　適用年齢は16〜89歳と拡大し、顔ⅠとⅡ、家族写真ⅠとⅡ、文字数字序列などの新たな課題が追加されている。また、論理的記憶では学習を検査する試行が追加され、言語性記憶の再認課題を含んでいる。しかし、WMS-Rよりも多くの課題を含み、検査バッテリーがかなり長くなっている。（狩長弘親）

■ **WMS-R**（Wechsler Memory Scale-Revised）　言語性・視覚性の記憶に関する包括的な検査バッテリーとしてWechsler Dにより開発され[1]、2009年、WMS-Ⅳが出版された[2]。本邦では、2001年に杉下らにより日本版WMS-Rが出版されている[3]。適用年齢は16〜74歳であり、実施時間は45〜60分程度である。WMS-Rは13の下位検査から構成され、5つの指標（言語性記憶、視覚性記憶、一般的記憶、注意/集中、遅延再生）として算出される。算出された指標は、各年齢群それぞれにおいて平均100、標準偏差（SD）15の測定基準に尺度化されている。また、年齢群ごとに下位検査の粗点がパーセンタイル値で示されるため、下位検査の結果の解釈や比較を行いやすい。WMS-Rは記憶課題の成績に影響を及ぼす注意や集中力についても測定可能であるため、広く使用されているが、言語性記憶の再認課題が含まれないなど、適応に限界もある。（狩長弘親）

1）Wechsler D：A standardized memory scale for clinical use. Journal of Psychology 19：87-95, 1945.
2）Wechsler D：Wechsler Memory Scale-Fourth Edition. The Psychological Corporation, San Antonio, 2009.
3）杉下守弘：日本版ウエクスラー記憶検査法．日本文化科学社，東京，2001［Wechsler D：Wechsler Memory Scale-Revised. The Psychological Corporation, San Antonio, 1987］.

■ **再認記憶テスト**　さいにんきおく——　Recognition Memory Test（RMT）　軽度の記憶障害に対して、50枚の未知相貌の写真と50の単語カードを用いる再認機能の評価法（Warrington, 1984）。まず、被検者に1枚の写真ないし単語カードを3秒ずつ提示する。被検者は刺激に対して「快」なら「はい」、「不快」なら「いいえ」と答える。正答はなく、判断のみを求める。直後にターゲットを含む2つの刺激を提示し、以前見たと判断した方を指さす。これにより言語性と視覚性のモダリティ特異的再認

記憶を評価する。(太田信子)

**■自伝的記憶検査** じでんてききおくけんさ　autobiographical memory test　自伝的記憶とは、自己が経験した出来事に関する遠隔記憶であり、近年は、エピソード記憶と個人史的意味記憶(personal semantic memory)とに細分化されている。自伝的記憶検査は半構造化面接によって、被検者に「児童・青年期(〜15歳)」「成人期初期(16〜40歳)」「最近または成人期後期(41歳〜2年前)」の特定の記憶を尋ねる。例えば、「児童・青年期」では、小学校/中学校のときに起こった出来事、よくした遊び、家族や本人の病気など、「成人期初期」では、成人式や旅行の思い出、結婚などのイベント、仕事など、「成人期後期」では、転居、転職、本人や家族/友人の病気などについて質問する。一方、個人史的意味記憶は、教育歴、職歴など、個人の履歴に関する事実の記憶であり、検査では、両親、兄弟姉妹、自己の名前や誕生日、出生地などの背景情報と、「児童・青年期」「成人期初期」ごとに住所、学校名と場所、先生の名前を尋ね、「成人期初期・後期」では大学や最初の仕事、自分/他人の結婚の場所や日時、自分や兄弟姉妹/親友の子どもの名前や出生地、かかりつけの病院の名前、自分や配偶者、兄弟姉妹の勤務先の名前と所在地(市町村名または最寄りの駅名)、またはその子どもの現住所や会社/学校の名前や所在地などを尋ねる。検査は1週間の間隔で2回施行し、被検者の想起内容を忠実に筆記する。1回目と2回目の想起内容が一致するか、またはほかの証人によって確認できたときに真の記憶として認め得点化する。(藤永直美)

**■生死テスト** せいし——　dead or alive test　遠隔記憶は個人的に体験したエピソードの記憶である自伝的記憶と社会的出来事の記憶に分けられる。両者に対してそれぞれ検査が考案され、逆向性健忘を検討するために用いられている。生死テストは、政治家、スポーツ選手、芸能人など有名人の“検査実施時点での生死”を問うことにより社会的出来事の記憶について評価する遠隔記憶検査である。検査に使用されるのは、現在生きているグループおよび死亡年代別のグループに分けた有名人、各々10名程度である。基本的な設問はその人物が「現在生きているか」「既に亡くなっているか」であり、いつ頃亡くなったかなどを問う場合もある。例えば90年代に亡くなっているグループにおいて「生きている」という回答が多い場合は、その時期の社会的出来事の記憶が欠如している可能性があり逆向性健忘が疑われる。また亡くなった年代別の成績を比較することにより、記憶障害の時間的勾配について検討できる。この検査は経年による見直しが必要である。例えば“生きている”グループの人物が検査実施時点で亡くなっていれば、そのグループの検査項目としては不適切である。また被検者によっては、その人物に対する関心が薄い、メディアに接する頻度が低い、など生死の情報がもともと学習されていない場合もあり、誤答であっても逆向性健忘とは異なる。検査の実施や結果の解釈に際してはこのような点に配慮する必要がある。(斎藤文恵)

**■聴覚性言語学習検査** ちょうかくせいげんごがくしゅうけんさ Auditory Verbal Learning Test(AVLT) 1958年にReyが考案した単語の学習能力の評価法。短期記憶の容量を超えた15の単語リストを5回提示し、その都度再生させる。さらに別の15単語の提示と再生による干渉課題と、実施後にもとのリストの再生と、20分後に遅延再生と再認により評価する。これらにより言語性素材の学習効率、再生と再認の乖離、保続、混入の有無などを評価する。第1～第5試行の正答数から学習曲線が得られる。そのほかにも干渉後の再生語数、再認語数により前向性健忘の特徴を知ることができる。反応内容の分析からは、作話や保続、易干渉性などの特徴を捉えることができる。また再生された語群では、リストの初めの部分に属するものは長期記憶により、終わりの部分は短期記憶により保持され、前者では初頭効果、後者では新近効果などの特徴が得られる。リストの自由再生課題においてリストの初頭部および末尾部がよく再生され、中央部は再生されない。系列位置効果と呼ばれる。初頭部は長期記憶に貯蔵され、末尾部は短期記憶に残存していると解される。(太田信子)

**■テレビジョンテスト** television test 逆向性健忘の公共的情報の記憶テストでは、年代間に項目の困難度がありうることが方法論上の問題である。より以前の出来事の再生が容易であるのは、長期間にわたって提示され、評判となることによるとも考えられる。公共的情報の提示の程度を、年代を超えて同等に評価するために、テスト項目として1つの季節に放映されるテレビ番組を用いて、番組の内容の再生と再認を行う(Squire, 1975)。(太田信子)

**■日本語版単語記憶学習検査** にほんごばんたんごきおくがくしゅうけんさ Japanese Verbal Learning Test 情報を記銘する段階で、覚えるべき事柄を最も記憶しやすいように組織化する方略を用いることは、記憶過程に促進的にかかわる。このような記憶の組織化を検討するためにGoldによって作成された検査で、本邦では松井ら(2007)[1]によって、難易度を揃えた2種類の日本語版フォームが作成されている。これによって記憶障害の継時的変化をみることができるとともに、再生数、学習率、組織化の程度を示す意味的クラスタリング数などの指標を用いて、記憶過程のさまざまな面を評価できる。(平林一)

1) 松井三枝, 住吉太幹, 加藤奏, ほか：日本語版単語記憶学習検査(Japanese Verbal Learning Test)代替版の作成. 精神医学 49：31-34, 2007.

■**標準言語性対連合学習検査** ひょうじゅんげんごせいついれんごうがくしゅうけんさ Standard verbal Paired-Associate learning test(S-PA) 現在用いられている三宅式(東大脳研式)記銘力検査を踏まえて作成された検査法。単語対の頻度、親密度、心像性、音韻の類似性、カテゴリーなどを統制した3セットの評価があり、検査法の平行性が保たれている。踏襲した点は、有関係対語試験と無関係対語試験によって1セットとし、それぞれ10個の単語対とし、各第3試行まで実施するなどである。一方、変更点として、各試行は成績にかかわらず、すべて3試行実施すること、系列位置効果の可能性を軽減するよう試行ごとに読みあげる単語対の順序を変更することなどが挙げられる。また忘却と判定するまでの時間は5秒と短縮し、反応時間の記載を省略した。正答数・誤答数から、年齢別の判定基準と比較して判定する。(太田信子)

■**ベントン視覚記銘検査** ――しかくきめいけんさ Benton visual retention test Benton が1955年に開発した視覚認知・視覚記銘・視覚構成能力を評価する検査である。日本語版は1966年に出版された。図版に描かれた複数の単純な図形が提示され、被検者はその図形を描画する。1セットで10試行を行う。最初の2試行は1つの図形が、それ以降は2つの大きな図形と1つの周辺図形が提示され、後半に進むにつれて複雑になる。10秒提示再生、5秒提示再生、模写、10秒提示15秒後再生の4つの施行形式と、形式Ⅰ・形式Ⅱ・形式Ⅲの3つの図版形式がある。判定の方法について、正確数(正答した試行数)は全般的成績水準の判定に用いられ、誤謬数は詳細な質的分析をするために用いられる。誤謬の内容は、図形の省略、歪み、保続、回転、置き違い、大きさの誤りに分類される。(太田信子)

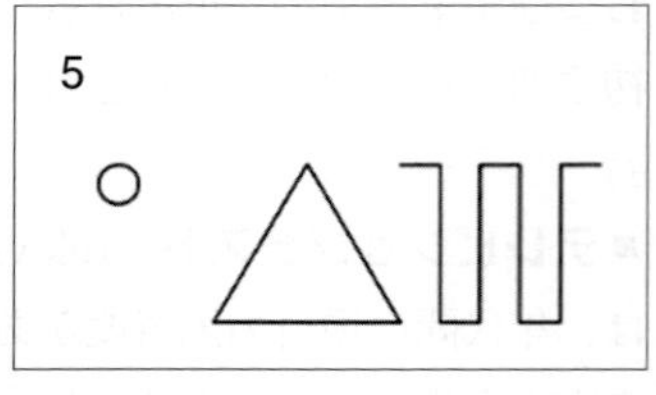


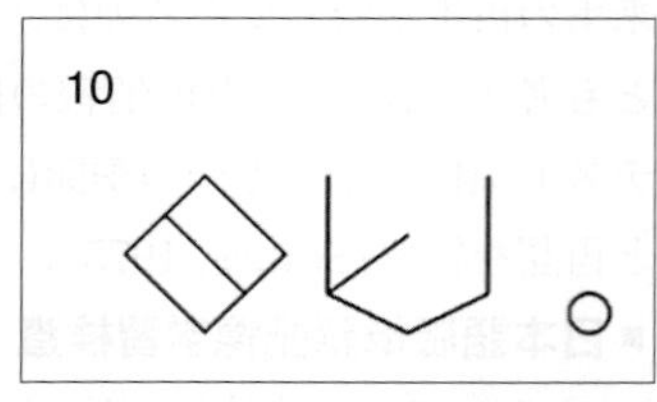


■ベントン視覚記銘検査図版■

■**ポインティングスパン** pointing span 一定の間隔(通常は1秒に1つのペース)で提示される単語系列や数字列について、提示された直後に同一の順序で選択肢を指さしする課題である。系列指示課題ともいう。失構音やディサースリアなど、発話の障害を有する症例の聴覚言語性の短期記憶(STM)を評価するうえで有用となる。記銘材料に単語を用いる場合には、モーラ数、頻度や親密度、心像性、カテゴリーの異同、音韻類似の有無などの条件を揃えることが望ましい。実施にあたっては、視覚性STMによる補助を防ぐため、施行ごとに選択肢の位置を変化させ、刺激提示中には選択肢を隠すことが推奨されている[1)]。(高倉祐樹、大槻美佳)

回系列指示課題

1）水田秀子：作動記憶/STM の障害. よくわかる失語症と高次脳機能障害, 鹿島晴雄, 種村純（編）, pp372-377, 永井書店, 大阪, 2003.

**■ボストン逆向性記憶バッテリー** ――ぎゃっこうせいきおく―― Boston Retrograde Amnestic Battery（BRAB） よく知られた出来事、有名な俳優、政治家、名詞、その他、1930 年代～1970 年代に世間の注目を浴びた人についての記憶を評価する（Albert ら, 1979）。有名人の顔、言語的再生、多肢選択による再認の 3 つの領域について、10 年ごとの成績を図示する。これにより逆向性健忘がいずれの 10 年間でも同等に重いのか（平坦な逆向性健忘）、あるいは年代による時間勾配の有無を明らかにする。有名人の顔写真の中には別の年代に撮られたものがあり、時間勾配を示す逆向性健忘の患者では、以前の写真は再認するが、後のものは再認しないことがある。（太田信子）

**■三宅式記銘力検査** みやけしききめいりょくけんさ 1924 年に考案された対連合学習による言語性記銘力検査法。意味的に関連のある有関係対語と関連のない無関係対語の各 10 対で構成されている。現在入手可能な単語対は 1 セットである。まず有関係の語を 1 対ずつ読みあげる。その後、読みあげた順序と同じ順序で単語対の最初の単語を読みあげ、もう一方の単語を答えさせる。10 秒経過しても反応がない場合は忘却とみなして、次の単語対を評価する。同じ方法で第 1 試行から第 3 試行まで実施するが、第 1 試行または第 2 試行で 10 個の単語対すべてに正答した場合は、次の試行は実施しない。有関係対語試験終了後、10 秒程度の間隔を空けて、無関係対語試験を行う。記銘した単語の数と有関係と無関係による成績差、学習曲線から、記銘力を評価する。（太田信子）

回東大脳研式記銘力検査

**■リーディングスパンテスト** Reading Span Test（RST） Daneman & Carpenter（1980）により提唱され、読みと保持という二重課題によりワーキングメモリーを測定するとされている。対象者は、カードに書かれた文を音読しながら、文中の標的語を記銘し、白紙のカードが出てくると、標的語を再生する。日本語版 RST は苧阪ら（1994）が報告し、成人版以外に高齢者版、児童版なども作成されている。

（吉村貴子）

**■リバーミード行動記憶検査** ――こうどうきおくけんさ Rivermead Behavioral Memory Test（RBMT） 脳損傷者の日常生活における記憶障害を検出し、記憶障害に対する治療による変化を評価する目的で開発された検査法。Wilson らによって 1985 年に開発された。日常生活で要求される記憶機能を想定した課題で構成される。人名と物語の記銘と遅延再生、未知相貌と日用物品の記銘と再認、道順の記銘と遅延再生、展望記憶、見当識などの課題がある。展望記憶課題は想起の手がかりの提示により、自発的に遂行内容を想起する課題であり、検査終了時に検査者に預けた持ち物を思い出させて返却を要求させる課題、アラームが鳴ったら決められた質問をする課題、決められた道順で部屋の中を歩く途中に用事を行う課題が含まれる。各課題にはスクリーニング得点が設定されており、障害された記憶機能を検出することが可能である。実施時間はおよそ30分である。日常生活の自立度を反映するため、特に復職や復学を目指す患者に対して実施される。この検査を実施することで記憶障害の程度を把握し、社会復帰に向けたリハビリテーションプログラムの立案や患者・家族への助言に役立てることができる。再評価用に4つのバージョンがあり、練習効果を排除して記憶機能の継時的な変化やリハビリテーションなどの治療効果を判定することができる。年齢群別健常者得点との比較により、スクリーニング得点の合計から記憶障害の有無を判定する。標準プロフィール得点からnormal, poor memory, moderately impaired, severely impairedの四段階で重症度が判定できる。Wilsonらによると標準プロフィール得点が12点未満の場合は独居や就労、修学が困難とされる。日本版(綿森ら, 2002)には年齢群別にカットオフ値が設定されている。また軽度の記憶障害検出を目的としたRivermead Behavioral Memory Test-Extended version(RBMT-E)(Wilsonら, 1988)がある。最新版のRivermead Behavioral Memory Test-third edition(RBMT-3)(Wilsonら, 2008)では課題内容をアップデートして、潜在記憶課題を含み、適用年齢が89歳まで拡大している。健忘チェックリストは13項目の質問があり、本人と介護者の記憶機能の認識についての情報が得られ、リハビリテーションに役立てることができる。(太田信子)

**記憶更新検査**　きおくこうしんけんさ　⇨標準注意検査法＞記憶更新検査

**記憶錯誤**　きおくさくご　⇨記憶障害＞記憶錯誤

## 記憶障害　きおくしょうがい　memory disorders

記憶は符号化(記銘)、貯蔵(保持)、再生(想起)という3つのプロセスから成っているが、このいずれか、あるいは複数の過程が障害されることによって、過去に覚えた語句や内容が思い出せなくなることである。3つのプロセスのうち、どの過程に問題が生じるかを明らかにすることは難しいが、最初の過程である符号化に関しては意識障害や注意障害によっても起こる場合がある。記憶障害にも記憶の分類に応じたさまざまな分類があり、保持した時間によって分けると近時記憶障害、遠隔記憶障害、あるいは短期記憶障害、長期記憶障害となり、一方、記憶した内容の質によって分けるとエピソード記憶障害、意味記憶障害となる。また言語によるかどうかの違いでも言語性記憶障害と非言語性記憶障害と分けて用いられることがある。さらに記憶障害は健忘(amnesia)とも呼ばれる。この場合、発症時点より以降の記憶障害を前向性健忘、発症時点より以前の記憶障害を逆向性健忘と呼ぶ。記憶障害を呈する疾患には、アルツハイマー病をはじめとした認知症性疾患のほか、コルサコフ症候群、脳血管疾患、頭部外傷などがある。(能登真一)

**■一過性全健忘**　いっかせいぜんけんぼう　transient global amnesia(TGA)　突然発症する一時的な健忘であり、前向性健忘と逆向性健忘の両方を認める症状である(記憶障害＞健忘＞前向性健忘、記憶障害＞健忘＞逆向性健忘参照)。発作は通常、数時間か24時間以内であり、その後徐々に回復する。Hudgesら(1990)による診断基準によると、①発作は目撃されており、目撃者から情報が得られること、②発作中は明確な前向性健忘があること、③意識混濁や見当識障害はないこと、④発作中は局所的な高次脳機能障害が認められないこと、⑤てんかんの徴候は認められないこと、などが挙げられている。年齢としては50〜70歳代に多く、発作はその多くが1回のみである。時間帯は午前中に起こることが多く、季節による差はない。健忘のほか、寒気、混乱、不安、同じ質問を繰り返すことも多い。数列の順唱など即時記憶は正常である。誘因としては、肉体的ストレスや精神的ストレスの存在が指摘されており、具体的には野外活動、スポーツ、車の運転、シャワー、授業、疼痛などが挙げられている。病因としては、脳血管障害、片頭痛との関連が指摘されている。

(能登真一)

**■エピソード記憶障害**　――きおくしょうがい　episodic memory impairment　エピソード記憶とは陳述記憶の1つで、個人が経験した出来事の記憶であり、時間と場所の情報が付与されているものである。昨日の晩に何を食べたか、あるいは先週の日曜日に誰とどこに行ったかという、日常の生活場面の記憶とも捉えられる。エピソード記憶障害はそれらを再生できないか、符号化できない症状のことを指す。一般の記憶障害はこのエピソード記憶障害を指す。アルツハイマー病の場合の記憶障害もこのエピソード記憶障害が中心であり、出来事における細かな事象、例えば食事であれば個々のおかずの名称であったり、外出した出来事であればその地名や随伴した人の名前であったりということよりも、その出来事そのものを再生することができなくなる。レビー小体型認知症(DLB)ではエピソード記憶障害は比較的軽度である。評価方法では、MMSEやHDS-Rなどの遅延再生課題が最も有効である。またエピソード記憶は海馬以外に前頭前野の働きが重要とされ、感覚情報が豊富に必要とされることから右半球が中心となってかかわっているとされている。(参照：記憶＞エピソード記憶)(能登真一)



■**カテゴリー特異的記憶障害** ――とくいてききおくしょうがい category specific memory disorders 「動物」や「乗り物」、「身体部位」など特定のカテゴリーに対して特異的に記憶の障害をきたすものである。意味カテゴリーはこのほかに「野菜」「果物」「スポーツ」「楽器」「道具」「植物」などがある。具体的な症状としては「生物」と「非生物」の間の成績に乖離がみられたり、「身体部位」や「色」などの限られたカテゴリーがほかのカテゴリーよりも良好な成績を示したりする。これらは意味記憶に関する障害であるが、そもそも意味記憶についてはCollins & Quillian(1972)によって、さまざまな語彙は意味的ネットワークを成すという階層モデルが提唱されている。これによると、下位の概念は上位の概念に入れ子状に含まれることになる。つまり、三水準の階層では、最下位の層に例えば「マグロ」があり、2番目の水準の階層では「魚」となり、最上位の階層では「動物」となる。カテゴリーはそれぞれの特徴について、それぞれを支える認知機能によって体制化されていると考えられるため、カテゴリー特異的な記憶障害はそれらが選択的に障害されるものと考えられる。(能登真一)

■**記憶錯誤** きおくさくご paramnesia 実際には体験していないことや生じていないことを誤って再生すること。記憶の質的な障害であり、広義には作話もこの範疇に含まれる。人や場所に対して起き、同時に2つの人物や場所、状況などを認識する。偽記憶では個人と無関係な人や場所、出来事などが誤って再生されるが、記憶錯誤では個人と密接な関係のある人や場所などに対して生じる。加藤(2008)によれば、二重見当識(「ここは自宅だが、○○病院でもある」と、現実と妄想との境界線が不明確になり、二重の見当識が出現する)、重複記憶錯誤、既視感(実際には一度も体験したことがないのに、既にどこかで体験したように感じる)、カプグラ症候群などが含まれるとされる。このうち重複記憶錯誤(reduplicative paramnesia)では、本来の人や物、状況が共存、つまり今いる場所がほかにも存在しているということを主張し、そのことを肯定的に受け止める。一方、カプグラ症候群(Capgras syndrome)では、本物の人や物、状況を否定、つまり目の前にいる人物は偽物であり、Aという人物とすり替わっているなどと猜疑的になるという特徴をそれぞれもつ。(能登真一)

■**偽記憶** ぎきおく false memory　実際には生じていない出来事を誤って再生する現象として、Roedier & McDermott(1995)によって報告された。偽記憶が想起される際には、強い確信を伴ったり、その事象を経験したとする詳細な文脈を述べたりすることがしばしばある。記憶錯誤は実際に個人と関係のある事象に関連して再生されるが、偽記憶はそれとは異なる。この認知過程は種々の研究の対象となってきた。Deese-Roediger-McDermott(DRM)法は単語リストを用いた再生テストであり、偽記憶を容易に再現させることができる。その手続きはまず、ルアー語(例:「時計」)と呼ばれる特定の連想語(例:「時間」「目覚まし」「柱」「秒針」…)から成る単語リストを学習した後に再生テストを受ける。一般にDRM法では、「時間」や「目覚まし」という実際に提示された単語とともに、提示されていない「時計」という単語が誤って再生されることが高い割合で起き、さらに学習エピソードが伴うことがある。誤って再生した場合を虚再生、誤って再認した場合を虚再認と呼ぶが、これらの現象は意味ネットワークが活性化されて起きると考えられている。(能登真一)
同虚偽記憶

■**近時記憶障害** きんじきおくしょうがい recent memory impairment　記憶を時間の側面から分類したもので、近時記憶の保持時間は数分〜数日、遠隔記憶はこれよりも長い数日以上経過した記憶とされている。近時記憶よりも保持時間が短い即時記憶という分類もあるが、即時記憶には符号化から再生までの間に干渉刺激が入っていない。すなわち近時記憶の障害とは保持時間が数分〜数日以内のなんらかの干渉が入った記憶の障害となる。記憶の内容、つまり記憶の質の側面からはその多くがエピソード記憶といえる。昨日の晩ご飯のメニューであるとか、今朝のニュースなどが例として挙げられる。(能登真一)

■**言語性短期記憶障害** げんごせいたんききおくしょうがい verbal short-term memory impairment　失語がないにもかかわらず、数唱や単語再生など言語刺激に対して正しく回答できない症状のこと。単語再生の場合は、健常者で認められる初頭効果や新近効果が認められない。ワーキングメモリーのモデルによれば、音韻ループと関連した音韻性短期貯蔵庫の障害と考えられている。一方で、言語性短期記憶は失語の基本症状の1つである聴覚的な言語理解障害とする説もある。(能登真一)

■**健忘** けんぼう amnesia　臨床上、記憶障害を健忘と呼ぶ。健忘とは、知的機能、注意機能および言語機能が正常であるにもかかわらず、明らかに記憶機能が障害されていることを指す。また健忘の中核症状はエピソード記憶の障害である。(朴白順)

**前向性健忘** ぜんこうせいけんぼう anterograde amnesia 発症(脳損傷)後に経験する新しい出来事を覚えることができないこと。広義では新しい事柄を覚えられないことを意味する。また、対置される概念として、発症以前の出来事に対する想起障害を逆向性健忘という。通常、健忘はこれらの両者を伴う。脳損傷後に前向性健忘を呈する健忘症例では、新しいことを覚えられないことに加えて、脳損傷以前の出来事の想起困難(逆向性健忘)、作話(嘘をつこうとする意図なしに事実ではないことを話すこと)、見当識の障害(時間や場所などを含む自己を取り巻く状況の認識の障害)、および病識の欠如(自身の病状に対する認識が不十分、もしくはそれに気づかないこと)などの症状を伴うとされる。前向性健忘(逆向性健忘を伴う)を呈する病因には、脳内のビタミン$B_1$欠乏により生じるコルサコフ症候群、さまざまな脳血管障害、てんかんによる側頭葉内側領域の外科的切除、単純ヘルペス脳炎などのウイルス性脳炎、交通事故などによる外傷、およびアルツハイマー型認知症や前頭側頭葉変性症などの変性疾患などが挙げられる。責任病巣としては、海馬を含む内側側頭葉、視床、前脳基底部、および脳梁膨大部後方領域などが含まれる。限局性の病巣をもつ症例では、前向性健忘のみを呈し、逆向性健忘が認められない場合も稀ながら存在する。(朴白順)

対逆向性健忘

**逆向性健忘** ぎゃっこうせいけんぼう retrograde amnesia 発症(脳損傷)以前に経験した出来事を想起できないこと。また、対置される概念として、発症後から経験する新しい出来事を覚えられないことを前向性健忘という。通常、健忘はこれらの両者を伴う。逆向性健忘においては、発症の時点により近い記憶は思い出しにくく、その時点よりもより遠い記憶は保存されていることが多い(時間的勾配がある)が、このことは損傷領域の広がりと、質・量的測定などの測定方法の違いによる影響を受けるので、解釈には注意が必要である(健忘に伴う諸症状や病因、病巣については、記憶障害＞健忘＞前向性健忘参照)。逆向性健忘のみを呈する病態がいくつかある。孤立性逆向性健忘症例では、発症以前の記憶を比較的長期間にわたり選択的に想起できない。病因は外傷や脳炎などが多く、内側側頭葉損傷との関連が示唆されている。そのほか、個人の全生活史(自分や家族、友人の名前や、自分の住所などを含む)にかかわるすべての記憶情報を想起できない全生活史健忘症例では、発症前の過度の心理的ストレスによるものとの推測はあるが、明確な発症原因は不明であり、健忘と脳構造・機能との関連も明らかではない。数ヵ月後にほぼ回復に至る場合や、

数年や数十年の逆向性健忘が残存する場合もある。(朴白順)

[対]前向性健忘

**■作話** さくわ fabrication, or confabulation 記憶障害の一種であり、実際に体験しなかったことが誤って追想され、体験したかのように語られる。過去にまったく体験していないのに実際にあったかのように追想することを偽記憶というが、これを語ると作話になる。作話の出現には、健忘に加えさまざまな脳部位の障害が加わり生じると考えられているが、前頭葉の中でも特に前脳基底部を巻き込む部位の障害が深く関係するという報告が多い。前脳基底部には、コリン作動性ニューロンとドパミン系ニューロンが存在するが、いずれも記憶や認知機能に深く関連する神経系であり、それらの神経ネットワークの障害により作話が生じる可能性がある。作話は自身の追想の誤りを補正できないために生じると考えられており、通常本人に相手を騙そうという意図はない。この点において利得を得るために意図的に虚偽を並べ立てる虚偽性障害や詐病などと異なる。また、統合失調症などの精神病で生じる妄想は確信が異常に強固で内容が変わることはないが、作話は失われた記憶の辻褄を非随意的に合わせる過程で生じることから内容も変化しやすい[1)]。(片桐直之、水野雅文)

1) 濱田秀伯：精神症候学．第2版，p137，弘文堂，東京，2009.

**当惑作話と空想作話** とうわくさくわとくうそうさくわ Verleqenheits konfabulation, and phantastische kunfabulation(独) 作話は、記憶障害によるその場その場の会話の思い出せない部分を埋めるような形の当惑作話と、内容が当座の穴埋めに限らず勝手に発展して空想に近い形をとる空想作話とに分けられる。古典的には、当惑作話は老年期認知症に認められ、空想作話は頭部外傷後やコルサコフ症候群などに認められるとされている[1)]。(片桐直之、水野雅文)

1) Damasio AR, Graff-Radford NR, Eslinger PJ, et al：Amnesia following basal forebrain lesions. Arch Neurol 42：263-271, 1985.

**■視覚性記憶障害** しかくせいきおくしょうがい visual memory disturbance 過去に視覚的に経験した場面や対象を、後にイメージ(視覚的表象)として思い浮かべることができるが、このようにイメージを浮かべることができるのは、かつて見た場面や対象の視覚的形態および形態間の空間的位置関係などの情報が入力され長期記憶に保存されているからである。イメージは、それらの情報が再構成的に想起された状態ということができる。このような視覚的情報の入力・保持・想起の過程を視覚的記憶という。眼球内の網膜に時時刻刻と入る膨大な視覚情報は、脳内に送られて種々の段階でさまざまな処理を受け、記憶と照合されて認識と同時に対象相互の空間的関係が生じ視覚世界が成立する。このように視覚的記憶は視覚情報処理の過程にもかかわり、視覚世界の成立に重要な役割を果たすと考えられている。一般的に、同一の意味内容に関しては、言語記憶よりも視覚的記憶の方が画像自体の複雑さにもかかわらず優れている。一方、8 歳以下の小児においては、視覚的記憶に比し聴覚的記憶が優位であることが知られている。また、アルツハイマー病では、病初期から記憶障害、視空間認知障害、構成障害など視覚認識に関連した諸徴候とともに特徴的な注視運動の障害が高頻度に観察される。この視覚情報処理過程の障害の背景には表象と記憶、知識との不一致が存在していることが示唆されている[1]。（参照：視覚性記憶障害）(片桐直之、水野雅文)

1) Wilson FA, Scalaidhe SP, Goldman-Rakic PS：Dissociation of object and spatial processing domains in primate prefrontal cortex. Science 25(260)：1955-1958, 1993.



■ **純粋健忘症候群**　じゅんすいけんぼうしょうこうぐん　pure amnesia syndrome　記憶は手続き記憶と陳述記憶に大別することができる。さらに、陳述記憶は意味記憶とエピソード記憶に分けられる。エピソード記憶は個人が経験した具体的な出来事の記憶であり、その出来事に遭遇したときの時間や空間的文脈的な状況とともに記憶される。健忘は、一般的に日々の出来事の記憶の障害、つまりエピソード記憶の障害に対して用いられる。健忘では、即時記憶が保たれる一方、近時・遠隔記憶の障害がみられる特徴がある。一方で、そのほかの認知機能は比較的保たれている。ヒトのエピソード記憶を司るのは主に海馬を含む内側側頭葉記憶系、間脳と前脳基底部の 3ヵ所とされている。これらは、内側辺縁系回路と腹外側辺縁系回路の 2 つの大脳辺縁系回路を構成している。内側辺縁系回路は Papez の回路とも呼ばれ、エピソード記憶の記銘と固定化に働くと考えられている。Papez の回路は海馬-脳弓-乳頭体-視床前核-帯状回-海馬傍回-海馬という閉鎖回路である。純粋健忘症候群は、海馬の CA1 領域を中心とした障害で生じると考えられているが、障害は記憶(主に記銘と保持)に限局し、ほかのワーキングメモリーなどを含む認知機能は保たれる。純粋健忘症候群は海馬を含む内側側頭葉が、ヘルペス脳炎や低酸素脳症などで選択的に障害が生じた際などに生じる。海馬を失うと、その後新たに記憶を獲得する能力がなくなり、いわゆる前向性健忘を呈する[1]。(片桐直之、水野雅文)

1) Zola-Morgan S, Squire LR：Neuroanatomy of memory. Annu Rev Neurosci 16：547-563, 1993.

■ **情動と記憶**　じょうどうときおく　emotion and memory　「純粋健忘症候群」にあるように、エピソード記憶を司るのは主に海馬を含む内側側頭葉記憶系、間脳と前脳基底部の 3ヵ所であり、これらは、内側辺縁系回路と腹外側辺縁系回路の 2 つの大脳辺縁系回路を構成している。内側辺縁系回路が記銘に関連するのに対し、腹外側辺縁系回路は、情動を伴う事象の記憶を司る。腹外側辺縁系回路はヤコブレフ

(Yakovlev)の回路とも呼ばれ、扁桃体-視床背内側核-前頭葉眼窩皮質後方-側頭葉前方-扁桃体という閉鎖回路である。経験的に理解できることとして、情動を揺るがすようなセンセーショナルな出来事は記憶にとどまる一方、関心の薄い出来事は記憶にとどまることなく忘却されるか、そもそも記憶されることもない。腹外側辺縁系回路上にある扁桃体は大脳辺縁系の一部であり、情動反応の処理と記憶において主要な役割を担う。激しく情動を揺るがすような出来事の後に生じる心的外傷後ストレス障害(PTSD)では扁桃体や海馬の体積が減少するとともに、記憶力の低下が生じることが知られている。また、アルツハイマー病では扁桃体が萎縮すると、情動による記憶の強化が減弱することが報告されている[1)]。(片桐直之、水野雅文)

1) Mori E, Ikeda M, Hirono N, et al：Amygdalar volume and emotional memory in Alzheimer's disease. Am J Psychiatry 156：216-222, 1999.

**■てんかん性健忘** ——せいけんぼう　epileptic amnesia　側頭葉てんかんでは、てんかん性放電(てんかん発作時には脳波検査で発作性放電を示す)によってPapez回路の機能が一過性あるいは慢性的に機能不全に陥る。てんかん発作に起因する発作後健忘症は、てんかん性放電が一側広範性あるいは両側性に拡延した際に、意識減損を伴うとともに発作前後のことを覚えていない発作後健忘として出現する。慢性的なてんかん性放電による機能脱落症状としての近時記憶障害、エピソード記憶障害などが認められることもある。(西林宏起)

**■ワーキングメモリー**　working memory(WM)　日本語では、作動記憶や作業記憶と訳される場合が多い。短期記憶そのものともいわれる説と、短期記憶とは異なるという説がある。短期記憶に近似する部分として記憶の持続時間が非常に短い点、保存容量も少ない点などが挙げられる。短期記憶よりもさらに、持続時間の短さ、容量の少なさを指摘する知見もあり、その場合、ワーキングメモリーでは、数字の記憶についてはマジカルナンバー3±2までの記憶容量といわれる(短期記憶は7±2)。またワーキング(作動/作業)ということばからも、何か1つのことを行いながら、別のことをも行う、遂行過程そのものをも指す。情報を一時的に貯めている状況は「こころの黒板」に例えて表現される場合もあるが、情報の短期貯蔵であるとともに、能動的にその情報を取り出す過程そのものをも指すという本質的な概念を理解することが重要となる。情報の能動的な取り出しは、ヒトが効率よく物事を行える遂行機能の過程そのものにもつながる。ワーキングメモリーが障害されている場合に、患者は日常生活で、あるいは臨床場面で遂行機能障害として診断されるときもある。この差異について臨床家は繊細な視点をもつ必要がある。

ワーキングメモリーそのものを評価する方法としては、リーディングスパンテスト(RST)や二重課題(2つの課題を同時に行う。するとエラーが増えたり、反応時間が長くなったりする。二重課題時には前頭連合野が賦活する)など患者への課題負荷が高いものが多い。RSTは、文を音読しながら記憶すべき単語(ターゲット語)を覚え、その後ターゲット語を再生する課題である。視覚性ワーキングメモリー課題には、図形の(色–形)結合課題などがある。これらの課題理解の基礎となるBaddeleyのモデルを参照すると、中枢となる制御機構としての「中央実行系」がありその下位に「視空間スケッチパッド」「音韻性ループ」「エピソードバッファ」の3つが存在する。これら下位の3つの側面(視覚性の記憶、音韻性の記憶、両者を関連づけるエピソード記憶)各々への負荷の分量を調整した各種の課題も考案されてきた。近年の研究では、特に視覚性ワーキングメモリーに対して負荷をかける課題で高齢者の成績低下を示す知見がみられている。その高齢者が必ずしも短期記憶障害が顕著でないことからも、短期記憶とワーキングメモリーには質的差異があると考えることが妥当であろう。最後にワーキングメモリーを担う脳の部位であるが、一般的には前頭前野(prefrontal cortex)の関与が中心であるといわれている。一方で刺激入力段階では視覚・聴覚など各知覚の処理過程をみている観点から、ほかの皮質連合野との関連も考慮に入れて症状を捉えていくべきである。(参照：作動記憶)(穴水幸子)
同作動記憶、作業記憶

**エピソードバッファ**　episodic buffer　ワーキングメモリーの下位システムで、エピソードとして関連する音声、視覚、空間情報を統合した表象を保持する。(種村純)

**音韻性ループ**　おんいんせい——　phonological loop　ワーキングメモリーの下位システムで、音韻や言語情報の一時的保持を担う。音韻性言語性短期記憶にかかわる。(吉村貴子)

**視空間スケッチパッド**　しくうかん——　visuo-spatial sketchpad　ワーキングメモリーの下位システムで、非言語情報の一時的保持を担う。空間性、視覚性、運動感覚の短期記憶にかかわる。(吉村貴子)

**中央実行(制御)系**　ちゅうおうじっこう(せいぎょ)けい　central executive system　ワーキングメモリーの各下位システムの調整や統合を行い、高次の認知処理に必要な資源を確保する制御機構である。(吉村貴子)

## 記憶の神経機構　きおくのしんけいきこう

■ **Papezの回路**　――かいろ　Papez's circuit　臨床的に有用な記憶の分類にSquireおよびZola-Morganによる分類があり、大きく陳述記憶と手続き記憶に分けられる。Papezの回路は陳述記憶にかかわる回路である。さまざまな情報は大脳皮質連合野で分析統合された後、海馬傍回の嗅周皮質、嗅内野を経て海馬体(海馬台、アンモン角CA1～CA3、歯状回の総称)に入力される。嗅内野Ⅱ層細胞から歯状回とCA3領域に、Ⅲ層からはCA1と海馬台への入力がある。海馬体の内部回路(主に歯状回とCA3領域)で処理された記憶情報はCA3からCA1へ投射され整理された後にCA1から嗅内野、嗅周皮質、帯状回後部皮質などの皮質領域へ出力される。一方CA1から入力を受けた海馬台からは、前海馬台、傍海馬台、嗅内野、脳梁膨大後皮質などの海馬周辺皮質領域とともに、脳弓を経由して乳頭体、視床前核群、側坐核などの皮質下構造へ出力される。図の如く乳頭体からは視床前核群へ、視床前核群からは帯状回後部、前海馬台、傍海馬台、嗅内野などに出力され、これら皮質から再度海馬体へ信号が出力されつながる、いわゆるループ回路が形成されている。このうち、海馬体-乳頭体-視床前核-帯状回後部-海馬体というループ回路をPapezの回路と呼ぶ。さまざまな記憶機能はこの閉回路のみで機能しているわけではない。なお、情動に関与する回路として、扁桃体を中心とするYakovlevの回路も知られ

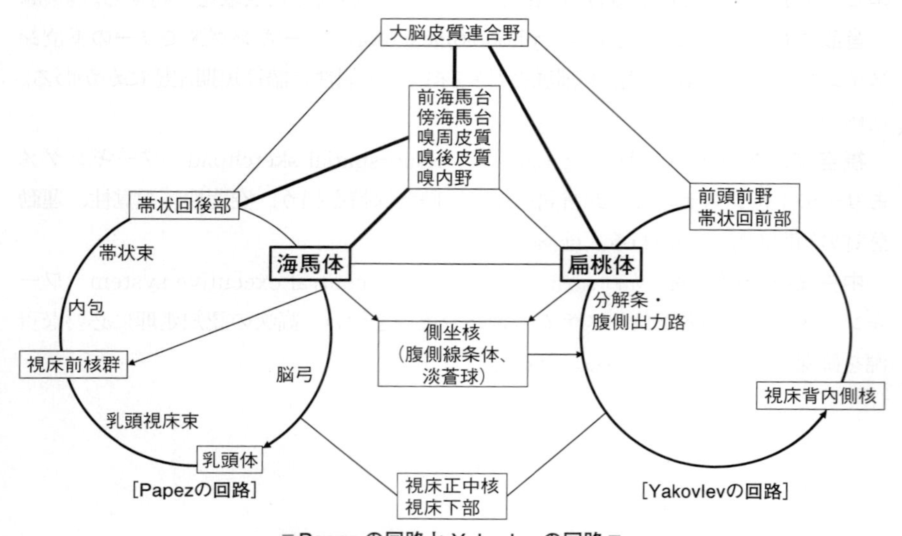


■Papezの回路とYakovlevの回路■
(石塚典生：大脳辺縁系の神経結合と細胞構築．神経進歩50：7-17，2006による)

ている。

記憶の形成に関しては、嗅内野と海馬体を欠くことができないが、海馬が障害されても記憶の想起は阻害されないとされる。また、エピソード記憶のような時間軸に沿った連合記憶には視床前核群、乳頭体、前頭前野眼窩面皮質などが、地誌的記憶には帯状回後部が関与するとされる。(武田英孝)

■ **間脳**　かんのう　interbrain　乳頭体・視床前核・脳弓・乳頭体視床路が含まれ、記憶にかかわる重要な神経機構であるPapez回路(海馬-脳弓-乳頭体-乳頭体視床路-視床前核-視床帯状回投射-帯状回-海馬の閉鎖回路)の一部を構成する。この部位は、ビタミン$B_1$欠乏が原因とされるウェルニッケ・コルサコフ症候群の記憶障害の責任病巣と考えられ、持続性で著明な前向性および逆向性健忘を呈する。(上宮奈穂子)

■ **前脳基底部**　ぜんのうきていぶ　basal forebrain　前頭葉底部の後端に位置し、マイネルト基底核・中隔核・ブローカ対角帯核が含まれる。前交通動脈瘤または前大脳動脈瘤破裂によるくも膜下出血時、さらにその開頭術時に傷害されることが多く、その結果、個々の記憶事項は保たれるが、発生時間を忘れるといった特徴的な症状を呈する(source amnesia)。またこの部位の健忘は、前向性・逆向性健忘に加えて、作話やそのほかの行動異常を伴うことが知られている。(上宮奈穂子)

■ **側頭葉内側部**　そくとうようないそくぶ　medial temporal lobe　海馬・海馬傍回(嗅内野・嗅周囲野・海馬傍野)・扁桃体などの構造物が含まれ、低酸素脳症や単純ヘルペス脳炎で損傷されると、前向性および逆向性健忘から成る全般性健忘を呈する。側頭葉皮質前部-扁桃体-視床背内側核-前頭葉眼窩面-鉤状回-側頭葉-側頭葉皮質前部という閉鎖回路(ヤコブレフ回路)の一部に関与しており、この回路は情動性記憶に関与すると考えられている。(上宮奈穂子)

■ **ヤコブレフ回路**　——かいろ　Yakovlev's circuit　情動にかかわる前頭葉皮質、側頭極、扁桃体、視床をつなぐ神経回路。解剖学者Nautaにより証明された。(武田貴裕)

## 記憶のリハビリテーション　きおく――　rehabilitation of memory

■**言語的媒介**　げんごてきばいかい　verbal mediation　記憶訓練における認知的方略の1つである。メタ認知的方略とも考えられ、代表的なものは「言語化」である。それは他者に話すコミュニケーションとしての言語ではなく自己に向けた「内言語」を用いる。問題解決とゴール達成のための自己教示として、課題の各段階を言語化し初期は小声でつぶやく程度から、後期になるとつぶやかずに内言語化して事象を遂行する。また言語的媒介の意味には、視覚的情報を言語的に解釈して覚えるという意味も含まれる。(穴水幸子)

■**言語的方略**　げんごてきほうりゃく　verbal strategy　記憶のリハビリテーションにおいて言語的媒介に類することばであるが意味は異なる。代表的な方法としては、PQRST 法がある。P(Preview)は予習、Q(Question)は質問、R(Read)は精読、S(State)は記述、T(Test)はテスト。この5段階によって、新聞記事や物語などの文字情報を記憶する方略である。そのほかにも、最初の文字の韻を踏んで覚える方法や、自分なりに記憶すべき情報を新たに組み入れて物語を作成して覚える方略などもある。(参照：PQRST 法)(穴水幸子)

■**代償的ノートシステム**　だいしょうてき――　compensatory note system　臨床現場ではさまざまな形で、記憶の代償手段としてノートシステムが使われている。健忘症の場合は、エピソード記憶障害が主体であり、時間的勾配をもって個人の情報を忘れていることが多い。健忘の程度によっては、個人的意味記憶をも盛り込んで自分の人生を振り返る場合、あるいは日々更新される出来事を書きとめる場合、またはこれからの予定を書き込んでスケジュールを管理する場合などがある。(穴水幸子)

■**展望記憶訓練**　てんぼうきおくくんれん　prospective memory training　展望記憶とは、「あらかじめ意図した行為をタイミングよく思い出す」ということである。この記憶が障害されることで、日常生活行動に大きな影響を及ぼす。展望記憶訓練としては、課題指示と課題遂行の間隔を長くしていく間隔伸長法が用いられている。アラーム音などを設定することにより、「この音が鳴ったら何かをする」ことを思い出すような外的補助を用いた存在記憶の喚起もある。(穴水幸子)

■**非言語的方略**　ひげんごてきほうりゃく　no verbal strategy　ことばに依拠しない記憶訓練の方略である。非陳述記憶の1つである手続き記憶を刺激する訓練もこの中に属する。また、視覚的な情報(形、大きさ、色、位置関係)を中心に視覚イメージを形成する方略もこの中に属する。特に顔-名前連想法は、顔の特徴と名前の特徴を結びつける記憶法で、例えばBarbara という名前と barbar(床屋)とを結びつけ、患者の前で髪を振ることでBarbaraという名前を思い出すというような方法である。この方法は人の名前を覚えられない症例の場合に有効であり、記憶すべき人の顔の特徴を覚え、心的イメージに変換し、その人の名前と結びつける方略である。

(穴水幸子)

■ **リハーサル**　rehearsal　頭の中で、情報について何度も繰り返し想起し定着しようとすること。その情報は、情動的な忘れたくても忘れられないという性質をもつものではなく、電話番号、単語、数学の公式などむしろ知識を学習しようとするときに覚えなくてはならない情報を指すことが多い。記憶のリハビリテーションにおいては内的記憶方略の１つと考えられる。その際に情報の関連づけやエラーレスラーニングも重要といわれる。(穴水幸子)

■ **領域特異的知識**　りょういきとくいてきちしき　intelligence of specific region　個人の日常生活において実用的な意味をもつ知識を指す。日常生活に必要な知識は各々において異なる。それは、メールボックスの番号であったり、何かのパスワードであったり、職場復帰をする場合は簡単な作業の手順であったりとさまざまである。健忘症においても種々の訓練によって限定された領域特異的知識の獲得は可能である。ただし、それは別の場面では般化されないこともある。

・**領域特異的知識の獲得訓練**…この訓練においては、覚えるべき情報量が多過ぎないことが重要である。方法論的には、訓練がPQRST法であっても、視覚イメージ法であってもかまわない。患者の日常生活において優先度の高い重要な情報を獲得することを目標とする。健忘症はその本質において、エピソード記憶障害が主であり、意味記憶障害は軽微であることを治療者が理解していることも重要である。また健忘症者の嗜好などの心理的特性を考慮して行うことが望ましい。

(穴水幸子)

**基幹相談支援センター**　きかんそうだんしえん――　core consultation support center　市町村が設置する、地域における相談支援の中核的な役割を担う機関で、障害のある人の相談を総合的に行う。業務内容としては障害者などの相談、情報提供、助言、困難事例への対応や助言、関係機関のネットワーク化、地域の相談支援専門員の人材育成などを行う。(伊賀上舞)

**偽記憶**　ぎきおく　⇨記憶障害>偽記憶

**記号素性錯語**　きごうそせいさくご　⇨錯語>非単語エラー>新造語>記号素性錯語

**器質的病変**　きしつてきびょうへん　organic lesion　正常組織を解剖的、病理的に傷害する病変である。脳では、脳腫瘍、脳血管障害、脳外傷、脳炎などが該当する。(香川昌弘)

**偽性球麻痺**　ぎせいきゅうまひ　⇨仮性球麻痺

**規則化錯読**　きそくかさくどく　⇨錯読>規則化錯読

**規則語**　きそくご　regular word　英語などアルファベット文字体系の言語において、書記素と音素の対応規則(grapheme-phoneme correspondence rule：GPC 規則)に従った読み方が適用される単語。例えば、EA は EAT、MEAT、TREAT、WHEAT など多くの単語で/iː/と読むため、これらの単語は規則語である。これに対して、GREAT、SWEAT は EA を/ei/、/e/などとして不規則であり例外的に読むため、**例外語**(exception word)と呼ばれる。(参照：一貫語、語彙特性>一貫性)(新貝尚子)

**規則性**　きそくせい　⇨語彙特性>一貫性

**規則性効果**　きそくせいこうか　regularity effect　音読課題において、健常者では規則語(MEAT：/miːt/)の音読潜時が例外語(SWEAT：/swet/)に比べて短いこと、脳損傷者では規則語の音読成績が例外語に比べて高いことをいう。書き取りでも同様の効果がみられることがある。表層失読、表層失書症例においてみられるものであり、例外語の低頻度語でこの効果が顕著になる。なお、例外語を規則化して読む誤りを規則化錯読という(SWEAT/swet/→/swiːt/)。アルファベット文字体系で使われる用語である。(新貝尚子)

**偽単語**　ぎたんご　pseudoword　単語に似せてつくられた実在しない非語。例えば、単語の 1 音素あるいは 1 モーラを置換させたり(例：BRAIN→SRAIN、こたつ→こたす)、転置させる(例：はさみ→はみさ)などして、単語から派生させて作成される。作成の仕方に明確な定義はなく、語の長さによっては複数の音素やモーラを変えるもの(例：たまねぎ→たはぬぎ)なども含まれる。音読や復唱、逆唱、拍削除などの音韻操作課題に使用される。文字形態は非語で音韻形態が単語である同音擬似

語(例：BRANE)もこれの１つ。(新貝尚子)

**拮抗失行**　きっこうしっこう　⇨前頭葉性動作障害＞拮抗失行

**基底核**　きていかく　①basal nucleus of Meynert　前頭葉眼窩回の後部、前交連下部の無名質に位置するコリン作動性神経細胞を有する神経核。

同マイネルト基底核

②basal ganglia　大脳の深部白質内に存在する神経核群のことで、尾状核、被殻、淡蒼球などから成り、運動の制御に関与する。(参照：大脳基底核)(西林宏起)

同大脳基底核

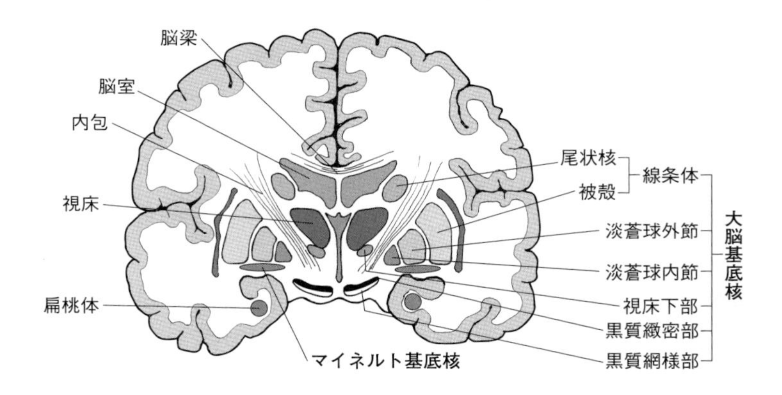


**基底核(損傷)失語**　きていかく(そんしょう)しつご　⇨失語症＞基底核(損傷)失語

**機能改善型治療介入**　きのうかいぜんがたちりょうかいにゅう　⇨構成障害＞構成障害への治療介入＞直接的治療介入

**機能訓練**　きのうくんれん　⇨自立訓練＞機能訓練

**機能語**　きのうご　⇨語彙特性＞品詞

**機能再編成理論**　きのうさいへんせいりろん　⇨失語症の言語治療理論＞機能再編成理論

**機能的自立度評価表**　きのうてきじりつどひょうかひょう　⇨ ADL・APDL 検査

**機能的抑制**　きのうてきよくせい　⇨ダイアスキシス

**機能的連関**　きのうてきれんかん　functional connectivity　脳の解剖学的なネットワークとして白質がある。一方で、脳波や fMRI の研究でさまざまな脳領域の活動が記録されるが、A 領域と B 領域の活動が連動している場合に AB 間に機能的なネットワーク(functional connectivity)があるという。これはその研究でのデータから計算された仮想的なネットワークであり、その背景には解剖学的なネットワークが想定されるものの、解剖学的には直接のつながりがない脳領域同士でも機能的連関がみられる場合もある。なおこの connectivity には方向性はない。方向性があるものを effective connectivity という。(是木明宏)

**機能範疇**　きのうはんちゅう　functional category　文を構成する統語範疇の１つ。統語範疇とは文の構成要素を統語的特徴によって分類したもので、名詞、動詞、名詞句、動詞句などである。機能範疇は主に文法的な役割を担う形態素で、語では「この、その、the、this」などの決定詞、「そうだ、だ、られ、can、must」などの助動詞、節を導入する語「と、that」などの補文標識、「が、を、に」など(生成文法でいう)格助詞が含まれ、語より小さな形態素では、屈折辞(食べた)、接頭辞(お菓子)、助数詞(3本、1個)などを含む接尾辞(清志さん、美しさ)などがある。またそれらの機能範疇を主要部とする句も機能範疇である。(参照：語彙範疇)(渡辺眞澄)

**基本手当**　きほんてあて　basic allowance　雇用保険の一般被保険者が失業状態にあり一定の要件を満たす場合に支給される。離職前6ヵ月の賃金から計算した1日当たりの金額の45〜80％が支給される。(吉岡昌美)

**基本的体性感覚**　きほんてきたいせいかんかく　⇨体性感覚＞基本的体性感覚

**逆唱**　ぎゃくしょう　⇨音韻操作課題＞逆唱

**逆唱課題**　ぎゃくしょうかだい　backward repetition task　数字列と単語/非語の逆唱がある。前者はワーキングメモリー課題とされることが多く、順唱に比べ中央実行系の機能をより強く反映する、あるいは視空間の象徴機能を反映するという考えもある。単語/非語の逆唱(逆さことば)は、音韻抽出や音韻削除などともに、失語症における音韻障害の検出や評価、発達性ディスレクシア(読み書き障害)における音韻認識の評価として用いられている。定型発達においても4拍(モーラ)語の逆唱は小学1年生の半数近くが誤る。(参照：音韻操作課題＞逆唱)(春原則子)

**逆向干渉**　ぎゃっこうかんしょう　retroactive interference　ある2つの事柄を学習する事態では、始めの学習(先行学習)とそれに続く学習(後続学習)が連続する。その際、後続学習が先行学習を妨害する現象(例：先行学習の成績の低下)をいう。忘却の主要な原因の1つであると考えられている。日常場面では知人の旧姓や、自分の過去の住所が想起できない場合などがその例である。記憶の検査ではリストAの学習と想起の後で、リストBの学習と想起を行い、その後もう一度リストAの想起を求めた場合に、2回目の成績が最初のリストAの想起の成績よりも低下していた場合に逆向干渉が生じたと解釈する場合が多い。逆向干渉の程度は先行学習と後続学習の時間間隔や学習内容の類似性などで異なる。学習間の時間間隔が近く、学習内容が似ていると干渉効果が大きい。逆の現象に順向干渉がある。(坂爪一幸、山下光)
[同]逆向抑制　[対]順向干渉、順向抑制

**逆向性健忘**　ぎゃっこうせいけんぼう　⇨記憶障害＞健忘＞逆向性健忘

**逆向的連鎖化**　ぎゃっこうてきれんさか　⇨背向的連鎖化

**逆向抑制**　ぎゃっこうよくせい　retroactive inhibition　⇨逆向干渉

**ギャンブリング課題**　――かだい　gambling task　前頭葉腹内側部(眼窩部)の機能であるソマティック・マーカー仮説を実証し、同部位の損傷例における意思決定のプロセスの障害を直接的に捉えるために考案された神経心理検査法。トランプと疑似紙幣・硬貨を用いて、賭に類するゲームを行い、複雑な刺激の複合から今後の予測を行い、意思決定を繰り返させる中で行動選択の変化を評価する。前頭葉腹内側部損傷例での成績低下と、長期的な利益を顧みない近視眼的行動との関連が指摘されている。(参照：前頭葉機能検査＞アイオワ版ギャンブリングテスト)(大沢愛子)

**休業補償給付・休業給付**　きゅうぎょうほしょうきゅうふ・きゅうぎょうきゅうふ　compensation benefits for absence from work, benefits for absence from work　労働者災害補償保険で業務上・通勤中の傷病により労務不能となり賃金を受けられなくなった場合に給付される。休業開始から通算3日までは待機期間とされ、支給対象となるのは休業4日目から傷病が治癒するまでの療養期間中となる。給付額は原則として1日につき給付基礎日額の60%である(一部就労した場合は給付基礎日額から労働に対する賃金額を差し引いた額の60%が給付される)。休業特別支給金(20%)が上乗せされるため、合計で給付基礎日額の80%が支給されることとなる。(吉岡昌美)

**求職者給付**　きゅうしょくしゃきゅうふ　⇨失業等給付＞求職者給付

**急性期**　きゅうせいき　acute phase　脳卒中の治療では、発症後1〜2週間に相当するが、リハビリテーションを急性期、回復期、維持期に分類すると、急性期は2〜4週間に相当する。(参照：回復期、維持期)(香川昌弘)

**急性期リハビリテーション**　きゅうせいき――　⇨リハビリテーション＞急性期リハビリテーション

**急性硬膜外血腫**　きゅうせいこうまくがいけっしゅ　acute epidural hematoma　硬膜と頭蓋骨の間に血腫が形成された状態である。転落や衝突などの直撃損傷により頭蓋骨骨折が起こり、骨折部直下の中硬膜動脈の損傷による出血の場合が多い。そのため、側頭部や側頭・頭頂部に多くみられる。そのほかには、骨折部の板間静脈や静脈洞からの出血が原因となる場合もある。CTで凸レンズ型の高吸収域を呈する。受傷後に意識清明期(lucid interval)を認めることもあるとされているが、重症頭部外傷の場合が多いため、典型的な意識清明期を認める場合は比較的少ないとされている。しかし意識清明期を認める症例は手術治療が必要となった場合でも、適切な時期に手術が実施されれば予後は非常に良好である。(久保謙二)

**急性硬膜下血腫** きゅうせいこうまくかけっしゅ acute subdural hematoma 硬膜と脳実質の間に血腫が形成された状態で、多くは頭部外傷が原因である。対側損傷(contre-coup injury)により受傷部の反対側に発生することが多い。出血源は脳表から静脈洞へ流入する架橋静脈(bridging vein)もしくは脳表の小動脈の損傷によることが多い。CTで三日月型の高吸収域を呈することが特徴である。血腫量が少ない場合は保存的治療を行うが、この場合でも数週間の経過で慢性硬膜下血腫に移行する場合もある。血腫量が短時間に増加し、意識障害や運動麻痺などの神経症状が進行する場合には緊急手術が必要となる。しかし脳挫傷を合併することが多いため機能予後や生命予後は不良なことが多い。(久保謙二)

**急性散在性脳脊髄炎** きゅうせいさんざいせいのうせきずいえん acute disseminated encephalomyelitis(ADEM) ウイルス感染やワクチン接種により、髄鞘構成蛋白に対する自己免疫反応が惹起され、脳、脊髄に散在性の脱髄病変をきたす疾患。感染またはワクチン接種の1〜3週後に発熱、頭痛、嘔吐にて発症、続いて脳症(意識変容、行動変化など)をきたし、さらに病巣部位に応じて視力障害や麻痺、感覚障害などを呈する。MRIでは脳、脊髄に多発性の白質病変がみられる。治療は主にステロイド。大部分は単相性で、予後は比較的良好。初回発作の多発性硬化症との鑑別が問題となるが、脳症の合併はADEMに特徴的とされる。(掛樋善明)

**球麻痺** きゅうまひ bulbar paralysis(palsy) 延髄の運動核の障害による麻痺。咀嚼、嚥下、構音の障害が現れる。(種村純)

**教育訓練給付** きょういくくんれんきゅうふ ⇨失業等給付＞教育訓練給付

**教育的リハビリテーション** きょういくてき―― ⇨リハビリテーション＞教育的リハビリテーション

**教育扶助** きょういくふじょ education assistance 困窮のため最低限度の生活を維持することのできない者に対して、義務教育に必要な教科書、そのほかの学用品、通学用品、学校給食などの費用を現金で給付するもの。教育扶助は、憲法第26条に規定する「教育を受ける権利、教育の義務」に基づき、すべての国民に対して義務教育を保障するものである。高校就学費用は義務教育ではないために教育扶助ではなく、就職自立の有効な手段としての観点から生業扶助として支給される。(柳沢志津子)

**協応動作** きょうおうどうさ coordinational motion 協応とは、動作を対象とした場合、効率的な方法で目的を達成できるように骨格筋をシステマティックに使うこととされる。協応動作の障害は作業効率の低下をきたし、脳梁障害においては左右の手の協応が、書字障害では目と手の協応が問題とされることが多い。最近の拡散テンソル画像を使った研究では、特に後頭部の左右半球間結合が左右の手の協応動

作の障害に関係しているとされている。(近藤和泉)

**境界領域梗塞**　きょうかいりょういきこうそく　⇨脳血管障害＞脳梗塞＞境界領域梗塞

**強化学習**　きょうかがくしゅう　⇨ニューラル・ネットワーク＞強化学習

**共済組合**　きょうさいくみあい　Mutual Aid Association　医療保険者は国家公務員、地方公務員、私立学校教職員などの共済各法に基づき設立された組合で、国家公務員および地方公務員による84の共済組合と私立学校教職員による1事業団がある。財源となる保険料は組合ごとに水準が異なり、毎月の被用者の給与をベースに計算されたものが源泉徴収されており、国庫からの負担・補助はない。対象は、各組合員とその家族となる。給付内容は、短期給付および長期給付に加え福利厚生事業がある。医療給付は短期給付事業として、病気・けが・出産・死亡・災害などに対する法定給付と共済組合独自の付加給付がある。法定給付は、被保険者やその家族などが病気やけがをした場合に、医療サービスそのものを給付する現物給付(療養の給付)と、傷病手当金、出産手当金、出産育児一時金などの現金給付がある。この現金給付に共済組合などによる、独自の付加給付を設けていることを除けば、健康保険制度(被用者保険)と共通している部分が多い。(竹内祐子)

**強勢対比訓練**　きょうせいたいひくんれん　⇨失語症の訓練＞失語症の言語訓練法＞強勢対比訓練

**鏡像**　きょうぞう　mirror image　脳内の運動情報が制御を欠いて鏡像に発現したもの。発達段階でみられる生理的な現象と病的なものとがある。(井之川真紀)

**鏡像書字**　きょうぞうしょじ　mirror writing　文字を左右逆に書く現象。成人では意識障害、パーキンソン病、本態性振戦(振戦とは筋肉の収縮、弛緩が繰り返され、不随意のリズミカルな運動が起こること)、脳血管障害でみられ、病巣として基底核、視床、左頭頂葉、右補足運動野が報告されている。(井之川真紀)

**鏡像動作**　きょうぞうどうさ　mirror movement　一側肢の随意的な動作に伴い、対側対称部位に不随意に鏡像的な動作が起こる現象。クリッペル・フェイユ(Klipper-Feil)症候群などの先天性疾患、後天性の補足運動野損傷などで報告がある。補足運動野が担う同側への運動制御機能が損傷され、対側半球の指令が患側半球に及んで出現すると考えられている。(井之川真紀)

**橋中心髄鞘崩壊症**　きょうちゅうしんずいしょうほうかいしょう　⇨central pontine myelinolysis

**協調運動**　きょうちょううんどう　⇨運動協調性(運動能力)

**協調運動障害**　きょうちょううんどうしょうがい　⇨運動協調性(運動能力)

**共同生活援助**　きょうどうせいかつえんじょ　group or care home with aid　共同生活

を行う住居で、相談や日常生活上の援助を行う。また、入浴、排泄、食事の介護などの必要性が認定されている者には介護サービスも提供する。グループホームを退居して一般住宅などへの移行を目指す人のためにサテライト型住居がある。(白山靖彦)

**共同注意** きょうどうちゅうい ⇨注意＞共同注意

**業務災害** ぎょうむさいがい employment injuries 業務が原因となった災害、すなわち労働者の業務上の負傷、疾病、傷害、死亡のことをいう。労働者災害補償保険(以下、労災保険)で業務災害に対する保険給付が認定されるためには、業務と傷病などの間に一定の因果関係が証明されなければならない。業務災害に対する保険給付は、労働者が労災保険の適用事業場に雇われて働いていることが要件となるが、業務上の負傷については所定労働時間内や残業時間内に事業場内で業務に従事している場合だけでなく、出張や社用での事業場施設外で業務に従事している場合に受けた負傷もこれに該当し、積極的な私的行為を行うなど特段の事情がない限り業務災害と認められる。業務上の疾病については、業務との間に相当の因果関係が認められる場合に労災保険給付の対象となる。したがって、労働者が事業主の支配下にある状態において発症したかどうかが問題であるわけではなく、事業主の支配下にある状態において有害因子に曝露したことによって発症したかどうかが認定の条件となる。ちなみに、労災保険の業務災害に関する保険給付には、療養補償給付、休業補償給付、障害補償給付、遺族補償給付、葬祭料、傷病補償年金、介護補償給付がある。(吉岡昌美)

**虚偽記憶** きょぎきおく ⇨記憶障害＞偽記憶

**局所性脳損傷** きょくしょせいのうそんしょう ⇨脳損傷＞局所性脳損傷

**局所脳血流** きょくしょのうけつりゅう local brain blood flow 脳血流は脳全体に均一ではなく、脳皮質や基底核などの灰白質に多く流れ、神経線維の多い白質には少ない。その血流比は4:1といわれている。脳局所の血流は、放射性同位元素を用いた核医学検査や、最近では磁気共鳴画像により任意の断層像で画像化することができる。局所脳血流は、生理的な刺激により変動する。開眼時には閉眼時よりも多くの血流が後頭葉に流れる。聴覚刺激では側頭葉の血流が増加する。また、手足を動かすと前頭葉の運動野の血流が増加する。一方、睡眠時には大脳連合野皮質の血流が低下する。このことから、局所脳血流の評価には、生理的刺激の少ない安静覚醒状態が望ましい。一方、この安静覚醒状態においても局所脳血流は灰白質において一様ではない。安静覚醒時で活動が高まることから血流が多く流れる領域がネットワークを形成しておりデフォルト・モード・ネットワークと呼ばれている(DMN参照)。この代表的なデフォルト活動部位として、後部帯状回および楔前部が挙げられる。この領域は、ある課題を遂行すると逆に血流が減少することが知られている。局所脳血流は加齢の影響も受ける。学童期には大脳皮質、特に前頭葉の血流が高く、小脳皮質の血流は相対的に低い。高齢者では、大脳皮質の血流は小脳皮質に比べ相対的に低下し、特に前部帯状回やシルビウス裂周囲皮質での血流低下が目立つ。(松田博史)



**局所表象モデル**　きょくしょひょうしょう――　⇨認知神経心理学的モデル＞局所表象モデル

**巨視**　きょし　⇨視空間知覚障害＞大視

**居住サポート事業**　きょじゅう――じぎょう　residence support project　⇨住宅入居等支援事業

**居宅介護**　きょたくかいご　⇨介護給付＞居宅介護

**居宅療養管理指導**　きょたくりょうようかんりしどう　⇨介護給付＞居宅療養管理指導

**ギラン・バレー症候群**　――しょうこうぐん　Guillain-Barré syndrome　末梢神経に障害が生じ筋力低下や手足のしびれなどの症状が出現する。感染症がきっかけとなり、免疫システムが関与して神経の脱髄、あるいは軸索障害が生じる。(種村純)

**キーワード法**　――ほう　⇨失語症の訓練＞失語症の言語訓練法＞キーワード法

**筋萎縮性側索硬化症**　きんいしゅくせいそくさくこうかしょう　⇨神経変性疾患＞筋萎縮性側索硬化症

**筋緊張**　きんきんちょう　muscle tonus, or muscle tone　関節を他動的に動かしたときに感じる抵抗感である。上位運動ニューロンの障害により、筋緊張は亢進または低下することがある。(水野志保)

**筋緊張亢進**　きんきんちょうこうしん　hypertonia, hypermyotonia　痙縮と固縮がある。(水野志保)

痙縮　けいしゅく　spasticity　速度依存性の筋緊張の増大といわれており、他動的にゆっくり動かしたときよりも素早く動かしたときに、検者は大きな抵抗を感じる。腱反射の亢進、クローヌスやスパズムを伴うことが多い。実際には、歩行や随意動作時に筋緊張の亢進が観察されるが、客観的定量評価が困難である。(水野志保)

固縮　こしゅく　rigidity　速度非依存性であり、検者は他動的にゆっくり動かしたときでも大きな抵抗を感じる。パーキンソニズムの一徴候とされる。(水野志保)

**筋緊張低下**　きんきんちょうていか　hypotonia　脳血管障害の発症、外傷直後に重度運動麻痺とともに麻痺筋の緊張低下が認められることがある。一般に筋緊張は経時的に変化する。(水野志保)

**近時記憶**　きんじきおく　⇨記憶＞近時記憶

**近時記憶障害** きんじきおくしょうがい ⇨記憶障害＞近時記憶障害

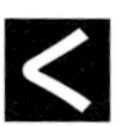

**空間性失書**　くうかんせいしっしょ　⇨失書＞空間性失書

**空間性注意**　くうかんせいちゅうい　⇨注意＞空間性注意

**空想作話**　くうそうさくわ　⇨記憶障害＞作話＞当惑作話と空想作話



**句構造**　くこうぞう　phrase structure　文は、単なる語の線的羅列ではなく、いくつかの密接に関連する語が結合して1つのまとまりを形成し、そのまとまりによって構成されている。この密接に関連する語の結合を「句」または「構成素」と呼ぶ。句構造は、語の線的序列、文中での構成素の句切れ目、構成素間の階層関係、構成素の種類(統語範疇、つまり文法的性格)などを表すもので、標示付括弧区分(**図 1**)や樹形図(**図 2**)で表すことができる。

句構造を捉えることは、文の生成や意味解釈において重要である。例えば、“私は佳子と和代を訪問した”という文は、「私と佳子が和代を訪問した」とも「私1人が佳子と和代の2人を訪問した」とも取れる多義文であるが、両者の違いは「佳子と」という名詞句が、「訪問した」という動詞と結びついて動詞句を構成するか、「和代を」という名詞句と結びついて訪問の目的語となる名詞句を構成するかという句構造上の違いである。このように、句構造が示す構成素間の階層関係の違いで、同一の表層構造をもつ文の異なる概念構造を示すことが可能になる。

文の構造を句構造で表す際に、構成素の機能をわかりやすくするために、構成素

[S[NP 少年は] [VP[NP[AP 大きな] [NP リンゴを]] [VP 食べた]]]

■図 1.　標示付括弧区分■

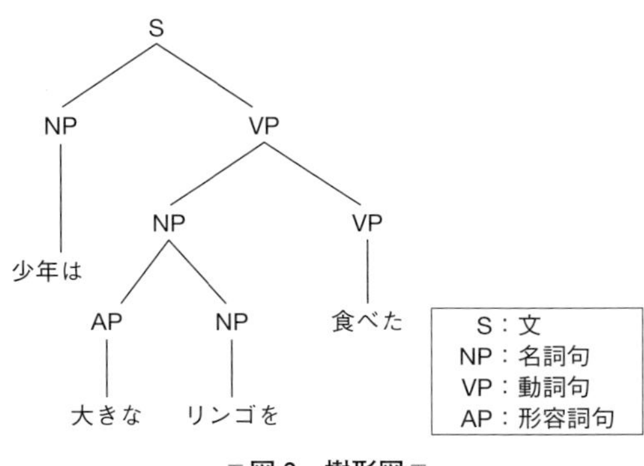


■図 2.　樹形図■

の種類をラベルで表す。図のNPやVPというのがラベルである。このラベルに示される構成素の機能、すなわち文法的な性格を決定づける語を「主要部」と呼び、主要部が名詞であれば名詞句、動詞なら動詞句、形容詞なら形容詞句となる。また、主要部と結合して句を構成する要素の中でなくてはならないものを「補部」といい、なくても文が成立するものを「付加部」という。例えば、“少年は大きなリンゴを食べた”という文の「リンゴを」がないと、“少年は大きな食べた”となり、文として成立しないので、「リンゴを」は「食べた」とともに動詞句を形成する名詞句の中でなくてはならない補部であるが、「大きな」がなくても“少年はリンゴを食べた”と文は成立するので、「大きな」は付加部である。図のSは根(root)と呼ばれ、そこから左右下方に出る線を枝(branch)、構成素の種類のラベルがある地点を節点(node)、一番下のこれ以上節点をもたない地点を終端節点(terminal node)と呼び、終端節点は通常語彙項目である。

初期の生成文法理論は、句構造規則を適用することにより、人間の言語において無限の文をつくり出すことができること、そして句構造規則に基づいて文の構造を分析することにより、「普遍文法」(全世界のすべての人間が生まれながらに普遍的な文法機能を備えていて、すべての言語が普遍文法で説明できるという理論。生成文法の中心的な概念)というすべての人間の言語に共通の理論を構築しようとした。(今井眞紀)

**具象語**　ぐしょうご　concrete word　単語が意味する指示対象の心的イメージが思い浮かびやすい語。絵に描けるといった視覚イメージだけでなく、触覚、聴覚、嗅覚、味覚によるものも含まれる。例えば、馬、電話、リンゴなど。(新貝尚子)
対抽象語

**具象性**　ぐしょうせい　⇨語彙特性＞心像性

**具象性効果**　ぐしょうせいこうか　concrete effect　単語の理解や復唱や音読などにおいて、具象語の成績が抽象語に比べ、反応潜時が短かったり、正答率が高かったりすること。(新貝尚子)
同心像性効果

**屈折辞**　くっせつじ　inflectional affix　語基に付く接辞。語が文中でほかの要素との文法的関係を示すために語形を変化させるときに使われる。語基とは活用で変化しない語の部分のこと、接辞とは語に付いて意味を添える文法的機能をもつ形態素のことである。屈折辞を付けた結果、新しい語形が生じるが、語基の意味も品詞も変わることはない。言語によっては人称、数、時制、性、格、態などに応じて語形が変化することがある。例えば日本語の動詞は屈折辞を付けて活用されるので、「食

べる/食べない/食べます/食べて」の屈折辞(下線部)は、**活用接辞**とも呼ばれる。(今井眞紀)

**区分支給限度基準額** くぶんしきゅうげんどきじゅんがく classification limit base amount 居宅で介護保険サービスを利用する要支援・要介護者が、自己負担1～2割で1ヵ月に利用できる区分(要支援1から要介護5)の支給限度の基準額をいう。すなわち、これを超えてサービスを利用する場合、全額自己負担となる。(白山靖彦)

**くも膜下出血** ──まくかしゅっけつ ⇨脳血管障害＞くも膜下出血

**グラスゴー・コーマ・スケール** Glasgow Coma Scale(GCS) 意識障害の判定に用いられる評価方法である。開眼状況(eyes open：E)、最良の言語反応(best verbal response：V)、最良の運動反応(best motor response：M)の三要素を独立して観察評価する。各項目はE：1～4点、V：1～5点、M：1～6点で評価され、再重症3点、正常15点である。ただし、挿管中や外傷にて発語や開眼が困難な例では評価が困難である。(根木宏明)

**クリック音融合閾検査** ──おんゆうごういきけんさ ⇨聴覚検査＞クリック音融合閾検査

**クリューヴァー・ビューシー症候群** ──しょうこうぐん Klüver-Bucy syndrome Klüver H と Bucy PC(1937)により、両側側頭葉切除を受けたアカゲザルの行動変化として初めて報告された症候群である。恐れや怒りの喪失(天敵である蛇を見ても恐れない)、なんでも口で確かめる著しい口唇傾向(oral tendency)、あらゆる視覚刺激に過度に反応(hypermetamorphosis)、性行動の異常亢進、食行動が変化、連合型視覚失認(やや後方の側頭葉まで損傷された場合)など複数の症状から成る。ヒトでは、このような症状がすべて出揃うことは極めて稀であり、てんかん治療のための両側側頭葉切除例、ピック病やヘルペス脳炎例などで一部の症状が報告されている。情動の中枢としての扁桃体もしくは扁桃体と他の感覚・運動領域の離断によって生ずる病態であると考えられている。(池田学)

**グループ訓練** ──くんれん ⇨失語症の訓練＞グループ訓練

**グループワーク** group work 生活課題を抱える集団や組織を対象に、ソーシャルワーカーがグループ独自の特性と力を用いて、メンバー一人ひとりの成長と目標達成を援助する技術。グループワーク実践者をグループワーカーと呼ぶ。ニューステッターは1935年の全米社会事業会議の報告で、グループワークを「任意的集団を通じて、個人の発達と社会的適応を強調する教育的過程であり、かつ、この集団を、社会的に好ましい諸目標に拡充する手段として用いるもの」と定義した。コノプカは、「ソーシャルワークの1つの方法であり、意図的なグループ経験を通じて、個人の社会的に機能する力を高め、また、個人、グループ、地域社会の諸問題に、より効果的に対処しうるよう、人々を援助するもの」と定義し、個人の社会生活上の問題解決を図るため小集団がもつ治療的機能に着目した。グループや組織では、独自の「ルール」(集団規範)に基づき、グループメンバーの行動・態度や価値観を特定の内容や方向に向かわせようする圧力(集団圧力)が生まれる。個人の行動や考え方が、集団の中で他者を変えたり、他者に変えられたりする相互作用のことを**集団力学**(グループダイナミクス)といい、グループワークは、この集団力学を対人援助の中で利用する。グループワークは、①クライエントの問題やニーズを発見し、グループワーカーが計画や準備にかかる時期(準備期)、②グループメンバーが出会い、グループが動き出す時期(開始期)、③グループメンバーがまとまり、一致協力してそれぞれの達成課題に取り組み、グループが次第に発展・成熟していく時期(作業期)、④グループワークの経験をグループワーカーとメンバーが振り返り、グループワークを終える時期(終結期)、の展開過程をとる。(柳沢志津子)
同集団援助技術、集団援助活動

**クロイツフェルト・ヤコブ病** ——びょう Creutzfeldt-Jakob disease(CJD) ヒトのプリオン蛋白は253個のアミノ酸から成り、脳に多く発現する。正常なプリオン蛋白が伝播性を有する異常なプリオン蛋白に変化し脳に蓄積することによって生じる疾患を総称して**プリオン病**(prion disease)と呼ぶ。CJDはヒトに生じるプリオン病の代表で、100万人あたり1人に生じる。60歳代の発症が多く、知能低下、性格変化、視知覚異常などで発症した後は急激に症状が進行し、数ヵ月で無動性無言(無動無言症)、寝たきりとなる。治療法はない。典型的にはミオクローヌスを呈し、脳波で周期性同期性放電(PSD)がみられる。脳MRIでは、拡散強調画像やFLAIR画像でリボン状と呼ばれる大脳皮質に沿った線状の高信号変化を認め(**図**)、早期診断に役立つ。髄液検査では14-3-3蛋白が上昇する。プリオン蛋白は伝播性を有し、脳脊髄で特に感染性が強い。脳外科手術で用いられる乾燥硬膜や、眼科での角膜移植によるCJDの発症が報告されており、医原性CJDと呼ばれる。プリオン蛋白に対し煮沸やガス滅菌、70%アルコール、ホルマリンなどは無効で、調査研究班による「プリオン病感染予防ガイドライン」に基づいた対策がなされる。牛のプリオン病いわゆる狂牛病の正式名は、

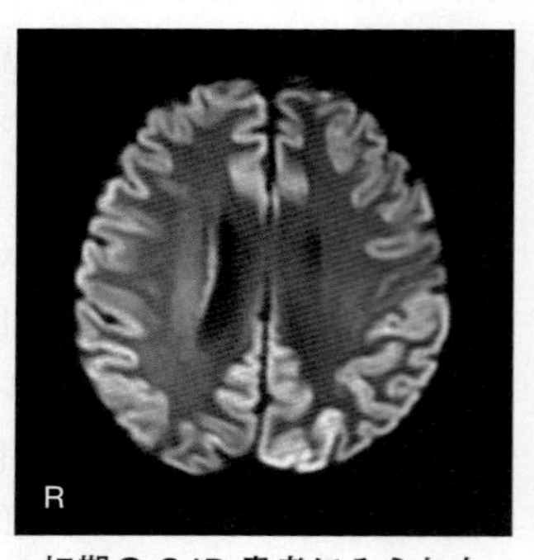

■初期のCJD患者にみられた、脳MRI拡散強調画像における大脳皮質のリボン状の高信号変化■

牛海綿状脳症(bovine spongiform encephalopathy：BSE)である。変異型CJDは、BSE罹患牛由来の食品を経口摂取したことにより種を超えてヒトに伝播したプリオン病で、平均好発年齢は約30歳である。ミオクローヌスは目立たず、脳波でPSDは認められない。脳MRIでは拡散強調画像で視床枕に高信号域が認められる(hockey stick sign)。(佐藤正之)

**訓練交換デザイン** くんれんこうかん―― alternating treatments design 複数の訓練法の効果を比較・検証する場合、一般的には別々の対象集団に異なる訓練法を割りつけるが(例えばA集団に訓練a、B集団に訓練b)、高次脳機能障害の分野では、そのような大規模集団は得にくい。訓練交換デザインでは、同一の対象集団(または個人)に複数の訓練法を交代しながら適用して、各期間における訓練法の効果を比較する。例えば同じAに対し、1ヵ月目はa、2ヵ月目はbを適用、または1週目と4週目はa、2週目と3週目はbを適用する。訓練の順序が測定値に影響する可能性(順序バイアス)があり、実験計画または結果解釈の際に配慮が必要である。(中村光)

**訓練等給付** くんれんとうきゅうふ training services 障害のある人が可能な限り自立して地域の中で生活するために、一定期間に提供される訓練的な支援で、自立訓練(機能、生活)、就労移行支援、就労継続支援(A型、B型)、共同生活援助(グループホーム、ケアホーム)の4種類である。(白山靖彦)

# け

**ケア(ケース)マネジメント**　care(case) management　生活課題を抱えるクライエントの状況を評価(アセスメント)し、必要な福祉情報の提供、クライエントの自己決定の促進を支援しながら、援助計画(ケアプラン)を策定しクライエントと地域の社会福祉サービスやサービス提供機関とを結びつけ、定期的な評価(モニタリング)による再調整を行うことで適切なサービス利用の維持を支える援助技術。ケアマネジメント実践者をケアマネジャーと呼ぶ。日本では、介護保険制度(2000年施行)の中で、介護サービス利用にあたり、介護支援専門員(ケアマネジャー)が実施する給付計画(ケアプラン)の作成をケアマネジメントと呼ぶのが一般的である。ケアマネジメントはケースワークと同様に、ケース発見の後、受理面接(インテーク)→事前評価(アセスメント)→支援計画(プランニング)→支援の実施(インタベーション)→モニタリング→終結・事後評価の援助過程をとる。ケアマネジメントは、主にクライエントの抱える福祉ニーズに基づき社会資源をコーディネート(調整)する機能を果たすが、援助過程の中でクライエントの権利擁護、自己決定の促進(エンパワーメント)や地域で不足する社会資源の修正・開発に働きかける(ソーシャルアクション)の機能も併せ持つ。(柳沢志津子)

**ケアマネジャー**　⇨介護支援専門員

**計画相談支援給付費**　けいかくそうだんしえんきゅうふひ　planning consultation support payment　市町村から指定を受けた指定特定相談支援事業所が障害福祉サービスおよび地域相談支援を利用する障害者に対しサービス等利用計画案の作成、サービス等利用計画の作成、モニタリングによる計画の見直しを実施した場合に支払われる。(伊賀上舞)

**計画相談支援・障害児相談支援**　けいかくそうだんしえん・しょうがいじそうだんしえん　planning consultation support, children with disabilities consultation support　障害福祉サービス(障害児通所支援)を利用する場合、サービス等利用計画(障害児支援利用計画)の作成が必須となっている。利用計画には指定特定相談支援事業所が作成するものと障害者本人、家族、支援者が作成するもの(セルフプラン)がある。障害者がもつ能力、環境などの評価をもとに自立した生活が送れるような課題の確認を行い計画を立て(アセスメント)、実施状況を確認し、必要に応じて計画の変更、調整などを行う(モニタリング)。(伊賀上舞)

**計算障害**　けいさんしょうがい　acalculia　数の認識と計算操作の基本モデルはDehaeneのtriple-code model(**図**)[1)-3)]であり、現在のすべての議論の基本的前提と

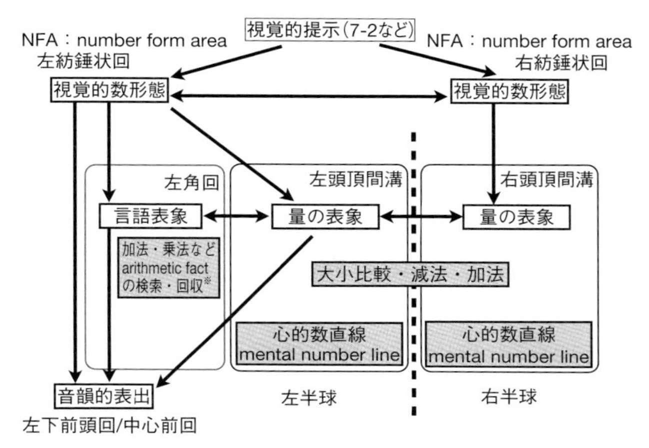


■ Triple-code model ■

中核概念である mental number line は両側頭頂間溝(IPS)に表象されており、減法・加法の一部は mental number line 上の移動と考えられる。また単純な加法の結果や九九のような長期記憶となった計算結果は左角回が担うと考えられている。乗法の arithmetic facts に関する左角回の役割については、その側性を含めて疑問視する報告もみられる(※)[1)-3)]が、角回付近の「頭頂葉」が簡単な計算に深く関与することは確立している。図には示されない、方略・作業記憶などは左前頭葉が参画し、基底核は数の言語的処理に関連するとされる。

なっている。ここでは数処理に関して 3 つの system すなわち、verbal system・visual system・non-verbal quantity system が仮定され、verbal system は簡単な計算結果の長期記憶である arithmetic facts の検索・回収を含めた数の言語的側面を担い、左前頭葉・側頭葉・角回などの言語領域が対応している。Visual system はアラビア表記された数の認識に関与し、下側頭回が対応する。この部位は fMRI による測定が困難であったが、種々の工夫により文字・語の認識領域(visual word form area：VWFA)に一部 overlap する形で両側性に存在することが近年実証された(number form area：NFA)。しかし検討に付されたアラビア数字は 2 桁程度にとどまり、日本語ばかりか少なくともイタリア語でもみられる、右半球損傷に伴う transcoding 課題(アラビア数字の書き取り・音読)における「0」の誤りと NFA の関連は不明である。一方、non-verbal quantity system は、数の表す量に関する system で、両側の頭頂間溝(intra parietal sulcus：IPS)が対応部位とされている。

数の量の認識・理解は、ここに表象されている mental number line への対応によって成立すると考えられている。しかし symbolic representation であるアラビア数字/言語的に表現された数が、non-symbolic representation である mental number line へどのように写像されるのか、その具体的な機序は不明である。この問題は「0」を含む比較的大きな数を想定した場合、より明確になる。減法と加法の少なくとも一部はmental number line上での移動と考えられており、operational momentum（OM）—減法の結果を真の値より低く（左側に）見積もり、加法の結果を高く（右側に）見積もる—はこの反映と捉えられている。一方、単純な計算であってもarithmetic factsやmental number lineに還元できない方略をとる場合も多く、計算の捉え方・測定が混乱する要因になっている。一方、より複雑な計算の遂行には、数の認識のみならず計算の手続き・方略の知識・作業記憶の参与などが必要であり、筆算を念頭においた場合は、失語症や左半側空間無視により計算が障害されることはほとんど明らかに思われ、古典的には各々失語性失計算・空間性失計算として分類されてきた。Dyscalculiaがdyslexiaに伴いやすいこともこれらを裏づけている。しかし右半球損傷に伴い、1桁同士の単純な暗算（筆算ではない）で左半側空間無視に還元できない障害が生じ、また失語症患者の約1/4は計算障害を伴わないとする報告もあり、言語・空間処理と計算障害の関係は決して単純なものではない。また数と空間の対応関係は従来から指摘され、いわゆる「数の空間性」は容認されるものと思われるが、この場合「空間」ということばで何を指すのかが問題になる。

（古本英晴）


1）Arsalidou M, Taylor MJ：Is 2+2=4? Meta-analyses of brain areas needed for numbers and calculations. Neuroimage 54：2382-2393, 2011.
2）Rosenberg-Lee M, Chang TT, Young CB, et al：Functional dissociations between four basic arithmetic operations in the human posterior parietal cortex；a cytoarchitectonic mapping study. Neuropsychologia 49：2592-2608, 2011.
3）Tschentscher N, Hauk O：How are things addings up? Neural differences between arithmetic operations are due to general problem solving strategies. Neuroimage 92：369-380, 2014.


**形式性錯語** けいしきせいさくご　⇨錯語＞語性錯語＞形式性錯語

**形態失認** けいたいしつにん　⇨失認＞触覚失認＞形態失認

**形態素** けいたいそ　morpheme　意味を表す最小単位であり、単独で語になる形態素を独立形態素（または自由形態素）、単独では語になれない形態素を従属形態素（または拘束形態素）と呼ぶ。例えば「人（ひと）」は単独で用いられうる独立形態素であるが、「〜人（じん）」は何か別の形態素と結びついて初めて語として用いられるので従属形態素である。また、動詞の語幹のように具体的な内容を表す形態素を内容形態素、動詞の活用語尾のように実質的な意味はないが文法的な意味を表すものを機能形態素と呼ぶ。（今井眞紀）

**経頭蓋直流電気刺激** けいとうがいちょくりゅうでんきしげき　transcranial direct current stimulation（tDCS）　非侵襲的大脳刺激法の1つであり、頭皮上に設置した電極より1〜2 mAの微弱電流を10〜20分間通電することにより大脳皮質神経細胞の興奮性を修飾する。陽極刺激により神経細胞を興奮させ、陰極刺激により抑制するという極性の違いを有し、脳卒中などの中枢神経障害による運動機能障害や神経心理学的障害に対して用いられる。刺激の空間および時間分解能が低いものの安全性が高く、ほかの療法を組み合わせた併用療法への応用が期待されている。（佐伯覚）



**軽度意識障害**　けいどいしきしょうがい　mild consciousness disturbance　覚醒あるいは意識の清明度が軽度に損なわれている状態。覚醒度が低下すると傾眠傾向がみられ、脳波では徐波がみられるなどの変化を生じる。意識の清明度の障害は、主に注意の障害、見当識の障害として現れやすい。重度の意識障害と異なり、外見上は覚醒しているようにみえ、言語を含めた刺激に対する反応、習慣化した行動などは保たれていることが多い。（上田敬太）

**軽度認知障害**　けいどにんちしょうがい　mild cognitive impairment（MCI）　認知症の早期診断・早期治療を目的に定義された基準で、健常者と認知症の人との中間の段階で、記憶、言語機能、遂行機能、視空間機能など一部の認知機能の低下があるが、認知症の診断基準は満たさないものをいう。診断基準は、①本人や家族から認知機能低下の訴えがある、②認知機能は正常とはいえないものの認知症の診断基準も満たさない、③基本的な日常生活機能は正常範囲、という3点である。Petersenらは MCIがアルツハイマー病（AD）以外の認知症にも移行する場合があることから、記憶障害の有無と障害される認知機能領域の数により、①健忘型MCI単一領域、②健忘型MCI複数領域、③非健忘型MCI単一領域、④非健忘型MCI複数領域、という4つのサブタイプに分類している（**図**）。MCIの有病率は11〜17%、Amnestic MCIに限れば3〜5%とされ、年間あたりの発症率を約5%とする報告がある。ADなどの認知症の前駆状態として重要であり、認知症への進展率は年間10%とされる。いったんMCIと診断されたものが後日の評価で正常と判定されることもあり、その率は14〜44%と報告されている。逆にMCIから正常へ移行する例、長い間MCIの状態にとどまる例も少なくない。厚生労働省は認知症とその予備群であるMCI人口は862万人存在すると推計しており（2012年）、これは65歳以上の4人に1人という割合になる。（水島仁）

現在のところMCIの確立した診断法はない。本人、家族から日常生活状況を聴取し、後天的に認知機能が低下しており、IADL（instrumental activities of daily living：手段的日常生活能力。基本的ADLより高く社会生活に必要な能力であり、買い物、電話、交通機関の利用など）、改訂長谷川式簡易知能評価スケール（HDS-R）やMMSEが正常であれば個々の認知機能を評価する。記憶、言語機能、遂行機能、視空間機能、推論、注意の能力が検査されることが多く、中でも論理記憶が重

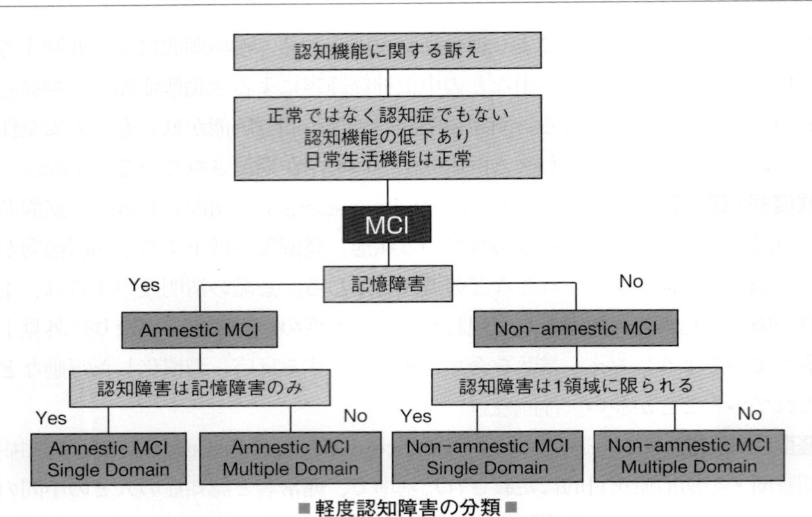


■**軽度認知障害の分類**■
(朝田隆：軽度認知障害(MCI). 認知神経科学 11(3・4)：252-257, 2009 による)

視され、WMS-R の論理記憶Ⅱが用いられることが多い。脳脊髄液に含まれるバイオマーカーが診断に有効と考えられており、MCI や初期の AD では Aβ42 の低下とリン酸化タウの上昇がみられる。画像診断としては、MRI の voxel-based morphometry［VBM：MRI について、脳全体を細かな立方単位(ボクセル単位)で統計解析し、脳体積や脳形態、特徴を同定する］による解析で嗅内野皮質の萎縮が注目されている。(高田武人)

**系列指示課題** けいれつしじかだい ⇨記憶検査＞ポインティングスパン

**系列反応時間パラダイム** けいれつはんのうじかん—— serial reaction time paradigm
時空間的な規則性や周期性をもって繰り返される刺激への反応時間を系列反応時間という。例えば正方形の頂点 A、B、C、D の位置に配列した 4 つの発光ダイオードの中から無作為に選んだ 1 点を発光させ、その発光を知覚すると同時にキー押し反応を求める試行を繰り返す。ただし、被験者には知らせないで発光する頂点に規則性(例えば A、C、D、B の順番で繰り返す)を設定しておく。これらの手続きでは、試行が繰り返されるに従い反応時間は短くなるし、規則性を取り去った直後には反応時間がもとの長さに復帰する。これは被験者が刺激の提示規則を学習し予測を立てることによると考えられるが、このように系列反応時間の推移と変化を、規則性や秩序に関する学習機能の指標として考えることを系列反応時間パラダイムという。(平野眞)

**ケースマネジメント** ⇨ケアマネジメント

**ケースワーカー** ⇨ケースワーク、福祉事務所

**ケースワーク** case work 生活課題を抱える個人や家族を対象に、ソーシャルワーカーが個別のかかわりを駆使しながら問題解決を図る対人援助の方法や技術。ケースワーク実践者を**ケースワーカー**と呼ぶ。リッチモンドは、ソーシャル・ケースワークを「人間とその社会環境との間を個別に、意識的に調整することを通して、パーソナリティを発達させる諸過程から成る」と定義した[1)]。一方、パールマンは、「個人が社会的に機能する際に出会う問題により効果的に対応できるよう、援助機関によって用いられる１つの過程である」と定義し、ケースワークを成立させるための要素を、①Person（利用者）、②Problem（問題）、③Place（援助が行われる施設・機関）、④Process（援助過程）、の「4 つの P」として示した[2)]。ケースワークは、ケース発見の後、受理面接（インテーク）→事前評価（アセスメント）→支援計画（プランニング）→支援の実施（インタベーション）→モニタリング→終結・事後評価の援助過程をとる。ケースワークの援助過程では、ケースワーカーとクライエントの間で援助関係を築き、生活課題の解決を図る。バイスティックは、援助関係を形成する原則を、①クライエントを個人として捉える（個別化）、②クライエントの感情表現を大切にする（意図的な感情表出）、③援助者は自分の感情を自覚して吟味する（統制された情緒的関与）、④受け止める（受容）、⑤クライエントを一方的に非難しない（非審判的態度）、⑥クライエントの自己決定を促して尊重する（自己決定）、⑦秘密を保持して信頼感を醸成する（秘密保持）こと、と解いた[3)]。（柳沢志津子）

回個別援助技術、個別援助活動

1）リッチモンド ME（著），小松源助（訳）：ソーシャル・ケース・ワークとは何か．中央法規，東京，1991.
2）パールマン H（著），松本武子（訳）：ソーシャル・ケースワーク；問題解決の過程．全国社会福祉協議会，東京，1957.
3）バイスティック FP，尾崎新，ほか（訳）：ケースワークの原則．誠信書房，東京，1996.

**結核性髄膜炎** けっかくせいずいまくえん tuberculous meningitis 髄膜炎とは脳脊髄を覆う保護膜に炎症が生じた状態であり、結核性髄膜炎は結核患者のおよそ 1% に認められる。結核の診断を受けたことのない人にも発症しうる。典型的には、軽度の頭痛や倦怠感、微熱で発症し、その後項部硬直などの髄膜炎症状が顕在化、末期には意識障害や水頭症を生じる。水頭症とは脳脊髄液の産生・循環・吸収などの異常により、髄液が頭蓋腔内に貯まり、脳室が大きくなる。脳が圧迫され、脳の機能に影響する。結核性髄膜炎は治療してもなお 15～40％の死亡率があり、非特異的症状を呈するできるだけ早い時期に診断することが肝要である。髄液所見は、リンパ球増加、蛋白増加、糖低下が典型的である。抗酸菌染色、培養、アデノシンデア

ミナーゼ、PCRなどが必要だが、いずれも感度に限界があるので、総合的判断が必要になる。(林健)

**血管支配領域**　けっかんしはいりょういき　⇨灌流領域

**血管性うつ病**　けっかんせい――びょう　vascular depression(VD)　高齢発症のうつ病のうち、発症や臨床経過に脳血管障害が関与しているうつ病のことを示す用語。障害された脳血管の部位と機能障害が一致しやすい運動障害や感覚障害などと異なり、うつ病は抑うつ気分、意欲・興味・精神活動の低下、焦燥、食欲低下、不眠、不安などさまざまな症候を伴う症候群であるため、原因(脳血管障害)と結果(うつ病)の対応関係が曖昧であるとの批判がしばしばなされるが、若年発症で老年期になっても病相を繰り返している患者と比較して高齢発症のうつ病患者では気分障害(気分の障害を示す精神疾患。うつ病、双極性障害などが含まれる)の家族歴が少なく脳血管障害の合併が有意に多いこと、前頭葉や基底核の脳血管障害とうつ病症状との関連などが繰り返し報告されており、VDは気分を調節する神経回路の一部が脳血管障害によって障害を受けるためにうつ状態が引き起こされる器質性の精神障害と考えられている。VDは脳血管障害の臨床所見(脳卒中発作の既往、局所神経徴候)もしくは検査所見(CT、MRI)の有無により、①脳卒中後にうつ病を発症した脳卒中後うつ病(post-stroke depression：PSD)と、②うつ病患者においてMRIなどの画像検査にて脳血管障害が発見されるMRI-defined VD、に分類される。(参照：うつ病)(山下英尚)

**血管性認知症**　けっかんせいにんちしょう　⇨認知症＞血管性認知症

**結晶性知能**　けっしょうせいちのう　crystallized intelligence　Cattell(1963)は、知能構造を結晶性知能と流動性知能(流動性知能参照)に大別する知能理論を提唱した[1]。結晶性知能とは、学校教育で獲得した知識や仕事など社会生活の経験から蓄積した能力で、語彙力や知識、一般常識、技術、古い記憶など社会的影響を受けて発達する。結晶性知能は60歳代ぐらいまで向上が認められ、高齢になっても比較的維持されやすい。学校教育や人生経験、興味、動機づけなど環境的要因と密接に関係している。(高岩亜輝子)

1) Cattell RB：Theory of fluid and crystallized intelligence；A critical experiment. Journal of Educational Psychology 54：1-22, 1963.

**結節性硬化症**　けっせつせいこうかしょう　tuberous sclerosis　1880年にBournevilleが"tuberous sclerosis of the cerebral convolutions"という名称のもとに、てんかん発作、知能障害などを呈する大脳の限局性硬結を有する症例を記載した[1]。1890年にPringleは顔面の皮膚症状を"adenoma sebaceum"(今日angiofibromaに改正)を報告した[2]ため、かつてBourneville-Pringle病と称された。*TSC1*遺伝子(染色体9q34)と*TSC2*遺伝子(染色体16p13.3)のいずれか一方の変異による常染色体優性の遺伝性疾患である。*TSC1*がハマルチン(hamartin)、*TSC2*がテュベリン(tuberin)の蛋白発現をし、共に腫瘍抑制因子である。約1万人〜数万人に1人に発症し人種差はない。ただし診断されていない患者も含めると6,000人に1人の発症である。その患者の約60%は孤発例(多くは突然変異)である。臨床症状は、結節性硬化症の古典的三主徴として知的障害、てんかん、顔面血管線維腫が挙げられていたが、その症状はさまざまで、上記の三主徴すべてが揃うのは約30%程度に過ぎない。その診断は、新しい国際的診断基準(TSC Clinical Consensus Guideline for Diagnosis, 2012)に基づき、遺伝学的診断基準と臨床的診断基準によりなされる。遺伝学的診断基準では、*TSC1*または*TSC2*遺伝子の変異が正常組織からのDNAで同定されることである。臨床的診断基準では、Definite(確定診断)は、白斑、顔面血管線維腫、上衣下結節、上衣下巨細胞性星細胞腫で代表される11項目の大症状中2つ、または大症状1つと散在性小白斑(紙吹雪様皮膚病変、金平糖様白斑)、歯エナメル小窩(3つ以上)、口腔内線維腫(2つ以上)で代表される6項目の小症状中2つ以上のいずれかを満たすことである。Probable(疑い診断)は、上記の大症状1つ、または小症状2つ以上のいずれかを満たすことである。各症例において、その症状に対応した治療が行われる。合併の脳腫瘍や腎腫瘍に対するmammalian target of rapamycin(mTOR)阻害薬の効果が期待されている。(上松右二)

同ブルヌヴィーユ・プリングル病

1) Bourneville DM：Sclérose tubéreuse des circonvolution cérébrales；Idiotie et épilepsie hemiplégique. Archives de Neurologie 1：81-91, 1880.
2) Pringle JJ：A case of congenital adenoma sebaceum. Brithish Journal of Dermatology 2：1-14, 1890.

**結束性**　けっそくせい　cohesion　語用論の用語。意味的にまとまりのある一群の文を談話というが、談話の中のある文要素の解釈が先行する文に依存することがある。これを結束性(cohesion)という。結束性を示す言語表現には、指示表現、代用表現、同語反復、類語、上位概念、省略などがある。このうち「あの、この、それ」といった指示表現、「おいしいケーキを食べる夢を見たよ。本当にそうなるといいね」の「そう」などの代用表現は語句の単位で結束性を表すが、文全体の統語構造(語順、省略)やイントネーションも結束性を表す手段として使われる。(渡辺眞澄)

**ゲーリック病**　——びょう　⇨神経変性疾患＞筋萎縮性側索硬化症

**ゲルストマン症候群**　——しょうこうぐん　⇨失行症＞ゲルストマン症候群

**嫌悪療法**　けんおりょうほう　⇨リハビリテーション＞行動療法＞嫌悪療法

**言語以外の意味記憶障害** げんごいがいのいみきおくしょうがい ⇨意味記憶障害＞言語以外の意味記憶障害

**健康保険** けんこうほけん health insurance 保険者は事業規模により、健康保険組合(健保組合)、全国健康保険協会(協会けんぽ)に大別される。被保険者の範囲は、①常時5人以上の従業員を雇用する事業所、および常時従業員を使用する国、地方公共団体または法人の事業所に使用される者、②任意継続被保険者(2年間に限る)、③同一事業所で1ヵ月を超えない範囲で日々雇い入れられる者、2ヵ月以内の期間を定めて使用される者、継続して4ヵ月を超えない範囲で、季節的業務に使用される者、継続して6ヵ月を超えない範囲で臨時的事業の事業所に使用される、日雇い特例被保険者、である。被扶養者の範囲は、①被保険者の直系専属、配偶者(事実上の婚姻関係であると認められる場合も含む)、子、孫および弟妹。②被保険者と同一世帯の者。3親等内の親族。③被保険者と事実上の婚姻関係と認められる者の父母および子で、被保険者と同一世帯。以上すべての場合でその被保険者によって生計を維持している者となる。法定給付は療養の給付、入院時食事療養費、入院時生活療養費として現物給付される。現金給付には高額療養費、高額介護合算療養費がある。その他、傷病手当、出産育児一時金、出産手当金、訪問看護療養費、療養費、移送費、埋葬費、保険外併用療養費などが給付される。被扶養者には同様の給付金が家族療養費として給付されるが、傷病手当金および出産手当金はない。各健保組合によっては、付加給付も行われている。(竹内祐子)

**言語学習** げんごがくしゅう verbal learning, or language acquisition 言語学習という用語には二通りの意味がある。1つは、単語、句、短文、文章あるいは無意味綴りなど、いわゆる言語素材の記憶や学習(verbal learning)を意味する場合であり、もう1つは英語や日本語などの言語の獲得(language acquisition)を意味する場合である。前者の意味は、認知心理学、知能テスト、神経心理学的検査などの場合に使用されていて、例えば十数個の単語を被験者に記憶させた後に、それらの単語を再生させたり再認させたりすることで記憶の情報処理能力を測定することがしばしば行われている。後者の意味は発達心理学で幼児の言語獲得過程などを研究する場合に使用されている。(平野眞)

**言語学習能力診断検査** げんごがくしゅうのうりょくしんだんけんさ ⇨イリノイ大学言語学習能力診断検査

**言語学的理論** げんごがくてきりろん ⇨失語症の言語治療理論＞言語学的理論

**言語獲得** げんごかくとく language acquisition 定型発達児では生後約1年で、初めての意味のあることば(初語)を話すようになる。言語獲得は、子ども側の「生理学的発達」「社会性の発達」「認知機能の発達」など、さまざまな領域の発達的基盤の上に、大人との社会的相互作用を通じて学習することより行われる。「生理学的発達」には、脳・神経系の発達、感覚・知覚機能の発達、発声発語器官の運動機能の発達などが挙げられる。脳では発達とともに神経細胞の軸索の髄鞘化、神経線維の各部位への連絡、シナプスの過剰形成とその刈り込みが進み、情報を効率よく処理する神経のネットワークが構築されていく[1)2)]。



音への反応は、新生児期における単なる反射から、学習された行動へと発達する。音韻知覚については、母音は生後6ヵ月頃、子音は10ヵ月頃、母語の音韻体系に適合するように発達する。7ヵ月頃には母語のリズム構造に基づく語形の抽出が行われる。9ヵ月頃には音韻配列に注目し始め、11ヵ月頃までには連続音声から意味あることばを切り取ることがより正確にできるようになる[3)]。表出は、新生児では軟口蓋と喉頭蓋が接しているため、鼻音的な発声となる。2ヵ月頃、機嫌のよいときにクーイングと呼ばれる非叫喚音を出す。3ヵ月頃になると喉頭の位置が下がり、共鳴腔となる咽頭部が形成される。無意味発声である喃語は、7ヵ月頃には手足のリズミカルな運動と同期して母音様の発声が可能となり(過渡期の喃語)、8ヵ月には身体運動と独立して「バ、バ、バ」などの基準喃語を、9〜11ヵ月には「バブ、バブ、バブ」のような非重複性喃語を話すようになる[4)5)]。「社会性の発達」では、赤ちゃんは生まれながらに人への志向性をもち、母親との日常的なやりとりの中で、3ヵ月頃応答、4〜6ヵ月頃自発的な働きかけがみられるようになる。6ヵ月以降子どもが大人と同じ物を見る共同注意が成立すると、大人からのことばかけに対し、物—ことば—意味を結びつけ、ことばを学ぶことができるようになる[6)]。9ヵ月頃には母親に物を見せ手渡す行動が成立し、物を媒介にしたやりとりが数回続くようになる。また、7ヵ月を過ぎる頃には母親との愛着形成の現れとして人見知りが出現する。9ヵ月には新奇な対象や状況に出会うと、母親の表情を手がかりにして自己の行動を決定する現象である社会的参照がみられる。10ヵ月頃には動作模倣が可能となり、学習の下地が整う。要求を伝える行為も、初めは泣くことしかできないが、発達に伴い、対象を指さし、母親を注視し、声を出すというように、伝達手段を複合的、間接的に使用して明確に伝えられるようになる。伝達手段としての声の使用については、9ヵ月には、注意喚起や要求では語尾を上げるというような、伝達機能に対応して発声語尾のメロディーパターンの使い分けができるようになり、音声によるコミュニケーションの大枠がつくりあげられていく[7)]。

「認知機能の発達」では、ことばの獲得にはピアジェの「感覚運動期」第6段階までの知能の発達が必要と考えられている[8)]。この時期に、自己の発話行為の効果に注目できるようになることが、他者とのやりとりの成立につながる。手段と目的の関係を理解できるようになると、人に何かを頼むことが可能となる。物の永続性を理解し、イメージが記憶できるようになると、見立てやごっこ遊びを行うようになる。そのイメージに対し、それを示す社会的な記号(ことば)を結びつけて理解し、自分からも使えるようになることで、言語獲得に至る。指さしの出現は、指す物と指される物との関係を理解していることを示し、ことばと対象(意味)を結びつけて理解する力につながるものであることから、言語獲得の指標となるものである。(狐塚順子)


1) 大森隆司, 萩原裕子：認知神経科学；20 世紀の到達点と, 21 世紀に向けての見通し. 認知神経科学 8(3)：262-274, 2001.
2) 前川喜平：高次機能；知能の発達. バイオメカニズム学会誌 32(2)：74-82, 2008.
3) 林安紀子：健常乳児の音声知覚と言語発達. 発達期言語コミュニケーション障害の新しい視点と介入理論, 笹沼澄子(編), pp251-268, 医学書院, 東京, 2007.
4) Oller DK：The emergence of the sounds of speech in infancy. Child Phonology Vol. 1, Yeni-Komshian GH, et al(eds), pp93-112, Academic Press, Cambridge, 1980.
5) 江尻桂子：乳児における基準喃語の出現とリズミカルな運動の発達的関連. 発達心理学研究 9(3)：232-241, 1998.
6) Tomasello M, Farrar ML：Joint attention and early language. Child Development 57：1454-1463, 1986.
7) Masataka N：Relation between pitch contour of prelinguistic vocalizations and communicative functions in Japanese infants. Infant Behavior and Development 16：397-401, 1993.
8) 滝沢武久, 山内光哉, 落合正行, ほか：ピアジェ；知能の心理学. 有斐閣, 東京, 1980.


**言語症/言語障害** げんごしょう/げんごしょうがい language disorder DSM-5®におけるコミュニケーション症群/コミュニケーション障害群(Communication Disorders)の下位分類に属する発達障害。知的障害、聴覚障害およびその他の感覚障害、運動機能障害などがないにもかかわらず、生活年齢から期待されるレベルよりも言語発達が遅れている状態を指す。一般的には、この障害については、**特異的言語障害**(SLI)という名称で古くから研究が進められている。そこで、以下、SLI と記載する。

SLI の診断においては、全般的知的機能、聴覚、社会性の問題がないことを除外基準とする。全般的知的機能に関しては、非言語性の知能検査(例：RCPM)の成績やウェスクラー式知能検査での非言語性の IQ(例：WISC-Ⅲでの PIQ、WISC-Ⅳでの PRI)が正常であることを一般的な基準としている。言語発達に関しては、標準化された言語検査を用いて評価する。言語発達の遅れとするカットオフ点はさまざまであるが、言語検査の成績が平均−1.5 SD よりも低いことを基準として用いる場合が多い。英語圏の SLI では、出現頻度は約 7.4%(男児 8%、女児 6%)と報告されている(Tomblin ら, 1997)。一般に、初語の出現が遅れ、その後の語彙、文法、語用論の発達も遅れる。音韻認識課題や非語復唱課題の成績が低く、音韻障害が示されることが多いが、音韻障害が認められない SLI の報告も複数ある(McArthur &

Castles, 2013；Bishop ら, 2009 ほか)。文法の障害に関して、時制の文法形態素(例：三人称単数現在の-s、規則性過去形の-ed など)の習得に顕著な遅れを示すことが知られている。また文法が特異的に障害されている症例が報告されており、このサブタイプを G-SLI (grammatical-SLI) と呼ぶ。サブタイプに関係なく、長期にわたって時制の文法形態素の獲得の困難さおよび非語復唱の困難さの双方がみられることから、これら2つが英語圏での SLI の臨床マーカーではないかと考える研究者もいる。聴知覚障害、音韻障害、意味理解障害などを原因とする諸説があり、発現メカニズムに関する見解は一致していない。一方、日本語の SLI においては、英語圏の SLI に比べると研究報告が少なく、言語症状に関する見解が一致していない。一般には、英語圏の SLI 同様に、初語の出現が遅れ、その後の語彙や語用論の発達も遅れる。複数の症例で、復唱や音読は良好である一方、言語性の意味理解に困難さが認められている。単語レベルでは、特に、抽象語の意味理解力に困難さが示されている。英語圏とは対照的に、文法障害の特徴に関して、まだ共通した見解はない。(三盃亜美、宇野彰)

## 言語症状　げんごしょうじょう　verbal symptom, or manifestation of language disorder

■ **再帰性発話**　さいきせいはつわ　recurring utterance　「言語としての意味の有無にかかわらず、無意識的・不随意的に発せられる持続的・常同的な言語表出」を指す。全失語もしくは重度ブローカ失語といった重度の非流暢性失語症患者の発話に見い出される言語症状である。1861年にBrocaが発表した、失語学の礎とされる失語症例(Tan氏)の発話も再帰性発話であった。言語常同症あるいは常同性発話(verbal stereotypy)、唯一言語(monophasia)、言語自動症(speech automatism)などともほぼ同義語とされるが、時に細かい差異を挙げてこれらを区別する研究者もいるので注意をする必要がある。再帰性発話は、実在語(real word)再帰性発話と無意味(non-meaningful)再帰性発話、もしくは語彙性(lexical)再帰性発話と非語彙性(nonlexical)再帰性発話に区別される。無意味(非語彙性)再帰性発話では、新造語であるジャルゴン型と単音節の繰り返しである反復型がある。再帰性発話は原則として、自発話、呼称、復唱、音読などの発話様態を問わず出現し、努力性や構音の障害を伴わず、しばしば豊かなイントネーションを伴って患者の感情を伝える。発話量も少なくなく、しばしば流暢な印象を与える。無意識で不随意な自動的発話であり、患者はその異常な発話について自覚していない。また再帰性発話は書字には現れない。Alajouanine(1956)は、本来常同的な再帰性発話が経過とともに変化する様を以下の4段階で記述している[1)]。①再帰性発話のプロソディに変化が生じ、感情的な変化を表現するようになる(再帰性発話の構成に変化が生じる段階)。②再帰性発話に気づいて止めようとする(再帰性発話をチェックする段階)。③これまでの再帰性発話の変形や、そのほかの語、あるいは意図的な簡単な発話が出現して、再帰性発話と意図的発話が浮動的に混在する(浮動的発話の段階)。④再帰性発話が消失して、意図的発話がみられる(再帰性発話が完全に阻止される段階)。すべての患者がこの経過をたどるわけではないが、このような経過段階を経て回復することがあるといわれている。(東川麻里)

1) Alajouanine T：Verbal realization in aphasia. Brain 79：1-28, 1956.

■ **ジャルゴン**　jargon　失語学におけるジャルゴンとは、重度の流暢性失語症患者が話す、聞き手にとって理解不能な発話を指す。ジャルゴンは言語としての意味を喪失していることが特徴であり、構音障害のために聞き取れない発話や、精神症状のために混乱して理解できない発話とは区別される。ジャルゴンは重度のウェルニッケ失語に出現することが多い。ジャルゴンが著しい失語をジャルゴン失語と呼ぶこともある。無関連語、音韻性錯語、新造語などの豊富な言い誤りや錯文法などが観察される。ジャルゴンには自己の発話の異常に気がつかない病態失認が背景にあり、患者は発話衝動が高く、わけのわからない発話を大量に話すことが多い。ジャルゴンは書字にも現れることがあり、これをジャルゴン失書という。主となる言い誤りの特徴に従ってジャルゴンはいくつかのタイプに分類される。Alajouanine (1956)はジャルゴンを、未分化ジャルゴン・失意味性ジャルゴン・錯語性ジャルゴン(undifferentiated・asemantic・paraphasic jargon)の３つの亜型に分類した[1)]。彼はこの順に経過すると述べているが、すべての症例でこのような経過上の変化がみられるとは限らない。①未分化ジャルゴンは、次々に変化流動する絶え間なき語音の流れ、と表現される発話であり、意味もなく文法的にも未分化な語音の羅列である。助詞や助動詞といった文法的機能語を欠く新造語ばかりの発話とみることもできる。これとは別に、音声や構音の障害があり、もぐもぐと呟くような不明瞭なジャルゴンをマンブリングジャルゴン(mubling jargon)ということもある。②失意味性ジャルゴンは、新造語の多発により意味がわからない状態の発話をいう。新造語のほかに空語句も多い。音韻性錯語や無関連錯語も含まれることがある。特に文法的機能語が出現することが重要であり、この点で上記の未分化ジャルゴンと区別される。近年は新造語ジャルゴン(neologistic jargon)と呼ばれる。③錯語性ジャルゴンは、豊富な無関連錯語のために意味が通じない発話であり、新造語は出現しない。基本的には音韻の障害はなく音韻性錯語も含まない。空語句は多い。近年は意味性ジャルゴン(semantic jargon)と呼ばれる。このタイプも基本的にウェルニッケ失語に属するが、超皮質性感覚失語に見い出されるという見解もある。ただしこの場合には、復唱ではジャルゴンはみられない。(参照：失語症＞ジャルゴン失語)(東川麻里)
[同]ジャーゴン

1) Alajouanine T：Verbal realization in aphasia. Brain 79：1-28, 1956.

■**新造語**　しんぞうご　neologism　失語症の発話における言語症状であり、言い誤りの一種である。日本語の語彙に存在しない「語」であって目標語の推定もできないものを指す。音韻性錯語も日本語の語彙に存在しないが、言い誤りの音韻が少ないので、目標語が推定できる。この点で両者は区別される。新造語の出現は、新造語ジャルゴンの主要症状である。新造語の発現機序の仮説として、音韻性錯語の重篤型とみなす伝導理論、意味性錯語と音韻性錯語が加重したものとみなす二段階理論、記号素の結合による雑種語彙仮説、語発見障害(語想起障害)の空白を埋めるための失名辞理論などがある。(参照：錯語＞非単語エラー＞新造語)(東川麻里)
[同]語新作

■**同時発話**　どうじはつわ　syllalia　相手と「同じことを同時に発話する」傾向のこと

であり、波多野ら(1985)[1]が造語して命名した言語症状である。同時発話は、意図的にはほとんど一語を発することも不可能な全失語に観察されることが多い。同時発話は、反響言語や補完現象などの自動言語と合併しやすい。重度の全失語患者が、相手(普通は検者)の発話に合わせて、その後半部分を、同時に同じように話すという形をとる。自己の姓名や挨拶語などの決まりきった内容や、特定の聴覚刺激が繰り返された後には、検者の発話の始まりを聞くとその後半が予測できる。この予測を同時的に発話実現するのが同時発話である。例えば、生年を質問している場面で、検者が[昭和 15 年]と言った後で、患者が「じゅうごねん」と発話すれば、これは反響言語である。検者が[昭和 15]で止めた後に、患者が「ねん」と補って発話すれば、これは補完現象である。検者が[昭和 15 年]と言っている途中で、患者が「ねん」と同時に発話すれば、これは同時発話である(下線部は同時の発話を表す)。反響言語、補完現象、同時発話の三者には通底した発現規制があると思われる。同時発話がしばしばみられる全失語は、シルビウス周囲言語領野の全面的解体に対応する言語障害である。同時発話の存在は、言語領野が壊滅しても一定の音韻能力が保持されていることを表している。そこで、言語発達における左半球言語領野の成立以前の段階への退行という発達学的な解釈も可能であり、言語模倣や共鳴動作(乳児が大人の動作を同調的・共鳴的に反復する)との関連性も指摘されている。同時発話は、言語領野の機能と言語障害の現象の理解に対して、多くの示唆を含むものと理解されている。(東川麻里)

1) 波多野和夫：失語に於ける流暢性概念の再検討．Broca 中枢の謎；言語機能局在をめぐる失語研究の軌跡，大橋博司，濱中淑彦(編)，pp167-181，金剛出版，東京，1985.

■ **反響言語**　はんきょうげんご　echolalia　相手の質問や話しかけに対して同じことばをおうむ返しに発話する現象。失語症のほかにも、広汎性発達障害、統合失調症、認知症あるいは健常小児の発達過程にしばしば観察される。反響言語は以下の 3 つの亜型に分類される(波多野ら，1987)[1]。①完全型反響言語(complete echolalia)は人称代名詞や敬語表現も変更せずに、相手の発話をそのまま反復するもので(例:[あなたのお名前はなんと言いますか？]→「あなたのお名前はなんと言いますか？」)、混合型超皮質性失語にみられる。②減弱型反響言語(mitigated echolalia)は、質問の一部をおうむ返しして、その後に自己の答えを発話するもので(例：[お名前はなんと言いますか？]→「お名前は…佐藤です」)、超皮質性感覚失語にしばしばみられる。③部分型反響言語(partial echolalia)は、相手の発話の最後の 1、2 個の音韻のみを復唱する(例：[お名前はなんと言いますか？]→「か…」)。アルツハイマー型認知症ではその経過で、まず減弱型反響言語が生じ、これが完全型反響言語に移行し、さらに部分型反響言語を経て(この段階をみないことも多い)、最終的に全失語的な無言状態に至るという見解がある。(東川麻里)

1) 波多野和夫, 坂田忠蔵, 田中薫, ほか：反響言語 echolalia について. 精神医学 29：967-973, 1987.



■**反復言語** はんぷくげんご pariraria Souques(1908)が、単語または句を不随意・自動的に繰り返す現象と定義した。この繰り返しの発話速度が加速、声量が減弱する場合と不変のタイプが存在し、同一症例内であっても混在することが報告されている。例えば、玉子の呼称において、反復言語の場合は「たまご、たまご、たまご」と不随意に繰り返す。一方、単語の一部の繰り返しの場合、「たま、たま…たまご」と語頭から一部の音節を繰り返せば症候性吃、「たまご、まご、まご…」と語尾の一部であれば語間代(ことばの終わりの音節を反復する)とされる。しかし、反復言語を伴う症例は単語の語頭から一部の音節を繰り返す症状が混在し、また吃音も時に単語全体を繰り返すため、症候学的にこれらを鑑別するのは難しい。Horner(1983)は単語の一部の音節と単語、句を繰り返す症状の出現割合で鑑別診断を試みている。本症状は音声言語だけでなく、手話においても出現することが報告されている。前頭葉や大脳基底核などの限局病変やアルツハイマー病、ピック病、進行性核上性麻痺、パーキンソン病などの変性疾患でみられ、ドパミンの産生機能の損失が原因との仮説がある。(宮﨑泰広)

同同語反復症

■**補完現象** ほかんげんしょう echolalia 未完成文でその先が予測可能な聴覚刺激に対して残りの語句を意図せずに補完してしまう反応(Stengel, 1947)である。音声や文字の刺激語に対して、複合語や成句・ことわざなどの慣用表現へそれを補完する形で発話するものがある。例として、[犬も歩けば]の音声提示後に「犬も歩けば棒にあたる」と発話するものがある。反響言語や補完現象は、脳後方病変・前頭葉損傷による超皮質性失語や前頭葉内側面損傷に伴う超皮質性運動失語でみられることが知られている。また、反響言語・補完現象は失語症以外の病態でも観察され、言語障害のみでなく前頭葉機能障害の枠で捉える可能性が示唆されている。(永森芳美)

**言語情報処理** げんごじょうほうしょり language processing, or linguistic information processing 情報処理という語は、第二次世界大戦後、Shannon により情報理論が発表され、また汎用型のデジタル・コンピュータ(von Neumann 型コンピュータ)が登場した頃に生まれたと思われる。2人が会話している状況を考えてみよう。発話者は自分の意図を言語化して音声を発し、聞き手がその音声波から話し手の意図を抽出するプロセスである。発話は、発話内容の組み立てから始まる。Fodor によれば[1]、思考は、生成文法におけるように、表象と規則に基づき計算される(思考の言語 language of thought)。思考の符号から、単語の意味に基づきレキシコン内の動詞、名詞…が選択される[2]。動詞の項構造に基づき単語を配置し命題を表す句構造がつくられ、レキシコンの統語(syntax)、形態素(morpheme)情報を検索し統語・形態処理が行われる。さらにレキシコンを検索し、各語に音韻符号(phonological code)が付与され、実際に発話される語順で文の音韻列がつくられる。発話される音韻列は、ただ単にレキシコンの音韻符号を順に並べたものではない。個々の単語の音韻符号の並びに形態・音韻処理が施されたものである。例えば、「ビール1杯…」が発話されるためには、レキシコンに記載された各語の音韻符号列の並び /biiru/+/ichi/+/hai/+… に形態・音韻規則が適用され、/biiru iQpai…/と連濁(2つの語が結びついて1つの語になる複合語において、後ろの語の語頭の清音が濁音に変化する)が生じて、実際に発話される音韻列がつくられる。また超分節的特徴についても、ピッチの下降(アクセント核)を/'/で表すと、複合語「ワイン・グラス」/wa'iN/+/gu'rasu/は、アクセント規則が適用されて、/waiNgu'rasu/となり、構成する語(この場合は、ワイン)のアクセントが変わり、実際に発話されるアクセント・パタンがつくられる。レキシコンの単語音韻情報を実際に発話する音韻列に組み立てるプロセスを**音韻アセンブリ**(phonological assembly)ということがある。さらに音韻符号列から調音(=構音)プログラムがつくられ、調音が実施され音声波が発せられる。聞き手の耳に届いた音声波は、聴覚分析(音響分析という人もいる)を受け、音声知覚が行われ音韻列が抽出されていく。音韻列は、アクセント、イントネーションなどの超分節的特徴とともに処理され、レキシコンを検索し単語の同定(語彙処理)や語の言語的意味、句の構築と意味の解釈などが進行する。句の構造やその意味解釈は時に変更されながらダイナミックに進行する。文の理解には、語の言語的意味や、統語構造、文の命題のみならず経験から得た知識、世界に関する百科事典的知識などが必要となる。そうでなければ、「心で見る」といった句や、直接語られていないことの理解は困難である。以上は、統語ないし言語が自律的とする領域特異的な生成文法の見方であるが、これと対立する Langacker, Lakoff,

Tomaselloらの認知言語学[3]では、領域一般的すなわち言語の基盤は人間の一般的な認知機能にあるとする。また、語は語義と音韻符号の対であり、文には、最も目立つトラジェクターと、次に目立つランドスケープがあるとし、文法にも枠組みとしての意味があり、言語的知識と百科事典的知識を区別しない、などの特徴がある。両者の間には論争があり相互に排他的に見える。しかし生成文法の興味の中心は言語現象に内在する規則性にあるのに対し、認知言語学は言語には規則や範疇では捉えられない現象が多々あるとし、メタファー、メトニミーなども重要な研究対象としている。両者は言語の異なる側面を扱うことが多く、むしろ相補的に見える。



言語には文字言語もある。音声言語は特に学習しなくても習得できるが、文字言語は学習なしには習得できない。文字で書かれた単語認知に関しては、少なくとも2つの立場がある。古典論(classicism)のDRCモデル[4]では、まず文字の形に関して視覚処理が行われ、文字の同定、そして文字列が抽出される。そこからルートは二分する。語彙ルート(lexical route)では、文字列から文字入力辞書(orthographic input lexicon)が検索され、同時に意味システム(semantic system)において文字列から意味が検索され、文字入力辞書および意味システムの情報は、**音韻出力辞書**(phonological output lexicon)に伝わり、そこで読み(音韻符号)が検索され、音素システム(phoneme system)に保持される。一方、非語彙ルート(nonlexical route)では、文字素→音素変換規則(grapheme-phoneme conversion rule)により逐字的な音韻変換が行われ、音韻符号が音素システムに保持される。語彙(ルート経由の)処理と非語彙(ルート経由の)処理は同時に進行する。単語処理は語彙ルートでは可能だが、非語彙ルートでは困難である。非語彙ルートは単語も非単語も読みを計算できるが、妥当な読みが出力されるのは規則語(例：計算、テレビなど)だけであり、不規則語(例外語：煙草、歌声など。助詞の「は、へ」など)の処理は困難である。非語彙ルートにおける文字列→音韻符号の計算を音韻アセンブリということがあり、音韻出力辞書に登録された音韻符号をaddressed phonologyということがある。これに対して、読みのコネクショニスト・モデル(トライアングル・モデル)[5]は、領域一般的な考えに基づき、神経細胞を模したユニット多数から成る3つの層が三角形を成しており、文字の視覚処理の後、文字層(orthographic layer)で文字の表象が計算され、そこから意味ルートと音韻ルートに分かれる。意味層(semantic layer)では意味表象が、音韻層(phonological layer)では音韻表象がそれぞれ計算される。意味層からは音韻層にも情報が流れ、音韻層では文字層からの情報と意味層からの情報に基づき音韻表象の計算がなされる。文字層から音韻層のルートである音韻ルートは単一であり、語彙処理と非語彙処理(規則処理)の区別はない。またレキシコン

もなければ、文字→音韻変換の規則もない。それにもかかわらず人間の音読行動をシミュレートできる。(辰巳格)

1) Fodor JA：The Language of Thought. Harvard University Press, Cambridge, 1970.
2) Levelt WJM：Speaking；From intention to articulation. MIT Press, Cambridge, 1989.
3) 野矢茂樹，西村義樹：言語学の教室；哲学者と学ぶ認知言語学．中公新書，東京，2013.
4) Coltheart M, Rastle K, Perry C, et al：DRC：A dual route cascaded model of visual word recognition and reading aloud. Psychological Review 108：204-256, 2001.
5) Seidenberg MS, McClelland JL：A distributed, developmental model of word recognition and naming. Psychological Review 96：523-568, 1989.

**言語性意味システム** げんごせいいみ―― ⇨記憶＞意味記憶＞意味システム

**言語性短期記憶障害** げんごせいたんききおくしょうがい ⇨記憶障害＞言語性短期記憶障害

**言語性知能** げんごせいちのう verbal intelligence 知能検査開発の第一人者であるWechslerの理論に依拠した概念である。知能検査は、刺激-反応モダリティの違いから、言語刺激に対して言語で応答する言語性検査と視覚的刺激に対して動作で応答する動作性検査に分けられる。そして、従来は臨床領域での実用的観点から、言語性検査の成績から言語性知能を、動作性検査の成績から動作性知能もしくは非言語性知能を解釈してきた。言語性知能は、ウェクスラー成人知能検査(WAIS)を参考にすると、経験や学習を通して蓄積される結晶性知能をはじめ言語性の推理・思考力、言語表現力などの総合的な言語能力に加え、言語性短期記憶や言語性ワーキングメモリーなどの言語記号の記憶・保持や情報操作能力を含めたさまざまな言語能力の包括的な概念を指す。知能検査を心的処理の観点でみると、提示された刺激(課題)に対する情報の認知・入力に続いて、脳中枢にて既知の知識・情報や能力を導引して求められる認知処理を行う『統合・貯蔵』といった内的処理を経た後、言語もしくは動作応答などの非言語的な手段によって出力応答するといった一連の過程が想定される。入出力モダリティの違いによって言語性と動作性の検査に二分されているが、内的処理としては相補的に働いており、検査にもよるが言語性検査課題であっても視覚的認知処理が活用される場合もありうるし、その逆に動作性検査課題であっても言語処理が有効に活用される可能性はある。したがって、例えば中枢性の言語情報処理障害である失語症がある場合、病態によっても異なるが、その直接的な影響により結果として言語性知能の低下をきたすことに加え、言語処理が副次的に関与する動作性知能検査の成績が低下する可能性も推察される。知能に関して現在支持されているCHC(Cattele-Horn-Carroll)理論では、広域的能力として提起されている10因子のうち、『結晶性能力/知識』や言語性の『流動性能力/推理』『長期記憶と想起』『数量の知識』『短期記憶』などが広義の言語性知能の構成要素として捉えられる。最近の知能検査および知能に関する理論研究の動向として、総合的言語能力と記憶処理能力は質的に異なる知能領域であり、両者を総合した合成得点を算出することの問題が指摘されたことから、WAISの改訂第4版では言語性知能および動作性知能の二分法は用いられず、言語性知能を『言語理解』指標と『ワーキングメモリー』指標に分けて評価することとなっている。(伊澤幸洋)



**言語知識** げんごちしき language knowledge, or knowledge of language 言語機能は、人間という種に固有の能力で、遺伝子に組み込まれた生得的なものであると考えられている。生得的と考える根拠は、子どもは特別な訓練を受けなくても言語を自然と身につけること、子どもが与えられる刺激は質的にも量的にも不十分であるにもかかわらず5〜6歳までには大人と同等の文法を獲得できること、そしてその文法には個体差が少ないこと、教わったことのない文も新たに生成可能であることなどである。このように言語機能が生得的であることを前提に、生成文法理論はこの生まれつき人間の脳に内在する言語機能が世界中のどの言語にも対応できる普遍的な文法基盤をもつことから、**普遍文法**と呼んでいる。

言語知識とは、この普遍文法と呼ばれる生得的な言語機能すなわち人間の脳に内在することばの知識のことであり、語彙や語の意味のように、意識的に学習された知識のことではない。生後間もない赤ん坊の言語機能は“初期状態”であるが、まっさらな白紙の状態ではなく、普遍的な原理や原則を含む言語習得システムを備えている。赤ん坊は外界から言語刺激を与えられ、言語経験を通してわずか数年間で安定した大人の文法に達する。この安定した大人の文法は**個別文法**と呼ばれる。生後、生活環境での言語経験を通して普遍文法を成長させた結果得られた母語の文法である。言語知識は、生得的な言語機能と言語経験の相互作用によって母語を獲得するメカニズムを指しているといえる。生成文法は、言語知識とはどのようなものか、そして子どもはどのように言語知識を獲得する(成長させる)かを一定の形式で記述することを目指した。すなわち、個別文法の構造を分析および定式化し、個別文法の特性を人間がどのように習得するのかを解き明かそうとした。「言語知識」は、生成文法理論の変遷に沿って、60年代の標準理論では「言語能力」や「生成文法」と同義に用いられ、70年代の拡大標準理論では「言語機能の安定状態」、80年代の統率束縛理論(GB理論)では「I言語」と、呼び方や概念が少しずつ変化した。生成文法を提唱したNoam Chomskyは、「言語能力」を、ある社会において理想的な話し手および聞き手の言語知識とし、実際の言語運用(language performance)とは区別した。「言語機能の安定状態」では、文法能力と談話構造の言語知識である語用能力とを区別したうえで、両者をまとめて言語知識とした。また「I言語(I=internalized)」は個人に内在する心的実在である抽象的な文法能力を指し、具体的な語彙と意味によって使用される文の集合である「E 言語(E＝externalized)」とは区別される。(参照：生成文法理論)(今井眞紀)

**言語的媒介** げんごてきばいかい ⇨記憶のリハビリテーション＞言語的媒介

**言語的方略** げんごてきほうりゃく ⇨記憶のリハビリテーション＞言語的方略

**言語モダリティ** げんご―― modalities in language processing **モダリティ**(様相)とは神経情報処理の異なった経路を指し、視覚、聴覚などを感覚モダリティと呼ぶ。言語情報処理では話す、聴く、読む、書くなどを指すが、さらに発話に関して自発話(呼称・動作説明)、復唱、音読を分け、書字では自発書字と書き取りを分けることができる。すなわち、言語情報の入力と出力の組み合わせとして各モダリティの相違を明らかにすることができる。「聴く」は話しことばを聴く→絵を指さす、「自発話(呼称・動作説明)」は絵を見る→ことばを話す、「復唱」は話しことばを聴く→ことばを話す、「音読」は文字を読む→話す、「読解」は文字を読む→絵を指さす、「自発書字」は絵を見る→文字を書く、「書き取り」は話しことばを聴く→文字を書く、となる。これらの各モダリティ間の成績を課題の共通性と相違の点から分析する。運動性失語と感覚性失語の区別に代表されるように失語症の症候学は言語モダリティ間の成績比較に基づいており、失語症検査の課題もモダリティ別に構成されている。

失語症では言語モダリティ間に成績差がみられ、保たれた言語モダリティと損なわれた言語モダリティとを組み合わせることによって、損なわれた言語モダリティの反応を改善しようと言語訓練を計画する。一般的に言語モダリティの間で難易度をみると、多くの患者では言語理解(聴覚的理解、読解)、発話、書字の順に難しくなる。訓練で使用する課題語や文の複雑さも、重症度、訓練の進行によって変わってくる。漢字・仮名の成績差も考慮に入れ、組み合わせを考えることができる。言語訓練課題をモダリティ別に挙げると、聴覚的理解では語音認知訓練は復唱によって行う。意味理解のためには仮名単語を漢字に直す、復唱、書き取り、音読が可能な単語の絵の聴覚ポインティングや口頭説明、描画などを行う。複雑なレベルの聴覚的理解には指示に従う課題を用いる。「はい、いいえ」課題は応答と内容の正誤の判定を行う。発話では、喚語課題を行い、正答できなかった際に、語頭音のヒントを与えたり復唱を行わせたりする。その他、文の完成、語の連想、質問に答える課題や、与えられた単語を用いて文をつくる、整序問題、単語の定義、文頭、文末の語を与えて作文を行うなどの課題がある。また物語やラジオ・テレビ番組の内容を言う、自発話、会話の課題には絵の呼称、物品の機能を説明、絵の情景を説明、動作の説明、特定の話題を設定した会話、自由会話が挙げられる。(種村純)

**言語野孤立症候群** げんごやこりつしょうこうぐん isolated speech area syndrome
⇨失語症＞混合型超皮質性失語

**言語理解の促進法** げんごりかいのそくしんほう facilitation of verbal comprehension
言語理解には聴覚的理解と読解の２つのモダリティがあり、さらに読解では漢字と仮名の成績が乖離することが多いため、漢字読解と仮名読解に分けて課題間で成績差を検討する。その結果、良好な課題と不良の課題が見い出された場合に、言語理解課題間の deblocking 法（遮断除去法）に基づく促進を行うことができる。すなわち、ある単語や文について、聴覚的理解、漢字読解および仮名読解の３課題間で、良好な課題で正答した後で不良な課題を行うと成績が改善することがある。一般に促進が生じる背景に一度活性化された過程は再度活性化される閾値が低下するというメカニズムが働くと考えられている。特に、この方法では聴覚的理解と漢字読解の間では相互促進が得られやすく、仮名読解についてはほかの課題への促進も、ほかの課題からの促進も得られにくい。単語は音、文字、意味のいずれについてもほかの単語との結びつきが多く、またモダリティ間の関連性も強い。しかし仮名と音とは１対１対応であり、この対応関係が障害された場合には回復することは困難である。漢字読解と聴覚的理解の間では相互に促進が生じる。辞書・意味過程の活性化が、漢字読解および聴覚的理解の単独では十分な活性化水準に達しない場合にさらなる刺激によって意味に達することを助けると考えられる。（種村純）

**顕在記憶** けんざいきおく ⇨記憶＞顕在記憶、記憶＞長期記憶＞顕在記憶・潜在記憶

**顕在性不安尺度** けんざいせいふあんしゃくど Manifest Anxiety Scale（MAS） 個人の比較的安定した顕在性の不安の程度を測定することを目的とする自記式の質問紙法検査である。（水子学）

**幻肢** げんし phantom limb 四肢切断後、失った四肢が存在するように錯覚したり、四肢の存在していた空間に温冷感や痺れなどを知覚する現象である。また、幻肢に痛みを感じる現象を幻肢痛（phantom limb pain）という。幻肢・幻肢痛は四肢に限定されるものではなく、顔面・乳房・内臓などでも起こる可能性がある。幻肢は脳卒中・脊髄損傷や末梢神経損傷などの運動麻痺や感覚遮断によっても発現し、これらは余剰幻肢（phantom limb without amputation）といわれている。（松川勇）

**見当識障害** けんとうしきしょうがい disorientation 自らについて、あるいは外界の現実について、つまり自らが何者であるか、時間や場所、話しかけている相手についての正確な気づきが障害された状態。臨床的には、健忘症候群やせん妄に伴ってみられることが多い。（上田敬太）

同失見当識

**原発性進行性失語**　げんぱつせいしんこうせいしつご　⇨失語症>原発性進行性失語

**原発性進行性失行**　げんぱつせいしんこうせいしっこう　⇨失行症>原発性進行性失行

**健忘**　けんぼう　⇨記憶障害>健忘

**健忘失語**　けんぼうしつご　⇨失語症>失名辞失語

**健忘性失音楽**　けんぼうせいしつおんがく　⇨失音楽>表出と受容の境界的な障害>健忘性失音楽

**原理とパラメータ理論**　げんり――りろん　principle and parameters theory　普遍文法の原理は人間に共通であるが、環境から実際の文が与えられると普遍文法のパラメータが決まり、各国語個別の文法となる。(種村純)

**権利擁護**　けんりようご　advocacy　日本国憲法第13条には「すべて国民は、個人として尊重される」とあり、すべての人間は生まれながらに基本的人権を有している。しかしながら、貧困や門地、認知症の高齢者、障害があるなどの理由により自分の生活と人生を決定することが困難な人がいる。権利擁護とは文字どおり「権利」を「擁護する」ということである。自己決定が困難な人に対し自分のことを自分で決める「自己決定」や自分の人生を主体的に決める「自己実現」が侵害されないように権利の救済を図り、本人の人権をはじめとするさまざまな権利を保護したり本人に代わってニーズ表明を支援し代弁したりすることである。「権利」はあっても声を上げることが困難な人にも、本人が主張できるように支えなければならない。

権利擁護に関する制度には、以下のようなものがある。

- **成年後見制度**…判断能力が不十分なために合理的判断ができない人に対し、財産管理や身上監護に関する契約などの法律行為全般を行うこと。
- **日常生活自立支援事業**…福祉サービス利用申し込みや契約手続き、通帳管理など日常的な生活援助の範囲内での支援を行うこと。
- **苦情解決、情報開示、第三者委員**…社会福祉サービス提供者の苦情解決の取り組み、情報提供の義務づけ、利用者の立場や特性に配慮した適切な対応を推進するため「第三者委員」の設置などを行うこと。
- **障害者虐待防止法**(障害者虐待の防止、障害者の養護者に対する支援等に関する法律)および**高齢者虐待防止法**(高齢者虐待の防止、高齢者の養護者に対する支援等に関する法律)…障害者(高齢者)虐待の防止、早期発見、虐待を受けた障害者(高齢者)に対する保護や自立の支援、養護者に対する支援などを行うことにより障害者(高齢者)の権利利益の擁護を資する法律。
- **障害者差別解消法**(障害を理由とする差別の解消の推進に関する法律)…障害の

有無によって分け隔てられることなく、相互に人格と個性を尊重し合いながら共生する社会の実現に向け、障害を理由とする差別の解消を推進することを目的とした法律。

障害や判断能力の有無にかかわらず、すべての人が地域で共に生活をしていく社会となるために、個々の事情、能力や生活環境などに配慮し、地域において一人ひとりが権利擁護の推進に向けて意識することが重要である。(森由美)

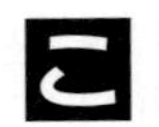

**語彙化錯読**　ごいかさくどく　⇨錯読＞語彙化錯読

**語彙経路**　ごいけいろ　lexical route　単語を語彙として認知し、意味を抽出する、情報処理を行う経路。（参照：二重経路）（種村純）

**語彙性**　ごいせい　⇨語彙特性＞語彙性

**語彙性効果**　ごいせいこうか　lexical effect　単語の音読や復唱において、単語の成績が非語に比べて反応潜時が短かったり、正答率が高かったりすること。深層・音韻失読あるいは失書症例に特徴的な効果。（参照：語彙特性＞語彙性）（新貝尚子）

**語彙性失書**　ごいせいしっしょ　⇨失書＞表層失書

## 語彙特性　ごいとくせい　lexical property

ここで扱う語彙とは語彙数(vocabulary)ではなく、脳内でほかと区別されて表現される単語そのものと、その単語に関する言語情報の集まり(lexicon)を指す。語彙特性は語特性もしくは語属性とも呼ばれる。語彙特性はさまざまな特徴量によって表され、日本語ではNTTデータベースシリーズ、英語ではMRC Psycholinguistic Database[1)-3)]にまとめて集められている。**表**にそれらの語彙特性を示した。特に、単語が用いられる程度や、知られている程度などの特性は、言語心理学研究、認知神経心理学的研究および臨床検査の、刺激や検査語の選択指標として用いられる。

(近藤公久)

同語特性、語属性


1) Coltheart M：The MRC psycholinguistic database. Quartary Journal of Experimental Psychology 33 A：497-505, 1981.
2) MRC psycholinguistic database(http://websites.psychology.uwa.edu.au/school/MRCDatabase/uwa_mrc.htm).
3) Wilson MD：The MRC Psycholinguistic Database；Machine Readable Dictionary, Version 2. Behavioural Research Methods, Instruments and Computers 20(1)：6-11, 1988.


■語彙特性の例■

| 日本語 | | 英語 | |
|---|---|---|---|
| NTT データベースシリーズ | | MRC Psycholinguistic Database | |
| 単語頻度(新聞 12 年) | Word Frequency | 単語頻度 | Kucera-Francis written freq.<br>Thorndike-Lorge written freq. |
| | | 発話頻度 | Brown verbal frequency |
| 文字単語親密度 | Visual Word Familiarity | 親密度評定値 | Familiarity rating |
| 音声単語親密度 | Auditory Word Familiarity | | |
| 文字・音声単語親密度 | A-V Familiarity | | |
| 心像性 | Word Imageablity | 心像性 | Imagability rating |
| 表記妥当性<br>文字頻度(新聞 12 年)<br>文字親密度<br>文字既知度 | Orthographic Plausibility<br>Character Frequency<br>Character Familiarity<br>Known Rate | 意味性<br><br>具象性<br>獲得年齢 | Meaningfulness：<br>Colorado Norms<br>Concreteness rating<br>Age of Acquisition rating |
| モーラ数、音節区切り | | 文字数、音素数、音節数等 | Number of letters, phonemes, syllables |
| アクセント | Accent | ストレスパタン | Stress |
| 品詞他情報 | Other Inf. | 品詞他情報 | Other Inf. |
| その他　主観的表記頻度 | Subjective Orthographic Frequency | | |

■**語彙性**　ごいせい　lexicality　語彙の存在、つまり、単語そのものの脳内での存在およびその単語に付随する脳内で構造化された情報(言語的記憶)の存在によって生

じる種々の性質のこと。一般的には単語として存在しない未知語や非語と単語との違いを意味する。ある単語が語彙として存在するか否かは個人差がある。例えば言語発達段階における年齢、第二言語としてその言語を習得中の学習年数などの言語経験に依存する。**語彙性効果**は、入力される情報が単語として存在するか否かを基準とした２つの単語群間に対する処理の違いを指す。単語として存在するか否かは上述のとおり個人で異なることに注意を要する。一般には、基本語彙であれば誰もが知っている単語と想定され、語彙性効果が期待される(語彙性効果参照)。さらに、語彙として存在するか否かだけでなく、その語をどのくらい知っているのか、どんな情報をどの程度容易に取り出せるのかによっても効果が異なる。(近藤公久)

**■親密度・単語親密度**　しんみつど・たんごしんみつど　familiarity, word familiarity　単語に対する主観的な親密さを表す指標のこと。「親近性」「なじみの程度」「熟知度」と呼ばれることもある。また、英語をカタカナ語としてそのまま受け入れて「ファミリアリティ」とも呼ばれる。厳密には、これらの呼び方で呼ばれる指標がまったく同じものを指すとは限らないが、概ね同じ概念を示すものと考えてよい。しかし、これらが何を表すかについては議論の余地がある。NTT データベース[1]に収録されている「親密度」は、「なじみの程度」として評定された値であるが、この「親密度」の評定者に対する事後アンケートによると、「よく見かける(聞く)」「よく知っている」「よく使う」「意味がわかる」などの観点で評定されたものであることがわかる。NTT データベースの親密度は、これらのさまざまな観点で総合的に判断した値であると考えられる。親密度は主観的評定値であるので、評価者によって値が異なる。一般に公開されている親密度データはたかだか数十名程度の評定者の平均である。したがって、親密度は評定者の特性によって異なるため、これとは異なる性質をもつ個人に適用する際には注意が必要である。ただし基本語彙に対する親密度は、年代や地域による異なりが小さいと考えてよいと思われる[2]。(近藤公久)

1) 天野成昭, 近藤公久：単語親密度. NTT データベースシリーズ；日本語の語彙特性, 第１巻, 三省堂, 東京, 1999.
2) Amano S, et al：Reliability of familiarity rating of ordinary Japanese words for different years and places. Behavior Research Methods 9(4)：1008-1011, 2007.

**■頻度・単語出現頻度**　ひんど・たんごしゅつげんひんど　frequency, word frequency　出版物に単語が出現する数(度数)を、調査対象とした文献の総語数や切りのよい語数に対する比率で表した指標のこと。例えば、１万語中の単語出現度数などで表される。単語出現頻度は単語親密度との間に高い相関関係がある[1]が、必ずしも一致はしない。**図**に単語出現頻度と単語親密度の関係を示す。単語親密度が主観的な指標であるのに対し、単語出現頻度は客観的な指標である。しかし、調査対象とする出版物が異なると出現頻度は異なるという問題点がある。近年ではこれを解決するために、さまざまなジャンルの出版物の比率を考慮して構築したコーパス(均衡コーパスと呼ばれる)を調査対象とした頻度データが使われるようになっている[2)]。なお、調査対象としたコーパスの規模を表す方法に、トークンカウント(token count)とタイプカウント(type count)がある。前者は調査対象に存在する総語数であり調査対象の量を表す指標、後者は調査対象に出現した単語の異なり数(種類)であり調査対象の多様性を表す指標と考えられる。(近藤公久)



1) 天野成昭, 近藤公久：頻度. NTT データベースシリーズ；日本語の語彙特性, 第 7 巻, 三省堂, 東京, 2000.
2) 国立国語研究所：現代日本語書き言葉均衡コーパス(BCCWJ)(http://pj.ninjal.ac.jp/corpus_center/bccwj/), 2013.

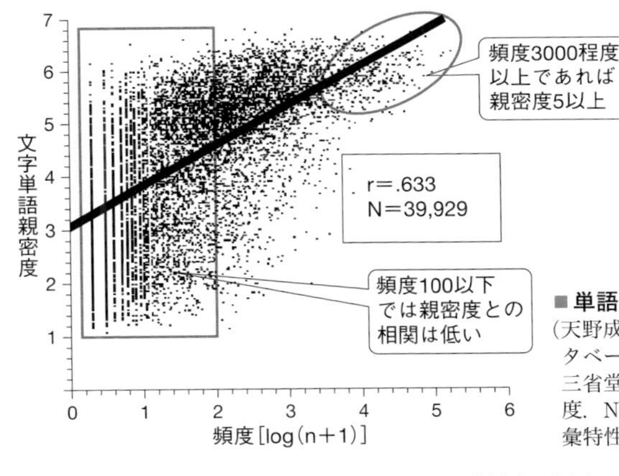


■単語親密度と単語出現頻度の相関■
(天野成昭, 近藤公久：単語親密度. NTT データベースシリーズ；日本語の語彙特性, 第 1 巻, 三省堂, 東京, 1999, 天野成昭, 近藤公久：頻度. NTT データベースシリーズ；日本語の語彙特性, 第 7 巻, 三省堂, 東京, 2000 による)

**■心像性** しんぞうせい　imageability　単語に対するイメージの思い浮かべやすさを表す主観的な指標のこと。英語をカタカナ語としてそのまま受け入れた「イメージアビリティ」とも呼ばれる。ここでの「イメージ」は必ずしも視覚的なイメージに限らず、種々の感覚イメージ(心的イメージ)である[1)2)]。心像性は親密度と相関の高い指標である。NTT データベース[2)]によると、両者の相関係数は、文字単語で r= .796、音声単語で r= .782 である。**図**に文字単語に対する単語親密度と単語心像性の相関図を示す。類似の指標に**具象性**(concreteness)がある。心像性と具象性の間には高い相関があることが知られている。具象性は単語が表す概念を具象-抽象の軸で数値化した主観的な指標である。ただし、具象性は具体的な存在の思い浮かべやすさを中心に捉えることを目的としており、心像性より視覚的、物理的な存在イメージに依拠していると考えられる。(近藤公久)

1) Pavio A, et al：Concreteness, imagery and meaningfulness values for 925 words. Journal of Experimental Psychology Monograph Supplement 76(3, part 2), 1968.

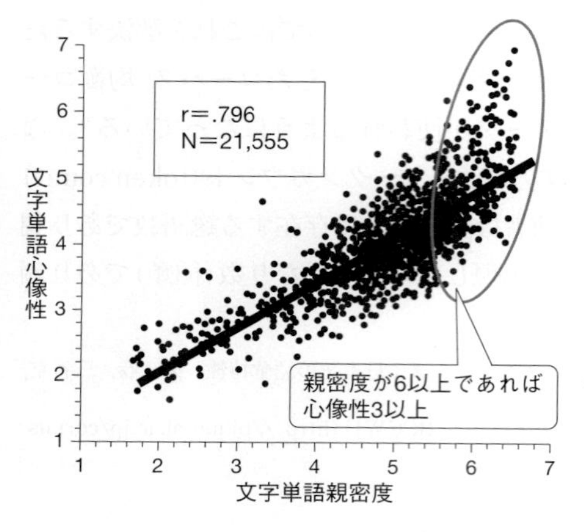


■単語親密度と単語心像性の相関■
（天野成昭，近藤公久：単語親密度．NTT データベースシリーズ；日本語の語彙特性，第1巻，三省堂，東京，1999，佐久間尚子，ほか：心像性．NTT データベースシリーズ；日本語の語彙特性，第8巻，三省堂，東京，2005による）

2）佐久間尚子，ほか：心像性．NTT データベースシリーズ；日本語の語彙特性，第8巻，三省堂，東京，2005.

■**一貫性** いっかんせい consistency 単語を構成する文字列（日本語の場合は主に漢字）とその読み方の対応関係（letter to sound correspondence）の一貫性を表す統計的指標のこと。「恩義」のように、「恩」も「義」もほかの単語の中で同じ読み方でしか出現しない漢字で構成される単語を**一貫語**（consistent word）と呼び、ほかの単語の中で異なる読み方で出現する漢字で構成されている単語を**非一貫語**（inconsistent word）と呼ぶ。一貫性の定義および計算方法はさまざまである。例えば、Fushimi ら[1)]による一貫性は、一貫性の考慮対象を漢字2文字単語に限定し、さらに、出現位置も固定して、当該単語中における漢字の読みと同じ読みで出現する単語数（s）と別の読みで出現する単語数（d）の比（s/（s＋d）*100）によって計算する。Fushimi らはさらに、この計算方法で一貫語ではない単語を**典型語**（inconsistent typical word：両方の文字の一貫性が50以上）と**非典型語**（inconsistent atypical word：いずれかの文字の一貫性が50未満）に分けている。NTT データベース[2)]では、漢字と読みの関係から一貫性を計算する種々の方法を紹介している。中でも、親密度ランクで分けて計算した一貫性は、語彙力の違いを考慮した一貫性であると考えられる。一貫性と類似した概念に**規則性**（regularity）がある。**規則語**（regular word）は、文字と読み方の対応規則（GPC 規則：Grapheme-Phoneme Correspondence rule）[3)]に従った単語を指し、これに従わない単語を**不規則語**（irregular word）と呼ぶ。**例外語**（exception word）ともいう。漢字を含む日本語の単語においては、熟字訓（例：「雪崩」「台詞」「女郎花」など）のような単語全体の読みを漢字1文字ごとの読みに対応させることが不可能な単語や当て字に対して「例外語」と呼ぶ場合があるが、英語の規則性とは必ずしも対応しない。また、読み方(音韻列)の違いを議論する際には、連濁などの音韻変化を同じ読みとするか異なる読みとするかは研究対象や想定するモデルに依存して検討する必要がある。(近藤公久)

1) Fushimi T, et al：Consistency, frequency, and lexicality effects in naming Japanese Kanji. Journal of Experimental Psychology：Human Perception and Performance 25：382-407, 1999.
2) 近藤公久, 天野成昭：文字-単語. NTT データベースシリーズ；日本語の語彙特性, 第 6 巻, 三省堂, 東京, 1999.
3) Coltheart M, et al：DRC；A Dual Route Cascaded model of visual word recognition and reading aloud. Psychological Review 108：204-256, 2001.



■**表記頻度** ひょうきひんど orthographic frequency 単語に複数の表記法が存在する場合に、単語が各表記で出現する頻度のこと。この表記頻度は、単語出現頻度データにおいて同じ単語に対する表記違いが示されていれば計算可能である。しかし残念ながら、同じ単語として異なる表記でどれくらいの頻度で出現したかを正確に把握できることは少ない。浮田ら[1]による主観的表記頻度は、表記頻度を主観的に評定した指標である。NTT データベース[2]には、同じ単語に対し、どの表記が妥当であるかを 5 段階で主観的に評価した表記妥当性が収録されている。通常は単語に対し漢字表記が可能であれば漢字表記(漢字仮名交じり表記を含む)が主に使用される。しかし、漢字表記が当て字の類であったり、常用漢字外であったり、画数が多く複雑な漢字であった場合には、平仮名表記が用いられる頻度も高くなる。前者を漢字表記優位語と呼び、後者をかな/カナ表記優位語と呼ぶ。さらに、送り仮名の付け方は内閣告示などで指針が示されているが、時代によって変遷がある。年代別の頻度表があれば、年代ごとの送り仮名の付け方の変遷も把握可能である。(近藤公久)

1) 浮田潤, ほか：日本語の表記形態に関する心理学的研究. 心理学モノグラフ 25, 東大出版会, 東京, 1996.
2) 近藤公久, 天野成昭：単語表記. NTT データベースシリーズ；日本語の語彙特性, 第 2 巻, 三省堂, 東京, 1999.

■**モーラと音節** ――おんせつ mora and syllable 音声の単位のこと。モーラは拍を意味し、拗音を除く平仮名 1 文字が 1 モーラに対応する。日本語のモーラは特別な場合を除き 1 モーラが 1 音節に一致する。音節と一致しないモーラを特殊モーラと呼ぶ。長音、促音、撥音は特殊モーラであり、2 モーラ 1 音節を構成する。したがって単語の長さとしてモーラで数えたときのモーラ長と音節で数えたときの音節長が異なる場合がある。モーラと音節は、日本語の単語認知モデルにおける解析単位や文理解におけるリズムを形成する重要な概念である[1]。また、Ohtake ら[2]は、日本語においてモーラが音声知覚の中心的な役割を果たすことを主張している。(近藤公久)

1) 窪薗晴夫, 本間猛：音節とモーラ. 研究社, 東京, 2002.
2) Ohtake T, et al：Mora or syllable? Speech segmentation in Japanese. J of Memory and

Language 32：258-278, 1993.

**■アクセント** pitch accent　単語の読み(音韻列)とは別の韻律情報。日本語の場合には音の高低によって表現される。同じ音韻列でアクセントが異なる単語が存在する。例えば、「雨、飴」、「橋、端、箸」などである。単語認知モデルにおいて、アクセントを単語認知に用いる過程は完全に明確にはなっていないが、アクセントが単語認知の早い段階から利用されていることはさまざまな報告がある[1)]。また、アクセントは上述の一貫性の計算法にも影響する。例えば、「満」は漢字2文字単語中では常に一貫した読み(音韻列)「マン」として出現するが、「満員、満開」のように0型(平板型、アクセント核なし)の単語の先頭で出現する場合と「満足」のように1型(頭高型、1モーラ目にアクセント核あり)の単語の先頭で出現する場合では、「マン」の部分のアクセントが異なる。これを同じ読みの語とするか異なる読みの語とするかで一貫性が異なる。(近藤公久)

1) Cutler A, et al：Pitch accent in spoken-word recognition in Japanese. Journal of the Acoustical Society of America 105：1877-1888, 1999.

**■品詞** ひんし　part of speech　単語などの形態素の文法上の基礎的な分類のこと。例えば、名詞、動詞、形容詞、副詞、助動詞、助詞などがある。単語は、**内容語**(content word)と**機能語**(function word)の2つに分類可能である。前者は、名詞や動詞のように単独で意味や役割を担う。後者は、助詞や助動詞のように内容語と共に出現して意味や役割を成す。認知神経心理学的研究、言語心理学的研究において、単語理解そのものに関心がある場合には名詞に特化した実験研究や検査を行うことが多い。しかし、文法や意味に関する研究や症例を扱う場合には、動作に対応した動詞、意味的付加を表す形容詞が使用され、活用に関する研究では形容詞と動詞、文を扱う際には、助詞、特に格助詞の扱いが重要になる。(近藤公久)

**語彙判断**　ごいはんだん　lexical decision　他者の発することばを理解するには、環境音の中から音素を弁別し、さらに意味のある音素の配列を認識する過程を経て、語が認識され、その意味との照合が図られる。さらに句または文のレベルでは、語の活用や接続様式など、構文に関する知識を参照して理解に至ると考えられる。意味のある音素列の最小限の単位を形態素(morpheme)と呼ぶ。語は単一または複数の形態素が結合したものである。語の理解に関しては脳内に語の総体としての語彙(lexicon)と呼ばれる辞書を想定し、語彙との照合によって語が同定される過程を経て、さらに意味システムに達して理解が成立する。語彙では、音素の同定、さらに音素の配列から成る語形(word form)の同定、アクセントなどの韻律に関する情報分析による同音異義語の区別、さらに語から意味への回収という作業が行われる。

語彙の保存に関しては、提示された音素(または文字)列が、実在する語(word)か非語(non-word)かを判断する語彙判断課題(lexical decision task)が用いられる。非語には、実在語の1モーラを置換するもの(例：「ミカン」→「ミハン」)や、隣接するモーラを入れ替えたもの(例：「かいだん」→「いかだん」)、ランダムな配列にしたもの(例：「さつまいも」→「もさいつま」)が用いられる。一方、聴覚理解のみならず文字を用いた語彙判断課題も存在する。文字課題では、音韻特徴は単語と同様ないし類似であるが、表記からは実在しない擬似語(pseudo-word)を用いることができる(例：「音線」「田孫」)。より実施しやすい文字による語彙判断課題では、文字と音韻情報の対応関係が明瞭な平仮名で表記した文字列(「どうにゅう」「ぎゅうにゅう」など)を提示し、単語か非語かの判断を求める。語彙判断課題では、実在する単語か否か、すなわち「Yes」「No」の判断、文字提示では、提示された2文字列のうち、いずれが単語であるかの選択が求められる。刺激が提示されてから反応が生ずるまでの潜時(reaction time)や正答率が測定される。語彙照合の難易度は、頻度や心像性といった語の属性が関与している。語彙照合の障害の中で、聴覚モダリティに限定した障害は語聾(word deafness)と呼ばれる。語聾では筆談によるやりとりに問題はない。語聾の評価には、語音の弁別課題(語音聾の評価)や語彙判断課題(語形聾の評価)、さらにいずれの語が評価語と関連が深いかの判断を求める類義語判断課題(語義聾の評価)が用いられる。(内田優也、小森憲治郎)

**語彙判断課題**　ごいはんだんかだい　lexical decision task　ある音韻もしくは文字系列を提示し、それが日本語の語彙であるかを問う検査である。例えば、「カサンポということばはありますか？」「サボテンということばはありますか？」などに対してYes-No反応を要求する。SALA失語症検査や失語症語彙検査の一部に含まれる。類義語判断検査と語音認知検査と比べ、音声提示された本検査が限定されて困難であれば、語形の認識障害の語形聾(word form deafness)にあたる。健常者においては、頻度、心像性の単語特性が反応時間に影響し、さらに文字系列の場合は表記妥当性の影響を受ける。(宮﨑泰広)

**語彙範疇**　ごいはんちゅう　lexical category　文を構成する統語単位(範疇)の1つで、名詞(本、女の子、など)、動詞(読む、食べる、など)、形容詞(赤い、かわいい、など)、後置詞(で、から、など：英語の前置詞にあたる)、副詞(とても、もっと、など)などの語彙的な意味内容をもつ語(概ね内容語に相当)、あるいはそれらの語を主要部とする句を指す。(参照：機能範疇)(渡辺眞澄)

**抗Hu抗体**　こう――こうたい　anti-Hu antibody　傍腫瘍性神経症候群の中で、頻度の高い自己抗体で、主に肺小細胞癌に合併する。(脇田英明)

**抗NMDA受容体脳炎**　こう――じゅようたいのうえん　anti-*N*-methyl-D-aspartate (NMDA) receptor encephalitis　若年女性に多く、感冒症状に続き、統合失調症に類似した精神症状を急速に呈し、その後、無反応になり、意識障害が遷延し、多くの症例で人工呼吸器管理が必要となる。その間、痙攣、不随意運動、自律神経症状を呈する。40%が卵巣奇形腫を合併し、発症早期に腫瘍摘出および免疫療法で症状が改善する例がある。急性期を脱せば、年の単位で緩徐に回復しうるが、肺炎などの合併症で死亡する例もある。(加藤裕司)

**公安委員会**　こうあんいいんかい　The Public Safety Commission　警察庁の管理のために内閣総理大臣の所管のもとにある国家公安委員会と、都道府県警察の管理を自治事務として行うために都道府県知事の所轄のもとにある都道府県公安委員会とがある。運転免許証、交通規制、風俗営業の許可、デモ行進の届出受理、古物商の許可、質屋の許可などの事務を行う。運転免許証は都道府県公安委員会が交付している。また相談などにより運転免許を受けている人が外傷などの後遺症によって一定の病状などに該当する疑いがあると把握した場合、臨時適性検査の通知を行っている。(伊賀上舞)

**後遺障害認定基準**　こういしょうがいにんていきじゅん　residual disability certification standards　労働者災害補償保険法により、障害される能力を客観的に判断するための基準。高次脳機能障害者は、この「障害される能力」の高次脳機能障害整理表に基づいて、意思疎通能力(記銘・記憶力、認知力、言語力など)、問題解決能力(理解力、判断力など)、作業負荷に対する持続力・持久力、社会行動能力(協調性など)の観点から分類評価される。そして、高次脳機能障害整理表に基づいてA(わずかに喪失)からF(全部の喪失)の順に6段階で評価し、それらの結果を総合して、障害等級の3、5、7、9、12、14級に位置づける。なお、1、2級については、3級に該当する障害状態であるとともに介護が必要な場合に認定される。なお、障害等級の認定に不服がある場合は、認定を受けてから60日以内に不服申し立てをすることが可能である。自動車損害賠償責任保険の基準とは内容が異なるため、取り扱いに十分注意する。(白山靖彦)



**行為処理のモデル**　こういしょり――　⇨失行症＞行為処理のモデル

**行為モダリティ間促通法**　こうい――かんそくつうほう　⇨失行症の訓練＞行為モダリティ間促通法

**構音障害**　こうおんしょうがい　⇨運動障害性構音障害

**構音点**　こうおんてん　⇨運動障害性構音障害

**構音方法**　こうおんほうほう　⇨運動障害性構音障害

**高額医療合算介護(介護予防)サービス費**　こうがくいりょうがっさんかいご(かいごよぼう)――ひ　high-cost(preventive) medical and long-term care service　要支援者・要介護者が、年を単位として介護保険と医療保険のサービスを利用し、自己負担額が一定額を超えた場合に給付されるサービスをいう。超えた部分の金額は償還払いで払い戻され、支給される額は世帯の所得に応じて異なる。(白山靖彦)

**高額介護(介護予防)サービス費**　こうがくかいご(かいごよぼう)――ひ　high-cost(preventive) long-term care service　要支援者・要介護者が、月を単位として介護保険サービスを利用し、利用者負担額が一定の額を超える場合に、その超えた部分について給付されるサービスをいう。超えた部分の金額は償還払いで払い戻され、支給される額は世帯の所得に応じて異なる。(白山靖彦)

**高額療養費**　こうがくりょうようひ　high-cost medical care　保険診療に伴う自己負担額が過重なものにならないようにするための制度で、同一月(1日から月末まで)にかかった医療費の自己負担額が、一定の金額より超えた分について申請により後で保険から給付される制度である。ただし、70歳未満で医療費が高額になることが事前にわかっている場合には、「限度額適用認定証」を提示することで一医療機関ごとの窓口での支払いを自己負担限度額までにとどめることができる。(竹内祐子)

**交感性失行**　こうかんせいしっこう　⇨失行症＞交感性失行

**後期高齢者医療制度**　こうきこうれいしゃいりょうせいど　Advanced Elderly Medical Service System　75歳以上の後期高齢者(65歳以上75歳未満の一定の障害のある者および生活保護法による保護を受けている世帯に属する者を除く)だけを対象とする独立した制度である。運営主体は、都道府県区域内のすべての市町村が加入して設立した後期高齢者医療広域連合となるが、事務手続きは各市町村で行う。給付内容は基本的にほかの医療保険と同様である。療養の給付における一部負担金として、かかった医療費の1割(現役並み所得者は3割)を払う。入院時生活療養費は、老齢福祉年金受給者については1食につき100円の負担となる。医療費における家計負担の軽減策には、高額療養費として1ヵ月ごとに窓口で支払う自己負担限度額を入院と外来を合わせた上限額に加え、外来での上限額も設定されており、現役世代よりも負担割合は低く抑えられており、さらに低所得者に対する軽減策もある。また高額介護合算療養費制度は、世帯内の当該制度の被保険者全員が1年間に支払った医療保険と介護保険の自己負担額を合算するが、現役世代よりも設定基準が低く抑えられている。低所得者はより低い設定になっている。現金給付は、葬祭費などに関して支払われる。保険料の算定は、各広域連合によって定められた被保険者均等割額と所得割率による。(竹内祐子)

**公共交通機関運賃の減免・割引**　こうきょうこうつうきかんうんちんのげんめん・わりびき　reduction or discounts of public transport fare　身体障害者手帳などを有する本人、または当該障害者に付き添って介護者がJRや飛行機などを利用する場合、運賃の減免・割引制度を活用することができる。例えば、第1種身体障害者の場合、JR運賃は本人、介護者とも50%割り引かれる。詳細は、各市町村窓口に問い合わせる。(白山靖彦)

**公共職業安定所**　こうきょうしょくぎょうあんていじょ　Public Employment Security Office　厚生労働省が設置する、働くことを希望するすべての国民が就職できるよう支援する機関であり、雇用に関係するサービスを総合的に提供する機関である。一般的には愛称である「ハローワーク」という名称が浸透している。この機関では、職業紹介や職業相談、職業訓練の紹介、事業所の求人の開拓、失業認定や失業給付などの雇用保険に関する業務、障害者雇用率の達成指導など雇用対策に関する業務を行っている。また、就職にあたり専門的な援助が必要な求職者である、若者、母子家庭の母親・子育て中の女性、高齢者、障害者、生活保護受給者に対しては、それぞれに対応する専門の窓口が設置されている。このうち、障害者の専門窓口では、就職を希望する障害者に障害特性に応じた職業を紹介したり、障害者を雇用したい事業所に雇用管理の助言をしたりしている。トライアル雇用、助成金の活用などを提案し、地域の就労支援機関とも連携しながら、就職や職場定着を支援している。障害福祉サービスの1つで、雇用契約を結ぶことになる、就労継続支援A型事業所の求人募集もされており、障害者の専門窓口で相談する中でA型事業所を紹介されるケースも多い。高次脳機能障害者も就労を希望する際にはこの専門窓口で相談することが可能である。(宇津山志穂)

同ハローワーク

**口腔顔面失行**　こうくうがんめんしっこう　⇨失行症＞口腔顔面失行

**高血圧性脳出血**　こうけつあつせいのうしゅっけつ　⇨脳血管障害＞脳出血＞高血圧性脳出血

**後見申し立て**　こうけんもうしたて　guardianship petition　申し立ては、申立人が本人の住所地を管轄する家庭裁判所に申立書を提出して行う。申し立てを行えるのは「本人」「配偶者」「四親等内の親族等」に限られているが、四親等内の親族がいないなどの理由がある場合は、市町村長に申立権が付与されている。申し立て費用は原則として申立人の負担になる。申し立てを弁護士や司法書士に代理してもらうこともできるが、その場合は別途報酬が必要になる。（森由美）

**交叉性視覚性運動失調**　こうさせいしかくせいうんどうしっちょう　crossed optische ataxia　右側の周辺視野に出した指標を左手で、左側の周辺視野に出した指標を右手で（すなわち交叉性に両側性に）捕らえることができない症状である。視野と同側の手で摑むときには異常がない。脳梁損傷のため、左視野からの視覚情報が右手に、右視野からの視覚情報が左手に伝わらないために生ずると考えられている。脳梁幹後部背側の病巣で生ずることが多い。（高橋伸佳）

**高次運動野の障害**　こうじうんどうやのしょうがい　impairments of motor association areas　高次運動野は、解剖学、生理学的知見に基づいて、動作実現に関与すると考えられる、複数の前頭葉外側と内側面領域を指す。高次運動野は、一次運動野へ投射し、かつ運動野と同様に、刺激すると運動が誘発される、損傷されると運動・動作の障害が生じる、運動の遂行に伴って神経細胞が電気生理学的に活動する、あるいは動作の認知的制御に関与するといった、いくつかの条件を満たす領域とされている。具体的には一次運動野と前頭前野に挟まれた領域で、前頭葉内側面の領域として、補足運動野（ブロードマン6野）、前補足運動野（6野）、吻側（24野）および尾側帯状皮質運動野（6野と23野）がある。なお帯状皮質運動野は、帯状溝に埋もれた形で上下壁に存在するとされている。また、外側領域として、背側および腹側運動前野（6野）と前頭眼野（8野）がある。ただし、ヒトの臨床症状から判明している病巣局在は、これほどまでに細分化して知られてはいない。内側面領域が損傷されると、補足運動野を含む前頭葉内側面領域の損傷と関連して、対側肢に把握現象、運動無視、間欠性運動開始困難が出現することが知られている。外側領域が損傷された場合の症状として、例えばLuria（1966）は、運動メロディーが損なわれ、その結果運動が拙劣になる力動性失行（dynamic apraxia）が生じるとしている。（中川賀嗣）

**高次行為障害**　こうじこういしょうがい　⇨高次動作性障害

**高次動作性障害**　こうじどうさせいしょうがい　cognitive disorders for praxis　行為・

動作の遂行には、行為・動作に特異的な機構のみでなく、行為以外のさまざまな大脳機能が必要である。したがって行為障害は、行為に特異的な機構の障害、すなわち失行で生じるだけでなく、失行以外のこれらの大脳活動の障害によって、二次的にもたらされる。このように、失行および失行以外の大脳機能の障害によって二次的に出現する行為障害の両者を総称して、高次動作性障害あるいは高次行為障害という。ただし、後者は慣用的用語ではない。(中川賀嗣)

**高次脳機能障害** こうじのうきのうしょうがい higher brain dysfunction 大脳には直接投射野と連合野とがある。直接投射野は大脳と大脳以外とを結ぶ部位で、そのため一次領域と呼ばれ、感覚野(視覚、聴覚、触覚など)と運動野にあたる。連合野は大脳内での神経連絡が行われる部位で、二次領域と呼ばれ、情報の処理にかかわる。この連合野の機能を高次脳機能と呼ぶ。連合野のうち大脳の前半部(前頭葉)は運動機能にかかわる。大脳の後半分(頭頂葉、側頭葉、後頭葉)は感覚機能にかかわる。左大脳半球は言語機能にかかわり、優位半球とも呼ばれる。右大脳半球は空間認知にかかわり、劣位半球とも呼ばれる。病気やけがのためにこれら大脳の連合野が損傷されると高次脳機能障害が出現する。高次脳機能障害には言語、認知、記憶、思考、注意、行為など人間が社会生活を送るうえで必須な機能の障害が含まれる。現代社会では価値を与えられている機能であり、これらの障害を受けると人は安寧した生活を送ることが難しくなる。高次脳機能障害を引き起こす原因となる病気は多種多様である。最も多いのは脳血管障害で、中高年層に多い。脳血管障害に次いで多いのは脳細胞が順次萎縮していく変性疾患である。この病気では最終的に認知症となる。この変性疾患はほとんどが老年期に発症し、介護保険の主な対象となっている。また、リハビリテーションや社会的支援のうえで問題となることが多いのは外傷性脳損傷である。交通事故などにより脳の一部が損傷を受けたり、受傷時の回転性加速度を受けて神経連絡を行う神経線維が広範に損傷される。したがって片麻痺などの運動障害は出現せず、高次脳機能障害のみとなり、障害認定が難しくなる点が問題視されている。また年齢層も若い。このほかにも脳腫瘍、一酸化炭素中毒、脳炎などがある。本項の定義に従えば失語、失行、失認も、注意・記憶・遂行機能障害も、認知症や発達障害までもが高次脳機能障害に含まれることになる。一方、高次脳機能障害者への社会的支援体制のうえでは、特に注意・記憶・遂行機能および社会的行動障害を精神保健福祉手帳の対象として高次脳機能障害と呼んでいる。(参照：高次脳機能障害(行政用語)診断基準)(種村純)

**高次脳機能障害およびその関連障害に対する普及啓発事業** こうじのうきのうしょうがい——かんれんしょうがいにたいするふきゅうけいはつじぎょう project of higher brain dysfunction support　高次脳機能障害者に対する支援の根拠は、障害者総合支援法(地域社会における共生の実現に向けて新たな障害保健福祉施策を講じるための関係法令の整備に関する法律)第3章第77条および第78条に基づく「地域生活支援事業」である。そして、第78条の都道府県が実施する特に専門性の高い相談支援にかかる事業については、地域支援事業実施要綱の通知により、「高次脳機能障害及びその関連障害に対する支援普及事業」内に位置づけられている。その内容は、各都道府県が支援拠点機関を指定し、そこに支援コーディネーターを配置する、としている。具体的には、支援コーディネーターが中心となり、専門的な相談支援、関係機関との地域支援ネットワークの充実、研修などによる普及啓発を行う。また、高次脳機能障害情報・支援センターが国立障害者リハビリテーションセンター内に新たに設置され、各都道府県支援拠点機関と連携してさまざまな情報収集・整理・発信を行っている。なお、施策関係通知などに関しては、高次脳機能障害情報・支援センターのホームページ上で閲覧が可能である。(白山靖彦)

**高次脳機能障害支援拠点機関**　こうじのうきのうしょうがいしえんきょてんきかん　support institutions for person with higher brain dysfunction　高次脳機能障害支援拠点機関(以下、支援拠点機関)は都道府県が指定する。例えば県立の社会福祉施設のように、都道府県の公設機関が直接担当する場合もあれば、急性期病院や回復期病棟を有する民間病院が都道府県から委託を受けて行う場合もある。また、指定は単一の機関に限らず、都道府県によっては複数の機関を指定している場合も散見される。現在、全国に約100ヵ所の支援拠点機関が設置され、高次脳機能障害支援の均てん化が図られている。タイプとしては、急性期拠点型、回復期拠点型、維持期拠点型がある。

- **急性期拠点型**…附属病院が支援拠点機関となった場合、脳神経外科、神経内科、精神科など、多くの専門科を有し回復期病棟や一般診療所との連携も既にネットワーク化されている。また、精密診断に要するSPECTやPETなど最新の医療機器も備えている。しかし、市町村行政や社会福祉施設などと接点をもちにくく、在宅・就労支援に苦慮することが多い。このため高次脳機能障害支援に有用とされる「連続したケア」を実践するには、日頃から福祉領域との連携密度を高めておくことが必要である。
- **回復期拠点型**…このタイプの多くは、民間の回復期病棟を有するリハビリテーション病院が支援拠点機関となるケースである。リハビリテーション専門医や多くの療法士によって、高次脳機能障害者に対する包括的リハビリテーションを行っている。急性期に比べ入院日数も2〜6ヵ月程度と長期であるため、訓練と評価を十分に行うことが可能である。また、地域の介護保険関連や障害福祉関連の事業所と密接な連携を日頃から行っていることから、地域支援ネットワークの構築が図りやすい。ただし、同型の病院は画像診断を行うfMRIなどの医療機器を有していないことが多く、びまん性軸索損傷(DAI)の確定診断などに対応できない場合がある。したがって、急性期医療機関との連携を密にし、脳画像の共有や診断に関する連携を図ることが重要である。

・**維持期拠点型**…維持期拠点型の支援拠点機関は、都道府県管轄の保健所、障害者支援施設、精神保健福祉センター、相談支援事業所などが担っており、その形態は多彩である。この形態の特徴は、市町村行政、就労支援など各種サービス事業者と直結した位置関係にあることから、高次脳機能障害者の地域・社会生活を組み立てやすい。また、必要に応じた適切なサービスの提供や自身が運営しているサービスによって就労支援を行うことも可能で、長期的展望に立った支援が可能である。ただし、診断や神経心理学的検査といった医学的側面の弱さは否めない。この点に関し多くの都道府県では、協力医療機関をあらかじめ定めておくことで円滑な連携体制がとれるように対応している。(白山靖彦)

**高次脳機能障害(行政用語)診断基準** こうじのうきのうしょうがい(ぎょうせいようご)しんだんきじゅん　高次脳機能障害は、広くは、意識障害などの認知以外の脳機能低下による全般的な認知機能障害も含むと解釈できる。もう少し範囲を絞り、認知症や意識障害を除外し、認知機能の一部または大部分が残存しているものと定義される場合もある。また近年よく使用される「高次脳機能障害(行政用語)」を指す場合には、明確な

■高次脳機能障害診断基準■

Ⅰ．主要症状等
　1．脳の器質的病変の原因となる事故による受傷や疾病の発症の事実が確認されている。
　2．現在、日常生活または社会生活に制約があり、その主たる原因が記憶障害、注意障害、遂行機能障害、社会的行動障害などの認知障害である。
Ⅱ．検査所見　MRI、CT、脳波などにより認知障害の原因と考えられる脳の器質的病変の存在が確認されているか、あるいは診断書により脳の器質的病変が存在したと確認できる。
Ⅲ．除外項目
　1．脳の器質的病変に基づく認知障害のうち、身体障害として認定可能である症状を有するが上記主要症状(Ⅰ-2)を欠く者は除外する。
　2．診断にあたり、受傷または発症以前から有する症状と検査所見は除外する。
　3．先天性疾患、周産期における脳損傷、発達障害、進行性疾患を原因とする者は除外する。
Ⅳ．診断
　1．Ⅰ～Ⅲをすべて満たした場合に高次脳機能障害と診断する。
　2．高次脳機能障害の診断は脳の器質的病変の原因となった外傷や疾病の急性期症状を脱した後において行う。
　3．神経心理学的検査の所見を参考にすることができる。

＊なお、診断基準のⅠとⅢを満たす一方で、Ⅱの検査所見で脳の器質的病変の存在を明らかにできない症例については、慎重な評価により高次脳機能障害者として診断されることがありうる。また、この診断基準については、今後の医学・医療の発展を踏まえ、適時、見直しを行うことが適当である。

診断基準(**表**)[1]が設けられている。行政用語としての高次脳機能障害の診断基準に合致する症例では、前頭葉症状が目立つ[2]ことが知られている。また失語症などの巣症状を総称して「高次脳機能障害」という場合もある。このように高次脳機能障害という用語は、文脈如何で、指し示す内容も変わりうる用語である。つまり、情報発信者と情報受信者との間にコミュニケーションギャップを生じるリスクの高い用語であるといえる[3]。(平岡崇)



1) 厚生労働省社会・援護局障害保健福祉部/国立障害者リハビリテーションセンター：高次脳機能障害者支援の手引き. 2006.
2) 中島八十一：高次脳機能障害と認知症との概念の相違. Cognition and dementia11：9-15, 2012.
3) 平岡崇, ほか：特集 高次脳機能障害の診断とリハビリテーション；社会的行動障害. 総合リハ 43(11)：1031-1036, 2015.

**高次脳機能障害標準的訓練プログラム** こうじのうきのうしょうがいひょうじゅんてきくんれん

── 高次脳機能障害標準的訓練プログラムについて説明するためには、まずこの場合の「高次脳機能障害」がどのような障害を指すのか、つまり訓練プログラムの対象者をはっきりさせておかねばならない。この場合の「高次脳機能障害」とは、「高次脳機能障害(行政用語)」を指すものである[その定義は高次脳機能障害(行政用語)診断基準参照]。高次脳機能障害に対する標準的訓練プログラムには、大別して、①医学的リハビリテーション(リハ)プログラム、②職能訓練プログラム、③生活訓練プログラム、が挙げられる。各々のプログラムの解説は以下のとおりである。標準的訓練プログラム対象者には、まず原則最大6ヵ月の医学的リハプログラムを計画し、その後必要に応じ(もしくは医学的リハプログラムの途中から)職能訓練プログラムや生活訓練プログラムを追加し、以上すべてを含めて原則最大12ヵ月の訓練を計画する場合が多い(**図1**)。いずれにしても、患者の状態を正確に評価し、適切なゴール予測のもとに的確な訓練の計画がなされることが重要であり、高次脳機能障害分野に精通したリハビリテーション科専門医の指示のもと、高次脳機能障害者の社会参加支援のプロセスモデル(**図2**)に沿った訓練プログラムが立案・実行されることが重要である。

- **医学的リハビリテーション(リハ)プログラム**…行政用語としての高次脳機能障害者に対して行われる医学的リハの総称である。医学的リハプログラムは、病医院において、医師の指示により公的医療保険制度(平成16年4月から「高次脳機能障害(行政用語)診断基準」に基づいて高次脳機能障害と診断されれば診療報酬の対象とされることとなっている)のもと実施される。概ね最大6ヵ月の訓練が標準的とされている(**図1参照**)。
- **職能訓練プログラム**…行政用語としての高次脳機能障害者に対して行われる職

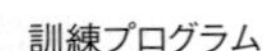


1. 医学的リハプログラム
2. 生活訓練プログラム
3. 職能訓練プログラム

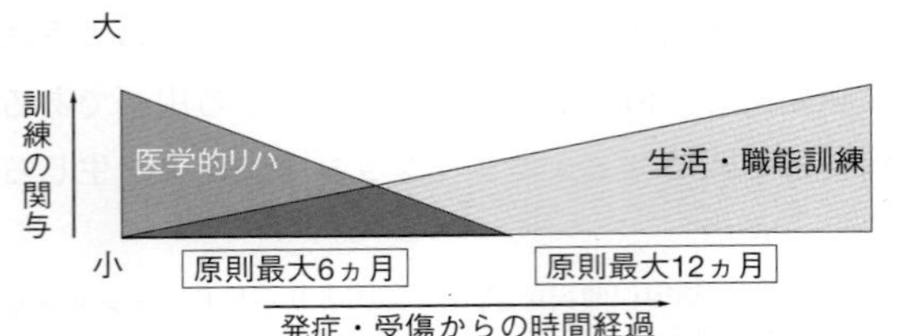


■図 1. 高次脳機能障害者に対する標準的訓練プログラム(時系列)■

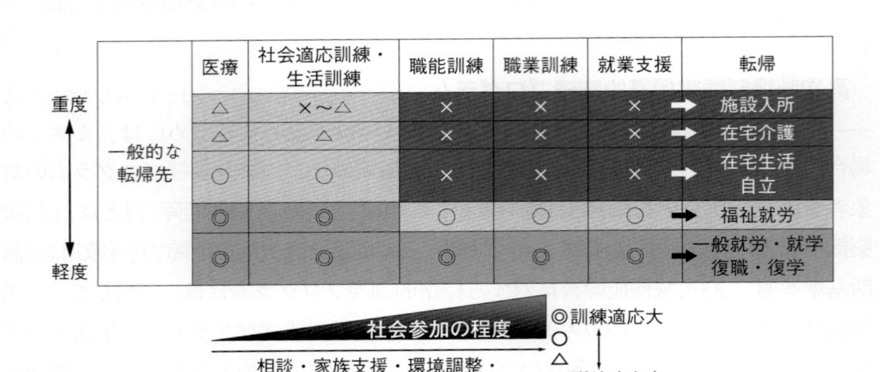

| | 医療 | 社会適応訓練・生活訓練 | 職能訓練 | 職業訓練 | 就業支援 | 転帰 |
|---|---|---|---|---|---|---|
| 重度 | △ | ×〜△ | × | × | × | ➡ 施設入所 |
| 一般的な転帰先 | △ | △ | × | × | × | ➡ 在宅介護 |
| | ○ | ○ | × | × | × | ➡ 在宅生活自立 |
| | ◎ | ◎ | ○ | ○ | ○ | ➡ 福祉就労 |
| 軽度 | ◎ | ◎ | ◎ | ◎ | ◎ | ➡ 一般就労・就学 復職・復学 |



■図 2. 高次脳機能障害者社会参加支援のプロセスモデル■

業訓練の総称である。高次脳機能障害(行政用語)の診断を受けた休職者の復職支援や、失業者(求職者)への職能獲得訓練や再就職支援などが含まれる。職能訓練は、医師以外が支援の中心となる場合もあるが、医学的リハおよび生活訓練とは切り離せない一連の訓練であるため、医師(医療)を含めた関係者間での連携が重要である。医学的リハと合わせて概ね最大 12ヵ月の訓練が標準的とされている(**図 1** 参照)。

・**生活訓練プログラム**…行政用語としての高次脳機能障害者に対して行われる生活訓練の総称である。生活訓練を通して、障害に対する認識を高め、日常生活能力や社会参加能力の向上を図る目的で実施される。また当事者に対してのみならず、家族への働きかけを含めた環境調整も重要である。医学的リハ(職業訓練)とは、切り離せない一連の訓練であるため、関係者間での密な連携が望まれる。医学的リハと合わせて概ね最大 12ヵ月の訓練が標準的とされている(**図 1** 参照)。

(平岡崇)

**甲状腺機能亢進症**　こうじょうせんきのうこうしんしょう　hyperthyroidism　甲状腺ホルモンの分泌量や活性が過剰になる疾患であり、バセドウ病が65％程度を占め、次に無痛性甲状腺炎が多い。甲状腺腫大や眼球突出などの身体所見のほかに、頻脈、手指振戦、体重減少、活動性亢進、気分変調などの臨床症状を認めることがある。また甲状腺機能亢進症では心房細動が好発することも知られている。このことから、心房細動を伴う心原性脳塞栓を認めた場合には甲状腺機能の評価が必要である。（伊東範尚）

**甲状腺機能低下症**　こうじょうせんきのうていかしょう　hypothyroidism　甲状腺ホルモンの分泌量や活性が不十分になる疾患であり、加齢とともに増加し、成人女性の1〜2％、男性では女性の1/10程度に認められるといわれている。甲状腺ホルモンは全身のエネルギー利用を促すホルモンであり、不足すると神経系、心臓、代謝などの働きが低下する。そのため臨床症状として記憶力低下や無気力などが認められ、認知症や高次脳機能低下などを疑う際に鑑別が必要になることがある。（伊東範尚）

**構成失行**　こうせいしっこう　⇨失行症＞構成失行

**構成失書**　こうせいしっしょ　⇨失書＞構成失書

## 構成障害　こうせいしょうがい　constructional disorder

構成行為の障害は、Kleistによって、「構成失行」として症状の詳細が報告され、個々の運動には失行的要素がないのに、構成的活動を行うと空間的形態に誤りが生じる症状と定義された。彼は、構成失行を、視覚や運動それ自体の障害ではなく、その統合機能の崩壊に基づいて発現するものに限定したが、以後の研究では、構成失行の概念が拡大し、その中に視知覚の障害に起因するものも含めるのが一般的になっている。さらに最近では、半側空間無視、注意や知能の障害なども、構成課題の遂行に影響すると考えられている。このような経緯から、「構成失行」よりも、構成活動の困難さを広く意味する「構成障害」が用いられるようになり、その定義も「著しい要素的な視覚障害や運動障害が原因と考えられずに、構成的課題に現れる障害の総体」という、包括的なものに変わりつつある。Kleistはこの症状を左半球の頭頂葉後部と関連づけたが、左右のいずれの大脳半球病巣でも、前方後方のいずれの半球内病巣でも、また脳のびまん性病変を有する症例でも生じ、脳の局在症状としての意義はそれほど高いものではないという指摘がある。構成障害については、従来より、視知覚・視空間機能(perceptual)、もしくは、順序立てて構成していく企画性(planning)にそれぞれ発現基盤があると想定されていたが、最近では、左右の頭頂葉は、それぞれが空間関係に関する異なる側面の知覚処理(categorical spatial relation と coordinate spatial relation)を担っており、その損傷で質的に違う構成障害が生じるという見解も提起されている。(参照：失行症＞構成失行)(平林一)

1) 平林一，野川貴史，平林順子，ほか：構成障害．神経内科 68(Suppl 5)：471-476，2008.

**■構成障害への治療介入**　こうせいしょうがい――ちりょうかいにゅう　intervention for constructional disorder　高次脳機能障害への治療介入は治療介入を実施する対象の違いから次のように分類・整理できる(**図**)。①機能改善型(直接的)治療介入：障害された機能を反復して練習し改善する。②能力代償型(代償的)治療介入：障害された機能と健常な機能とを組み合わせて当該の能力を補う。③能力補塡型(補塡的)治療介入：外的補助手段(道具)を利用して障害された能力を補う。④行動変容型(行動的)治療介入：適応行動を増やし問題行動を減らす。⑤環境調整型(環境設定的)治療介入：対象者の機能や能力に合わせて生活環境を整える。⑥心理安定型治療介入：対象者の心理的な不安定を解決する。⑦関係者支持型治療介入：対象者の家族など関係者の苦悩を解決する。また、治療介入する水準にはトップダウン式とボトムアップ式の2つがある。トップダウン式治療介入は構成能力または構成活動の最終水準(全体)で治療介入する。ボトムアップ式治療介入は構成能力または構成活動を下位

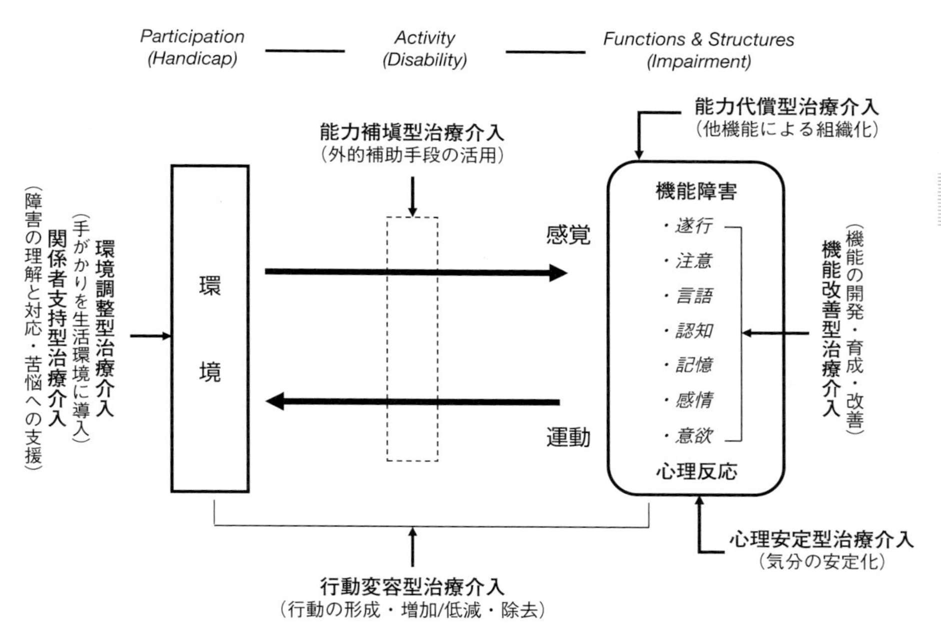


■治療介入の型■
（坂爪一幸：高次脳機能の障害心理学．学文社，東京，2007より改変）

の機能に分けて、障害された下位機能の水準、つまり始発水準（部分）から治療介入する。一般にトップダウン式治療介入は課題解決の見通しや洞察が要求される。そのような能力が十分でない場合にはボトムアップ式治療介入が有効である。構成障害への治療介入の実施には、対象者の構成障害の状態やほかの高次脳機能の状態などを総合的に考慮して治療介入の型や水準を決めることが必要である。（坂爪一幸）

**環境設定的治療介入** かんきょうせっていてきちりょうかいにゅう environmental setting intervention 対象者の障害の状態に合わせて、対象者が支障なく生活できるように生活環境を整える仕方が基本である。環境情報をわかりやすく設定するために一般的には、視覚様式（例：絵や写真や文字など）を用いてできるだけ理解の曖昧さを排除する仕方（環境の視覚的構造化）が利用される。構成障害への環境設定的治療介入では、構成力の低下に伴って生じている生活上の困難さを低減するために必要な生活環境を構築するのが本来の姿である。しかし、構成課題を解決するために必要な構成環境の設定も一種の環境設定的治療介入といえる。生活上の困難さを解決する生活環境の構築では、対象者が日常生活や職業生活で要求される構成活動に混乱が生じないようにする。構成活動に役立つ情報を生活環境内に適宜に配置する。例えば、構成活動に必要な手順を対象者にわかりやすい形で目につきやすい場所に提示する。また、対象者に要求する構成活動の内容や水準を対象者の現在の構成力に合わせて達成しやすいように工夫して調整する。構成課題を解決する構成環境の設定では、対象者の構成障害の状態に合わせて、構成課題を解決するのに役立つヒントを課題上で適宜に配置する。これは低下した構成能力を外的な手がかりを導入して補う仕方であり、補塡的治療介入とも重なる。(坂爪一幸)

同環境調整型治療介入

**行動的治療介入** こうどうてきちりょうかいにゅう behavioral intervention ヒトや動物には経験によって行動や認知構造を変える学習機序が組み込まれている。これを積極的に利用する治療介入である。行動的治療介入は一般的には、ある具体的な行動の獲得や消去のために、「先行刺激(喚起刺激)→当該行動→後続刺激(強化刺激：報酬や罰)」の関係を操作する。ほかに学習機序に基づく学習や行動の原理(学習法)を利用する仕方がある。構成障害への行動的治療介入では、障害された構成力を効果的・効率的に改善するために学習機序に基づく学習法を積極的に用いる。効果的・効率的に獲得するための代表的な学習法には次のものがある。①手がかり漸減法：最初は課題解決に必要な手がかりを最大限に提供して練習する。その後は手がかりを少しずつ減らす。最終的には手がかりなしで構成できるように練習する。②無誤謬学習(誤りなし学習)法：誤りの発生は学習を妨げる。構成課題の練習時に誤りが生じないように、課題の内容や難しさを細やかに調整する。また適宜に手がかりを提供して練習する。③背向的連鎖化法：構成課題を通常の構成順序(1→2→3)とは逆順(3→2→1)に最終段階に近いところから練習する。つまり、完成の1歩手前から始めて、次には完成の2歩手前から練習する。このように逆順で段階的に構成課題を練習し、最終的には最初から構成できるように練習する。これらの学習法を対象者の状態に合わせて適宜に組み合わせて実施する。(坂爪一幸)

同行動変容型治療介入

**代償的治療介入** だいしょうてきちりょうかいにゅう compensatory intervention 障害された機能と保たれている機能を統合して低下した能力を補う治療介入である。構成障害では「形づくる」力(構成力)が低下するが、例えば、見本のとおりに形を描く、積木をつくるなどの構成課題の解決には、見本となる対象の各部分の相互の位置関係といった空間的な分析と位置関係を全体に枠づける空間的な総合の両方が必要である。通常、対象部分の空間関係の分析と総合は視覚的な感覚様式で行われている。視覚的な空間分析と総合の能力が低下して構成力が障害されているとき、触覚や運動覚といったほかの感覚様式を利用して対象部分の空間分析と総合を代償する仕方がある。見本の形の模写課題では、模写する前に見本の形を手でなぞって、視覚と触運動覚の両方を活用して空間関係を分析し総合する。低下した視覚による空間分析と総合の能力に触運動覚を通じた空間分析と総合を介在させて、空間分析と総合の能力を全体的に改善する。神経基盤的には、障害された視覚的な空間分析と総合の神経回路に、保たれている触運動覚による空間分析と総合の神経回路を介在させて、構成力に必要な空間分析と総合に関係する神経回路を全体的に再統合する仕方になる。構成する手順(計画性)が障害された場合には、言語機能を介在させて、構成手順を逐次言語化して構成する代償の仕方もある。構成障害の本態によって介在させる代償の仕方は異なり、工夫が必要である。(坂爪一幸)

同能力代償型治療介入

**直接的治療介入** ちょくせつてきちりょうかいにゅう direct intervention 構成障害を直接改善する仕方である。構成障害では「形づくる」力(構成力)が障害される。構成力が必要な課題を反復して練習することによって障害された構成力を直接刺激・賦活して回復・改善することを目的にする。構成課題を反復して練習することで構成力に関係する神経基盤(回路)を刺激・賦活する治療介入である。直接的治療介入を実施する水準にはトップダウン式とボトムアップ式とがある。直接的治療介入をボトムアップ式で実施するためには構成力を支えている下位機能の状態を明らかにする必要がある。構成力には感覚入力から運動出力まで多くの機能が関係する。例えば、構成する対象の形や色の視知覚、構成する対象の各部分の空間関係の視知覚、各部分の相互の特徴の視覚的抽象、視覚と運動の協調、手指の巧緻的な動作、構成する手順の計画、そして構成過程への監視と構成中に生じた誤りの修正などが必要になる。「形づくる」ためにはこれらのさまざまな機能や能力が総合されなければならない。「形づくる」ことを妨げている下位の機能や能力を確認して、それらに直接的にそして選択的に強く負荷をかける課題で反復練習する。対して、そのような下位の機能や能力に分けずに、「形づくる」課題で反復練習して構成力を全体的に改善する仕方はトップダウン式の直接的治療介入になる。(坂爪一幸)

同機能改善型治療介入

**トップダウン式治療介入** ——しきちりょうかいにゅう top-down intervention 高次脳機能は日常生活に必要な能力や行動の基盤である。構成障害などの高次脳機能障害への治療介入の水準には、能力の低下や行動の問題の原因になっている障害された機能に働きかけるボトムアップ式治療介入と、障害された機能が原因で生じている能力の低下や行動の問題に働きかけるトップダウン式治療介入とがある。「形づくる」ことには多くの機能が関係する。例えば、構成する対象の形や色の視知覚、構成する対象の各部分の空間関係の視知覚、各部分の相互の特徴の視覚的抽象、視覚と運動の協調、手指の巧緻的な動作、構成する手順の計画、そして構成過程への監視と構成中に生じた誤りの修正などが必要になる。これらの機能が統合されて「形づくる」能力やそれに関連した行動(活動)が現れる。トップダウン式治療介入は「形づくる」能力や行動の最終の水準で治療介入する。つまり、構成力を支えている“部分”としての下位機能に直接的に治療介入するのではなく、構成力“全体”の水準で治療介入する。“全体”の構成力に働きかけることは、“部分”としての下位機能に間接的に働きかけることにもなる。構成力を妨げている下位の機能障害が確定できないとき、また各下位機能を統合するときに必要な治療介入である。トップダウン式治療介入には一般的に、構成課題を解決する見通しや洞察などの能力が対象者に要求される。構成障害の程度や対象者の状態などで使い分けることが大切になる。
(坂爪一幸)

**補填的治療介入**　ほてんてきちりょうかいにゅう　supplementary intervention　なんらかの外的な補助手段を利用して、低下した能力を補う仕方である。外的補助手段を選択して導入する際には、障害された能力を最も効果的・効率的に補うものでなければならない。日常生活上の外的補助手段としては道具が使われる。日常生活上の能力をなんらかの道具で補塡するためには、対象者自身が日常的に容易に利用できる道具であることが大切になる。さらに、対象者が道具を使いこなす練習も必要になる。構成障害の構成力の低下に対しては、構成課題の解決を確実にするために、構成に役立つ手がかりなどを外的に適宜に提供する仕方がある。例えば、模写や積木などの構成課題の場合、次のような手段がある。模写構成する際の手がかりとして、模写する見本の形の各部分に描く順番を記入する。積木課題では、見本の構成部品に組み立てる順番に数字を記入する。ほかにも、見本の各構成部分と実際に構成する部品に対応した印を付けておく。見本の形や模様や輪郭などの一部をあらかじめ提示する。構成しやすいように補助線を描く。構成する動作の実行手順を示すために、対象者の手を取って実際に構成動作を逐次実行する。構成手順のマニュアルを用意する。日常生活上の構成活動を補う道具にはパソコンなどの情報機器が考えられる。どのような道具が構成能力の補いに役立つかは対象者の状態や要求される構成力の内容や水準に十分配慮して決めなければならない。(坂爪一幸)

同能力補塡型治療介入

**ボトムアップ式治療介入**　――しきちりょうかいにゅう　bottom-up intervention　高次脳機能は日常生活に必要な能力や行動の基盤である。構成障害などの高次脳機能障害への治療介入の水準には、能力の低下や行動の問題の原因になっている障害された機能に働きかけるボトムアップ式治療介入と、障害された機能が原因で生じている能力の低下や行動の問題に働きかけるトップダウン式治療介入とがある。「形づくる」ことには多くの機能が関係する。例えば、構成する対象の形や色の視知覚、構成する対象の各部分の空間関係の視知覚、各部分の相互の特徴の視覚的抽象、視覚と運動の協調、手指の巧緻的な動作、構成する手順の計画、そして構成過程への監視と構成中に生じた誤りの修正などが必要になる。これらの機能が統合されて「形づくる」能力やそれに関連した行動(活動)が現れる。ボトムアップ式治療介入は「形づくる」能力や行動の始発の水準で治療介入する。つまり、構成力を妨げている原因の障害された機能に直接に治療介入する。構成力“全体”に治療介入するのではなく、構成力を支えている“部分”としての下位機能に直接的に治療介入する。ボトムアップ式治療介入を的確に実施するには、構成力を支えている各下位機能の状態を確認して、障害された機能を明らかにすることが必要である。一般的に、トップダウン式治療介入には構成課題を解決する見通しや洞察などの能力が対象者に要求される。そのような能力が十分でない場合には、ボトムアップ式治療介入が有効である。(坂爪一幸)

**後大脳動脈**　こうだいのうどうみゃく　posterior cerebral artery（PCA）　脳底動脈の先端部で左右に分岐し、中脳を回り、側頭葉下面、後頭葉内側面を灌流する。中脳周囲を走行する部分からは視床などへの穿通枝が多く分岐しており、これらが障害されると、対側の知覚障害、優位半球では thalamic aphasia と呼ばれる言語障害が出現する。後頭葉皮質枝が障害されれば、対側の同名半盲が起こる。稀に両側後大脳動脈が障害されることがあるが、この場合、自分の盲目を自覚できない皮質盲（アントン症候群）となる。（津本智幸）

**巧緻運動**　こうちうんどう　⇨運動協調性（運動能力）

**交通事故証明書**　こうつうじこしょうめいしょ　traffic accident certificate　事故が起きた事実を警察が証明する書類で、警察に届出のあった交通事故についてのみ発行ができる。証明書には発生日時や場所、当事者の氏名、事故状況、自賠責保険会社の情報などが記載されている。人身事故については発生から５年、物件事故については発生から３年で時効となる。交通事故の発生場所にかかわらず、都道府県に１ヵ所以上置かれている最寄りのセンター事務所で申請書による受付またはインターネットによる請求が可能。申請後はセンター事務所での手渡しまたは10日～2週間後に申請者の自宅へ郵送される。原則、申請者は事故の当事者本人（損害賠償請求権のある親族、保険の受取人を含む）のみとなっている。交付手数料は１通につき540円となっている。（伊賀上舞）

**交通事故紛争処理センター**　こうつうじこふんそうしょり――　Traffic Accident Dispute Processing Center　交通事故裁定委員会を前身とする公益財団法人。自動車事故の被害者と加害者が契約する保険会社（共済組合）との示談をめぐる紛争を解決するため、中立公正な立場で間に立って法律相談、和解斡旋および審査手続きを無料で行っている。全国に11ヵ所（平成30年11月現在）の支部が設置されており、電話で予約のうえ面接での相談を実施している。申し込みは被害者本人（死亡事故の場合は法廷相続人）を前提とし、センターの相談担当弁護士が対応する。（伊賀上舞）

**後天性失読症**　こうてんせいしつどくしょう　⇨失読症＞後天性失読症

**後天性小児視覚失認**　こうてんせいしょうにしかくしつにん　⇨失認＞視覚失認＞後天性小児視覚失認

**後天性小児失語症**　こうてんせいしょうにしつごしょう　⇨失語症＞後天性小児失語症

**行動援護**　こうどうえんご　activity support services　障害者などが行動する際に生じうる危険を回避するために必要な援護、外出時における移動中の介護、排泄および食事などの介護、その他行動する際に必要な援助を行う。対象は、知的障害または精神障害により行動上著しい困難を有する障害者などであって常時介護を要する者で、障害支援区分が3以上であり、障害支援区分の認定調査項目のうち行動関連項目(11項目)などの合計点数が8点以上(障害児にあってはこれに相当する心身の状態)の者である。(白山靖彦)

**行動契約法**　こうどうけいやくほう　⇨リハビリテーション>行動療法>行動契約法

**行動的治療介入**　こうどうてきちりょうかいにゅう　⇨構成障害>構成障害への治療介入>行動的治療介入

**口頭表出性失音楽**　こうとうひょうしゅつせいしつおんがく　⇨失音楽>音楽表出の障害>口頭表出性失音楽

**行動変容**　こうどうへんよう　⇨リハビリテーション>行動療法

**行動変容型治療介入**　こうどうへんようがたちりょうかいにゅう　⇨構成障害>構成障害への治療介入>行動的治療介入

**行動変容理論**　こうどうへんようりろん　⇨失語症の言語治療理論>行動変容理論

**後頭葉**　こうとうよう　occipital lobe　頭頂後頭溝の尾側、後頭前切痕の後方の領域で、側頭頭頂葉との境界は不明瞭である。一次視覚野、視覚連合野が存在する。(西林宏起)

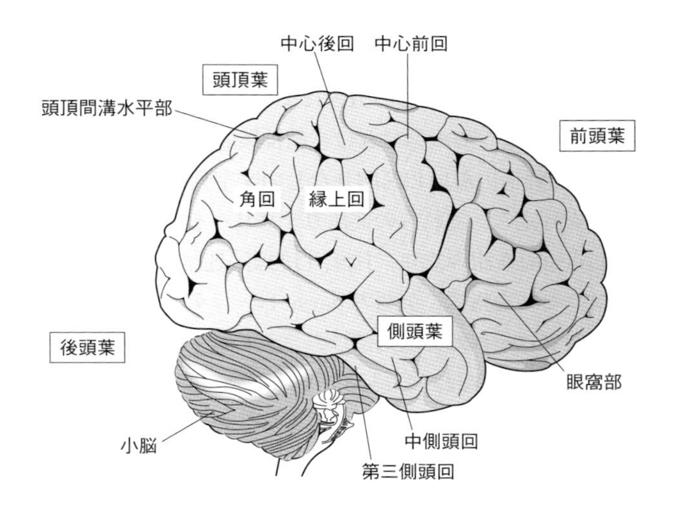


**行動療法**　こうどうりょうほう　⇨リハビリテーション>行動療法

**行動論的自己コントロール法**　こうどうろんてきじこ——ほう　⇨リハビリテーション>行動療法>行動論的自己コントロール法

**孔脳症**　こうのうしょう　porencephaly　胎生後期〜周産期、出生後の血行障害、出血、外傷などの脳の破壊性病変により生じた脳実質欠損である。欠損部分がくも膜下腔あるいは脳室と交通した髄液腔で置換される。片側性と、両側性(ほぼ対称性)がある。中心溝、シルビウス裂近傍に好発し、通常、孔脳症の存在側が他側より頭蓋骨が大きく肥厚している。症状として、精神運動発達遅滞、痙性麻痺、痙攣発作が多い。脳欠損部の髄液腔が脳実質を圧迫する際、また、難治性てんかんをきたす際には減圧術などの手術の適応となる。(上松右二)

**広汎性発達障害**　こうはんせいはったつしょうがい　⇨神経発達障害＞広汎性発達障害

**後部可逆性脳症症候群**　こうぶかぎゃくせいのうしょうしょうこうぐん　posterior reversible encephalopathy syndrome(PRES)　高血圧性脳症、子癇、免疫抑制薬使用など多様な要因を背景として、臨床的には頭痛、悪心、嘔吐、視覚異常、痙攣、意識障害などの症状を呈し、CT や MRI などの画像検査で後頭葉白質を中心とした浮腫性変化が出現し、降圧療法や被疑薬の中止などにより臨床症状や画像所見が改善する神経放射線学的症候群である。以前は可逆性後部白質脳症症候群(RPLS)の名称が用いられていた。(丸山元)

同可逆性後部白質脳症症候群

**口部顔面失行**　こうぶがんめんしっこう　⇨失行症＞口腔顔面失行

**項部硬直**　こうぶこうちょく　nuchal stiffness　髄膜、頸部神経、神経根部に浮腫が生じ、疼痛閾値が低下し、後頭部、項部の筋肉に持続的な収縮が起こる。(種村純)

**構文解析**　こうぶんかいせき　parsing　分野によって意味合いが異なる。心理言語学においては、人間の文理解プロセスにおける精神機能の一部とされる。「清志が寿司を食べる」といった連続音声ないし区切りなしの文字列のテキストから、聞き手ないし読み手が各語を同定し、それらの文法カテゴリーを見い出して句を構成し、文の構造木(tree diagram)を組み立て、主語、目的語、述語などを同定し、それにより文の理解を行うプロセスを指す。英語の parse は、ラテン語の pars に由来し、「部分」を意味する(脳のブローカ野の三角部は、ラテン語で pars triangularis)。parse は動詞で、part of speech すなわち、品詞に分け、さらに文構造の解析までをも意味する。コンピュータ・サイエンスにおいても類似した意味合いで用いられるが、この場合には解析を行うのは人間ではなくコンピュータである。テキストの文字列を、形態素に分解し、相互の文法的関係を図式化して文構造を構造木に表すなどして明確にし、理解に役立てる手続きを指す。近年は、コネクショニズムの進展により、多層構造をもつニューラル・ネットワークを用いた深層学習が構文解析に用いられており、急速に進展するものと期待される。(渡辺眞澄)

**抗リン脂質抗体症候群**　こう――ししつこうたいしょうこうぐん　antiphospholipid syndrome(APS)　抗リン脂質抗体を有し、動・静脈の血栓症、血小板減少症、習慣性流産・死産・子宮内胎児死亡などがみられる場合にAPSと呼ぶ。抗リン脂質抗体には、抗カルジオリピン抗体(aCL)、ループス抗凝固因子(LAC)、ワッセルマン反応(STS)偽陽性などが含まれる。ほかの自己免疫疾患を合併しない原発性APSと、全身性エリテマトーデス(SLE)などの自己免疫疾患と合併する続発性APSに分類される。また、急激に多臓器梗塞をきたす劇症型抗リン脂質抗体症候群(catastrophic APS)は特殊型で、腎障害、脳血管障害、心筋梗塞、急性呼吸促迫症候群、播種性血管内凝固症候群などの重篤な症状が出現し、致死率が高い。(前島悦子)



**交連線維**　こうれんせんい　commissural fibers　左右脳の対称的な部位同士を結合する神経線維。脳梁、前交連、脳弓交連などがある。(西林宏起)

**語音認知検査**　ごおんにんちけんさ　⇨聴覚検査＞語音認知検査

**語音弁別検査**　ごおんべんべつけんさ　⇨聴覚検査＞語音弁別検査

**語音聾**　ごおんろう　⇨聴覚的理解障害＞語音聾

**語義失語**　ごぎしつご　⇨失語症＞語義失語

**語義理解障害**　ごぎりかいしょうがい　⇨記憶＞意味記憶＞意味処理課題

**語義聾**　ごぎろう　⇨聴覚的理解障害＞語義聾

**国際生活機能分類(モデル)**　こくさいせいかつきのうぶんるい(——)　International Classification of Functioning, Disability and Health(ICF)(model)　機能障害・能力障害・社会的不利の国際障害分類(ICIDH)の改訂版として、2001年の世界保健機関(WHO)総会で「生活機能・障害・健康の国際分類」が採択され、英語の頭文字からICFの略称で呼ぶことになった。厚生労働省による公定日本語訳では「国際生活機能分類」と称されているモデルで、医療・福祉・保健さらに各種行政の広範な施策に用いられる基本的概念である。以前のICIDHモデルは、疾患・変調が原因となり機能・形態障害、能力障害、社会的不利という3つの階層性から障害を説明した画期的なものであった。ICFでは、もはや障害のみの分類ではなくなりプラスの用語を用いて人の全体像を捉える。あらゆる人間を対象として、その生活と人生のすべてのプラスとマイナスの面から分類・記載・評価する生活機能と障害の分類となった。すなわち機能障害でなく「心身機能・構造」、能力障害でなく「活動」、社会的不利でなく「参加」という用語を用いる。これらが障害された状態を「機能・構造障害」「活動制限」「参加制約」というのである。この分類では、生活機能(functioning)というプラスの包括用語がマイナスの包括用語である障害に対応して新たにつくられた概念である。さらに生活機能と障害に影響する因子として、環境因子と個人因子を「背景因子」としてモデルに加えられた。ICFモデルでは「健康状態」という中立的な用語で生活機能の3レベルをすべて両方向の矢印でつないだ相互作用モデルで表される

ことになった。詳細はICFによる生活機能構造モデル(**図**)を参照。(清水一)

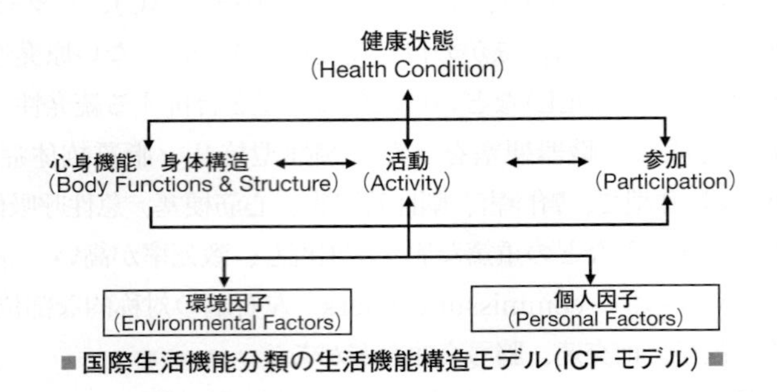


■国際生活機能分類の生活機能構造モデル(ICF モデル)■

**国民健康保険**　こくみんけんこうほけん　National Health Insurance　医療保険制度の地域保険に分類され、わが国の国民皆保険体制の重要な基盤である。国民健康保険は市(区)町村が保険者である市(区)町村国保と、同種の事業または業務に従事する者300人以上の組合員による組織が保険者となっている国民健康保険組合(国保組合)に分類される。国保組合は職域国保ともいわれる。国民健康保険は、国籍は問わず住民登録している市区町村の住民すべてが加入することが義務づけられている。ただし、1年未満の短期滞在者、ほかの公的医療保険制度に加入している者、生活保護の医療扶助を受けている者は該当しない。保険給付内容は健康保険(被用者保険)とほぼ同様であるが、居住地域によっては支給金額や条件、保険料などが多少異なる。また、市(区)町村国保では傷病手当金の給付はない。近年は農林水産業、自営業者が減少しており、市(区)町村国保の世帯主の割合は、退職から74歳までの無職の者が一番多く、次いで職域保険の適応外事業所や非正規雇用者である。多くの市(区)町村国保の保険料は税方式を採用し、国民健康保険税として徴収する市町村が多い。保険料(税)の賦課は、被保険者の負担能力に応じて応能割と受益に応じた応益割を合わせて算定される。低所得者に対しては、応益割の部分に対して前年度の所得に応じて保険料の軽減が行われており、公費で補填している。(竹内祐子)

**国リハ式S-S法言語発達遅滞検査**　こく――しき――ほうげんごはったつちたいけんさ　National Rehabilitation Center for Disabled's <S-S test> for Language-Related Children with the Sign-Significate Relations　現在、小児(1歳〜小学校就学前後)で最も頻繁に使われる言語検査の1つ。検査はいくつかの領域に分けられているが、その中でも記号-指示内容関係(sign-significate relations)の領域が重要で特徴的であるため、S-S法という名称となった。なお、検査結果は健常児の発達と対照することが可能であり、評価の結果は、臨床上の指針やその後の訓練とも結びつくよう

になっている。(佐藤浩代)

**語形態失読**　ごけいたいしつどく　⇨失読症>語形態失読

**語形聾**　ごけいろう　⇨聴覚的理解障害>語形聾

**心の計算理論**　こころのけいさんりろん　computational theory of mind　心の機能に関する古典論(classicism)においては、人間の言語や認知機能は、デジタル・コンピュータの原型ともいえるチューリング・マシン(turing machine)様の離散的なシンボル(ないし表象)の計算の所産と考える。例えば、言語処理なら、レキシコンに語の表象が符号で表されており、表象検索や規則処理のためのアルゴリズム(計算手順)が存在し、その手順に従って表象が処理されると考える。また表象や規則は、生得的に、あるいは学習によって既に獲得済みと仮定する。この枠組みは、明らかにデジタル・コンピュータによる情報処理方式に類似しており、心の計算理論、あるいは心の表象理論(representaional theory of mind)などと称されている。Fodorのほか、Pinker, Chomsky, Coltheartらはこうした立場に立つ。古典論と鋭く対立するコネクショニズム(connectionism)も、言語や認知機能が表象の計算によりもたらされるとする計算主義(computationalism)に立脚する。しかし、表象はシンボルではなく、神経細胞を模した多数のユニットの活性パタンで表される分散表象と考える。計算方式もチューリング・マシンとは大きく異なる。神経細胞様の計算を行うユニット多数から成る多層のニューラル・ネットワークを構成することが多く、入力された表象から、出力表象が計算される。ネットワークの計算アルゴリズムはどのユニットにも共通の単純なものが2つだけある。①神経細胞における情報処理を模し、任意のユニットの活性状態は、ほかのユニットから送られる信号に重み(シナプス結合の強度に相当)を掛けて加算したものであり、出力関数を介して次のユニットに出力を送る。②ユニット間の結線の重みの変更は、どの結線についても共通の方式[誤差逆伝搬法(back propagation)が多い]を用いて行われる。ネットワークは最初、白紙の状態にあり、機能の獲得には学習を必要とする。学習においては正しい答えが出るようにユニット間の結線の重みを自動的に少しずつ変えるプロセスを何度も繰り返し、動詞活用や単語の読みなどを学んでいく。知識はユニット間の重みに蓄積される。各ユニットは神経細胞様のアナログ計算を行っているだけであり、レキシコン検索や規則処理などの特定の目的のためのアルゴリズムや表象は存在しない。それにもかかわらずネットワークは、言語や認知機能を獲得することがわかり、衝撃を与えた。1980年代のことである。古典論者と、コネクショニストのMcClelland, Seidenberg, Plaut, Pattersonらの間では、1980年代以降、激しい論争があったが、現在は、自らをコネクショニストと名乗ることなしにコネクショニズムの研究が行われており、コネクショニズムは市民権を獲得している。その子孫ともいえる計算神経科学(computational neuroscience)なども勃興し、科学哲学にも深く浸透している。「計算」ということばは、いろいろな使われ方をしている。音読や復唱プロセスを箱と矢印で示したロゴジェン・モデル(logogen model)[1]や、その派生型の Ellis & Young のモデル[2]のような、いわゆる「箱・矢印モデル」では、モデルの各部の機能を概念的に記述するが、これも計算という。これに対して、モデルのプログラムを書いてコンピュータ上で走らせ、その振る舞いをシミュレートする場合も計算という。このようなやり方でモデルの妥当性を検討する手法を計算論的アプローチということがある。このタイプのモデルを計算モデル(computational model)といい、トライアングル・モデル[3]や DRC モデル[4]などがある。(辰巳格)

1) Morton J：Facilitation in word recognition：Experiments causing change in the logogen model. Processing Visible Language, Kolers PA, Wrolstad ME, Bouma H(eds), pp259-268, Plenum Press, New York, 1979.
2) Ellis AW, Young AW：Human Cognitive Neuropsychology. Hove, Erlbaum, 1988.
3) Seidenberg MS, McClelland JL：A distributed, developmental model of word recognition and naming. Psychological Review 96：523-568, 1989.
4) Coltheart M, Rastle K, Perry C, et al：DRC：A dual route cascaded model of visual word recognition and reading aloud. Psychological Review 108：204-256, 2001.

**心の理論説**　こころのりろんせつ　⇨社会的行動障害＞心の理論説

**呼称障害**　こしょうしょうがい　⇨失名辞

**呼称の手がかり**　こしょうのて――　⇨意味処理障害

**語新作**　ごしんさく　⇨言語症状＞新造語、錯語＞非単語エラー＞新造語

**コース立方体組み合わせテスト**　――りっぽうたいくみあわせ――　⇨神経心理学的検査＞コース立方体組み合わせテスト

**語性錯語**　ごせいさくご　⇨錯語＞語性錯語

**語性錯読**　ごせいさくどく　⇨錯読＞語性錯読

**語性失読**　ごせいしつどく　⇨失読症＞語性失読

**語属性**　ごぞくせい　⇨語彙特性

**個体内葛藤症状**　こたいないかっとうしょうじょう　⇨前頭葉性動作障害＞個体内葛藤症状

**骨相学**　こっそうがく　phrenology　頭蓋骨の形態の測定により、動物や人間の性格傾向や精神的能力を知ることができるという学説。18 世紀末、高名な解剖学者であった Gall の頭蓋診断学をその弟子の Spurzheim が骨相学と名づけ、19 世紀前半に欧米で流行した。Gall は、大脳が皮質と白質(神経線維)から成っており、精神や行動を営む皮質の重要性を発見した。また、人間の性格や知的能力はそれぞれに中

枢となる座があり、それに対応する脳部位の大きさの違いは個々人で異なること、さらに頭蓋骨の形態は皮質の体積を反映していると考えた。言語能力の優れた学友の眼が突き出ていたことから、言語能力と眼の後方の皮質との関連に着目して骨相学の発想を得たとされている。さらに、心理的傾向性と能力を27種類に分類し、愛情などの本能的能力を大脳後方と小脳、感覚と記憶を前脳葉下部、正義など形而上学的精神を前脳葉上部に機能局在があるとした。同時代のFlourensは、動物実験に基づいて大脳の等質性を主張してGallの局在論に異議を唱えた。骨相学は、その後荒唐無稽な偽科学といわれたが、神経心理学の視点では、皮質と精神機能を対応させた画期的発想であり、Bouillaudの言語機能は前頭葉に位置するという主張を経て、Brocaによる発話機能の左前頭葉局在という一大発見を導いた先駆的学説といえる。(田村至)

**古典的条件づけ**　こてんてきじょうけん――　classical conditioning　発見者の名前からパブロフ型条件づけ(Pavlovian conditioning)、刺激によって誘発される行動であることからレスポンデント条件づけ(respondent conditioning)とも呼ばれる。19世紀末にロシアの生理学者Pavlovは、イヌを被験体として、メトロノームの音と、餌を繰り返し対提示すると、メトロノームの音を聴くだけで唾液が分泌されることを発見した。つまり、本来はそれだけでは特定の反応を引き起こさない中性刺激であったメトロノームの音が、唾液分泌という生得的な反応(無条件反応UR)を引き起こす刺激(無条件刺激US)と反復対提示されることで、反応(唾液分泌)を喚起する力をもつ条件刺激(CS)としての性質を獲得した。条件刺激によって喚起された反応は条件反応(CR)と呼ばれる(**図**)。これは、生得的な行動レパートリーに新たに付加された行動であり、学習の最も単純な形態である。古典的条件づけは、実験で主に使用されるネズミやイヌだけでなく、軟体動物や昆虫などの原始的な生物から

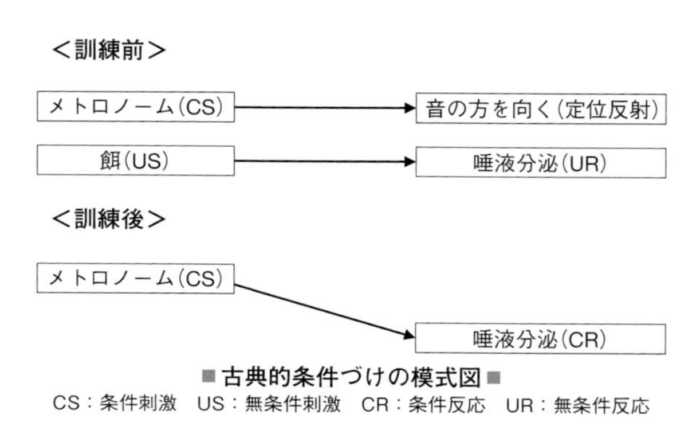


■古典的条件づけの模式図■
CS：条件刺激　US：無条件刺激　CR：条件反応　UR：無条件反応

ヒトまで広く観察されている。ヒトの実験では眼部への空気の吹きつけや弱い電流をUSに、瞬きをURとする瞬目条件づけが使用されることが多い。学習の強さ、つまりCRの強度に最も大きな影響を与える変数は、CSとUSの対提示の回数と提示間隔である。CSの提示直後にUSが提示される場合に最も強い条件づけが形成される(接近の法則)。古典的条件づけの形成には主に大脳基底核、辺縁系、小脳などが関与すると考えられている。健忘症患者でも古典的条件づけの形成が報告されており、潜在記憶や非陳述的記憶のカテゴリーに含められることもある。また、不安や恐怖などの情動反応も条件づけられることが知られており(条件性情動反応)、恐怖症やパニック障害の原因の1つと考えられている。(山下光)

同パブロフ型条件づけ、レスポンデント条件づけ

**語特性** ごとくせい ⇨語彙特性

**コネクショニズム** connectionism　神経細胞の情報処理方式を模した処理ユニットを、多数配置したニューラル・ネットワーク(ニューラル・ネット)をコンピュータ上に構築し、それを走らせて人間の認知機能や行動をシミュレートして、モデル化し研究する立場をコネクショニズムという。コネクショニズムに基づき認知・行動を研究する研究者を**コネクショニスト**(connectionist)、またその研究手法を**コネクショニスト・アプローチ**(connectionist approach)という。ネットワークは、多くの場合、多数のユニットから成る層を何層か重ねて構成される。層内のユニットは隣り合う層のユニットと重みづきの結線で結ばれている。簡略化された脳のモデルと考えることができる。

コネクショニズムの先駆けは、形式ニューロン(McCulloch & Pitts, 1943)[1]や、パーセプトロン(Rosenblatt, 1958)[2]と呼ばれる2層のネットワークであるが、その能力は極めて限定的であった。1980年代になり、入力層と出力層の間に中間層(隠れ層)を配した3層のネットワークが誤差逆伝搬法[backward propagation(of errors)]と呼ばれる学習法とともに登場した。2層のネットワークに比べて能力が高く、ブームの再来となった。認知心理学/認知神経心理学などの分野においては、並列分散処理(Parallel Distributed Processing：PDP)と呼ばれる情報処理様式とともに人間の認知モデルとして注目されるようになり、英語の規則/不規則動詞の過去形生成、規則/不規則つづり語の読み、文処理などのシミュレーションのほか、ネットワークに損傷を与えて失読、失語のシミュレーションが行われ成果を上げた。

事物や生物などの概念の表象は、Fodor, Pinkerらの古典主義的な見方(classicism)[3]では、離散的な符号で表され、またそれらを処理/保持するモジュールがあり、デジタル・コンピュータ方式の計算(情報処理)が行われるとする。これに対し

て、コネクショニズムでは、表象は入力層、出力層などの特定の層の全ユニットの活性パタンで表される。ユニットとは神経細胞を模した処理単位のことである。ネットワークの計算アルゴリズムは、どのユニットに関しても一様である。すなわち前段の層の全ユニットから次段の層のそれぞれのユニットへの結線があり、結線ごとに異なる重み(シナプス結合の強度に相当)が計算される。ユニットの活性状態は、各結線への入力信号に重みを掛け、その総和をとったもので、出力関数を介して次の層のユニットに出力される。古典論における規則処理やレキシコン検索などの明示的で特別なアルゴリズムは存在しないにもかかわらず、入力情報から出力情報への変換を、独学で学習する。ネットワークは、最初はまったくの白紙状態からスタートするが、学習を行わせる。すなわち刺激セットを提示し、ネットワークに正答を教え(教師付学習)、ユニット間の結線の重みを少しずつ変えていく。これを何度も繰り返すことにより知識を習得していく。知識はすべての結線の重みとして蓄えられる。このように従来とはまったく異なる形の表象、知識があることが示され、衝撃を与えた。1990年代くらいまでは、古典論者と、McClelland, Seidenberg, Plaut, Pattersonらのコネクショニストとの間で論争が行われていた。その後、コネクショニズムは科学哲学の分野も含めて広く浸透し、その意味でコネクショニズムは成功を収めている。3層から成るコネクショニスト・ネットワークは、工学的にも注目を集めた。しかしその能力の限界が徐々に明らかになり、また性能向上を目指してさらに多層のネットワークが検討されたが、適切な学習法がなく、工学の世界では熱の冷めるのが早かった。2000年代になると、多層のネットワークとその学習法が開発され、大規模データを学習させることにより、能力は劇的に向上した。深層ネットワーク(deep network)と呼ばれ、深層学習(deep learning)と呼ばれる学習法を用い、主に人工知能(Artificial Intelligence：AI)の分野で研究が進んでいる。チェスや将棋では既に人間を凌駕している。また身近なところでは、AppleやGoogleの音声認識ソフトにみられるように、以前の音声認識ソフトに比べると、音声認識能力が劇的に進歩している。今後の進展が大いに期待される分野であり、2018年現在、第3次ブームの到来とされている。(辰巳格)

1) McCulloch W, Pitts W：A logical calculus of the ideas immanent in nervous activity. Bulletin of Mathematical Biophysics 5：115-133, 1943.
2) Rosenblatt F：The perceptron：A probabilistic model for information storage and organization in the brain. Psychological Review 6：386-408, 1958.
3) Fodor J, Pylyshyn Z：Connectionism and cognitive architecture：A critical analysis. Cognition 28：3-71, 1988.

**コバート認知** ——にんち ⇨失認>相貌失認>潜在的認知

**個別援助活動** こべつえんじょかつどう ⇨ケースワーク

**個別援助技術** こべつえんじょぎじゅつ ⇨ケースワーク

**個別文法** こべつぶんぽう ⇨言語知識

**コミュニケーション** communication　コミュニケーションは人が日常生活を営むうえで不可欠なものである。家庭、学校、会社、地域社会、国際社会などのさまざまな場で、適応しながらそれぞれの役割を果たしていくためには、話し手として、自分の考えていることや思っていることを他者に伝えること、また聞き手として、他者の考えや思いを理解し、受け止めることが必要である。世界保健機関(WHO)による国際生活機能分類ICFの「参加」での役割を果たすためには、コミュニケーションが基盤となる。**図1**の「ことばの鎖」は、話し手と聞き手との間で行われるやりとりを模式的に示した有名な図である[1]。まず話し手側の「言語学的段階」では、大脳でメッセージとして伝える語や文が選ばれ、次の「生理学的段階」で運動神経を介した指令が発声発語筋に伝わり、ことばが発せられる。話し手のことばは音波となって、聞き手の耳に伝わる。今度は聞き手側の「生理学的段階」で、耳に入り感覚神経を伝わってきた音が、「言語学的段階」で語や文として理解される。便利で効率がよいコミュニケーション手段は、「ことばの鎖」が示すように音声言語である。しかしコミュニケーションは音声言語のみを用いて行われるのではなく、音声言語に付随するパラ言語や、視線・表情・ジェスチャーなどの非言語的情報も送受信される。**図2**は、コミュニケーションと言語の関係を表したもので(綿森・笹沼, 1992)、話しことばに付随する文脈や言語外文脈も利用して、コミュニケーションが行われることが示されている[2]。コミュニケーションに問題がある人のコミュニケーションを支援し、「参加」を高めるためには、言語面に加えて非言語面の評価も行い、保たれている能力を活用するなどの幅広いアプローチを行うことが大切であ

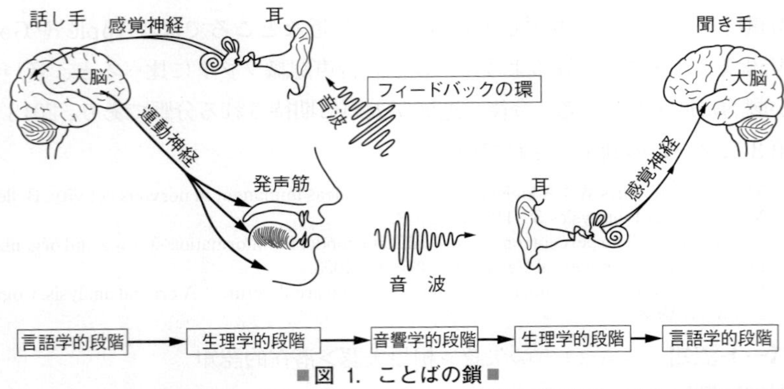


■図 1. ことばの鎖■

(神山五郎, 戸塚元吉(共訳)：話しことばの科学. p4, 東京大学出版会, 東京, 1966による)

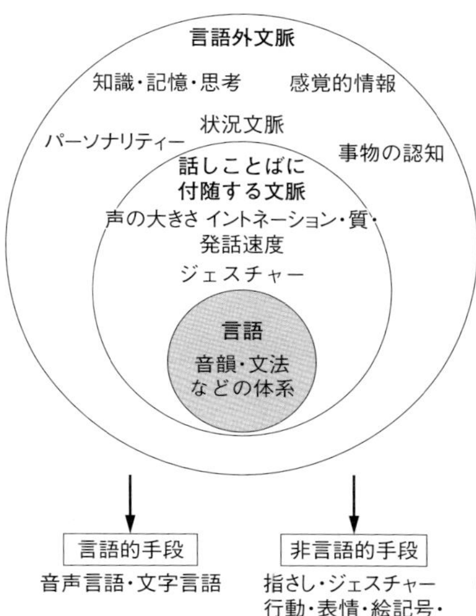


■図 2. コミュニケーションと言語■
（綿森淑子，笹沼澄子：コミュニケーション ADL. 日常生活活動（動作），第 3 版，土屋弘吉，ほか（編），p127，医歯薬出版，東京，1992 による）

る。またコミュニケーションには、いくつかの分類方法がある。コミュニケーションへの参加者数からの分類としては、①1 対 1 の「個人間コミュニケーション」、集団レベルのコミュニケーションとしては、例えば、②ある友の会で参加者同士が語り合う「集団内コミュニケーション」、③1 つの友の会と別な友の会が集い、県大会の企画打ち合わせなどを行う「集団間コミュニケーション」、④言語聴覚士 1 名とグループ訓練に参加している失語症者数名といった「個人–集団間コミュニケーション」のように分けられる。メッセージのやりとりの際に、使用する感覚器によって分類する場合もある。電話を用いるコミュニケーションは聴覚的コミュニケーション、文字（絵文字含む）を用いるメールは視覚的コミュニケーション、通常の対人場面は、視覚と聴覚を併用する視聴覚コミュニケーションになる。コミュニケーション障害者とのコミュニケーションにおいては、各場面で配慮点や注意点が異なる。静かな環境で行われる個人間コミュニケーションには大きな支障はないが、集団内コミュニケーションでは話題を理解することが難しい、誰が発言しているのか把握しにくいなどの問題が生じることもある。また参加のレベルを高めるためには、より広い集団間コミュニケーションにつなげることが必要な場合もある。それぞれのコミュニケーション場面の特徴を把握したうえで、評価や支援に活かすことが重要である。（吉畑博代）

1）神山五郎，戸塚元吉（共訳）：話しことばの科学，p4，東京大学出版会，東京，1966.
2）綿森淑子，笹沼澄子：コミュニケーション ADL. 日常生活活動（動作），第 3 版，土屋弘吉，今田拓，大川嗣雄（編），p127，医歯薬出版，東京，1992.

**コミュニケーションノート**　⇨代替コミュニケーション手段＞コミュニケーションノート

**コミュニティワーク**　community work　生活課題を抱える地域住民を対象に、ソーシャルワーカーが地域調査を通したニーズ把握を行い、地域住民の組織化と積極的参加、社会資源の活用による地域活動を促すことで地域住民の問題解決を図る技術。コミュニティワーク実践者をコミュニティワーカーと呼ぶ。コミュニティワークは、1939年イギリスの「レイン報告」に、当初はコミュニティ・オーガニゼーションの用語で、社会福祉ニーズと社会資源の調整、および地域福祉活動における住民参加を援助する方法として登場した。ロスは、コミュニティ・オーガニゼーションを「地域社会自らがその必要性と目標を発見し、それに順位を付けて分類する。そしてそれを達成する確信と意思を開発して、必要な資源を内部・外部に求め、実際行動を起こす。このように地域社会が団結協力して実行する態度を養い育てる過程」と定義した。類似語としてコミュニティソーシャルワークがあるが、こちらは1982年イギリスの「バークレイ報告」で公式に使用された用語である。地域を基盤とした支援を促進または維持しようとするアプローチを指し、自立生活支援と社会資源の開発、調整など、地域生活を可能にするための個別援助と地域基盤整備を同時並行で行う意味をもつ。「これからの地域福祉に関する研究会報告」(2008年)など、最近では、日本においてコミュニティソーシャルワーカー配置を推進する動きがみられるが、その実践は、コミュニティソーシャルワークに重点が置かれている。コミュニティワークでは、地域ニーズの把握→地域アセスメント→活動計画と実施→モニタリング・評価の援助過程をとる。コミュニティワーカーは援助過程の中で、単に地域の問題を解決するだけではなく、その問題が地域住民や専門職、ボランティアなどに「解決すべき問題」と自覚され、具体的な解決に向けて取り組みが行われるように支援する。具体的には、住民参加の推進、福祉と関連領域の専門職の連携、支援ネットワークづくり、財源確保などの役割を担う。(柳沢志津子)
同地域援助技術、地域組織化活動

**雇用継続給付**　こようけいぞくきゅうふ　⇨失業等給付＞雇用継続給付

**雇用保険制度**　こようほけんせいど　Employment Insurance System　1974年に制定された雇用保険法に基づき、失業者の生活および雇用の安定、労働者の能力開発を目的として政府が管掌する強制保険制度である。雇用保険制度は、①失業等給付：労働者が失業した場合および労働者について雇用の継続が困難となる事由が生じた場合に必要な給付を行うほか、労働者が自ら職業に関する教育訓練を受けた場合に必要な給付を行うこと、②雇用保険二事業：失業の予防、雇用状態の是正および雇用機会の増大、労働者の能力の開発および向上その他労働者の福祉の増進を図るための事業を行うこと、の2つを柱とした雇用に関する総合的な機能を有する制度である。失業等給付には求職者給付、就職促進給付、教育訓練給付、雇用継続給付があり、雇用保険二事業には雇用安定事業、能力開発事業がある。雇用保険は労働者を雇用するすべての事業を対象としているが、個人経営で常時5人未満の労働者を雇用する農林・畜産・水産(船員が雇用される事業を除く)などの事業では暫定任意適用事業となっている。また、1週間の所定労働時間が20時間未満の者、同一事業主の適用事業に継続して31日以上雇用されることが見込まれない者、4ヵ月以内の期間を定めて季節的に雇用される者などは適用除外となる。

雇用保険の被保険者は、①一般被保険者、②高年齢被保険者、③短期雇用特例被保険者、④日雇労働被保険者、に分けられる。雇用保険は適用事業に雇用されるに至った日に取得することとなっており、事業主は、翌月10日までに、所轄公共職業安定所長に雇用保険被保険者資格取得届を提出しなければならない。公共職業安定所長による被保険者資格の確認の後、雇用保険被保険者証が交付される。被保険者が離職した場合には、雇用保険被保険者資格喪失届を離職日の翌日から起算して10日以内に公共職業安定所長に提出しなければならない。また、離職後に基本手当を受け取る意思がある場合や離職の日に59歳以上の場合には雇用保険被保険者離職証明書を併せて提出する必要がある。これを受けて、公共職業安定所長は離職票を交付する。なお、雇用保険料の額は賃金総額に雇用保険率を乗じて計算するが、一般の事業の場合、2018年度の雇用保険率は0.9%(事業主0.6%、被保険者0.3%)となっている。雇用保険の保険者は国であるが、保険料の徴収、収納事務は都道府県労働局が行い、公共職業安定所(ハローワーク)が適用、給付事務を行う。(吉岡昌美)

**語用論**　ごようろん　⇨談話・機能的コミュニケーション＞語用論

**語用論的理論**　ごようろんてきりろん　⇨失語症の言語治療理論＞語用論的理論

**コルサコフ症候群**　――しょうこうぐん　⇨ウェルニッケ・コルサコフ症候群

**語漏**　ごろう　logorrhea　ことばが次から次へと出てきて、なかなか止められない症状を示す用語である。多弁で遮らない限り喋り続ける傾向がある。一部の統合失調症や躁状態でも認められるが、失語症の臨床ではウェルニッケ失語の急性期に多くみられる症状として知られている。ウェルニッケ失語の発話は、構音障害もなく流暢で統辞構造も保たれた文であるが、内容語が錯語や新造語に置き換わっている場合が多い。病前よりも多弁で意味不明なジャルゴン発話になっている場合も多く、内容語の多くが新造語(日本語には存在しない語)になることで意味が取れない新造語ジャルゴンが最も典型的である。この場合、多くは自身の言語障害についての病識は失われており、自分の発話が理解されないことに対して怒り出すこともある。中大脳動脈の下行枝の閉塞によって側頭葉や頭頂葉が広範に障害された脳梗塞の急性期に起こる症状である。「ことばのサラダ」という用語が同じような意味で用いられることがあるが、主に統合失調症などの思考障害を背景にした場合を指すことが多い。語漏を呈するウェルニッケ失語患者は麻痺などの身体的な神経症状を認めないことが多く、精神疾患と間違われる場合があるので注意が必要である。(松田実)

**語聾**　ごろう　word deafness　語聾とは、語音以外の環境音や音楽の聴覚的な知覚・認知は正常に保たれているにもかかわらず、音声言語の理解のみに選択的な障害が生じた状態である。聴力障害はなく、自発語、書字、視覚による言語理解能力は保たれる。特に純粋語聾の場合、言語検査では、口頭言語の聴覚的理解、復唱、書き取りの成績低下が顕著にみられるが、これら以外の言語機能の障害はほとんどみられない。(進藤美津子)

**純粋語聾**　じゅんすいごろう　pure word deafness　純粋語聾の発生機序に関しては、大脳の左側聴皮質あるいは皮質下聴放線損傷により聴覚連合野への投射線維が障害を受けると、言語情報の入力が断たれ聴覚連合野が孤立状態に陥り、それによって時間的解像力や周波数識別力の著しい低下が生じ、音韻分析機能に障害が生じたためと考えられている。聴覚面では純音聴力検査はほぼ正常閾値か軽度閾値上昇を示す程度であるにもかかわらず、語音弁別検査では重度の語音弁別障害が認められる。純粋語聾の聴覚的理解障害は、語音の把握が悪く了解が成立しないために生じるが、ひとたび語音が把握されると意味は直ちに理解される。ゆっくりと文節ごとに区切って話しかけたり、口形と聴覚情報を同時に提示(読話と聴覚の併用)して話しかけると理解は向上することが多い。自発語の発音・プロソディなどはほぼ保たれているが、病前よりも声が大きくなることがある。語聾のように重度の語音認知障害が生じると、日常のコミュニケーションに大きな支障をきたす。読話での言語理解力は個人差が大きく、大部分の場合には簡単な日常会話が通じる程度であることが多く、それ以外では話し手にその都度、文字を書いて示してもらう筆談に頼ることが多い。したがって個々のケースに残存する言語能力、語音認知障害の程度に応じて、周囲の話し手側の適切な理解とサポートが求められる。(参照：聴覚的理解障害)(進藤美津子)

**根拠に基づく医療**　こんきょにもとづくいりょう　⇨エビデンスに基づく医療

**混合型超皮質性失語**　こんごうがたちょうひしつせいしつご　⇨失語症>混合型超皮質性失語

**混合性錯語**　こんごうせいさくご　⇨錯語>語性錯語>混合性錯語

**コンサルテーション**　consultation　問題解決の過程で、ある領域の知識や技術が必要な場合に、その領域の専門家から情報、知識、技術を習得するものである。コンサルテーションは、福祉専門職が異なる分野の専門家から助言指導を受けることもあれば、福祉専門職がほかの専門職の相談に応じる場合もある。特定分野の経験があり助言指導を行う専門職をコンサルタント、その分野の知識が少なく指導を受ける者をコンサルティーと呼ぶ。（柳沢志津子）

**コンピュータ断層撮影**　――だんそうさつえい　⇨画像診断＞CT

# さ

**災害共済給付制度**　さいがいきょうさいきゅうふせいど　Injury and Accident Mutual Aid Benefit System　独立行政法人日本スポーツ振興センターが管理する制度である。学校の設置者が保護者の同意を得てセンターとの間に契約を結んでいる場合、学校の管理下で起きた負傷・疾病や、その後遺障害について、医療費や見舞金が支給される。学校の管理下となるのは、各教科の授業・学校行事などの特別活動・部活動などの課外指導・休憩時間・通学などである。加入契約の対象となる学校種別は保育所・幼稚園・小中学校・高等学校などである。(宇津山志穂)

**再帰性意識**　さいきせいいしき　recursive consciousness(RC)　意識の二重性、超越的性質を包含する用語。対象志向性意識であれ自己志向性の意識であれ、①自らの表象作用であることに、②気づいていることで、Descartesの『我思う故に我あり』そのものである。ネコは覚醒し鏡に映った姿に気づくが(領域限局的気づき)自らの作用とは気づかない。チンパンジーや2歳児は気づくが明晰とはいえない。成長した人のみがその気づきを言語的に分節できる。RCは発達により獲得されつつ、同時にRCにより自己と他者、世界の意味が現前し、歴史が理解され、世界が開示されていく(超越性)。RCの表象作用とその気づきの異常は分かち難いことが多く、幻覚体験、人物誤認、離人感、病態失認、自閉、超越不能性などとして統合失調症、アルツハイマー病やレビー小体型認知症などの認知症、自閉症などの発達障害、脳器質性疾患、てんかん、感情障害など多様な神経精神疾患でみられる。脳の階層モデルでは、発達と組織化の具現であるRCの機能局在は特定されない。RCを、領域限局的気づきを自己意識へと束ねる運動と拡大定義すると、ワーキングメモリーとの関連性が検討される。脳機能画像上—安静時活動が高いデフォルト・モード・ネットワーク—の障害がアルツハイマー病、自閉症、うつ病、統合失調症などで報告されている。前頭前野内側面、前部帯状回、後部帯状回、楔前部、下頭頂葉、海馬などの神経ネットワークがRCに関与する可能性が示唆される。(大原一幸)

**再帰性発話**　さいきせいはつわ　⇨言語症状＞再帰性発話

**細菌性髄膜炎**　さいきんせいずいまくえん　bacterial meningitis　くも膜、くも膜下腔、軟膜に細菌が感染することにより生じる急性疾患である。不十分な抗生剤治療により亜急性の経過を辿ることもある。日本では年間1,000〜2,000例程度の発生があり、比較的小児に多い(成人は3割)。発熱、意識障害、項部硬直を古典的三徴とする。成人では発熱が95%、項部硬直が88%、意識障害が78%に出現するとされているが、古典的三徴すべてが揃うのは44%とする報告もある。小児で古典的三徴すべてが揃うのはさらに低率と思われ、嘔吐や摂食不良などの非特異的症状も稀ではない。診断には髄液所見が重要であり、好中球増加、蛋白増加、糖低下が典型的である。一方、これらの所見を欠く症例が12％程度存在する。60〜90％の症例でグラム染色にて菌が確認され、培養はそれよりやや感度が高い。年齢により原因菌の頻度に差があるが、肺炎球菌、溶血性連鎖球菌、インフルエンザ桿菌などが多い(日本ではリステリアは少ない)。抗生剤選択にはそのスペクトラムのみならず髄液移行性も考慮される。15〜35％程度と高い死亡率であり、一般に高齢者ほど予後は不良である。10〜30％程度に合併症がみられ、知的機能低下、てんかん、脳神経麻痺、難聴、脳血管障害などである。(林健)



同化膿性髄膜炎

**財産管理** ざいさんかんり property management 成年後見人の職務の1つであり、成年被後見人の生活を維持するための財産管理に関する職務である。具体的には、成年被後見人の預貯金の契約や日常的金銭管理、住居維持、不動産の管理・処分(売買)や賃貸借などである。高次脳機能障害が交通事故を端緒とする人には多額の賠償金が支払われる場合もある。長きにわたる本人の生活を支えるものであり、身上監護を遂行するための財産管理が求められる。(森由美)

**最小限の応答** さいしょうげんのおうとう minimal responses 会話において「うん」と頷いたり「それから」など相手に話を続けるように促したりする役割のある応答のことで、会話の継続や話し手の場が相手側にあるという合図として役に立つ。(小坂美鶴)

**再認** さいにん recognition 記憶材料を提示した後に事前に提示した刺激と提示しなかった刺激について事前に提示されたものであるかどうか判定する。(種村純)

**再認記憶テスト** さいにんきおく―― ⇨記憶検査＞再認記憶テスト

**細胞新生** さいぼうしんせい cytogenesis 細胞の分裂および分化により起こる。多くの場合、分化した細胞は分裂の能力がなく、幹細胞や前駆細胞と呼ばれる比較的未熟な細胞が細胞新生においては重要な役割を果たす。胚盤胞の内細胞塊に含まれる胚性幹細胞(ES細胞)が最も未熟であらゆる細胞への分化能をもつが、組織幹細胞や前駆細胞といった細胞への分化に伴い、分化する細胞の種類は限定される。通常の細胞新生のパターンは、組織幹細胞や前駆細胞、芽細胞と呼ばれる未熟な細胞が細胞分裂により増殖し、その細胞が特定の細胞に分化するというプロセスを辿る。例えば神経組織は、神経幹細胞が分裂し増殖した後、ニューロン、アストロサイト、オリゴデンドロサイトといった細胞に分化していくことで形づくられる。それぞれのプロセスは、増殖の促進にEGF(epidermal growth factor)やFGF2(fibroblast growth factor 2)、ニューロンやアストロサイトへの分化の促進にそれぞれPDGF (platelet derived growth factor)、LIF(leukemia inhibitory factor)が関与する、といったようにさまざまな細胞外因子によるコントロールを受けていることが示されている。(向野雅彦)

**サヴァン症候群** ――しょうこうぐん　savant syndrome　中枢神経障害・精神神経障害(自閉症スペクトラム障害や知的能力障害など)により、全般的な能力に限界があるにもかかわらず、「才能の孤島 islands of genius」と呼ばれる、部分的に突出した才能をもつ人々のこと。先天的な知的能力の低下にもかかわらず、類まれな才能をもつ複数の患者に関して、idiot savant(白痴の天才)と名づけられたが、idiot が差別的な表現であることから savant syndrome(サヴァン症候群)と呼ばれるようになった。現時点で、明確な診断基準は存在せず、知的能力は低下している場合が多いが絶対条件ではない。サヴァン症候群の中枢神経障害・精神神経障害は自閉症スペクトラム障害が最も多く半数を伴うが、もう半数は他の発達障害や中枢神経系の疾患(頭部外傷、脳炎など)である。断片的な技能だけをもつ「断片的技能サヴァン」、その個体の知能レベルから推測されるレベルを超えた才能をもつ「有能力サヴァン」、認知障害のない一般の集団と比較して驚異的な才能をもつ「天才的サヴァン」に分類する場合もある。また近年、後天的な脳の損傷によって絵画能力など芸術的能力が向上ないし発現する症例が報告されており[1)-4)]、獲得性サヴァン・後天性サヴァンと呼ばれている[5)]。病態の神経基盤は判明されていないが、機械的記憶説、自閉症に関連した認知モデルの拡張説、逆説的機能亢進説などが報告されている[6)]。サヴァン症候群は、ある種の脳のダイナミックな認知過程(ある部分の機能低下によって、ある部分の機能向上が起こるなど)が関与している可能性もある。(川島広明)

■サヴァン症候群の突出した能力■

| 能力 | 内容 |
|---|---|
| 記憶力 | 電話帳や帝国史の記憶と再生など |
| 音楽 | 絶対音感や一度聞いただけの楽曲を再現する能力など |
| 美術 | 絵画、彫刻、貼り絵など |
| 計算 | カレンダー計算、暗算など |
| 時間・視空間認知 | 時間判断、距離測定など |
| 言語 | 多言語が使用できる、一度聞いた知らない言語の再生など |
| 知覚 | 情景の記憶と再生、瞬間提示された多くのものの正確な数を答えるなど |

1) Miller BL, Ponton M, Benson DF, et al : Enhanced artistic creativity with temporal lobe degeneration. Lancet 348 : 1744-1745, 1996.
2) Miller BL, Cummings J, Mishkin F, et al : Emergence of artistic talent in frontotemporal dementia. Neurology 51 : 978-982, 1998.
3) Miller BL, Boone K, Cummings JL, et al : Functional correlates of musical and visual ability in frontotemporal dementia. Br J Psychiatry 176 : 458-463, 2000.

4) Cummings JL, Zarit JM：Probable Alzheimer's disease in artist. JAMA 258：2731-2737, 1987.
5) 高畑圭輔, 加藤元一郎：自閉症サヴァンと獲得性サヴァンの神経基盤. Brain and Nerve 60(7)：861-869, 2008.
6) 高畑圭輔：小児期あるいは青年期の問題に関する症候群；サヴァン症候群. 臨床精神医学 44(2)：249-254, 2015.

**作業記憶** さぎょうきおく ⇨作動記憶

**作業行動理論** さぎょうこうどうりろん theory of occupational behavior Mary Reilly は、「作業が作業療法の目的と手段になるのか」という一般的な疑問へ「人は自己の精神と意志によって動機づけられた自己の両手を使って自らの健康状態に影響を及ぼすことができる存在である」と応えて、その影響が作業療法に広範かつ永続する理論を開発した。この理論によって治療医学に偏重した作業療法を作業の特性へ重点を移動させることに成功した。そして作業行動を「人が時間を占有し、達成するなんらかのことにかかわり、生活にとって実利的なことに取り組む活動群」と定義した。この理論では、環境や背景状況の要求に人が活動に従事することで適応し、その結果、行為者の能力や技能が発達し、環境などの状況に変化を起こす良循環にある状態を機能的状態とする。逆に良循環が起こせない不適応な状態を介入の必要がある障害と捉える。そして作業行動理論の実践では、①活動による適応[人は常に活動(作業)を介して状況や環境との適応を獲得して自己と環境の双方を変化させる]、②作業への動機づけ(作業は動機づけになり、その作業に本来的に内在する動機は人生の期を通して変化する)、③時間的適応(作業とは人が時間を占める主要な方法であり、時間を活動で有効に占める様式である作業バランスと作業様式の構築は健康につながる)、④作業役割(環境からの要求と個人が行う活動の間を役割が仲介する)、という4つのテーマが追求される。(参照：人間作業モデル) (清水一)

**作業適応モデル** さぎょうてきおう—— occupational adaptation (OA) model 治療医学に偏重した作業療法の重点を作業を基礎とするように軌道修正させた作業行動理論から影響を受けて、多様な作業モデルや作業を対象とする学問の萌芽が20世紀の終わりから21世紀にかけて出現した。そのモデルの1つが作業適応モデルである。人が作業の遂行で使う技能と能力と課題の要求との適応過程で、行為者の技能・能力や作業役割と作業背景や環境からの要求との循環関係を分析し利用することを特色とした実践モデルである。(清水一)

## 錯語　さくご　paraphasia

自由発話や呼称・復唱・音読などの発話課題で、意図した目標語を別の単語に言い誤ることである。失語症患者の発話における主要な症状の1つであり、脳内における語彙処理のメカニズムを考えるうえで重要な手がかりとなる。実在する単語が表出される場合(語性錯語)と、非単語が表出される場合(非単語エラー)に大別される(**表**)。(奥平奈保子)

■錯語の分類表■

| | 単語 | | 非単語 |
|---|---|---|---|
| | 意味的関連性＋ | 意味的関連性－ | |
| 音韻的類似性＋ | 混合性錯語 | 形式性錯語 | 音韻性錯語 |
| 音韻的類似性－ | 意味性錯語 | 無関連錯語 | 新造語 |

**■語性錯語**　ごせいさくご　verbal paraphasia　実在する単語への言い誤りを指す。超皮質性失語やウェルニッケ失語で多く認められる。非単語への言い誤りに比べ、シルビウス溝から離れた病変と関連が強いとされる。目標語との意味的関連性(目標語の上位語・等位語・下位語・状況的関連語など)の有無、音韻的類似性(目標語と共通する音素が一定以上ある)の有無によって、意味性錯語・形式性錯語・混合性錯語・無関連錯語の4つに分類される。(奥平奈保子)

**意味性錯語**　いみせいさくご　semantic paraphasia　目標語と意味的に関連し、音韻的に類似しない単語への言い誤り。例：ピラミッド→エジプト、あじさい→花、天ぷら→海老、工場→煙突、かかと→すね、ペリカン→鳩。(奥平奈保子)

**形式性錯語**　けいしきせいさくご　formal paraphasia　目標語と意味的に関連せず、音韻的に類似する単語への言い誤り。例：つくし→つむじ、ペンギン→にんじん、あやめ→つばめ、消しゴム→毛虫、ピーナッツ→ハッピー、いかだ→足利。(奥平奈保子)

**混合性錯語**　こんごうせいさくご　mixed paraphasia　目標語と意味的に関連し、音韻的にも類似する単語への言い誤り。例：潜水艦→戦車、スプーン→スープ、あじさい→あさがお。目標語と共通の形態素をもつ反応も含む。例：靴べら→靴、肌色→灰色、三輪車→自転車。(奥平奈保子)

**無関連錯語**　むかんれんさくご　irrelevant paraphasia　目標語と意味的に関連せず、音韻的にも類似しない単語への言い誤り。例：のり巻き→桜、ワニ→おしり、信号→うち、フクロウ→ピンク、ひょうたん→かぼちゃ、電卓→ハンド。(奥平奈保子)

**■非単語エラー**　ひたんご――　non-word error　実在しない非単語が表出される場合を指す。伝導失語やウェルニッケ失語で多く認められる。語性錯語に比べ、シルビウス溝周辺の病変と関連が強いとされる。目標語との音韻的類似性の有無によって、音韻性錯語、新造語に分類される。(奥平奈保子)

**音韻性錯語** おんいんせいさくご phonological paraphasia 目標語と音韻的に類似する(共通する音素が一定以上ある)非単語。目標語の推測が可能である点で、新造語と区別される。音の誤り方の種類としては、置換・転置・省略・付加などがある。例：ミミズク→くすみみじ、柱→はすか、デパート→てんぱ、じょうろ→どうじょ、すりこぎ→すくりこ、イチョウ→きちょう。(奥平奈保子)



同字性錯語、音節性錯語

**新造語** しんぞうご neologism 目標語と音韻的に類似しない非単語。例：パン→きゅうぱる、車→ふぉろーる、太陽→ほぺいよーろ、朝顔→えがとう、ピラミッド→えぽれっと、コンセント→はいかいご。(参照：言語症状>新造語)(奥平奈保子)

同語新作

**記号素性錯語** きごうそせいさくご monemic paraphasia, paraphasie monèmique 2つ以上の記号素(実詞、接頭・接尾語、語幹など)が結合して生じた、単語の断片から成る非単語で、広義の新造語に含まれる。皮質下基底核病変によることが多く、意識障害や病態否認など非失語性の要因との関連性も指摘されている。例：のり巻き→日本ご飯、ラクダ→おかま馬、鋏→針ピン、櫛→けーそうじ、コップ→ワインきゅうり、薬→みあい薬。(奥平奈保子)

**錯行為**　さくこうい　⇨失行症＞錯行為

**錯書**　さくしょ　paragraphia　書字における誤り。音韻性錯書、意味性錯書などがある。（種村純）

## 錯読　さくどく　paralexia

　単語などを音読したときの読み誤り方のことで、特徴によっていくつかの種類に分類される。(新貝尚子)

**■意味性錯読**　いみせいさくどく　semantic paralexia　意味的に類似した別の単語に読み誤ることで、音韻的な類似はないもの、例えば、階段→ゲンカン、警官→オマワリサンなどである。視覚性意味性錯読は、文字を共有する意味的に類似した別の単語に読み誤ることで、石油→トウユ、調理→リョウリなどである。一方、**視覚性錯読**(visual paralexia)は視覚的に類似した別の文字や単語に誤ったもので、字形の類似したもの(白→百、へ→く、タイヤ→ダイヤなど)や、単語レベルで文字を共有するが意味的類似はないもの(小結→小指、メトロ→メロンなど)などがある。(新貝尚子)

**■音韻性錯読**　おんいんせいさくどく　phonological paralexia　音韻的に類似した非語反応であり、例えば、生物→セイブス、コアラ→コララなどである。目標語がある程度推測できるもので、正しい音素が半分以上出ているものとされる。半分以下なら新造語になる。音韻的に類似した別の単語に誤ったものは、形式性錯語になぞらえて形式性錯読といえる。生物→セイリョク、タイヤ→タイナなどが挙げられる。(新貝尚子)

**■規則化錯読**　きそくかさくどく　regularization paralexia　例外的な読みをする単語(例外語)が、SWEAT(/swet/)→/swiːt/、海老(/ebi/)→カイロウのように規則的な読みになった錯読反応である。**類音的錯読**(phonologically-rerated paralexia)やLARC エラー(正書法的代替錯読)も、複数の読み方のある音節や形態素、漢字に対して別の読み方を当てはめて読むものであるが、規則的・典型的でない読みに誤ったものも含まれる。(新貝尚子)

**■語彙化錯読**　ごいかさくどく　lexicalization paralexia　非語の音読において、音韻的、形態的に類似した単語に読み誤ることをいう。同じ非語でも、ランダムに作成したランダム非語(例：つせめふ)より、単語を1文字置き換えて作成した置換非語[例：「ざるとば」(「ざるそば」から作成)]、さらに単語内で位置を入れ替えて構成した転置非語[例：「としりよ」(「としより」から作成)]において出現しやすい。(新貝尚子)

**■語性錯読**　ごせいさくどく　verbal paralexia　意味的にも音韻的にも関連のない別の単語に誤ったもので、ボウリング→デンワ、電話→ミカンなどである。**字性錯読**(literal paralexia)という用語は語性錯読に対比させた形で使用されたもので、音韻性錯読に類似しているが、特に文字単位で誤ったものを字性錯読という場合がある。(新貝尚子)

■ **視覚性錯読**　しかくせいさくどく　visual paralexia　音読における読み誤りのことを錯読といい、いくつかのタイプが知られている。音韻性錯読は目標と異なる音韻への読み誤り(例：おたまじゃくし→おため̇じゃくし)、意味性錯読は目標語と意味の似た語への読み誤り(例：みかん→りんご、心→情、犯罪→悪人)であるが、視覚性錯読は目標と似た形態の文字や語句に誤る場合を指す。仮名文字の例として(ね→わ、ク→タ)、漢字では(湯→場、勢→熱)などがある。英語では tying→typing、narrow→marrow といった例や、political→police、ceremony→cemetery といった例が記載されている。視覚性錯読は単純に考えると、視覚系の分析が不十分な場合に起こることが推測されるが、必ずしもそうとは限らず、中枢性失読では模写ができても視覚性錯読を呈する場合がある。最もよく知られているのが深層失読の場合である。深層失読では意味性錯読が最も特徴的であるが、視覚性錯読も認められる。深層失読では文字音韻変換が機能せず、意味への連合も不十分なために意味性錯読が起こる。視覚性錯読の機序は十分に解明されているとは言い難いが、語形を認知できても意味との連合が困難なため、意味を喚起しやすい類似した語形に読み誤るという説明がされている。(松田実)

■ **派生的錯読**　はせいてきさくどく　derivative paralexia　接辞などが付いたり語形が変化したりしてできた部分の読み誤りで、succeed→success、楽しみ→タノシイ、重さ→オモミなどが挙げられる。

規則化錯読、類音的錯読あるいはLARCエラーは表層失読において出現しやすく、語彙化錯読は音韻失読、また意味性錯読や派生的錯読は深層失読に特徴的である。音韻性錯読は産生型伝導失語に特徴的だが、ウェルニッケ失語やブローカ失語などでも観察される。視覚性錯読は純粋失読や側頭葉後下部による漢字の失読でみられることがあるが、深層・音韻失読でも観察される。(新貝尚子)

**錯文法**　さくぶんぽう　paragrammatism　いろいろな文型を用いて流暢に話すにもかかわらず、内容語に錯語が多く、機能語の誤用や混乱を示す。このような錯文法の症状は，ウェルニッケ失語の一部の症例で観察される。(種村純)

**作話**　さくわ　⇨記憶障害>作話

**作動記憶**　さどうきおく　working memory(WM)　情報を一時的に貯蔵し、その情報を把持しつつ複数の認知機能を遂行する土台となる一連のシステム。この用語は古くから存在していたが、Baddeley(1974)によってモデルとして示された。このモデルによると、作動記憶は、音声言語情報の一時保存システムである「音韻性ループ(phonological loop)」と、視覚・視空間情報の一時保存システムである「視空間性スケッチパッド(visuo-spatial sketchpad)」が、「中央実行系(central executive)」によって制御されているという基本構造をもつ。中央実行系は、音韻性ループや視空間性スケッチパッドが一時保存する情報の把持・消去・他モダリティへの変換などを行っている。音韻性ループは、従来から、言語性短期記憶(verbal short-term memory：vSTM)と称されてきた機構に相当する。これは日常生活では例えば電話番号を聞いてメモするような秒単位の記憶である。その容量には限界があるとされているが、その限界量とは物理的な情報量ではなく、チャンクと称される塊の単位で、標準的に7±2とされている。臨床的には、数唱などが評価に用いられることが多い。この機能の解剖学的基盤は、優位半球の上側頭回〜縁上回〜中心前回にかけての領域と考えられており、特に、これらの部位の皮質下の白質構造である弓状束が重要とされている。ただし、皮質構造が重要であるのか、白質構造(弓状束)が重要であるのかは未確定である。中央実行系は、ある課題を遂行しながら別の課題をも遂行するというような、二重(以上)の課題(dual task)を処理するときに特に重要な役割を果たす。好例としては暗算などがある。中央実行系の神経基盤は優位半球前頭葉(中前頭回)と考えられている。ただし、作動記憶のモデルには未解決の問題も少なくない。例えば、作動記憶(含：短期記憶)と長期記憶との関係、中央実行系の機能と注意機能の関係などである。前者に関しては、Baddeleyはその後、初期のモデルにはなかった「エピソードバッファ」という概念を中央実行系の下位システムに置き、長期記憶(エピソード記憶)との関係の位置づけを試みている。(大槻美佳)
同作業記憶、ワーキングメモリー

**サルコイドーシス**　sarcoidosis　肺、眼、皮膚を主病変とし、非乾酪性類上皮細胞肉芽腫を伴う原因不明の全身性疾患である。全体の約30%は無症状である。霧視、羞明、飛蚊、視力低下などの眼症状で発見される場合が最も多く、次いで皮疹、咳、全身倦怠感などの症状が多くみられる。神経サルコイドーシスは全体の5〜13%にみられ、脳神経障害、髄膜炎、脊髄炎、末梢神経障害、視床下部・下垂体病変など、症状は多彩である。血清 ACE(angiotensin converting enzyme)上昇がみられない症例があることや、髄液 ACE は神経サルコイドーシスに関しては感度、特異度は高くないと報告されている[1)]。また髄液可溶性も interleukin 2(IL-2)受容体の上昇も認められるが、非特異的な所見と考えられており[2)]、診断は容易ではない。進行性多巣性白質脳症の合併がみられることがあり[3)-6)]、注意を要する。(前島悦子)


1) Bridel C, Courvoisier DS, Vuilleumier N, et al：Cerebrospinal fluid angiotensin-converting enzyme for diagnosis of neurosarcoidosis. J Neuroimmunol 285：1-3, 2010.
2) Petereit HF, Reske D, Tumani H, et al：Soluble CSF interleukin 2 receptor as indicator of neurosarcoidosis. J Neurol 257(11)：1855-1863, 2010.
3) Goldbecker A, Tountopoulou A, Wurster U, et al：Spontaneous recovery from progressive multifocal leukoencephalopathy in a patient with non-active sarcoidosis. Int J Infect Dis 14 (Suppl 3)：e313-e316, 2010.
4) Hohlfeld SK, Günthard HF, Zeitz J, et al：Progressive multi-focal leukoencephalopathy as a rare lethal complication in untreated sarcoidosis. BMJ Case Rep：June 28, 2012.
5) Davis MJ, Khan A, Royal W 3rd：Progressive multifocal leukoencephalopathy as the first manifestation of occult sarcoidosis；case report and review of the literature. Neurologist 19(1)：26-29, 2013.
6) Jamilloux Y, Néel A, Lecouffe-Desprets M, et al：Progressive multifocal leukoencephalopathy in patients with sarcoidosis. Neurology 82(15)：1307-1313, 2014.


**産生型伝導失語** さんせいがたでんどうしつご ⇨失語症＞伝導失語

# し



**子音** しいん consonant 声道で、閉鎖や狭めによって呼気が妨げられて得られる音。調音点、調音方法、声帯振動の有無で分類される(**表**)。(今井眞紀)

■調音点と調音方法からみた子音の分類■

| 調音法 | | 調音点 | | | | | | |
|---|---|---|---|---|---|---|---|---|
| | | 両唇 | 唇歯 | 歯間 | 歯茎 | 歯茎硬口蓋 | 軟口蓋 | 声門 |
| 閉鎖音 | 有声 | p | | | t | | k | |
| | 無声 | b | | | d | | g | ʔ |
| 破擦音 | 有声 | | | | | tʃ | | |
| | 無声 | | | | | dʒ | | |
| 摩擦音 | 有声 | | f | θ | s | ʃ | | h |
| | 無声 | | v | ð | z | ʒ | | |
| 鼻音 | | m | | | n | | ŋ | |
| 側音 | | | | | l | | | |
| 半母音 | | w | | | r | j | (w) | |

**頭子音** とうしいん onset 子音が母音を取り巻く形のひとまとまりである音節において、母音の前にくる子音が頭子音である。(今井眞紀)

**尾子音** びしいん code 音節(頭子音参照)において、母音の後ろにくるのが尾子音である。日本語の音節は母音で終わるものが多く、尾子音になりうるのは撥音/N/のみである。(今井眞紀)

**視運動眼振** しうんどうがんしん optokinetic nystagmus ⇨視運動性眼振

**視運動性眼振** しうんどうせいがんしん optokinetic afternystagmus(OKAN) 環境の中を移動する視標の系列を固視することにより誘発される生理的反射性眼振。水平性あるいは垂直性に出現する。縞模様の細長いテープを用いる日常での臨床検査では、視運動性反応は正常の場合両方向性に対称性に出現する。前頭葉病変ではテープの運動方向にわずかにゆっくりと流れる傾向がみられる。頭頂葉病変では患側へ視標が移動する際に反応が消失する。核間性眼筋麻痺では解離した反応がみられる。(武田英孝)

同鉄道眼振、エレベーター眼振、運動眼振、視運動性後誘発眼振、視運動眼振、視覚眼振、パノラマ眼振、シグマ眼振、列車眼振

**視運動性後誘発眼振** しうんどうせいごゆうはつがんしん optokinetic afternystagmus ⇨視運動性眼振

**シェーグレン症候群** ―しょうこうぐん Sjögren syndrome(SjS) 慢性唾液腺炎

と乾燥性角結膜炎を主徴とし、自己抗体や高γグロブリン血症をきたす自己免疫疾患である。ほかの膠原病に合併する二次性SjSと合併しない原発性SjSに分類される。またSjSの約半数は乾燥症状のみであるが、残る半数はリンパ球が臓器に浸潤し、腺外症状が出現することや、約5%に悪性リンパ腫を合併することが知られている。診断には1999年厚生省改訂診断基準[1)]が用いられ、口唇腺組織または涙腺組織の生検でリンパ球浸潤を認めること、唾液腺造影または唾液分泌量検査(ガム試験またはサクソンテスト、唾液腺シンチグラフィ)で陽性所見を認めること、眼科検査(シルマー試験、ローズベンガル試験、蛍光色素試験)で陽性所見を認めること、血液検査で抗Ro/SS-A抗体、抗La/SS-B抗体のいずれかが陽性であることの4項目中、2項目以上が陽性であればSjSと診断される。SjSの腺外症状として末梢神経炎が約10%、中枢神経障害が5〜20%にみられ、三叉神経炎、四肢末端の知覚異常や筋力低下などの末梢神経障害、視神経炎、無菌性髄膜炎、横断性脊髄症などがよくみられる。腺外型SjSや二次性SjSは多彩な臓器・神経病変を伴うため、ステロイド治療の適応となる。(前島悦子)

1) Fujibayashi T, Sugai S, Miyasaka N, et al：Revised Japanese criteria for Sjögren's syndrome (1999)；availability and validity. Mod Rheumatol 14(6)：425-434, 2004.

**ジェスチャー** ⇨代替コミュニケーション手段＞ジェスチャー

**シェイピング** shaping 目標に至る行動のうち、容易に遂行可能な行動から順に強化することで、目標に向けて徐々に行動を形成する過程のこと。(水子学)

**シェイピング法** ――ほう ⇨リハビリテーション＞行動療法＞シェイピング法

**支援コーディネーター** しえん―― support coordinator 都道府県に設置されている支援拠点機関に必ず1人以上配置されている専門職。職種というよりは役割であり、社会福祉士、精神保健福祉士、保健師、作業療法士、心理技術者など、基礎資格を有している者が多い。調査によれば、職種では医療ソーシャルワーカー・社会福祉士が24.6%と最も多い割合を示した。また、専任か兼任か、正規職員か嘱託職員かなどその身分についても都道府県ごとに異なる。業務は、高次脳機能障害者・家族の相談支援、病院や社会福祉機関との連携調整および地域支援ネットワークの構築、研修会、会議などによる普及啓発、そして都道府県下における高次脳機能障害者の実態把握や関連研究と非常に幅広い内容となっている。(参照:燃え尽き)(白山靖彦)

**支援団体・家族会** しえんだんたい・かぞくかい support group, patient association 疾病や障害についての支援団体・家族会は、疾病や障害ごとに大小さまざまな団体がある。支援団体・家族会は、組織全体として、国や行政への働きかけ、普及啓発、情報発信などの活動を行っている。また、個々の当事者に直結する役割としては、同じような経験や悩みを共有し、専門家とは違う立場で助言したり励ましたりし合える、ピア・サポートの機能や、障害や制度についての情報収集や学習の場となる機能がある。さらに、関係する専門家・専門機関と連携することで、客観的な意見を聞いたり、正しい情報を得たりすることができ、会の活動の継続・安定につながると考えられる。高次脳機能障害者とその家族の日本における最大の組織としては、NPO 法人日本脳外傷友の会がある。交通事故などの頭部外傷による高次脳機能障害者・家族だけでなく、脳血管障害、低酸素脳症、脳炎などの疾病による高次脳機能障害者・家族も参加している。また、家族会が運営する福祉事業所も全国各地にあり、高次脳機能障害者が日中活動の場や就労準備の場として利用することができる。これらの事業所では障害特性を踏まえた支援が行われている。（宇津山志穂）



**耳音響放射**　じおんきょうほうしゃ　otoacoustic emissions（OAE）　音刺激は外耳道から中耳を伝わり、その奥の内耳にある基底板振動により有毛細胞の興奮が蝸牛神経に伝わり中枢に送られる。内耳にある外有毛細胞には、閾値に近い音圧が入力されると、刺激音に対しての感受性とほかの音との弁別能を増強する active process という機構が存在する。この増強は入力された音と逆の経路で外耳道へ放射される。この放射されたものが耳音響放射（OAE）である。active process の消失により、聴力閾値が上昇すると考えられており、内耳性難聴の鑑別に用いられる。OAE には誘発耳音響放射（evoked OAE：EOAE/transient（ly）evoked OAE：TEOAE）と歪成分耳音響放射（distortion product OAE：DPOAE）と自発耳音響放射（spontaneous OAE：SOAE）がある。

EOAE/TEOAE はクリック音や短音刺激の 5〜15 ミリ秒後に観察される OAE である。反応は速成分（潜時の早い反応：9.4±0.3 ミリ秒）と遅成分（潜時の遅い反応：13.6±0.4 ミリ秒）から成る。約 30 dB の難聴で EOAE の観測は困難となる。DPOAE は周波数の違う 2 音を刺激音として入力すると、3 つ目の違う周波数の音が観察されるという結合音現象による OAE である。入力する周波数を変えることで、周波数特異性の高い結果を得ることができ、新生児の聴覚スクリーニング検査をはじめ、他覚的な内耳機能の検査として用いられている。入力する 2 つの音圧を $F_1$、$F_2$ とし、それぞれの周波数を $f_1$、$f_2$（$f_1 < f_2$）とした場合、検出される一番振幅が大きい周波数は（$2f_1 - f_2$）である。最も誘発されやすい 2 つの周波数の関係は $f_2/f_1 = 1.2$ 程度のときであり、振幅が最大になるといわれている音圧は $F_1 - F_2 = 6〜10$ dB のときである。EOAE に比べて高い周波数に対しての反応を観測することが可能である。中等度難聴以上の聴力で DPOAE は消失する。SOAE は自発的に蝸牛から

放射されるもので、1～2 kHz で1～数個出現することが多い。しかし、過去の報告において出現率は一定しておらず、耳鳴症例との関連性も低いといわれている。(川上紀子)

**自我意識** じがいしき self-consciousness 自己の存在の仕方に関する主観的体験であり、代表的な自我意識の障害には離人体験(自分の行動に実感が伴わない、自分の身体が自分のものという感じがしない、物を見ているのにしっくりしない、という自我意識、身体意識、対象意識の障害)と作為体験(自分の考えや行為が、他人によってさせられていると感じる)がある。(水子学)

**視覚眼振** しかくがんしん visual nystagmus ⇨視運動性眼振

**視覚失語** しかくしつご ⇨失語症＞視覚失語

**視覚失認** しかくしつにん ⇨失認＞視覚失認

**視覚消去現象** しかくしょうきょげんしょう visual extinction 左右のいずれかに視覚刺激が与えられたときは共に認知できるが、左右同時に刺激が与えられると、どちらかの側を認知できない現象である。視野検査を行う対座法の要領で、検者は被検者に向かい合い、検者の眉間を固視させて、左右対称の位置にある左手、右手の指(通常は第2指)を動かし、それぞれの動きは認知できるが、両指を同時に動かすと、片側しか認知できないと陽性とする。半側空間無視と合併してみられることが多いが、独立でも出現する。(参照：視空間知覚障害＞消去現象、無視症候群＞消去現象)(酒井保治郎)

**視覚情報処理の経路** しかくじょうほうしょりのけいろ routes of visual information processing 大脳での視覚情報処理は、一次視覚皮質から側頭葉へ向かう腹側の流

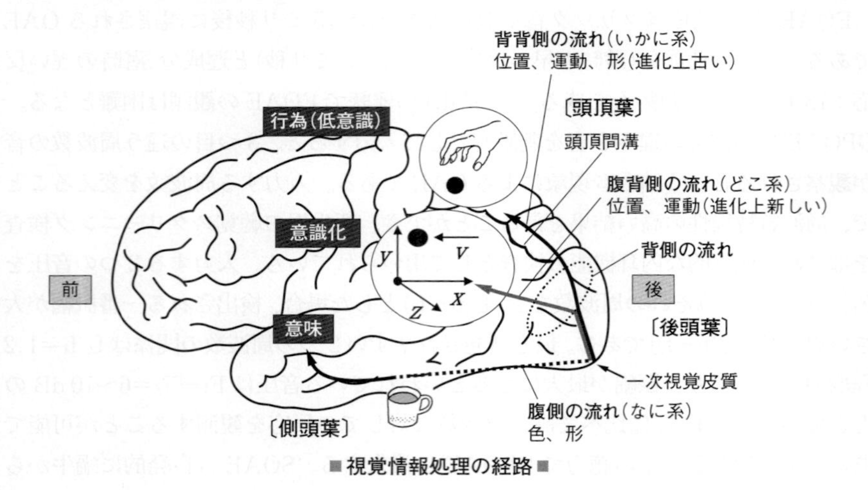


■視覚情報処理の経路■

れ(ventral stream：腹側経路)と、頭頂葉へ向かう背側の流れ(dorsal stream：背側経路)の2つに分けられる。腹側の流れは色や形を分析し、対象の同定や対象の知識に至る。背側の流れは位置や運動の情報を処理する。後者を二分し、下頭頂小葉へ向かう腹背側の流れ(ventro-dorsal stream)が対象の位置や運動の意識化に、上頭頂小葉へ向かう背背側の流れ(dorso-dorsal stream)があまり意識に上らない行為の制御にかかわるとする考え(**図**)もある。(平山和美)



**視覚垂直認知**　しかくすいちょくにんち　subjective visual vertical(SVV)　直立位姿勢を保持制御するためには垂直性認知が重要である。垂直性認知には、主観的視覚垂直認知(SVV)、主観的身体垂直認知などが操作的に定義されている。SVVは、暗室・暗箱の中で前額面上を回転し発光するロッドを定位する課題で、頭部や身体の傾斜、同時に提示される枠組みの傾斜、後頸部への電気刺激、振動刺激などで変容する。半側空間無視症例では方向性の偏倚角度は健常者に比べ大きく、麻痺側に偏倚しかつ動揺性が高いことが知られている。(網本和)

**視覚性運動失調**　しかくせいうんどうしっちょう　optische Ataxie(独), or ataxie optique　「視覚性運動失調」という用語は2つの意味に用いられる。1つはバリント症候群の中の「視覚性運動失調(optische Ataxie)」であり、注視下(中心視野)で対象物を手で捕らえることができない症状である。もう1つはGarcinらが報告した「視覚性運動失調(ataxie optique)」で、こちらは周辺視野で対象物を捉えることができない。Optische Ataxieを診るには、視力・視野や手の運動に異常がないのを確認したうえで、患者の前方に指標を提示して、左右の手で摑ませる。Ataxie optiqueの診察は、検者が患者の目の前に座り、患者に検者の眉間などを注視させたうえで、指標を外側から周辺視野内に出す。指標が見えていることを確認した後に、左右の手のそれぞれで摑ませる。共に異常がある場合には、手が指標から逸れる。Ataxie optiqueでは、ズレの程度は、病変の対側視野内で対側の手>対側視野内で同側の手>同側視野内で対側の手、となる。通常、病変側と同側視野内の指標を同側の手で摑むときには異常はない。Optische Ataxieの責任病巣は両側の頭頂後頭葉、ataxie optiqueの病巣は頭頂間溝を中心とする上・下頭頂小葉とされている。(参照：バリント症候群>視覚性運動失調)(高橋伸佳)

**視覚性記憶障害**　しかくせいきおくしょうがい　visual memory disturbance　出来事の記憶の内容には、「昨日、東京に行った」などとことばにしやすいものと、出会った人の顔、物をしまった場所などことばにし難いものがある。前者を言語性記憶、後者を非言語性記憶と呼ぶが、後者は視覚体験に基づくことが多いので視覚性記憶とも呼ぶ。出来事記憶の障害は海馬、視床などの損傷で起こるが、左病巣例では言語性記憶がより強く障害され右病巣例では視覚性記憶だけが障害されるなど左右差がある。検査には、Rey-Osterrieth 複雑図形の再生、WMS-R ウェクスラー記憶検査の視覚性対連合などがある。（参照：記憶障害＞視覚性記憶障害）(平山和美)

**視覚性形態失認** しかくせいけいたいしつにん ⇨失認＞視覚失認＞統覚型視覚失認

**視覚性呼称障害** しかくせいこしょうしょうがい visual naming disorder 視覚提示された物品や絵の名称を答えさせる手続きが視覚性呼称であり、通常の失語臨床で最も普通に用いられている呼称能力の検査方法である。視覚性呼称が低下していれば呼称障害や喚語困難があると判断しても多くの場合間違いではない。標準失語症検査(SLTA)でも呼称の検査は絵カードによるものだけである。しかし、特殊な病態では視覚性呼称は障害されても、ほかの感覚モダリティからの入力があれば呼称が可能な場合がある。呼称能力が感覚モダリティによって乖離する場合があるということである。こうした場合は言語性定義による呼称は保たれており、概念から名称への連合そのものは障害されていないことが証明されることが多い。例えば、ハサミを見せられても呼称できないが、目隠しをしてハサミを触らせたり、ハサミを使う音を聞かせたりすると「ハサミ」と呼称できるという場合が典型的である。そして、こうした症例では「紙を切るときに使う道具は何か」という質問に対しても「ハサミ」という正解が引き出せる。視覚性呼称だけが障害される場合の代表が視覚失認と視覚失語である(それぞれの項を参照)。これらの病態は後頭葉から側頭葉にかけての損傷で起こることが多く、純粋失読を伴う場合も多い。こうした病態が疑われれば、視覚性呼称だけでなく触覚性呼称、聴覚性呼称、言語性定義による呼称などを検査しておくことが望ましい。(松田実)

**視覚性錯読** しかくせいさくどく ⇨錯読＞視覚性錯読、錯読＞意味性錯読

**視覚性失見当** しかくせいしつけんとう ⇨視空間知覚障害＞視空間失見当

**視覚性失語** しかくせいしつご optic aphasia 対象を視覚的に示されると呼称ができない病態。触る、聞くなどほかの感覚で示されたり、言語的定義が与えられれば呼称できる。視覚性失認と異なり何かはわかっているので、使用方法を動作で示したり、対象をカテゴリーに分類したりできる。誤りは意味的誤り、無関係な誤りや保続(以前に行った反応が、場面や状況が変わっても持続的に出現する)が多く、視覚的に似たものと誤ることは少ない。言われたものを選んで指示する課題では呼称課題より誤りが少ないか、誤りがない。責任病巣としては左の後頭葉、側頭葉後部が重視される。(平山和美)

**視覚性スパン** しかくせい—— tapping span 盤上に積木を置いたり、カードに印刷された四角を検査者が指さしで順に指す。言語性スパンと対立する。(種村純)

**視覚性大細胞システム**　しかくせいだいさいぼう――　⇨大細胞システム

**視覚性探索**　しかくせいたんさく　⇨本能性把握反応

**視覚性注意障害**　しかくせいちゅういしょうがい　visual inattention　⇨バリント症候群>視覚性注意障害、失認>同時失認>背側型同時失認、注意障害>視覚性注意障害

**視覚性病態失認**　しかくせいびょうたいしつにん　visual anosognosia　⇨アントン症候群、失認>病態失認>アントン型病態失認



**視覚性物体失認**　しかくせいぶったいしつにん　visual object agnosia　⇨失認>視覚失認>物体失認

**自覚的意識**　じかくてきいしき　self-consciousness, or reflective consciousness　「自覚」とはもともと仏教用語であり、自ら覚ることをいう。転じて、自らのことを対象化し、客体として省みることによって、自らのことを意識内容に上らせることを指す。西田哲学においては、単なる自己意識という意味合いではなく、特殊な意味合いで用いられることもあるが、神経心理学では英語の self-consciousness あるいは reflective consciousness に対応した自己の状態への気づきを指す。(上田敬太)

**視覚的記憶力**　しかくてききおくりょく　visual memory　ネズミやサルなどの動物を対象とした記憶研究では、視覚的な刺激材料が使用される場合が多い。サルの場合には刺激の形態に関しては側頭葉が、空間情報に関しては頭頂葉が主に関与することが、詳細な検討から明らかにされてきた。ヒトの場合は言語性の記憶と非言語性の記憶を区別して評価する必要性から、言語化が難しい無意味図形などを使用して測定した記憶を視覚的記憶(力)と呼ぶ場合が多い。Rey-Osterrieth 複雑図形検査やベントン視覚記銘検査などが代表的な課題だが、実際には言語化して記憶している場合もある。また、一部の自閉症スペクトラム障害者の中には驚異的な視覚的記憶力をもつ者がいることが知られている。(山下光)

**視覚的支援**　しかくてきしえん　visual supports　自閉症スペクトラム障害では、聴覚的な情報処理よりも視覚的な情報処理が得意な者が多いため、視覚に訴える形で情報を提供することで理解や適応を促す支援が有効である場合が多い。代表的なものとして、TEACCH(Treatment and Education of Autistic and related Communication handicapped Children)プログラムにおける視覚的構造化(visual structure)がある。視覚的構造化には、①視覚的指示(課題を達成するための手順やスケジュールを視覚的に示す)、②視覚的明瞭化(色、マーク、視覚的サインなどを用いて重要な情報を視覚的に強調する)、③視覚的整理統合(作業環境、材料や道具などを整理統合して提示する)、などがあるが、「一目見てわかりやすいこと」が原則である。これらの手法は、高次脳機能障害者の記憶障害や遂行機能障害の支援にも応用

可能である。(山下光)

**視覚的認知力**　しかくてきにんちりょく　ability for visual recognition　視覚によって外界(対象の形態、色、位置、動きなど)や自己の身体を認知する能力をいう。視力、視野が保たれていることが前提となる。生理的には、生後徐々に発達して小学校高学年で成人レベルとなる。中年以降は加齢とともに減退するが、これには視覚性注意(選択性注意、転換性注意など)の減弱も関係している。病的原因の1つに後頭葉の障害による知覚型視覚失認があり、対象の形態がまったく認知できなくなる。(高橋伸佳)

**視覚的分析**　しかくてきぶんせき　visual analysis　文字の形態を分析する段階。(種村純)

**視覚認知機能**　しかくにんちきのう　visual cognitive function　一次視覚野からの視覚情報処理には大きく2つの流れがある。1つは側頭葉に向かう流れで、対象の形態認知に関係する。左半球は主に物体や画像、右半球は顔や街並(建物・風景)の認知を行う。この流れが障害されると、視覚失認(物体失認、画像失認、相貌失認、街並失認など)が生ずる。ほかの1つは頭頂葉への流れで、対象の空間的位置の認知に関係する。この流れの障害で視空間失認(バリント・ホルムス症候群など)が起こる。(高橋伸佳)

**視覚連合野**　しかくれんごうや　visual association area　通常、後頭連合野から下部側頭連合野に至る領域(ブロードマン18・19・37野)を指す。一次視覚野(ブロードマン17野、V1野)からの情報を処理する役割をもつ。V2〜V5野の領野に分けられ、それぞれ異なる機能をもつ。V2野はV1野からの情報を受け取りV3野、V4野に送り、主に物体の形態や色の認知にかかわる。一方、V5野(MT野ともいう)は物体の動きの認知に関係する領域と考えられている。(高橋伸佳)

**時間・系列制御**　じかん・けいれつせいぎょ　⇨ニューラル・ネットワーク>時間・系列制御

**磁気共鳴画像法**　じききょうめいがぞうほう　⇨画像診断> MRI

**色彩失認**　しきさいしつにん　⇨失認>色彩失認

**色名呼称障害**　しきめいこしょうしょうがい　⇨失認>色彩失認>色名呼称障害

**嗜銀顆粒性認知症**　しぎんかりゅうせいにんちしょう　⇨認知症>嗜銀顆粒性認知症

**視空間失見当**　しくうかんしつけんとう　⇨視空間知覚障害>視空間失見当

**視空間スケッチパッド**　しくうかん——　⇨記憶障害>ワーキングメモリー>視空間スケッチパッド

## 視空間性障害　しくうかんせいしょうがい　visuospatial impairments

**■視野障害**　しやしょうがい　visual field defect　視野とは、1 点を固視して眼球を動かすことなく、光点などの指標を検出できる範囲をいう。1 眼での視野は、鼻側 60°、耳側 100°、上側 70°、下側 80°程度である。視覚路は、網膜–視神経–視交叉–視索–外側膝状体–視放線を経て後頭葉一次視覚野(鳥距溝上唇と下唇)に達する。ヒトの視覚路は半交叉するため、左眼、右眼共に基本的に右視野から左後頭葉、左視野から右後頭葉に情報が入力される。視索およびそれより後方の視覚路の病変では、左右の眼で病巣と対側の「同名性」視野障害となる。腹側の視放線は側頭葉内の Meyer's loop を経て後頭葉鳥距溝下唇に至り、その損傷では対側の上四分視野障害となる。頭頂葉から後頭葉の内部を走る背側の視放線の損傷では対側の下四分視野の障害となる。日常診療での視野測定は対座法で行う。すなわち、被検者と対面して膝が触れるより少し離れて座り、検者の鼻を見つめさせた状態で、左右の視野、または、上下左右の四分視野で指を動かして見える範囲を調べる。片眼を手で覆い一側ずつ検査するのが正式であるが、大脳病変では、同名性で合同性も高いので、両眼で検査してもよい。動的量的視野は Goldmann 視野計、静的量的視野は Humphrey 視野計で測定することが多い。なお、半側空間無視がある場合は、対座法が推奨される。その際、病巣の対側の視野を調べるとき、病巣側に指など注意を引くものを提示しないように注意する。(石合純夫)

**■消去現象**　しょうきょげんしょう　extinction (phenomenon)　消去現象とは一側に与えられた感覚刺激は左右共に知覚できるが、両側同時刺激では一側しか知覚できない病態をいい、視覚、聴覚、触覚のいずれかの感覚モダリティ別に生じることも、複数の感覚モダリティに生じることもある。**視覚消去現象**は、基本的には、左右視野の対称的部位が左または右の一側で刺激された場合には正しく反応できるが、両側同時に刺激された場合に病巣と対側の検出ができない現象をいう。対座法の視野検査を行った後、左右対称性に一側性刺激を検出できる部位を確認したうえで消去現象を調べる。右または左一側と両側の指の動きをランダムに取り混ぜて反応をみる。視野中心の左右で調べることが多いが、一側に四分盲がある場合は、残存する四分視野内の部位と対側視野の対称的部位とで消去現象を調べてもよい。詳細な検討としては、コンピュータのディスプレイを用いて、丸い点のような単純刺激以外に、物品の絵・写真、文字、単語などを短時間提示して実施する場合もある。複雑な刺激では、一側の刺激が見えなかったと言うにもかかわらず、左右の異同弁別が可能であったという症例の報告がある。右頭頂葉病巣で左側の視覚消去現象がみられることが多く、視野障害のない半側空間無視例でしばしば観察される。しかし、他のさまざまな病巣部位での報告例もある。病巣の左右という点では右半球病巣例に多いが、左半球病巣で右側の消去が起こる場合もある。(石合純夫)

**■ 半側空間無視** はんそくくうかんむし hemispatial neglect, or unilateral spatial neglect(USN) 大脳半球病巣と反対側の刺激に対して、発見して報告したり、反応したり、その方向を向いたりすることが障害される病態である。ほとんどの場合、右利き者の右大脳半球に脳血管障害が生じた場合に、「左」半側空間無視として起こる。右半球の脳血管障害後にリハビリテーション目的で入院している患者でみると、軽度のものまで入れれば、約4割に左半側空間無視がみられる。一方、左半球損傷後に、右半側空間無視が1ヵ月以上続くことは稀である。1点を固視した状態で一側が見えない同名性半盲とは異なり、頭部や視線を動かしてもよい状況下で身体から見て空間や対象の一側に反応できない症状である。そのために、幅広い日常生活場面で障害が起こる。例えば、食事の際に左側の皿を見落とす、茶碗の左半分を食べ残す、左側にある物やいる人を見つけられない、移動時に左側の者にぶつかる、左側の文字を読み落とすなどがみられる。

検査法としては、種々の抹消試験、線分二等分試験、模写試験、描画試験が用いられ、これらをまとめたテストバッテリーとしてBIT 行動性無視検査日本版がある。典型的な半側空間無視の検査所見を**図**に示す。病巣にもよるが患者によって課題の得手不得手があるので、右半球の脳血管障害例では、少なくともBITの通常検査はすべて実施して、半側空間無視の存在を見落とさないように注意すべきである。視野検査は対座法で行うのがよい(視空間性障害>視野障害参照)。半側空間無視患者の視野は、欠損なし、左下四分盲、左同名半盲などさまざまである。一方、後頭葉内側面の一次視覚野の損傷の場合などで同名半盲のみが生じた場合は、視線の移動によって代償が可能となり、半側空間無視は起こらない。すなわち、半側空間無視と同名半盲とは独立した症状といえる。病巣はMRIやCTで確認する。下頭頂小葉が代表的病巣であるが、下前頭回後半部を中心とする前頭葉や視床も病巣として知られ、また、これらを相互に結ぶ上縦束、視床放線など白質の病巣も半側空間無視発現に関与している。

リハビリテーションとしては、探索すべき範囲の左端に目印を付け、口頭指示で左を向かせ、半側空間無視の重症度に応じた難易度の探索訓練を行う。その際に、すぐに探索を止めないように意欲や持続性を高める工夫も大切である。このほか、左手が動くようであれば自分で指を動かしてそれを見る spacio-motor cueing、残存する感覚刺激に働きかける前庭刺激など、プリズム眼鏡により外界の視覚情報を

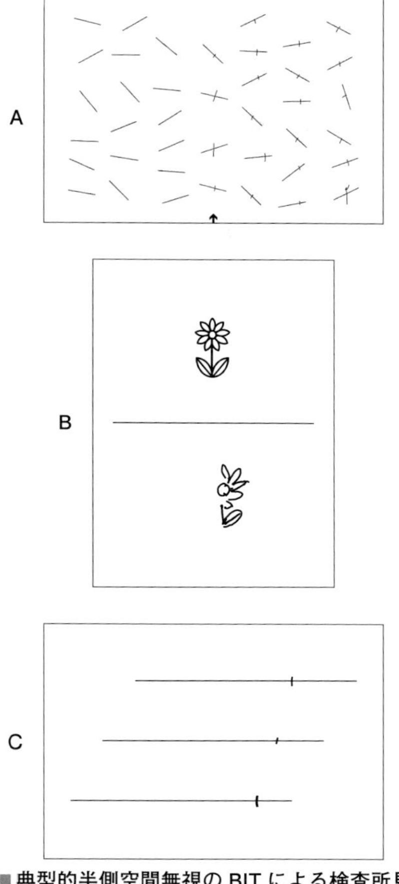


■典型的半側空間無視の BIT による検査所見■
A：線分抹消試験、B：模写試験（花）、C：線分二等分試験

右方にシフトさせた状況下で到達運動を繰り返すプリズム順応（アダプテーション）なども半側空間無視改善のために行われる。また、半側空間無視があるなりに移乗動作などの日常生活動作を自立させるべく、訓練室と病棟で連携して行う機能的アプローチも欠かせない。半側空間無視があっても、移動能力に応じた環境整備を行い、危険物への衝突などのリスク管理を行えば、生活空間を限って在宅生活を送れるようになることが少なくない。一方、行動範囲の拡大は慎重に行わなければならない。特に、発症後１ヵ月以上、半側空間無視が残存した場合は、自動車運転を禁止すべきである。（石合純夫）

## 視空間知覚障害　しくうかんちかくしょうがい　impairment of visuo-spatial perception

視空間情報の知覚、認知や操作に関する障害の総称。視覚的に空間内の対象の位置、自己と対象や複数の対象の位置関係の正しい把握ができなくなり、運動や操作の障害も伴う。対象の形や色の認知障害である視覚失認とは異なる。視空間知覚障害(視覚座標系異常、変形視、遠近視、立体視、距離の判断の障害)、注視空間における障害(バリント症候群、半側空間無視)、地誌的障害(道順障害)などがある。(横山絵里子)

同視空間認知障害

■**視空間失見当**　しくうかんしつけんとう　visual disorientation　視空間失見当とは、視力や視野などには異常はなく、それが何であるかはわかるが、視覚のみで実物に手が到達したり、触ったりすることができない症候である。これらは広義の視空間失見当に相当する。一方で、同じ空間に存在する２つ、または２つ以上の実物の大きさや長さ、数、形などの特徴がわからなくなる症候を空間定位の障害と呼び、同じ空間に存在する２つ、または２つ以上の線分の方向や距離などがわからなくなる症候を方向・距離の判断と呼んでいる。これらは狭義の視空間失見当に相当する。空間定位の障害は、後頭葉から頭頂葉にかけての領域の損傷によって出現してくる。左半球損傷に比べて、右半球損傷で有意に症状が出現するとの報告もあるが見解は一定ではない。両側損傷であればより重度の症状が出現してくる。また、方向・距離の判断の障害は、特に角回や縁上回を中心とした頭頂葉の損傷によって出現してくる。左半球損傷に比べて、右半球損傷で有意である。両側の頭頂葉損傷であれば、時にバリント症候群が出現してくることがある。視覚性注意障害(visual inattention)は背側型同時失認(simultanagnosie)と同じ意味で用いられることがある。複数の線画が重ねて描いてある錯綜図を見ても、何が描いてあるかわからない、または１つしかわからない症候である。広い意味で捉えるのであれば、視覚性注意障害や同時失認も視空間失見当の概念に入る。(時田春樹)

同視覚性失見当

■**視座標系歪曲**　しざひょうけいわいきょく　deformation of visual coordinates　視空間知覚障害とは、空間における対象の位置、方向、距離、奥行き情報の知覚が困難なことである。視空間認知障害の分類における一群で、二次元的には水平線・垂直線(視覚座標系)の、三次元的には奥行き(遠近)の知覚異常がある。視覚座標系障害、変形視(大視、小視、輪郭の歪み)、立体視、遠近視、運動視の障害がある。視座標系歪曲では水平・垂直軸が一定方向に傾斜して見える。書字では行が水平・垂直軸に対して斜めに傾く。(横山絵里子)

**■線分傾斜の知覚障害**　せんぶんけいしゃのちかくしょうがい　difficulty of perception of line orientation　視覚を介して、空間に提示された線分の傾きの知覚ができなくなる症候である。つまり、2つの線分の異同を弁別することや、2つ以上の線分の中からターゲットと同じものを選択してくることが難しくなる。二次元の知覚だけではなく、線分の傾斜をターゲットとして、同様のものを三次元で作成することもできなくなる。しかし、このような課題は、上肢機能や構成能力も関係してくるため、作成過程で困難がみられても、一概に線分傾斜の知覚障害であるとは言い切れない場合があるので注意が必要である。角回や縁上回を中心とした頭頂葉の損傷によって症状が出現してくる。左半球損傷に比べて右半球損傷で有意である。(時田春樹)



**■大視**　だいし　macropsia　変形視とは、視覚対象が何かはわかるが、形や大きさ、色、奥行きなどが通常と違った印象で見える症候である。これは広義の変形視に相当する。一方で、実物より大きく見えたり、小さく見えたり、2つあるいは多数に見える症候は狭義の変形視に相当する。実物よりも大きく見える症候を大視と呼んでいる。大視の対象は文字や風景、相貌などさまざまであり、患者がその対象を注視したときに出現してくるといわれている。脳損傷により、見え方に変化が生じる報告例をみると、実物より小さく見える微視や形が歪んで見える変形視に比べて、大視は少ない。大視と変形視、または微視と変形視が同時に出現することはあるが、大視と微視が同時に出現することはない。責任病巣については、右の後頭葉底部や視交叉から後頭葉外側までの視覚路、後頭葉前下外側、右の脳梁膨大部の近辺などが指摘されている。大視や微視、変形視の発現機序についてはいまだ明らかになってはいないが、一側視覚領野から対側視覚領野への連絡線維を含む脳梁膨大部およびその周辺領域の病変によって、大脳半球間の視覚情報処理の統合が障害されることで症候が出現してくる。(時田春樹)

同大視症、巨視

**■変形視**　へんけいし　metamorphopsia　視覚対象が何かはわかるが、形や大きさ、色、奥行きなどが通常と違った印象で見える症候である。例えば、実物より大きく見えたり、小さく見えたり、2つあるいは多数に見える、または形が歪んで見えたりする。変形視の対象は文字や風景、相貌などさまざまであり、患者がその対象を注視したときに出現してくるといわれている。広義と狭義の変形視があり、視覚対象の形や大きさ、色などが通常と違った形で見える症候は広義の変形視に相当する。一方で、実物より大きく見える症候である大視や小さく見える症候である微視、また、対象が複数見える症候の多視や形が歪んで見える症候は狭義の変形視に相当する。脳損傷により、見え方に変化が生じる広義の変形視の報告例をみると、大視に比べて、微視や変形視が多い。変形視が生じる視覚対象はさまざまであり、文字や風景、相貌などすべてに生じる場合や顔と三次元の丸みの特徴をもつ幾何図形に生じる場合、顔だけに選択的に生じる場合がある。特に顔に限定した変形視や微視の報告が多い。変形視は、通常、病変と対側の視野に生じる。しかし、視野にかかわらず、注視した対象全体に生じることや病変と同側の視野に生じることもある。右の後頭葉底部や視交叉から後頭葉外側までの視覚路、後頭葉前下外側、右の脳梁膨大部の近辺などの病変で症状が出現してくる。(時田春樹)

■ **立体視障害** りったいししょうがい loss of stereoscopic vision 三次元の実物が立体性を失い、平面のように見える症候である。視覚による奥行き知覚を広義の立体視と呼び、両眼視差に基づく両眼立体視を狭義の立体視と呼ぶ。ここでは広義の立体視を扱う。後天的な脳損傷によって立体視障害が出現した報告は少なく、いまだ詳細な検討はなされていない。貫通銃創によって後頭葉背側部が損傷した症例がよく知られている。患者は、視覚的にそれが何であるかはわかったが、すべて平たく見え、机や椅子、床の区別がつかなかった。視覚の背側部や視覚連合野などの病変によって症状が出現してくることがある。一側性の損傷よりも、両側性損傷が多い。一方で、先天的な脳損傷によって立体視障害を呈するものにウィリアムズ症候群がある。7 番染色体の微細な欠失によって成長・発達の遅れ、視空間認知障害、心血管疾患(特に大動脈弁上狭窄)、高カルシウム血症、特徴的顔貌がもたらされる。ウィリアムズ症候群の患者は、描いた絵が平面的になることがあるが、運動視は保たれていることが特徴である。視覚背側経路の障害が原因であるとされている。(時田春樹)

**視空間定位障害**　しくうかんていいしょうがい　impairment of visuosfacial localization　見た対象の位置を認識したり行為につなげたりすることの障害の総称。以下のような種々の症状を含む。①見たものに伸ばしたときだけ手の位置がずれる視覚性運動失調。2種に分け、対象を見つめていてもずれる場合を optische ataxie、病変と反対側の周辺視野でだけずれる場合を ataxie optique と呼ぶ。前者では両側の、後者では片側の頭頂葉後上部病変が重視される。前者はバリント症候群の三症状の1つ。②奥行きの判断障害。ホルムス症候群の症状の1つ。頭頂後頭葉上部病変が重視される。③点などの位置の異同判断の障害。右頭頂葉病変が重視される。（参照：バリント症候群＞視空間定位障害）(平山和美)

**視空間認知**　しくうかんにんち　visuospatial recognition　空間における対象の状態や関係を視覚的に認識する情報収集・処理活動で、日常的な行動の多くは視空間認知に基づく。自己の外部環境である空間は、視覚、聴覚、前庭覚、体性感覚などの複数の異種感覚情報を、脳内で統合して知覚される。知覚空間のうち、視覚によって知覚される空間が視空間である。視空間認知は、視覚を通して二次元、三次元空間にある対象の大きさ、位置、方向、距離、奥行き、動きの状態、自己と対象との関係や、対象相互間の位置関係の情報を知覚し、正しく把握して解釈や判断をする過程である。視知覚や視覚定位の基盤は要素的視覚（視力、視野）や眼球運動である。さらに高次の空間認知には注意、記憶、思考、パターン認識、言語などの多様な機能がかかわる。知覚された空間情報は、過去の経験をもとに、「近い」「斜め」「球体」などの概念で意味づけされる。視空間認知の評価において、要素的視覚障害と高次の認知障害の区別は重要だが、明確な区別が困難なことも多い。脳内の視覚処理系には、網膜から一次視覚野、視覚前野を経て、頭頂連合野に至る背側経路と、側頭連合野に至る腹側経路の2つの平行した経路がある。主に背側経路は対象の位置や運動の空間的情報を処理し、この経路の損傷で静的な空間視や運動視の障害をきたす。腹側経路は対象の形や色の情報を処理し、損傷により形や色の認知障害（視覚失認）をきたす。(横山絵里子)

**視空間認知障害**　しくうかんにんちしょうがい　⇨視空間知覚障害

**軸索発芽**　じくさくはつが　axonal sprouting　神経細胞(ニューロン)は、基本的に1個の細胞体とその突起である1本の軸索、および数本の樹状突起から構成されている。あるニューロンの軸索はほかのニューロンの樹状突起や細胞体に終末し、そのニューロンとほかのニューロンとを連絡している。そこで、さまざまな病態により軸索が損傷を受け切断されたとしても、細胞体の損傷を受けなかったニューロンの軸索が遠位部に向かって伸長し、新たにニューロンと連絡するようになる。この細胞現象を軸索発芽と呼ぶ。例えば、脳梗塞後の機能回復過程において、脳梗塞周囲のニューロンに軸索発芽が起こり、皮質から隣接する梗塞巣まで軸索が伸長して新たなニューロン間連絡を形成することにより機能回復が起こると考えられている。つまり神経、特に軸索が障害を受けても、軸索の発芽により遠位部に向かって再生することで機能の回復が見込まれる。(深井順也、中尾直之)
同側枝発芽

**シグマ眼振**　――がんしん　sigma-nystagmus　⇨視運動性眼振

**ジークムント・フロイト**　⇨Sigmund Freud

**刺激促通法**　しげきそくつうほう　⇨失語症の訓練＞失語症の言語訓練法＞刺激促通法

**刺激促通理論**　しげきそくつうりろん　⇨失語症の言語治療理論＞刺激促通理論

**刺激法**　しげきほう　⇨失語症の訓練＞失語症の言語訓練法＞刺激法

**志向性意識**　しこうせいいしき　intentionality consciousness　「志向性」は本来は哲学用語で、BrentanoおよびHusserlによって、主に現象学の分野で用いられるようになった用語である。このような哲学的立場によれば、意識とは常に世界に外在する存在を(意識に)内在化させる働きをもち、そうした特徴を「志向性」と呼ぶ。(神経)心理学的には、心的状態にはその向かう方向性(目的・意図intentionality)があるという特性を強調することばとして志向性という用語が用いられる。(上田敬太)

**自己監視法**　じこかんしほう　⇨リハビリテーション＞行動療法＞自己監視法

**自己管理の方法**　じこかんりのほうほう　⇨遂行機能障害＞自己管理の方法

**自己強化法**　じこきょうかほう　⇨リハビリテーション＞行動療法＞自己強化法

**自己教示法**　じこきょうじほう　self-instructional training　Meichenbaumら(1971)が衝動性傾向の強い子どもの行動のコントロールを目的に導入した手法。対象者が課題を遂行する際に、その実行手順や注意事項を声に出して唱えさせる(外言化)。子どもに実施する場合には指導者が見本を示すモデリングから開始することが多い。この手法は、発達の過程において、言語によって行動の調節が可能になり、その後で実際に声に出さなくても内言によって行動調整が可能になるという旧ソビエトの神経心理学者Luriaの理論を基礎としている。外言による行動調整の向上が十分に認められたら、徐々に外言化を弱め、内言化することを目指す。この手法は脳損傷による遂行機能障害や前頭側頭型認知症の行動障害にも有効であることが示されている。ちなみに、外言とはことばを口に出して他者とコミュニケーションをとる際の言語であり、内言とは心の中でことばを使って考えることである。(参照：遂行機能障害＞自己教示法、リハビリテーション＞認知行動療法＞段階的教示法)

(山下光)



1) Ben-Yishay Y, Diller L：Cognitive remediation in traumatic brain injury；update and issues. Archives of Physical Medicine and Rehabilitation 74：204-213, 1993.
2) Meichenbaum DH, Goodman J：Training impulsive children to talk to themselves；a means of developing self-control. Journal of Abnormal Psychology 77：115-126, 1971.

**自己充足的コミュニケーション**　じこじゅうそくてき——　⇨対人コミュニケーション

**自己主体感**　じこしゅたいかん　⇨SoA

**自己認知**　じこにんち　self-recognition, or self awareness　意識の主体を「自我」と呼び、意識の対象として捉えた自我を「自己」、また自らが自己を対象として把握した概念を「自己概念」と呼ぶ。その自己概念は自己の性格、能力、身体特徴などに関する比較的永続した自分の考えであり、自己の観察や周囲の人々から自己に対する言動、態度、評価などを通して形成される。質問紙性格検査や社会的態度尺度はいずれもこの自己概念の一側面を測定していると考えられ、自己の行動や意識の在り方、さらにはその人自身に関する知識の獲得を方向づけ、さらには他者の認知にも影響する。自己認知の成立過程を発達的に解明した概念にアイデンティティ(自己同一性。環境や時間の推移を超えて連続的、同一性を示すもの。主体性)があり、青年期に自らをユニークな存在として意識し、社会の中である役割を果たしたいという感覚が成立する。自己に注意を向ける内省には前頭葉内側から後頭葉内側にわたるデフォルト・モード・ネットワーク(default mode network：DMN)が関与していると考えられている。自己に関する記憶を自伝的記憶と呼び、自伝想起に際して前頭前野内側、楔前部、後部帯状回、下頭頂小葉、さらには海馬および海馬傍回が活動する。アルツハイマー型認知症ではDMNに機能結合の異常があり、さらに認知症の前段階と考えられる各種病態でもDMNに異常があることが示されている。(参照：DMN)(種村留美)

**自己免疫性脳炎・脳症**　じこめんえきせいのうえん・のうしょう　autoimmune encephalitis, encephalopathy　近年、自己免疫学的機序を介した脳炎が広く知られるようになった。特に、神経細胞・グリア細胞の膜表面を抗原とする自己抗体が相次いで明らかになっている。自己免疫性脳炎の多くは、急性・亜急性の経過で興奮・健忘・妄想

■自己免疫性脳炎の分類■

| 分類 | | 抗体/受容体 | 特徴 |
|---|---|---|---|
| 介在性自己抗体 | 細胞内抗原に対する抗体によるもの | Hu、Yo、Ta/Ma、CV2/CRMP5、amphiphysin | ほとんどが傍腫瘍性 |
| | 細胞膜抗原に対する抗体によるもの | NMDA 受容体、AMPA 受容体、$GABA_B$受容体、VGKC 複合体 | 非傍腫瘍性もある |
| 自己免疫疾患に伴うもの | | 橋本脳症、SLE 脳症など | ステロイド治療が中心 |

など多彩な精神症状で発症するため、半数が精神科を初診するといわれている。その後、痙攣、意識障害、四肢麻痺など重篤な神経症状が顕在化する。自己免疫性脳炎の分類に一定のものはないが、病態から傍感染性、傍腫瘍性、膠原病や自己免疫疾患に伴うもの(橋本脳症、SLE 脳症など)に分類される。近年、中枢神経障害に関係する抗神経抗体が数多く発見された。抗神経抗体は従来の細胞内抗原に対する抗体と新規の細胞膜抗原に対する抗体の2つに分類することができる。治療はステロイドの効果が期待できるが、効果不十分な例では免疫グロブリンや血液浄化療法も行われる。傍腫瘍性の場合は、腫瘍に対する手術・化学療法などが選択されるが、神経症状に関しては十分な効果が得られないことが多い。(加藤裕司)

**視座標系歪曲**　しざひょうけいわいきょく　⇨視空間知覚障害＞視座標系歪曲

**指示課題**　しじかだい　⇨記憶＞意味記憶＞意味処理課題

**視床**　ししょう　thalamus　間脳の一部で第3脳室壁の上部分を構成する卵形の神経核群である。体性感覚、視覚、聴覚路、Papez 回路の中継核である。(西林宏起)

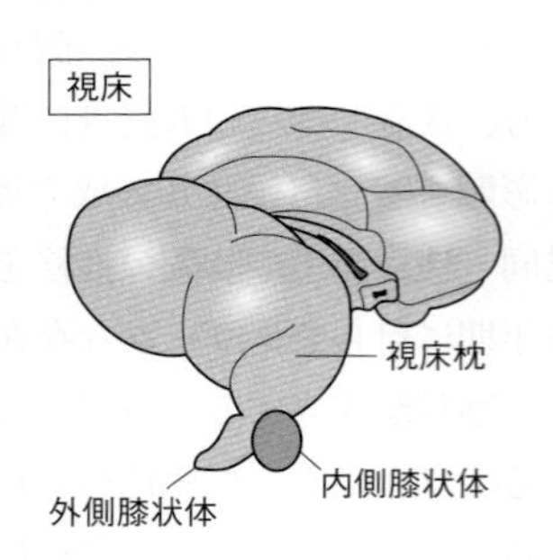


**歯状核赤核淡蒼球ルイ体萎縮症**　しじょうかくせきかくたんそうきゅう――たいいしゅくしょう　dentatorubropallidoluysian atrophy (DRPLA)　常染色体優性遺伝形式をとる進行性の神経変性疾患。成人では運動失調、舞踏アテトーゼ、認知症、精神障害を呈し、小児では運動失調、ミオクローヌス、てんかん、進行性の知能低下をきたす。名のとおり歯状核、赤核、淡蒼球、ルイ体(視床下核)に萎縮がみられる。稀な疾患だが日本人には比較的多い。責任遺伝子が判明しており、患者は *ATN1* (DRPLA) 遺伝子に CAG 三塩基配列のリピートの伸長がみられる。(高田武人)

**視床失語**　ししょうしつご　⇨失語症＞視床失語

**視床性無視** ししょうせいむし thalamic neglect 視床の障害により生じる無視(半側空間無視)のことを指す。視床梗塞が原因となることもあるが、一般的には視床出血でみられることが多い。無視と血腫量に相関はなく、経過中に症状が消失することが多いとされている。右視床内側核群、特に視床枕と無視が関係するとの報告がある。また、機序としては、視床から皮質への線維経路、すなわち後視床放線による視床・基底核群と側頭頭頂接合部との連絡の離断の影響も考えられている[1]。(岡本さやか)

1) Ward R, Danziger S, Owen V, et al：Deficits in spatial coding and feature binding following damage to spatiotopic maps in the human pulvinar. Nat Neurosci 5(2)：99-100, 2002.



**視床枕** ししょうちん pulvinar 視床の尾部を構成し、頭頂葉、後頭葉連合野と連絡して視覚、聴覚、体性感覚に関与すると考えられている。(参照：視床**図**)(西林宏起)

**視神経脊髄炎** ししんけいせきずいえん neuromyelitis optica(NMO) 視神経炎と脊髄炎を連続して発症することを特徴とする。本態は抗アクアポリン4抗体によるアストロサイト障害。アストロサイトとはグリア細胞の一種で、多数の突起により星のように見える。神経組織の形態維持、血液脳関門、神経伝導分質の輸送などにかかわる。視神経脊髄型多発性硬化症(MS)の多くがNMOであったことが判明している。平均発症年齢は35歳。男女比は1：9〜10と女性に多い。視神経炎は重篤なことが多く、失明も稀ではない。脊髄炎は典型的には3椎体以上にわたる長い病変であり、横断性脊髄症を呈することが多い。急性期にはMSと同様、ステロイドパルス療法や血液浄化療法が施行される。再発予防には経口ステロイドや免疫抑制薬が用いられる。(掛樋善明)

**ジスキネジア** dyskinesia ジスキネジアは多義的な意味を有する用語である。さまざまな異常運動や不随意運動をジスキネジアとして包括する場合もあるが、一般的には薬剤の使用と関連して生じる不随意運動を示している場合が多い。レボドパ治療下のパーキンソン病患者に認められるジスキネジアは、四肢・体幹に生じる舞踏運動またはジストニアの複合としてみられることが多い。抗精神病薬の長期服用患者に認められる遅発性ジスキネジアは、口部や舌の不規則な動きを特徴とする。(三輪英人)

**ジストニア** dystonia 持続的な筋緊張により、しばしば捻転性または反復性の運動や異常な姿勢をきたす運動異常症の1つ。筋の異常収縮の結果、肢位や姿勢に異常をきたしたり(ジストニア姿勢)、ゆっくりとした異常運動(ジストニア運動)をきたしたりする。病態として大脳基底核を中心とする運動制御機構の機能障害が考えられている。遺伝性のもの(DYT1など)もある。成人発症で頻度の高い局所性ジストニアには、眼瞼痙攣、痙性斜頸(頭頸部の筋緊張異常により頭部の回旋、側屈、肩の挙上などの異常を生じる)、書痙(字を書くときに手がふるえたり、痛みが発生し、字を書くことが困難になる)などが含まれる。(三輪英人)

**字性錯語**　じせいさくご　literal paraphasia　⇨錯語＞非単語エラー＞音韻性錯語

**字性錯読**　じせいさくどく　⇨錯読＞語性錯読

**磁性失行**　じせいしっこう　⇨前頭葉性動作障害＞磁性失行

**字性失読**　じせいしつどく　⇨失読症＞字性失読

**磁性反応**　じせいはんのう　⇨本能性把握反応

**肢節運動失行**　しせつうんどうしっこう　⇨失行症＞肢節運動失行

**施設入所支援**　しせつにゅうしょしえん　nighttime support, etc. in support facilities for persons with disabilities　施設に入所する障害者の、主として夜間において、入浴、排泄および食事などの介護、生活などに関する相談および助言、その他の必要な日常生活上の支援を行う。対象者は次に掲げる者。

①生活介護を受けている者であって障害支援区分が区分4以上(50歳以上の者にあっては区分3以上)である者。

②自立訓練または就労移行支援(以下、訓練等)を受けている者であって、入所させながら訓練等を実施することが必要かつ効果的であると認められる者、または地域における障害福祉サービスの提供体制の状況その他やむを得ない事情により、通所によって訓練等を受けることが困難な者。

③就労継続支援B型と施設入所支援との利用の組み合わせを希望する者または生活介護と施設入所支援との利用の組み合わせを希望する者であって、障害支援区分が区分4(50歳以上の者は区分3)より低い者で、指定特定相談支援事業者によるサービス等利用計画を作成する手続きを経たうえで、利用の組み合わせが必要な場合に、市町村の判断で認められた者。(白山靖彦)

**自然回復**　しぜんかいふく　spontaneous recovery　ある症状や損傷が治療なしで回復すること。高次脳機能障害の自然回復については高次脳機能の基盤となっている中枢神経が、皮膚や肝臓のように細胞再生能力をもたないことから、自然回復の機序が問題となる。自然回復には大きく分けて2つの機序が考えられる。その第一は、組織破壊を免れたが機能は低下していた領域が、急性期を過ぎて本来の機能を回復してくる場合である。組織破壊がないのに機能が低下する原因としては、脳梗塞や脳出血などで破壊された中心的病巣部位周辺の浮腫や圧迫による代謝低下、急性期の不完全な血流状態、破壊された部位と線維連絡のある部位に対する遠隔効果(diaschisis)などがあり、これらの異常は急性期が過ぎて状態が安定してくると回復する場合が多いと考えられる。自然回復のもう1つの機序は、損傷を受けなかった部位が損傷部位の機能を代償したり、損傷した機能は失われたままだが脳全体として機能再編をしたりすることで、症状が軽減する場合が考えられる。例えば、左半球言語領域が全壊した全失語の症例でも、理解や単純な発話は徐々に回復することも多い。この場合の機序として、損傷を受けていない右半球の代償による場合もあれば、機能障害をもちながらも脳全体が残存機能をできるだけ働かせて状況に対応できるようになる場合もあると考えられる。(松田実)



**視線認知** しせんにんち gaze recognition 他者の眼を見てその者が見ている方向を知ること。サルの生理実験やヒトの機能的 MRI 実験では、扁桃体や上側頭溝に視線認知に特異的な活動がみられる。扁桃体の損傷例では、視線方向判断が不良、会話中に他人と視線が合わない、眼への注視が減る、標的が眼に似た図の視線方向に出現すると健常者では発見が早まるが、この効果がみられないなどの報告がある。下端が上側頭溝にあたる上側頭回の損傷例でも、視線方向判断の不良、視線が合わない、視線方向効果の欠如などの報告がある。(平山和美)

**持続性注意** じぞくせいちゅうい ⇨注意＞持続性注意

**自他意識** じたいしき oneself and others consciousness 自らと他者を区別する能力のことであり、共感や同情の基盤となる能力である。主に発達心理学の分野で用いられ、従来は、前言語期の乳児は自他の分離が未発達であり、ほかの乳児が泣くと自分も泣くといった感情伝播が生じる状態で、その後自他の区別が発達していくと考えられていた。しかし最近その反証となる研究も報告されている。(上田敬太)

## 失音楽　しつおんがく　amusia

脳の損傷によって各種の音楽機能が障害された状態を表す総称。古くは後天的に生じた状態を指し、症例検討が中心であったが、近年ではいわゆる音痴(音楽聾)など先天的な状態(先天性失音楽 congenital amusia/発達性失音楽 developmental amusia)も包含し、症例数が多いことからも多くの研究が進められている。失音楽は音楽に関連する多様な機能障害を含んだ用語であり、歌えないなど音楽の本質的な障害を指す場合もあれば、歌えるが楽譜の読み書きができないなど音楽の周辺的な機能の障害を指す場合もある。一般的な分類方法としては音楽の表出と受容に分けられる。(緑川晶)

**■音楽受容の障害**　おんがくじゅようのしょうがい

**楽譜の失読**　がくふのしつどく　musical alexia　楽譜を読むことができない状態。左病変やその後方病変で生じることが多い。(緑川晶)

**受容性失音楽**　じゅようせいしつおんがく　receptive amusia　音楽を聴き分けることができない状態。側頭葉病変で生じることが多い。(緑川晶)

**■音楽能力の評価**　おんがくのうりょくのひょうか　assessment of musical abilities　音楽能力を評価する手法はいくつか開発され、①精神物理学的測定法に基づくテスト、②音楽材料を刺激としたテスト、③音楽の複雑な側面を測定するテスト、に大別される。失音楽を評価する場合は、検討すべき事項が網羅的に示されたWertheim(1969)の指針や、モントリオール大学のPeretzらが開発したMontreal Battery of Evaluation of Amusia(MBEA)が有用である。(緑川晶)

**■音楽表出の障害**　おんがくひょうしゅつのしょうがい

**楽譜の失書**　がくふのしっしょ　musical agraphia　楽譜を書くことができない状態。失語症に合併することが多い。(緑川晶)

**楽器の失音楽**　がっきのしつおんがく　instrumental amusia　楽器の演奏ができない状態。楽器失行(musical apraxia)ともいう。多くは口頭表出性失音楽を合併している。(緑川晶)

同楽器失行

**口頭表出性失音楽**　こうとうひょうしゅつせいしつおんがく　oral-expressive amusia　歌ったり、口笛を吹いたり、ハミングすることができない状態。音の高さ(pitch)のみに障害が生じることもあれば、リズム(rhythm)にも障害が生じることもある。右大脳半球の病変で生じることが多い。(緑川晶)

**■脳損傷例と音楽能力**　のうそんしょうれいとおんがくのうりょく　musical abilities of brain damaged patients　脳損傷患者において音楽機能の障害と言語機能の障害は乖離することがあり、特に運動性失語症患者では歌唱能力が保たれることが知られている。しかし言語機能ほど音楽機能の局在の程度は高くなく、また機能や習熟の程度によっても局在の状態は異なっている。なお、音楽の道具的な側面が障害されたり(例：楽譜の読み書き能力の障害)、音楽の認知的な側面の低下が認められたとしても(例：音楽能力の評価テストの成績低下)、実際的な音楽活動は継続できることもあり、失音楽と音楽活動の障害とは必ずしも同義ではない。(緑川晶)



■**表出と受容の境界的な障害**　ひょうしゅつとじゅようのきょうかいてきなしょうがい

**健忘性失音楽**　けんぼうせいしつおんがく　amnesic amusia　知っている曲を同定できないが、曲を聞くと歌うことはできる状態。報告例は極めて少ない。(緑川晶)

**絶対音感の障害**　ぜったいおんかんのしょうがい　disorders of absolute pitch　絶対音感が失われた状態。報告例は極めて少ない。(緑川晶)

**リズム感覚の障害**　――かんかくのしょうがい　disorders of the sense of rhythm　リズムの区別や再現することができない状態。障害は、聴覚だけではなく視覚や体性感覚においても生じる。(緑川晶)

**失音楽症検査** しつおんがくしょうけんさ test for amusia

**Wertheim-Botez のテストバッテリー** Wertheim-Botez's test battery 1969 年に Wertheim と Botez によって開発された、45 項目の検査項目から成る失音楽症のテストバッテリーである。受容面は、音色、メロディー、ハーモニー、リズムの認知、曲のテンポや強弱の認知、および楽譜の読みから成るテストで構成されている。例えば、2 つの音を聴き、高い音はどちらかの判断が可能であるかという初歩的な課題から、2 つの音の音程を答えるという難易度の高い課題がある。リズムのテストでは、拍子の弁別、メロディーを聴いてそのリズムをハンマーで再生するなどの課題がある。表出面は、歌唱、口笛を吹くテスト、楽器のテスト、楽譜を書くテストで構成されており、例えば、病前演奏していた楽器の演奏、既知のメロディーを五線紙に書くなどの課題がある。またすべての被検者に全項目を施行するのではなく、被検者の病前の音楽能力によって、どの検査項目を施行するかの分類を事前に行う。音楽理論や楽器演奏の訓練は受けていないが、音楽的素養がある人には初歩的な課題のみを、オーケストラ団員であったなど、職業的な音楽家には、45 項目をすべて施行する。簡単なメロディーを歌うことも口笛で吹くこともできない場合は、検査の対象とはしない。標準化はされていないが、音楽の受容、表出の両面を評価する詳細な失音楽症のテストバッテリーである。(出田和泉)

**モントリオール失音楽症テストバッテリー** ——しつおんがくしょう—— Montreal Battery of Evaluation of Amusia(MBEA) 失音楽症の症状は、音楽の受容面の障害(既知のメロディーを聴いてもなんの曲かわからないなど)、音楽の表出面の障害(歌が歌えない、楽譜が書けないなど)に大別される。Wertheim-Botez のテストバッテリーが、標準化はされていないが受容と表出の両面を評価する失音楽症検査である一方、MBEA は音楽の受容面を評価する標準化されたテストバッテリーである。MBEA は、メロディーの弁別(音階、メロディーの輪郭、音程)、リズムパターンや拍子の弁別、メロディーの記憶から構成されており、6 つの検査項目のうち 4 項目は、短いメロディーを 2 回聴いて同じか違うかを答えてもらう。2 度目のメロディーには、音階から外れた音や、音階から外れた音ではないがメロディーの輪郭やリズムパターン、もしくは音程が異なる音が含まれている。拍子の弁別の項目では、2 拍子もしくは 3 拍子のメロディーが提示され、行進曲かワルツかを選択してもらう。メロディーの記憶のテストでは、メロディーを聴き、それまでの 5 項目のテストで提示されたメロディーか否かを答えてもらう。MBEA は元来、後天的な脳の障害から生じる音楽能力の障害の評価のために、Isabelle Peretz らが開発したスクリーニング的な失音楽症のテストバッテリーであるが、脳に明らかな障害が認め

られない先天性失音楽(congenital amusia)の診断に多く用いられている。(出田和泉)

**失外套症候群**　しつがいとうしょうこうぐん　⇨意識障害＞失外套症候群

**失業等給付**　しつぎょうとうきゅうふ　unemployment benefits　雇用保険制度の根幹を成す保険給付である。すなわち、雇用保険法第10条に基づき、労働者が失業した場合、労働者について雇用の継続が困難となる事由が生じた場合および労働者が自ら職業に関する教育訓練を受けた場合に、生活および雇用の安定と就職の促進のために支給される給付である。失業等給付には、求職者給付、就職促進給付、教育訓練給付および雇用継続給付がある。なお、偽りその他不正の行為により失業等給付の支給を受けた場合には、政府は失業等給付の返還または命ぜられた金額の納付を命ずることができると定めている(雇用保険法第10条の4)。また、失業等給付の受給権は譲渡や担保、差し押さえできないとして保護されており(同法第11条)、失業等給付として支給を受けた金銭に対する課税も禁止されている(同法第12条)。(吉岡昌美)

**求職者給付**　きゅうしょくしゃきゅうふ　job applicants' benefits　雇用保険の失業等給付の1つ。求職者給付には一般被保険者に対する求職者給付(基本手当、技能習得手当、寄宿手当、傷病手当)、高年齢被保険者に対する求職者給付(高年齢求職者給付金)、短期雇用特例被保険者に対する求職者給付(特例一時金)、日雇労働被保険者に対する求職者給付(日雇労働求職者給付金)がある。受給者は、必要に応じ職業能力の開発および向上を図りつつ、誠実かつ熱心に求職活動を行うように努めることが雇用保険法で定められている。(吉岡昌美)

**教育訓練給付**　きょういくくんれんきゅうふ　education & training benefits　雇用保険の失業等給付の1つ(教育訓練給付金)。労働者や離職者が、厚生労働大臣が指定する教育訓練を受講し修了した場合に講座の受講費用の一部を支給するものである。教育訓練給付には一般教育訓練と専門実践教育訓練がある。雇用保険の被保険者であった期間や前回の教育訓練給付金受給からの期間など一定の要件を満たす者に限られる。一般教育訓練は受講費用の2割(上限10万円)、専門実践教育訓練は受講費用の4割(上限32万円/年、原則2年)(一部例外あり)が支給される。(吉岡昌美)

**雇用継続給付**　こようけいぞくきゅうふ　continuous employment benefits　雇用保険の失業等給付の1つ。労働者の雇用の継続が困難となる事由が生じた場合に支給される。雇用継続給付には高年齢雇用継続給付(高年齢雇用継続基本給付金、高年齢再就職給付金)、育児休業給付(育児休業給付金)、介護休業給付(介護休業給付金)がある。高年齢雇用継続基本給付金は、雇用保険の被保険者であった期間が5年以上ある60歳以上65歳未満の一般被保険者が、原則として60歳以降の賃金が60歳時点に比べて、75%未満に低下した状態で働き続ける場合に支給される。(吉岡昌美)

**就職促進給付**　しゅうしょくそくしんきゅうふ　employment promotion benefits　雇用保険の失業等給付の1つ。就職促進給付には就業促進手当、移転費、求職活動支援費がある。就業促進手当には再就職手当、就業促進定着手当、就業手当、常用就職支度手当がある。再就職手当は、基本手当の受給資格者が安定した職業に就いた場合に基本手当の支給残日数が所定給付日数の1/3以上あり、一定の要件に該当する場合に支給される。常用就職支度手当は、障害があるなど就職が困難な者が安定した職業に就いた場合、基本手当の支給残日数が所定給付日数の1/3未満であり一定の要件に該当する場合に支給される。(吉岡昌美)

**失計算**　しっけいさん　acalculia, dyscalculia　⇨計算障害

**失言課題**　しつげんかだい　faux-pas recognition test　自閉症スペクトラムにおける心の理論を言語的に測定するための課題(Baron-Cohenらの原題はfaux-pas recognition test)。成人や知能が高い対象のための課題として開発された。課題では物語文が提示され、その中の登場人物が失言を発したかどうかを判断する。ある発言が失言かどうかは、前後の文脈や登場人物同士の関係、および発言内容の感情的な影響を理解する必要があり、複雑な心理状態の推測を要求する課題といえる。(小早川睦貴)

**失見当識**　しつけんとうしき　⇨見当識障害

**失構音**　しつこうおん　⇨発語失行

**失行失認症**　しっこうしつにんしょう　⇨失認＞失行失認症

## 失行症 しっこうしょう apraxia

失行症とは、①どういう動作を行えばよいか理解している、②動作を行うのに必要な身体機能を有している(麻痺や失調がないか、あってもごく軽い)、③それなのに要求された動作を演じることができない、以上のような状態が脳損傷の結果生じることである。例えば、失行症患者に櫛を持たせると、これをハーモニカあるいはペンのように使う。麻痺、感覚障害、失調などの場合、櫛の使用は下手であるが、櫛は櫛として使う。櫛をペンのように使ったりはしない。失行症には、肢節運動失行、観念運動失行、観念失行、口腔顔面失行、構成失行、交感性失行、着衣失行などがある。失行症は、日常生活の自然的場面では行動の障害が出にくく、検者の動作を模倣するときは障害がより出やすく、口頭指示に従って動作を行うときに最も障害が出やすい。観念運動失行や観念失行では物品使用の動作が障害されるが、踊りは踊れる。このように特定の種類の動作のみが障害されるのも失行症の特徴である。失認症があると物品がなんであるか認知できないために物品使用の動作を誤る。失認症の患者では物品を用途に応じて分類することができない、例えば歯ブラシを見てそれと一緒に使うものとして歯磨き粉をいくつかの物品の中から選ぶことができない。なんであるか認知できないからである。これに対して失行症の患者では物品を用途に応じて分類することができる、しかし物品使用の動作ができない。失語症があると口答指示に従って物品使用の動作を行うことができない。口答指示を聞き誤るからである。これに対して失行症の患者では口答指示を理解できるのに物品使用の動作を行うことができない。(遠藤邦彦)

■ **一側性失行** いっそくせいしっこう unilateral apraxia 一般には、左手一側性の観念運動失行を指す。すなわち、脳梁性失行と同義に用いられることが多い。しかしこの左手一側性の観念運動失行が知られた後に提起された拮抗失行、道具の強迫的使用、運動無視、間欠性運動開始困難なども一側肢に出現するものなので、「一側性失行」という用語には、機序のまったく異なるこれらの障害も含まれてしまう可能性があり、留意が必要である。(中川賀嗣)

■ **エラー動作分類** ――どうさぶんるい classification of error pattern 研究者によっては、誤反応分析に用いられる分類はいくつか存在する。標準高次動作性検査においては、拙劣・保続・錯行為・無定形反応・無反応・修正行為・BPO(Body Parts as Object)・Verbalization などが分類されている。De Renzi[1]は、困惑、拙劣、誤使用、位置の誤り、省略、系列的誤りという分類をしている。さらにRothi ら[2]は、失行のエラーを内容(保続・関連性の有無など)、時間(系列・タイミングなど)、空間

(動作の大きさ・肢節の配置など)、その他(無反応など)に分類している。(砂川耕作、種村留美)

1) De Renzi E, Lucchelli F : Ideational apraxia. Brain 113 : 1173-1188, 1988.
2) Rothi LJG, Mack L, Verfaellie M, et al : Ideomotor apraxia ; error pattern analysis. Aphasiology 2 : 381-387, 1988.

**■概念失行** がいねんしっこう conceptual apraxia Ochipa ら[1]は、ジェスチャーに結びついた道具および対象物の概念的知識に関する障害を概念失行としている。また、Rothi ら[2]は、行為を行為表出と行為概念という機能成分に分け、行為概念の障害を概念失行としている。使用行為において、道具の把持、使用法、使用対象の選択、系列作業の順番を間違えるなど意味性錯行為といった概念的な誤りが目立つ。例えば、金槌をドライバーのように使う、釘を打つのに金槌ではなくハサミを選ぶという意味的な誤りである。(砂川耕作、種村留美)

1) Ochipa C, Rothi LJG, Heilman KM : Conceptual apraxia in Alzheimer's disease. Brain 115 : 1061-1071, 1992.
2) Rothi LJG, Ochipa C, Heilman KM : A cognitive neuropsychological model of limb praxis. Cognitive Neuropsychology 8 : 443-458, 1991.

**■眼球運動失行** がんきゅううんどうしっこう ocular motor apraxia 随意性の水平眼球運動ができない病態をいう。先天性では反射性の衝動性眼球運動(前庭眼振および視運動眼振の急速相)は障害されるが、前庭眼反射は正常である。後天性では反射性の眼球運動は保存される。先天性の特徴として、視線を側方へ移す際に頭部の代償運動(head thrust)がみられる。例えば、正面から右方に視線を移す場合には、急速に頭部を右へ向ける。責任病巣は先天性では小脳形成不全、脳幹部腫瘍など、後天性では小脳・脊髄病変、両側性大脳基底核障害などが考えられている。(岡真由美)
同精神性注視麻痺

**■観念運動失行** かんねんうんどうしっこう ideomotor apraxia 動作の目録(kinetische Engramme)のある中心前回・中心後回と、行為の計画書(ideatorische Entwurf)のある領野の間、すなわち左半球の縁上回に病巣があると、計画書(観念)と目録(運動)との間の連絡が障害され、櫛で髪の毛をとかす動作を呼び出そうとしたのに歯を磨く動作が実行されたりすると考えられている。これが観念運動失行である。観念運動失行では、単純な一つひとつの動作を行わせると、目的と異なった運動が出現する。複雑な一連の動作を行わせると、行為の計画書自体は保たれているので試行錯誤するうちに行為を完成する。(遠藤邦彦)

**パントマイム** pantomime 道具使用について身振りで表現することである。標準高次動作性検査においては、上肢・物品を使う動作(歯ブラシ・櫛・鋸・金槌の4つの項目)について、物品を用いずに動作命令を模倣条件で行う。誤反応としては、

BPO(Body Parts as Object)がしばしばみられ、自分の手を道具のように使用してしまう。例えば、歯を磨く真似を要求された場合に人差し指を歯ブラシと見立てて、歯の前で動かしてしまうことがある。この障害は観念運動失行に属する。(砂川耕作)

■**観念失行**　かんねんしっこう　ideational apraxia　左半球の中心後回後方の広範な領域には、行為の展開の仕方の計画書があると考えられている。いくつもの要素的動作から成る複雑な行為を展開する場合、眼で見たり、ことばで確認しながら行う。行為の計画書とは、視覚領野、言語領野、運動領野などにまたがった神経興奮の痕跡が脳内に残ったものと考えられている。計画書の順番に従って動作の目録の中から単純な動作が呼び出され、複雑な一連の動作が実行されると考えられている。左半球後方の広範な病変で、行為の計画書が損傷されると、動作を正しい順に展開できなくなると考えられる。例えば、風呂に入ったとき、身体をどういう順に洗うのかわからなくなる。これが観念失行である。(遠藤邦彦)

■**ゲルストマン症候群**　—しょうこうぐん　Gerstmann syndrome　脳損傷の結果、①手指失認、②左右失認、③失書、④失算、を生じることである。Gerstmannによるとこれらの四症状を一度に生じるのには理由がある。われわれが左右を覚えるときには指で右または左を指さして覚える。字の書き方を習うときも指でなぞる。また数字を覚えるときは指を折って覚える。このように四症状には指が関与する。手指失認はゲルストマン症候群にとって非常に重要な症状である。検者が患者に手指名を告げ、その指を折ってもらい検査する。手指失認では真ん中の3本(人差し指、中指、薬指)を誤る。両端の2本(親指、小指)は認知できることが多い。失語症が重いと5本とも誤る。左右失認を検査するときは、検者が患者に上下、前後、左右をランダムな順で複数回告げ、その方向を指さしてもらう。左右失認では、左右のみ誤る。左頭頂葉に大きな損傷があると、位置関係を示すことばがすべて理解できなくなる。ゲルストマン症候群は、失語症が重い場合は、ゲルストマン症候群の有無が言えない。ゲルストマン症候群を生じるのは、左半球後部、特に頭頂葉の病巣である。プリオン病であるゲルストマン・ストロイスラー・シャインカー症候群と区別する必要がある。(遠藤邦彦)

■**原発性進行性失行**　げんぱつせいしんこうせいしっこう　primary progressive apraxia　緩徐に失行が進行し、ほかの認知機能は比較的保たれている変性疾患を指す。最近は進行性の発語失行の報告もあるが、最も頻度が高い失行は肢節運動失行であり、筋強剛(屈筋・伸筋共に持続的に筋緊張が亢進していて、他動的に運動させる際に抵抗がある)などの錐体外路徴候を伴うことが多い。発症は若年発症が多く、60代前半の例が多い。病理像はcorticobasal degenerationが多いが、アルツハイマー病やピック病の報告もある。萎縮は頭頂葉に多く、左右半球の左右差が多くの例で認められる。病気の進行とともに、失算、失書、失語、構成障害、記憶障害、遂行機能障害、無動、深部感覚障害、眼球運動障害、ミオクローヌス、腱反射亢進、歩行障害、転倒、平衡障害などが出現し、corticobasal syndrome の神経学的徴候と多くの点で類似する。(船山道隆)

**■行為処理のモデル**　こういしょり――　model of praxis processing　Rothi ら[1)]は、失行症例が口頭命令(聴覚言語入力)と動作模倣(視覚・ジェスチャー入力)、物品使用(視覚・物体入力)などの指示条件によって遂行成績が異なることを述べている。口頭命令を行う過程は、「聴覚的分析→音韻入力辞書→行為意味システム→行為出力辞書→運動支配パターン」、実際の物品使用は「視覚的分析→物体認識システム→行為意味システム→行為出力辞書→運動支配パターン」、動作模倣は「視覚的分析→行為入力辞書→行為意味システム→行為出力辞書→運動支配パターン」。もしくは辞書を経ずに、つまり意味を介することなく「視覚的分析→運動神経パターン」の経路を介して行われる。一般に口頭命令による動作の再現が最も難しく、動作模倣や実際の物品使用で、動作の再現は容易になる。口頭命令の場合、言語に基づいて再現する動作をイメージに起こすために、ことばの意味からその意味する動作の内容へ変換する必要があり、失行症例が失語症を合併しやすいことを考慮すると極めて困難な状況であると考えられる。一方、動作模倣の場合、視覚情報(つまり動作模倣)は聴覚情報(口頭命令)のように必ずしも概念的知識を経なくても行動に至ることが可能であり、視覚→動作の直接的経路に働きかけるため再現しやすい。これらの指示条件によって成績差が現れ、良好な条件では動作が遂行可能であることは目的動作の記憶自体が失われているのではなく、目的動作の記憶を呼び起こすための適切な条件が欠けていることと解釈される。(砂川耕作、種村留美)

1) Rothi LJG, Ochipa C, Heilman KM : A cognitive neuropsychological model of limb praxis. Cognitive Neuropsychology 8 : 443-458, 1991.

**■交感性失行**　こうかんせいしっこう　sympathetic dispraxia　観念運動失行と類似の症状がしばしば左手のみに生じる。交感性失行は、左前頭葉を含む広範な病巣により運動失語・右片麻痺・左手の失行を合併したものである。この失行は、左半球の優位な言語領野や行為の領野(目録や計画書)から、右半球の運動領野が離断して生じたと考えられている。左手の失行はほかに2つある。脳梁失行(callosal dispraxia)は、脳梁損傷症状(例：左右の手の運動同調-diadochokinetics-障害)と左手の失行を合併したものである。左前大脳動脈の灌流域の損傷では右手の強制把握・右脚の麻痺・左手の失行の合併を生じる。これら2つの失行症も左右半球の離断症状と

考えられている。(遠藤邦彦)

■**口腔顔面失行**　こうくうがんめんしっこう　buccofacial apraxia(BFA)　喉頭、咽頭、舌、口唇、頬の諸筋の非意図的動きは保たれるが、意図的動きが障害される状態を、脳損傷の結果生じることである。麻痺では筋力低下や、可動域の制限を生じる。これに対し BFA では、例えば舌打ちを患者に命じたのに歯で噛む動作をするなど、目的と違った動作、すなわち錯行為が出現する。左半球の一側性の病変で、器官全体に(両側性に)症状が出るのも BFA の特徴である。責任病巣は左縁上回と考えられる。BFA は oral apraxia, facial apraxia, orofacial apraxia, bucco-lingo-facial apraxia とも呼ばれる。(遠藤邦彦)

同口部顔面失行

■**構成失行**　こうせいしっこう　constructional apraxia　積み木や図形の模写などの構成行為が障害される。眼には構成行為を誤らせるような障害はなく、上肢にも明らかな運動障害はないのに、構成行為が障害される。責任病巣は、右または左半球の後部とされているが、前方の病変で構成失行が出現した例も報告されており、責任病巣はわかっていない。構成失行があるとパティシエのような高度の構成行為が必要とされる職業の場合、復職には注意が必要である。アルツハイマー型認知症では構成行為が特に著しく障害される例がある。(遠藤邦彦)

■**錯行為**　さくこうい　parapraxis　意図する(命令された)動作と別の動作を行うことで、Signoret[1]は、運動性錯行為と意味性錯行為に分けた。前者は観念運動失行を特徴づけるもので、敬礼の仕草を行ってもらった場合に、似た動作はするが、手の位置や運動がさまざまに不自然となるような行為の誤りが認められる。後者は観念失行を特徴づけるもので、実際に道具を使ってもらった場合に、ハサミで字を書こうとしたり、歯ブラシで髪をとこうとしたりするような道具の使用の意味的な誤りが認められる。(砂川耕作、種村留美)

1) Signoret JL, North P : Les Apraxies gestuelles. Masson, Paris, 1979[渡辺俊三, 寺田光徳(訳) : 失行症. 医学書院, 東京, 1984].

■**肢節運動失行**　しせつうんどうしっこう　limbkinetic apraxia　失行症の体系をつくった Liepmann によると、中心前回から中心後回には、学習によって獲得した要素的動作の目録が登録されている。動作の目録とは、いろいろな単純な動作を繰り返して学習するうちに、運動性の神経から出て行った情報の痕跡と、筋、関節から返ってきた情報の痕跡が神経系に残ったものである。中心前回から中心後回が損傷されると、反復学習して得た滑らかな動作が解体し、動きがぎこちなくなる。あるいは道具を持つときの手の肢位が学習したやり方とは違ってしまう。これが肢節運動失

行である。肢節運動失行は、軽度の麻痺と詳細に鑑別する必要がある。(遠藤邦彦)

■ **触知失行** しょくちしっこう palpatory apraxia 筋力も指分離能力も保たれているのに、対象物の扱いが拙劣となる病態である。感覚と運動の連合障害とされ、指の能動的位置覚を含む体性感覚障害を伴う。山鳥は、肢節運動失行には、この触知失行と、運動メロディーが損なわれ、その結果運動が拙劣になる力動性失行があるとした。肢節運動失行は、一般には指分離動作も障害されている場合を指すので、この点に、山鳥の肢節運動失行の分類には特徴がある。(参照:失行症>肢筋運動失行)

(中川賀嗣)

■ **前頭葉性失行** ぜんとうようせいしっこう frontal apraxia 前頭葉損傷による失行の総称である。中心前回損傷時には肢節運動失行(失行としない立場あり)が、内側面損傷時には、運動無視、間欠性運動開始困難、道具の強迫的使用などが生じる。また観念運動失行の責任病巣を、運動前野とする立場もあるが未解決である。Luriaは、運動前野損傷で力動性失行が生じるとした。また、前頭前野損傷時には、一連の動作を完遂できなくなるが、これは、発現機序から失行には含めない。(中川賀嗣)

■ **着衣失行** ちゃくいしっこう dressing apraxia 運動や感覚能力は保たれ、観念運動失行や観念失行も認めないのに、日常的な着衣動作が障害された病態である。袖がわからない、衣服の上下、左右がわからず、右往左往する。両側性に出現する。その障害機序として、古くから、半側空間無視、身体図式の障害、構成障害などとの関連が示唆されてきたが、これらの症候のみに帰着できない部分もあり、それらとは別に、肢位情報と衣服の位置情報の関係を処理する機構に問題があることが示唆されている。右頭頂葉の損傷で出現する。着衣失行の発現機序から、失行に分類しない立場もある。(中川賀嗣)

・**着衣失行の訓練法**…着衣動作は複数の要因が関与するため、その障害の本質が見極めにくい。そこで、整理できる部分をまず明らかにしておく必要がある。整理のポイントは2つある。1つ目は着衣動作に影響を与える随伴症状である。半側空間無視、半側身体失認や構成障害がよく知られているが、体性感覚障害や視覚性運動失調(周辺視下での障害)も重要であるので検査をしておく。2つ目は、衣服の形状とエラーの関係である。例えば、上着であれば筒状か、あるいは前開きかなど、どの形状で、どの段階で、どのようなエラーが出現するかを見極めることである。エラーは、動作を計画する段階と、動作を実際に遂行する段階に区分すると整理しやすい。リハビリテーションとしては、実際には、3つの方向性があると思われる。1つ目は、衣服への工夫である。具体的には、衣服の襟や袖に左右や上下の目印や手順の手がかりをつけ、同じパターン動作として着衣を習得するという方向性である。2つ目は、着衣の肢位模倣や動きを習得したり、対象と身体の位置関係把握の訓練と習得である。3つ目は、実践的代償方法で、例えば、筒状のものを両手を挙上して被るなら着ることができる場合には、上着でも、ボタンをはめて筒状にしてから着るといった工夫が挙げられる。(中川賀嗣)



■**伝導失行**　でんどうしっこう　conduction apraxia　観念運動失行の評価の際、言語命令で指示する方法と、検者が動作を提示し、その動作を模倣させる指示方法がある。通常、観念運動失行では、両者はほぼ同等かあるいは模倣命令の場合の方が若干よい成績となる。しかしこれとは逆に、模倣命令の方が強く障害される病態が、Ochipa らによって 1994 年に報告された。例示された動作の意味は理解していた点で、パントマイム失認とは異なり、彼らはこれを伝導失行と名づけた。(中川賀嗣)

■**脳梁性失行**　のうりょうせいしっこう　callosal apraxia　脳梁損傷時の左手一側性の観念運動失行を指す。この観念運動失行については、障害される行為・動作の範囲の解釈、あるいはその発現機序に関する考え方は、古典的失行論と今日ではかなり異なるが、脳梁性失行は、いずれにしても脳梁離断による障害とみなす点で一致している。観念運動失行は、今日では、道具の使用動作や信号動作をパントマイムで再現する際に生じる障害と考える立場が優勢である。ただし脳梁離断時の失行には、ほかにも拮抗失行や、道具の強迫的使用がある。(中川賀嗣)

■**発声失行**　はっせいしっこう　phonation apraxia　構音機構の障害や発語失行を認めないのに、意図的な発声がささやき声になる現象。一方、感情表出時の発声などは保たれており、意図的発声と自動的発声の間で成績が乖離した状態とみなしうるため、失行と称されている。しかしこれはいわば発声の on-off の障害であり、そのため一般的な失行にみられるような動作を候補から選択し、組織化する過程を含まない、すなわち運動の調節水準での障害の可能性もある。失行に含めるかには議論がある。(中川賀嗣)

■**左手の失行**　ひだりてのしっこう　apraxia of left hand, left hand apraxia　道具使用や信号動作のパントマイム実現のための機能は左優位半球にある。そのため右半球支配の左手でパントマイム動作を行う際には、必要な情報を、左半球から脳梁を介して右半球に伝達する必要がある。ところが脳梁離断によってこの情報が伝達されなくなると、左手のパントマイム障害すなわち観念運動失行が生じる。左手の失行といえば、通常はこの障害を指すが、その後左手に出現する失行として、拮抗失行が知られるようになった。(参照：離断症候群>左手の失行)(中川賀嗣)

■**部分性失行**　ぶぶんせいしっこう　partial apraxia　失行は、どの処理過程の障害かという観点に基づいて、通常は行為・動作の種類、あるいはエラーで分類される。ところが例外的に、身体の特定部位にのみ障害が生じることが知られている。その例として、口部顔面失行(口舌顔面失行)がある。ただしさらに各身体部位の運動障害を指して歩行失行、開眼/閉眼失行、嚥下失行などという表現もあるが、これらはバリエーションのない画一的な運動の成否であり、失行という範疇で捉えるべきではない。部分性失行は慣用的用語ではない。(中川賀嗣)

■ **閉眼失行** へいがんしっこう apraxia of lid-closing 1907年、Lewandowskyが初めて報告した。指示の内容は理解しているにもかかわらず、口頭指示や模倣による随意的な閉眼ができなくなる。しかし閉眼して眠り、自動的な瞬目はみられ、眼前に障害物が急に近づくと反射的な閉眼が起こる。進行性核上性麻痺、前頭葉萎縮を伴った筋萎縮性側索硬化症などでも出現するが、右の中大脳動脈領域の脳梗塞、右の中大脳動脈瘤の破裂での報告が多く、責任病巣は右前頭葉と考えられている。回復過程で短時間の閉眼が可能となり、motor impersistence(運動維持困難)に移行することがある。(酒井保治郎)

■ **力動性失行** りきどうせいしっこう dynamic apraxia Luriaの用語で、前頭葉病巣で麻痺がなく、系列運動がうまくできなくなる。(種村純)

■ **両側性失行** りょうそくせいしっこう bilateral apraxia 左右一側の大脳半球損傷で両側肢に出現する失行である。特定の動作では、その実現のための機能が左優位半球に側性化しているため、この左半球損傷によって左右肢両方の動作が障害される。その代表が観念失行、観念運動失行である。構成失行、着衣失行でも、一側の大脳損傷で、両側肢動作が障害されるが、行為以外の要因の機能障害が不可欠であるため失行とするのに議論がある。(中川賀嗣)

■ **連合障害性失行** れんごうしょうがいせいしっこう verbal-motor dissociation apraxia, or visual-motor dissociation apraxia, or tactile-motor dissociation apraxia Heilmanらによって提唱された失行概念である。言語、視覚、触覚情報から行為・動作機構への情報伝達(連合)が、大脳内で離断されて生じる失行型として、観念運動失行とは別に提起された。離断される情報の違いによって、言語-運動連合障害性失行、視覚-運動連合障害性失行、触覚-運動連合障害性失行がある。例えば言語-運動連合障害性失行は、言語での動作指示は理解できるが、その言語理解と運動惹起が離断されているため、動作できないとされている。しかし言語指示を介さない視覚的模倣による動作や、物品使用に障害はないとされる。責任病巣には左角回領域が想定されている。(中川賀嗣)

## 失行症の訓練　しっこうしょうのくんれん

■**行為モダリティ間促通法**　こうい――かんそくつうほう　intermodalities facilitation of praxis processing　同一の動作を良好なモダリティで反応させた後であれば、今まで困難であった動作が可能となる現象を利用する方法である。口頭命令、物品使用、動作模倣のいずれのモダリティも入力経路は異なるが、出力経路は同一であり、良好な経路によって行為の表出が喚起されればその後には不良な経路でも正しい行為が出現する。例えば慣習的動作課題において、口頭命令は困難であったが、模倣およびジェスチャーの理解は容易であった場合、2回目の口頭命令における再現性は向上する。(砂川耕作)

■**プレシェイピング訓練**　――くんれん　pre-shaping　プレシェイピングは、対象物や物品を把持、操作する手の形状づけ(shaping)前の形状づけで、手における準備的姿勢制御にあたる。肢節運動失行や観念運動失行、観念失行など頭頂葉領域の機能低下や頭頂葉と高次運動野とのネットワークの損傷に伴い、対象物や物品の到達把持動作過程で形体や意図や目的に即した手の把持前形状づけができないまま不適切な把持をしてしまう。原因としては体性感覚と視覚、前庭覚との情報の統合、記憶との照合が行われる頭頂連合野の損傷や機能低下と運動前野との遠心性コピーの障害が考えられる。そのため対象物の形体、用途など十分認識できない状況で動作を実施され、手の把持以前の形状づけ姿勢や到達把持の動作過程に混乱や障害が起こる。また、このような患者は、到達把持動作に伴う視覚的注意や頭部、眼、体幹、上肢と手の協調性に欠ける。そのため肢節運動失行や観念運動失行、観念失行などの到達把持や物品操作に障害を伴う高次脳機能障害の患者は、対象物へ働きかける手のプレシェイピングやシェイピングの障害の治療が必要となる。治療は対象物の操作を伴った課題遂行過程の中でセラピストの徒手的介入により繰り返し手の形状づけの調整または修正する訓練が重要となる。(林克樹)

**失行性失書** しっこうせいしっしょ ⇨失書＞失行性失書

## 失語症　しつごしょう　aphasia

失語症は、脳に存在する言語中枢(右利きの人の場合、ほとんど左半球にある)が傷つくことで生じる言語の障害である。これには必ず、①ことばを理解する、②発話する、③読んで理解する、④書く、のことばの4つの側面が、程度の差はあるがすべて障害される。わかりやすい例として「ある日、突然、外国でわからないことばを話す人の中へ入ったような感じ」と説明される。失語症状の重要な点として、①損傷の場所でそれぞれ症状が異なる、②症状の重さはそれぞれの対象者で異なる、③回復には時間がかかり完治することは難しい、などが挙げられる。

失語症の原因で最も多いのは脳血管障害(脳梗塞、脳出血など)である。それ以外には脳腫瘍や脳炎、頭部外傷などがある。また、失語症の言語症状は対象者によってさまざまで、聞いて理解する障害であれば、耳は聞こえているのに簡単なことばの意味も理解できない段階から、複雑な内容や長い文章が理解できない段階まで、重症度により理解力の差は異なる。さらに話す障害では、言いたいことばが出てこない、意図した語とは異なる語が出てしまう、構音器官に麻痺がないのにたどたどしい話し方になる、前に話していたことばが続いて表出されるなどさまざまな症状がある(**表**)。なお、失語症は症状の特徴ごとに症候群としてまとめられ、タイプ分類がされている(**図**)。

失語症と一緒に起こりやすい症状としては、身体的な症状には、①右片麻痺、②

■失語症にみられる主な言語症状■

| 失語症状 | 注釈 |
| --- | --- |
| アナルトリー | 構音器官に麻痺や失行などがないにもかかわらず、意図した音韻(語)の表出が実現できない状態。単独症状で出現することもあるが、ブローカ失語における必須症状。 |
| 残語 | 全失語ないしそれに準ずる重度の失語症にかろうじて残った語(音)。内容に関係なく発せられる。 |
| 保続 | 以前の語がそのまま繰り返し産出される状態。発語運動や書字においてのみならず聴知覚、視知覚のいずれにも起こりうる。 |
| 語健忘<br>(喚語困難) | 目の前の事物(人物)が何(誰)であるか認識しているにもかかわらずその語が想起できない状態をいう。 |
| 迂言 | 適切な語が想起できず、その事物の性質や用途などを遠まわしに説明する症状。 |
| 錯語 | 発音の中で、本来意図された語(音韻)と異なる語(音韻)が表出したもの。タイプにより字性・音韻性錯語、語性錯語、意味性錯語などがある。 |
| ジャルゴン | 発話は豊富であるが、意味がとれないものをいう。分類は未分化ジャルゴン、音韻性ジャルゴン、意味性ジャルゴンなどに分類される。 |
| エコラリア | ことばの意味を理解できずオウム返しに語音を繰り返す状態である。 |

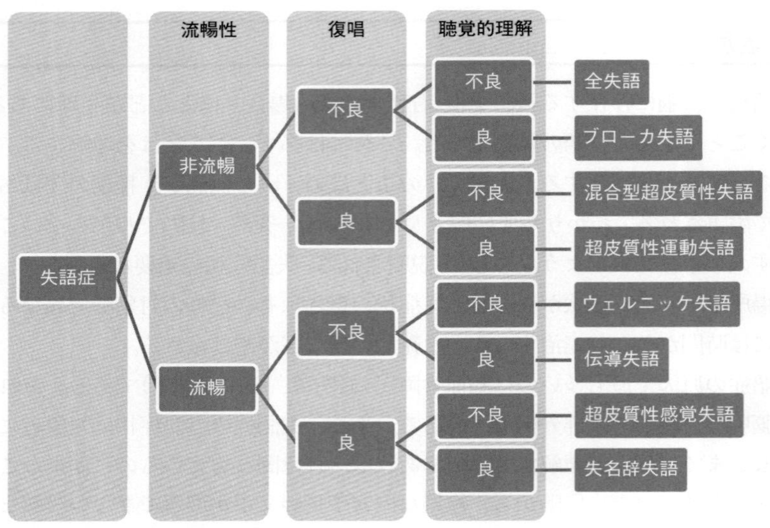


■失語症分類(Benson & Ardila, 1996)■

視野障害、③失行症(身振りやジェスチャーがうまくできない)、があり、また精神神経的な症状としては、集中力の低下、注意障害、自発性の低下が挙げられる。

失語症と間違われやすい症状として構音障害、認知症、失声症がある。構音障害では障害は発音の面のみにみられるため、聞いて理解する、読んで理解する、書く機能の障害は認められない。また認知症では、物忘れや思考力、判断力の低下が認められ、日付や場所、人がわからなくなるが失語症単独での発症ではそのような症状は認めない。失声症は、心理的な要因や喉のポリープなどが原因のため、言語中枢を障害されていない。しかしながら、失語症とこれらの症状が合併した際には、鑑別が難しくなる。失語症は社会生活でもさまざまな問題を引き起こす。本人に起こる問題としては、社会との交流がもてず孤立がちになり、自分に自信がもてなくなる。さらに、周囲から誤解を受けやすくなる。また家族にも心理的、経済的な面も含めた将来の不安が生じることは理解しておく必要がある。(大塚裕一)

**■ウェルニッケ失語**　——しつご　Wernicke's aphasia　流暢だが錯語が頻発する発話と、顕著な理解障害を特徴とする失語型である。19 世紀後半にドイツの神経精神科医 Karl Wernicke(1848-1905)が報告し、その名を冠して称されるようになった。典型例は、発話開始がスムーズで構音やプロソディが保たれており、流暢型失語を代表する失語型である。喚語障害は重度で、音韻性錯語や語性錯語、新造語が多発し、発話量が多い割に情報量は極めて乏しい。錯語や新造語が発話のほとんどを占め、全体的に意味不明となった発話をジャルゴンといい、ジャルゴンが前面にみられる状態をジャルゴン失語と呼ぶ場合もある。統語形態が比較的保たれているため、日本語らしく聞こえる語性(意味性)ジャルゴンや新造語ジャルゴンから、語や句の区切りも不明確な未分化ジャルゴンまでその症状は多彩である。助詞や助動詞の誤用といった錯文法を示す場合もある。また、発症初期には、意味不明な内容をとめどなく話し続ける語漏もしばしば認められる。発話障害の基盤として、自らの発話障害に対する認識の乏しさに加え、語彙の選択、音韻操作能力など言語情報処理過程における複数の障害が想定されている。また、大きな特徴として聴覚的理解障害が挙げられ、重症例では日常的に使用する語の理解も困難となる。文の最初に出てくる語が、後続する語よりも理解しやすい傾向があるが、課題や試行によって理解できたりできなかったりと反応の不安定さを示すことがある。理解障害の基盤には、入力された語音の認知障害(語聾)、音韻の処理障害、語の意味や構文の理解障害、言語性短期記憶障害といった複合的な障害が指摘されている。ウェルニッケ失語では、復唱も重度に障害され、障害程度は概ね聴覚的理解力に比例している。また、文字の読み書きにおいても、音声言語と同様に障害され、錯読や錯書がしばしば観察される。聴覚的理解に比べて読解が保たれている場合もある。優位半球の上側頭回後方領域を中心にした脳損傷によって発症する例が典型的であるが、中側頭回や頭頂葉まで病変が及んでいる場合が多い。予後は、重症度や年齢、病変の拡がりなどにより異なるが、言語症状の改善に伴い、伝導失語や超皮質性感覚失語、失名辞失語といったほかの失語型に移行する場合がある。そのほか、神経学的症状として運動麻痺は合併しないことが多いが、右同名半盲や右上四分盲といった視野障害を伴うことがある。また、病前と比べ多幸的となったり、自らの言語障害についての病識に欠けることがある。(津田哲也)

■ **基底核(損傷)失語**　きていかく(そんしょう)しつご　aphasia in lesion of basal ganglia
基底核とは被殻、尾状核、淡蒼球などの深部灰白質のことであり、これらの組織が傷害されて言語症状をきたした場合を基底核(損傷)失語と呼んでいる。大きな被殻出血の場合に全失語やブローカ失語を呈する場合はあるが、限局した病巣の場合は古典的な失語症状が出現することは少なく、構音の異常や喚語の障害などが主体の病像となる。基底核だけが責任病巣なのか、周辺の白質障害が原因なのかについても議論がある。線条体内包梗塞ではいったん閉塞した中大脳動脈が再開通した場合が多く、皮質の不完全梗塞が失語の原因であるという説もある。(松田実)

■ **原発性進行性失語**　げんぱつせいしんこうせいしつご　primary progressive aphasia (PPA)　変性疾患で徐々に進行する失語症を呈しているという状態である。当初は緩徐進行性失語(slowly progressive aphasia without generalized dementia)と呼ばれていた。包括基準として、①最も顕著な臨床症状は言語の困難さであること、②これらの障害が日常生活における障害の主たる要因であること、③発症時および病初期において失語が最も目立つ障害であること、という3つを満たさなければならない。そして除外基準に、①ほかの非変性性神経系障害または医学的疾患により障害パターンがよりよく説明される場合、②精神科的診断により認知障害がよりよく説明される場合、③顕著な初期のエピソード記憶、視覚性記憶、視知覚性の障害を認める場合、④顕著な初期の行動障害を認める場合、が挙げられている。かつては、2年間はほかの認知障害がないという規定があったが、現在は発症時および病初期に失語症が主たる症状であればよいという定義となっている。すなわち、ほぼ失語症で始まる認知症ということであり、現時点では、①進行性非流暢性/失文法性失語(na-PPA, PNFA)、②意味型進行性失語(sv-PPA, SD)、③logopenic 型進行性失語(lv-PPA, LPA)、の3つのタイプで分類する立場が受け入れられつつある。

(中川良尚)

**進行性非流暢性/失文法性失語** しんこうせいひりゅうちょうせい/しつぶんぽうせいしつご

nonfluent aphasia-PPA (na-PPA), or progressive nonfluent aphasia (PNFA)

前頭側頭葉に病変の首座を有する非アルツハイマー型変性疾患、すなわち前頭側頭葉変性症(FTLD)に起因する失語のうち、進行性非流暢性/失文法性失語(nonfluent/agrammatic)で始まる原発性進行性失語(PPA)である。診断基準ではまず、①言語産生における失文法、②一貫しない音の誤りと歪みを伴う努力性のたどたどしい発話[アナルトリー(あるいは失構音、発語失行)]、という2つの中核症状のうち少なくとも1つが存在しなければならない。次に、①複雑な構文の理解障害、②単語レベルでの理解は保たれている、③対象物の知識は保存されている、という3つの特徴のうち、少なくとも2つを満たさなければならないとされている。すなわち、アナルトリーによる音の歪みや置換といった構音プログラム障害、あるいは失文法で始まる認知症である。ここで問題となるのは失文法の定義についてである。本来失文法とは「文レベルの発話/理解の処理が困難となるもの」を指すはずであるが、発話時の助詞の脱落によるいわゆる「電文体」の存在をもって失文法とされていることが多く、諸家によっていまだその解釈は異なっているのが現状である。このような問題が解決されていない中で、これまでにもアナルトリーと失文法どちらの症状が na-PPA の本質であるのかという議論がなされてきているが、いずれにしてもアナルトリーという構音プログラム障害と、失語症状である文法障害は同じメカニズムに起因するものではないため、症状は2つあり、両者が単独あるいは混在した状態であると考えるべきである。さらに症状を詳細にみると、①ブローカ失語または超皮質性運動失語、②アナルトリー-前部弁蓋部症候群、③アナルトリー限局型、などの亜型分類が可能であるとされている。画像所見では、形態画像上、左中〜下前頭葉(ブローカ領域を含む弁蓋部から中心前回領域)を中心とした萎縮、機能画像では同部位の血流低下を示す。病理学的所見は多様で、皮質基底核変性症(CBS)、進行性核上性麻痺(PSP)、FTLD-tau が多いとされている。(中川良尚)



**意味型進行性失語** いみがたしんこうせいしつご semantic variant-PPA(sv-PPA), or semantic dementia(SD) 前頭側頭葉変性症(FTLD)に起因する失語のうち、表出面では喚語困難や語性錯語、理解面では単語の意味理解障害を中心とした症状で始まる原発性進行性失語(PPA)である。診断基準ではまず、①物品に対する呼称障害、②単語理解の障害、という 2 つの中核症状の存在が挙げられている。次に、①対象物の知識の障害、特に低頻度、低親密度のものに対する知識の障害があること、②表層失読、もしくは表層失書が存在すること、③復唱が良好であること、④発話産生(文法と発話運動面)は保たれていること、という 4 つの特徴のうち、少なくとも 3 つを満たさなければならないとされている。脳血管障害後の失語症に置き換えると、病初期は語義失語と呼ばれる超皮質性感覚失語に該当するものである。意味性認知症も SD と呼ばれているため、意味型進行性失語と意味性認知症は混同されやすいが、意味型進行性失語は文字どおり失語症が前景にあり、認知神経心理学的モデルに基づいた考え方で捉えれば、意味と記号(言語)の双方向のアクセスに障害を示すタイプであると考えればわかりやすい(認知症>意味性認知症参照)。画像所見では、形態画像上、左優位の側頭葉前方部の著明な萎縮、機能画像では同部位の血流低下を示す。病理所見では、FTLD-TDP が多いとされている。(中川良尚)

**logopenic 型進行性失語** ——がたしんこうせいしつご logopenic variant-PPA(lv-PPA), or logopenic progressive aphasia(LPA) 原発性進行性失語(PPA)の第三の亜型としてその概念が提唱されたもの。診断基準ではまず、①自発話および呼称における単語回収障害、②文・句の復唱障害、という 2 つの中核症状が必要となる。次に、①自発話および呼称における発話の音韻論的誤り、②単語理解と対象物の知識は保たれている、③発話運動面は保たれている、④明らかな失文法はない、という特徴のうち少なくとも 3 つを満たすものとされている。すなわち、アナルトリーを伴わず流暢性発話であるが、喚語困難や音韻性錯語が認められ、単語の理解や意味そのもの(概念)は保たれて、失文法も認めない、といった症状である。病初期はごく軽度の流暢性失語を想像するとわかりやすい。lv-PPA の中核的症状は言語性短期記憶(verbal short-term memory：vSTM)障害であるという説が提唱されている。この障害によって復唱障害が生じる可能性は否定できないが、一方で診断基準に含まれるほかの言語症状の説明が困難なことは確かである。また前述の診断基準からわかるように、lv-PPA では現れる症状が一様ではない。このため、従来の2つのPPA(na-PPA, sv-PPA)の診断基準に当てはまらない症例をうまくまとめる概念ではあるが、それだけ広い範疇の失語症状をlogopenic型と解釈することが可能となってしまっている。中核症状の本質はまだ解明されていないといえるため、さらなる検討は必須である。画像所見では、形態画像上、左環シルビウス裂領域(左上〜中側頭回後部、下頭頂小葉)の萎縮、機能画像では同部位の血流低下を示す。病理学的所見では、lv-PPA のほとんどはアルツハイマー病である可能性が高いとされている。(中川良尚)

■**後天性小児失語症**　こうてんせいしょうにしつごしょう　acquired childhood aphasia　正常な言語発達をしていた小児期に、大脳に損傷を受けることによって生じた後天性の言語障害である。診断は、一定量の発話が認められ、安定した言語理解力を示し、大脳損傷後の変化が評価できる2歳頃から可能であり、上限は12〜13歳頃までとすることが多い[1]。かつて発達性失語症と呼ばれていた特異的言語発達障害や、先天性の知的障害に伴う言語発達遅滞などとは区別される。失語症の原因疾患は、成人例では脳血管障害が90%を占め[2]、限局病巣例が多いが、一方小児失語症では、頭部外傷40%、脳梗塞30%、脳炎21%、脳出血9%であったとの報告がある[3]。頭部外傷は、幼児期は歩行中、児童期は自転車乗車中の交通事故によるものが多く、脳が局所性だけでなくびまん性にも損傷されるため、その症状は多彩で、失語症のほかにも記憶障害や注意障害などが認められる[4]。小児失語症の臨床像は、伝統的には、発話は非流暢で発話量の減少が著しい、新造語やジャルゴンはみられない、発達の途上にある子どもの脳は可塑性に富んでいるので、言語障害は速やかにかつ完全に回復する、といわれてきた。しかし、1978年Woodsら[5]により、発話が流暢な小児失語症例が報告されて以来、小児失語症でも成人例と同様に、さまざまなタイプの失語症が存在することが知られるようになった。損傷部位と症状との関連についても、成人例におけるのと同様の関連性が認められるのではないかとする報告がある[6)7]。予後については、全般的な改善到達度は成人例と比べて高いものの、代償能力には限界があるため後遺症が残存し、学業不振をきたす例が多いことが指摘されている[3)6)8]。小児失語症では症例数が少ないこと、頭部外傷例が多く限局病巣例が少ないことから、病巣の部位や拡がりを統制した群研究が難しく、発症年齢と回復との関連などの改善因子については明確な結論に至っていない。原因疾患別では、一般的に頭部外傷や脳血管障害例の方が感染症例よりも回復が良好であるとの報告が多い[8)9)]。長期的な回復に関しては、成人例と同様に、大脳左半球の機能回復のみならず、右半球の機能代行の関与が示唆されている[10)-12)]。小児失語症例に対する言語訓練では、言語発達からの視点と、高次脳機能障害に対する視点とを併せ持った、長期的な取り組みが必要である。小児失語症例の学校への適応、進学、さらにその先の就労にあたっては、地域で一貫した適切な支援を受けられるよう、保護者の了解を得たうえで関係諸機関と連携を図っていくことが求められる。(狐塚順子)




1) Van Hout A：Acquired aphasia in children. Pediater Neurol 4：102-108, 1997.
2) 日本失語症学会失語症全国実態調査委員会：全国失語症実態調査報告. 失語症研究 22：241-256, 2002.
3) 進藤美津子：後天性小児失語症の臨床像・評価法・指導の現状について. 小児失語症の言語・認知評価法の開発と言語指導・教育に関する研究(研究代表者：進藤美津子), 平成 14 年度〜平成 17 年度科学研究費補助金研究成果報告書, pp1-15, 2006.
4) 栗原まな：小児リハビリテーションが必要となる主な疾患；脳外傷. 小児看護 29(8)：1059-1062, 2006.
5) Woods BT, Teuber HL：Changing patterns of childhood aphasia. Ann Neurol 3：273-280, 1978.
6) 宇野彰, 新貝尚子, 狐塚順子, ほか：大脳の可塑性と側性化の時期；小児失語症からの検討. 音声言語医学 43：207-212, 2002.
7) 狐塚順子, 宇野彰, 北義子：字性錯語の自己修正が特徴的な小児失語の一例. 言語聴覚研究 2：141-147, 2005.
8) 宇野彰, 狐塚順子, 豊島義哉, ほか：小児失語症における回復の経過；SLTA 総合評価尺度による分析. 高次脳機能研究 24：303-313, 2004.
9) Loonen MCB, Van Dongen HR：Acquired childhood aphasia；Outcome one year after onset. Arch Neurol 47：1324-1328, 1990.
10) Kojima T, Mimura M, Auch K, et al：Long-term recovery from acquired childhood aphasia and changes of cerebral blood flow. Neurolonguistics 24：96-112, 2011.
11) Elkana O, Frost R, Kramer U, et al：Cerebral language reorganization in the chronic stage of recovery；A longitudinal fMRI study. Cortex 49：71-81, 2013.
12) Kozuka J, Uno A. Matsuda H, et al：Relationship between the change of language symptoms and the change of regional cerebral blood flow in the recovery process of two children with acquired aphasia. Brain & Development 39：493-505, 2017.


■**語義失語**　ごぎしつご　gogi-aphasia, or word meaning aphasia　日本語話者の失語症状の整理を試みた井村(1943)が、漢字と仮名を使い分ける日本語に特有の失語症状として提唱した、超皮質性感覚失語の一型。音韻機能すなわち復唱が保たれるにもかかわらず、喚語困難を主症状として、語の辞書的な意味、すなわち語義(word meaning)理解の障害を有する。比較的長い意味のわからない単語を含む語句の復唱能力が保たれていることから、「こうやどうふってなんですか？」という反問的な反響句が特徴的に認められる。また、文字言語への障害の反映として、仮名の読み書きや計算能力が保たれる一方、漢字語の読み書きが障害される。具体的には漢字語の音価選択の誤りである類音的錯読(例：納豆→のうず)や、音価から誤った漢字を類推し選択する類音的錯書(例：ぼうし→棒紙)を特徴的に示す。語義失語は、語の辞書的意味理解の障害であるが、対象そのものの知識が失われているわけではない。例えば「くし」の意味がわからず、複数の物品から櫛を指すこともできないが、櫛を手渡されると適切に使用することができ、また使用法を適切に述べることもできる。語義失語の典型例は、意味記憶の選択的障害と呼ばれる意味性認知症(SD)の言語症状として現れることから、この失語症状は決して日本語に限定されるものではない。SDにみられる音読障害の特徴は表層失読と呼ばれる。語義失語症者の類音的錯読もまた、出現頻度が高く、音価の定まった典型読みの漢字で形成される熟語(例：満開「まんかい」)に比べ、非典型な読みを採用し、なおかつ頻度の低い熟語(奉行「ぶぎょう」)では、より典型的な読み方への誤り(「ほうこう」)を冒しがちになるという現象が認められる。このような、頻度や読みの典型性といったパラメータの影響を受ける音読傾向は、読みにおける意味関与の喪失を示す表層失読の特性である。語義失語は、SDという変性疾患の言語症状に顕著であるが、この概念が提唱された時点では、特定の疾患を想定していたわけではなく、脳外傷例やヘルペス脳炎例においても語義失語の報告がみられる。語義失語は側頭葉(特に左側前方部)の損傷に伴って現れる。一方、脳血管障害例のウェルニッケ失語からの回復期に語義失語の典型像が現れることは稀である。これは、脳血管障害例においてその部位だけが比較的限局されている例が少ないためであろう。語義失語を巡っては、仮名操作や計算能力の保存、漢字の読み書き障害に関心が集中し、その本態に関する検討は少ないが、本質は語の辞書的意味の喪失にある。類似の概念として、健忘失語の二方向性障害(二方向性失名辞)がある。これは、失名辞失語において、呼称のみならず理解(語と対象との照合)も障害される現象である。(小森憲治郎)

**■混合型超皮質性失語** こんごうがたちょうひしつせいしつご mixed transcortical aphasia

Lichtheimの図式(**図**)に従えば、概念から運動イメージへの中枢を結ぶ経路の損傷により超皮質性運動失語が生じ、聴覚イメージから概念中枢を結ぶ経路の損傷により超皮質性感覚失語が生じることになるが、両者が同時に発現すると、非流暢な発話と理解障害が共起しながらも復唱が保持されることになる。このような失語型にGoldstein(1917)は混合型超皮質性失語という名を冠した。構音は明瞭で、自発話の減少、発話発動性の低下、発話開始困難、重篤な呼称障害を呈しながらも復唱が比較的良好に保存された失語型である。反響言語や補完現象が認められ、音韻性/意味性錯語はあっても少ない。理解面の障害も重度で、簡単な

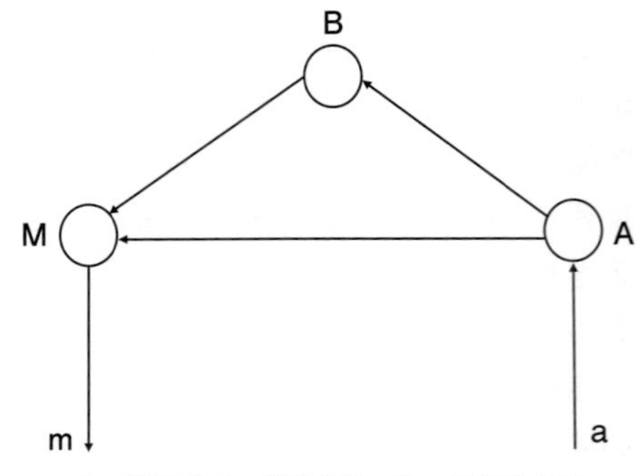


A：聴覚イメージの中枢　B：概念の中枢
M：運動イメージの中枢

■Lichtheimの模式図(改変)■

会話レベルから極めて困難である。一部の症例では理解を伴わない音読や書き取りが保存されることがある。また、統辞的に誤った文を聴覚的に提示すると訂正して復唱することが可能な症例もある。広汎病変により自発話や聴覚的理解能力が消失し、保存されたブローカ野とウェルニッケ野、および弓状束が他の領域から切り離されながらも復唱のために機能するという解釈から、言語野孤立症候群とも呼ばれる。しかし、実際には言語野孤立症候群として説明可能な、多発性ないしはびまん性の、前方と後方双方の境界領域に病変を有する症例のみならず、言語野を含むシルビウス裂周辺領域全体を損傷するような大病変の報告例も少なくない。復唱における右半球の関与が指摘されている。復唱が保存される機序については、①広汎病変を有しながらもブローカ野、ウェルニッケ野、弓状束が保存されており、自発話や聴覚的理解能力が消失しても、これらの残存領域が復唱のために機能するという、いわゆる「言語野孤立症候群」として説明するもの、②右半球の関与、という２つの解釈に大別される。復唱における右半球の関与を示唆する研究として、右内頸動脈へのアミタール注入後に単語と数の復唱機能が消失したが、左内頸動脈への注入では変化がなかったとする報告がある。また、PET や fMRI といった機能画像研究でも、復唱における右半球の賦活が確認されている。①で説明可能な病変部位として、多発性ないしはびまん性病変、前方と後方の境界領域を損傷するような病変、②で説明可能な病変として、左シルビウス裂周辺領域全体を損傷するような大病変、が挙げられる。形態画像では基底核や視床の小病変や、前方ないしは後方のみの単一病変であるかのように見えても、機能画像で広汎病変が示唆される場合もある。しかし、シルビウス裂周辺の言語野を含む病変群と含まない病変群とで言語症状に質的差異が認められるわけではない。また、先述の音読や書き取りが保存された症例、統辞的に誤った文を訂正して復唱可能な症例と、それらが不可能な症例との差異を病変部位で説明することも困難である。発現頻度は失語症全体の１%程度、超皮質性失語患者内では24%程度とされている。変性疾患ではアルツハイマー病末期やクロイツフェルト・ヤコブ病での記載が認められる。（浦野雅世）

同言語野孤立症候群


1）Bogousslavsky J, Regli F, Assal G：Acute transcortice mixed aphasia；A carotid occlusion syndrome with pial and watershed infarcts. Brain 111：631-641, 1988.
2）Hadano K, Nakamura H, Hamanaka T：Effortful echolalia. Cortex 34：67-82, 1998.
3）Berthier ML, Starkstein SE, Leiguarda. R, et al：Transcortical aphasia；Importance of nonspeech dominant hemisphere in lauguage repefition. Brain 114：1409-1427, 1991.
4）Pulvermüller F, Schönle PW：Behavioral and neuronal changes during treatment of mixed transcortical aphasia；A case study. Cognition 48：139-161, 1993.
5）Willmes K, Poeck K：To what extent can aphasic syndromes be located? Brain 116：1527-1540, 1993.

■**視覚失語**　しかくしつご　optic aphasia　呼称能力は入力感覚のモダリティによって乖離する場合があり、視覚性呼称だけが選択的に障害された場合を視覚失語という。視覚失語とよく似た病態に視覚失認がある。失認という用語はもともと特定の感覚入力だけでは対象を認知できない病態に対して用いられ、視覚失認は視覚提示された対象の名前を喚起できないだけでなく、対象がなんであるか、どんな用途に用いられるものであるのか、どんな機能をもっているのかなど対象の意味を把握できなくなる病態である。視覚失語の場合は視覚失認とは違って、視覚対象が何であるかはわかっているのに名称だけが喚起できない。視覚失認も視覚失語もともに、ほかの感覚モダリティからは対象を認知することも呼称することも可能である。例えば、ハサミを見せられても呼称できないが、目隠しをしてハサミを触らせたり、ハサミを使う音を聞かせたりすると「ハサミ」と呼称できるという場合が典型的である。視覚失認では対象がなんであるかを認知できないので呼称もできないが、視覚失語は呼称ができないだけで、対象が「紙を切るときに使う道具」であることはわかっている。視覚失認は両側の後頭側頭葉、視覚失語は左後頭葉の損傷で起こることが多く、いずれも後大脳動脈領域梗塞による場合が最も多い。左後大脳動脈閉塞による典型的症状は、純粋失読、色名呼称障害に加え、海馬領域も障害されれば健忘、場合によって連合型視覚失認や視覚失語がみられる。ただし、連合型視覚失認と視覚失語の区別は実際には迷うことも多く、連合型視覚失認から視覚失語への移行も報告されている。(参照：失認>視覚失認)(松田実)

■**視床失語**　ししょうしつご　thalamic aphasia　視床の損傷によって言語症状が起こる場合があることは広く認められている。視床の定位脳手術や電気刺激のデータでは左視床の刺激や破壊で発話の減少、声量の低下、喚語困難などが生じることが報告されている。視床の血管障害では左視床出血で失語を呈した例が多いが、比較的広がりをもつものが多いため、視床だけに責任病巣を求めてよいかどうかは疑問が残る。しかし、視床に限局した脳梗塞で言語症状を呈した例も報告されており、声量低下や喚語困難や錯語が主症状であるが、構音は正常で、復唱も比較的良好である。ただ、この場合も視床が投射する皮質領域の機能低下がSPECTなどで示されることもあり、視床そのものの欠落症状ではないという主張もある。また言語症状そのものも失語といえるかどうかについて議論が分かれる。喚語困難や錯語の存在から、視床が語彙の引き出しになんらかの役割を果たしていると考えられるが、高頻度語が呼称できないのに低頻度語の喚語には成功することもある。錯語は通常の意味性錯語のほかに、奇妙な無関連錯語をみる場合もあり、この場合は非失語性呼称錯誤の要因が重なっているとも考えられる。理解障害がある場合には、それが動揺する場合があることも知られている。失名辞失語など本来の失語症状以外に、言語を支える注意や覚醒度の異常が原因である可能性が指摘されているわけである。要するに、視床失語については、①視床だけに責任病巣を求められるのか、②言語症状が真に失語性なのか、という2つの問題があることになる。(松田実)

**■失名辞失語** しつめいじしつご anomic aphasia 失語類型は、Goodglass と Geschwind を中心とした新古典学派(ボストン学派)の観点に基づく。自発話の流暢性が第一の鑑別で、流暢性失語は中心溝より後方病変、非流暢性失語は中心溝より前方病変に起因する。これに加え聴理解と復唱の障害の良/不良から8類型の失語症に分類される。失名辞失語は、自発話は流暢で聴理解が比較的保たれ復唱も良好な失語型で、言語機能障害の程度は中等度から軽度あるいは正常域に近接し、軽度例では健常者でもみられる、言いたいことばが“喉まで出かかった状態”を自覚するだけの場合もある。なお失名辞失語は、健忘失語(amnesic aphasia：Goldstein, 1924による命名)[1]とも呼ばれ、失名詞失語の邦訳が使われることもある。失名辞失語の中核症状は呼称障害(naming disorder)である。呼称の誤反応のほとんどは目標語と意味的関連のある意味性錯語(semantic paraphasia)で、同じ意味カテゴリー・メンバーに属する語(例：リンゴ→バナナ、牛→馬)が最も出現しやすく、意味的連合関係にある語(例：汽車→線路)や上位概念語(例：キャベツ→野菜)、そして、迂言(例：錨→船を押さえるもの)も出現する。これらさまざまなタイプの意味性誤反応に次いで多いのは無答(omission)で、このほかに目的語と意味的かつ音韻的にも関連した語すなわち混合性の誤り(mixed error、例：レモン→メロン)や目標語と音韻的に関連した語である形式性錯語[formal paraphasia、例：のみ(大工道具)→蓑]も出現する場合がある。音韻性錯語(phonological paraphasia)の生起は極めて低い。誤答となった目標語の音韻の聴覚提示が呼称の促通をもたらす音韻キュー効果(phonological cue effects)は、多くの失名辞失語患者で認められる。ただし、音韻キューの促通効果がほとんどみられない失名辞失語患者(例えば、ヘルペス脳炎による側頭葉病変で意味障害を示す患者)もおり、目標語に関係する意味情報の提示が有効な場合もある。(佐藤ひとみ)

同 健忘失語、失名詞失語

1) Goldstein K：Das Wesen der amnestischen Aphasie. Schweizer Archiv für Neurologie und Psychiatrie 15：163-175, 1924.

**二方向性の失名辞失語** にほうこうせいのしつめいじしつご two way anomia 線画や対象物の呼称課題において、呼称ができなかった単語について聴覚提示された際に、複数の線画(対象物)の中から該当する線画を選択することもできない、すなわち対象から語の想起(呼称)も、また語から対象の同定や再認(理解)もできない状態を**二方向性障害**と呼ぶ。二方向性障害は、語の再生・再認が双方向的に障害されているという症状を示す用語であり、その症状の原因を示す用語ではない。二方向性障害は、失名辞失語の特徴を示す現象として登場した。語想起障害を主症状とする失名辞失語では、しばしば語想起である呼称のみならず、その語を提示されても正しく理解できない場合がある。ただし失名辞失語では、言語と線画の照合といった明示的な検査場面において二方向性障害が生じやすく、その語が日常で使用される場面では、難なく理解される。すなわち複数の線画から「イス」はどれかと問われると、「イスとはなんでしょう？」と了解困難を示すものの、異なる場面で「では椅子に座りましょう」と勧めると難なく近くにある椅子に腰かけることができる。椅子という概念をまったく失っているわけではない。また同一の課題を複数回行った場合に、成績(症状)が変動する点も特徴的である。このような失名辞失語の現象は、『範疇化の障害』と捉えられてきた。すなわち失名辞失語の患者は、語の抽象的な意味合いが損なわれているために、語を具体的にしか利用できないと考えられる。したがって目の前の椅子に対する語理解に問題はなくても、生活場面から切り離され提示された対象物(主に線画や写真)に対し、それが「果たして椅子と呼ばれるものに相当する」という確信が失われ、「イス、イス、これがイスですか？」といった当惑した態度を示す。あるいは「まあ、椅子には違いないが、こんな高級な椅子はめったにお目にかかりません」と違和感を表明する。失名辞失語の二方向性障害は、本質的に語のリファレンス(標識)としての側面に対する確信度の不足した状態、すなわち語から意味(辞書)へのアクセス障害として捉えられる。他方、語と意味との関係がより深く障害される意味記憶障害において現れる二方向性障害では、症状の出現に一貫性があり、また課題において理解できなかった対象については、実生活場面でも理解できず、場面による乖離はみられない。これは、対象の意味記憶すなわち概念そのものの喪失(貯蔵障害)を示唆しており、もはや失名辞失語の段階を超えている。(小森憲治郎)

**理解障害を伴わない失名辞失語**　りかいしょうがいをとも──しつめいじしつご　anomia without comprehension disorders, purely expressive anomia, classical anomia anomia　失名辞(失名詞)はすべての失語型にみられる症状であるが、この中で特に文法障害や復唱障害がなく、流暢に話し、字性錯語や語性錯語がないか、あったとしてもごくわずかである失語型を失名辞失語という(失語症＞失名辞失語参照)。さらに、失名辞失語の中には理解障害を伴う群(二方向性の失名辞失語)と理解障害を伴わない群があり、後者を理解障害を伴わない失名辞失語という。聴覚的理解障害が“ない”ことを証明するのは難しいが、現時点では、単語レベルでは失語症語彙検査(TLPA)の意味カテゴリー別名詞検査(聴覚的理解)や類義語判断検査、SALA 失語症検査の AC6 名詞の類似性判断を、文レベルでは Token Test や SALA の AC8 文の聴覚的理解検査を行っておく必要がある。理解障害を伴わない失名辞失語では、目標語を喚語できない際に迂言で表現する場合が多い。稀に語性錯語が出てもそれには「〜ではなくて」が付き、そのフレーズを目標語を喚語するための cue として用いている。中には喚語できない語の音節数や語頭音など、その語に関する lexical な情報を述べる(tip of the tongue 現象)ことができる者もいる。(参照:tip of the tongue 現象)(田中春美)



■**ジャルゴン失語**　—しつご　jargon aphasia　音声的に歪みなく流暢に表出される発話であるが、聞き手にとってはそこに慣習的な意味を見い出せない発話をジャルゴンといい、ジャルゴン発話を示す失語症例をジャルゴン失語と呼ぶ。ジャルゴン症状は音韻性、意味性、新造語の三型に分かれる。(種村純)

**意味性ジャルゴン**　いみせい—　semantic jargon　発話異常ではあらゆる型の単語レベルの誤り、迂言、意味性錯語、文の中断がみられ、音韻性の誤りは含まない。新造語と錯文法は観察されない。比較的稀なタイプである。流暢性、復唱は保たれ、喚語困難は重度で、口頭および、文字言語全般に重度に障害される。失語症のタイプのうえでは超皮質性感覚失語である。(種村純)

**音韻性ジャルゴン**　おんいんせい—　phonemic jargon　未分化ジャルゴン(undifferentiated jargon)とも呼ばれる。音韻の誤りが優勢、またはすべてを占める。未分化ジャルゴンとは音を分離して表記することができない発話を指し、重症なジャルゴンである。わが国では、日本語の文字で表記が困難な不明瞭な音韻で構成される発話を「表記不能型ジャルゴン」(松田ら)、音節や音韻が明瞭であるが、語を分離することができない発話を「音節性ジャルゴン」(山鳥)という名称が用いられることもある。(種村純)

同未分化ジャルゴン

**新造語ジャルゴン**　しんぞうご—　neologistic jargon　最も頻度の高い典型型であり、ウェルニッケ失語の初期にみられる。理解、復唱、読解に障害がある。流暢な発話、正常なプロソディで、あらゆるタイプの単語性、音韻性の誤りを豊富に表出する。新造語の多くは名詞か形容詞である。語想起障害、錯文法を示し、言語障害に対する自覚がない(病態失認 anosognosia)。興奮気味で大変よくしゃべる傾向があり(語漏 logorhea、多弁 press of speech)、最小限の刺激に反応して長時間話し続ける。(種村純)

■**全失語**　ぜんしつご　total(global) aphasia　最も重症な失語型であり、あらゆる言語能力の著明な障害を呈する。発話は著明に制限され、理解は単語レベルから障害され、物品の二者択一もできない。簡単な動作命令も理解できないことが多い。復唱や呼称もできず、文字言語の障害も強い。

**[発話の特徴]** ほとんど無言に近い場合が多いが、無動無言(akinetic mutism)とは異なりコミュニケーションをしようとする努力は認められ、なんらかの発話が認められることが多い(残語という)。「あー」「うん」といった頷きなどに伴う発声に近い発話、1音節から数音節の音綴断片、音を無意味に連結した新造語、数種類の短い常套句、表記不能のジャルゴンなど、発話の内容は症例によって意外と多彩である。「馬鹿」「違う」といった短い発話が時に明瞭に、そして適切な状況で発せられる偶発性発話、発話しようとすると必ず同じ発話になってしまう再帰性発話なども全失語に比較的特徴的にみられる発話である。

**[理解障害の特徴]** 言語検査ではまったく得点できない場合でも、日常生活では比較的よくわかっているという印象を受ける全失語患者は少なくない。純粋に言語記号としての伝達能力は失われても、感情的プロソディなど言語周辺の能力が保存されており、さらには日常生活の文脈から相手のことばを推測する能力などが保たれていることによると考えられる。また、「立て」「座れ」など体軸運動や全身運動の命令は理解されやすいという観察もある。なお、文字言語の理解では仮名はほぼ理解されないが、漢字語句の理解が保たれる場合があり、コミュニケーションに役立つことがある。

**[病巣]** 病巣は傍シルビウス裂言語領域をすべて含んでいる場合が多く、左中大脳動脈(MCA)基幹部の閉塞による広範な脳梗塞や大出血の場合がほとんどである。必然的に下肢よりも上肢に強い重度の右片麻痺を伴うことが通常である。稀に運動皮質と錐体路が障害を免れると(前後2つの脳塞栓の合併の場合が多い)「麻痺のない全失語」も起こりうるが、頻度は少なく一過性である場合が多い。

**[経過]** 急性期の全失語から理解が徐々に改善してブローカ失語に移行することも多いが、全失語にとどまる場合もある。MCA上行枝の閉塞では亜急性期までは全失語で、その後にブローカ失語に移行することが多い。したがって、全失語と重度ブローカ失語には移行があり、判然とした区別もつけにくいことから、全失語を大ブローカ失語(big Broca)と呼ぶことがある。(松田実)

■ **超皮質性運動失語** ちょうひしつせいうんどうしつご transcortical motor aphasia 失語の臨床像の分類の中で超皮質性運動失語という語が出現するのは、Wernicke-Lichtheim(1884)の失語図式の中である。その中で超皮質性運動失語は概念中枢と運動言語中枢(ブローカ中枢)間の切断により自発語は減少し、復唱が保たれるとされている。

［臨床特徴］患者は自ら話し出すことは少ないが、発話がみられたときは構音の問題や音韻性錯語はほとんど目立たない。文レベルでは文法的には不十分な発話が出現するがブローカ失語のような語音の歪みや置換、探索などはない。復唱や音読でも音の歪みを認めず、成績もよい。理解障害は単語レベルでは概ね認めないことが多いが、病巣の広がりの程度で存在する場合もある。呼称の成績は症例によってさまざまであるが、語列挙よりは明らかに良好である。

［下位分類］Goldstein は超皮質性運動失語を 2 型に分け、第 1 型は、ブローカ失語からの回復期に一過性に現れるものや、脳外傷による一時的なショック症状として現れるものがあるという。ブローカ失語の不全型とも考えられ、復唱が自発語に比べると良好であるが、その対比は第 2 型ほど際立っておらず、物品の呼称も比較的よい。第 2 型は、前頭葉性の発動性欠如が言語面に表現されたものともいえるもので、発話しようとする衝動・自発性がまったくみられない。復唱もある程度の発動性を要するが、自発語よりは容易に行われる。放置すれば患者はほとんど完全な寡黙状態にあるが、感情的な言語が時に現れる。発動性欠乏が言語だけに限られることもあるが、そのほかの運動・思考活動に及ぶことも少なくない。榎戸は自験例 3 例の言語症状と病巣部位から、F1 型、F2 型、F3 型の 3 つに分類した。F1 型では自ら話し出さず発話量の減少が著明、質問の一部を繰り返すか、短い表現に限られる。発話時の音韻変化は認めず、プロソディ障害(dysprosody)もない。復唱は良好で、励ましによる自発話は文としてまとまっているタイプである。F2 型例は、自発的な発話は少なく、質問に対しては F1 型より発話量が多いが、文章としてまとまらない。決まり文句的なものが多い。発話時の音韻変化はなく、dysprosody もないが、軽度の統語論的側面の障害がある。F3 型例は、F1 や F2 型に比し病像は均一ではないとしている。Luria は複合型の失語として伝導失語、超皮質性運動失語、健忘失語の 3 つを挙げている。その中で超皮質性運動失語は 2 型に分けられるとして、その 1 型は保続性失語で、病的惰性が優勢で、自発的展開的な発話が障害される。2 型は力動失語である。（能登谷晶子）

■ **超皮質性感覚失語**　ちょうひしつせいかんかくしつご　transcortical sensory aphasia（TCSA）　超皮質性失語とは、ほかの言語機能に比べ復唱が顕著に保たれた失語型を指す。その中で TCSA は、自発話は流暢だが錯語が多く、著明な聴覚的理解の障害を伴うが、文の復唱能力は保たれているものをいう。Wernicke-Lichtheim の失語図式によれば、聴覚言語中枢と運動言語中枢およびその間の連絡は保たれているので語音は正しく把握され復唱は可能だが、聴覚言語中枢と概念中枢の間が離断されているので、意味理解が障害されると解釈される。失語全体の中での出現頻度は1～9%と報告され、超皮質性失語の中では最も高頻度にみられる[1]。語義失語(別項)はTCSAの一型である。症状の特徴として、復唱ではしばしば「訂正現象」を示す。すなわち、助詞や語順などを変えた統語的に誤った文の復唱を求めると、正しく修正して復唱する。反響言語もしばしばみられる症状であり、相手の発話の一部を取り込んで反復する減弱型の反響言語(例：お名前は何ですか？→お名前は中村です)が特徴的とされる。読字・書字の障害も顕著である。ただし、音読はしばしば保たれ、時に表層失読の臨床像を示す。すなわち、仮字表記語や典型発音の漢字語(例：定期、気温)は正しく音読するが、非典型発音の漢字語の音読は困難で、しばしば当該文字の典型読みとなる(例：定規→ていき、気配→きはい、海老→かいろう)。脳病変部位としては一般的に、シルビウス溝周辺の中心的言語領域の外側でウェルニッケ野を囲む(特に後方から囲む)部位の損傷によるものとされ、上記の「聴覚言語中枢(ウェルニッケ野)-概念中枢(周辺皮質)間の離断」理論と一致する。ただし、実際のTCSA例の病変部位はこれにとどまらずかなり多彩である。特に、前頭葉の皮質・皮質下損傷に起因する例が少なからず報告されている。ただし、後方病変によるTCSA例と前方病変例を比較すると、後者では日常会話における理解障害は比較的軽いなど、後者の理解障害は理解課題を遂行するプロセスの問題であるとする説も有力である。アルツハイマー病や前頭側頭葉変性症などの神経変性疾患における言語障害は、しばしばTCSAの臨床像を示す。同疾患における典型的な脳変性部位が上述の脳病変部位と一致することの反映と考えられる。これらの疾患では、病期に伴って健忘失語→TCSA→ウェルニッケ失語→全失語という進行が典型的で、脳血管疾患による失語における回復パターンと対照を成す。(中村光)

1) 中村光：超皮質性感覚失語. 超皮質性失語, 日本高次脳機能障害学会教育・研修委員会(編), pp35-47, 新興医学出版, 東京, 2016.

■**伝導失語**　でんどうしつご　conduction aphasia　伝導失語は、歴史的には運動言語中枢と聴覚言語中枢の離断の結果として復唱障害のみを呈する失語症として想定された。しかし、現在では伝導失語の障害の中核は音韻処理の異常であり、臨床像としては、基本的には流暢な発話・聴覚的理解力の相対的保存を背景に、自発発話・呼称・復唱・音読・書字(仮名)など言語表出のすべての面にわたって音韻性錯語(錯書)が生じる状態として捉えられている。この場合、復唱は、理念形としてはボイスレコーダーのICチップに機械的に記憶させた音韻列の再生とは異なり、与えられた音韻列を一度自分のものとして引き受け、その後改めて再展開・再表出することに対応している(**産生型伝導失語** reproductive type)。この点から復唱を含めた言語表出面が同一の誤り、すなわち音韻性錯語(錯書)を呈することが理解される。一方、復唱の正確な遂行には、与えられた音韻列を逐語的に忠実に再現する必要があるため音韻処理負荷が高く、このため復唱障害が相対的に目立つと考えられる。低頻度語や無意味語の復唱がより困難である点はこれに一致する。さらに音韻性錯語の起源として、語彙の音韻的概要＝lemma 内部での音韻の配列・選択の障害が想定されるため、保存された lemma に基づく正確な音韻列の実現を求めて発語を繰り返す「接近行為 conduite d'approche」が生じると解される。構成モーラ数の増加に伴う誤りの増加もこれに矛盾しない。一方、reproduction type に対する理念形として、いわば IC チップの RAM の容量の低下ないし損傷による機械的な音韻列の「再生」(「再現」ではない)障害、すなわち言語性短期記憶障害(STM 障害)が復唱障害の基礎として想定される状態は**復唱型伝導失語**(repetition type)あるいは純粋 STM 症候群として知られている。この場合は音韻性錯語は目立たず、復唱も錯語というよりも途中で消えてしまう形をとることが想定される。さらに意味機能は正常であるため、復唱において形式錯語・同じ内容のほかの語への言い替え(paraphrasing)が生じることになる。深層失語との連続性もこの流れで生じ、時間的に初期に与えられた音韻列を保持できないため文レベルの聴覚的理解障害が生じることになる。この病態の仮定からは、接近行為の出現は導出できない。しかし純粋な repetition type は極めて稀であり、現実には reproduction type が通常の伝導失語に相当—あるいは両者の要因が混在—していると考えられる。実際 STM 障害は失語症であれば普遍的にみられる現象であり、reproductive type とされた伝導失語でも STM は障害されていると思われる。実際、形式錯語・paraphrasing が repetition type 同様 reproduction type でも観察されている。一方、repetition type と思われる伝導失語例で定型文 cliché の方が新奇な文よりも復唱が困難であることが報告されている。この現象は repetition type(STM 障害)の枠組みでも reproductive type の枠組みでも説明することは難しい。また伝導失語にみられる文の理解障害が、単純な音韻記憶負荷量の増大では説明できないとする検討結果も報告されている。これらの報告は伝導失語を音韻処理あるいは短期記憶の枠内で捉えるパラダイムの妥当性に対する問題提起と受け止めることができる。伝導失語の責任病巣としては左上側頭回から縁上回・中心後回の皮質・皮質下、すなわち弓状束が指摘されており、特に左側頭回は repetition type との関連が示されている。弓状束についてはその解剖学的構造の解明に伴い、伝導失語における新たな位置づけが注目されている。(古本英晴)

■ **皮質下失語**　ひしつかしつご　subcortical aphasia　失語症は基本的には大脳皮質の

障害による徴候と理解されてきた。しかし近年になり、深部の皮質下構造の障害によっても言語症状が起こることが注目され、皮質下失語と呼ばれるようになった。「皮質下」ということばの意味について注意すべき点が2つある。まず第一に、大脳皮質は2〜4 mm 程度の厚さしかなく、それよりも深部は厳密には皮質下ということになる。「皮質下出血」という場合の「皮質下」は、この「大脳直下の皮質下」も含まれるが、「皮質下失語」の場合の「皮質下」は大脳基底核や視床などの深部灰白質や、白質であっても大脳皮質直下の白質は含まれず放線冠のレベル以下の白質を指している。こうした「皮質下」ということばの使い方は「皮質下性認知症」などの場合とほぼ同じである。皮質下失語の場合は、主には基底核失語(あるいは線条体内包失語)、視床失語などがその代表である。その症候学については各項目を参照されたいが、ブローカ失語やウェルニッケ失語などの古典的な皮質性失語とは異なることが指摘されている。「皮質下」ということばで注意すべきもう1点は、Wernicke-Lichtheim の図式でみられる「皮質下性」ということばであり、そこでは純粋語唖と純粋語聾をそれぞれ「皮質下性運動失語」「皮質下性感覚失語」と表現している。この場合は理論や概念論が先行しており、必ずしも実証的な用語の使い方ではなく、現在の失語論ではこうした用語の使い方はしない。(松田実)

**■復唱障害**　ふくしょうしょうがい　repetition disorder　この項の「失語」は、通常の「失語」、すなわち言語処理の全般的な障害を指すのではなく、「復唱障害」のみを指し、以下の3タイプがある。(辰巳格)

**深層失語**　しんそうしつご　deep dysphasia　読みの障害である「失読」に深層失読がある。「こぶし」を/guu/などと読む意味性錯読を特徴とする。深層失読のアナロジーとして、語の「復唱」で、/gaQkoo/→/seNsee/のような意味性錯語を特徴とする症状を深層失語という。深層失語の中心症状は、実在語の復唱が非語より容易な語彙性効果(lexicality effect)、具象語の方が抽象語より容易な心像性効果(imageability effect)、重度の短期記憶障害であり、意味性錯語の割合は一般に高くない。深層失語が軽快すると意味性錯語が消失し、音韻失語になると考えられている。深層失語の原因に関しては、諸説あるが、重度の音韻障害ないし音韻表象の活性レベルの減衰が早いことによるとする説がある。また詳細に調べた研究によれば、深層失読(deep dyslexia)には深層失書(deep agraphia)を併せ持つようである。なお、「失語、失読、失書」に「深層-、音韻-、表層-」を冠することがあるが、このうち「表層-」と対比される症状を示すのは「音韻-」であり、「深層-」ではない。(辰巳格)

**音韻失語**　おんいんしつご　phonological dysphasia　読みの障害である「失読」に、実在語より非語の読みが困難な音韻失読がある。音韻失読のアナロジーとして、語の「復唱」で、実在語より非語の方が困難な語彙性効果を示す症状を音韻失語といい、具象語の方が抽象語より復唱成績がよい心像性効果や、重度の短期記憶障害などの症状を特徴とする。音韻失語と深層失語の違いは意味性錯語の有無であるが、音韻失語においても複数の語を聞かせ復唱させると、意味性錯語が出現することがある。音韻失語の原因に関しては、諸説あるが、音韻障害説、音韻表象の減衰が早いとの説がある。また詳細に調べれば、音韻失読や音韻失書を併せ持つようである。(辰巳格)



**表層失語**　ひょうそうしつご　surface dysphasia　読みの障害である表層失読は、つづり→読みの対応関係が規則的な(一貫性の高い)語は、単語、非語とも音読できるが、不規則(例外的ないし非一貫的)なものは困難な規則性効果ないし一貫性効果を示す。表層失読のアナロジーとして、「復唱」で、規則性/一貫性効果を生じるような「表層失語」は存在するだろうか。復唱は、受容した音韻符号を調音符号に変換するプロセスであるが、両符号の対応関係は一貫しており、かつ規則的であるため、読みにおける「煙草」→/tabako/のような不規則(例外)語が存在しない。このため、復唱で規則性/一貫性効果の有無を知ることは困難である。McCarthy & Warrington (2001)[1]は、意味認知症1例に、複数の単語列の復唱や文の復唱などを行わせ、非文(文法規則に従わない不規則文)を復唱させると、文法的に正しい文(規則文)に誤る症例を見い出し、その症状が表層失語なのかも知れないとしている。(辰巳格)

1) McCarthy RA, Warrington EK：Repeating without semantics：surface dysphasia? Neurocase 7：77-87, 2001.

■ **ブローカ失語**　——しつご　Broca aphasia　古典的失語症分類の一失語型。発語は非流暢で、喚語障害(語の想起障害)、復唱障害を呈する。理解は、文レベルでの障害は必発だが、単語レベルは病巣によりバリエーションがある。「非流暢」な発語の内容として、発語失行(失構音)が必発である。「ブローカ」の名称は、左下前頭回損傷によって発語に障害を呈した患者を報告したBroca Pの名前に因んでおり、左下前頭回後部(三角部後半と弁蓋部)はブローカ野と称されている。ただし、今日、ブローカ失語の諸症状はいわゆるブローカ野のみの損傷では揃わず、そこに左中心前回の病巣が加わることが必要であることが知られている。(大槻美佳)

■ **文意失語**　ぶんいしつご　semantic aphasia　HeadおよびLuriaが単語は理解できるが、文全体の意図が理解できない障害を記載した[1)2)]。大橋はさらに会話がまとまらない、情況画の全体的意味の把握ができないなどの特徴を記載した[3)]。さらに構成失行、視空間失認、同時失認が合併することを指摘した。症候学的には超皮質性感覚失語と近似した病型とされる。病巣は左半球側頭葉、側頭・頭頂・後頭葉の分枝部、さらには視床が挙げられる。文理解において以下のような空間関係の理解障害が出現する。上下左右前後といった位置関係表現を理解することのみならず、空間的な判断・操作の障害とことばから視覚的イメージを想起することの障害が幅広く出現する。空間の位置判断、道順や方位、位置や時間関係を表すことばの理解、作図や描画などである。内山の症例では「三角を丸の下に書く」といった空間、時間、比較などの関係を含む文が正しく理解できなかった。高次な象徴レベルでの理解障害と解釈された[4]。鎌倉の症例では空間関係の判断および操作を含む課題は広範にわたり、「封筒に収まるように便せんをたたむ」「包丁・鋏・爪切りを正しく手に位置づける」ことに困難を示したり、「電話のダイアルに手間取った」りした。空間関係を表すことばの理解自体に困難があるため、口頭で仔細な指示を与えることは却って混乱を助長した[5]。(種村純)

1) Head H：Aphasia and kindred disorders of speech. 2 vols, Cambridge University Press, Cambridge, 1936.
2) Luria AR：Traumatic Aphasia. Mouton and Co. N. Publishers, The Hague, 1970.
3) 大橋博司：失語症．中外医学社，東京，1967.
4) 内山千鶴子，内山伸治，倉知正佳：Luria の Semantic Aphasia の一例．失語症研究 7(4)：319-325，1987.
5) 鎌倉矩子：失行・失認症患者の治療例；あるゲルストマン症候群患者の場合．理学療法と作業療法 5(6)：514-520，1971.

■ **補足運動野失語**　ほそくうんどうやしつご　supplementary motor area ahasia　補足運動野は運動の開始や維持に重要な役割を果たしていることが知られており、その損傷で自発性低下や運動開始困難などさまざまな徴候を呈する。優位側の補足運動野の障害では言語面に障害が出現することが多く、補足運動野失語と呼ばれる。発話量の減少、発話開始困難、発話維持困難などが具体的な主症状であり、明らかな内言語障害は認められないことが多い。すなわち文法障害、呼称障害、理解障害、復唱障害などは認められず、また構音の異常などの発話運動面の障害も認められない。しかし、語流暢性課題ではカテゴリー名からの語列挙も語頭音からの語列挙も著明に低下している。失語型としては自発話が障害されているのに対して理解や復唱が保たれているので、超皮質性運動失語に属する。脳腫瘍や外傷で起こる場合もあるが、脳血管障害、特に前大脳動脈領域梗塞が最も頻度の高い原因疾患である。その他の言語症状として吃が起こることも報告されている。ただし、補足運動野の機能側性化については、外側面の障害による失語症の場合ほどには明らかではない。すなわち非優位側でも同様の言語障害を呈する場合があることには注意が必要である。(松田実)

**失語症会話パートナー**　しつごしょうかいわ――　conversation partner for people with aphasia　失語症の特性に合わせた適切な会話技術を用いて失語症者の意思疎通と社会参加を支援する人である。背景には、失語症による障害の改善には、当事者による機能回復への努力と同時に、環境調整、すなわち会話相手による会話方法の工夫が必要であるという考え、また、会話は社会参加に必須の対人コミュニケーションの基盤を成すという考えがある。会話パートナーは、単に失語症者の代弁者ではなく、失語症者と対等な会話のパートナーシップを分かち合いながら理解と表出を助け、失語症ゆえに発揮できていない潜在能力を開示して、失語症者が個人として尊重される社会生活が送れるように支援する役割を担う。そのために、例えば話しかけ方や質問の仕方を工夫する、身振り、絵、文字など話しことば以外の手段を使うといった、失語症状に合わせた会話技術を症状や重症度に合わせて駆使する必要がある。Kagan[1]により提唱されたsupported conversation for adults with aphasia（失語症者のためのサポート付き会話）と呼ばれるこの会話技術に習熟した人が、ボランティアのみならず、家族、知人、医療福祉専門職、市町村職員、教員、店員、警察官など、失語症者の社会生活を支えるすべての人の中に会話パートナーとして存在することで、失語症者の障害が軽減し、社会参加が進むと考えられている。平成30年度より、厚生労働省は障害者総合支援法に基づく失語症者向け意思疎通支援事業を開始し、その養成と派遣が全国の自治体において実施されつつある。

（宇野園子）

1）Kagan A：Supported conversation for adults with aphasia；methods and resources for training conversation partners. Aphasiology 12(9)：816-830, 1998.

**失語症鑑別診断検査**　しつごしょうかんべつしんだんけんさ　⇨失語症検査＞失語症鑑別診断検査

## 失語症検査　しつごしょうけんさ　aphasia test, or test for aphasia

言語障害を量的に捉え、ほかの症例との比較や前後の比較などを行おうとする包括的失語症検査がある。言語障害に対する一定の枠組みのうえで言語の下位機能を分類し、聴覚的理解、復唱、音読などそれぞれの言語下位機能の成績を測定して体系的に言語機能の水準を捉えようとする。このような考え方とテストの標準化の方法とが結びついて多くの失語症検査が開発されてきた。失語症検査で何がわかるのか、タイプの診断か、あるいはリハビリテーション上の指針を得るのか、については現在広く用いられている失語症検査の間でも相違がみられる。失語症タイプの診断には言語症状の定性的分析が基本となる。このような目的のためには失語症検査の下位検査成績の比較と言語症状の評価とを組み合わせて一定の診断をする方法がとられる。失語症検査の目的にはスクリーニング、コミュニケーションルートの検討、鑑別診断、リハビリテーションの計画立案、が挙げられる。失語症の有無を捉えるスクリーニングテストとして、トークンテスト、流暢性検査などが用いられる。発症後、医療スタッフや家族などとのコミュニケーションを確保するため、可能なルートを指導し、コミュニケーションのとり方を介護にあたるスタッフや家族に伝える。言語機能を包括的に捉え、良好な機能と不良な機能について記述を行う。診断内容は失語症のタイプ、機能障害の記述、脳機能障害の性質、部位に関する推論が含まれる。改善の評価のためには失語症者１人ずつ、個別の問題点について評価がなされる必要がある。治療の開始時にベースラインの成績を測り、訓練後にまた測定を行う。訓練内容とテストとは直接に関連した材料を用いる。また、言語症状の評価と全体的な適応性の評価が必要である。（種村純）

**［失語症の重症度尺度］**　標準化された失語症検査による言語機能面の重症度尺度と、自然なコミュニケーション状況下の言語行動を観察する重症度尺度の２つがある。標準化された失語症検査を用いる重症度尺度として、①標準失語症検査では、Z得点を用いてプロフィール(B)から重症度を判断する方法、言語理解、発話、書字の通過数の合計を求める総合評価得点法、26の下位検査得点の合計を用いる方法、②WAB失語症検査では、「自発話」「話し言葉の理解」「復唱」「呼称」の得点から算出する失語指数(AQ)で重症度を判定する方法、③老研版失語症鑑別診断検査では、重症度尺度項目の合計から自動的に重症度を判定する方法がある。自然なコミュニケーション状況下の言語行動を観察する重症度尺度として、日常会話における聴理解、意思の表出能力などの全体的な印象を「0. 実用的な話し言葉も理解できる言葉もない」から、「5. ごく軽微な発話の障害がある。患者は、主観的には困難を感じて

いるが、聞き手には、はっきりした障害は感じられない」までの6段階で重症度を評価するBoston Diagnostic Aphasia Examination（BDAE）の失語症重症度評定尺度がある。これら失語症重症度尺度を用いた評価は、予後予測、訓練計画の立案、訓練効果の測定、日常コミュニケーション能力の推定を行ううえで欠かせない。（福永真哉）

**■SLTAテスト** Standard Language Test of Aphasia（SLTA） 標準失語症検査。このテストは、①プロフィール分析による失語症の重症度、タイプの判定、②失語症者の各課題に対する成績のレベルを知るとともに、その継時的な変化を記述すること、③リハビリテーションの指針を得ること、を目的としている。26の下位検査から成り、聴覚的理解、漢字読解、仮名読解、復唱、自発話（呼称、動作説明、漫画説明）、漢字音読、仮名音読、自発書字・書き取り（漢字・仮名）の各モダリティについて、音節（仮名1文字）、単語、短文、文章の各レベルで課題が構成されている。各反応に対し、完全正答から誤答に至る6段階の評価を行う。すなわち、6点：即時正答、5点：遅延正答、4点：不完全正答、3点：ヒント後正答、2点：ヒント後関連反応、1点：誤答である。この6段階評価によって、言語訓練上何かヒントを与えればできるのか、時間をかければできるのか、などの検討が可能となる。SLTAの検査結果は26項目の正答率のプロフィールで示される。しかしSLTA成績に因子分析を行うと、①書字、②発話、③言語理解、の3因子が抽出される（種村ら，1984）。しかもその3因子には相関があった。この結果に従って長谷川ら（1984）は書字、発話および言語理解の3尺度と合計点によってSLTA成績を総合的に表す評価尺度を作成した。合成項目の内容は次のとおりである。

- 書字：①仮名1文字の書き取り、漢字単語の書き取り、②書字命令に従う、仮名単語の書字、仮名単語の書き取り、③短文の書き取り、④漫画の書字説明
- 発話：①漢字単語の音読、仮名1文字の音読、仮名単語の音読、②動作説明、短文の音読、③呼称、漫画の口頭説明
- 言語理解：①単語の聴覚的理解、漢字単語の読解、②仮名単語の読解、③短文の聴覚的理解、短文の読解

以上、書字4項目、発話および言語理解3項目、合計10項目でSLTAの成績を集約することができる。（種村純）

**■SLTA補助テスト** ——ほじょ—— Supplementary Test for Standard Language Test of Aphasia（SLTA-ST） 軽度の失語の症状把握や掘り下げテストとして以下の6課題から構成されている。①発声発語器官の運動の検査は発語失行、運動障害性構音障害、口腔顔面失行の症状観察と、その鑑別を目的に開発された。「発語器官の運動」「口腔顔面の随意動作」「単音節の構音」「単語・短文の構音」「短文の構音」「長

文の構音」「プロソディ」の下位検査から成る。発語器官の運動面では失語例に、より複合的な動作の障害が顕著で、構音面では失語例に置換、運動障害性構音障害例に歪みが特徴的であった。本検査項目によりブローカ失語例と運動障害性構音障害例それぞれの発話特徴を示すことが可能である。②はい・いいえ応答は重度の言語障害例における聴覚的理解障害を評価し、日常会話におけるはい・いいえ応答の可能性を捉えることを目的に開発された。重度例の言語的コミュニケーションの方法としては選択肢のポインティングとはい・いいえ応答がある。SLTA の聴覚的理解課題のうち単語の理解と短文の理解は多肢選択形式であり、このはい・いいえ応答は含まれていない。はい・いいえ応答は選択肢を設定する必要がないことから日常会話で用いられることが多い。そのためはい・いいえ応答が適用可能かどうかを確認することは実用上の意義が高い。③金額および時間の計算は基礎的計算能力よりも日常生活上に必要な計算能力の測定を目的としており、単なる計算課題よりも応用するための推理能力が関与する。④漫画の説明は軽度の失語症者の叙述能力を測定するための掘下げテストとして開発された。特に、各コマを順次叙述する方略のみでは正答し得ず、推理能力を必要とする課題で失語症者が示す反応に特徴がある。⑤長文の理解は物語 3 文章とニュース 1 文章から構成されており、物語では質問に対して当否を回答させ、ニュースでは質問に対して説明をさせる。⑥呼称は単語の使用頻度について健常者を対象とした意識調査を行って、その結果に基づく単語の選択を行った。健常者の 70 歳以上では低頻度語に有意な成績の低下が認められた。成績の評価には年齢を考慮する必要がある。(種村純)

**■ SALA 失語症検査** ——しつごしょうけんさ　Sophia Analysis of Language in Aphasia　認知神経心理学的アプローチに基づいた失語症評価法で、聴覚的・視覚的理解、産生、復唱、音読、書き取りにわたる 40 個の掘下げテストから成る(2004)。失語症状のある者の言語プロフィールを診る「総合的検査」ではなく、通常、障害の全体像を把握した後に必要な掘下げ(下位)テストを選択して施行する。英国で 1992 年に出版された PALPA (Psycholinguistic Assessments of Language Processing in Aphasia)を参考にしてつくられているが、日本語の単語の頻度、親密度、心像性、長さ、表記文字タイプ、読みの規則性などの心理言語学的変数が統制されている。失語症の認知神経心理学的アプローチにおいては、脳を情報処理システムとして捉え、言語がどのようなプロセスで処理されるかという視点で考える。基本的には脳の解剖学的視点はない。SALA 失語症検査は、箱と矢印で示すいわゆる「ロゴジェンモデル」の改良型に依拠し、日本語における単語処理モデルを提唱している。真ん中に「意味システム」を据え、音声言語の入出力と文字言語の入出力の 4 つのモダリティすべてに「レキシコン」を想定している。SALAのモデルは「仮説」であり、こういう見方で評価し、解釈し、訓練を考案し、実践し、再度評価し直してみよう、という提案であるといえる。モデルは「単語」の処理のみが対象だが、SALA失語症検査には短文の理解と表出の掘下げテストも含まれている。(長塚紀子)

**■WAB失語症検査** ——しつごしょうけんさ　Western Aphasia Battery　1982年にカナダのKertesz Aによって開発された失語症の包括的検査バッテリーで、1986年に日本語版WAB失語症検査として公表された。検査は、Ⅰ.自発話、Ⅱ.話し言葉の理解、Ⅲ.復唱、Ⅳ.呼称、Ⅴ.読み、Ⅵ.書字、Ⅶ.行為、Ⅷ.構成の下位検査から構成される。下位検査Ⅰ～Ⅳの合計得点からは失語指数(aphasia quotient：AQ)が算出される。AQは0～100(全問正答)の数値で表され、失語の重症度の指標となる。また、下位検査Ⅰ～Ⅳにおける全失語、ブローカ失語、ウェルニッケ失語、健忘失語、超皮質性感覚失語、伝導失語の得点パターン(分類基準)が示され、客観的な失語型分類にも有用である。下位検査Ⅷはさらに、「描画」「積木問題」「計算」「レーヴェン色彩マトリックス検査」から成っている。Ⅰ～Ⅷの全得点からは大脳皮質指数(cortical quotient：CQ)が算出され、言語機能のみならず認知機能の概要を示す指標として利用される。主要な12課題だけを施行して症状の概要を評価する短縮版WABも考案されている。WAB失語症検査は仏・独・印・韓など世界の多くの言語に翻訳されており、成績の国際比較や多言語失語の研究にも適している。(中村光)

**■失語症鑑別診断検査**　しつごしょうかんべつしんだんけんさ　Differential Diagnosis of Aphasia　この検査はHilder SchuellらのMinnesota Test for Differential Diagnosis of Aphasiaを基盤としている。Schuellは自身の失語症の豊富な臨床から、失語症の言語症状から系統的かつ客観的なデータを得るための失語症検査を開発した。わが国では笹沼澄子が日本の文化的背景や日本語を考慮し、Schuell-笹沼失語症鑑別診断検査試案Ⅰ、Ⅱ、Ⅲを作成し、本検査の基礎をつくった。この検査では「聞く」「読む」「話す」「書く」「数と計算」の5つのモダリティを測定し、失語症の有無、失語症のタイプと重症度の判定、予後推定、治療方針の決定などに役立つ情報を得ることができる。(小坂美鶴)

**■失語症語彙検査**　しつごしょうごいけんさ　Test of Lexical Processing in Aphasia (TLPA)　脳損傷による失語症などの語彙障害を、認知神経心理学的視点で分析するための検査である(**表**)。検査語の使用頻度や親密度、心像性が可能な限り統制されているので、これらの変数による成績の違いや下位検査間での成績の違いから、各患者の障害機序を推定できる。下位検査は各患者に必要なものを選択して用いればよい。例えば聴覚的理解の評価を名詞・動詞理解検査から始める場合、両検査の

**■失語症語彙検査の下位検査一覧■**

| 検査名 | | 構成 | 方法 |
|---|---|---|---|
| 1．語彙判断検査 | | | |
| | 語彙判断検査Ⅰ | 漢字2文字。単語の使用頻度と心像性を統制。<br>高頻度高心像語20語<br>低頻度高心像語20語<br>高頻度低心像語20語<br>低頻度低心像語20語<br>非単語80語 | [文字(漢字)提示]<br>単語か非単語かを判断させる。 |
| | 語彙判断検査Ⅱ ⅢⅣ | ⅡⅢⅣそれぞれにつき仮名3文字表記の単語と非単語各20語<br>ⅡⅢⅣはそれぞれ非単語のつくり方が異なる。 | [音声提示]<br>[文字(平仮名)提示]<br>単語か非単語かを判断させる。 |
| 2．名詞・動詞検査 | | | |
| | 名詞理解検査 | 高頻度高心像語10語<br>低頻度高心像語10語<br>高頻度低心像語10語<br>低頻度低心像語10語<br>選択肢は検査語と意味的近似度が段階的に低くなるよう設定。 | [音声提示]<br>[文字提示]<br>該当する絵を1/4選択させる。 |
| | 動詞理解検査 | 高頻度語・低頻度語を各20語<br>2群間で意味的な偏りがないよう統制。選択肢は検査語と意味的近似度が段階的に低くなるよう設定。 | |
| | 名詞表出検査 | 高頻度語・低頻度語を各20語<br>2群間で意味的な偏りがないよう統制。 | [呼称]<br>[書称] |
| | 動詞表出検査 | 高頻度語・低頻度語を各20語<br>2群間で意味的な偏りがないよう統制。 | |
| 3．類義語判断検査 | | 高心像語20対<br>低心像語20対<br>2群間で使用頻度に差ができないよう統制。 | [音声提示]<br>[文字提示]<br>単語の対を提示し、その2単語が同じ意味か否かを判断させる。 |
| 4．意味カテゴリー別名詞検査 | | | |
| | 聴覚的理解検査 | 屋内部位、建造物、乗り物、道具、加工食品、野菜果物、植物、動物、身体部位、色の10意味カテゴリーにつき高親密度語10語、低親密度語10語、計200語 | [音声提示]<br>[文字提示]<br>該当する絵を同カテゴリーの中から1/10選択させる。 |
| | 呼称検査 | | [呼称]<br>[書称] |

成績が良好なら①、低下しているなら②のように進める。

①重度の単語の聴覚的理解障害はない。次に類義語判断検査でより低心像の単語の理解障害を、意味カテゴリー別名詞検査(聴覚的理解)でより軽度の障害や意味カテゴリー特異性障害の有無を確認する。

②まず品詞や使用頻度、心像性による反応の違いを検討する。検査語との意味的近似度が低い選択肢への誤りが多い場合は重度の障害が示唆される。次に語彙判断

検査Ⅱ～Ⅳで音韻入力辞書の機能を、名詞・動詞理解検査(文字提示)や語彙判断検査Ⅰで文字の理解経路を評価し、これらを総合して障害機序を推定する。さらに意味カテゴリー別名詞検査を行ってもよい。絵の視覚認知の問題が疑われる場合は視覚認知機能を精査するとともに、絵を用いない類義語判断検査を試す。

発話の評価も同様の考え方で進めるが、錯語の種類など誤反応を質的に分析することが重要である。いずれも検査結果の解釈は語彙処理に関する認知神経心理学的知見をよく学んだうえで行う。(小野久里子)



**■失語症構文検査**　しつごしょうこうぶんけんさ　Syntactic Processing Test of Aphasia
失語症者の構文能力を評価するために藤田郁代らによって開発され、現在は新版失語症構文検査として刊行されている。検査は理解(聴覚的理解、読解)と産生の下位検査から成り、いずれも失語症者の構文理解・産生能力の階層性を想定した課題構成となっている。理解検査では、音声または文字で与えられる問題文に対応する状況画を指さすことが求められる。レベル1は「語の意味ストラテジー」の段階であり、問題文は非可逆文で(例：女の子が窓を拭いている)、文中の内容語がもつ語彙的意味を理解すれば正答可能である。レベル2は「語順ストラテジー」の段階で、問題文は可逆文だが、文頭の名詞句を動作主とする通常の語順で正答できる(例：女の子がお父さんを押している)。それに対しレベル3と4は「助詞ストラテジー」の段階で、文頭の名詞句が動作主でない可逆文が与えられ、正答のためには助詞が標識する名詞句の意味役割の理解が必要となる。レベル3では補文のない文が(例：お父さんを女の子が押している)、レベル4では補文のある文が提示される(例：お父さんが女の子に帽子を取られている)。産生検査も同様に、名詞間同士の意味的可逆性、意味役割の数、文頭の名詞句が動作主か、補文構造の有無、格助詞の種類が操作された課題構成となっている。被検者は提示された状況画を見て、その状況を文で口頭表出することが求められる。正答が得られない場合は、その文に必要な単語チップが用意され、並び換えによる文構成が求められる。(中村光)

**■実用コミュニケーション能力検査**　じつよう――のうりょくけんさ　Communication ADL Test　略称はCADL検査。失語症者のコミュニケーション能力の評価を目的として1990年に綿森らによって開発された検査で、アメリカで考案されたCommunicative Abilities in Daily Livingを、日本人失語症者に適用できるよう改変・標準化したものである。失語症総合検査が言語機能を評価するのに対し、CADL検査は、日常のコミュニケーション活動を測定対象とし、ロールプレイなどの相互のやりとりを通して、言語以外の状況文脈を積極的に利用することを重視している。つまり、文脈的情報や、ジェスチャー、描画、指さし、書字などの手段を効率的に利用して情報を伝達する能力をコミュニケーション能力として評価するもので、言語的非言語機能を含む総合的なコミュニケーション能力の検査である。課題は、22項目と34の下位検査で構成され(**表1**)、下位検査ごとに詳細な基準に沿って0〜4点で評価し、34の下位検査得点の合計を総得点(136点満点)とする。総得点の範囲(**表2**)により、コミュニケーション・レベルを、レベル1「全面援助」、レベル2「大半援助」、レベル3「一部援助」、レベル4「実用的」、レベル5「自立」に分類する。評価時間に制限がある場合は「CADL短縮版」を用いることで、CADL検査の予測点が得られ、コミュニケーション・レベルの判定が可能となる。また、家庭生活における失語症者のコミュニケーション行動の実態を捉えるには、家族への質問紙として「CADL家族質問紙」が有用である。(森岡悦子)

**■表1. 検査の項目別内容■**

| 項目 | 下位検査 | 内容 |
|---|---|---|
| 1 | 1 | 適切な挨拶をする |
| 2 | 2〜5 | 自分についての情報を伝える<br>(氏名)(はい・いいえ)(住所)(年齢) |
| 3 | 6 | 早口の質問に対し聞き返しをする |
| 4 | 7 | 症状を言う |
| 5 | 8〜10 | 受診申込み用紙記入<br>(氏名/住所/年齢)(症状)(受付番号の模写) |
| 6 | 11〜12 | 病院内のサインを読む<br>(新患/再来)(薬局) |
| 7 | 13 | 薬を指定量だけ飲む |
| 8 | 14 | 自動販売機で切符を買う |
| 9 | 15 | エレベーターの階を言う |
| 10 | 16〜18 | 買い物をする<br>(品物選択)(値段の判断)(おつりの計算) |
| 11 | 19 | メニューを見て注文する |
| 12 | 20〜21 | 人に道を尋ねる<br>(交番で道を尋ねる)(道順の理解) |
| 13 | 22 | 指示を理解する |
| 14 | 23〜24 | 出前の注文をする<br>(ダイヤルを回す)(注文をする) |
| 15 | 25 | 電話番号を調べる |
| 16 | 26〜27 | 電話を受けメモをとる<br>(電話を受ける)(メモをとる) |
| 17 | 28 | 聞いた時刻に時計を合わせる |
| 18 | 29 | 時刻を告げる |
| 19 | 30〜31 | テレビの番組を読む<br>(番組の選択)(チャンネルの同定) |
| 20 | 32 | 新聞を読む |
| 21 | 33 | ラジオの天気予報を聞く |
| 22 | 34 | 量の概念がわかる |

**■表2. コミュニケーション・レベル(総得点の範囲により分類)■**

| 総得点 | 0〜33 | 34〜67 | 68〜92 | 93〜115 | 116〜136 |
|---|---|---|---|---|---|
| コミュニケーション・レベル | 1 | 2 | 3 | 4 | 5 |
| | 全面援助 | 大半援助 | 一部援助 | 実用的 | 自 立 |

**■重度失語症検査** じゅうどしつごしょうけんさ Test for Severe Aphasia 重度失語症患者のコミュニケーションの残存能力を言語・非言語の両領域にわたって調べ、治療的アプローチの手がかりを得ることができる検査である。検査は、簡単なやりとりから成る導入部と、標準化されたPart Ⅰ(非言語基礎課題)、Ⅱ(非言語記号課題)、Ⅲ(言語課題)の三部で構成され、必要なPartだけ検査できる。下位検査項目も少な

く、患者の負担を軽減する工夫がなされている。導入部では面接時の発語能力、代償手段の使用能力、Yes-No 反応、表出能力を数量化でき、実用的コミュニケーション改善の指標になりうる。Part Ⅰではやりとり、指さし、マッチング、身体動作能力を調べ、その結果から、訓練の糸口を見つけられる。また、身体動作の観察から失行の有無に関しても把握できる。Part Ⅱでは、重度失語症患者のコミュニケーション手段として訓練対象とされるジェスチャーや描画に関する能力と非言語レベルでの意味理解に関する能力を調べられ、広い範囲の重度失語症患者に適応できる。Part Ⅲでは通常の失語症検査よりやさしいレベルの言語課題と、歌やお金や数詞の認知など言語周辺領域の能力を評価し、言語能力に加え、日常生活で必要な能力を知ることが可能である。評価領域別に正答率プロフィールを作成して成績パターンが把握でき、行動観察表も作成することで、訓練室内だけでなく、日常生活でどのように意思疎通が行われているか、障害の全体像を捉えることができる。
(川﨑美香)

**■トークンテスト**　token test　失語症の聴覚的言語理解過程の障害を評価するテスト。検査用具は、2 種類の形(丸、四角)と大きさ(大、小)、5 種類の色(赤、黄、青、黒、白)を組み合わせた 20 個のトークン(色板)。検査課題は、口頭指示に従ってトークンを指し示したり、操作する。失語症のタイプ分類には適さないが、重症度を反映する。視覚情報の処理能力や反応動作機能などの非言語能力も含めた短期記憶の障害も成績に影響する。(平口真理)

**■標準抽象語理解力検査**　ひょうじゅんちゅうしょうごりかいりょくけんさ　Standardized Comprehension Test of Abstract Words(SCTAW)　語義理解障害の評価・検出を目的に作成された抽象語のみが使用された検査。45 項目から成る検査で、20 歳代から 60 歳代で標準化されているが、小学 1 年生から高校 1 年生および 70 歳代の基準値も示されている。六者択一式の検査で、音声提示(聴覚的理解)と文字提示(読解)の成績を比較することができる。選択肢として目標語と音的、意味的に関連した刺激が用いられており、誤反応分析が可能である。(春原則子)

**■標準読書力診断テスト**　ひょうじゅんどくしょりょくしんだん――　Standard Reading Comprehension Test　失語症の臨床では「読み」の障害(失語性失読)のうち読解力を判断する目的でほかの検査を補うためにＣ型(小学 4～6 年用)テストが使用される(金子書房)。速読・読解・読字・単語の下位テストで構成され、解答は制限時間内に選択肢から選んだ番号を記す。速読・読解の設問文は約 100 字である。下位テスト別と総得点による読書年齢(6 歳 6ヵ月～15 歳 6ヵ月)がわかり、検査時間は約 40 分。B5 判 22 頁の用紙と手引きがある。(松葉正子)

■ **ボストン診断学的失語症検査** ——しんだんがくてきしつごしょうけんさ Boston Diagnostic Aphasia Examination（BDAE） Goodglass H と Kaplan E によって開発された包括的失語症検査。会話と説明、聴覚理解、口頭表現、読み、書きの5つの領域から成る。会話と説明の評価に使用される 0〜5 段階の失語症重症度評価と話しことばの特徴評定尺度によるボストン流暢性評価、また、口頭表現の下位検査の1つ、ボストン呼称検査はよく知られている。結果はパーセンタイル、標準得点により失語症の有無とタイプ、重症度を判定。短縮版あり。（藤原加奈江）

**ボストン呼称検査** ——こしょうけんさ Boston naming test Kaplan, Goodglass, Weintraub（1983）によってつくられた60の線画から構成される呼称検査である。高頻度語から低頻度語までを含み、意味的ヒント、音韻的ヒントが用いられる。（原田浩美）

**失語症構文検査**　しつごしょうこうぶんけんさ　⇨失語症検査＞失語症構文検査

**失語症語彙検査**　しつごしょうごいけんさ　⇨失語症検査＞失語症語彙検査

**失語症の回復経過予測**　しつごしょうのかいふくけいかよそく　prognosis of aphasia　失語症の予後予測研究を概観すると、予後に関与が大きい要因としては、失語症のタイプ、発症初期の失語症重症度(言語機能成績)、発症年齢、病巣の位置や大きさ、残存脳の状態(びまん性病巣の存在など)、発症からの経過期間、教育歴などが挙げられている報告が多い。特に発症初期の失語症重症度は最も強い予後予測因子であるという報告や、失語症状を詳細にみると初期の音韻機能を重要視している報告、病巣においてはウェルニッケ領野や中側頭回への伸展が予後不良に関与するといった報告もある。しかし、これらの要因は症例ごとに異なる重みづけであることは間違いないため、安易にこれらだけに着目することは誤った予後予測にもつながりかねない。一方で、症例による差異はあるものの、多くの症例で失語症の回復は脳卒中後数ヵ月〜数年、あるいは以後一生続きうることがわかっている。発症からの時期によって回復機序は異なるが、損なわれた機能の代償と再構築が長期間かけて進むことは明らかである。したがって、失語症の回復経過予測に関しては、関与する諸要因の総合的な判断のもと、機能の再編成が期待される時期とその期間を十分に考慮したうえで、個々の症例ごとに回復経過が大きく異なることを常に念頭におきながら、慎重かつ柔軟に考えることが必要である。そして最も重要なことは、急性期における安易な予後予測は避けるべきだということである。いずれにしても失語症の予後予測を十分可能にする要因については今後もさらなる知見の集積が必要である。(中川良尚)

**失語症の機能回復**　しつごしょうのきのうかいふく　recovery of aphasia　失語症の機能回復にはさまざまな因子が関与するが、失語症以外の認知機能を含む脳の状態を考慮したうえで、個々の失語症状タイプに合った適切な機能回復治療が提供できれば、言語機能に回復を示す可能性が高いことは明らかとなっている。回復に関与する因子について、まず疾患要因として、原因疾患や合併する疾患、病巣の位置や大きさ、残存脳の状態、初期の失語症の重症度などが挙げられる。病巣と予後の関係はある程度対応性がある。主に病巣と標準失語症検査(SLTA)総合評価法得点成績から検討した研究では、①前方限局病巣例や基底核限局病巣例は早期に回復する可能性が高いこと、②中大脳動脈領域ほぼ全域損傷例や基底核病巣が前後に進展した症例の場合は、高年齢発症例では機能回復に制限があるが若年発症例では長期間かかって中等度ないし軽度にまで回復する可能性があること、③後方限局病巣例では、発症年齢が同様であっても回復の到達レベルにばらつきが大きいこと、④病巣の前方および後下方への進展、脳室拡大や散在性のラクナ梗塞の有無が失語症状の機能回復を阻害する要因であること、⑤長期的に見ても発症時からほとんど回復を示さなかった症例は、理解・音読以外の項目には回復を示さないことが報告されている。次に生物学的要因として、発症年齢、性別、利き手、言語機能にかかわる大脳半球側性化の個人差などが挙げられる。発症年齢については、若年であるほど失語症の回復は概して良好であるといわれてきた。また、発症年齢が40歳未満群と40歳以降群では到達レベルに有意差があること、20歳代では言語領野ほぼ全域の損傷にもかかわらず軽度の失語にまで達する例が少なくないのに対して、高齢者では重度の失語症にとどまる場合が多いことなども報告されている。いずれにしても言語機能回復のポテンシャルは年齢が若いほど高いことは明らかである。性差については、これまでの研究を概観すると大勢は失語症の回復には性差を認めないという報告であるが、生物学的にも疫学的にみても大きく異なる男女の間にはなんらかの差異がある可能性は否定できないところである。

左大脳半球一側損傷の失語例における脳内回復機序としては、①左半球損傷部位周辺の部分的機能回復ないし再構築、②対側右半球内における言語領野対称部位の活性化が想定され、いずれか一方が正しいのではなく、おそらくは両者ともに関与している可能性が高いとされている。また長期回復過程における機能画像研究では、発症後早期の言語機能の回復は左半球内の機能的回復と関連し、一方、その後の長期的な回復には右半球の役割が大きいことがわかっている。いわゆる慢性期であっても、言語治療を継続している症例の大多数において失語症状に回復が認められていることを裏づけるものである。最後に社会的要因として言語訓練継続の有無、教育年数、社会環境、就労の有無などが挙げられる。特に言語訓練については、治療により回復した言語機能は個々の最高レベルに達したとしても、必ずしもその機能が維持されるわけではなく、回復した機能は脆弱であることがわかっているため、2〜3年の集中的言語訓練後のいわゆる維持期であっても、質的にも量的にも、十分な言語訓練の実施できる環境が提供されることが望ましい。(中川良尚)

1) 中川良尚，小嶋知幸：慢性期の失語症訓練．高次脳機能研究 32：257-268，2012.
2) 中川良尚，小嶋知幸，佐野洋子，ほか：アナルトリーを伴わない失語症の長期予後について；SLTA成績と病巣からの検討．高次脳機能研究 24：328-334，2004.
3) 中川良尚，小嶋知幸，佐野洋子，ほか：失語症の長期経過；改善不良群を中心に．高次脳機能研究 26：348-353，2006.
4) Gainotti G：The riddle of the right hemisphere's contribution to the recovery of lauguage. Eur J Disord Commun 28：227-246, 1993.
5) Selnes OA：Recovery from aphasia；activating the "right" hemisphere. Ann Neurol 45：419-420, 1999.

## 失語症の訓練　しつごしょうのくんれん

■ **PACE**（Promoting Aphasic's Communicative Effectiveness）　Davis & Wilcox が 1980 年代に提唱した、失語症者の実用的コミュニケーション能力を促進する訓練法。①患者と治療者は情報の送信者と受信者として対等な立場、②新しい情報の交換、③伝達手段の自由な選択、④伝達の成功度に対するフィードバック、という 4 つの原則に基づく。おもて面を下にして積まれた絵カードを患者と治療者が交互に引いて、言語（発話・書字）、非言語（指さし・ジェスチャー・描画など）を活用して内容を伝え合う。（飯干紀代子）

■ **意味訓練**　いみくんれん　therapy for lexical-semantic impairments　近代言語学の祖 Saussure FD が言語記号をシニフィアン（記号表現）とシニフィエ（記号内容）から成るものとしたように、言語記号は「音」と「意味」から構成される。一般的な認知神経心理学的モデルでは、単語の音声表出過程に意味–語彙–音素の処理水準を仮定し、障害はそれぞれの処理水準または処理水準間の連結の問題と解される。したがって単語の音声表出障害への訓練法は、意味から語彙までの障害に対する意味訓練と、語彙から音素（さらに音声）の障害に対する音韻訓練とに大別できる。一方、意味的課題を用いた訓練技法と音韻的課題を用いた訓練技法との区別があるが、これらについては別項（意味/音韻セラピー）で解説する。なお、単語の理解障害や文字単語の表出障害に対しても音韻訓練と意味訓練がありうるが、解説は別項に譲る。

訓練の基本は患者の障害水準を正しく評価することにあり、特に言語理解の状態、書字の状態、発話（特に呼称）における誤り方に着目する。すなわち、意味に障害があれば、言語理解は聴覚的にも視覚（文字）的にも不良で、書字も不良である。呼称では意味性錯語や無反応が優勢となる。心像性効果もその特徴とされる。一方、意味に障害がない場合（意味–語彙間の障害または語彙の障害）では、言語理解は比較的良好で、呼称では迂言（喚語困難のために目標語が発話できず、その目標語を説明する）、tip of the tongue 現象が特徴的であり、意味性錯語や無反応に加えて形式性錯語も特徴とされる。

意味障害例に対しては、意味的課題を用いて訓練を行い（意味セラピー参照）、意味の修復を目指す。Schuell の刺激法では刺激を与えることが強調され、患者に誤りを指摘することは戒められているが、意味障害例に対しては、課題に対する反応の正誤をフィードバックし、誤反応に対して、それが誤りである理由や正しい反応について患者に説明したり患者と討議し、意味を再構築することが勧められる。意味に障害のない症例に対しては、意味的課題も音韻的課題も有効である（意味/音韻セラピー参照)。また、機能の修復ではなく代償的な処理経路の開発を目指す訓練法も適用可能な場合がある。例えば、対象物が呼称できないときにその漢字単語を想起し音読することによって呼称を実現したり、語頭文字の手がかりを記憶して呼称を実現する方法である。(中村光)

**■エレクトロパラトグラムを用いた訓練** ——もちいたくんれん therapy with EPG エレクトロパラトグラフ(Electro Palate Graph:EPG)とは、接触センサを取りつけた口蓋床を装着し、発話中の舌口蓋接触点を観察する方法である。センサは口蓋に60〜124点程度配置され、sampling rateは100 Hz程度である。そのため発話時の舌口蓋接触点をリアルタイムに表示することができる。また、近年では発話を録音し発話音と舌口蓋接触点の時間的同期が可能となっている。それに伴い、発話を視覚および聴覚的にフィードバックすることが可能となった。EPGについては、これまで発話と構音運動に関する研究が行われてきた。これらの研究では、同じ構音でも発話速度に伴い舌口蓋接触点が異なること、子音・母音の組み合わせによって接触点のパターンが異なることなどが報告されてきた。失語症訓練においては、音韻変化や発語失行症へのフィードバック訓練などへの応用が期待できる。錯語の場合は、自身の誤りを認知しないケースもあり、訓練に難渋する場合がある。そのようなケースでは、認知神経心理学的アプローチとともに、構音運動を視覚的にフィードバックするアプローチから音韻の誤り認識が期待できる。また、発語失行は視覚的フィードバックが治療に有用であることが示されている。これに加えて、舌運動そのものを構音点に誘導するフィードフォワードアプローチがEPGを用いて可能となることが期待される。(柴本勇)

**■音韻訓練** おんいんくんれん therapy for lexical-phonological impairments 単語の音声表出過程、すなわち認知神経心理学的モデルにおける意味-語彙-音素の処理水準のうち、語彙以降の障害に対するもので(詳細は失語症の訓練>意味訓練参照)、その先の音声実現の障害に対する訓練も含まれる。訓練の基本は患者の障害水準を正しく評価することである。言語理解が比較的良好な場合は、意味の障害は否定的である。語彙水準の障害では呼称において、迂言、tip of the tongue現象、意味性錯語、形式性錯語、無反応などが特徴とされる。語彙水準またはそれ以降の障害の特徴として、頻度効果(低頻度語の成績が高頻度語の成績より不良なこと)がみられることもある。単語の大まかな語形(word-form)が回収されている音素水準の障害では、音韻性錯語が優勢となる。仮字書字においても音韻性錯書が頻出し、比較的純粋な障害例では伝導失語の臨床像を示す。音声実現の水準の障害である発語失行(アナルトリー)では、音の歪みが特徴的だが、誤り音と誤り方に一貫性が乏しいこと(同じ音でも正しく構音できる場合と誤る場合があり、また誤り方も多彩)、構音が容易な音をより難しい音に誤ることもあることから、運動性構音障害と鑑別が可能である。

語彙水準の障害に対する訓練技法には、音韻セラピーが適用される(音韻セラピー参照)。音韻セラピーではほぼ必ず患者に発話を求めるため、訓練時に誤りが生じやすく、心的負荷が高くなりがちである。したがって訓練では、「手がかり漸減」が基本である。すなわち、初期には呼称の際に訓練者が単語全体を提示して復唱を促す復唱的呼称を行うが、徐々に手がかりを減らし、前半の一部の音または語頭音だけを提示して呼称を促す。手がかりは語中の音に限られず、共起されることの多い語句(例:「動物園」の喚語困難に対し「上野」、「叩く」の喚語困難に対し「トントン」)も利用でき、そのような語句は、より自己産生的手がかり(self-generated cue)になりやすいとされる。音素水準の障害に対しては、大まかな語形に対応する音素の選択・配列を促す訓練が有効である。具体的には、音読、音韻操作(語中の特定モーラの抽出、削除、入替、結合などを求める)や仮名文字による単語構成(絵や漢字単語を提示し仮名文字チップによる語の構成を求める)などの課題である。発語失行に対しては、構音器官の運動訓練や構音訓練、個々の音の実現が比較的保たれている場合はプロソディ(音の連結)の訓練が中心となる。(参照:発語失行)(中村光)

**■ グループ訓練** ――くんれん group training

**[失語症グループ訓練の意義と目的]** グループ訓練が個人訓練と異なる点は、グループ訓練の場はセラピスト以外の他者も参加することで、参加者間の相互作用が生じる点にある。グループ訓練の目的はその相互作用を利用してさまざまな能力を向上させるという点にあるが、その目的は以下の4つである。

①言語機能の改善と維持のみならず実用的なコミュニケーション能力の向上
②心理的、社会的孤立化、抑うつ傾向、疎外感などの緩和による心理的安定効果と障害受容の促進
③対人交流による他者への配慮・協調性・周囲の人々への関心などの社会性の育成
④対人交流によって得られた競争意識などから生じる自発性、意欲面の向上

とりわけ②～④は個人訓練では得にくい効果であり、これにグループ訓練の意義があると考える。

**[グループ訓練を始めるに際しての手続き]**

・参加者決定…最初に問題点がある程度共通している対象者をリストアップし、グループを編成する。問題点がある程度共通していると、目的も共通したものを挙げやすくなり、訓練を進めやすくなる。身体的には少なくとも30分以上の坐位

がとれることが必要であると考える。情動のコントロールや精神活動に顕著に低下が認められる場合の参加の判断は慎重に行う。

・場面設定…①実施場所：注意、集中力に問題を認める対象者も存在するので、課題に集中できるようにグループ訓練専用の静かな部屋があることが望ましい。また、車いすでの参加も考慮して最低限、車いすがゆとりをもってすれ違える広さが必要である。②参加者数：課題にもよるが基本的に指導者が１名の場合、参加者一人ひとりに注意を配る必要がある場合なら６人程度までが適当と考える。③指導者数：基本的には、１人が進行を受け持ち、もう１人が参加者サポート、進行のアシスタントを兼ねる２名体制が好ましい。④頻度・時間：ほかのリハビリセクションとの兼ね合いや、参加者の身体・心理的状況によって変わるが、基本的に週5〜6回、40分程度が適当と考える。⑤進行中の配慮：参加者の機能維持向上を目的とするためには、継続的に参加することが重要なので、「また参加したい」という思いを抱いてもらえるよう内容に工夫を凝らしていく必要がある。しかしメインプログラムは毎回変えても、その前後の課題は毎回同じ流れの方が参加者は課題を予測でき落ち着いて参加できる。また、内容に関しては、できればみんなが同時に参加できる工夫をし、もし同時に参加できない場合でも、個人個人の待ち時間の間に、参加が途切れないような課題を提供することが望ましい。最後に具体的な進め方を**図**に示す。（大塚裕一）

①最初の挨拶および自己紹介
最近のニュースや個人的な出来事の紹介（音声、文字、絵などそれぞれに表現手段は選択してもらう）

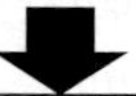

②ことばのゲーム
ゲーム感覚でできる言語機能維持、向上のための課題を実施
例：語想起ビンゴ、虫食い単語あてなど

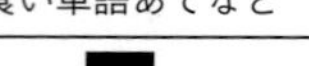

③歌唱やリズム体操
失語症者でも比較的残存している歌唱や、リズム運動を実施
例：歌の斉唱、歌と手の協調リズム体操

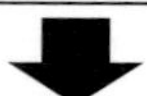

④最後の挨拶
最後はみんなで深呼吸し、最後の挨拶をして終了

■ グループ訓練の進め方 ■

■ **失語症の言語訓練法**　しつごしょうのげんごくんれんほう　language training method

**8段階統合刺激法**　――だんかいとうごうしげきほう　an eight-step task continuum　模倣から音読、応答、ロールプレイへと段階的に発話を導く方法(Rosenbeckら，1973)。それぞれの段階プログラムは、①統合刺激(口形をよく見せ、音声をよく聞かせる)を与えて斉唱、②統合刺激を与えて、口形で援助しながら復唱、③統合刺激を与えて、援助なしで復唱、④統合刺激を与えて、援助なしで繰り返し復唱、⑤文字を見ながら音読、⑥文字を見せた後、文字を見ないで音読、⑦質問に答える形で発話、⑧ロールプレイでの発話、である。(為季周平)

**誤りなし学習**　あやま――がくしゅう　errorless learning　誤りが生じないレベルの課題を提供することで、試行錯誤を避けて正しい反応を導き、機能回復を図る方法である。誤りの指摘や訂正それ自体が、記憶にとどまり誤りを繰り返す要因となり、さらには患者の心理的負担にもつながる。誤りなし学習は、誤りの指摘や訂正を行う誤りあり学習と比較して成績差がないことが知られている。この学習法は、認知症の記憶訓練や失語症の言語訓練、高次脳機能障害に対する認知訓練で広く活用される。(為季周平)

同エラーレスラーニング

**音声学的対比の模倣**　おんせいがくてきたいひのもほう　repetition of phonetic contrast　アナルトリー(発語失行)を伴う症例に対して行われる発話訓練法の1つである。アナルトリーは随意的に適切な構音動作を遂行することが困難なために音の歪みや置換などが生じる。その際にまず、随意的な構音動作の調節が第一段階となる。この練習は、適切な構音運動を促進させる発音定位法などにより行われ、さらに構音点だけでなく無声、有声、鼻音化などの構音様式の対比に基づく随意的な調節の練習も含まれる。この音声学的対比の模倣は、無声、有声、鼻音化による音素の構音様式の差異を随意的に調節する練習である。アナルトリーにおいて、一般的に目標音の構音点や様式が視覚、触覚的な手がかりにより認識しやすい方が目標音の産生は容易とされる。そのため、母音や口唇音などは構音が容易とされる一方で、無声、有声、鼻音化の構音様式の対比は視覚、触覚的に認識しにくく随意的な調節は困難となる。よって、この音声学的対比の模倣は構音練習のうち、より難易度が高い練習となる。鼻音はハミングの活用、無声は呼気排出、有声は発声による促しなどによって、随意的に構音様式を調整する。この過程を経て、実際に同じ構音点で、構音様式の差異による音素の産生を目指す。例えば、無声音の/t/、有声音の/d/、鼻音の/n/を含む音節の産生を模倣にて促す。さらに、鼻腔および咽頭部の振動を触覚的フィードバックとして用い、目標となる構音様式の随意的な調整を図る。(宮﨑泰広)

**キーワード法**　—ほう　keyword method　音読や書字の障害に対する手法として開発されてきた訓練法で、言語情報処理の観点からは、音読(文字から音韻)または書字(音韻から文字)における直接的変換処理が障害された際に、文字と音韻の間に意味処理を介在させることによって間接的に文字から音韻または音韻から文字への変換を可能にさせようとする手法といえる。これまで、成人の失語症において、キーワード法は仮名1文字の書字訓練や仮名1文字の音読訓練、漢字の音読訓練などに用いられてきた。仮名1文字の書字訓練を例にとると、仮名1文字を同一の音で始まる漢字1文字と対連合学習(2個の単語を対にして学習させ、一方の単語を与えて、もう一方を答えさせる言語性記憶課題)させる。具体的には訓練対象の仮名文字「そ」とキーワードとして設定した漢字1文字「空」を並べて模写しながら“「そら」の「そ」”というように唱える。このようにして学習したキーワード法を利用して、実用場面で書字をする際には、対象文字「そ」に対して、「空」の漢字に併記されていた仮名「そ」を視覚的に再生・書字表出する。このような訓練法の適応には、直接障害された情報処理過程に対して、バイパスルートとなるべき情報処理過程が障害を免れていることや、新たな情報処理法を習得・活用するための障害認識と本人のニード、そして柔軟な取り組み姿勢が訓練対象者に求められる。また、訓練効果を高めるための工夫としては、対象者と言語療法担当者が協働して、患者が最も想起しやすい意味・文字形態を有する語彙をキーワードとして選択する必要がある。(伊澤幸洋)

**強勢対比訓練**　きょうせいたいひくんれん　contrastive stress drill　Wertz RT ら(1984)が提唱したアナルトリーに対する訓練法の1つである。アナルトリーにおける主要な障害特徴の1つにプロソディの平坦化が挙げられ、発話における強勢、イントネーション、リズムの乱れが生じる。プロソディに対する訓練はアナルトリーの訓練手順において構音訓練の次の段階とされ、プロソディ訓練のうち強勢対比訓練は、平坦化された強勢または誤った位置への強勢の移動を随意的な位置に調整することが目的である。この訓練の部分的な効果は、強調した単語内のセグメントの構音が明瞭化することで、さらにはその発話の文全体のプロソディの改善に働くとされる。訓練方法は、治療者による句や短文での質問文に対して患者が口頭にて返答する形式をとる。質問に対する返答内容により強勢する語彙が変化するため、患者が意識的に強勢する語彙を調節する。例えば「お茶が好きですか？」の問いに、「いいえ、珈琲が好きです。」「はい、お茶が好きです。」と答える。重度、中等度の場合は強勢位置を指定した返答文で行い、時に強勢する語彙を視覚的に提示、もしくはタッピングなどの運動的な手がかりにより強勢位置を明確にして練習する。また軽度の場合は、より自由な会話場面で強勢位置を自己モニタリングしながら調整する。(宮﨑泰広)

**刺激促通法**　しげきそくつうほう　stimulation-facilitation method　反応を引き出すために複数の段階刺激を用いる。弱い刺激から徐々に正答が得られるまで刺激を強めていく。正答が得られたところで逆に刺激を弱め、最終的に刺激なしで正答が得られるようにする方法。段階刺激の例として弱い順に、①機能や形態のヒント、②穴埋めでの文章作成、③同義語・対義語の提示、④韻を与える、⑤綴りを与える、⑥文末に目標語が入る、⑦自動的補完、⑧語頭音ヒント、⑨復唱、がある(Brown, 1972)。(為季周平)

**刺激法**　しげきほう　stimulation method　Schuell らの伝統的なアプローチであり、現在も広く用いられている。失語症の発話が困難な原因を言語活動の抑制と考え、活性化させて反応を引き出す手段である。その方法は、①強力な聴覚刺激を使用する、②適切な感覚刺激を使用する、③感覚刺激を反復して与える、④刺激に対しなんらかの反応を引き出す、⑤反応は強制せず引き出す、⑥誤反応は矯正せず刺激を与える、の 6 原則から成っている。(為季周平)

**全体構造法**　ぜんたいこうぞうほう　global and dynamic structuring methodology　道関によって開発された失語症の訓練方法である。音声言語が言語活動の出発点であるという考えを基本としており、自国語のリズムやイントネーションを聞き話すことを重視した訓練方法である。例えば、クライエントは療法士の創作した唱え歌を、身体リズム運動を併用しながら低い周波数帯域だけで聞き、繰り返し唱える。唱えることによって、話しことばのリズムとイントネーションを効果的に体験することができると考えられている。(出田和泉)

**発音定位法**　はつおんていいほう　phonetic placement method　アナルトリーを伴う症例に対して行われる訓練法である。子音、母音の構音点・様式を視覚・触覚的に提示し、目標となる構音動作へ導いてゆく方法。(宮﨑泰広)

**メロディック・イントネーション・セラピー**　melodic intonation therapy (MIT)　復唱が困難な運動性失語症に対して、損傷されていない右脳と音楽の関係を利用し歌唱により発話を促進する歌唱療法。すなわち会話内容を歌唱に変換することにより、発話機能の左右大脳半球間の移動[左脳の言語領域から右脳の相同領域(音楽機能)へ移動]を利用し発話を促す治療技法である[1]。「おはよう」などクライエントが生活で必要とするフレーズを、各クライエントの発話プロソディに基づき、音程 5 度以内のメロディーとリズム、アクセントを強調した音楽のプロソディに変換し、段階的に「スピーチ歌唱」する。オリジナルは、1973 年に Albert と Sparks らにより発案された長期的なプログラムで[2]、Thaut らはそれを短縮化した MIT を提示している[3]。最初に、①セラピストがクライエントの手をリズミカルにタッピングしながら、練習句を単独でハミングする。発話の表出を誘発するため、タッピングは終止継続。その後、②セラピストが練習句を単独で歌う。次に、③セラピストとクライエントが一緒に歌う(90%の正確さ達成まで)。その後、④セラピストが声をフェードアウトしていく。⑤クライエントとセラピストが交互に練習句を歌う。そして、⑥クライエントが単独で練習句を表出できるよう、セラピストから練習句を含まない質問(「朝の挨拶は？」など)をし、クライエントが「おはよう」と答えられるようにする。この際、最初は歌で答えるが、徐々に⑤の交互に練習句を歌う段階から音域を狭めていき、最終的には通常の発話プロソディになるように促す。セラピストは、練習句を医療・福祉従事者・家族らにも伝え、日常生活の中でも練習句が活用できる環境をつくる必要がある。MIT における歌唱は、セラピストがアカペラ方式で行うことも可能であるし、音楽療法士がピアノ伴奏などで加わることもある。MIT は、発話の産出以外にも発語失行や、失語症の構音や音韻の誤りを改善した報告もある[4)]。(阿比留睦美)

1) Belin P, et al：Recovery from nonfluent aphasia after melodic intonation therapy；A pet study. Neurology 47：1504-1511, 1996.
2) Albert M, et al：Melodic intonation therapy for aphasics. Archives of Neurology 29：130-131, 1973.
3) Thaut MH, et al：Melodic intonation therapy. Handbook of neurologic music therapy, Thaut MH, et al(eds), pp 140-145, Oxford University Press, Oxford, 2014.
4) Helfrich-Miller KR：A clinical perspective；melodic intonation therapy for developmental apraxia. Clin Commun Disord 4(3)：175-182, 1994.

■**統語訓練**　とうごくんれん　syntactic training　失文法患者に対して統語の改善を目指して行う訓練。失文法とは一般には統語の障害を指すが、失文法の主な特徴は、発話する文の構造が単純で、動詞の省略、文法的な役割を担う語や形態素、すなわち機能範疇の省略や置換などである、とされる。失文法は理解面にも及び、可逆文で非典型語順の目的語関係節文(例：清志が 助けた 彩が 走った)や受け身文(例：彩が 清志に 助けられた)などが特に困難である。しかし失文法発話を呈する症例が、必ずしも同時に理解面でも失文法的とは限らない。一般的には、動詞の項構造が複雑な文ほど困難である。また、症状もさまざまで、動詞の省略が顕著な症例、機能範疇の使用が困難な症例など、患者により異なる。文レベル、語・形態素レベルの障害も一様ではなく、WH 移動のある文でも目的語が移動する WH 疑問文より、目的語分裂文の方が困難な英語話者の症例、機能範疇の語がどれも一様に障害を受けるわけではない症例、などが報告されている。このため、失文法の訓練は、困難とする側面に特化して行われるものや、失文法の背景にある障害メカニズムの捉え方により、異なる訓練法が考案されている。そのいくつかを紹介するが、言語学理論に基づく訓練法の TUF(Treatment of Underlying Forms)やマッピング・

セラピーについてはそれぞれの項目を参照されたい。

①文生成には文の要である動詞の生成(喚語)が重要とする考えから、名詞の呼称訓練に採用されている意味訓練を動詞の生成に応用した訓練研究では、訓練語には効果があるが、非訓練語への般化は少ないことが明らかになった。その理由として、名詞と動詞の語彙的構造の違い、動詞の項構造が考慮されていない、などが指摘されている。そのため、言語学的アプローチを行う研究者は、文発話への正の効果が少しでもみられるという点で、動詞の生成訓練には項構造を考慮した訓練法がより効果的であるとする[1)]。

②機能範疇の語をターゲットとした訓練研究は、文の構造や動詞の項構造に注目したものに比べ、少ない。「ある機能範疇に障害を示せば、構造上それより上の機能範疇にも障害が及ぶ」とするTree Pruning Hypothesis(TPH)に基づき、TUFを応用した報告では、文の構造(構造木)上、高い位置で訓練効果が生じれば、その効果は文の種類によらず、低い位置にまで波及するとされる[2)]。しかしWH移動が生じるWH句を含む文の発話や理解が改善しても、WH句より低い位置での名詞句移動のある文には困難を示す患者がいることが報告されており[3)]、結果は一致していない。

③英語話者の時制の形態素(例：look<u>ed</u>)の使用に関し、時制と動詞の形態を文脈中で関連づけることを目的とし、患者にはほとんど発話させずに文法性判断や文理解、文字チップを用いた文構成を行わせる形態-意味訓練と、単語レベルでの符号化と発話を重視してさまざまな活用形の動詞を発話させる形態-音韻訓練を実施した研究[4)]では、両訓練で時制の形態素の使用は増えたが、正しい使用と非訓練語への般化がみられたのは形態-意味訓練であったという。すなわち英語の時制の形態素-edが省略されるのは、単なる音韻障害によるものではないことを示唆する報告である。

④心理言語学的モデルに基づいて考案した訓練のうち、Peach & Wong[5)]の物語再現訓練では、文の発話モデル[6)7)]上の特定のレベル(メッセージ・レベル、機能表示レベル、位置表示レベル、など)の言語表象は、その下のレベルに一方向性に影響するという前提から、機能表示レベルの上位にあるメッセージ・レベルへのアプローチとして、患者に聞かせた物語を発話や書字で再現させ、誤りがあれば言語聴覚士が訂正し、フィードバックするという訓練を行ったところ、文法的誤りが減少し、発話に現れる節の数が増加したことから、失文法による文処理障害(機能表示レベル、位置表示レベルの障害)に効果があるとしている。

⑤失文法患者が発話する文の構造が単純で短いという症状は、処理資源(processing resources)の減少によるものである、とする時間窓仮説(Temporal Window Hypothesis)に立ち、単語や句を結合させるためにコンピュータ制御のコミュニケーション補助システムを用いた訓練も行われ、効果が示されている[8]。(渡辺眞澄)


1) Faroqi-Shah Y, Thompson CK：Approaches to treatment of agrammatism. Perspectives on agrammatism, Bastiaanse R, Thompson CK(eds), pp158-191, Psychology Press, Sussex, 2012.
2) Friedmann N, Wenkert-Olenik D, Gil M：From theory to practice；Treatment of agrammatic production in Hebrew based on the Tree Pruning Hypothesis. J Neurolinguistics 13：250-254, 2000.
3) Thompson CK, Lange KL, Schneider SL, et al：Agrammatic and non-brain-damaged subjects' verb and verb argument structure production. Aphasiology 11：473-490, 1997.
4) Faroqi-Shah Y：A comparison of two theoretically driven treatments for verb inflection deficits in aphasia. Neuropsychologia 46(13)：3088-3100, 2008.
5) Peach RK, Wong PCM：Integrating the message level into treatment for agrammatism using story retelling. Aphasiology 18：429-441, 2004.
6) Garrett MF：The organization of processing structure for language production；Applications to aphasic speech. Biological Perspectives on Language, Caplan D, Lecours AR, Smith A(eds), pp172-193, The MIT Press, Cambridge, MA, 1984.
7) Garrett MF：Sentence processing. An invitation to Cognitive Science：Language, Osherson DN, Lasnik H(eds), pp133-175, The MIT Press, Cambridge, MA, 1990.
8) Linebarger M, McCall D, Virata D, et al：Widening the temporal window；Processing support in the treatment of aphasic language production. Brain and Language 100：53-68, 2007.

## 失語症の言語治療理論　しつごしょうのげんごちりょうりろん　theories on aphasia therapy

言語機能改善のメカニズムに関する諸理論として行動変容理論、刺激促通理論および機能再編成理論、言語障害の捉え方に関する諸理論として認知神経心理学的理論、言語学的理論、語用論的理論がある。（種村純）

**■機能再編成理論**　きのうさいへんせいりろん　functional reorganization approach　Luria は特定の機能に対しては多くの神経組織が関与しており、それらはシステムを成している、と論じた[1)]。この機能系の一部の損傷によって機能障害が生ずるが、機能系の構成要素と、それらをつなぐ経路のどこが障害されているかを同定することが、この方法を用いるための前提となる。例えば音声言語に比べ文字言語が良好な失語症例に文字言語刺激を用いて音声言語機能の機能再編成をもたらす。（種村純）

1）Luria AR：Traumatic aphasia. Mouton, The Hague, 1970.

**■言語学的理論**　げんごがくてきりろん　linguistic theory　言語学的理論によれば、言語は、それによって個人が不特定多数の発話を生成できる抽象的な規則の体系である、とされる[1)]。評価は失語症者の言語構造産生の詳細な記述により行い、介入では、自然な場面において目標となる規則の例を提供する。失文法や錯文法を示す文法障害に対しても、障害の機序に沿った訓練方法を選択する。藤田の構文訓練法では個々の構文を獲得させるのではなく、構文の処理力を段階的に再確立することを目的としている[2)]。課題文は構文検査結果に基づき構文の理解力および産生力の階層(非可逆文、可逆文、埋め込み文など)に従って段階的に導入する。課題文は文構造と弁別的に理解、産生すべき名詞と動詞の数を変数として作成する。（種村純）

1）Chomsky N，勇康雄(訳)：文法の構造．研究社出版，東京，1963.
2）藤田郁代：失語症患者の構文の産生力の回復メカニズム．失語症研究 9：237-244，1989.

**■行動変容理論**　こうどうへんようりろん　behavior modification approach　言語治療として最も歴史がある。言語知識の組織的な学習、訓練には基本的な刺激・反応・強化のパラダイムを用いる。反応頻度の増加あるいは減少により成果を評価し、最小限異なった課題を系列的に提示することにより訓練をプログラム化する。Holland は失語症のリハビリテーションにおけるプログラム学習は教育する言語要素の内容および提示順序について心理言語学的分析を行い、学習の段階として再認、模倣、復唱、学習した反応レパートリーからの自発的選択を挙げている[1)]。特に発語失行の言語訓練では行動変容技法が体系的に用いられている。構音器官の運動に焦点を当てた訓練方法が報告され、有効な訓練は視覚的フィードバックと聴覚的フィードバックを併用した訓練が行われる。（種村純）

1) Holland AL：Case studies in aphasia rehabilitation using programmed instruction. Journal of Speech and Hearing Disorder 35：377-390, 1970.

**■語用論的理論**　ごようろんてきりろん　pragmatic theory　語用論とは状況的・社会的文脈における言語使用の規則体系を研究する学問分野である。個々のコミュニケーション行動がどのような機能を担っているのか、すなわち命令、慰め、質問、印象づけ、脅かしあるいは聴き手に対するラポールをつけるためなのか、などを分析する。情報を運ぶメッセージとテキストを介入の最良の手段として使用し、言語それ自体だけではなく、言語における社会的相互作用の技能を教える。失語症者のコミュニケーションの有効性増進法(PACE)[1]と呼ばれる方法では新しい情報の交換、コミュニケーション手段の自由な選択、会話における対等な役割分担、コミュニケーションの充足性に基づいたフィードバックの四原則に基づいて訓練が展開される。

(種村純)

1) Davis GA, Wilcox MJ：Adult aphasia rehabilitation, applied pragmatics. Colledge-Hill Press, San Diego, 1985.

**■刺激促通理論**　しげきそくつうりろん　stimulation facilitation approach　失語症は既に獲得された言語機能がその神経基盤が損傷されたために低下することであって、ある特定の語などが失われた状態ではない。Wepmanは促通とは刺激によって内的な「生理的な」レディネス状態をもたらすことと捉えた。そして刺激・促通の両者の関連をつくるためには失語症者は動機づけられていなければならない。訓練は課題中心ではなく、個々の患者に合わせ「全人的」に扱う。言語行動の促通には思考過程の重視が必要であり、そのためにはコミュニケーション行動に治療の重点を移すことが必要になると論じた[1]。Schuellは障害された過程が最大限に機能するように、適切な聴覚刺激を強力に、反復して与えることを原則とした[2]。Kreindler, Fradisは間接的言語促通と直接的言語促通の両者に分けて整理した[3]。間接的言語促進とは目標となることばを与えず、関連する条件を調整することによって促通を行う方法で、この中には、①情緒的状態を高めること、②具体的状況に置く、③自動言語に導く、④思考の連想、⑤言語刺激の強度・速度を変化させる、が含まれる。直接的言語訓練は目標とすることばを与える方法である。継時的言語促通としてWeiglの遮断除去法(deblocking method)を挙げている[4]。健常な言語モダリティで特定の単語や文を反応した後一定時間では、それまで正答不可能であった言語モダリティで正答することができるようになる。(種村純)

1) Wepman J：Recovery from aphasia. Ronald Press, New York, 1951.
2) Schuell HM, Jenkins JJ, Jimenez-Pabon E：Aphasia in adults, diagnosis, prognosis and

treatment. Harper & Row, New York, 1964.
3) Kreindler A, Fradis A：Performance in aphasia, A neurodynamical diagnostic and psychological study. Gaithier, Paris, 1968.
4) Weigl E：Neuropsychology and Neuropsychology. Selected Papers, Mouton, The Hague, 1981.

■ **認知神経心理学的理論**　にんちしんけいしんりがくてきりろん　cognitive neuropsychological theory　失語症各種検査や症状の分析を行った結果から、失語症状の障害メカニズムを推定し、モデル仮説を各症例に立てることがその後の訓練プラン立案の基礎となる。そのために言語情報処理モデルに基づく症状の分析がなされることが多い。聴覚入力、視覚入力、発話表出および書字表出の四過程を中心に捉え、音韻処理の過程、すなわち文字から音への変換経路を分けている。このように障害のレベルを分析することによって適切な訓練法を選択することができる。(種村純)

## 失語症のリハビリテーション　しつごしょう――　rehabilitation of aphasia

**急性期の対応**　この時期には合併する高次脳機能障害を含め、どのような症状が出ているのか、どのような手段を用いると本人とコミュニケーションがとりやすいのか判断し、周囲のスタッフに伝える。また疲労しやすく、全身状態も不安定であるので経過を追うことも重要である。

- **軽度失語**…まず言語機能の改善を優先する。高次脳機能障害の合併の有無にもよるが、活動や参加の側面への働きかけも早期から行う。
- **重度失語**…発症からの経過が短い時期には言語機能の障害への働きかけを行う。口頭言語によるコミュニケーションは重度に制限される場合が多いので、文字の利用やジェスチャー、描画の使用など、拡大代替手段を用いて日常のコミュニケーションでの制約を軽減する。

**ライフステージに応じた対応**　いずれのライフステージにおいても考慮しなければならない点がある。コミュニケーションを必要としない場面から、家族以外の他者とのやりとりが多く求められる場面まで、その都度、求められる言語機能は多岐にわたる。それぞれの症例で何が問題であり、どのようにすれば問題が解決されるのか、個別の対応を検討する必要がある。実際の対応を繰り返すことを通して、本人は自信をもつことができ、自分の役割を認識できるようになる。

- **青年期**…リハビリテーションにおいて最終ゴールは復学や復職となる。復学では授業を受けて理解し、試験を受け、あるいはレポートを書くという、高い言語機能を求められる場面が多い。復帰の可否については、周囲の理解や協力がどの程度得られるかによるところも大きい。
- **成人期**…発症前の職業に現職復帰できるか、配置転換か、転職か、あるいは復職は望めないのか、言語機能の障害の程度に応じて、さまざまな過程を想定する必要がある。職業復帰の場合には本人を交え、職場の人々に本人の状態を適切に理解してもらうことが重要である。
- **老年期**…言語機能の障害が残存しても、周囲とコミュニケーションをとる機会を減少させないことが重要である。趣味を継続する、地域の交流に参加するなど、活動と参加をどのように促進するか、家族を交えて検討することが必要である。

**リハプランの立案**　同じように見える症状であっても、背景となる言語機能が異なる、あるいは個人的な条件が異なる、環境要因が異なるなど、すべての症例は個別の問題をもっている。リハビリテーションの計画を立案する際には、このことを常に念頭におく必要がある。(立石雅子)

**失語性失書**　しつごせいしっしょ　⇨失書＞失語性失書

**失語性失読**　しつごせいしつどく　⇨失読症＞後天性失読症＞失語性失読

**失語に伴う色の障害**　しつごにともなういろのしょうがい　⇨失認＞色彩失認＞失語に伴う色の障害

## 失書　しっしょ　agraphia

文字言語を習得した人が脳損傷後に書字障害をきたした状態を指す。さまざまな脳部位(**図**)が書字に関与するため損傷部位によって症状が異なり、失書の分類は多岐にわたる[1]。(佐藤睦子)

1) Beeson PM, Rapcsak SZ, 佐藤睦子(訳)：書字障害の神経心理学的評価とリハビリテーション．臨床神経心理学ハンドブック，Halligan PW, Kischka U, et al(編)，田川皓一(監訳)，pp169-179，西村書店，東京，2001.

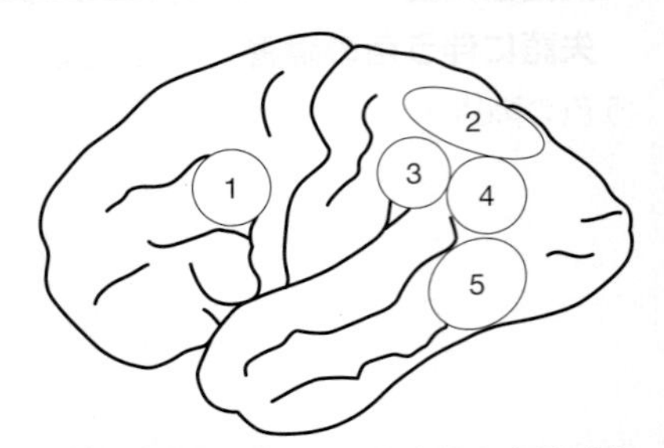


■言語要因に関連する代表的な左半球書字領域■
1：中前頭回後部、2：上頭頂小葉、3：縁上回、4：角回、5：側頭葉後方下部

■**失語性失書**　しつごせいしっしょ　aphasic agraphia　失語症例にみられる書字障害で、発語・理解・読字など書字以外の症状も伴う。(佐藤睦子)

■**純粋失書**　じゅんすいしっしょ　pure agraphia　原則として書字のみが障害され、錯書や文字想起障害が主となる[1]。左側頭葉後下部損傷[2]で漢字、左頭頂葉損傷[3]で仮名の純粋失書が生じる。ほかに左中前頭回後部[4]や左視床[5]などの損傷例も報告されている。一方、認知神経心理学的失書分類もある。書字の過程として、音韻的に処理される経路、意味的に処理される経路、当初から音韻-形態変換がされる経路などが想定され[6](**図**)、どの経路が障害されたかによって症状の様態が異なると考えられる。(佐藤睦子)

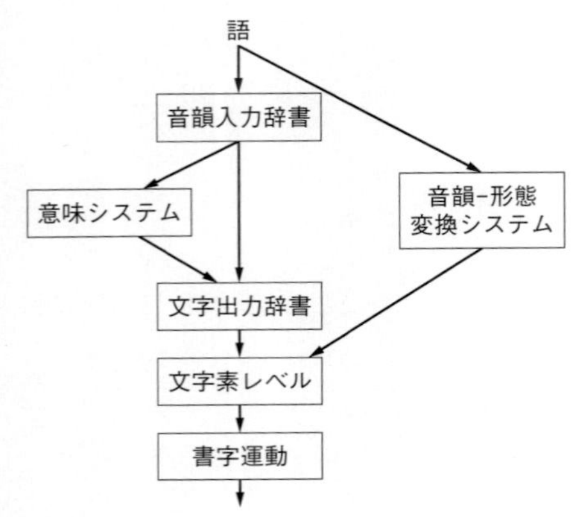


■書字の認知神経心理学的モデルの１例■
書き取りの際の書字経路を示すモデル。入力された語が音韻分析の後に意味処理をされて書字に至る経路、音韻分析後に意味を介さずに書字運動に至る経路、当初から音韻-形態変換がなされて書字運動が達成される経路がある。
このほかにも書字モデルは多いが、いずれも基本的には、語の音韻、意味、文字の形態、運動の各要素が想定されている。
(Fischer-Baum S, Rapp B：The analysis of perseverations in acquired dysgraphia reveals the internal structure of orthographic representations. Cog Neuropsychol 31：237-265, 2014 より改変)

1）佐藤睦子：純粋失書．脳血管障害と神経心理学，第2版，平山惠造，田川皓一(編)，pp194-201，医学書院，東京，2013.
2）Soma Y, Sugishita M, Kitamura K, et al：Lexical agraphia in the Japanese language；pure agraphia for kanji due to left posteroinferior temporal lesions. Brain 112：1549-1561, 1989.
3）柏木あさ子，井堀奈美，柏木敏宏，ほか：頭頂葉性純粋失書の1例における仮名の音韻性錯書とその反復．神経心理学 16：239-247，2000.
4）Gordinier HC：A case of brain tumor of the second left frontal convolution with autopsy；the only positive symptom was agraphia uncombined with any form of aphasia. Am J Med Sci 117：256-235, 1899.
5）相場恵美子，相馬芳明，相場豊隆：純粋失書を呈した左視床出血の2例．脳と神経 43：275-281，1991.
6）Fischer-Baum S, Rapp B：The analysis of perseverations in acquired dysgraphia reveals the internal structure of orthographic representations. Cog Neuropsychol 31：237-265, 2014.



■**意味性失書**　いみせいしっしょ　semantic agraphia　意味処理が選択的に障害され音韻系が機能するので，書き取りはできるが同音異義語や意味性錯書が生じる。漢字を表音文字として書く傾向がある[1)]。(佐藤睦子)

1）Roeltgen DP, Rothi LG, Heilman KM：Linguistic semantic agraphia；a dissociation of the lexiscal spelling system from semantics. Brain Lang 27：257-280, 1986.

■**表層失書**　ひょうそうしっしょ　surface agraphia（lexical agraphia）　語の表象が不安定なため音韻-形態変換に頼った書字をする[1)]。聞こえたとおりに書き取るので，不規則語を規則語のように書く傾向がある（“comb”を“koum”と書くなど）。意味理解が伴わない。左側頭-頭頂葉や左角回の損傷例に認められる。(佐藤睦子)

同語彙性失書

1）Roeltgen DP, Heilman KM：Lexical agraphia；further support for the two-system hypothesis of linguistic agraphia. Brain 107：811-827, 1984.

■**音韻性失書**　おんいんせいしっしょ　phonological agraphia　音韻経路が障害されており音韻から形態への変換が困難なため非語が書きにくい一方，意味表象を手がかりにして書字を行うため熟知単語は書きやすい[1)]。左縁上回損傷による。(佐藤睦子)

1）Shallice T：Phonological agraphia and the lexical route in writing. Brain 104：413-429, 1981.

■**深層失書**　しんそうしっしょ　deep agraphia　音韻処理も意味処理も障害されるため非語を書けず意味性錯書が生じる[1)]。左半球広範損傷例が多い。(佐藤睦子)

1）Bub D, Kertesz A：Deep agraphia. Brain Lang 17：146-165, 1982.

■**文字素バッファー失書**　もじそ——しっしょ　graphemic buffer agraphic　文字素レベルで文字の短期記憶が急速に減衰するため，語長や画数が増えるにつれて誤りが生じやすい[1)2)]。文字・字体の選択や配列順序の誤った書字になる。(佐藤睦子)

同書記素バッファー失書

1）Beeson PM, Rapcsak SZ，佐藤睦子(訳)：書字障害の神経心理学的評価とリハビリテーション．臨床神経心理学ハンドブック，Halligan PW, Kischka U, et al(編)，田川皓一(監訳)，pp169-

179，西村書店，東京，2001.
2）種村純：読み書き障害の認知神経心理学的分析．認知神経科学 8：16-21，2006.

■**空間性失書**　くうかんせいしっしょ　spatial agraphia　右半球損傷例に生じ、空間配置が乱れた書字となる[1]。文字を適切な方向や位置に並べられず、行が揃わない。(佐藤睦子)

1）Ardila Am, Rosselli M：Spatial agraphia. Brain Cogn 22：137-147, 1993.

■**構成失書**　こうせいしっしょ　constructional agraphia　文字形態が整わず筆跡の乱れが著しい[1]。構成失行を伴わない構成失書もある。(佐藤睦子)

1）佐藤睦子：書字の障害；失書症．よくわかる失語症と高次脳機能障害．鹿島晴雄，種村純(編)，pp132-141，永井書店，大阪，2003.

■**失行性失書**　しっこうせいしっしょ　apraxic agraphia　感覚運動障害や小脳症状によらず書字の巧緻運動プランの障害による[1]。文字形態や空間処理が歪み、判読困難な文字になる。口頭で綴りを言うことはできる。(佐藤睦子)

1）Vandenborre D, van Dun K, et al：Apraxic agraphie following thalamic damage；three new cases. Brain Lang 150：153-165, 2015.

■**書字過多症**　しょじかたしょう　hypergraphia　右中大脳動脈領域損傷例に生じ、文字や語が無秩序な空間配置で書き連ねられる[1]。ある程度は文脈のある内容になる。(佐藤睦子)

1）Yamadori A, Mori E, Tabuchi M, et al：Hypergraphia；a right hemisphere syndrome. J Neurol Neurosurg Psychiat 49：1160-1164, 1986.

■**無視性失書**　むしせいしっしょ　neglect dysgraphia　半側無視例に認められる[1]。無視側は左の場合が多いので、横書き模写課題で行頭や語頭が書き落とされ、重篤な場合には1文字レベルでも偏が欠落する。

口頭言語に比べると文字言語は個人の能力差が非常に大きいので、書字症状分析の際は発症前の書字能力を勘案する必要がある。(佐藤睦子)

1）Baxter DM, Warrington WK：Neglect dysgraphia. J Neurol Neurosurg Psychiat 46：1073-1078, 1983.

**失タイプ** しっ―― dystypia 明らかな運動障害、失語や失書を認めないにもかかわらず、パソコンなどのキーボードを打つ際に錯書と同じような誤りなどのタイピングの障害がみられる症候である。前頭葉背外側領域における左中前頭回後部損傷では書字障害が出現し、Exner の'書字中枢'とも称されるが、近年この部位の損傷でキーボード上のタイピングの障害が出現すると報告された[1)]。東山らによると fMRI の検討からは、左頭頂間溝後部内側皮質などの脳領域においても、タイピングに重要である可能性が示唆されたとの報告がある[2)]。(永森芳美)

1) Otsuki M, Soma Y, Arihiro S, et al：Dystypia；isolated typing impairment without aphasia, apraxia or visuospatial impairment. Eur Neurol 47(3)：136-140, 2002.
2) Higashiyama Y, Takeda K, Someya Y, et al：The neural basis of typewriting；A functional MRI study. PLOS ONE 10(7)：e0134131, Published online, 2015 Jul 28.

**質的研究** しつてきけんきゅう ⇨セラピー研究の方法論

## 失読失書　しつどくしっしょ　alexia with agraphia

狭義には失語を伴わない失読失書のことで、「失語に伴う失読失書」(失語性の失読失書)や「失語および失書を伴わない失読」(純粋失読)とは区別される。視知覚レベルの障害は伴わず、写字は可能である。基本的には内言語の障害は伴わないとされるが、失語症を軽度に伴っていることも少なくない。しかし、失語症の程度に比べると読み書きの障害が重く、失語症では読み書き障害を説明できないと考えられるものである。失語症状を伴う場合、多くは呼称障害で、失語症タイプとしては健忘失語であることが多い。神経心理学的には、角回型と側頭葉後下部型に分けて捉えられている。**角回型**は、漢字、仮名共に障害されるが仮名に障害が強い場合が多く、単語に比べて1文字の読みが悪い傾向がある。写字は可能であるが書字障害は強く、呼称障害も随伴することが多い。失語症が合併する場合、健忘失語であることが多い。病巣が角回より前方に伸びると口頭言語の障害を合併し、失語症状が強くなる傾向にあるため、失語性失読失書との本質的な区別は難しいとされる。病巣は左角回とされるが、角回限局での失読失書の純粋例は稀であり報告も少ないため、その存在を疑問視する意見がある。左側の下部頭頂葉、側頭葉〜後頭葉の白質を重視する意見もある。角回に限局した病巣では漢字の純粋失書が出現し、外側後頭回に病変が及ぶと仮名の失読が生じるとする説もある。**側頭葉後下部型**は、急性期には仮名も障害されることが多いが、漢字の障害がより顕著に残存する。仮名は比較的早期に回復するが逐字読みであり、まとまりとしての単語形態を捉えにくいため、文字の視覚形態処理の問題が関与すると考えられている。漢字の障害は読み、書字共に障害が強いが、書字障害の方が重篤である。字形想起障害が強く、呼称障害も合併する。読み書きにおいては心像性効果がみられ、心像性の低い抽象語の音読、読解、書字が不良である。抽象語の錯読反応としては、皮肉→ナニニク、トリニクといった部分読みや無反応が多く、単語全体の意味を捉えにくい。読解と音読は並行しており、基本的には音読できないものは読解も困難である。なぞり読みは有効ではない。病巣は左下側頭回、紡錘状回の側頭後頭移行部の皮質および白質とされている。

側頭葉後下部周辺の病巣では、漢字の失読失書の報告例が多いが、同様の病変や側頭葉寄りの病変で漢字の純粋失書、後頭葉寄りの病変で漢字の純粋失読なども報告されている。(新貝尚子)

**■ 角回型失読失書**　かくかいがたしつどくしっしょ　angular type alexia with agraphia
失語症に由来しない、読む・書くという言語モダリティが選択的に障害される症候で、Dejerine(1891)の報告に始まる。左角回近傍の病変で生じ、失読では仮名に強い障害を認める。自発書字、書き取り共に漢字と仮名の両方が障害され、読みの障害は単語よりも仮名1文字で重篤である。写字は比較的保たれている。角回近傍の病変の広がり、深さによって症候は諸説あるが、喚語困難を呈し失語症を併存する場合も多い。(香月静、金子真人)

**■左側頭葉後下部型失読失書(漢字の失読失書)** ひだりそくとうようこうかぶがたしつどくしっしょ(かんじのしつどくしっしょ) posterior inferior temporal type alexia with agraphia (alexia with agraphia of Kanji) 漢字と仮名という異なった性質の文字言語体系をもつ本邦で、左下側頭回病変にて漢字に強い読み・書き障害を生じたとするIwataら(1984)の報告に始まる。角回型失読失書より軽度で、仮名1文字の読み書きにはほとんど問題はない。下側頭回病変にて漢字が優位に障害されるのは、病変が形態視覚機能を担う紡錘状回の近傍に位置するためである。病変がより紡錘状回に寄ると非古典型純粋失読の症候と類似することも指摘されている。(香月静、金子真人)

## 失読症　しつどくしょう　dyslexia

**■語形態失読**　ごけいたいしつどく　word form dyslexia　文字の音韻化過程には、認知神経心理学的なモデル上、①個々の文字の視覚的分析システム、②分析された文字列をひとまとまりの単語として捉える語形態システム(visual word form system)、③単語の視覚形態をもとにその音韻情報を活性化する音韻システム、があるとされる[1)]が、このうちWarrington EK, Shallice T(1980)によって②の段階で起きるとされた純粋失読の説明概念の１つ。単語全体の形態が捉えられずに、文字単位の音読、すなわち逐字読みとなる。後にCohenら(2002)が語形態領域(visual word form area)は左紡錘状回の後頭側頭溝(紡錘状回と下側頭回の境)寄りの皮質にあると同定した。脳賦活研究において、単語読みで初めて左に局在して賦活したとされ、単語も非語も扱うとされる。(新貝尚子)

1) 伏見貴夫：純粋失読；失語症候群．失語症学(標準言語聴覚障害学)，pp142–145，医学書院，東京，2009.

**■後天性失読症**　こうてんせいしつどくしょう　acquired alexia　後天性の失読症には、大きく分けて純粋失読と失語性失読がある。(新貝尚子)

**純粋失読**　じゅんすいしつどく　pure alexia　19世紀末のDejerineの報告[1)]に始まり、失書を伴わない失読、逐字読み、失認性失読、後頭葉性失読などといわれるが、基本的に読みに限局した障害で、内言語は保たれる。自分の書いた文字が読めないという特徴的な病態で、視覚失認の１型とも捉えられる。重度な場合は１文字の認知・音読も困難であるが、文字を指でなぞったり写字したりすることで運動覚により文字を同定して読む**運動覚(性)促通**(なぞり読みkinesthesia facilitation)が有効な場合がある。中等度～軽度例では、１文字の音読は可能だが単語の音読が困難で、１文字ずつ読む逐字読みや語長効果(語長が長いと正答率が低下し音読時間が長くなる)がみられる。軽度例でも音読時間の延長は残存することが多い[2)]。純粋失読は１文字を読むのも困難な「字性失読」の病態と、１文字の読みは可能であるが単語の読みは困難で逐字読みとなる「語性失読」の病態がある。回復過程の重症度の違いとも捉えられるが、病巣の広がりの違いもあり、質的に異なるとの指摘もあるので注意が必要である[3)4)]。随伴症状としては、しばしば呼称障害や漢字の字形想起障害、写字障害、色名呼称障害などを伴う。

古典型純粋失読の病巣は左後頭葉内側＋脳梁膨大部の複合病変であり、機序としては、左後頭葉の損傷により右同名半盲を生じるため視覚情報は左視野からの視覚情報に限られるが、脳梁膨大部の損傷によって左の角回(文字心像があると考えられていた）に伝わらないという離断によって説明される[5]。**非古典型純粋失読**（non-classical type of pure alexia）は、右同名半盲を伴わない角回皮質下病変によるもので、最初にGreenblatt[6]によって報告され、その後、河村ら[7)8)]によって角回直下型と側脳室後角下外側型が区別されている。どちらも文字という視覚情報が角回近傍で遮断され、角回に到達しないという離断で説明可能である。一方、左後頭葉下面の舌状回～紡錘状回に病巣を有するもので、離断では説明し切れないタイプもある。これは、単語をひとまとまりとして認知する段階に問題がある[9]、あるいはその前段階の視覚文字処理に問題がある[10]ことで、結果として単語全体を把握できず1文字ずつ同定しながら読む逐字読みとなる。すなわち、離断ではなく、視覚形態認知の困難によるものと想定されている。漢字と仮名については、左紡錘状回損傷で漢字に強い純粋失読、左後頭葉後部損傷で仮名に強い純粋失読が出現するとの報告がある[11]が、漢字と仮名の音読成績が乖離することは稀との見解もある。認知神経心理学による考え方については語形態失読の項参照のこと。（新貝尚子）

1）Dejerine J：Contribution a l'etude anatomopathologique et clinique des differentes varieties de cecite verbale. Mem Soc Biol 4：61-90, 1892［鳥居方策（訳）：異なる2種類の語盲に関する解剖病理学的ならびに臨床的研究への寄与；神経心理学の源流．失語編（上），秋元波留夫，大橋博司，杉下守弘，ほか（編），pp331-354，創造出版，東京，1982］.
2）伏見貴夫：純粋失読；失語症候群．失語症学（標準言語聴覚障害学），pp142-145，医学書院，東京，2009.
3）松田実：読字の障害；失読症．よくわかる失語症と高次脳機能障害，鹿島晴雄，種村純（編），pp121-131，永井書店，大阪，2003.
4）大槻美佳：純粋失読；読字と書字の障害．脳血管障害と神経心理学，平山惠造，田川皓一（編），pp202-213，医学書院，東京，2013.
5）Geshwind N：Disconnexion syndromes in animals and man. Brain 88：237-294, 585-644, 1965.
6）Greenblatt SH：Alexia without agraphia or hemianopsia；Anatomical analysis of an autopsied case. Brain 96：307-316, 1973.
7）河村満，伊藤直樹，平山惠造：右同名半盲を伴わない一酸化炭素中毒による非古典型純粋失読．臨床神経学 21：628-636，1981.
8）河村満：非古典型純粋失読．失語症研究 8：185-193，1988.
9）Warrington EK, Shallice T：Word form dyslexia.Brain 103：99-102, 1980.
10）Farah MJ, Wallece MA：Pure alexia as a visual impairment；A reconsideration. Cognitive Neuropsychology 8：313-334, 1991.
11）櫻井靖久：読字の神経機構．臨床神経 46：917-918，2006.

**失語性失読**　しつごせいしつどく　aphasic dyslexia　失語に伴う失読で、音声言語面と並行した読み書きの障害を呈する。純粋失読などの非失語性失読では、概して音読できれば理解でき、音読と読解の成績が並行していることが多いのに対し、失語性失読では音読と読解が乖離している場合が少なくない。読解できるが音読できない場合もあれば、音読できるが読解できない場合もある。前者は理解に比べ表出の問題が大きいブローカ失語や伝導失語にみられる傾向であり、後者は意味理解障害の強い超皮質性感覚失語や語義失語にみられる傾向である。ウェルニッケ失語は読解より音読の方がよい傾向があるが、逆の場合もある。全失語はごく高心像高親密度語の漢字語の読解が保たれる場合がある。認知神経心理学的アプローチにおいて、純粋失読は単語認知に至るまでの視覚分析に障害がある末梢性失読として捉えられるが、それ以降の障害である表層失読、音韻失読、深層失読は中枢性失読であり失語性失読として捉えられる。**意味性失読**(semantic dyslexia)は、表層失読に類似の病態であり、表層失読にみられる若干の音韻的誤りがみられるが、純粋な意味処理の障害とみなされている。音韻失読などそれ以外の中枢性失読については、失読症＞中枢性失読参照のこと。(新貝尚子)

■**語性失読**　ごせいしつどく　verbal alexia　読み障害のうち、個々の文字は認知できても文字列、すなわち単語の読みができない病態で、19 世紀に Wernicke が提起した失読の分類である。純粋失読症例にみられる逐字読みは語性失読であると考えられる。(新貝尚子)

■**字性失読**　じせいしつどく　literal alexia　読み障害のうち、個々の文字が認知・音読できない病態。逐字的な読みはできなくても、これらの文字が単語になると、全体的な形態から単語を認知できることがある。純粋失読の重度例において 1 文字も読めない場合、あるいは、ブローカ失語や角回性失読失書における仮名 1 文字の読みに比べてまとまりのある単語の方が読みやすい病態は字性失読の特徴を有している。(新貝尚子)

■**中枢性失読**　ちゅうすうせいしつどく　central dyslexia　成人の脳損傷患者が示す読みの障害(reading disorder)を後天的失読症(acquired dyslexia)と呼び、発達性失読症(developmental dyslexia)と区別する。認知神経心理学的研究により、失読は音読成績に影響する単語属性と誤反応の特徴に基づき表層失読、音韻失読、深層失読の 3 つに分類されてきた。これらは、視覚認知の問題に起因する失読、すなわち末梢性失読(peripheral dyslexia)ではないという意味から、中枢性失読(central dyslexia)と呼ばれることもある。

**音韻失読**　おんいんしつどく　phonological dyslexia　非語(nonwords)の音読成績が低下し、語彙性効果(単語＞非語)と同音擬似語効果[同音擬似語(pseudo-homophones：音韻形態は単語だが文字形態が非語、例：spead/spíːd/、日本語の場合、「神経→しんけい」のように通常表記とは異なる文字形態で書かれたものが、同音擬似語とみなされる)[1)2)]＞非同音非語(nonhomophonic-nonwords：音韻/文字形態とも非語、例：speat、オルイサ)]がみられる。主な読み誤りは、視覚性/音韻性錯読(例：ヒヤシンス→/ri-ya-shi-N-su/)で、非語音読では語彙化錯読(lexicalization error)(例：ソマメラ→/so-ra-ma-me/空豆)がみられる。

**深層失読** しんそうしつどく deep dyslexia 非語音読の障害が音韻失読よりも重篤で、具象性/心像性効果(具象語/高心像語＞抽象語/低心像語)が認められ、視覚性/音韻性錯読に加え意味性錯読(例：街路→並木道)を生起する[2]。音韻失読と深層失読は音韻障害を示し、深層失読から音韻失読へ変化した症例(例えばGlosser & Friedman, 1990)[3]も報告されており、深層失読を音韻失読の重度型とみる立場もある。音韻失読/深層失読は、音韻処理過程に関与する左シルビウス裂周囲を損傷した失語症患者で観察されることが多い。



**表層失読** ひょうそうしつどく surface dyslexia 音読成績は、文字–音韻対応の一貫性(consistency)に影響を受ける。日本語話者の表層失読の場合、文字–音韻の対応関係がほぼ一貫している仮名語の音読は保たれ、漢字語の音読成績は、読みの一貫性が低いほど悪くなるパターン(一貫語＞典型語＞非典型語)を示す[4]。読みの一貫性効果は、低頻度語で検出されやすい。錯読は、LARC(Legitimate Alternative Reading of Components)[5]エラーと呼ばれる「構成漢字を共有するほかの単語において妥当な読み」(例：産声「うぶごえ」→「さんせい」)が生起する。表象失読と意味障害は共起し、側頭葉前方部の進行性変性疾患で意味記憶の選択的障害を示す意味性認知症(semantic dementia)では、ほぼ全例が表層失読を呈する[6]。(佐藤ひとみ)


1) Coltheart M, et al：Deep dyslexia since 1980. Deep dyslexia, 2nd ed, Coltheart M, et al(eds), pp407–451, Routledge and Kegan Paul, London, 1987.
2) Sato H, et al：Deep dyslexia for kanji and phonological dyslexia for kana：different manifestations from a common source. Neurocase 14(6)：508–524, 2008.
3) Glosser G, Friedman RB：The continuum of deep/phonological alexia. Cortex 26(3)：343–359, 1990.
4) Fushimi T, et al：Surface dyslexia in a Japanese patient with semantic dementia：evidence for similarity–based orthography–to–phonology translation. Neuropsychologia 41(12)：1644–1658, 2003.
5) Patterson K, et al：Progressive aphasia and surface alexia in Japanese. Neurocase 1(2)：155–165, 1995.
6) Woollams A, et al：SD–squared：On the association between semantic dementia and surface dyslexia. Psychological Review 114(2)：316–339, 2007.


■**超皮質性失読** ちょうひしつせいしつどく transcortical alexia ①意味理解を伴わない読み方をいう[1]。超皮質性感覚失語やウェルニッケ失語の回復期にみられる。語義失語における類音性錯読(例：相手→ソウシュと読む)や、表層性失読における規則化の誤り regularization error(不規則語の読みを規則語のように読む。例：pint [paint]を[pint]と読む)が超皮質性失読の1つの現れといえる。

②Wernickeのいう超皮質性失読は、写字は完璧であるが、読字、書き取りにおいてエラーが出現するものをいい、今日でいう失読失書の一種と考えられる[2]。(櫻井靖久)


1) Brown JW：Aphasia, apraxia and agnosia. Clinical and theoretical aspects, pp 266–267, Charles C Thomas, Springfield, 1972.

2) 山鳥重：神経心理学入門．p 176，医学書院，東京，1985.

■ **無視性失読**　むしせいしつどく　neglect dyslexia　例えば書籍を開いて読む際、左側のページを無視して右側のページだけを読んだり、文章の左側や単語の左側を読み落としたりする症状として現れる。これらの症状全体を無視性失読と呼ぶ場合と、単語音読の際の障害に限定して無視性失読と呼ぶ場合とがある。臨床上無視性失読者の読みのプロセスの推定のために、単語音読の際の検討が多く行われている。無視性失読は左無視性失読と右無視性失読とがあり、単語の読み誤りにおいて左無視性失読では省略(見落とし)がほとんどで錯読が少なく、右無視性失読では省略よりも錯読が多い。また左無視性失読では文字数が多い単語ほど左側に位置する文字に省略が多いのに対し、右無視性失読では文字数の影響はないとされている。単語を構成する文字を左から書いた場合と、その逆の右から書いた場合では両者に違いはなく、左右の無視性失読共に無視側に位置する文字に誤りが多いとされている。半側空間無視症状との合併については、左無視性失読ではその頻度は多く、右無視性失読では少ないとされているが、合併していても改善プロセスに違いがあるとの指摘もある。無視性失読は半側空間無視における刺激中心の参照枠組みとの関連で考えるべき点も多く、視覚情報処理と読みの情報処理との関連を探るうえで重要な症状であるといえる。(砂原伸行)

## 失認　しつにん　agnosia

広い意味の「失認」は、対象や特徴、事実を認識できない種々の病態に対して用いられる。例えば、一度に複数の対象を見ることのできない背側型同時失認、自己の片麻痺を認識できない病態失認などである。しかし、似たような認識の障害であっても「失認」とは呼ばない場合も多く、用不用に明確な基準はない点、注意を要する。狭い意味の失認は以下のように定義される。①ある感覚を通した場合に限って対象が何かを認識できない状態で、その理由を②要素的感覚の障害、③知能の低下、④注意の障害、⑤失語による呼称障害、⑥刺激に対する知識（意味記憶）のなさの、いずれによっても説明できない。そのような失認は、視覚、聴覚、体性感覚に生じうる。

**視覚失認**（visual agnosia）では、視力、視野などに問題はないのに、対象の形を見たときだけそれが何かわからない。触ったり、特徴的な音を聞けばすぐわかる。特徴的な動きを見てもわかる。情報処理のどの段階が障害されるかという観点から、見た特徴を形にまとめることができない統覚型（aperceptive type）と、まとめあげた結果を意味と結びつけることができない連合型（associative type）に分類される。さらに近年、両者の中間に、部分的な形はわかるのに全体の形と結びつけることができない統合型（integrative type）が提唱された。視覚失認は認識できない対象の種類からも分類され、①物品が何かわからない物体失認（object agnosia）、②誰の顔かわからない相貌失認（prosopagnosia）、③どこの風景かわからない街並失認（landmark agnosia）、などがある。**聴覚失認**（auditory agnosia）では、聴力や音の高低、長短の判断などに問題はないのに、音を聞いたときだけ対象が何かわからない。音源の位置などはわかる。見たり触ったりすればすぐわかる。認識できない対象の種類により分類され、ことばの音がわからない純粋語聾（pure word deafness）、物や自然現象の音がわからない環境音失認（auditory agnosia for environmental sounds）、音楽がわからない感覚性失音楽（sensory amusia）がある。**触覚失認**（tactile agnosia）では、種々の体性感覚、触ったものの大小や重さの判断などに問題がないのに、触ったときだけ対象が何かわからない。見たり、特徴的な音を聞いたりすればすぐわかる。形の認識あるいは質感の認識に問題がある統覚型と、それらの問題もない連合型に分類される。（平山和美）

■ **画像失認**　がぞうしつにん　picture agnosia　失認の定義を満たすもののうち、画像を見ても何かわからない状態。視覚性物体失認の症状の１つとして生じている場合と、実物はわかり画像だけがわからない場合とがある。本邦では後者に限っていうことが多い。後者には、両側後頭葉を含む梗塞や低酸素脳症の症例がある。カラー写真、モノクロ写真、絵、線画など画像の種類により困難さが異なることもある。どの種の画像が困難かは、処理できない特徴の違いによると考えられる。なお、線画より写真や実物の認識が困難な症例の報告もある。(平山和美)

**■環境音失認** かんきょうおんしつにん auditory sound agnosia 音や言語の受容には異常がないが、その音がなんであるかがわからない症候であり、狭義の聴覚失認に相当する。音の弁別は可能であるが、音と音源を示す絵のマッチングは困難である。純粋な報告例は極めて少ない。右半球の一側または両側の内側膝状体から聴覚連合野の皮質投射経路の損傷によって出現してくる。聴覚音失認と語音弁別障害を合わせて「聴覚(性)失認」と称することもある。(時田春樹)

**■視覚失認** しかくしつにん visual agnosia

統覚型視覚失認 とうかくがたしかくしつにん aperceptive visual agnosia 視覚失認のうち、見た特徴を正しい形にまとめることができないために対象が何か認識できないタイプ。模写や、同じ形の照合ができない。今日では、視覚性形態失認(visual form agnosia)と同義に用いられることが多い。すなわち、視力や視野、見たものの動きや色、面積、質感などの知覚は正常で、形に合わせて正しくつかむこともできるのに、単純な形でも認識できない。症例のほとんどは二酸化炭素中毒か低酸素脳症による。(平山和美)

同視覚性形態失認

統合型視覚失認 とうごうがたしかくしつにん integrative visual agnosia 視覚失認のうち、見たものの部分的な形はわかるが、全体の形と関係づけられないため何か認識できないタイプ。統覚型と連合型の中間の状態とされる。模写はできるが、全体の見通しなくバラバラに写し時間がかかる。同じものの照合も時間がかかる。見せる時間を短くしたり網かけをしたりするとわからなさが増す。全体の形も大まかにはわかるので、線画よりシルエットの成績がよい。誤るときは形の似たものと誤る。責任病巣としては左の紡錘状回などが重視される。(平山和美)

後天性小児視覚失認 こうてんせいしょうにしかくしつにん acquired visual agnosiain children 小児期(0歳から概ね15歳まで)に生じた脳損傷により発症した視覚失認のこと。この時期に視覚失認の定義を満たしうる病変が生じることは稀なので、症例は少ない。統合型に近い症例が多い。右病変のみで相貌失認と物体失認を生じた症例が複数あるなど、成人と異なる特徴がみられる。側性化など、脳の発達が続いている時期に損傷が生じたためと考えられる。経過については、局所的な特徴や位置の情報を使って、物品同定がかなり、人物同定もある程度、改善したという報告がある。(平山和美)

**発達性視覚失認**　はったつせいしかくしつにん　developmental visual agnosia　健常な発達では対象の視覚的な認識が始まる時期から、一生にわたり視覚失認の定義を満たす障害を示すが、その原因となるような中枢神経系の疾患や病的な脳画像所見を認めない。通常、先天性に高頻度にみられる相貌だけの失認や相貌と街並だけの失認は除き、物品の失認がある場合に使用される。報告は非常に少ない。相貌と物品に障害のある例、同じ種類の物品同士の識別にだけ障害のある例の報告がある。(平山和美)

回先天性視覚失認

**線画同定課題**　せんがどうていかだい　line drawing identification task　対象者に線画を見せて何が描かれているかを問い、その反応から、認識できているか否か調べる課題。失語などで直接呼称できない場合には、迂回的表現や使用法などの身振り、関連するものの選択などが十分に特定的であれば同定できたと判断する。著しい視野障害、視覚失認、意味記憶障害などで成績が低下する。個々の対象の認識を調べたいときには背景や関連物が描き込まれていない画を用いる。実物より線画の成績が悪くなる病態が多いので、実物での確認が必要である。(平山和美)

**腹側経路**　ふくそくけいろ　ventral pathway　視覚情報のうち、形態(物体、顔、色など)を処理する経路である。Ungerleider と Minshkin(1982)がサルについて報告し、ヒトでも該当することが示されている。起点は一次視覚野で、二次視覚野を経て、外側後頭部、後頭側頭腹側部、下側頭回へ至る。視覚情報は、後方から前方に向かうに従い、低次から高次へ階層性に処理されていく。what pathway ともいう。(海野聡子、武田克彦)

**物体失認**　ぶったいしつにん　object agnosia　三次元の物体の視覚認知ができない症候である。物体の形状、材質、色などを知覚しても、それが物体として何であるかを認知できない。統合型、連合型視覚失認で基本的にみられる。病巣は両側性であることが多く、腹側経路を含んでいる。片側では左側での報告が多い。(海野聡子、武田克彦)

回視覚性物体失認

**盲視**　もうし　blind sight　障害された視野(盲の部分)に提示された視覚刺激に対し、見えたという意識はないが、それを正確に指さすなど、無意識下に視覚反応が可能な症候である。このような視覚意識と視覚反応の解離した例を、Weiskrantz ら(1974)が詳細に報告した。病巣が一次視覚野にあるとき認められる。(参照：blind sight)(海野聡子、武田克彦)

**連合型視覚失認**　れんごうがたしかくしつにん　associative visual agnosia　視覚対象を1つのまとまりとして把握できるが、視覚からはその対象とその意味を連合できず、なんであるかがわからない症候(Lissauer, 1890)。視覚以外の入力からは、その対象を同定し、言語的に説明できる。形の異同弁別、模写は可能である。病巣は、両側の後頭葉側頭葉であり、腹側経路を含んでいると考えられ、通常一次視覚野は保持されている。(海野聡子、武田克彦)

**■色彩失認** しきさいしつにん color agnosia 視覚対象の形態は認知できるが、その色がわからない状態をいい、色彩関連症状の総称として使われる場合が多い。すなわち、①大脳性色盲、②色名呼称障害、③特異的色彩失語、④失語に伴う色の障害、の4つが色彩失認の中に含まれる。

**大脳性色盲** だいのうせいしきもう central achromatopsia 眼球自体ではなく、中枢神経系の異常により生じる色覚障害。患者は障害を自覚し、「世界が灰色に見える」「全体が埃で汚れている」などと訴える。色の区別がつかないが、色に関するイメージは保たれており、言語的に説明したり色名を言うことは可能である。両側または一側後頭葉腹側下部(舌状回・紡錘状回を含む)の損傷により生じる。上方の視野欠損を伴い、両側病変では相貌失認や地誌的障害を合併しやすい。

**色名呼称障害** しきめいこしょうしょうがい color anomia 視覚提示された色の名前を言えない症候である。色の区別はつき、色イメージも保たれている。すなわち、色は正しく知覚され、色の概念も保たれているが、それらの間の情報離断により生じる。純粋失読に合併しやすく、右半盲を伴う。左後頭葉内側と脳梁膨大部の病変が同時に存在する場合にみられ、原因として左後大脳動脈領域梗塞が多い。

**特異的色彩失語** とくいてきしきさいしつご specific color aphasia 失語を呈する中で、色名呼称と色にかかわる言語性課題が特異的に障害される症候である。色自体の区別はできる。色名がかかわらない課題でも、塗り絵では不適切な色鉛筆を選択したり、color absurdities 課題(不適切な色に塗られたものを不適切と指摘できるかをみる課題)で誤りがみられる。左下頭頂小葉病変で生じ、左頭頂葉後部の皮質下出血での報告がある。

**失語に伴う色の障害** しつごにともなういろのしょうがい 失語が基盤にあり、色名呼称や色の認知に障害が及んでいる状態。

色彩失認の検査は、おおよそ、ⓐ視覚–視覚課題、ⓑ言語–言語課題、ⓒ視覚–言語課題、ⓓ言語–視覚課題、に分けられ(**表**)、これらの成績の組み合わせにより、①〜④の鑑別がある程度可能である。大脳性色盲では、色覚自体の検査(ⓐ)で障害が強い。特に Hue test が不良である。色名呼称障害では、ⓐや色名想起課題(ⓑ)は良好だが、提示された色の名前を言う課題(ⓒ)や、検査者が言った名前の色を指し示す課題(ⓓ)は不良である。特異的色彩失語および失語に伴う色の障害もⓒとⓓが不良

■色彩失認のそれぞれの検査における結果■

| | 検査法 | 大脳性色盲 | 色名呼称障害 | 特異的色彩失語 |
|---|---|---|---|---|
| ⓐ視覚–視覚課題 | 石原式 | △ | ○ | ○ |
| | Hue test | × | ○ | ○ |
| | 色合わせ | △ | ○ | ○ |
| | 塗り絵 | △ | ○ | × |
| | color absurdities | △ | ○ | × |
| | 色相分類 | △ | ○ | × |
| ⓑ言語–言語課題 | イメージからの色名想起 | ○ | ○ | × |
| | 色名想起 | ○ | ○ | × |
| | 特定の色のアイテムを想起 | ○ | ○ | × |
| ⓒ視覚–言語課題 | 提示された色の呼称 | △ | × | × |
| ⓓ言語–視覚課題 | 色の指示 | △ | × | × |

○：良好、△：重症度による、×：障害



だが、ⓓも不良であるほか、ⓐのうち塗り絵や色相分類も不良である。特異的色彩失語では、色に対する特異性が強い。(永井知代子、海野聡子、武田克彦)

■ **失行失認症**　しっこうしつにんしょう　apractognosia　視空間失認により周囲と自己との空間形態の視覚イメージを構成する機能が障害され、知覚と運動が未分化な状態となる。その結果正しい行為がコントロールできなくなり、構成障害が生じる。(砂川耕作、種村留美)

■ **手指失認**　しゅししつにん　finger agnosia　指の定位障害(Benton, 1959)。検者が触れた指の名前を答えられない指の呼称障害、検者が言った指を自分で指さすことができない言語命令での指さしの障害、両手を覆って見えないようにして、検者が触った指を答えられない指の同定障害を呈する。通常、両手に現れる。ゲルストマン症候群の徴候の１つである。病巣は、左角回と関連が深いとされる。(海野聡子、武田克彦)

■ **触覚失認**　しょっかくしつにん　tactile agnosia　視覚・聴覚など、ほかの感覚器を介して対象が何なのかを認知できても、触覚を介すると認知できない状態。例えば、鉛筆を見て鉛筆とわかり、鉛筆という単語の聴覚理解も可能で、またどういう用途でどのように使うかを言語やジェスチャーで示すことが可能であるのに、閉眼で鉛筆を握らせるとわからず、使用法を示すこともできない状態をいう。意味的に関連するものを選ぶこともできない。顕著な体性感覚障害はないのが条件であり、通常一側下頭頂小葉病巣で対側の手に生じる。(永井知代子)

astereognosia　失立体覚。狭義の触覚失認は、要素的感覚が保たれ、素材弁別や形態弁別も保たれているのに、物品に触れてそれがなんであるかを認識できない状態。病巣はまだ確定されていないが、左または右角回深部が推定。視床損傷例もある。出現メカニズムは、角回深部の病巣で、頭頂葉前部の体性感覚連合野が側頭葉下部の意味記憶系から離断したとする説、触覚系が触覚の意味記憶系から離断した、もしくは触覚の意味記憶が損傷したとする説がある。(田中裕)

**一側性触覚失認** いっそくせいしょっかくしつにん unilateral tactile agnosia 一般に、身体の一側にのみ出る症状は一次領野損傷による基本的な運動・感覚障害(麻痺、感覚低下など)が多く、高次脳機能障害である失認は両側症状であることが期待される。しかし触覚失認に関しては、一側頭頂葉・頭頂弁蓋・島などの損傷により、対側の上肢に症状が出る一側性触覚失認が多い。これには、一次領野である中心後回病巣がかかわっている可能性や、触覚からの物体認知には要素的な知覚認知が不可欠であることなどが指摘されている。(永井知代子)

**形態失認** けいたいしつにん amorphognosie 触覚を介して、実物の形態の把握や、二点識別や形などの把握の能力が失われる症候である。温度や重量、粗滑さなどの素材の認知が困難になる素材失認と、形態失認は一次性の触覚失認と呼ばれており、素材や形の認知に異常はないが、具体物の認知が困難となる症状は二次性の触覚失認と呼ばれている。一次性と二次性を合わせた症状が広義の触覚失認であり、二次性のみの場合が狭義の触覚失認に相当する。中心後回や縁上回、角回、縁上回と角回を含む領域などの病変によって症状が出現してくる。(時田春樹)

**触覚失語** しょっかくしつご tactile aphasia 触覚を介して対象を認知することは可能だが、その名称を言うことができない状態(触覚性呼称障害)。認知はできる点で、触覚失認とは異なる。すなわち、触れたものの素材や形態がわかり、また意味的連合(バットとボールのような意味的関連のある対象を、触覚を介して選ぶこと)は可能であることから、触覚失認との鑑別が可能である。触覚失認–触覚失語の関係は、視覚失認–視覚失語と基本的に同様である。(永井知代子)
同触覚性呼称障害

**触覚遂行テスト** しょっかくすいこう── tactual performance test 触覚による形態認知とその表出能力をみるテスト。被検者は閉眼で種々の形の穴(15 歳以上では 10 個、それ以下では 7 個の穴)が開いた板を触り、その穴にちょうど当てはまるブロックを見つけ出す。利き手、非利き手、両手の順で行い、それぞれの試行にかかった時間と正答数を記録する。その後、被検者は今閉眼で触れていた板の、どこにどのような穴があったか、描画により示すよう教示される。したがってこの検査は、触覚から形態を認知し、イメージし、記憶したものを視空間的に想起して再構成する能力をみる。(永井知代子)

**触覚認知の神経機構** しょっかくにんちのしんけいきこう neural mechanisms of tactile recognition 皮膚などの受容器に与えられた刺激は、末梢神経を経て脊髄に入った後、2つの経路を経て大脳皮質に伝わる。一方は脊髄視床路を通って視床に至る経路で、一般に温痛覚を伝える。他方は内側毛帯路を通って視床に至る経路で、触覚・固有覚を伝える。いずれもSI(一次体性感覚野、中心後回)とSII(二次体性感覚野、頭頂弁蓋と島)に投射する。SIは体部位局在があり、要素的な知覚にかかわる。頭頂弁蓋(および島)と、上頭頂小葉・下頭頂小葉(縁上回・角回)およびそれらを分ける頭頂間溝は、触れた物体がなんであるのかなどの、より高次の処理にかかわる。(参照：触覚経由での対象認知)(永井知代子)



**素材失認**　そざいしつにん　ahylognosia　触覚の検査値が正常か、大きな障害がないのに、冷温、硬軟、軽量、粗滑の弁別ができず、閉眼で物品に触れてその素材がわからない。頭頂葉の損傷が疑われる。(遠藤邦彦)

**統覚型触覚失認**　とうかくがたしょっかくしつにん　apperceptive form of tactile agnosia　触覚失認をその性質から統覚型と連合型に分ける場合があり、この分類は視覚失認と同様である。統覚型は、触覚失認の原因が要素的知覚を統合するレベルにあるもので、失立体覚(astereognosis)と同義に扱われる場合もある。要素的知覚には、形状やサイズなどの知覚と、重さ・質感・密度などの知覚があり、前者の知覚障害を形態失認(amorphagnosia)、後者を素材失認(ahylognosia)と呼ぶ場合もある。これらの統合に問題が生じた結果、その対象がどのような構造でなんという物体なのかがわからない。(永井知代子)

同失立体覚

**両側性触覚失認**　りょうそくせいしょっかくしつにん　bilateral tactile agnosia　触覚失認は、一側の病巣により対側に症状の生じる場合が多いが、一側病巣により身体両側に生じたとする報告も散見される。本来の失認の概念からすると、これは正しい失認の症状である。しかし、よくみると病巣も両側であったり(つまり一側性触覚失認が左右半球の複数病巣により生じている)、半側空間無視があり注意障害が影響していた可能性が考えられるなど、現在のところ否定的な見方が強い。(永井知代子)

**連合型触覚失認**　れんごうがたしょっかくしつにん　associative form of tactile agnosia　触覚失認をその性質から統覚型と連合型に分ける場合があり、この分類は視覚失認と同様である。連合型は、統覚型と異なり、触覚の要素的知覚には問題がない。しかし、それらを結びつけて1つの意味ある物体として認知することができない。これを狭義の触覚失認とし、統覚型と合わせて広義の触覚失認とする場合がある。統覚型・連合型という失認の二分法の背景には、認知過程に知覚と意味理解の2段階があり、それらの間の離断により失認が生じるという基本概念がある。(永井知代子)

■**身体失認**　しんたいしつにん　asomatognosia　自己身体に関する認知に異常が生じ

た状態。本来の失認、すなわち視覚失認・触覚失認などの感覚モダリティ特異的な認知障害とは異なる。半側(片側)身体失認と両側性身体失認に分けられる。半側身体失認には、自己身体の半身が存在しないかのように振る舞うタイプと、逆に半身の喪失感を訴えるタイプがある。両側性身体失認には、ゲルストマン症候群における手指失認や、身体部位失認がある。(永井知代子)

**身体部位失認** しんたいぶいしつにん somatotopagnosia(autotopagnosia) 身体全体の中の各部位の認知が障害された状態。指示に従って、自己身体の部位を指し示すことができない。自己身体のみならず、他者(検査者)の身体や身体図における各部位を指し示すこともできず、隣接部分や意味的に関連した部分を指す。通常その部位の名前を言うことはできるが、検者が自身の身体部位を指したり、身体図に示している部位と同じ部位を自己身体で示すことはできない。左頭頂葉病変を認める場合が多い。(永井知代子)

**半側身体失認** はんそくしんたいしつにん hemiasomatognosia 身体失認は、半側身体失認と両側性身体失認に大別される。さらに半側身体失認には、意識された半側身体失認と意識されない半側身体失認がある。意識された半側身体失認は、半側身体に関する喪失感、変形感、異物感、運動覚幻覚、幻肢などを含む異常な認知経験のことをいう。一方、意識されない半側身体失認は、麻痺の否認(バビンスキー型病態失認)や無感知、自身の身体半側を無視し使おうとしない行動異常などを含んでいる。(参照:無視症候群>半側身体失認)(大沢愛子)

**■身体失認・ソマトパラフレニア** しんたいしつにん―― asomatognosia, somatoparaphrania 麻痺肢をあたかも存在しないかのよう振る舞い、問いかけに対して自分のものとは認めない症状を身体失認というが、身体失認の存在下で、単に無視または否認するだけでなく、麻痺肢を「他人のもの」と訴えるなど、異常な判断を示す症状をソマトパラフレニアという。上肢に多く、下肢には稀である。麻痺側上肢を、知人の手と訴えることが多いが、麻痺肢を擬人化したり、単に「自分の手ではない」と非所属感のみを訴える場合もある。右半球損傷でみられることが多い。(参照:無視症候群>身体パラフレニア)(森志乃)

**■身体図式** しんたいずしき body schema 自己身体が、空間の中にどのように展開しているのかに関する表象。体性感覚、視覚、聴覚、運動覚など、多感覚が関係して形成していると考えられる。身体図式の障害により、身体部位失認、ゲルストマン症候群の手指失認など、さまざまな身体失認が生じる。(永井知代子)

**■相貌失認** そうぼうしつにん prosopagnosia 脳損傷により顔の認知が選択的に障害された状態。家族など、以前からよく知っている人物の顔(既知または熟知相貌)

を見ても誰かわからないが､声を聞いたりしぐさを見ると直ちに誰なのかがわかる。つまり、顔以外の情報があれば人物同定が可能である。また新たに知り合った人物の顔(未知相貌)は、何度会っても覚えられず、顔だけからは見分けることができない。近年では、脳損傷が明らかでなく、小児期から症状を認める、発達性相貌失認が注目されている。(永井知代子)

**顔認知の神経基盤**　かおにんちのしんけいきばん　neural basis of facial recognition　相貌失認をきたす脳部位は、一般に右または両側の後頭側頭葉内側、特に紡錘状回を中心とした領域である。紡錘状回の一部は、機能画像研究において顔を見ることで活動する領域として知られ、紡錘状回顔領域(fusiform face area：FFA)とも呼ばれる。また、さらに後方内側にも後頭葉顔領域(occipital face area：OFA)と呼ばれる顔認知にかかわる領域がある。これら顔領域と、人物情報を貯蔵ないし統合する側頭葉前部がネットワークを形成して顔処理を営むと考えられている。(永井知代子)

**潜在的認知**　せんざいてきにんち　covert face recognition　相貌失認患者は、しばしば顔の区別がまったくつかないと述べるが、そのような場合でも、異同判断や類似性判断などではチャンスレベル以上に得点する場合がある。これは潜在的になんらかの区別ができていることを示唆し、潜在的認知(コバート認知)といわれる。この機序の説明としては、残存している顔弁別能の反映であるという説と、顔処理システムと意識システムの解離だという説がある。(永井知代子)

同コバート認知

**統覚型相貌失認**　とうかくがたそうぼうしつにん　apperceptive form of prosopagnosia　目や鼻など、顔の各部分は知覚できるが、顔全体としてどのような特徴の顔なのかがわからず、顔の弁別ができないタイプの相貌失認をいう。この場合、臨床検査上は、熟知相貌の人物同定ができないのみならず、未知相貌の弁別ができず、2 人の人物の写真の異同弁別や同じ人物を抽出するマッチングができない。後頭葉顔領域(OFA)の病巣がかかわるといわれる。(永井知代子)

**発達性相貌失認**　はったつせいそうぼうしつにん　developmental prosopagnosia　脳の器質的損傷がなく、視覚や知的機能に問題はないにもかかわらず、顔という視覚情報から個人を特定することができない障害であり、この症状は生涯にわたって続くものである。顔を見て誰かわからないが、声や髪型、服装、仕草や動作などを手がかりにして人物を特定する。(小西海香)

同先天性相貌失認

**連合型相貌失認**　れんごうがたそうぼうしつにん　associative form of prosopagnosia　顔の知覚には問題がなく、どのような特徴の顔なのかをある程度説明できるが、それが誰の顔なのか、人物同定に結びつけることができないタイプの相貌失認をいう。臨床検査上は、未知相貌の弁別などは良好だが、熟知相貌の人物同定ができない。紡錘状回顔領域(FFA)から側頭葉前方の病巣で生じるといわれる。(永井知代子)

■**聴覚失認**　ちょうかくしつにん　auditory agnosia　脳損傷により、純音聴力の著しい障害がないのに自然音(例：動物の鳴き声)を理解できない①自然音の聴覚失認[auditory (environmental) sound agnosia]、音楽を理解できない②音楽の聴覚失認(sensory amusia または receptive amusia)、自然音を理解できるのにことばを聴き取ることができない③言語音の聴覚失認(verbal auditory agnosia)＝純粋語聾(pure word deafness)、を生じる。左または両半球の聴放線、横側頭回、ウェルニッケ領野皮質下の損傷が疑われる。

・**リハビリテーション**…聴覚失認のリハビリテーション方法はほとんど知られていない。なぜなら、純粋例は稀で、しかもそのような症例は、退院の時期にやっと純粋例であることを証明でき、しかもその時期までに症状が急速に改善するからである。聴覚失認の中でも純粋語聾では、重いときは lip reading のリハビリテーションが効果的とされている。また、聴覚失認全般のリハビリテーションには Fast ForWord LANGUAGE (https://www.scilearn.com/products/fast-forword/language-series)が有効とされている。(遠藤邦彦)

■**同時失認**　どうじしつにん　simultanagnosia　複数の視覚刺激に視覚性注意が向かず、状況図や視空間の全体が捉えられない。状況図内の要素の関連が理解できない障害を意味する場合と複数の対象に同時に視覚性注意が向けられない場合とは異なった障害であるが、いずれの症状にもこの用語が用いられる。(種村純)

**意味型同時失認**　いみがたどうじしつにん　semantic form simultanagnosia　同時失認の概念の提唱者である Wolpert の考えに近い病態。背側型同時失認とは異なり一度に複数の対象を見ることには問題がなく、腹側型同時失認とは異なり複数の対象の処理の遅れもなく、視覚失認とは異なり情景を構成する個々の対象がなんであるかはわかるにもかかわらず、情景画などの全体が表す事態などの意味がわからない。ただし、このように高次な障害が、実際にほかの障害を背景とせず、視覚に限って生じうるかについては議論もある。(平山和美)

同Wolpert 型同時失認

**知覚型同時失認**　ちかくがたどうじしつにん　perceptual form simultanagnosia　臨床類型を3つに分けた同時失認の1つ。左側後頭葉〜側頭葉領域が責任病巣とされている。逐次読みが特徴的な失読を伴い、状況図を示されると時間をかければ複数の対象を認知することはある程度可能である。そのため対象の視覚情報処理の容量/

速度が低下していることと関連が深いと考えられている。Farahのいう腹側型同時失認に概ね相当する。臨床類型3つの残り1つは意味型同時失認で、この分類は大東(2000年)による。(宮崎裕子)

**注意型同時失認** ちゅういがたどうじしつにん attentive form simultanagnosia 臨床類型に3つに分けた同時失認の1つ。Farahのいう背側型同時失認に概ね相当する。責任病巣として角回を含む両側頭頂葉領域が知られる。この領域はバリント症候群の視覚性注意障害とも関係が深い。視空間の枠組みが失われたために場所を選んで注意を向けることができなくなる。したがって、状況図や風景を見たときに個々に見えた部分についてはそれがなんであるか認知できるが、同時に複数の対象に注意を向けることは困難であり全体として意味がとれない。文の読みは困難となるが見えた単語は正しく読むことができる。対象が動くと個々に見えた部分も見えなくなってしまう。また、対象が断片的にしか見えない、急に消えたり現れたりするという自覚症状を伴うことが多い。(宮崎裕子)



**腹側型同時失認** ふくそくがたどうじしつにん ventral simultanagnosia 複数の視覚対象を同時には認知できないが、時間をかければ、それぞれの対象を認知できる症候である。症状として、失読を呈し、逐次読みが特徴である。病巣は左後頭側頭接合部である。Farah(1990)は、統覚型視覚失認には、腹側型同時失認と、狭義の統覚型視覚失認、背側型同時失認、知覚的カテゴリー化が含まれるとした。(海野聡子、武田克彦)

**背側型同時失認** はいそくがたどうじしつにん dorsal simultanagnosia 十分な視野が保たれているのに、一度に限られた数(重症の場合は1つ)の対象しか見ることができない。音を聞いたり触ったりすれば、複数の対象を意識できる。個々の対象の認識には問題がない。しかし、患者が(星条旗の星など)対象の一部を1つの対象と考えてしまうと、それしか見えなくなる。何か見えるものに注意を集中すればするほど症状が強くなる。両側後頭頭頂領域の病変による場合が多い。(平山和美)

同視覚性注意障害

**■病態失認** びょうたいしつにん anosognosia 広義には、「自分の病態に気づかない」状態をいい、皮質盲や皮質聾に対するアントン症状、左片麻痺の否認を呈するバビンスキー型病態失認、健忘症候群や社会的行動障害などにおける病態失認、ウェルニッケ失語における病識の欠如などが代表的である。いずれも、認知機能障害の存在に対する自覚的意識が存在しないという側面を有し、「認知と意識の解離がある状態」とも捉えうる。(大沢愛子)

**アントン型病態失認** ——がたびょうたいしつにん anosognosia in Anton syndrome 自己の盲や聾に対する無認知をいい、多くは両側後頭葉病変による皮質盲など、中枢性障害による盲や聾に随伴して観察される。盲に伴うことが多く、狭義に用いて、盲に対する無認知をアントン症状と区別することもある。患者は、まるで見えているかのように振る舞い、視覚体験を主張し盲を否認する。見えていないことに無関心となる場合もある。多くの場合、見当識障害や健忘症状を伴う。錯乱、見当識障害、健忘、作話、多幸、幻視などが関与している可能性も指摘されている。(森志乃)
同視覚性病態失認、アントン症候群

**ウェルニッケ失語における病態失認** ——しつご——びょうたいしつにん anosognosia in Vernice aphasia ウェルニッケ失語症例において、豊富なジャルゴンや錯語の発話をしながらも、平然として話し続け、それに気づいていないと思われる状態をいう。自身の発話の誤りを修正しようとする傾向がまったく認められない場合も多い。言語活動へのフィードバックがうまく機能しないという認知活動の障害により意識化が障害され、病態失認の様相を呈している可能性も指摘されているが、意識化自体の障害が多少なりとも関与している可能性も否定できない。(森志乃)

**バビンスキー型病態失認** ——がたびょうたいしつにん anosognosia of type Babinski 1914年Babinskiによって記載された、左の麻痺を否認する、あるいは左の麻痺に気づいていたとしても深刻味に乏しく、麻痺に無関心である病態をいう。右半球頭頂葉を含む広範な病変でしばしば生じ、原則として右半球症状として捉えられている。急性期〜亜急性期にみられることが多いが、時に慢性化する症例もある。発生機序として、偏在する身体図式の解体、作話、注意覚醒障害など諸説あるが、いまだ確定された見解はない。(森志乃)

**■ランドマーク失認** ——しつにん landmark agnosia 地誌的障害は、目の前の建物がなんであるかはわかるが、その角をどちらに行けばよいかわからないために道に迷う道順障害と、熟知している家屋や街並を見てもそれがわからないために道に迷う街並失認の2つに分類されることが多い。しかし、報告者によっては、地誌的障害を、①egocentric disorientation、②heading disorientation、③landmark agnosia、の3つに分類することがある。①と②は道順障害に相当し、③は街並失認に相当する。(参照：地誌的障害＞街並失認、地誌的障害＞道順障害)(時田春樹)

**失文法**　しつぶんぽう　agrammatism　Pitres[1]によれば、1800年代の初めにDeleuzeによって、文レベルの発話において、語尾変化のない動詞(不定形、基本形)ばかりが出現し、代名詞を用いない症例の存在が報告された。その約60年後にKussmaul[2]により失文法(Agrammatismus)の概念が導入された。1970年代にはTissotらが、さまざまな症例報告に基づき、失文法の特徴を「機能語の省略、動詞に比べて名詞の表出が目立つ、動詞の活用形が語尾変化のない形に置換され、人称、数、性の一致もない」と表した[3]。初期にはフランス語、ドイツ語、ロシア語話者の報告が多く、これらの言語に共通した特徴があることが示された。ただし、ロシア語では動詞が語尾変化のない形に置換される現象はないとの報告もあった[4]。現在は、失文法の症状は言語によりさまざまであることが知られている。中国語のように動詞活用のない言語では時制や一致の省略/置換は観察されない。ドイツ語などのように決定詞や名詞に顕在的な格変化の起こる言語ではそれらの誤りが観察される。日本語では助詞の省略や置換の報告が多い。失文法は主に発話面の特徴に目が行きがちだが、理解面にも影響が及ぶ。非可逆文に比べて可逆文の理解が、また能動文に比べて受動文の理解が困難であることなどは多くの言語で報告がある。また、患者によっても出現する症状はさまざまで、すべての失文法患者が共通の障害パタンを示すわけではない。失文法が発話面のみに現れ、理解面には出現しない患者や、ある機能語の使用障害があってもほかの機能語については保たれている患者、機能語の省略より動詞の省略が目立つ患者、その逆を示す患者などの報告がある。

失文法の本質は何かという問いに、現在のところ、統一的な答えはないといっても過言ではないが、長年にわたって、言語学的表象の障害と捉える説と、処理の障害と捉える説が展開されてきた。痕跡消失仮説(Trace Deletion Hypothesis)[5][6]、すなわち文中のある要素、例えば名詞句が移動するとき、移動前の位置を示す痕跡が消え、文の構造がわからなくなるとする説や、文の構造を表す構造木の刈り込み仮説(Tree Pruning Hypothesis：TPH参照)、すなわち英語のWH要素は節の先頭にあり文構造上最も上位にあるが、高い位置の要素ほど処理が困難で、いわば木がある高さで刈り込まれた状態になりもとの枝振り(文構造)がわからなくなるとする説[7]のような言語学的理論に基づいた説明では、失文法は表象の障害であるとされる。すなわち、失文法患者は文中の抽象的な言語学的表象が利用できなくなるとする。

失文法は処理の障害であるとの説には、適応理論[8]や資源の配分理論[9]がある。適応理論は、失文法発話では、語彙的意味に乏しい機能語や活用語尾などの形態素を省略することで発話の負担を軽減させている、とするPick[10]の説を引き継いでいる。処理障害説に立つ多くの研究者は、失文法は言語に固有の処理の障害であるとの意見をもつ。Bastiaanse ら[11]や Thompson[12]は、失文法は例えば SOV/SVO（S：主語、O：目的語、V：動詞）といった各言語の基本的な語順から、要素の移動に伴って派生した文を構築したり解析することや、複雑な項構造をもつ動詞に基づき文中の名詞句に意味役割を付与すること、などの言語学的操作の処理障害であるとする。

失文法症状はブローカ失語例に出現することが一般的に知られている。しかし Bonakdarpour ら[13]は、WAB-R、名詞と動詞の呼称検査、典型語順と非典型語順の文の理解と産生検査、文法形態素の発話検査の結果から失文法と診断された複数の症例につき、MRI T1 強調画像から MRIcro を用いて病巣を描出したところ、Kertesz ら[14]が報告したブローカ失語例の病巣と一部は共通していたが、ほかにもシルビウス裂周辺の上側頭回と下頭頂回が含まれており、共通ではない部位も関与することを示している。（渡辺眞澄）


1）Pitres A：L'aphasie amnesique et ses varietes cliniques. Alijean, Paris, 1898.
2）Kussmaul A：Die Stoerungen der Sprache. Leipzig, Vogel, 1877.
3）Tissot R, et al：L'agrammatisme：Etudes neuropsycholinguistiques. Dessart, Brussels, 1973.
4）Kean M-L：Agrammatism. Academic Press, Orlando, 1985.
5）Grodzinsky Y：Language deficits and the theory of syntax. Brain and Language 27：135-159, 1986.
6）Grodzinsky Y：Trace deletion, theta-roles and cognitive strategies. Brain and Language 51：467-497, 1995.
7）Friedmann N, Grodzinsky Y：Tense and agreement in agrammatic production：pruning the syntactic tree. Brain and Language 56：397-425, 1997.
8）Kolk HHJ, Heeschen C：Agrammatism, paragrammatism and the management of language. Language and Cognitive Processes 7：82-129, 1992.
9）McNeil MR, Odell K, Tseng C-H：Toward the integration of resource allocation into a general theory of aphasia. Clinical Aphasiology 20, Prescott TE（ed）, pp21-36, PRO-ED, Austin, 1991.
10）Pick A：Die agrammatischen sprachstorungen. Springer, Berlin, 1913.
11）Bastiaanse R, van Zonneveld R：Sentence production with verbs of alternating transitivity in agrammatic Broca's aphasia. J Neurolinguistics 18（1）：57-66, 2005.
12）Thompson CK：Unaccusative verb production in agrammatic aphasia：the argument structure complexity hypothesis. J Neurolinguistics 16：151-167, 2003.
13）Bonakdarpour B, Lukic S, Garibaldi K, et al：Lesion Volumes in Agrammatic Aphasia：The Role of the Posterior Perisylvian Region for Syntactic Processing. Presented at 46th annual meeting of the Academy of Aphasia, Turku, Finland, 2008.
14）Kertesz A, Lesk D, McCabe P：Isotope localization of infarcts in aphasia. Arch Neulol 34（10）：590-601, 1977.


**疾病無関知**　しっぺいむかんち　⇨無視症候群＞病態失認・疾病無関知

**失名辞**　しつめいじ　anomia　喚語困難（word-finding difficulty）を指す用語で、呼称障害と同義である。これは、脳血管障害による失語症患者以外に変性疾患による脳損傷患者でもみられる言語症状で、物品呼称（object naming）だけでなく動作呼称（action naming）でも観察される。「箱と矢印のモデル」と呼ばれる言語情報処理モデル（例えば Patterson & Shewell, 1987）[1]に基づく障害レベルの推定により、失名辞の分類が試みられてきた。このモデルは、各単語の特定の情報は単一の構成要素によって表現(局所表象：localist representation)され、単語の知識が心的辞書(mental lexicon)として箱の中に貯蔵されており、前の段階で処理された結果が次の段階へ伝達される「段階型」かつ一方向の言語情報処理を考える。呼称の場合、意味表象→音韻表象→音韻出力バッファーという情報処理過程が想定される。このモデルで「意味機能が保たれた失名辞失語患者が意味性錯語を生起する」現象を説明するには、「選択された単語の意味表象が、その音韻表象だけでなく意味的関連のある単語の音韻表象も活性化させる」という仮定[2)]が必要となる。



**意味性失名辞**(semantic anomia)は、意味表象レベルの障害による失名辞、**音韻性失名辞**(phonological anomia)は、音韻表象へのアクセス/音韻表象レベルの障害による失名辞である。なお、音韻性錯語を頻回に産出する伝導失語(conduction aphasia)を音素組み立ての障害(disordered phoneme assembly)と捉え、その障害を音韻性失名辞に含める立場もある。意味性失名辞の場合、単語理解障害を合併し意味性錯語への音韻キュー効果は非常に小さい。意味表象から音韻表象へのアクセスにおける障害、あるいは音韻表象の活性化が脆弱な音韻性失名辞の場合、単語理解は保たれ意味性錯語、迂言、音韻性錯語、無答など誤反応は多様であるが、音韻キューが促通効果を示す確率は非常に高い。音素組み立ての障害による場合、単語理解は保たれるが音韻性錯語への音韻キュー効果はほとんどみられない。こうした誤反応パターンと音韻キュー効果の有無の観察から失名辞の発現機序を理解することは、失語症の中核症状である呼称障害を改善させるセラピー方略を考えるために必須となる。(佐藤ひとみ)

同呼称障害、失名詞

1) Patterson KE, Shewell C：Speak and spell：dissociations and word-class effects. The cognitive neuropsychology of language Coltheart M, Job R, Sartori G (eds), pp273-294, Lawrence Erlbaum Associates Ltd., London, 1987.
2) Carmazza A, Hillis AE：Where do semantic errors come from? Cortex 26(1)：95-122, 1990.

**失名詞失語**　しつめいししつご　⇨失語症＞失名辞失語

**失名辞失語**　しつめいじしつご　⇨失語症＞失名辞失語

**実用コミュニケーションセラピー**　じつよう──　functional communication therapy　言語機能面の改善を目的とする訓練法とは異なり、コミュニケーションが実用的に伝わることを目指す訓練法である。

通常の日常コミュニケーションでは、音の誤りやことばの言い間違いがみられたり、文の構造が誤っていても、話し手のおおよその意図は通じることが多い。日常コミュニケーションでは、言語以外のさまざまな手がかりが介在しているからである。話しことばに付随するイントネーション・リズム・声の質・発話速度といったパラ言語情報や、言語外文脈として、その時々の状況理解、話し手と聞き手との関係性、お互いのパーソナリティ、聞き手のコミュニケーション態度など、言語以外のさまざまな手がかりがある。また音声言語・文字言語の言語的手段に加えて、表情・指さし・描画・ジェスチャーなどの非言語的手段も用いられている。さらには、話し手と聞き手がキャッチボールのようにやりとりを繰り返すことで、コミュニケーションが行われている。このような日常コミュニケーションで用いられているさまざまな手がかりや方法を利用して、実用的に、失語症者のコミュニケーション能力を改善させる方法である。

綿森ら(1990)は、実用コミュニケーション中心の治療法の原則として、①日常性の原則、②伝達性重視の原則、③ストラテジー活用の原則、④交流重視の原則、を挙げている[1]。体系立った訓練法としては、Davis ら(1981)による PACE(Promoting Aphasics' Communicative Effectiveness)[2]や Helm-Estabrooks ら(1991)による VAT(Visual Action Therapy)[3]がある。しかし実用面の改善を目指すためには、失語症者個々人の生活やニーズに合わせて、さまざまな工夫を行うことが大切である。(吉畑博代)

1) 綿森淑子, 竹内愛子, 福迫陽子, ほか：実用コミュニケーション能力検査. pp68-70, 医歯薬出版, 東京, 1990.
2) Davis GA, Wilcox MJ：Incorporating parameters of natural conversation in aphasia treatment. Language Intervention Strategies in Adult Aphasia, Chapey R(ed), Williams and Wilkins, Baltimore, 1981[横山巖, 河内十郎(監訳)：失語症言語治療の理論と実際. pp177-203, 創造出版, 東京, 1984].
3) Helm-Estabrooks N, Albert ML：Visual Action Therapy. Manual of Aphasia Therapy, Helm-Estabrooks N, Albert ML(eds), pp177-187, PRO-ED, Texas, 1991.

**実用コミュニケーション能力検査** じつよう――のうりょくけんさ ⇨失語症検査＞実用コミュニケーション能力検査

**失立体覚** しつりったいかく ⇨失認＞触覚失認＞astereognosia

**指定一般相談支援事業者** していいっぱんそうだんしえんじぎょうしゃ designated general consultation support business operators 長期にわたり、精神科などの入院・入所施設にいた障害者が地域生活へ移行、これを定着させる際に地域移行支援、地域定着支援を実施し、障害福祉サービスを利用する際には計画相談も実施する事業者。人員は管理者と相談支援専門員から構成され、指定は都道府県が行う。(伊賀上舞)

**指定障害児相談支援事業者** していしょうがいじそうだんしえんじぎょうしゃ designated children with disabilities(disabled child)consultation support service providers 障害児が通所支援を利用する場合に必要となる障害児支援計画の作成とそのモニタリングを支援する事業所。児童福祉法を根拠とし、人員は管理者と相談支援専門員から構成される。指定は事業者の所在地を管轄する市町村長が行う。(伊賀上舞)

**指定特定相談支援事業者**　していとくていそうだんしえんじぎょうしゃ　designated specific consultation support business operators　障害のある人が障害福祉サービスを利用する場合に必要となるサービス等利用計画の作成とそのモニタリングを支援する事業所。障害者総合支援法(障害者の日常生活及び社会生活を総合的に支援するための法律)を根拠とし、人員は管理者と相談支援専門員から成り、指定は事業者の所在地を管轄する市町村長が行う。(伊賀上舞)



**自伝的記憶**　じでんてききおく　⇨記憶＞自伝的記憶

**自伝的記憶検査**　じでんてききおくけんさ　⇨記憶検査＞自伝的記憶検査

**自動詞**　じどうし　intransitive verb　動詞を主語と目的語の関係に着目して分類した場合、目的語を取らず、動作が自己完結するもの(例：走る、死ぬ、笑う)。(参照：他動詞)(今井眞紀)

**自動車運転評価**　じどうしゃうんてんひょうか　driving evaluation　認知症者の自動車運転については、道路交通法上で認知症の重症度にかかわらず、一律に運転が禁止されている。これを絶対的欠格事由という。また、75歳以上の高齢者には、自動車免許更新時に講習予備検査が義務づけられている。一方、高次脳機能障害者は回復の可能性があるため、相対的欠格事由に該当し、一律に運転が禁止されない。この場合、神経心理学的検査やドライビングシミュレーターなどを用いた検査をもとに医師が診断し、最終的には都道府県公安委員会が運転の可否を決定する。(白山靖彦)

**自動車事故対策機構**　じどうしゃじこたいさくきこう　National Agency for Automotive Safety and Victim's Aid(NASVA)　自動車事故の発生の防止とその被害者の保護を図るため、1973年12月から自動車事故対策センターの名称で各種業務を行ってきたが、2003年10月より名称を自動車事故対策機構に改めた。業務内容には、①自動車事故防止のための事業(運行管理者などの指導講習、運転者の適正診断)、②自動車事故による被害者保護の増進のための事業(交通遺児などの援護、重度後遺障害者の援護)、③自賠責制度の周知宣伝および調査・研究とその成果の普及事業、がある。自動車事故の被害者に対する支援としては以下のものがある。

・NASVA交通事故被害者ホットライン…NASVAのサービスの概要と最寄りの支所などの連絡先の情報提供。交通事故に関するほかの相談窓口についても紹介が受けられる。

・脳損傷の高度治療を行うNASVA療護施設…自動車事故により脳を損傷し重度意識障害が継続する状態にある人に高度の治療・看護を行う専門の療護施設(病院)を全国で運営する。

・介護料の支給と訪問支援…自動車事故により脳や脊髄などに重度の後遺障害を負

い、自宅介護が必要となった人に介護料を支給し、訪問による相談支援も実施している。

・交通遺児等育成資金の無利子貸し付けと友の会…交通事故で保護者を亡くした児童に育成資金を無利子で貸し付け、家族も一緒に参加・交流できる「友の会」を運営している。(伊賀上舞)

**自動車税・自動車取得税の非課税**　じどうしゃぜい・じどうしゃしゅとくぜいのひかぜい　car tax-exempt　身体や精神に一定の障害がある場合、本人自らが運転する、または本人のために生計同一者や常時介護者が運転する車両に関して、申請により自動車税や自動車取得税が免除される。ただし、障害者手帳の等級や都道府県によって対応が異なるため、車検証の登録住所を管轄する都道府県税事務所に問い合わせが必要である。(白山靖彦)

**自動車損害賠償責任保険**　じどうしゃそんがいばいしょうせきにんほけん　automobile liability insurance　自動車の運行によって他人を負傷させたり、死亡させたりしたために、被保険者(保険の補償を受けられる者、具体的には保有者または運転者)が損害賠償責任を負う場合の損害について保険金などを支払う制度であり、適用は人身事故に限る。支払基準は**表**のとおりである。(白山靖彦)

| | 損害の範囲 | 支払限度額(被害者１名あたり) |
|---|---|---|
| 傷害による損害 | 治療関係費、文書料、休業損害、慰謝料 | 最高 120 万円 |
| 後遺障害による損害 | 逸失利益、慰謝料など | 神経系統・精神・胸腹部臓器に著しい障害を残して介護が必要な場合<br>常時介護のとき：最高 4,000 万円<br>随時介護のとき：最高 3,000 万円<br>後遺障害の程度により<br>第１級：最高 3,000 万円～<br>第 14 級：最高 75 万円 |
| 死亡による損害 | 葬儀費、逸失利益、慰謝料(本人および遺族) | 最高 3,000 万円 |
| 死亡するまでの傷害による損害 | (障害による損害の場合と同じ) | 最高 120 万円 |

**自動書字行動**　じどうしょじこうどう　automatic writing behavior　本来、書字は意識的に行う行為であるが、脳血管障害や脳腫瘍などの脳損傷例で自動書字行動と呼ばれる現象が生じることがある[1)]。これは、その場の状況にかかわらず同じような書字内容を書き連ねる症状をいう。患者は、口頭指示を受けたり書字命令や新聞の見出しなどが目に入ったりしたことを契機として、それらの指示文や見出しなどを保続的かつ反復性に、紙面の上端から下端まで、紙幅がなくなるまで何十行にもわ

たって書き続ける。そのような書字行為を自ら制止しようとはしない。書字の内容は、些末ではあるが1文字レベルではなく語や短文であり、いずれも判読可能である。空間的な特徴としては、行が整い文字の大きさも概ね揃っていることが挙げられる。このように書字行為は延々と続く一方、発動性は低下しており、無為で、発語は少ない。発現機序に関してはいまだ一定の見解はないが、右前頭葉血流低下例[2]や左内包梗塞例[3]が報告されていることから前頭前野皮質・基底核・視床を結ぶ大脳皮質-基底核ループの障害が示唆され、抑制障害による症状と推定される[4]。



自動書字行動と似た現象に**書字過多症**(hypergraphia)がある。書字過多症では、文字が無秩序に書き連ねられ空間的に不揃いになる一方、反復性ではなく、内容にはある程度の文脈がある。右中大脳動脈領域損傷によるとされ、症状の様相も発現機序も自動書字行動とは異なると考えられる[5]。(参照:失書>書字過多症)(佐藤睦子)


1) 佐藤睦子:書字の障害;失書症. よくわかる失語症と高次脳機能障害, 鹿島晴雄, 種村純(編), pp132-141, 永井書店, 大阪, 2003.
2) van Vugt P, Paquier P, Kees L, et al:Increased writing activity in neurological conditions;a review and clinical study. J Neurol Neurosurg Psychiat 61:510-514, 1996.
3) Suzuki K, Miyamoto T, Miyamoto M, et al:Transient automatic writing behavior following a left inferior capsular genu infarction. Case Rep Neurol 1:8-14, 2009.
4) Cummings JL:Frontal-subcortical circuits and human behavior. Arch Neurol 50:873-880, 1993.
5) Yamadori A, Mori E, Tabuchi M, et al:Hypergraphia;a right hemisphere syndrome. J Neurol Neurosurg Psychiat 49:1160-1164, 1986.


**自動的/意図的乖離** じどうてき/いとてきかいり automatic/voluntary dissociation

高次脳機能障害患者が、診察や検査場面では目的の行動ができなくても(意図的にはできない)、必要に応じて自然な状況下では同じ行動が可能になる(自動的にはできる)という、場面による能力の乖離をいう。例えば、失語症患者が、呼称課題でスプーンを見て「スプーン」と言えなくても、自宅で家族に「そのスプーン取って」と言える、というのが自動的/意図的乖離に当たる。同様に、失行症患者が、行為課題でスプーンを使うジェスチャーができなくても、食事をする際にはスプーンを使って食べることができる、という現象も自動的/意図的乖離である。もし、構音器官や手などの、より末梢に障害があるなら、このような乖離はみられず、常に特定の行動ができないはずである。乖離があるということは、ある行動ができないことの責任病巣がより中枢にあること、特に一次領野ではなく大脳連合野にあることを示唆している。この現象の機序説としては、意図的動作と自動的動作(ここでいう動作には発話なども含まれる)にかかわる脳領域に違いがあり、前者が障害されるか、または両動作をスイッチする脳領域に障害がある場合に生じる現象と捉えられている。例えば、外的刺激によって駆動される系は頭頂-前頭ネットワークで、意図的動作はこれにより営まれる。一方、内的な動機づけ(または手続き記憶)に基づき行われる動作は、辺縁系など大脳内側面を中心としたネットワークで営まれ、自動的動作はこれらの働きによる。前者のネットワークが障害されても後者が保たれていれば、自動的/意図的乖離が起こりうると解釈される。(永井知代子)

**自閉症** じへいしょう ⇨神経発達障害＞自閉症

**自閉症スペクトラム障害** じへいしょう――しょうがい ⇨神経発達障害＞自閉症スペクトラム障害

**社会資源** しゃかいしげん social resources 社会福祉ニーズを充足するために用いられるモノ・ヒト・カネなどの資材のこと。社会福祉に関する社会資源には、①金銭や福祉サービスを提供する機関や施設などの物質的資源、②福祉に関する知識や情報などを充足する情報的資源、③福祉従事者やボランティア、家族や近隣住民などの人的資源、④制度や社会関係で成立する権力、権限、信頼などの関係的資源、に分類することができる。あるいは、公的な社会資源(国、自治体)、民間営利の社会資源(福祉関連企業)、民間非営利の社会資源(NPO、ボランティア)、インフォーマルな社会資源(家族、親族、近隣住民)と、提供する主体の性質によって分類される場合もある。福祉サービスの提供主体を性質の異なる複数の部門で構成することを福祉多元主義という。要支援者は、「人間が社会生活を営むために欠かすことのできない基本的要件を欠く状態」[1]に置かれており、通常の生活に回復するためには、必要な社会資源を手に入れ、自らの生活を組み立てる必要がある。このとき、社会に散らばる適切な社会資源と要支援者をつなぐ働きを「ソーシャルワークの資源結合機能」という。資源結合機能には、①要支援者と社会資源をつなぐ紹介・連絡・調整の支援(仲介役割)、②差別や抑圧により社会資源から排除されている場合には奪われた権利を回復する支援(権利擁護・代弁役割)、③要支援者と福祉サービス提供機関の間で起こるトラブルの解決(調停役割)、④長期的な社会資源の配分を考える支援計画の作成(ケアマネジメント役割)、がある。(柳沢志津子)

1) 三浦文夫：社会福祉政策研究．全国社会福祉協議会，東京，1995.

**社会生活技能訓練** しゃかいせいかつぎのうくんれん ⇨リハビリテーション＞認知行動療法＞生活技能訓練

**社会的アプローチ** しゃかいてき―― social approach 機能回復を中心とするリハビリテーションが行われる回復期までの期間は、失語症患者は入院している場合がほとんどである。この時期を過ぎると、多くの場合は自宅を中心とする在宅の状況となる。この時期は一般に生活期と呼ばれ、機能の改善というよりは機能の維持、生活場面におけるコミュニケーションの拡大を図ることを目的とする言語訓練のほか、復職や生活の再建のための助言、社会資源の利用の勧めなども言語聴覚療法の内容となる。医療保険から介護保険への移行など、適用となる保険の制度が変わるのもこの時期である。復職や復学が目標となる例では、職場や学校で必要となる配慮に関する周囲の人々への説明・調整、また、復職・復学後の経過の見守りなども必要となる。復職がかなわぬ場合にも、よりよい社会適応という観点から、日常生活の中で趣味や地域活動などの中で何か生きがいとなる事柄を見つける援助も重要である。福祉センターなど社会資源の活用や友の会活動の紹介なども新しい活動の契機として有効な場合が多い。閉じこもりを防ぎ、身体的・精神的機能低下に陥らないように機能維持や予防的観点からのアプローチが必要となる場合もある。生活期には失語症患者の個々人が抱えるそれぞれの問題に個別に対応する必要がある。

ICF 国際生活機能分類(International Classification of Functioning, Disability and Health)では「心身機能・身体構造」「活動」「参加」の３つのレベルに加え、生活機能に影響を及ぼす背景因子として「環境因子」「個人因子」が取りあげられた。社会が障害のある人にどう対応するかという社会的意識の視点も含んで包括的に捉えようとする考え方である。ICF の普及に伴い、これらの流れが主流となり、障害のある人の社会参加を広げるためのさまざまな施策が推進されている。また障害の有無にはかかわりなく、国民の誰もが相互に人格と個性を尊重し支え合う社会、共生社会ということばやユニバーサルデザインということばを耳にする機会も増えている。一方で、特に高齢者を対象として、住み慣れた社会で生活し続けられる社会をつくる仕組みとして地域包括ケアシステムも導入されつつある。失語症患者の生活期の対応は、ICF でいうところの活動、参加というレベルが中心となる。機能レベルの維持や、心理的側面の支援のほか、社会資源の活用など、個々の失語症患者の抱えるさまざまな背景、問題に個別に取り組むことが求められる。失語症患者の社会的アプローチは、医療におけるリハビリテーションから在宅、あるいは地域でのリハビリテーションへの円滑な移行が重要である。(立石雅子)

## 社会的行動障害　しゃかいてきこうどうしょうがい　social behavior disorder

2001 年度に開始された高次脳機能障害支援モデル事業において集積した脳損傷者のデータを分析した結果、記憶障害、注意障害、遂行機能障害、社会的行動障害などの認知機能障害を主たる要因として日常生活、社会生活への適応に困難を有する一群が存在し、これらの者への支援や対策を促進する観点から、「高次脳機能障害」という用語を行政的に定義した。そして社会的行動障害の具体的な症状として、依存性・退行、感情コントロール低下、欲求コントロール低下、対人的技能稚拙、固執性、意欲・発動性の低下、反社会的行動を挙げた。このように社会的行動障害は、医学的な概念・分類というよりは、脳器質疾患の当事者や家族の困難さを把握し支援を行うべき行動障害のリストという側面がある。

列挙された社会的行動障害の原因としてはさまざまな症候や要因が考えられるが、①前頭葉損傷に直接由来するもの、②脳損傷後の適応障害により二次的に生じたもの、③この両者が複合して顕在化したもの、とに分けると整理しやすい。①については、前頭葉損傷に由来する神経心理学的行動障害の三類型(眼窩部損傷＝脱抑制、背外側部損傷＝遂行機能障害、内側部損傷＝発動性低下)の仮説をさらに当てはめて理解することができる。もっとも実際は、全例で、症候と損傷部位との関連が必ずしも明確にあるわけではない。すなわち①については、大脳辺縁系の機能不全・抑制不全、他者の心を推測する能力(心の理論)の欠損、自己の行動の帰結についての想像の欠如、報酬や罰を適切な意思決定に活かすことができない特性など、さまざまな要因が基盤にあることが考えられる。②については、不安障害(パニック障害も含む)、強迫性障害、気分障害(うつ病)、妄想性障害といった精神疾患類似の様相をしばしば呈する。対応として、環境調整も必要になる。実際は③の場合が多く、薬物療法、認知行動療法、環境調整などを組み合わせ、自身で行動を適応的なものに維持、あるいは修正できるように導くことが必要である。(先崎章)

■ **意思決定**　いしけってい　decision making　われわれは行動をする際に自ら行動選択を行い、その選択は未来を予測したうえで行われる。つまり、選択した行動から起こりうるであろう未来の状況を見据えて行動する。意思決定を行う状況では、論理的な道筋に沿うというよりも、多くの場合、自分自身の過去の経験や予測、そのときの情動などに依存し、直感的で素早い行動に決定される。この意思決定のメカニズムを Damasio らは前頭葉腹内側部に関連づけながらソマティック・マーカー仮説によって説明している。(成塚陽太)

■ **心の理論説**　こころのりろんせつ　theory of mind　心の理論説とは、自閉症スペクトラム障害児の側面として近年指摘されるようになっている仮説である。その中で、心の理論とは、ほかの人が自分と異なった考えをもっているということを理解する能力をいい、つまりは自分や他人には種々の精神の活動状態が存在することを想定できることを指す。一般的に、定型発達児では幼児期3〜4歳頃には他者の意図を了解できるようになるとされている。心の理論説とは、それが欠如していることにより心的存在としての他者がまるで存在しないかのような世界を自閉症者に強いており、そのため他者との相互交流や相互信頼を築くことが困難となるのではないかとの考え方である。(佐藤浩代)



■**ソマティック・マーカー仮説**　——かせつ　hypothesis of somatic marker　前頭葉腹内側部損傷患者の意思決定能力の障害を説明するためにDamasioらにより提唱された仮説[1)]。これは、外部からのある刺激によって引き起こされる情動的反応や自律神経系の反応(心拍数や呼吸数の増加など)が前頭葉腹内側部に影響を与え、「良い・悪い」という価値に従い、ふるい分けをし、意思決定を効率的に行うという仮説のこと。これに従うと前頭葉腹内側部を傷害された場合、知的機能に問題がないにもかかわらず、日常生活で適切な意思決定ができずに脱抑制的な行動が出現すると説明される。(成塚陽太)

1) Damasio AR：Descartes' error；Emotion, reason and the human brain. pp173-174, Putnam Publishing, New York, 1994.

■**脱抑制**　だつよくせい　disinhibition　情動のコントロールが不能になり、状況に対し衝動的に行動してしまう症状のこと。すなわち、してはいけない行動とことば上は理解していても、自身で抑えることができないことを指す。具体例として、生活場面では「突然、大声を出す」「葬儀の際に笑ってしまう」などその場に合わない言動や行動のみならず、「万引き」「交通ルール違反」などの違法行為に発展することもある。機序としては日常生活場面で適切な意思決定をすることができないなど前頭葉腹内側部の損傷によって、日常生活場面で意思決定ができないソマティック・マーカー仮説で説明されることがある。(成塚陽太)

■**破局反応**　はきょくはんのう　catastrophic reactions　解決できない課題に直面した場合、不安や困惑を示す、不機嫌になってかんしゃくを起こす、攻撃的になる態度のことであり、Goldstein K(1934)が脳損傷者の感情の反応として心的秩序が崩壊した状態として捉え記述したものである。逆に無関心反応(indifference reactions)とは、病態失認にまで至らなくとも自己の失敗や周囲の評価に関心がなく、気づかないまたは指摘を否定する態度をいう[1)]。(永森芳美)

1) 大橋博司：破局反応と無関心反応．脳と神経 26(2)：232, 1974.

**社会的出来事の記憶**　しゃかいてきできごとのきおく　⇨記憶＞自伝的記憶＞社会的出来事の記憶

**社会的認知**　しゃかいてきにんち　social cognition　表情、視線認知、仕草、プロソディなどの非言語的な信号を通して相手の心を推し量り、社会交流において効果的な行動に反映させることをいう。社会的認知の概念の発端として1990年Brothers[1]は、扁桃体、前頭葉眼窩皮質、上側頭回領域を主たる脳領域とする「社会認知神経ネットワーク」を基本とする社会脳仮説を提唱した。1998年Dunbar[2]は、霊長類種間では全脳に対する新皮質の割合と集団サイズに正の相関を認める研究を報告した。この研究は社会脳仮説を強く支持するものである。(成塚陽太)

1) Brothers L：The social brain；A project for integrating primate behavior and neurophysiology in a new domain. Concepts in Neuroscience 1：27-51, 1990.
2) Dunbar RIM：The social brain hypothesis. Evolutionary Anthropology 6：178-190, 1998.

**社会的リハビリテーション**　しゃかいてき――　⇨リハビリテーション＞社会的リハビリテーション

**社会脳**　しゃかいのう　social brain　複雑で個体数の多い集団に属するヒトが、集団の中で生き延び、適切に振る舞ってゆくためには対人関係において他者の意図を理解したり、他者がもつ怒りや嫌悪などの情動を理解したり、他者に共感することが重要となる。このような社会的能力を支えるのが社会的認知と呼ばれる認知機能である。社会的認知を支える神経基盤には、内側前頭前皮質(medial prefrontal cortex)、上側頭溝(superior temporal sulcus)、眼窩前頭皮質(orbitofrontal cortex)、扁桃体(amygdala)、前部帯状皮質(anterior cingulate cortex)、頭頂側頭接合部(temporo-parietal junction)、側頭極(temporal pole)、島(insula)などが含まれる。これら前頭葉・側頭葉・頭頂葉、および辺縁系に広がる広範な神経ネットワークを構成する脳構造を総称して、社会脳と呼ぶ。社会的認知に含まれる情報処理過程は単一のプロセスではなく、互いに一定程度独立した複数のモジュールから成ると考えられている。(生方志浦)

**社会福祉援助技術**　しゃかいふくしえんじょぎじゅつ　⇨ソーシャルワーク

**社会福祉協議会(社協)**　しゃかいふくしきょうぎかい(しゃきょう)　Social Welfare Council　地域住民のほか、福祉・保健・医療・教育などの関係機関や行政の参画と協働をもとに、地域社会におけるあらゆる福祉課題の解決を推進する役割として、全国・都道府県・市区町村に設置された組織。社協は、社会福祉法に基づき、地域の福祉課題を調査・分析し、ニーズに応じた計画の策定、関係機関などとのネットワークの構築・調整、社会資源の開発、地域住民などが主体となった福祉活動やボランティア活動、共同募金活動への協力などといった、福祉課題の解決を目的とした直接的・

間接的な支援事業を通して、地域の課題解決力の向上を推進する。具体的には、次のような事業などを展開しており、高次脳機能障害地域支援ネットワークを構築するうえで欠かすことのできない事業体である。

・**市区町村社会福祉協議会**…ふれあい・いきいきサロン事業、小地域ネットワーク活動推進事業、介護保険事業、障害者の地域生活支援事業、総合相談事業など。

・**都道府県・指定都市社会福祉協議会**…日常生活自立支援事業、福祉サービスの第三者評価事業、生活福祉資金貸付事業、生活困窮者自立支援事業、福祉人材の確保・育成に関する事業、ボランティア活動の推進に関する事業、災害ボランティアセンターの運営事業など。

・**全国社会福祉協議会**…都道府県・市区町村社協の支援に関する事業、新たな福祉課題に関する調査研究、社会福祉関係者の人材育成事業、社会福祉に関する広報・啓発事業など。（寺西彩）

**社会福祉実践**　しゃかいふくしじっせん　⇨ソーシャルワーク

**視野検査**　しやけんさ　perimetry　古典的には「片眼で１点を見つめたときに見える範囲」と定義されていたが、近年は「視覚の感度分布」と定義され、視標の提示方法によって静的視野検査と動的視野検査の大きく２つに分けられる。静的視野検査は、視標の面積は一定で輝度を変化させて一定の範囲内の測定点の閾値を求める。動的視野検査は、視標の面積と輝度を組み合わせて視標を見えないところから見えるところに動かし、見えた場所を記録してイソプタ（等感度曲線）を描く。視野は、眼球の網膜から視覚中枢までの視覚伝導路を投影することから、視野異常の現れ方によって視覚伝導路の障害部位の評価につながる。（林泰子）

**ジャーゴン**　⇨言語症状＞ジャルゴン

**視野障害**　しやしょうがい　⇨視空間性障害＞視野障害

**ジャパン・コーマ・スケール**　Japan Coma Scale(JCS)　わが国で広く普及している意識障害の程度を簡便に評価できるアセスメントスケールの1つ。覚醒状況によって大きく1桁から3桁まで分類され、さらにそれぞれの桁を3段階に分けている。3-3-9度方式とも呼ばれる(**表**)。数字が大きくなるほど意識障害の程度は深刻となる。それに加えて「不穏(restlessness)：R」「失禁(incontinence)：I」「自発性喪失(apallic state, akinetic mutism)：A)」の状態があれば、これらの状態を付加して表記する(例：JCS＝30R)。(出口一郎)

同3-3-9度方式

■ Japan Coma Scale(JCS) ■

| Ⅲ. 刺激をしても覚醒しない状態(3桁の点数で表現) |
|---|
| 300. 痛み刺激にまったく反応しない |
| 200. 痛み刺激で少し手足を動かしたり顔をしかめる |
| 100. 痛み刺激に対し、払いのけるような動作をする |
| Ⅱ. 刺激すると覚醒する状態(2桁の点数で表現) |
| 30. 痛み刺激を加えつつ呼びかけを繰り返すとかろうじて開眼する |
| 20. 大きな声または身体を揺さぶることにより開眼する |
| 10. 普通の呼びかけで容易に開眼する |
| Ⅰ. 刺激しないでも覚醒している状態(1桁の点数で表現) |
| 3. 自分の名前、生年月日が言えない |
| 2. 見当識障害がある |
| 1. 意識清明とはいえない |

**ジャルゴン**　⇨言語症状＞ジャルゴン

**ジャルゴン失語**　——しつご　⇨失語症＞ジャルゴン失語

**シャルル・ボネ症候群**　——しょうこうぐん　Charles Bonnet syndrome　明瞭な幻視であるが、幻視以外の幻覚や妄想を伴わず、幻視に対する病識をもつ症候群をいう。18世紀のスイスの哲学者Charles Bonnetが、白内障の手術を受けた自分の祖父および視力を失った自分自身に出現した明瞭な幻視体験を記載したことに端を発する。視力障害を伴う高齢者に多く、視力障害者では10％ほどに出現するとされている。光などの要素的で単純な幻視から人などの複雑な形の幻視まで出現する。末梢性だけではなく、中枢性の視覚障害でも出現する。脳血管障害などによる同名半盲では半盲視野内に明瞭な幻視が出現することがあるが、これもシャルル・ボネ症候群に当てはまる。発生機序の仮説には、感覚入力の低下による皮質の解放現象説などがある。責任病巣は後頭葉一次視覚野およびその周辺であるという報告がある。(船山道隆)

**周期性同期性放電**　しゅうきせいどうきせいほうでん　⇨PSD

**就業規則**　しゅうぎょうきそく　rules of employment　賃金や労働時間などの労働条

件、懲戒処分などの規律を定めた職場の規則。労働基準法で常時10人以上の労働者を使用する使用者に作成が義務づけられている。(吉岡昌美)

**自由再生** じゆうさいせい free recall 単語リストを提示した後、被検者に提示順と関係なく再生してもらう。提示の初頭部と終末部の再生率が高くなる。(種村純)

**就職促進給付** しゅうしょくそくしいんきゅうふ ⇨失業等給付>就職促進給付

**修正型電気痙攣療法** しゅうせいがたでんきけいれんりょうほう modified electroconvulsive therapy(m-ECT) 人工呼吸管理下で筋弛緩薬を用い肉眼的痙攣を抑えて行う電気痙攣療法。通常の電気痙攣療法と同様、脳内ではてんかん発作を起こすため、通常は脳波をモニターしながら行う。さまざまな精神疾患に効果を認め、特に老年期精神障害、重症うつ病や緊張病症状に有用であるほか、パーキンソン病に対しても精神症状、運動症状両面に効果を認める。薬物療法と比較し効果や安全性は優れるが再発率は高いといわれる。(高田武人)

**住宅改修** じゅうたくかいしゅう ⇨介護給付>住宅改修

**住宅入居等支援事業** じゅうたくにゅうきょとうしえんじぎょう support services such as house entering 障害者総合支援法に基づく地域生活支援事業(必須)で、賃貸契約による一般住宅(公営または民間の賃貸住宅)への入居を希望しているが、保証人がいないなどの理由により入居が困難になっている障害者に対し、入居に必要な支援(家主などへの相談、調整を含む)を行い、障害者の地域生活を支援するもの。具体的には不動産業者に対する物件斡旋の依頼や入居契約にかかる手続き支援、入居者である障害者と家主に対する緊急時の相談支援体制や関係機関との連絡調整などを行っている。(伊賀上舞)

同居住サポート事業

**住宅扶助** じゅうたくふじょ housing assistance 困窮のため最低限度の生活を維持することのできない者に対して、家賃、間代、地代などや補修費などの住宅維持費を現金で給付するもの。級地区分ごとに住宅扶助基準が決められているが、住宅に関連する費用がその額を超えるときは、都道府県、指定都市、中核市ごとに、厚生労働大臣が別に定める額(限度額)の範囲内で給付される。ただし、世帯員数、世帯員の状況、当該地域の住宅事情でやむを得ない場合には、限度額の1.3倍の額までが費用として認められる。原則は金銭給付であるが、宿所提供施設などを利用して現物給付が行われる場合もある。(柳沢志津子)

**集団援助活動** しゅうだんえんじょかつどう ⇨グループワーク

**集団援助技術** しゅうだんえんじょぎじゅつ ⇨グループワーク

**集団力学** しゅうだんりきがく ⇨グループワーク

**集中学習**　しゅうちゅうがくしゅう　⇨分散学習

**重度失語症検査**　じゅうどしつごしょうけんさ　⇨失語症検査＞重度失語症検査

**重度障害者等包括支援**　じゅうどしょうがいしゃとうほうかつしえん　comprehensive support for persons with severe disabilities　重度の障害者などに対して居宅介護、同行援護、重度訪問介護、行動援護、生活介護、短期入所、共同生活介護、自立訓練、就労移行支援および就労継続支援を包括的に提供するサービスである。対象者は次の表に掲げる者。（白山靖彦）

| Ⅰ類型 |
|---|
| ①障害支援区分６の「重度訪問介護」対象者であって |
| ②認定調査項目「1-1　麻痺等」の４項目においていずれも「ある」と認定 |
| ③認定調査項目「2-7　寝返り」において「できない」と認定 |
| ④認定調査項目「8　医療」において「レスピレーター装着あり」と認定 |
| ⑤認定調査項目「6-3-ア　意志の伝達」において「ときどき伝達できる」または「ほとんど伝達できない」または「できない」と認定 |
| **Ⅱ類型** |
| ①概況調査において知的障害の程度が「最重度」と確認 |
| ②障害支援区分６の「重度訪問介護」対象者であって |
| ③認定調査項目「1-1　麻痺等」の４項目においていずれも「ある」と認定 |
| ④認定調査項目「2-7　寝返り」において「できない」と認定 |
| ⑤認定調査項目「6-3-ア　意志の伝達」において「ときどき伝達できる」または「ほとんど伝達できない」または「できない」と認定 |
| **Ⅲ類型** |
| ①障害支援区分６の「行動援護」対象者であって |
| ②認定調査項目「6-3-ア　意志の伝達」において「ときどき伝達できる」または「ほとんど伝達できない」または「できない」と認定 |
| ③「行動援護項目得点」が「8点以上」と認定 |

**重度訪問介護**　じゅうどほうもんかいご　home-visit care for persons with severe disabilities　重度の肢体不自由者または重度の知的障害もしくは精神障害により、行動上著しい困難を有する人で常に介護を必要とする人に、自宅で入浴、排泄、食事の介護、外出時における移動支援などを総合的に行う。障害支援区分が区分4以上であり、次の①、②のいずれかに該当する者が対象となる。

①次の(一)および(二)のいずれにも該当する。

　(一) 二肢以上に麻痺などがある。

　(二) 障害支援区分の認定調査項目のうち「歩行」「移乗」「排尿」「排便」のいずれも「支援が不要」以外と認定されている。

②障害支援区分の認定調査項目のうち行動関連項目など(12項目)の合計点数が10点以上である。（白山靖彦）

**周波数弁別検査**　しゅうはすうべんべつけんさ　⇨聴覚検査＞周波数弁別検査

**就労移行支援**　しゅうろういこうしえん　transition support for employment　就労を

希望する65歳未満の障害者であって、通常の事業所に雇用されることが可能と見込まれる者につき、生産活動、職場体験その他の活動の機会の提供、その他の就労に必要な知識および能力の向上のために必要な訓練、求職活動に関する支援、その適性に応じた職場の開拓、就職後における職場への定着のために必要な相談、その他の必要な支援を行う。対象者は以下に掲げる者。

①就労を希望する者であって、単独で就労することが困難であるため就労に必要な知識および技術の習得もしくは就労先の紹介、その他の支援が必要な65歳未満の者。

②あん摩マッサージ指圧師免許、はり師免許または灸師免許を取得することにより就労を希望する者。（白山靖彦）



**就労継続支援（A型）** しゅうろうけいぞくしえん（――がた） continued employment support for employment（type A） 企業などに就労することが困難な者につき、雇用契約に基づき継続的に就労することが可能な65歳未満の者、下記の対象者に対し、生産活動その他の活動の機会の提供、その他の就労に必要な知識および能力の向上のために必要な訓練、その他の必要な支援を行う。

①就労移行支援事業を利用したが、企業などの雇用に結びつかなかった者。

②特別支援学校を卒業して就職活動を行ったが、企業などの雇用に結びつかなかった者。

③企業などを離職した者など就労経験のある者で、現に雇用関係がない者。（白山靖彦）

**就労継続支援（B型）** しゅうろうけいぞくしえん（――がた） continued employment support for employment（type B） 通常の事業所に雇用されることが困難な障害者のうち、通常の事業所に雇用されていた障害者であって、その年齢、心身の状態その他の事情により引き続き当該事業所に雇用されることが困難となった者、就労移行支援によっても通常の事業所に雇用されるに至らなかった者、その他の通常の事業所に雇用されることが困難な者につき、生産活動その他の活動の機会の提供、その他の就労に必要な知識および能力の向上のために必要な訓練、その他の必要な支援を行う。対象者は以下の者。

①就労経験がある者であって、年齢や体力の面で一般企業に雇用されることが困難となった者。

②就労移行支援事業を利用（暫定支給決定での利用を含む）した結果、B型の利用が適当と判断された者。

③上記に該当しない者であって、50歳に達している者または障害基礎年金1級受給者。（白山靖彦）

**主観的視野世界**　しゅかんてきしやせかい　subjective visual world　視線を動かさなければ、前方には両眼で水平方向に約180°、上側に約60°、下側に約70°の広がりをもつ空間が見える。心理学ではこれを視野(visual field)と呼ぶ。近年、視野内に広がる世界(visual world)は、眼から得た感覚情報を素材としてヒトが脳内に構築する主観的な世界である、という考えが一般的になってきた。この考えの出発点となったのは眼の網膜像とわれわれの視野世界との違いである。ヒトの視野世界は網膜像から始まるが、周知の如く外界の対象と網膜像は上下左右の関係が反転しているし、網膜像は両眼2枚の二次元像であり、しかも視差により相互にずれている。しかしながら、視野世界では外界の対象は正立し、1つに統合されて奥行きをもった三次元像として知覚されるし、盲点による欠損領域も補完されて感じられない。さらに視野世界では、対象までの距離や明るさなどが異なることで網膜像が変化しても対象は経験や記憶に従って同じような大きさや明るさに見える。逆に、例えば「月の錯視」(満月が地平近くにあるときと天空にあるときでは大きさが違って見える現象)のように物理的に同じ対象でも周囲の条件により異なって見える現象が存在する。これらの視野世界の特性は、ヒトが脳内でさまざまなアルゴリズムに従った視覚情報の処理を行う結果として生じる。この意味で、視野世界は“見えている”のではなくわれわれが主体的に“見ている”主観的世界といえる。(平野眞)

**熟字訓**　じゅくじくん　special kanji readings, or exception words　漢字熟語で、それぞれの構成文字に当てはまる読み方があるのではなく、単語全体に当てられた読みのこと。例えば、田舎(イナカ)、海老(エビ)など。英語圏でいう例外語に類似しており、表層失読で音読が困難になる。(新貝尚子)

**主語繰り上げ構文**　しゅごくりあげこうぶん　subject raising construction or subject raising　以下に示す英語の例文①は、文の中にもう1つ別の文が埋め込まれている複文で、主文に埋め込まれた文を補文または埋め込み文と呼ぶ。生成文法理論では、①は②のようなD構造をもつとされる(幸せなのは、清志ではなく花子)。

①Hanako seems to Kiyoshi to be happy.

② ____ seems to Kiyoshi [Hanako to be happy].

③Hanako seems to Kiyoshi [ ____ to be happy].

④Kiyoshi was kissed ____ by Hanako.

②の不定詞節の to be happy は Hanako に主格を与えることができない。また、seem は自動詞で格付与能力をもたないので、補文主語の Hanako がもとの位置に

あると、格フィルター、つまり音形をもつ名詞句は格をもたなければならない、という原理に違反するので、③に示すようにHanakoが主文の主語位置に繰り上がる。このような生成過程を経てS構造に至る文を主語繰り上げ構文という。主語繰り上げ構文は名詞句が移動するという点で④の受け身文と共通するが、移動がより大きいことからより複雑であるとされ、英語話者の失文法患者を対象にTUF(treatment of underlying forms)を行った研究では、主語繰り上げ構文から訓練を開始すると効果が受け身文に般化し、逆の順番では般化が生じなかったという。

⑤花子が清志にとても美しく思えた。

⑥[$_{IP}$ ____[$_{VP}$清志に[$_{XP}$花子がとても美しく]思え]た]。

日本語で、①に意味的に類似する文の例として⑤が挙げられるが、英語の繰り上げ文のような派生をたどるのではなく、⑥に示すD構造の位置で主格を付与され、「が」格の名詞句を「かきまぜ」規則により移動させたものであって、繰り上げによる移動ではない、と説明される。(渡辺眞澄)

**手指局在化障害**　しゅしきょくざいかしょうがい　disorders of finger localization　触覚などで手指を刺激された際にどの手指が刺激されたかを弁別(識別)する能力の障害。視覚を遮断し、触れた2本の指の間に指が何本あるか答えさせたり、5本の指のうちの2本に触れて異同を判断させたりする。これらの障害は身体図式の障害で説明され、手指失認としてGerstmann Jにより初めて報告された。角回の障害で異常をきたすことは広く知られているが、多段階のプロセスが関与しており、頭頂連合野の広い範囲が病巣として考えられている。(高橋雄)

**手指構成模倣**　しゅしこうせいもほう　imitation of finger construction　検者が手指で特定の形をつくり、被検者に同じ形をつくるように指示して行う。両手を組み合わせるとより難易度が上がる。通常は構成障害を調べる目的で行われるが、指の形を把握し、手指でそのとおりの行為をするという構成と失行の両者の要素が関与していると考えられる。責任病巣は頭頂葉(下頭頂小葉)とされるが、損傷側についてはさまざまな議論がある。失語があると、指の形になんらかの意味をもつものの方が、もたないものよりも影響を受けやすいとされる。(高橋雄)

**手指失認**　しゅししつにん　⇨失認>手指失認

**主題役割**　しゅだいやくわり　⇨意味役割

**述語項構造**　じゅつごこうこうぞう　predicate argument structure　文中で動作や出来事、状態などを表し、意味的、統語的に文の中心的な役割を果たす要素を「述語」といい、動詞のほか、形容詞(北海道は寒い)、形容動詞、名詞(太郎は今、風邪だ)などがある。述語の表す出来事などに登場する人物や事物を表す語を「項」という。述語の項には構造があり、述語項構造ということがある。項の数は通常0から3までである。項には意味役割が指定されている。「清志が泣いた」の述語「泣いた」には動作主という意味役割を担う項が1つだけある。動作主を主語にとるこのような動詞を非能格動詞という。「ドアが閉まる」の「閉まる」の項「ドア」は「対象」である。対象は「…ドアを閉めた」のように目的語のことが多いが、動作主ではなく対象を主語にとる動詞を非対格動詞という。一項動詞を自動詞、二項以上の動詞を他動詞という。「清志が犬をなでた」の「なでた」には動作主と被動作主という意味役割の項が2つある。「清志が靖に本を貸した」の「貸した」には動作主、対象、着点という3つの項がある。それぞれの述語を「一項述語」「二項述語」「三項述語」と呼ぶ。述語の項と意味役割を「項構造」という。項構造に定められた数の項と意味役割が満たされないと、その文は非文法的になる。ただし、英語では項は音声的・形態的にもなくてはならないが、日本語では、状況から復元可能な項は省略(非音声化)が可能である。

例：「清志の猫が歩いている。(あの猫は)かわいい」

項が0(無項述語)の文の例としては「雨だ」などが挙げられる。文には述語と必須の項以外にも、付加詞(付加部)という時や理由、様態、手段などを表す随意的な要素が生起することがある。「清志が12月に靖に本を貸した」の「12月」は時を表す付加詞であり、取り除いても文法性に影響はない。(渡辺眞澄)

**出産扶助** しゅっさんふじょ maternity assistance 困窮のため最低限度の生活を維持することのできない者に対して、分娩の介助、分娩前後の処置、衛生材料などの費用を現金で給付するもの。施設分娩、居宅分娩別に給付基準額が決められているが、やむを得ない事情の場合には、全国一律の特別基準額を上限として支給される。出産に伴い病院や助産院に入院する際には、最大8日間の入院費実額が支給される。(柳沢志津子)

**受容性失音楽** じゅようせいしつおんがく ⇨失音楽>音楽受容の障害>受容性失音楽

**手話失語** しゅわしつご sign language aphasia 手話言語を第一言語として獲得している聴覚障害者が、後天的な大脳損傷により手話言語に障害を生じることである。Hickok や Bellugi らが症状の詳細を報告しており[1]、手話の想起困難や錯語(手話すなわち手の形や構動の位置、動きおよび指文字の誤り)、意味を伴わない手の動き(ジャルゴン)、手話の理解障害が生じる。診断には手指構成や視空間認知の障害との鑑別のほか、手話言語の学習歴、音声言語や書記言語の習得歴についての情報収集が重要である。(本田美和)

1) Hickok G, Bellugi U, Klima ES：The basis of the neural organization for language；evidence from sign language aphasia. Rev Neurosci 8：205-222, 1997.

**瞬間露出法**　しゅんかんろしゅつほう　⇨離断症候群＞瞬間露出法

**順向干渉**　じゅんこうかんしょう　proactive interference（PI）　先に学習した情報が、後の情報の学習や想起を妨害（干渉）する現象で、忘却の原因の１つと考えられている。実験室のレベルでは、類似した記憶材料を使って短期記憶課題を連続的に実施すると、正答率が急速に低下することが知られている。しかし、類似性の低い材料に変更すると正答率は急激に改善する（順向干渉からの解除 release from PI）。日常レベルでは、新しいパスワードを思い出そうとした場合に古いパスワードと混乱してしまう、大学に入学して新たにドイツ語を学習する際に、それまでに学んだ英語の知識が邪魔をするなどがその例である。（山下光）

同順向抑制　対逆向干渉、逆向抑制

**順向抑制**　じゅんこうよくせい　⇨順向干渉

**瞬時記憶**　しゅんじきおく　⇨記憶＞短期記憶、記憶＞即時記憶

**純粋健忘症候群**　じゅんすいけんぼうしょうこうぐん　⇨記憶障害＞純粋健忘症候群

**純粋語聾**　じゅんすいごろう　⇨語聾＞純粋語聾

**純粋失書**　じゅんすいしっしょ　⇨失書＞純粋失書

**純粋失読**　じゅんすいしつどく　⇨失読症＞後天性失読症＞純粋失読

**障害基礎年金**　しょうがいきそねんきん　disability basic pension　初診日において、国民年金の被保険者であった者、またはかつて被保険者であった者で日本国内に住む 60 歳以上 65 歳未満の者が、受給資格期間を満たし、障害認定日において障害等級１級または２級の障害の状態に該当する場合に支給される。障害認定日とは初診日から起算して１年６ヵ月経過した日（それまでに治癒した場合はその日）である。受給資格は、初診日の属する月の前々月までの被保険者期間のうち保険料納付済期間と免除期間を合計した期間が加入期間の 2/3 以上あることが条件となる。ただし、初診日に 20 歳未満であった場合は、障害の状態にあって 20 歳に達したとき、あるいは 20 歳に達した後に障害の状態になったときから受給可能となる。障害基礎年金の支給額は等級によって異なり、１級では 974,125 円、２級では 779,300 円となる（2018 年４月現在）。２級は１級の 1.25 倍で計算される。受給者に、生計を維持している 18 歳到達年度末までの子あるいは 20 歳未満で障害等級 1〜2 級の子がある場合、支給額が加算される。障害の程度が変わった場合には、受給権者が厚生労働大臣に請求するか、厚生労働大臣の職権により年金額が改定される。障害の程度が軽減し、障害等級１級または２級に該当しなくなれば、支給停止される。受給者が死亡したときや障害厚生年金の３級程度の障害の状態に該当しなくなり 65 歳になったときにはその時点で失権する。ただし、65 歳になった日に障害等級３級程

度に該当しなくなった日から起算して3年を経過していない場合は3年を経過した時点で失権することになる。(吉岡昌美)

**障害厚生年金** しょうがいこうせいねんきん disability employees' pension 厚生年金保険の被保険者期間中に初診日のある傷病が原因で、障害等級1～3級の状態になった場合に支給される。障害等級1級、2級の場合には、障害基礎年金に上乗せとなるが、厚生年金保険の障害等級表の障害等級3級に該当する場合は障害厚生年金のみの支給となる。障害認定日とは初診日から起算して1年6ヵ月経過した日(それまでに治癒した場合はその日)である。ただし、障害認定日において障害等級の1～3級の障害の状態に該当しなかった人が、65歳に達する日の前日までの間に障害等級の1～3級の障害の状態に該当した場合にも障害厚生年金は支給される。受給資格は、初診日の属する月の前々月までの被保険者期間のうち保険料納付済期間と免除期間を合計した期間が加入期間の2/3以上あることが条件となる。障害厚生年金の支給額は等級によって異なり、1級では報酬比例の年金額の1.25倍、2級では報酬比例の年金額の1倍の額が、それぞれの級の障害基礎年金と併せて支給される。また、1級および2級では受給権者によって生計を維持している65歳未満の配偶者があるときには配偶者加給年金が加算される。3級では報酬比例の年金額が支給される。報酬比例の年金額は、被保険者期間が300月未満の場合は、300月とみなして計算されることとなっている。(吉岡昌美)

**障害支援区分** しょうがいしえんくぶん classification of degree of disability 障害者などの障害の多様な特性その他心身の状態に応じて必要とされる標準的な支援の度合いを総合的に示す区分のこと。市町村がサービスの種類や量を決定する際に勘案する事項の1つであり、「区分1～6(区分6の方が必要な支援の度合いが高い)」までの6段階に分けられている。調査項目は、①移動や動作などに関連する項目(12項目)、②身の回りの世話や日常生活などに関連する項目(16項目)、③意思疎通などに関連する項目(6項目)、④行動障害に関連する項目(34項目)、⑤特別な医療に関連する項目(12項目)、の80項目となっており、各市町村に設置される審査会において調査内容や医師意見書の内容を総合的に勘案し判定され、市町村が認定する流れとなっている。介護給付におけるサービスを利用する場合には区分認定が必須となっている。(伊賀上舞)

**障害児相談支援** しょうがいじそうだんしえん ⇨計画相談支援・障害児相談支援

**障害児相談支援給付費** しょうがいじそうだんしえんきゅうふひ child with disability(disabled child) consultation support payment 市町村から指定を受けた指定障害児相談支援事業所が障害福祉サービスを利用する障害児に対し、サービス等利用計画

案の作成、サービス等利用計画の作成、モニタリングによる計画の見直しを実施した場合に支払われる。(伊賀上舞)

**障害者雇用促進支援** しょうがいしゃこようそくしんしえん promotive support for disability employment 障害者の雇用促進を目指して、独立行政法人高齢・障害・求職者雇用支援機構の都道府県各支部内に高齢・障害者業務課が設置されている。高齢・障害者業務課は、障害者を雇用する事業所に対する、障害者雇用納付金の申告・障害者雇用調整金の支給申請・障害者雇用に関する助成金(障害者雇用にあたって職場環境の整備や十分な指導を行う場合にかかる費用を軽減するための助成金)の申請の窓口になっている。さらに、障害者雇用にあたっての工夫や対応法などをまとめた資料の提供も行っている。また、障害者を5人以上雇用している事業所では、職業生活全般について相談指導を行う者(障害者職業生活相談員)を事業所で選任することが義務づけられており、この資格認定講習を高齢・障害者業務課が実施している。その他、啓発活動として、障害者雇用優良事業所などの表彰や、アビリンピック(障害者が職場などで身に付けた技能を競う大会)の開催なども行っている。(宇津山志穂)



**障害者雇用促進法** しょうがいしゃこようそくしんほう The Act for Promotion of Employment of Persons with Disabilities 1960年に「身体障害者雇用促進法」として制定され、その後の改正で「障害者の雇用の促進等に関する法律」と名称変更、現在では知的障害者、精神障害者も適用対象となっている。この法律は、身体障害者または知的障害者の雇用の促進などのための措置、職業リハビリテーションの措置、そのほか障害者がその能力に適合する職業に就くことなどを通じてその職業生活において自立することを促進するための措置を総合的に講じ、もって障害者の職業の安定を図ることを目的とする。障害者である労働者は、経済社会を構成する労働者の一員として、職業生活においてその能力を発揮する機会を与えられると同時に、職業に従事する者としての自覚をもち、自ら進んで、その能力の開発および向上を図り、有為な職業人として自立するように努めなければならないと定めている。事業主の責務として、事業主は障害者である労働者が有為な職業人として自立しようとする努力に対して協力すること、また、障害者が有する能力を正当に評価し、適当な雇用の場を与えるとともに適正な雇用管理を行うことによりその雇用の安定を図るように努めなければならないと定めている(第5条)。一方、国や地方公共団体の責務としては、障害者の雇用について事業主、その他国民一般の理解を高めるとともに、事業主、障害者、その他の関係者に対する援助の措置および障害者の特性に配慮した職業リハビリテーションの措置を講ずるなど障害者の雇用の促進およびその職業の安定を図るために必要な施策を、障害者の福祉に関する施策との有機的な連携を図りつつ総合的かつ効果的に推進するように努めなければならないとしている(第6条)。職業リハビリテーションの措置は、障害者各人の障害の種類および程度ならびに希望、適性、職業経験などの条件に応じ、総合的かつ効果的に実施されなければならない。障害者の職場定着に向けた人的支援においては公共職業安定所が中心的役割を担っており、具体的には、求人の開拓、障害者に対する職業指導(適性検査や雇用情報の提示も含む)、適応訓練の斡旋、就職後の助言および指導、事業主に対する助言および指導などである。また、本法律により厚生労働大臣は、障害者の職業生活における自立を促進するため、障害者職業センター、広域障害者職業センター、地域障害者職業センターの設置および運営の業務を行うとあるが、これら業務の全部または一部を独立行政法人高齢・障害・求職者雇用支援機構に行わせることとなっている。(吉岡昌美)

同障害者の雇用の促進等に関する法律

**障害者雇用調整金**　しょうがいしゃこようちょうせいきん　Allowance for Employing Persons with Disabilities　障害者の雇用の促進等に関する法律で義務づけられた、障害者についての法定雇用率を達成した事業主に対して支給される給付金。一定数の常用労働者を雇用する事業主が法定雇用率に相当する人数より多くの障害者を雇用した場合、その人数に応じて、1人当たり月額で定められた金額が支給される。障害者を雇用している事業主の経済的負担を軽減することを目的とし、法定雇用率を達成できなかった事業主から徴収された納付金を財源としている。(宇津山志穂)

**障害者雇用納付金**　しょうがいしゃこようのうふきん　Levies for Employing Persons with Disabilities　障害者の雇用の促進等に関する法律で義務づけられた、障害者についての法定雇用率を達成していない事業主から徴収される納付金。一定数の常用労働者を雇用する事業主は、法定雇用率に相当する人数に足りない人数に応じて、1人当たり月額で定められた金額を納付しなければならない。徴収された納付金は、法定雇用率に相当する人数よりも多くの障害者を雇用している事業主などに対して、調整金・報奨金・助成金として支給される。(宇津山志穂)

**障害者就業・生活支援センター**　しょうがいしゃしゅうぎょう・せいかつしえん――　Employment and Life Support Centers for Persons with Disabilities　働くことを希望する障害者に対して、就業と、就業を目指した日常生活の支援を行う機関である。2002年の障害者雇用促進法改正に基づいて創設され、都道府県知事が指定した法人が運営している。障害者が就業を継続するためには、職場での環境調整や対応の工夫などはもちろん重要であるが、職場外での日常生活の安定も重要である。“働く準備”として、基本的な生活習慣、健康管理、金銭管理、住居や持ち物の管理、余暇の過ごし方などが安定していないと、就業に支障をきたしてしまうからである。障害者就業・生活支援センターには、就業支援担当者と生活支援担当者が配置されており、就業生活にかかわる支援(就職支援・職場定着支援・事業所への助言など)と、日常生活にかかわる支援(生活習慣・自己管理・地域生活などに関する助言)を一体的に行うことで、障害者の生活全体の安定・自立を目指していく。ハローワーク、地域障害者職業センター、就労支援事業者のような他の就労支援機関や、障害者の雇用先、医療機関などと連携を図ることが多い。障害者の自宅や関係機関に訪問して支援を行うこともある。高次脳機能障害者の中には、働くことを希望しているものの、その準備がまだ整っていないケースや、若年で受傷・発症したために就労経験がないケース、独居などで生活の見守りと就業継続の両方の支援が必要なケースがあり、障害者就業・生活支援センターが地域の支援機関の１つとなる。(宇津山志穂)



**障害者職業センター** しょうがいしゃしょくぎょう―― Vocational Centers for Persons with Disabilities　独立行政法人高齢・障害・求職者雇用支援機構を設置・運営主体とした、障害者のための職業リハビリテーションの専門機関である。全都道府県に、地域障害者職業センターが設置され、障害者職業カウンセラーなどが配置されている。提供されるサービスとしては、まず、障害者本人に対しては、就労に向けての相談、職業にかかわる能力の評価、就労前の準備支援(作業などを通じて、労働習慣の確立や個々の課題の把握・改善を目指す)、職場定着のためのジョブコーチ支援を行う。一方、障害者を雇用する事業所に対しては、採用に向けての相談、障害者が担当する職務の創出、ハローワークと連携した求職者とのマッチング、職場環境についての助言、職場定着のためのジョブコーチ支援など、採用前から採用後の継続雇用まで支援する。障害者、事業所双方に対するサービスは、新規就労の場合だけでなく、休職中の障害者が復職する、職場復帰の場合も行っている。支援にあたっては個々の障害者の関係機関と連携を図ることもある。なお、障害者と事業所へのサービスのほかに、他就労支援機関に対して助言をしたり、関係機関の就労支援担当者を対象に研修を行ったりもしている。高次脳機能障害者の場合、受傷・発症前の職務が務まらなくなったり、良好な対人関係が保てなくなったりして、転職や配置転換を余儀なくされるケースが多くあり、障害者職業センターが支援機関の１つとなる。(宇津山志穂)

**障害者総合支援法** しょうがいしゃそうごうしえんほう　The Act for Comprehensive Welfare Persons with Disabilities　介護給付、訓練等給付、自立支援医療、補装具、地域生活支援事業から構成されている。改正に伴い、従来の対象であった身体障害、知的障害、精神障害に加えて、難病(332 疾病)が追加された。高次脳機能障害の本法利用に関しては、障害者手帳は必須ではなく、当該市町村による障害支援区分の決定が前提となる。高次脳機能障害者は多彩な症状を示し、障害の程度もさまざまであるが、若年層の就労支援を行ううえで、この制度の活用は重要である。特に指定特定相談支援事業者によるサービス等利用計画の作成は、急性期、回復期を経て退院する高次脳機能障害者にとって必須となっており、医療従事者は特定相談支援事業者を把握し、日頃から情報交換など連携しておくことが求められる。就労支援では、訓練等給付の就労移行支援、就労継続A・B型の活用が有用である。就労移行支援は、企業などでの一般就労などを希望し、知識・能力の向上、実習、職場探しなどを通じて適性に合った職場への就労が見込まれる人を対象としており、標準的な利用期間は2年である。就労継続支援は、一般企業などでの就職が困難な者が就労の機会を得るとともに、生産活動を通じて知識と能力の向上のために必要な訓練などを行うことを目的としている。利用者が事業所と雇用契約を結び、原則として最低賃金を保障する「A型」と、雇用契約を結ばない「B型」とがある。このB型では復職支援の場合にも利用が可能である。また、高次脳機能障害は症状性を含む器質性精神障害であるため、自立支援医療の精神通院医療の対象となり、通院に関する公費助成を受けることができる。高次脳機能障害者に対する支援の根拠は、本法第3章第77条および第78条に基づく「地域生活支援事業」であり、第78条の都道府県が実施する特に専門性の高い相談支援に係る事業については、地域支援事業実施要綱の通知により、「高次脳機能障害及びその関連障害に対する支援普及事業」内に明確に位置づけられている。(白山靖彦)

回障害者の日常生活及び社会生活を総合的に支援するための法律

**障害者(児)手当金**　しょうがいしゃ(じ)てあてきん　disability allowance　身体、知的、精神の障害がある場合、本人またはその家族に支給される公共の手当がある。1つは特別児童扶養手当であり、精神または身体に障害を有する20歳未満の児童を監護または養育している者に支給される。もう1つは特別障害者手当であり、20歳以上の在宅の重度障害者に支給される。双方とも障害の程度や収入などを合わせて支給要件が定められており、申請は市町村窓口または社会福祉事務所などに問い合わせる。(白山靖彦)

**障害者手帳制度**　しょうがいしゃてちょうせいど　Disability Certificate　わが国の障害者施策の基本は、障害の特定である。このため、障害者基本法や身体障害者福祉法、精神保健及び精神障害者福祉に関する法律(以下、精神保健福祉法)などによって厳密に規定されており、その中で特定された障害者に対して制度・サービスを提供する仕組みとなっている。障害者手帳は、障害者であることを証し、さまざまな福祉サービスを円滑に利用するための不可欠な媒体である。種類は3種類で、精神障害者保健福祉手帳、身体障害者手帳、療育手帳(自治体によって呼称が異なる)である。高次脳機能障害は、精神保健福祉法上の「その他の精神疾患『器質性精神障害』」に該当し、精神障害者保健福祉手帳の取得対象となる。この診断書作成は、初診日から6ヵ月以上経過していることが要件であり、精神科医、リハビリテーション医や神経内科医、脳神経外科医など担当医が記載する。なお、診断書の「生活能力の状態」「具体的程度や状態等」「現在の障害福祉等のサービスの利用状況」の3項目について、医師は、家族からの十分な聴き取りや、医療ソーシャルワーカーなどの関連職種と緊密な連携を図ることが重要である。また、身体麻痺や言語障害(失語)を有する場合は身体障害者手帳を、18歳未満の受傷・発症によって知的に障害がある場合は、療育手帳をそれぞれ取得することが可能である。また、障害者手帳の等級によっては、所得税、自動車取得税の減免や旅客運賃などの割引が受けられる。(白山靖彦)



**障害者の雇用の促進等に関する法律**　しょうがいしゃのこようのそくしんなどにかんするほうりつ
⇨障害者雇用促進法

**障害者の日常生活及び社会生活を総合的に支援するための法律**　しょうがいしゃのにちじょうせいかつおよびしゃかいせいかつをそうごうてきにしえん――ほうりつ　⇨障害者総合支援法

**障害認定基準**　しょうがいにんていきじゅん　disability certification standards　障害基礎年金、障害厚生年金において障害認定およびその等級を定めるうえで指標となる基準のこと。高次脳機能障害は、「症状性を含む器質性精神障害」として位置づけられ、等級は「高度の認知障害、高度の人格変化、その他の高度の精神神経症状が著明なため、常時の介護が必要なもの」を1級とし、3級までの障害手当金区分がある。なお、認定の対象となるほかの精神疾患が併存しているときは、併合(加重)認定の取り扱いは行わず諸症状を総合的に判断する。(白山靖彦)

**障害認定日**　しょうがいにんていび　disability certification day　障害年金の手続きに関連して「障害の程度の認定を行うべき日」のこと。初診日から1年6ヵ月が経過した日、または初診日から1年6ヵ月が経過する前に傷病が治癒した場合はその治癒日が該当する。(白山靖彦)

**障害年金**　しょうがいねんきん　disability pension　傷病に起因した障害によって生活の安定が損なわれることを防止し、生活の安定と福祉の向上に寄与することを目的とした公的年金をいう。国民年金法に基づく障害基礎年金と、厚生年金保険法に基づく障害厚生年金がある。いずれの場合も、傷病について初めて医師または歯科医師の診療を受けた日すなわち初診日において被保険者であった者(一部例外あり)が、当該初診日から起算して1年6ヵ月を経過した日(障害認定日)にその傷病により各法に規定する障害等級に該当する程度の障害の状態にあるときに、その者に支給される。なお、初診日から1年6ヵ月経過しない間に治癒した場合においてはその治った日が障害認定日となる。支給要件として、当該傷病に係る初診日の前日において、当該初診日の属する月の前々月までに被保険者期間があり、かつ、当該被保険者期間に係る保険料納付済期間と保険料免除期間とを合算した期間が当該被保険者期間の2/3以上であることが必要であり、もし保険料を滞納した期間が被保険者期間の1/3以上ある場合には支給されない。障害基礎年金の障害等級は重度のものから1級および2級、障害厚生年金では1〜3級に区分されており、各級の障害の状態は政令で定められている。ところで、国民年金保険料の納付義務は20歳以上となっているため、障害基礎年金では20歳より前の傷病で障害になった場合(初診日において被保険者でない場合)にも支給される。また、かつて被保険者であった60歳以上65歳未満の日本国内に住んでいる者についても、障害の状態や保険料納付要件を満たしていれば支給対象となる。ちなみに、同じ障害について、労働基準法の障害補償を受けるときには障害基礎年金および障害厚生年金は、その受給権者が当該傷病について労働基準法(昭和22年法律第49号)の規定による障害補償を受ける権利を取得したときは、6年間、その支給を停止する。(吉岡昌美)

**障害補償給付・障害給付**　しょうがいほしょうきゅうふ・しょうがいきゅうふ　disability compensation benefits, disability benefits　業務上・通勤中の傷病が治癒したときに身体に一定の障害が残った場合に労働者災害補償保険より給付される。厚生労働省令に定める障害等級のうち第1〜7級に対しては障害補償年金、第8〜14級に対しては障害補償一時金が給付される。年金を受けている者が就職して賃金を得た場合であっても年金の支給が停止・減額されることはないが、障害の程度に変更があった場合は、遅滞なく所轄労働基準監督署長に文書で届け出なければならない。(吉岡昌美)

**状況図**　じょうきょうず　narrative, narrative picture　1枚の絵の中で複数の状況が進行している図絵である。Lezak(1995)は、絵の諸要素を理解しまとめ、説明するという知覚・統合能力をみる課題として位置づける。ボストン失語症検査(Goodglass and Kaplan, 1983)の「クッキー泥棒」の絵を説明する図絵が典型である。本邦では「標準高次視知覚検査」に物体・画像認知に関する下位検査課題として「ぬれぎぬ」を主題とした下位検査がある。(金子真人)

**消極損害**　しょうきょくそんがい　reluctant damage　自動車保険用語の1つで、事故が起こっていなかった場合に被害者が得るはずだった利益を指し、例えば、後遺障害や死亡による逸失利益(本来得られるはずだった収入)や休業損害などの費用である。(白山靖彦)

**消去現象**　しょうきょげんしょう　⇨視空間性障害＞消去現象、無視症候群＞消去現象

**症候性てんかん**　しょうこうせい――　⇨てんかん＞症候性てんかん

**使用行動**　しようこうどう　utilization behavior（UB）　Lhermitteが1983年に提唱した概念であり、視界の中にある物品を両手で何気なく使うが行為に強迫性はなく、命令による抑制がある程度可能である。使用行動は模倣行動（imitation behavior）とともに、両側前頭葉障害に基づく行動抑制障害としての**環境依存症候群**であると考えられる。これは外的刺激に対する被影響性と環境状況への依存性が亢進し、これらの外的刺激の影響性が本人の行為目標を誘導した状態である。病巣として、一側または両側の前頭葉眼窩部（Lhermitte, 1983）[1]や前頭葉前下部（Lhermitteら, 1986）[2]が示唆されている。類似した道具の強迫的使用は右上肢のみにみられ強迫性が明らかであり、把握反射・本能性把握反応の延長上の症状と考えられる点で、強迫性がなく両手にみられる使用行動とは異なる。使用行動の誘発法は、まず検者と患者は机を挟んで座り、検者は無言で把握反射の有無を検査した後、なんらの指示を与えないで物品を患者の手に置く（誘発性-induced UB）ないしは目に入る範囲に置く（偶発的-incidental UB）。使用行動がある場合、患者は最初に戸惑いを示すが、その後にその物品を正しい方法で使い出す。なぜ指示もなく使い出したかを質問すると、検者が物品を目の前に置いたことが、それを使うことの要求であると思ったとの内観を述べることが多い。物品に触らないようにと指示すると、患者はしばらく何もしないでいるが、使用禁止の指示から患者の注意が逸れると再び使用行動が出現する。使用行動がない正常人の場合は、通常、何もしないかまたは検者を訝しく見ながら何をしたらよいかと尋ねることが多い。使用行動の程度にも差があり、単に弄ぶ（toying）、やや目的に沿ったように使おうとする（complex toying）、目的に沿った使い方をする（coherent activity）の三段階がある（Shallice, 1989）[3]。（参照：前頭葉性動作障害＞使用行動）（福井俊哉）

同利用行動

1）Lhermitte F：'Utilization behaviour' and its relation to lesions of the frontal lobes. Brain 106：237-255, 1983.
2）Lhermitte F, Pillon B, Serdaru M：Human autonomy and the frontal lobes. Part I：Imitation and utilization behavior；a neuropsychological study of 75 patients. Ann Neurol 19：326-334, 1986.
3）Shallice T, Burgess PW, Schon F, et al：The origins of utilization behaviour. Brain 112：1587-1598, 1989.

**上中下検査**　じょうちゅうげけんさ　⇨標準注意検査法＞上中下検査

**情動性記憶**　じょうどうせいきおく　⇨記憶＞情動性記憶

**情動と記憶**　じょうどうときおく　⇨記憶障害＞情動と記憶

**小脳**　しょうのう　cerebellum　後頭蓋窩に位置し、上・中・下の左右の小脳脚に

よって脳幹と連絡する。歯状核、栓状核、球状核、室頂核の4つの神経核がある。上小脳脚は歯状核赤核視床路、中小脳脚は皮質橋小脳路、下小脳脚は脊髄・延髄への連絡を担う。発生学的に、小脳片葉と虫部小節から成り前庭機能に関与する古小脳、小脳虫部から成り脊髄と連絡し、立位保持、歩行を制御する旧小脳、両側小脳半球から成り大脳皮質と連絡して巧緻運動に関与する新小脳に分けられる。(西林宏起)

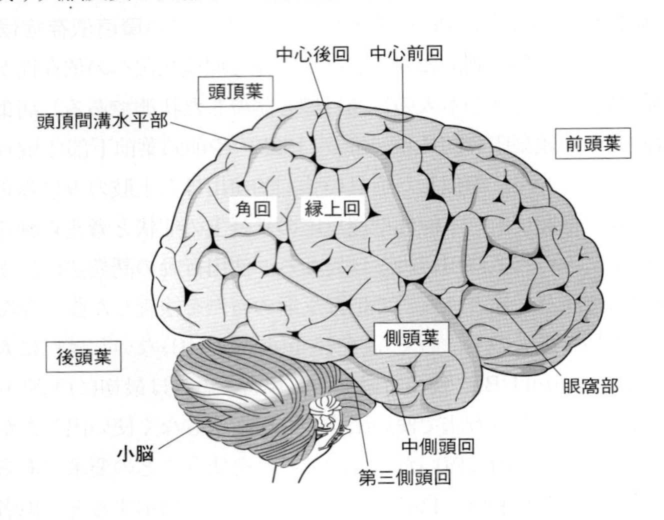


**小脳回**　しょうのうかい　cerebellar folia　小脳皮質を形成する、小脳溝によって区切られる細長い回。(西林宏起)

**小脳性認知情動症候群**　しょうのうせいにんちじょうどうしょうこうぐん　cerebellar cognitive affective syndrome(CCAS)　1998年にSchmahmannらにより提唱された疾患概念である。彼らは小脳損傷患者20名(脳卒中13例、小脳炎3例、小脳皮質萎縮症3例、小脳腫瘍術後1例)に対して神経学的検査、神経心理学的検査、解剖学的神経画像検査を行い、認知機能について検討を行った。結果、特に小脳後方や小脳虫部の損傷では、①遂行機能、計画の立案、セットシフティング(概念・こころの構えの転換)、言語流暢性、抽象的推理、ワーキングメモリーの障害、②視空間的構成や記憶を含む空間認知障害、③情動鈍麻や脱抑制、不適切行動を含む人格変化、④失文法やプロソディの障害を含む言語機能障害、など特徴的な障害が生じることを報告した。彼らは、小脳と前頭前野、頭頂葉後部、上側頭葉および辺縁皮質を結ぶ神経回路の障害がCCASの発症機序ではないかと推測しているが、その詳細はいまだ解明されておらず、小脳損傷による認知機能障害を、CCASのように1つの病態として考えるべきか否かについては、議論の余地がある。(出口一郎)

**傷病手当金**　しょうびょうてあてきん　absence from work benefit　労災保険の被保険者(任意継続被保険者は除外)が業務外の傷病により就労不能となり、事業主から給料を支給されないとき、またはその支給額が傷病手当金よりも少額である場合に支給される。支給条件は、休職4日目から標準報酬日額の約2/3で、給料の一部が支給されている場合には同額が減給され、同一傷病で1年6ヵ月間となる。期間中に、障害厚生年金、障害手当金などの給付を受けていれば、支給されない場合や減額の対象となる。(竹内祐子)



**傷病補償年金・傷病年金**　しょうびょうほしょうねんきん・しょうびょうねんきん　sickness and injury compensation pension, sickness and injury pension　業務上・通勤中の傷病により労務不能となり療養しているが、1年6ヵ月以上経過しても治癒せず、傷病等級が1〜3級に該当する場合に労働者災害補償保険で給付される年金をいう。傷病等級ごとに給付基礎日額をもとに支給額が計算され、例えば1級では給付基礎日額の313日分、2級では277日分、3級では245日分である。ちなみに傷病補償年金が支給されると、休業補償給付は支給されない。傷病補償年金の支給決定は所轄労働基準監督署長が職権にて行うこととなっている。(吉岡昌美)

**書記素-音素変換規則**　しょきそ-おんそへんかんきそく　⇨文字素-音素変換規則

**書記素バッファー失書**　しょきそ――しっしょ　⇨失書＞文字素バッファー失書

**職業リハビリテーション**　しょくぎょう――　vocational rehabilitation　ILO(国際労働機関)によって「職業指導、職業訓練、選択方式職業斡旋などの職業的サービスの提供を含めた継続的、総合的リハビリテーション過程の一部であって、障害者の適切な就職とその維持を可能ならしめるよう、計画されたものである」と定義されている。その内容は、職業評価(障害者の身体的・精神的・職業的な能力と可能性について実態を把握すること)、職業指導(職業訓練や就職の可能性に関して障害者に助言すること)、職業準備訓練と職業訓練(必要な適応訓練や心身機能の調整、または正規の職業訓練あるいは再訓練を提供すること)、職業紹介(適職を見つけるための援助をすること)、保護雇用(特別な配慮のもとで仕事を提供すること)、フォローアップ(職場復帰が達成されるまで追指導をすること)とされている。実際に高次脳機能障害者の職業リハビリテーションは、公共職業安定所、就労移行や就労継続の支援を行う事業所、障害者職業センター、障害者就業・生活支援センターなどが担い、新規の一般就労や復職、福祉的就労を目指す。(参照：リハビリテーション＞職業的リハビリテーション)(白山靖彦)

**触知失行**　しょくちしっこう　⇨失行症＞触知失行

**職場適応援助者**　しょくばてきおうえんじょしゃ　job coaches　障害者が就労する際に、

職場に出向いて、障害者自身と障害者を雇用する事業主の双方に対して直接的な支援を行う支援者。地域障害者職業センターに配置されている「配置型」、障害者の就労支援を行っている社会福祉法人などに所属する「訪問型」、障害者を雇用する事業所に所属する「企業在籍型」の3種類がある。障害者本人に対しては、障害特性を踏まえた職務技能の習得・職場での対人関係・基本的な労働習慣の確立などについて助言する。事業主に対しては、障害に関する知識や個々の障害者の特徴についての情報提供・雇用管理・職務内容・指導方法などについての助言を行う。障害者の家族に対して、家庭での支援や事業主との連携について援助することもある。これらを通じて、障害者が職場に定着することを目指す。(宇津山志穂、田谷勝夫)

同ジョブコーチ

**植物状態** しょくぶつじょうたい ⇨意識障害

**助詞** じょし particle 語を文法的な特徴に基づいて分類した「品詞」のうち、名詞に後続して述語との関係を示したり、語と語、節と節を接続する働きをするもの(清志の猫)などを一括して「助詞」という。助詞の分類や名称は捉え方によりさまざまである。日本語学では、格助詞、並列助詞、接続助詞、とりたて助詞(副助詞)、終助詞などに分類することが多い。失語症患者の発話で誤用が指摘される「格助詞」は、日本語学では「が、を、に、から、と、で、まで、より」などを含むが、言語学では「が、を、(一部の「に」)」だけが先行名詞の格を表す格助詞(機能範疇)で、そのほかは語彙的意味をもつ後置詞(語彙範疇)として区別する。(渡辺眞澄)

**書字過多症** しょじかたしょう ⇨失書＞書字過多症、自動書字行動

**初診日** しょしんび first medical examination day 障害年金の申請にとって極めて重要な「傷病のため初めて医師の診察を受けた日」のこと。通常、診療録で確認するが、高次脳機能障害者の場合、必ずしも「高次脳機能障害」という診断が記載されているわけでない。その場合、意識障害の有無や脳画像の撮影記録などをもとに初診日を特定することになる。(白山靖彦)

**触覚経由での対象認知** しょっかくけいゆ——たいしょうにんち tactile object recogni-

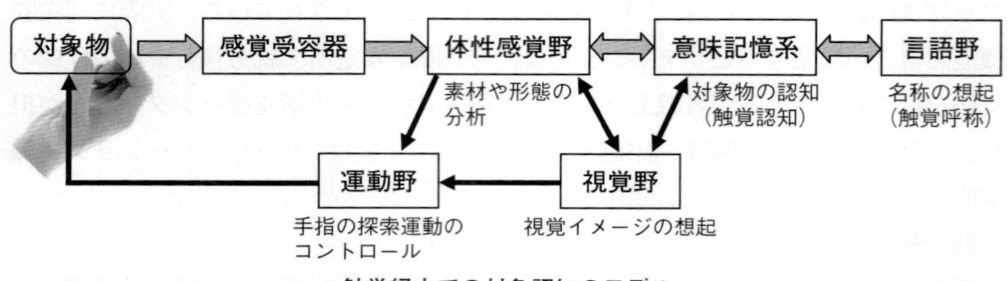


■触覚経由での対象認知のモデル■

tion　対象物に触ると皮膚や筋、関節の感覚受容器が刺激され、感覚情報が末梢神経、神経伝導路を経て体性感覚野に伝わり、素材や形態が分析される。その際、体性感覚野と運動野、視覚野を結ぶ神経回路も働き、手指の探索運動のコントロールや、視覚イメージの想起が行われる。素材や形態の情報は側頭葉下部に貯蔵されている意味記憶情報と照合され、対象物がなんであるのかを認知し、さらに言語野で名称が想起されると触覚呼称が可能になる。脳損傷後、稀に素材や形態弁別の障害、二次性(連合型)触覚失認、触覚失語、触知失行(能動的探索動作の障害)を呈することがある。(中村淳)



**触覚失語**　しょっかくしつご　⇨失認＞触覚失認＞触覚失語

**触覚失認**　しょっかくしつにん　⇨失認＞触覚失認

**触覚消去現象**　しょっかくしょうきょげんしょう　⇨無視症候群＞消去現象＞触覚消去現象

**触覚遂行テスト**　しょっかくすいこう――　⇨失認＞触覚失認＞触覚遂行テスト

**触覚性呼称**　しょっかくせいこしょう　tactile naming　呼称障害は感覚入力によって乖離する場合がある。例えば、物品を視覚提示してその名称を喚起する視覚性呼称は正常であるのに、対象を触らせてその名称を喚起してもらう触覚性呼称のみが障害される場合がある。触覚性呼称が障害される場合、その対象がなんであるのか認識できない触覚失認の場合と、何かはわかっているが呼称のみができない触覚失語の場合が考えられる。なお、触覚性呼称を検査する場合は、必ず目隠しをして視覚入力を遮断する必要がある。視覚入力が触覚性の呼称を妨げる場合があるからである。(松田実)

**触覚性呼称障害**　しょっかくせいこしょうしょうがい　⇨失認＞触覚失認＞触覚失語

**触覚性無視**　しょっかくせいむし　tactile neglect　半側空間無視が視覚のみならず、触覚のモダリティでも生じうる。触覚が残存していることが前提となる。(砂川耕作)

**触覚認知の神経機構**　しょっかくにんちのしんけいきこう　⇨失認＞触覚失認＞触覚認知の神経機構

**ジョブコーチ**　⇨職場適応援助者

**自立訓練**　じりつくんれん　rehabilitation service　知的障害または精神障害者に対して、障害者支援施設、障害福祉サービス事業所または居宅において行う、入浴、排泄、食事などに関する自立した日常生活を営むために必要な訓練。(種村純)

**機能訓練**　きのうくんれん　trainings for improving physical function　身体障害を有する障害者につき、障害者支援施設またはサービス事業所に通わせ、当該障害者支援施設もしくはサービス事業所において、または当該障害者の居宅を訪問することによって、理学療法、作業療法その他必要なリハビリテーション、生活などに関する相談および助言、その他の必要な支援を行う。対象者は以下に掲げる者。
①入所施設・病院を退所・退院した者であって、地域生活への移行などを図るうえで、身体的リハビリテーションの継続や身体機能の維持・回復などの支援が必要な者。
②特別支援学校を卒業した者であって、地域生活を営むうえで、身体機能の維持・回復などの支援が必要な者。(白山靖彦)

**生活訓練**　せいかつくんれん　social abilities　知的障害または精神障害を有する障害者につき、障害者支援施設もしくはサービス事業所に通わせて、当該障害者支援施設もしくはサービス事業所において、または当該障害者の居宅を訪問することによって、入浴、排泄および食事などに関する自立した日常生活を営むために必要な訓練、生活などに関する相談および助言、その他の必要な支援を行う。対象は以下に掲げる者。
①入所施設・病院を退所・退院した者であって、地域生活への移行を図るうえで生活能力の維持・向上などの支援が必要な者。
②特別支援学校を卒業した者、継続した通院により症状が安定している者などであって地域生活を営むうえで生活能力の維持・向上などの支援が必要な者など。(白山靖彦)

**自立支援医療制度**　じりつしえんいりょうせいど　Medical Systems for Services and Supports for Persons with Disabilities　心身の障害を除去・軽減するための医療について、医療費の自己負担額を軽減する公費負担医療制度である。対象者は、①精神通院医療：精神保健福祉法第5条に規定する統合失調症などの精神疾患を有する者で、通院による精神医療を継続的に要する者、②更生医療：身体障害者福祉法に基づき身体障害者手帳の交付を受けた者で、その障害を除去・軽減する手術などの治療により確実に効果が期待できる者(18歳以上)、③育成医療：身体に障害を有する児童で、その障害を除去・軽減する手術などの治療により確実に効果が期待できる者(18歳未満)、であり、高次脳機能障害者は①の利用が見込める。なお、自己負担については原則医療費の1割で、低所得の者についてはさらに負担が軽減される。(白山靖彦)

**事例モデル**　じれい――　⇨プロトタイプ理論

**真菌性髄膜炎**　しんきんせいずいまくえん　fungal meningitis, mycotic meningitis　クリプトコッカス、カンジダ、アスペルギルス、ムコールなど、多くの真菌が亜急性髄膜炎を生じる。軽度の頭痛や倦怠感、微熱で発症し、典型的な項部硬直を呈さないことも多い。いずれも高い死亡率であり、早期の診断が肝要である。髄液からの起炎菌同定の感度には限界もあるため、脳以外の検索も不可欠である。ただ、β-Dグルカンはクリプトコッカス症では上昇しないことが多いことには注意が必要である。（林健）

**神経原線維型老年期認知症**　しんけいげんせんいがたろうねんきにんちしょう　⇨認知症＞神経原線維型老年期認知症

**神経軸索スフェイド形成を伴う遺伝性びまん性白質脳症**　しんけいじくさく――けいせいをともなういでんせい――せいはくしつのうしょう　⇨HDLS

**神経心理学**　しんけいしんりがく　neuropsychology　神経心理学とは何かと問われても、明解に説明することはなかなか困難が多い。脳の疾患を取り扱うのが神経学(neurology)で、心の現象を取り扱うのが心理学(psychology)、したがって、神経心理学は脳と心の問題を取り扱う領域であると説明できるかもしれないが、その具体像はなかなかみえてこない。具体像がみえてこないので誤解も多い。神経心理学が対象とする領域は、言語や認知、行為、記憶、情動、さらには、注意、判断、記憶、学習、意欲、思考などの心理機能や精神機能に関連する領域であろう。神経心理学とは何かと問われたら、神経心理学の取り扱う症候を説明した方が理解しやすいように思う。

神経心理学が対象とする症候は、まず、①言語の高次脳機能障害としての失語症をあげることができる。②失語症では音声言語の障害が目立ってくるが、文字言語の選択的な障害である読み書きの障害も重要な課題である。③高次脳機能としての行為の障害は失行症とよばれている。④高次脳機能としての認知の障害は失認症とよばれている。視覚性失認や聴覚性失認、触覚性失認、身体失認に分類されている。⑤記憶やその障害に関する研究も広く行われている。情動にも関心が注がれている。また、⑥前頭前野を中心とする前頭葉連合野は注意や判断、記憶、学習、意欲、行動などに関連する領域であり、その障害により多彩な精神症状や高次脳機能障害が出現してくる。なお、⑦記憶や言語、認知、行為の障害、前頭前野の障害などが複合した状態は認知症とよばれている。当然のことながら、認知症の研究も神経心理学の重要な柱の１つである。したがって、神経心理学とは、言語や認知、行為、記憶、前頭葉機能などの中枢神経機構を明らかにし、その障害に基づく諸症候に対処する学問ということができよう。

神経心理学の対象となる症候は総称して高次脳機能障害ともよばれている。しかし、高次脳機能障害という用語は、障害や症候の具体像は意味していないと思われるし、使用する立場によりそのとらえ方のニュアンスが異なっているように思える。

厚生労働省によると、“高次脳機能障害は一般に、外傷性脳損傷、脳血管障害などにより脳損傷を受け、その後遺症などとして生じた記憶障害、注意障害、社会的行動障害などの認知障害を指すものであり”と規定されている。厚生労働省がいう高次脳機能障害も、いわゆる高次脳機能障害の重要な側面ではあるが、それで高次脳機能障害全般を表現しているわけではない。

学問の領域には、他の学問との境界領域も多い。神経学領域でも、神経解剖学や神経生理学、神経病理学、神経放射線学、神経眼科学、神経耳科学など多様な境界領域が存在している。通常、後ろにつく方がそれを名乗る研究者の専門分野と思われる。この観点からいえば、神経心理学は心理学の一分野ではないかと考えられても不思議はない。このことも神経心理学を理解しにくくしている一因かもしれない。しかし、基本的に神経心理学は脳疾患を対象としているので、臨床医学の一分野を構成していると考えられる。いわば臨床神経心理学といえよう。この領域を意味する用語で神経学が後ろにつくものとして、行動神経学(behavioral neurology)という用語もあるが、あまり普及してはいない。

神経心理学に関連する領域は広範である。臨床医学の観点からも神経学や精神医学、脳神経外科学、耳鼻咽喉学、リハビリテーション医学などが関与しており、基礎科学の面では心理学や言語学の立場からの多くの研究がある。かつては脳疾患を対象とした臨床医学の観点からの取り組みが中心であったように思うが、近年は画像診断の進歩もあり、その研究対象は正常脳の神経心理活動の探求へと拡大している。(田川皓一)

## 神経心理学的検査　しんけいしんりがくてきけんさ　neuropsychological test

■ **RCPM**（Raven's Colored Progressive Matrices）　レーヴェン色彩マトリックス。Raven により 1947 年に考案された、視覚的な類推能力を測定する知的機能検査である。本邦では、1993 年に杉下らにより日本版が作成され、壮年期から老年期および失語症患者を対象に本検査が実施できるように標準化が行われた。課題は 1ヵ所が欠けた幾何学図版に対し、当てはまる図柄を選択肢の中から選ばせる 36 問で構成される。本検査は、特別な知識や言語理解を必要とせず、国際的に同じ基準で採点が可能であるため世界的に利用されている。（用稲丈人）

■ **コース立方体組み合わせテスト**　――りっぽうたいくみあわせ――　Kohs block-design test　1920 年に米国の Kohs SC により発表された知能検査[1]で、わが国では大脇により標準化された[2]。6 面がそれぞれ黄・青・黄と青・白・赤・白と赤の面をもつ積木 4〜16 個を用いて図版と同じ模様を構成する。所要時間は 20〜50 分である。動作性 IQ、空間構成能力を評価する。聴覚障害が原因で言語発達が遅れた児童のために考案されたが、その特徴から、近年は高齢者や軽度認知機能障害の評価としても用いられる。（狩長弘親、平林一）

1）Kohs SC：The Block Design Tests. Journal of Experimental Psychology 3：357-376, 1920.
2）大脇義一：コース立方体組み合わせテスト．三京房，京都，1959.

■ **スティック構成課題**　――こうせいかだい　stick test　Goldstein と Scheerer によって開発されたスティック（軸木）を用いた古典的な神経心理学的検査。被検者に 2 本の長さの異なるステッィクが与えられて、眼前に提示されたモデルを見ながら同じ模様をつくる「視覚的構成課題」と、5〜30 秒ほど視覚的に提示し、モデルを取り除いた後に同じ模様を再現する「記憶からの構成課題」が実施される。問題は 36 題あり、徐々に難易度が上がっていく。標準化はされていないが、スティックの代わりに、マッチ棒を用いた課題が実施されることもある。（平林一）

■ **トレイルメイキング検査**　――けんさ　Trail Making Test（TMT）　視覚運動協調性、精神運動速度、注意配分、遂行機能などを評価する。わが国では Reitan（1958）の図版の日本語改訂版や鹿島ら（1986）の図版が普及している。検査は Part A と Part B から成り、前者は用紙上にランダムに配置された 1〜25 の数字を順に（1→2→3…）線で結ぶ課題、後者は 1〜13 の数字と「あ」から「し」までの仮名文字を交互に順に（1→あ→2→い…）線で結ぶ課題の所要時間を成績とする。TMT の結果を解釈する際には、Part A・Part B の所要時間、Part B の所要時間から Part A の所要時間を減算したもの（B－A）、Part A、Part B の所要時間の比（B/A）などが評価指標

として用いられている。(岡崎哲也、武田千絵)

**■標準意欲評価法** ひょうじゅんいよくひょうかほう Clinical Assessment for Spontaneity (CAS) 日本高次脳機能障害学会(旧 日本失語症学会)Brain Function Test 委員会により2006年12月に刊行された神経心理学的検査であり、脳損傷患者における意欲障害や発動性障害を多面的に評価し、定量化・標準化することを試みている。意欲障害や発動性障害は、さまざまな側面がある(大東, 1994, 2004)ことから、本検査は、狭義の「意欲」のみでなく広義における「自発性の障害」を対象としていることが特徴である。また、面接による直接的な意欲評価、質問紙による自覚的意欲評価、日常生活行動面での意欲評価、自由時間の行動観察といった立体的評価を行うことを目指して作成されている。さらに、本検査は意欲低下を得点化し、得点(%表記を含む)が高いほど意欲障害が重度であることを示している。

なお、CASは以下の5つの評価法から構成されている。

①面接による意欲評価スケール：直接的な面接を通して観察(表情や仕草、反応、話し方、話す内容などの17項目)を行い、それに基づいて意欲状態が評価される。

②質問紙による意欲評価スケール：質問紙(33項目)を読ませ、過去数週間ないしは数日間の考え、気持ち、行動に照らし合わせて最もよく合てはまると思われる選択肢に自ら答えることで評価される。

③日常生活行動の意欲評価スケール：意欲の状態は、日常生活行動にかなりよく反映されていると考えられており、日常生活行動においてできるだけ共通した行動項目(身の回り動作など16項目)を観察することで評価される。

④自由時間の日常行動観察：自由時間の日常行動を観察することで、どのような行動を、どの程度起こすことができるかという能力が評価される。

⑤臨床的総合評価：臨床場面における総合的印象に基づき評価される。(窪田正大)

**■プライステスト** price test 日常的に接する商品の現在の価格を尋ねることで、逆向性健忘をスクリーニングする神経心理学的検査である(Wilson ら, 1988)。逆向性健忘のある患者は、健忘の期間に応じた過去の価格を答える。例えば、JRの現在の最低運賃を60円と答えれば、約40年間の逆向性健忘を疑う。物価が緩やかに上昇(または下降)し続けていることを前提とした検査である。ベッドサイドで検査しやすい。健常者の標準偏差を使用して点数化する。(吉益晴夫)

**神経心理ピラミッド** しんけいしんり―― neuropsychological pyramid 遂行機能や記憶、注意といった認知機能、論理的思考や気づき、覚醒や意欲などの働きは、それぞれが並列し独立して働いているのではなく、階層があり、下の階層にある機能は、上の階層にある認知の働きの基盤となり、上位の機能に影響を及ぼしている、という考え方を視覚化したものである。**図**で、上位の機能を回復するためには、その下の機能に働きかけて回復を図ることが必要と考える。全人的神経心理学的治療の目的で、Rusk 脳損傷通院プログラムを開発・運営していた Ben-Yishay 博士が、長年の実践の中で考案、発展させた[1]。

本人の問題がどのような神経心理学的損傷[＝欠損：認知機能の起こった問題について欠損(deficit)という用語を用いる]から生じているのか、回復のための戦略(strategy)としてどのような訓練(実践の習慣化)を行うべきか、本人・支援者が整理し理解することができる。損傷した脳をもと通りにすることはできないが、戦略を練習し習慣化することによって、欠損がありながらも、快適な日常生活を送れるよう、新しい自分として生活していけるところを目指す。その全人的な取り組みが、自尊心を復活させ、自己を再確立し、再統合するという意味で、最上位に「自我同一

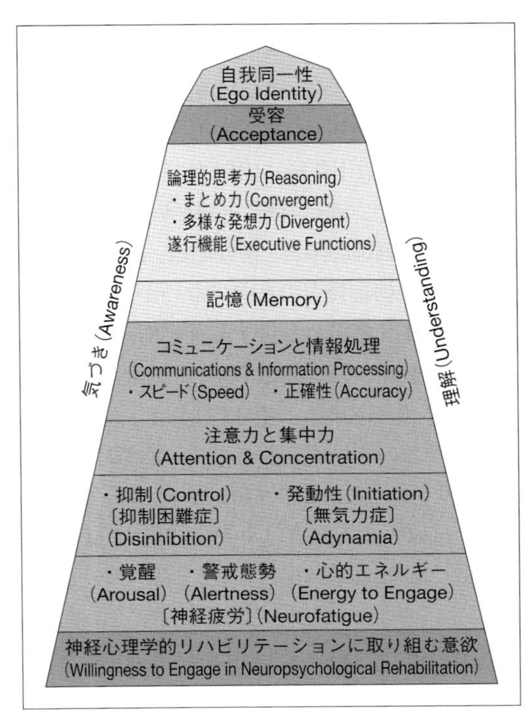


■**神経心理ピラミッド**■
ピラミッドの左右に「気づき」と「理解」があるのは、これらが増すほど上位の意識や能力が高まることを意味している。〔 〕内の〔抑制困難症〕〔無気力症〕〔神経疲労〕はそれぞれの階層の欠損の現れとしての症状を示している。
2008 年以降は、それまでの「自己の気づき」を「自我同一性」と「受容」とに分け、最上位に「自我同一性」(アイデンティティ)を位置させた。また最下層に「神経心理学的リハビリテーションに取り組む意欲」を加えた。「情報処理」を、対人的な意味を強調し「コミュニケーションと情報処理」と変更した。
(立神粧子：前頭葉機能不全 その先の戦略；Rusk 通院プログラムと神経心理ピラミッド. p59, 医学書院, 東京, 2010 による)

性」を位置する。

Rusk 脳損傷通院プログラムではグループセッションが行われる各部屋にこの手書きの模式図を掲示し、今の問題がどの部分から生じているのか、スムーズな日常生活を送るためにはどのようなことを行っていくのがよいのか、本人とその支援者のみならず、ほかの参加者にも常に意識させていた。これらは十分に教育されたスタッフらが利用者側と同じ方向を向き、受容的な雰囲気の中で、本人の能動的な参加によって行われていた。(先崎章)

1) 立神粧子：前頭葉機能不全 その先の戦略；Rusk 通院プログラムと神経心理ピラミッド. p59, 医学書院, 東京, 2010.

**神経成長因子**　しんけいせいちょういんし　nerve growth factor(NGF)　体内でつくられる蛋白質で、特定の神経細胞(ニューロン)の生存・分化・成長・増殖や大脳の神経細胞の活性化にかかわる。歴史的には、神経突起の伸長を促進する物質として最初に同定された。神経成長因子は神経栄養因子の1つであり、例えばアルツハイマー型認知症に密接に関連すると考えられており、その予防あるいは治療への有効性を指摘されている蛋白質である。(深井順也、中尾直之)

**神経梅毒**　しんけいばいどく　neurosyphilis　梅毒は梅毒トレポネーマによる性感染症である。2008〜2014 年の患者報告数が 6,745 例であり現在も多くの患者が罹患している[1)]。梅毒はペニシリン療法により減少に転じていたが、近年はヒト免疫不全ウイルス(HIV)感染者の増加に伴い後天性免疫不全症候群(AIDS)患者に伴う梅毒が増加している。神経梅毒は感染後、数年から数十年後に出現する。病態により、無症候性、脳髄膜型、脳血管型、脊髄髄膜血管型、進行麻痺、脊髄癆、視神経萎縮に分類される[2)]。臨床症状は頭痛、悪心・嘔吐、脳神経障害、神経過敏、記銘力障害、失見当識、幻覚、てんかんなど多彩であり神経梅毒特有のものはないが、認知症や脳梗塞、髄膜炎などの鑑別が必要となる。AIDS 患者に合併する神経梅毒は、眼症状、髄膜炎の頻度が高い[3)]。診断は神経梅毒を疑う臨床経過や症状、血清梅毒反応(カルジオリピンを抗原とする秘匿的な RPR カードテストや TPHA、FTA-ABS)、髄液中 TPHA 陽性で細胞増多や蛋白高値などの所見が必要となる。治療はベンジルペニシリンカリウム(結晶ペニシリンカリウム®)1 日 200〜400 万単位×6 を 10〜14 日間点滴静注する。カルジオリピンを抗原とする検査は生物学的偽陽性反応が知られているが、抗体価が臨床症状と相関し治療効果の指標として有効である。治療判定は臨床症状の持続や再発がないこと、カルジオリピン抗原検査で定量値が 8 倍以下に低下することを確認する。治療後半年を経過しても 16 倍以上示すときは、再治療を行う[4)]。(岡崎英人)

1）梅毒 2008〜2014．IASR 36：17-19, 2015.
2）Katz DA, Berger JR, Duncan RC：Neurosyphilis；a comparative study of the effects of infection with human immunodeficiency virus. Archives of Neurology 50(3)：243-249, 1993.
3）割田仁，ほか：中枢神経感染症のトピックスと最新治療．神経梅毒のトピックス Modern Physician 19(11)：1421-1424, 1999.
4）大里和久，ほか：梅毒．性感染症診断・治療ガイドライン 2011 年度版．日性感染症会誌 22(suppl)：48-54，2011.

## 神経発達障害　しんけいはったつしょうがい　neurodevelopmental disorder

生まれつきの脳機能の発達の障害。DSM-5®においては症状によって、「知的障害、コミュニケーション障害、自閉症スペクトラム障害、注意欠如・多動性障害、特異的学習障害、運動障害、他の神経発達障害」に分類されており、知的能力の障害、コミュニケーションをとることが苦手、落ち着きがない、不注意が多い、学習が困難など、症状はさまざまである。幼い頃から症状が目立つことが多く誤解されてしまうことも多いが、正しい理解と能力を伸ばすための療育支援や環境調整などの工夫が必要である。必要な場合には然るべき機関(医療、教育)との連携が検討される。診療の窓口としては、小児神経科、児童精神科、大人の場合には精神科などが挙げられ、治療としては、薬物療法、行動療法、教育的介入、環境を整えることなどが検討される。(佐藤浩代)

**■アスペルガー症候群**　――しょうこうぐん　Asperger syndrome　発達障害の1つ。DSM-5®の改訂以降はコミュニケーション能力の障害があるという自閉症スペクトラム障害として広い連続体の一部として区別することなく捉えられている。一方DSM-Ⅳにおいては、コミュニケーションが苦手、対人関係・社会性を構築することが苦手、行動がパターン化する、こだわり行動が多いことなどを特徴とし、広い意味での自閉症に含まれてきたが、言語や知的な遅れがないとの面で自閉症と区別されてきた。言語や知的な遅れがないために障害に気づかれにくいことも多いが、さまざまな面での不器用さがみられたり、成長に伴い社会機能の障害が目立つようになることもある。なお、アスペルガーとはオーストリアの小児科医 Asperger H にちなんでいる。1944年、彼は「共感の欠落、友だちをつくる能力の欠如、一方的な会話、特定の関心事への強いこだわり、ぎこちない動作」を特徴とする小児の報告をしている。当初はあまり注目されなかったが、自閉症の特徴をもちながらも言語などに遅れがなく自閉症と診断されていない子どもたちの一部がAspergerの報告したケースに似ていることから、アスペルガー症候群として注目されるようになっていったのである。彼らの中には例えば正確に計算ができたり、何年も先までカレンダーの曜日を計算できたりするなど、周囲が驚くような能力を発揮することもある。優れた記憶力や関心ある分野への知識力は学者や研究者などの専門家へ、また視覚や情報処理能力に優れている人は芸術関係へ、物への関心は科学者や物理学者へなど、偉業を成し遂げた人の中にもこの障害であったと思われる人は多く存在している。(佐藤浩代)

**■広汎性発達障害**　こうはんせいはったつしょうがい　pervasive developmental disorders

発達障害の１つ。コミュニケーション能力の障害のため、対人関係の構築や社会性の維持、日常生活をこなすことなどにおいて困難につながってしまうことが多い。DSM-5®においては広い意味で自閉症スペクトラム障害（ASD）と同義である。一方、DSM-Ⅳにおいてはコミュニケーション能力や社会性の障害を認める個々の独立した障害（自閉症・アスペルガー症候群・小児崩壊性障害・特定不能の広汎性発達障害）らをまとめた総称として、広汎性発達障害（pervasive developmental disorders：複数形）という名称が用いられていた。また、それらは言語や知的な遅れの有無・正常発達の有無・診断基準をすべて満たすか満たさないかなどによって異なる障害として分類されていた。しかし現在はそれらが個々の独立した障害という考え方から自閉性の連続体（スペクトラム）であるという考え方に変化し、DSM-5®（2013）の改訂以降、自閉症・アスペルガー症候群・小児崩壊性障害・特定不能の広汎性発達障害などと区別をすることなく、自閉症スペクトラム障害（ASD）という名称で統一されている（レット障害はＸ染色体の異常であることが判明したため、ASDからは除外されている）。（佐藤浩代）

■**自閉症**　じへいしょう　autism　発達障害の１つ。コミュニケーション能力の障害のため、対人関係の構築や、社会性の維持、日常生活をこなすことなどにおいて困難につながってしまうことが多い。自閉症の中核症状としてLorna Wingによる三つ組の症状（**表**）が唱えられて以降、それは広く受け入れられ国際的な診断基準（ICD-10、DSM-Ⅳ）にもその考え方が受け入れられていた。コミュニケーションが苦手、対人関係・社会性を構築することが苦手、行動がパターン化する、こだわり行動が多い、言語や知的な遅れがある、一般的には３歳までにはなんらかの症状がみられることが多いなどを特徴とされており、言語や知的な遅れがあることでアスペルガー障害と区別されていた。（佐藤浩代）

■**自閉症の三つ組の症状**■

| | 例 |
|---|---|
| 対人関係・社会性の障害 | 他者との人間関係を築くことが苦手で、相手の感情や思いに配慮することが難しい、他者に興味や関心を示さない、一方的な感情や要求を押しつけるコミュニケーションに陥りやすい。乳児期には母親と視線を合わせない、母親がいなくなっても母親を求めない。 |
| コミュニケーションの障害 | 言語や知的な遅れ、相手の言葉をそのまま返す「オウム返し」、相手の感情や意図を無視して一方的に質問し続ける。 |
| 想像力の障害とそれに基づく行動の障害（こだわり行動） | 毎日同じ行動を繰り返す、ごっこ遊びが苦手、予定外の行動に癇癪やパニックを起こしたり臨機応変に振る舞うことが困難。 |

■**自閉症スペクトラム障害**　じへいしょう――しょうがい　autism spectrum disorder

(ASD) 発達障害の1つ。コミュニケーション能力の障害のため、対人関係の構築や、社会性の維持、日常生活をこなすことなどにおいて困難につながってしまうことが多い。症状の現れ方は人それぞれであるが、例えば、人の気持ちを察することが苦手、アイコンタクトができない、特定のものに対する興味が強い(例：電車、時刻表、カレンダー、野球の統計、記号)、奇妙な運動の癖(手を振る)、臨機応変な対応ができない、行動や活動が限定的、物音に過敏であるなど、多様な特徴も指摘されている。男女比は3〜5：1で男児に多いとされており、最近の米国の報告によれば68人に1人との報告もある。この疾患の歴史としては、1943年米国の小児精神科医Kannerが ASDの特徴をもつ児の報告を行い、翌1944年にオーストリアの小児科医Aspergerが同様の特徴をもちつつも知的な遅れの少ない児の報告をそれぞれ別個にしたのが始まりであった。ASDの子どもに脳波異常やてんかん、知的障害の出現率が高いとの報告が蓄積され、現在の医学では原因は脳の器質的異常に基づくと考えられている。また、染色体異常(結節性硬化症など)、シナプス形成や機能に関する遺伝子異常、脳損傷(脳性麻痺など)などのさまざまな病態でASDの発生頻度が高くなるとの報告もされており、今後の解明も期待される。一方、脳の機能的な側面として、①心の理論(人の心を汲み取ることの不得手)、②中枢性統合機能障害(物事の全体を統合して捉えることの不得手)、③実行機能の障害(自分の行動や注意をコントロールしていくことの不得手)、④感覚過敏/鈍麻、など諸説が唱えられており、それらが症状につながっているのではとも考えられている。この疾患では、耳で聞くよりも目で見る視覚的なコミュニケーションの方が得意なことが多く、学習や日々のコミュニケーションにおいてもそういったことを取り入れることが勧められる。また学習や社会適応能力の向上においても支援が必要なことがあり、教育的介入や社会に受け入れられる行動を教えることなどで社会適応の向上につながることも多い。必要な場合には然るべき機関(医療、教育、福祉)との連携が検討される。得手不得手が大きい分、職種の選択、仕事の仕方などにも考慮や検討が必要なことも多いが、興味をもっていることに関しての記憶力や視覚的認知に関して目を見張ることも多く、人が驚くような業績を上げている人もいる。(佐藤浩代)

■ **注意欠如・多動性障害** ちゅういけつじょ・たどうせいしょうがい attention-deficit/hyperactivity disorder (ADHD) 発達障害の1つ。不注意(集中できない)、多動性や衝動性(落ち着きがない・考えるよりも先に動く)を特徴とする(**表**)。症状の現れ方は、不注意のみ目立つ場合、多動や衝動性のみ目立つ場合、不注意・多動や衝動性の両方が目立つ場合など、その程度や組み合わさり方の程度はさまざまである。症状は幼児期から認められることが多く、必要な場合には然るべき機関(医療、教育、

■ADHDの特徴■

| | |
|---|---|
| 不注意 | 注意力や集中力が続かずあちこちに意識がいってしまう、周囲の刺激に気が散る、細かいことに注意を払えない、始めたことをやり遂げられない、忘れ物が多い、ミスが多い、片づけられないなど。 |
| 多動 | じっとしていられずに動き回る、身体をくねくねもじもじ動かす、椅子に座ってじっとしていることができない、教室内を歩き回ったり出て行ってしまったりする、多弁、落ち着きがないなど。 |
| 衝動性 | 衝動が抑えられず結果を考えずに突発的な行動が目立つ、授業中でも自分がやりたいことをしてしまう、質問を最後まで聞かずに話し始める、順番が待てない、感情のコントロールができないなど。 |



福祉)との連携が検討される。診療の窓口としては、小児神経科、児童精神科、大人の場合には精神科などが挙げられ、治療としては、薬物療法、行動療法、教育的介入、環境を整えることなどが検討される。幼児期にそれによる問題が少ない場合にはそれが目立たなかったものの、仕事の場面などで問題となり目立つようになることもある。特に不注意症状によるミスや忘れ物が多いなどの症状は、就業などといった社会生活において大きな困難となってしまうことも多く、社会進出などによる変化などで明らかになってくることもある。(佐藤浩代)

■ **発達性計算障害**　はったつせいけいさんしょうがい　developmental dyscalculia　発達障害の１つ。全般的な知的発達に遅れはないものの、計算する能力の修得と使用に著しい困難を示すさまざまな状態を指す。そのため数字や記号を理解・認識できない、簡単な計算ができないなどといったことなどで困難を認める。(佐藤浩代)

■ **発達性協調運動障害**　はったつせいきょうちょううんどうしょうがい　developmental incoordination　運動の協調(複数の動きをまとめる)が必要な場面で、その人の年齢や知能に応じて期待されるものよりも困難を呈するもの。またその困難さは、その人の身体的疾患、神経疾患や知能の遅れによっては説明できない程度のものである。具体的には、走る、歩く、階段の上り下りといった全身運動(粗大運動)や、靴紐を結ぶ、ボタンをとめる、箸を使うといった微細運動などでの困難さがあり、学業にも影響を及ぼすこともある。原因は不明であるが、身体の一部の機能が損なわれているのではなく、さまざまな感覚入力をまとめあげ、運動として出力するまでの脳の仕組みに問題があると考えられている。必要に応じて技能を修得していくようなプログラムで社会生活への適応を促すことが有効なことがある。(佐藤浩代)

## 神経変性疾患　しんけいへんせいしっかん　neural degenerative disorder, or neuro-degenerative diseases

神経変性疾患は、脳や脊髄にある神経細胞の中で特定の神経細胞群が徐々に障害を受け脱落する疾患であり、その多くが原因不明である。脱落する神経細胞は疾患により異なり、動作が遅く円滑な運動ができなくなる疾患(パーキンソン病など)、協調運動障害のため身体のバランスが失われる疾患(脊髄小脳変性症など)、主に筋力低下をきたす疾患(筋萎縮性側索硬化症など)、認知機能が低下する疾患(アルツハイマー病など)に分けられる。(大谷良、冨本秀和)

**■運動ニューロン病**　うんどう――びょう　motor neuron disease (MND)　随意運動は骨格筋を支配する運動ニューロンの活動によって起きる。運動ニューロンは大脳皮質運動野から脊髄前角細胞までの上位運動ニューロンと脊髄前角細胞から骨格筋までの下位運動ニューロンにより構成される。MNDとは、両者またはいずれかの運動ニューロンが変性・脱落して筋力低下および筋萎縮をきたす進行性疾患の総称である。下位運動ニューロンを中心に病変を認める脊髄性筋萎縮症(spinal muscular atrophy：SMA)と球脊髄性筋萎縮症(spinal and bulbar muscular atrophy：SBMA)では高次脳機能障害は起きないと考えられる。SMAは常染色体劣性でSMN蛋白の発現程度により重症度が異なる。乳児に発症し坐位が不可能なⅠ型、坐位の獲得後発症し歩行獲得ができないⅡ型、歩行獲得後発症しその後悪化するⅢ型および成人発症のⅣ型に分けられる。原発性側索硬化症(primary lateral sclerosis：PLS)は上位運動ニューロンのみに、筋萎縮性側索硬化症(amyotrophic lateral sclerosis：ALS)は両者に病変を認め高次脳機能障害を起こしうる(筋萎縮性側索硬化症参照)。上記の運動ニューロン病は指定難病である。診断は臨床症状・経過と電気生理学的検査により行われる。SBMAはX連鎖劣性でアンドロゲン受容体遺伝子CAG反復配列の異常により診断できる。SMAもSMN遺伝子異常で診断できる場合が多い。SMAではアンチセンス治療が開発された。MNDの転帰を改善するために、理学・作業療法、言語聴覚療法、栄養療法、呼吸療法、心理サポートによる総合的症状コントロールが必要である。(中島孝、飛永雅信)

**■筋萎縮性側索硬化症**　きんいしゅくせいそくさくこうかしょう　amyotrophic lateral sclerosis (ALS)　ゲーリック病ともいわれ、中年以降に一側上肢または下肢の筋力低下、球麻痺症状または呼吸筋麻痺症状などで発症する(運動ニューロン病参照)。軽症例まで含めると約50%になんらかの高次脳機能障害を認める。遂行機能障害、軽度記憶障害から、我が道を行く行動、固執や常同行動、病識欠如、脱抑制、失語症などの前頭側頭葉変性症までである。陽圧換気療法を一切しなければ呼吸筋麻痺により発症後3年で約半数が死に至る。リルゾールやエダラボンは疾患の進行抑制薬でしかない。生活の質(QOL)を含む転帰を改善するためには胃瘻造設による栄養療法と陽圧換気療法などを多専門職種により総合的に行う。(中島孝、飛永雅信)
同ゲーリック病

**■進行性核上性麻痺**　しんこうせいかくじょうせいまひ　progressive supranuclear palsy (PSP)　パーキンソニズムをきたす神経変性疾患は、パーキンソン病以外にもレビー小体型認知症、多系統萎縮症、PSP、皮質基底核変性症など多くの疾患が知られている。その中で、PSPの有病率は、人口10万あたり5〜6人で、遺伝性疾患ではないが、稀に家族内発症があるとされている。症候学的には、歩行障害で発症し、バランスを崩しやすく2年以内には易転倒性を呈する。また垂直性核上性眼球運動障害が特徴的で、特に最初に下方注視麻痺が現れることが多く、階段を降りるときに不自由を感じる。眼球頭位反射(OCR)によって垂直性眼球運動は誘発され、いわゆる人形の目現象が陽性を示し、水平性眼球運動障害は、進行期になり障害される。パーキンソン症状も、固縮は四肢では軽度で頸部・体幹に目立つ特徴があり、前屈姿勢は軽く、逆に頸部は伸展していることが多い。構音障害は、小声で抑揚がなく、種々の程度の認知機能低下も出現し、前頭葉徴候が観察される。検査では、MRIが有用で、MRI上、中脳被蓋の萎縮、第3脳室の拡大があればPSPを疑うが、これらの所見のないPSPも存在する。症例によっては、前頭葉皮質の萎縮や、大脳白質に虚血性白質病変をみることがある。中脳被蓋の萎縮の結果、矢状断で中脳正中吻側部が陥凹してハチ鳥の嘴(hummingbird sign)のようにみえる。脳血流シンチグラフィでは、前頭葉の核種取り込み低下がみられることがあるが、MIBG心筋シンチグラフィは正常のことが多い。ドパミントランスポーターシンチグラフィ(DAT scan)では取り込みが低下する。病理学的には、黒質、淡蒼球、ルイ体、小脳歯状核の神経細胞脱落、グリオーシスを特徴とし、楕円形の神経原線維変化(globose type tangle)が出現する。小脳歯状核では、Purkinje細胞の神経終末が変性したグルモース変性が認められ、tufted astrocyteの出現も特徴的である。治療は、パーキンソン病に準じた薬物療法を行うが、反応は不良である。(大谷良、冨本秀和)

**■脊髄小脳変性症**　せきずいしょうのうへんせいしょう　spinocerebellar degeneration (SCD)　小脳は平衡調節機能や運動企図と実際の運動の差を補正するfeed-forward調節機能などを有す。SCDは、小脳や脳幹を中心とする神経変性により、眼振、構音障害、失調歩行、企図振戦などの小脳症状を中心に進行する病気の指定難病としての総称である。遺伝性と孤発性がある。孤発性の小脳失調症を起こす多系統萎縮症（MSA-C）は単独で別に難病指定されている。常染色体優性では遺伝子別にSCA1（Spinocerebellar ataxia 1）からSCA36までと歯状核赤核淡蒼球ルイ体萎縮症（DRPLA）があり、症状は多様である。多くはCAG配列のトリプレットリピート異常症であり、同じ遺伝子型でも表現促進現象により世代間の症状の差が大きい。わが国にはSCA3、6、31、DRPLAが多く、常染色体劣性遺伝ではビタミンE単独欠乏性失調症（AVED）、眼球運動失行と低アルブミン血症を伴う早発性小脳失調症（EOAH）が報告されている。SCA3を含むSCAで高次脳機能障害を合併する。SCA2、17、DRPLA、AVED、EAOHでは認知症を、SCA13では精神発達遅滞を合併する。タルチレリン水和物などは小脳症状の対症治療薬である。自律神経症状を伴うMSA-CはSCDと比べ予後不良である。遺伝性痙性対麻痺は指定難病としてSCDに分類されるが常染色体優性遺伝を示す純粋型では小脳症状を認めない。複合型は小脳症状や精神発達遅滞などが問題になる。（中島孝、飛永雅信）

**■パーキンソン病** ──びょう Parkinson disease（PD） 神経変性疾患の代表格であり、わが国では人口10万人あたり167人で、その発症機序には、遺伝的素因と環境因子がある。好発年齢は55〜70歳で、初発症状は約50％が安静時振戦といわれている。症候学的に運動症状として、安静時振戦（80％に出現）、固縮（歯車様、鉛管様）、動作緩慢、無動、姿勢反射障害、歩行障害（小歩、すくみ足、突進現象）、姿勢異常（前傾、camptocormia）、自動運動の消失（仮面様顔貌、流涎）などがみられる。また、神経病理所見の広がりを反映してさまざまな非運動症状がみられる。便秘（90％以上にみられる）、夜間頻尿、起立性低血圧などの自律神経症状、嗅覚低下（80％にみられる）や感覚症状、うつやアパシーなどの精神症状、睡眠覚醒障害、知的機能障害などが知られている。検査では、MRI、CT、血液・髄液検査は正常なことが多く、神経核医学検査が有用で、心筋MIBGシンチグラフィや、ドパミントランスポーターシンチグラフィ（DAT scan）で核種取り込み低下を病初期より捉えることができる。病理所見は、黒質緻密部メラニン含有細胞の変性、萎縮、減少と残存神経細胞の中へのレビー小体の出現が特徴的である。黒質以外でも、傷害が強い迷走神経背側運動核、交感神経心臓枝の節後線維、嗅球、青斑核、縫線核、マイネルト基底核、扁桃核では神経細胞が減少し、これらの諸核や大脳皮質にもレビー小体が出現する。これら病変の進展は、末梢（迷走神経背側運動核と嗅球）から、次第に進展、拡大するBraak仮説で説明されている。治療には、さまざまな抗パーキンソン薬が用いられるが、病気や病状に応じての使い分けはガイドラインに基づいた専門医の考えによる。非運動症状に対する各種薬剤による対症療法や、リハビリテーションもQOLに影響を与える。（大谷良、冨本秀和）

**心原性脳塞栓症**　しんげんせいのうそくせんしょう　⇨脳血管障害＞脳塞栓症＞心原性脳塞栓症

**信号検出理論**　しんごうけんしゅつりろん　signal detection theory　弁別事態の反応出現確率をもとに、弁別効率を示す。知覚の対象となるシグナルと知覚の対象とならないノイズがあると仮定すると、両者が分離しているほど正確に知覚できると考えられる。シグナルとノイズに対する反応は以下の4つの場合が考えられる。①シグナルを受けて、シグナルがあったと判断する（当たり hit）。②シグナルを受けたが、シグナルはなかったと判断する（見落とし miss）。③ノイズを知覚し、シグナルがあったと判断する（誤警報 false alarm）。④ノイズを知覚し、シグナルはなかったと判断する（正棄却 correct rejection）。シグナルとノイズの分布が離れていれば①と④の反応が増え、②と③が減る。両者が接近すればその逆になる。両車の分布の頂点間の距離を d’（ディープライム）と呼び、弁別力の指標とする。（種村純）

**進行性核上性麻痺**　しんこうせいかくじょうせいまひ　⇨神経変性疾患＞進行性核上性麻痺

**進行性失認**　しんこうせいしつにん　progressive agnosia　緩徐に失認が進行し、ほかの認知機能は比較的保たれる変性疾患を指す。後頭–側頭葉の萎縮を伴い、posterior cortical atrophy の一部を成す。随伴症状としては失読や失書、街並失認、相貌失認などがあり、進行すると超皮質性感覚失語、バリント症候群、皮質盲などを呈する。右側頭葉の限局性の萎縮にて進行性の相貌失認を呈する例が報告されている。（船山道隆）

**進行性多巣性白質脳症**　しんこうせいたそうせいはくしつのうしょう　progressive multifocal leukoencephalopathy（PML）　JC ウイルスが脳内の乏突起膠細胞に感染し、多巣性の脱髄病変を呈する致死的な中枢神経脱髄疾患であり、免疫力の低下した患者に発症する。片麻痺、四肢麻痺、認知機能低下、失語などで発症し、進行とともに嚥下障害、ミオクローヌスを呈する。頭部 MRI では、白質主体に T2 強調画像・FLAIR 画像で高信号を呈する病変を認める。治療は、ヒト免疫不全ウイルス（HIV）患者では HAART が、非 HIV 患者では原因となる誘因薬剤（免疫抑制薬、生物学的製剤など）の速やかな中止が推奨される。（加藤裕司）

**進行性非流暢性失語**　しんこうせいひりゅうちょうせいしつご　⇨認知症＞前頭側頭葉変性症

**進行性非流暢性/失文法性失語**　しんこうせいひりゅうちょうせい/しつぶんぽうせいしつご　⇨失語症＞原発性進行性失語＞進行性非流暢性/失文法性失語

**人工文法学習パラダイム**　じんこうぶんぽうがくしゅう──　artificial grammar learning paradigm　人間の学習は、学校で習う教科学習のような意識的な学習すなわち顕在学習(explicit learning)と、母国語の習得のような無意識的な学習すなわち潜在学習(implicit learning)に分類される。顕在学習においては、学習者に学ぶという意識があり、また教師付きの学習であり、母語でない英語の動詞活用のように規則があればその規則が明示的に提示される。学習後には獲得した知識を言語化することができる。他方、潜在学習においては、規則学習を例にとれば、学習者には背景にある規則が明示的に提示されないので、それを学ぶという意識なしに学習が成立する(チャンス・レベルを越える)。学習された知識は、後の課題において無意識的に利用されるが、意図的な利用が困難とされ、また獲得した知識を完全には言語化できないとされる。人工文法学習パラダイムは、1960 年代から用いられている潜在学習研究の最も代表的な課題であり[1)]、被験者はまず有限状態機械ないし有限オートマトン(finite automaton)が規定する規則(人工文法)に従い生成された文字列を記憶する課題を行う。有限状態機械とは、有限個のノードから成る機械で、あるノードから別のノードあるいは同じノードに状態が遷移するときに遷移ごとにあらかじめ決められた文字が出力される。文字列の長さは状態の遷移回数に等しい。記憶課題の後に、文字の並びには規則が存在していたことを伝えられるが、規則自体は教示されない。次の課題では規則的な文字列と規則的ではない文字列が提示され、それが文法的(規則的)か否かを判断する。多くの場合、チャンス・レベル以上の正答率が得られるが、被験者は判断の理由を明確に述べることができない。人工文法学習パラダイムを用いた研究の結果から、人間が無意識的に規則性を発見し、その規則を知識として身につける能力をもつことが明らかになり、驚きを与えた。(渡辺眞澄)

1) Reber AS : Implicit learning of artificial grammars. Verbal Learning and Verbal Behavior 5(6) : 855-863, 1967.

**身上監護**　しんじょうかんご　legal custody　成年後見人の職務の 1 つであり、成年被後見人の療養看護を中心とした身上に関する職務である。身上監護は、たとえ判断能力が低下しても、その人がその人らしく生活することを追及することにある。具体的には成年被後見人の住居の確保および生活環境の整備、病院・施設などへの入退院(所)の手続きなど治療や介護の契約の締結を行うことである。(森由美)

**振戦**　しんせん　tremor　意思とは無関係に出現する細かいふるえ。不随意運動の 1 つ。(種村純)

**深層格**　しんそうかく　⇨意味論的分析

**新造語**　しんぞうご　⇨言語症状>新造語

**新造語ジャルゴン**　しんぞうご――　⇨失語症>ジャルゴン失語>新造語ジャルゴ

ン

**深層失語**　しんそうしつご　⇨失語症＞復唱障害＞深層失語

**深層失書**　しんそうしっしょ　⇨失書＞深層失書

**深層失読**　しんそうしつどく　⇨失読症＞中枢性失読＞深層失読

**心像性**　しんぞうせい　⇨語彙特性＞心像性

**心像性効果**　しんぞうせいこうか　⇨具象性効果

**新造動詞**　しんぞうどうし　⇨動詞

**身体意識**　しんたいいしき　body consciousness　意識は三層構造である[1]。低次の層は覚醒としての意識、中間の層は自分の状態や状況に対する気づき（アウェアネス）としての意識、高次な層は自分の思考や行動を客観的に認識する意識（メタ意識）である。中間に位置する意識には、視覚や聴覚情報などに対して生起する気づき、すなわち外界を認識する意識と、体性感覚などの自己身体情報に対して生起する気づきがある。後者は、硬い物に触れているという触感や四肢の位置や動きに関する気づきであり、これを身体意識と呼ぶ。身体意識は、自己身体と運動を表象（イメージ）するための基盤であり、その生起には体性感覚、特に深部感覚が重要である。さらに、視覚や前庭感覚などの情報と統合され、この身体は自分のものであるという身体保持感と、運動を実現しているのは自分であるという運動主体感を伴う広義の身体意識が生成される。それは、自己と他者を識別する能力の基礎ともなる身体意識である。身体意識はさまざまな要因で変容する。その結果、身体の大きさ、形、空間における位置に対する認知の歪み、感覚の対側逆転、半側身体の無視、半側身体の不使用、身体部位失認、手指失認、ゲルストマン症候群、観念運動失行、幻肢、手足の余剰感、自己像幻視、自己身体と他者身体の誤認知、病態失認、拒食症などの多彩な症状が出現する[2]。（高畑進一）

1）苧阪直行：意識とは何か；科学の新たな挑戦．岩波書店，東京，1996.
2）Frédérique de Vignemont：Embodiment, ownership and disownership. Consciousness and Cognition 20(1)：1-12, 2010.

**身体失認**　しんたいしつにん　⇨失認＞身体失認

**身体失認・ソマトパラフレニア**　しんたいしつにん――　⇨失認＞身体失認・ソマトパラフレニア

**身体障害者更生相談所**　しんたいしょうがいしゃこうせいそうだんじょ　recovery consultation offices for persons with physical disabilities　都道府県や指定都市が設置し、身体に障害のある者が補装具、更生医療、施設利用などの各種福祉サービスを適切に受けることができるよう、医師などの専門職員を配置し、専門的・技術的立場か

ら各種の相談業務や判定業務などを行う機関である。(白山靖彦)

**身体障害者手帳**　しんたいしょうがいしゃてちょう　physical disability certificate　身体障害者福祉法に定める身体障害(肢体不自由、視覚障害、聴覚または平衡機能障害、音声・言語・咀嚼機能障害、心臓、腎臓などの内部障害)がある者に対して、都道府県知事または指定都市市長、中核市市長が交付する手帳で、等級は1～6級(1級が最重度)である。申請は、市区町村の窓口となっている。高次脳機能障害の場合、失語や身体麻痺が合併する場合に対象となる。(白山靖彦)

**身体所有感**　しんたいしょゆうかん　⇨SoA

**身体図式**　しんたいずしき　⇨失認>身体図式

**身体パラフレニア**　しんたい――　⇨無視症候群>身体パラフレニア

**身体部位失認**　しんたいぶいしつにん　⇨失認>身体失認>身体部位失認

**心的外傷後ストレス障害**　しんてきがいしょうご――しょうがい　posttraumatic stress disorder(PTSD)　生死にかかわる危険(地震、戦争、性的虐待、いじめなど)によって強い恐怖を感じ、それが記憶に残ってトラウマとなり、特有の症状をきたす疾患。フラッシュバック、悪夢などでトラウマ体験を繰り返し思い出し、慢性的な無力感、孤立感がみられることがある。また、入眠困難、イライラ、周囲に対する過敏さなどもみられる。ベトナム戦争帰還兵で問題となり、日本では阪神大震災、地下鉄サリン事件の際に注目された。(工藤由佳)

**心的回転**　しんてきかいてん　mental rotation　物体や風景などの視覚情報を心的イメージにより回転させる能力である。Shepard RN & Metzler J(1971)の立方体を組み合わせ回転させた図形の異同判断を行う実験結果から、心的に実際の物体を回転させる可能性が示唆された。この能力は物体の形態や色、性質などにより反応時間が影響し、方向感覚と関連するとの報告がある。また女性に比べ男性の方がこの能力は高いとされる。さらに刺激材料が道具や文字などに比べ手や足などの場合は、頭頂葉に加え前運動野の関与が示されている。(宮﨑泰広)

**心的辞書**　しんてきじしょ　⇨レキシコン

**心内辞書**　しんないじしょ　⇨レキシコン

**新版K式発達検査2001**　しんぱん――しきはったつけんさ――　1951年に原案が作成され、その後修正を加えつつ2001年に「新版K式2001」に改定された。検査は標準化された手続きと用具を使用し、子どもの反応を調べ、発達が全体として到達している年齢段階を測定するものであり、特殊疾患の診断用として作成されたものではない。検査項目は、「姿勢・運動」「認知・適応」「言語・社会」の3領域で、328項目から構成されている。0歳から成人まで可能なため、発達の経過を継続してみていくこ

とができる。(三村邦子)

**人物誤認**　じんぶつごにん　misdentification　ある人物を本人と同定する際の障害であり、既知の人物を未知の人物と認識(カプグラ症候群)することや、反対に未知の人物を既知の人物と認識(フレゴリの錯覚)するなどの徴候を含んでいる。その成因を知覚あるいは認知とするかでさまざまな議論がなされ、前者は脳器質性疾患、後者は精神病における妄想性の機序と関連づけられることが多い。(垂水良介)



**深部脳刺激療法**　しんぶのうしげきりょうほう　deep brain stimulation(DBS)　定位脳手術により電極を埋め込み、疾患により特定の神経核に電気刺激を送り込む治療法。パーキンソン病や本態性振戦、ジストニア、慢性疼痛、うつ病、強迫性障害などに効果があると報告されている。日本ではパーキンソン病、本態性振戦、ジストニアには保険適応となっているが、うつ病、強迫性障害などの精神疾患には保険適応になっていない。かつてのロボトミーの歴史もあり、慎重な意見がある。(工藤由佳)

**心房細動**　しんぼうさいどう　atrial fibrillation(Af)　不整脈の一種であり、心房が統率なく不規則に興奮するため動悸症状や心拍出量低下が生じ、心房収縮が消失するため心房内血流が低下し血栓が形成されやすくなる。心房細動の管理上、最も注意が必要なのは脳塞栓症(心原性脳梗塞)の合併であり、必要に応じて抗凝固療法を行うことが重要である。心房細動をきたしやすい疾患として、高血圧、糖尿病、甲状腺機能亢進症、心不全などが挙げられ、加齢とともに有病率が増加する。(伊東範尚)

**親密度**　しんみつど　⇨語彙特性＞親密度・単語親密度

**心理言語学**　しんりげんごがく　psycholinguistics　Chomskyの言語理論では、人間には生得的に言語獲得装置が備わっており、その結果として世界中のあらゆる言語は「名詞句＋動詞」という基本構造を共有しており、結果として表出された言語(表層構造)の背景に深層構造があることが仮定された[1]。従来の言語学は表された言語素材を分析するのみであったが、Chomsky理論以降、このような言語の構造を生み出す人間の言語活動に対する関心が導かれた。このように心理言語学は句構造や統語的依存関係といった言語学の基本概念を用い、人間の認知機能と言語機能とのかかわりを研究する心理学と言語学の学際分野である。研究分野として小児における言語獲得と、脳損傷者における言語障害に関する領域が発展した。心理言語学的研究方法により失語症の失文法や統語理解障害、単語処理研究における言語学的概念による分析が発展した。失語症研究では言語症状の分析に心理言語学的概念が取り入れられており、その1つの成果としてSALA失語症検査を挙げることができる。(種村純)

1) Chomsky N, 勇康雄(訳):文法の構造. 研究社出版, 東京, 1963.

**心理療法**　しんりりょうほう　psychotherapy　心身の症状を呈する人、心理的問題を抱える人に対して、心理学的手法を用いて、その人の社会的適応に役立つように心理的変容を図る方法の総称。医学領域では「精神療法」という用語を使用する傾向がある。心理療法の形態には、個人を対象とする個人療法のほかに、集団のもつ力を活用する集団療法がある。心理療法には、行動療法や来談者中心療法など多種多様な技法が存在するが、すべての技法に共通して、支持、訓練、表現、洞察という4つの基本的要因が含まれている。心理療法の各種技法は、この基本的要因のうちいずれの要因を多く含んでいるかによって、支持療法、訓練療法、表現療法、洞察療法に大別できる。心理療法の適用対象として、従来は神経症性障害が中心であったが、技法の改良や開発により、今日では精神病圏の疾患、心身症、発達障害、一般身体疾患による心理的反応など、その適用範囲を拡大している。ただし、対象者の年齢、環境条件、器質的障害の様相、知的障害の程度などに応じて、各種技法の適用には限界があり、十分な効果が得られない場合がある。心理療法を適用する場合、さまざまな要因を考慮しながら目標を定め、対象者の状態に応じて、技法上の工夫を重ねる必要がある。(水子学)

# す



**遂行機能障害**　すいこうきのうしょうがい　executive dysfunction　はじめに、遂行機能(executive function)とは十分学習しておらず定常処理が行えない行為に対して目標志向的活動を遂行するための機能である。遂行機能を神経心理学的立場で明確に提唱したのはLezakで、①ゴールの設定(goal formulation)、②計画の立案(planning)、③計画の実行(carrying out activities)、④効果的な行動(effective performance)、の４つの機能を定義し、目的をもった一連の活動を有効に成し遂げるために必要な機能と述べた。遂行機能障害を具体的に述べると、旅行計画を立てる、新しい仕事に取り組むなど非日常的な活動に対処できないことで、障害は神経心理学的検査よりも日常生活場面の観察で明確化されやすい。また遂行機能障害は記憶・注意と密接に関係するものの記憶・注意・言語などの認知機能よりも上位の機能と位置づけられている。治療においては障害要因を遂行機能とほかの高次脳機能と区別して考えることが重要である。遂行機能障害は前頭前皮質が大きく関与し前頭葉と密接な関係がある。前頭葉機能の発動性、反応制御、課題持続性、生成的思考も遂行機能を働かせるうえでは重要となる。しかし前頭葉以外の部位の損傷でも遂行機能障害は生じることがある。(石田順子)

**自己管理の方法**　じこかんりのほうほう　method of self-care

①下位機能の正常化…遂行機能障害と同時に注意などの下位機能が障害された場合、下位機能に制御資源が配分され、遂行機能自体に割り当てられる制御資源は少なくなる。この状況を避けるには下位機能を機能しやすい状態にしておく必要がある。例えば注意機能の管理には注意が逸れるような環境を避け、注意を持続するために休憩を入れる方法がある。

②生理学的操作…生理学的要因に負の影響があると遂行機能はより混乱した状態に陥る。それを防ぐには栄養、睡眠、活動レベル、服薬などが重要となる。

③課題特異的な手段の教育…遂行機能障害のみの場合、ルーチン活動では失敗は少ないので、決まった活動の成功体験を積みあげルーチン化する方法が有効である。しかし遂行機能障害があると、そもそも自ら計画を立案し行動することが難しく、工程が多く複雑であれば活動はより困難となる。したがって課題は単純なものとし、実際に行う工程を書き示しておくなどの工夫があるとよい。

④外的補助手段…自ら行動に移せない場合は、予定表を見て行動に移す、アラームや音声メッセージなど電子機器を用いて外部からの手がかりを用いる。行為の手順表や説明書の利用や、経験者からの情報収集も有用である。

⑤グループ訓練の利用…メタ認知障害によって自分の行為を客観視することが難しい場合でも、同じような障害をもつ者を見ることで自分の障害を理解できる場合がある。また他者の適切な行為を見ることで自らでは考えつかない方法を学習できることもある。(石田順子)

**自己教示法**　じこきょうじほう　self-instructional training　行う課題を顕在化・言語化することで自分自身に手がかりを与える手法。その手がかりである音声を徐々に消していき内言語化を進める。また外にある対象を心の中にイメージとして定着させるなど、自己制御過程を内在化することを目標とする戦略である(自己教示法参照)。前頭葉は発動性の障害、遂行機能障害、自己の気づきや自己内省の障害を引き起こす。このため、前頭葉性の遂行機能障害の場合は、他者から指導があれば実行できるが、自ら目標を立て計画を立案し行動することが難しい。自己教示法では、まず行為を行う前や最中に目標や計画を声に出してから行う。その際、自己教示を小声で行う、口に出さずに言う、心の中で唱える、という段階を踏む。また目標や計画を立てた後に実際に実行してその行為がうまく達成できたのかを確認することも重要である。前頭葉損傷の場合は誤りに気づけない、的確な効果判定ができていない場合もあるので外部からのフィードバックも必要な場合がある。正誤のフィードバックを繰り返すことは自己モニタリングやアウェアネスの改善にも有効である。メタ認知方略の自己教示の方法としてWSTCがある。W、S、T、Cはそれぞれ、W(What am I supposed to be doing?)「私は何をしようとしているのか?」、S(Select the strategy)「方略を選択しよう」、T(Try the strategy)「方略を試してみよう」、C(Check the strategy)「方略を確認してみよう」に相当する。自己教示法は日常生活の行為や問題解決で用いられ、また発動性低下や社会的行動障害にも用いることが可能である。(石田順子)

**数唱**　すうしょう　digit span　一定の間隔(通常は1秒に1つのペース)で聴覚提示されるランダムな数字列を、提示された直後に口頭再生する課題である。同一の順序で再生する順唱と、逆の順序で再生する逆唱があり、再生可能な最大桁数を評価する。聴覚言語性の短期記憶(STM)が正常の場合には、注意力の評価として位置づけられるが、聴覚言語性STM障害が疑われる場合には、その評価として位置づけられる。注意力の影響と聴覚言語性STMの影響を区別するためには、非言語的な、例えば視覚的な位置情報のSTMを評価する視覚性スパン(tapping span)の成績と照らし合わせて結果を解釈する必要がある。数唱と視覚性スパンが共に不良の場合には注意力低下が、数唱のみが不良の場合には聴覚言語性STM障害が疑われる。(高倉祐樹、大槻美佳)

**スキル学習**　――がくしゅう　⇨手続き記憶

**スティック構成課題**　――こうせいかだい　⇨神経心理学的検査＞スティック構成課題

**ストループテスト**　⇨前頭葉機能検査＞ストループテスト

**ストレンジ・ストーリー課題**　――かだい　strange stories test　心の理論課題の1つ。日常的な状況で、登場人物が冗談や皮肉、他者への配慮から生じた嘘（罪のない嘘）など、字義どおりではない発言を行う物語文が提示され、その発言の背後にある話者の意図を社会的文脈に沿って解釈することが求められる。心の理論課題の中でも、日常場面における社会的認知能力をよく反映する課題とされており[1]、高機能自閉症などの発達障害児・者や後天性脳損傷者において遂行機能障害が観察されることがある。（柴﨑光世）

1）Happé FGE：An advanced test of theory of mind：Understanding of story characters' thoughts and feelings by able autistic, mentally handicapped, and normal children and adults. Journal of Autism and Developmental Disorders 24：129-154, 1994.

**スーパービジョン**　supervision　対人援助者の専門的資質の向上や組織の機能を維持することを目的に、同じ職種同士が実践の振り返りを行うことである。指導を受ける者をスーパーバイジー、経験と知識をもつ指導者をスーパーバイザーと呼ぶ。スーパービジョンには、1対1で行う個人スーパービジョン、複数のスーパーバイジーで行うグループ・スーパービジョン、仲間や同僚と行うピア・スーパービジョンの形態がある。スーパービジョンには、職場スタッフの適切な業務遂行を支援する「管理的機能」、専門知識や技術、倫理観を深め専門性の向上を支援する「教育的機能」、自己実現の葛藤や業務上のストレスなどで心理的に疲労するスタッフを支える「支持的機能」などの働きがある。（柳沢志津子）

**スパン**　⇨標準注意検査法＞スパン

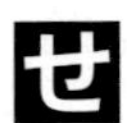

**生活介護**　せいかつかいご　care for daily life　障害者支援施設などで便宜を適切に供与することができる施設において、入浴や排泄および食事などの介護、創作的活動または生産活動の機会の提供、その他必要な援助を要する障害者であって、主として昼間において入浴、排泄および食事などの介護、調理、洗濯および掃除などの家事ならびに生活などに関する相談および助言、その他の必要な日常生活上の支援、創作的活動または生産活動の機会の提供、その他の身体機能または生活能力の向上のために必要な援助を行う。対象は、地域や入所施設において、安定した生活を営むため、常時介護などの支援が必要な者として次に掲げる者。

①障害支援区分が3(障害者支援施設に入所する場合は区分4)以上である者。

②年齢が50歳以上の場合は障害支援区分が2(障害者支援施設に入所する場合は区分3)以上である者。

③生活介護と施設入所支援との利用の組み合わせを希望する者であって、障害支援区分が4(50歳以上の者は区分3)より低い者で、指定特定相談支援事業者によるサービス等利用計画を作成する手続きを経たうえで、利用の組み合わせが必要な場合に、市町村の判断で認められた者。(白山靖彦)

**生活記憶**　せいかつきおく　⇨記憶＞エピソード記憶

**生活技能訓練**　せいかつぎのうくんれん　⇨リハビリテーション＞認知行動療法＞生活技能訓練

**生活訓練**　せいかつくんれん　⇨自立訓練＞生活訓練

**生活の質**　せいかつのしつ　⇨QOL

**生活版ジョブコーチ支援**　せいかつばん――しえん　支援者が生活する場に訪問し、本人のもっている力を活用しながら、生活行動の定着を支援し、生活を自立させるための方法。高次脳機能障害者には記憶障害があるため、行動が定着するまでに頻繁な支援が必要になる。生活版ジョブコーチ(支援者)の役割は、①本人の状況を把握して支援の手順書を作成する、②日々、直接援助するヘルパーなどに手順書に基づく支援方法をコーチする、③家族に助言する、④環境を整える、の4つである。(参照：職場適応援助者)(阿部順子)

**生活福祉資金**　せいかつふくししきん　life welfare capital　低所得者世帯、高齢者世帯、障害者世帯などのうち生活に一時的に困窮している世帯に対し、低利または無利子で貸付ける資金。制度を利用するためには、借り入れを希望する世帯の地域を担当する民生委員または市区町村社会福祉協議会を通じて、利用の申し込みを行い、都道府県社会福祉協議会において、貸付の決定を行う。この制度は利用する世帯が、必要な資金の貸付や援助指導を受けることにより、経済的自立や生活意欲の向上、社会参加の機会を増やすことで安定した生活を確保することを目的としている。
貸付資金の種類は、目的や用途によって以下のとおりに分かれる。

・総合支援資金…生活支援費(2人以上：月20万円以内、単身：月15万円以内)、住宅入居費(40万円以内)、一時生活再建費(60万円以内)
・福祉資金…福祉費(580万円以内)、緊急小口資金(10万円以内)
・教育支援資金…教育支援費(月6.5万円以内)、修学支度費(50万円以内)
・不動産担保型生活資金…不動産担保型生活資金(月30万円以内)、要保護世帯向け不動産担保型生活資金(生活扶助額の1.5倍以内)

また、2015(平成27)年度の生活困窮者自立支援法の施行に伴い、総合支援資金、緊急小口資金を借り入れる場合は、生活困窮者自立支援制度における自立相談支援事業の利用が原則必要となるなど、より一層、利用者の自立を図ることを目的とした見直しが行われている。(寺西彩)

**生活扶助**　せいかつふじょ　livelihood assistance　困窮のため最低限度の生活を維持することのできない者に対して、食費・被服費・光熱費など日常生活に必要な費用を現金で給付するもので、生活保護費の最も基本的な給付である。生活扶助は、基準生活費、加算、日用品費、一時扶助で構成される。基準生活費は、食費や被服費など個人的経費を充たす「第1類費」、光熱水費や家具家事用品など世帯共通経費を充たす「第2類費」、寒冷地域で必要な経費を充たす「地区別冬季加算」がある。基準生活費は、級地区分ごとに「第1類費」は年齢別、「第2類費」は世帯人員別に基準が計上されている。各種加算は、要保護者世帯の状況に合わせて特別なニーズを補充する経費であり、妊産婦・障害者・介護施設入所者・在宅患者・放射線障害・児童養育・介護保険・母子などの種類がある。日用品費は、入院患者の場合に「入院患者日用品費」、介護施設に入所している場合に「介護施設入所者基本生活費」が算定されている。一時扶助は、特に必要と認められた場合に認定する経費で、年越しに必要となる「期末扶助」、災害罹災などで一時的に必要となる「一時扶助」などがある。生活保護では勤労に伴う必要経費を補填し勤労意欲の増進や自立助長を果たすため、就労に関連する経費を「勤労控除」に認めている。就労している場合には、最低生活費に控除額を加えた額が被保護世帯における実際の可処分所得となる。(柳沢志津子)

**生活扶助基準**　せいかつふじょきじゅん　standards for livelihood assistance　生活保護の基準のうち、生活扶助基準は水準均衡方式を採用している。水準均衡方式は国民の生活水準の伸びを基礎として、前年度までの一般世帯消費支出水準の実績を勘案して生活扶助基準の改定率を決定した後に調整を行う方式である。現行では、3人世帯を基準に生活扶助額が設定され、年齢別の栄養所要量を参考に「第1類費」、世帯人員別の消費支出指数を参考として「第2類費」が展開される。さらに級地区分により、地域における生活様式や物価差による生活水準の差が調整されている。
(柳沢志津子)

**生活保護制度** せいかつほごせいど Public Assistance System 生活保護は、憲法第25条に規定する生存権の理念に基づき、生活に困窮するすべての国民に対し、その困窮の程度に応じて必要な保護を行い、健康で文化的な最低限度の生活を保障するとともに、自立を助長するための制度である。生活保護の手続きは、事前相談、生活保護申請(調査)、受給決定の流れをとる。事前相談では、相談の経緯を確認し、生活保護制度の説明および各種社会保障施策の活用の可否が検討される。このとき、他の施策を活用することで最低生活が維持される場合は申請に至らない。保護申請がされると、面談や家庭訪問により、①預貯金、保険、不動産などの資産調査、②扶養義務者による扶養可否の調査、③年金などの社会保障給付、就労収入などの収入状況調査、④就労の可能性の稼働能力調査、⑤他法関係の資格調査、が行われる。各調査の結果を受け、申請した日から原則14日以内(特別な場合の延長でも最長30日以内)で、保護開始か、申請却下の回答が示される。生活保護を受給する者は、受給上の権利(不利益変更の禁止、公課禁止、差押禁止)と同時に義務(譲渡禁止、生活上の義務、届け出の義務、指示等に従う義務、費用返還の義務)を負う。生活保護には、8種類の扶助(生活、教育、住宅、医療、介護、出産、生業および葬祭)がある。要保護者の収入と厚生労働大臣が定める基準(最低生活費)を比較して、収入が最低生活費に満たない場合に、最低生活費から収入を差し引いた差額が保護費として支給される。最低生活費は、要保護者の年齢、性別、世帯構成、所在地域、寒冷地区、その他保護の種類に応じて必要な事情を考慮し、世帯別に算出される。最低生活費は、「最低生活保障水準」とも呼ばれ、国家が国民に対してどの程度の生活レベルを保障するのかという、ナショナル・ミニマムの意味をもつ。生活保護は、すべて公的財源で実施され、国が3/4、地方自治体が1/4を負担する。生活保護の窓口は、要保護者の居住する地域を所管する福祉事務所であり、相談業務はケースワーカー(生活保護担当)が担当する。福祉事務所を設置しない町村の場合には、居住地の町村役場で手続きができる。民生委員は、生活保護制度に協力する役割にあるので、民生委員を経由し福祉事務所に連絡が届く場合もある。生活保護は、基本的に在宅で現金給付や現物給付が実施されるが、身体あるいは精神上に障害があり日常生活を送ることが困難な要保護者は、保護施設に入所し生活扶助を受けることができる。

生活保護制度には、制度の解釈と運用の基本となる四原理四原則が規定されている。基本原理は、①生活に困窮する国民の最低生活を国が保障する「国家責任の原理」、②信条、性別、社会的身分、生活困窮に陥った原因などで優先的または差別的な取り扱いをしない「無差別平等の原理」、③健康で文化的な生活水準の維持を保障する「最低生活の原理」、④利用できる資産、能力、その他あらゆるものを活用した後に保護が行われる「補足性の原理」、の4つから成る。基本原則は、①申請に基づいて保護が開始される「申請保護の原理」、②保護は最低生活保障基準を満たすもので生活上不足する分を補う「基準および程度の原則」、③要保護者の事情に即して有効かつ適切に行う「必要即応の原則」、④保護は世帯を単位として実施する「世帯単位の原則」、の4つである。(柳沢志津子)



**生活モデル**　せいかつ——　life model　個人と環境そして両者の相互関係を捉えて、人間の生活や問題状況を全体的に理解することを中心に援助(ソーシャルワーク)することであり、疾病や障害への治療を主題とする医学モデルという用語と比較して用いられる。(白山靖彦)

**生業扶助**　せいぎょうふじょ　occupational assistance　困窮のため最低限度の生活を維持することのできない者またはその恐れのある者に対して、生業に必要な資金、器具または資料、必要な技能の修得、就労のために必要なものの費用を給付するもの。ただし、生業扶助により被保護者の収入を増加させ、その自立を助長することのできる見込みのある場合に給付が限定されている。原則は金銭給付であるが、授産施設などを利用し現物給付される場合もある。(柳沢志津子)

**生死テスト**　せいし——　⇨記憶検査＞生死テスト

**正常圧水頭症**　せいじょうあつすいとうしょう　normal pressure hydrocephalus(NPH)　⇨特発性正常圧水頭症

**精神障害者保健福祉手帳**　せいしんしょうがいしゃほけんふくしてちょう　mental disability certificate　精神保健および精神障害者福祉に関する法律に定める精神障害[統合失調症、うつ病や躁うつ病などの気分障害、てんかん、薬物やアルコールによる急性中毒またはその依存症、高次脳機能障害、発達障害(自閉症、学習障害、注意欠如・多動性障害など)、その他の精神疾患(ストレス関連障害など)]がある者に対して、都道府県知事が交付する。等級は1〜3級(1級が最重度)で2年ごとに更新される。申請は、市区町村、保健所などである。高次脳機能障害のみの場合、本手帳の申請によってさまざまな福祉サービスを利用することが可能となる。(白山靖彦)

**精神性注視麻痺**　せいしんせいちゅうしまひ　⇨失行症＞眼球運動失行、バリント症候群＞精神性注視麻痺

**精神遅滞** せいしんちたい mental retardation ⇨知的障害

**精神分析療法** せいしんぶんせきりょうほう psychoanalytic therapy 基本的には、患者は頭に浮かんだことを発し、その場に生じる治療者と患者間の情緒的交流を通じて、患者の無意識的な理解を意識化し理解を深めることで、パーソナリティの構造的変化が起こり、患者の苦痛や辛さが緩和されることを目指す治療法であり、Freud S が創始した方法である。治療者は傾聴と中立性を維持して、転移や抵抗などの情緒的変化を理解する。対象はパーソナリティ障害や神経症の患者で、1セッション45〜50分を週1〜3回の頻度で行う。(友田有希)

**生成文法理論** せいせいぶんぽうりろん theory of generative grammar 文法的な文のみを「生成」する最小限で最適な言語規則を追求する言語理論。統語論と形態論にかかわる規則を扱う。広義には、形式(音声)と意味との結びつきの規則を見い出し説明しようとする文法理論全般を指すが、本項では、1950年代にNoam Chomskyによって提案され、その後も対立する理論を取り込みながら現在もChomsky主導で変革し続けている生成変形文法ないし変形生成文法について述べる。生成文法理論は初期には句構造規則および変形規則により文法を記述したが、何度もの変遷を経て、煩雑となった変形規則に共通するものを抽出していくプロセスの中で「変形文法」という呼び方は避けられるようになり、「生成文法」と呼ばれるようになった。

言語は非常に複雑なシステムであるが、健常な子どもは、読み書きのように特別な教育を受けなくても、言語を扱う能力を獲得していく。また周りで話される言語資料が多くの間違いを含むにもかかわらず、子どもが一様な文法を獲得するのは、言語だけを処理する、ほかの認知機能からは独立した自律的な言語機能(文法)が生得的に備わっているためと考える。この装置は「普遍文法」(universal grammar：UG)と呼ばれ、日本語や英語といった個別言語の資料にさらされることにより、個別の文法が獲得されていく。これが言語習得である。

初期の生成文法(〜1970年代頃)、すなわち「標準理論」ないしその拡大版は、「辞書部門」「統語部門(範疇部門・変形部門)」「音韻部門」「意味部門」から構成されていた。文は、まず辞書部門(lexicon)から語彙項目(語)が選択され、範疇部門にある句構造規則により語が結合され、名詞句、動詞句、文といった統語的単位が形成される。語彙項目と句構造規則により文の基本的命題を表す基底構造ないし深層構造(deep structure)が生成され、この深層構造に基づき論理形式(logical form：LF)がつくられ意味解釈がなされるとされた。これに変形規則が適用されて表層構造(surface structure)が派生されるが、変形規則の適用により意味は変わらないとされた。例えば、ある受動文の命題(深層構造)は、対を成す能動文の深層構造と同一であり、受動文はその深層構造に受動にかかわる変形規則を適用することにより生成されるとした。また表層構造から音声表示(phonetic form：PF)がつくられ、それに基づき構音が行われる。この時代には規則が個別言語により異なり、また無制限にさまざまな変形規則が生まれて煩雑になり過ぎたため、整理が必要になった。

1980年代には「規則は原理に支配される」との理念のもと、一般性のある少数の「原理」から種々の現象を導き出そうとする試みがなされた。それまでの句構造規則はX'(エックスバー)構造に集約できることが明らかになり、また格理論によって、抽象的な格が変形規則ではなく一般的な原理により与えられると説明されるようになった。多種多様であった移動に関する変形規則はα移動のみになり、移動現象はα移動といくつかの制約の組み合わせで説明されるようになった。これらの新たな規則の型式や制約はまとめて「原理」と呼ばれるので、この時代の生成文法は「原理とパラメータによるアプローチ」と呼ばれる。言語的な知識は、生得的で普遍的な知識である「普遍文法」と、後天的で生後の経験に応じてその値が定められる「パラメータ(媒介変数)」から成ると考える。例えば日本語は主要部後置言語であり、一例を挙げれば、動詞句の主要部である動詞は目的語に後続する(本を読む)。英語は主要部前置言語であり、動詞が目的語の前にくる(read a book)。子どもは生後の言語環境によって主要部前置か後置かに関するパラメータ値を学習する。また深層/表層構造は、いろいろ誤解を生みやすいということで、それぞれD構造、S構造と呼ばれるようになった。意味解釈もα移動の後でしか説明できない文のあることが示され、PFのみならずLFもS構造に基づきつくられると変更された。その結果として、能動文と受動文の意味は同一ではなくなった。

1990年代になり提案された最新のミニマリスト・プログラム(minimalist program)は、原理とパラメータによるアプローチの中で醸成されていった研究の指針とでもいうべきものであり、言語固有とされる機能ないし装置を極限まで排除していったら何が残るのかを追求している。構音機構およびほかの認知機能とのインターフェースであるPFとLFは残るが、それまで用いられたD構造やS構造も放棄され、X' 構造も冗長性が省かれて簡素になり、規則も要素を結合する併合(merge)以外は必要最小限の適用に抑えるとする。それに伴い意味解釈のためのLFの役割がさらに重要になるなど、徹底した変革が進行中である。その姿は徐々に明らかになりつつある。(渡辺眞澄)

**成長因子**　せいちょういんし　growth factor　細胞の増殖および分化のプロセスを促進する細胞外因子の総称。細胞表面の受容体に結合し、細胞内シグナルカスケードを通じて細胞の増殖や分化のプロセスの促進に働く。PDGF (platelet derived

growth factor)、EGF(epidermal growth factor)、IGF(insulin-like growth factor)などさまざまな成長因子の存在が明らかにされている。(向野雅彦)
回成長促進因子

**成長阻害因子** せいちょうそがいいんし growth inhibitory factor(GIF) Metallothionein-Ⅲとも呼ばれ、中枢神経系に発現している蛋白の呼称として知られる。神経栄養因子活性を抑える作用をもち、アルツハイマー病において発現が低下していることが知られている。(向野雅彦)
回metallothionein-Ⅲ

**成長促進因子** せいちょうそくしんいんし growth-promoting substance ⇨成長因子

**成長抑制遺伝子** せいちょうよくせいいでんし growth inhibitory gene 細胞の増殖プロセスにおいて、プロセスの制御を行う遺伝子の総称。細胞分裂は、細胞周期と呼ばれる一連のプロセスを介して行われる。細胞分裂が正常に進むことを監視するためのチェックポイント機構と呼ばれる仕組みを介して、この増殖のプロセスはコントロールされている。この制御に関与しているp53やRb遺伝子の異常は癌化と関連していることから、これらは癌抑制遺伝子とも呼ばれている。(向野雅彦)

**成年後見制度** せいねんこうけんせいど Adult Guardianship System 精神上の障害(知的障害、精神障害、認知症など)の理由で判断能力の不十分な人は、金銭管理、財産管理、契約、福祉サービスの手配、遺産分割の協議などを行うとき、合理的な判断ができない場合がある。このような判断能力の不十分な人について本人の権利を護る支援者(「成年後見人」など)が、生命・身体・自由・財産などを法律的に保護し支援をするのが成年後見制度である。成年後見制度の背景には、たとえ判断能力が不十分であっても自己決定能力がないとみなすのではなく、権利侵害をされないように本人の自己決定を尊重し、本人の望む暮らしの実現を図るノーマライゼーションの理念がある。ノーマライゼーションとは障害をもっていても地域社会で普通の暮らしを実現しようとする運動のことである。成年後見制度は大きく分けると、判断能力が不十分になることに備えてあらかじめ決めておく「任意後見制度」と、判断能力が不十分になった後に申請により家庭裁判所が選任する「法定後見制度」がある。法定後見制度は本人の判断能力の程度によって後見・補佐・補助の3つの類型がある。また、成年後見人の職務は大きく分けて「財産管理」と「身上監護」がある。「財産管理」は成年被後見人の不動産の管理処分・遺産相続手続き・金銭管理などの事務、「身上監護」は住宅確保・福祉サービスの手配や契約・医療機関の手続きなどの事務であり、成年被後見人の心身状態や生活状況に配慮しながら事務を行う。

成年後見制度にかかわることとして日常生活自立支援事業がある。この事業は判断能力が不十分な人に対して、福祉サービスの利用の支援、日常的な金銭管理、書類(通帳・証書など)の預かりなどを行うもので都道府県社会福祉協議会を実施主体としている。成年後見制度が財産管理や契約などの法律行為を援助することに対し、日常生活自立支援事業は日常生活の範囲に限られている。成年後見制度に円滑な移行ができるように制度間の連携が求められている(日常生活自立支援事業参照)。高次脳機能障害のある人は自身の障害認識が困難な場合も多く成年後見制度の利用の必要性を感じないこともある。しかし高次脳機能障害の症状は判断能力に影響するものも多く、不必要に高額な商品を購入する、悪徳商法に引っかかる、容易に契約をする、など状況に応じた適切な判断ができない場合があり、また多額の賠償金が支払われることもある。成年後見制度は本人の権利を護るための制度である。(森由美)

**成年後見制度利用支援事業**　せいねんこうけんせいどりようしえんじぎょう　Support business for the application of Adult Guardianship System　福祉サービスを利用し、または利用しようとする身寄りのない認知症高齢者、知的障害者などに対し、成年後見制度の利用が有効と考えられるにもかかわらず、制度に対する理解が不十分であることや費用負担が困難なことなどから利用に至らないということを防ぐために、市町村が行う成年後見制度の利用を支援する事業に対して補助を行うもの。補助の対象には成年後見制度利用促進のための広報・普及活動の実施に対するものと、成年後見制度の利用にかかわる経費(登記手数料、鑑定費用、後見人などの報酬の一部など)に対するものがある。なおこの事業は、障害者総合支援法では必須、介護保険法では任意事業となっている。(伊賀上舞)

**正の転移**　せいのてんい　⇨学習の転移>正の転移

**生命の質**　せいめいのしつ　⇨QOL

**脊髄小脳変性症**　せきずいしょうのうへんせいしょう　⇨神経変性疾患>脊髄小脳変性症

**積極損害**　せっきょくそんがい　actively damage　自動車保険用語の1つで、事故が起こらなければ出費しなかったとされる費用を指し、実費弁償の意味合いをもつ。例えば、被害者の葬儀費用、介護費用、治療費、それらに伴って発生する交通費や雑費などに係る費用である。(白山靖彦)

**接近行動**　せっきんこうどう　⇨回避行動

**接辞**　せつじ　affix　単独では用いられず、語幹に付いて文法的または語彙的意味を添える形態素。語幹の前に付くものを接頭辞、後ろに付くものを接尾辞と呼ぶ。(今井眞紀)

**絶対音感の障害**　ぜったいおんかんのしょうがい　⇨失音楽>表出と受容の境界的な障害

>絶対音感の障害

**セラピー研究の方法論** ――けんきゅうのほうほうろん research methodson therapeutic effects 各種の治療ガイドラインでは、①無作為化比較試験のメタ・アナリシス、②無作為化比較試験、③コホート比較研究、④準実験的研究、⑤非実験的記述研究、⑥専門家の報告・意見・経験、のように**エビデンスのレベル**を定めている。ここで①のメタ・アナリシスとは、関連文献を系統的にレビューし、エビデンスのレベル、指標、方法、対象者などについて量的に要約することを指している。②の無作為化比較試験とは、適格症例を無作為に治療群と対照群に割り当て、治療群に新しい治療、対照群に標準的治療を行う方法である。治療介入の効果は治療群と対照群の成績を比較することによって確認する。症例の割り当てを無作為に行うことでこれらの要因が一方の群に偏ることを避けようとする。③のコホート研究では、予後や介入の効果をみるために対象者を登録して追跡する。コホートとは特定の条件の対象者群で、臨床的類型など一定の条件で分類した対象者群を意味する。治療研究では特定の治療介入を行った群と行わなかった群で、治療課題の成績を比較する。多数症例を対象とした研究では推計学を導入することによって効果の検証が行われるが、**単一事例研究法**では、単一事例に多数回の測定を行うことによって効果を検証しようとする。介入以前の事前測定を複数回行い、介入を行わない条件での遂行レベルを確認する。これをベースラインと呼ぶ。ABAB デザインでは、ベースライン(A)と治療(B)の時期を繰り返す。ベースライン期と介入期の遂行成績の相違が介入による効果とみなされ、ベースラインと介入を繰り返すことによって治療以外の効果の関与を確認する。もしほかの要因が関与していたならば2回のB期の成績にその要因が一貫して関係せず、成績に変動が生じる、と考えられる。**量的研究**では多数例に施行した介入に対して統計的検定法を適用して検証する。仮説なく収集した測定結果から一定の法則性を導き出す帰納法と、仮説に基づいて実験条件と統制条件を比較する仮説演繹法がある。それに対して**質的研究**では研究対象の記述を行う。質的に記載された認知、行動記録を特定の方法で分類することで学問的な厳格性を保証する。臨床症状の記載は質的分析に当たる。自然観察法によって研究が進められる。(種村純)

**前意味的処理** ぜんいみてきしょり ⇨意味処理障害

**船員保険** せんいんほけん seamen's insurance 保険者は、全国健康保険協会(協会けんぽ)である。対象者は、海上で働く船員として日本船舶または日本船舶以外の国土交通省令の定める船舶に乗り組む、船長、海員、予備船員として船舶所有者(船舶管理人、船舶借入人、船舶管理会社、国土交通大臣の許可を受けた船員派遣事業者を指し、船舶の実際の所有者に限っていない)に使用される被用者および被扶養者である。給付内容は、職務外疾病(医療)に対する保険給付と職務上疾病(労災)に対する保険給付がある。職務外疾病の医療給付の内容は、健康保険(被用者保険)に準じた給付が行われる。船員保険独自の給付として雇入契約存続中に限り、長期間継続(1年以上)した乗船中および、乗船前や下船後の職務遂行性が認められる職務外の事由で病気やけがをした場合には、下船後3ヵ月の療養補償給付がある。例えば、船の修繕や整備作業、漁具の整備や運搬中、荷役作業中に発生した病気やけがが対象となり、療養を受けられるようになった日から3ヵ月目の末日の期限内は、医療機関に療養補償証明書を提出することで自己負担なしで療養を受けることができる。一方の職務上疾病の給付からは、職務上の事由により行方不明となった場合に船員保険の独自給付である行方不明手当金が給付される。その他、職務上の事由による病気やけがにより障害が残った場合は労災給付の上乗せ給付、死亡した場合には職務上年金の上乗せ給付がある。(竹内祐子)

せ

**宣言的記憶**　せんげんてききおく　⇨記憶＞宣言的記憶

**前向性健忘**　ぜんこうせいけんぼう　⇨記憶障害＞健忘＞前向性健忘

**潜在記憶**　せんざいきおく　⇨記憶＞潜在記憶、記憶＞長期記憶＞顕在記憶・潜在記憶

**潜在的認知**　せんざいてきにんち　covert recognition　自覚や気づきといったアウェアネス(awareness)を伴わない認知を指す。認知心理学では、意識化できる記憶・知覚・言語などの情報処理を顕在的認知といい、意識できない無自覚な情報処理を潜在的認知という。記憶に関する研究では、意識して思い出すことができる記憶を顕在記憶、意識して思い出すことができなくても存在している記憶を潜在記憶としており、潜在記憶の存在はプライミング効果(先行刺激の処理が後続刺激の処理を無意識的に促進あるいは抑制する効果)によって説明される。神経心理学領域では、視覚認知における意識と無意識の乖離が潜在的認知として多く報告されている。具体的には、相貌失認、盲視、無視あるいは消去、純粋失読における潜在的認知が知られている。相貌失認における潜在的認知では数多くの研究が報告されている[1]。相貌失認の潜在的認知に関する研究パラダイムには、行動的な測定方法と、生理的な測定方法がある。前者には、対象の異同弁別について測定するマッチング課題(matching task)、強制選択課題(forced choice familiarity task, forced choice cued task)や、学習効果を測定するために顔・名前対連合学習課題(paired-associate face-name re-learning task)や反応速度(reaction time：RT)を利用する方法がある。後者は、皮膚コンダクタンス反応(skin conductance response：SCR)を使用して無自覚な反応を測定する方法や、事象関連電位(event related potentials：

ERPs)を用いた分析などである。相貌失認における潜在的認知の例として、顔と名前の対連合学習において正しい組み合わせの場合は学習が早いという報告があり、アウェアネスはなくても相貌に関するなんらかの学習効果が認められることがある。相貌失認のリハビリテーションでは、こうした潜在的認知を利用し視覚表象を活性化する試みも実施されている。相貌失認以外では、盲視では、見えている自覚はないのに光や動き、形を同定することが可能な場合がある、無視あるいは消去があっても言語報告よりも多くのものが見えている可能性がある、そして、純粋失読では単語として読むことができなくても弁別が可能であるなど、自覚はないにもかかわらず適切な行動が可能となる現象が知られる。こうした潜在的認知にはさまざまな要因が影響していると考えられ、意識的自覚システム(conscious awareness system：CAS)と顕在的な知覚表象は別個の情報処理過程として存在しているという説明や、自覚的に意識するためには知覚表象がある程度のレベルに達することが必要であるという説明がある。(参照：失認＞相貌失認＞潜在的認知)(岡村陽子)

1) Rivolta D, Palermo R, Schmalzl L：What is overt and what is covert in congenital prosopagnosia? Neuropsychol Rev 23：111-116, 2013.

**全失語**　ぜんしつご　⇨失語症＞全失語

**線条体**　せんじょうたい　striatum　大脳基底核のうち、尾状核と被殻を合わせて線条体と呼ぶ。両者は内包前脚線維によって解剖学的に分離しているが機能的には同等と考えられている。尾状核は側脳室壁を形成し、弧状の形状をとる。黒質、大脳皮質、視床などから求心路を受け、淡蒼球外節・内節、視床下核などに遠心路を出す。大脳皮質、視床との間に運動、眼球運動、前頭前野系、大脳辺縁系の機能単位の神経回路を形成し、それらを制御する。腹側線条体は側坐核、嗅結節から成り、大脳辺縁系と連絡する。(西林宏起)

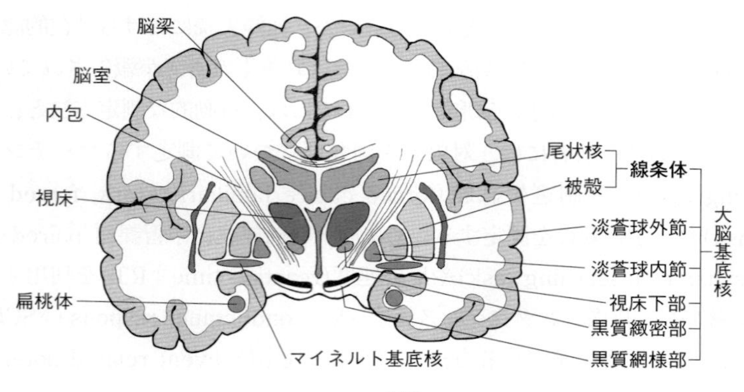

**線条体黒質変性症** せんじょうたいこくしつへんせいしょう striatonigral degeneration (SND) 線条体、特に被殻の神経細胞の変性によってパーキンソン症状で発症し、その後小脳症状や自律神経症状を呈する変性疾患である。50 歳代発症が多く、ほとんどは非遺伝性の孤発例である。パーキンソン病と比較して安静時振戦が少なく、抗パーキンソン病薬の効果は弱い。パーキンソン症状優位の多系統萎縮症(MSA)である MSA-P と概念的に近い。(船山道隆)

**全身性エリテマトーデス** ぜんしんせい―― systemic lupus erythematosus (SLE) 種々の自己抗体と多彩な臓器障害がみられる慢性炎症性自己免疫疾患である。1997 年アメリカリウマチ協会による SLE 改訂分類基準[1]に挙げられる 11 項目(蝶形紅斑、円板状紅斑、光線過敏症、口腔内潰瘍、関節炎、漿膜炎、腎障害、神経学的障害、血液学的異常、免疫学的異常、抗核抗体陽性)中 4 項目以上を満たす場合、SLE と診断できる。男女比は 1:9 と圧倒的に女性に多く、また妊娠可能な年代の女性に多い。発病や増悪の誘因として、紫外線、感染症、外科手術、妊娠・出産、薬剤などが挙げられる。痙攣や精神・神経症状など、多彩な中枢神経症状がみられる。SLE Disease Activity Index (SLEDAI)[2]は疾患活動性の評価法で、受診時またはその 10 日前までにみられた症状を点数化したものである。痙攣、精神症状、器質性脳症候群、脳神経障害、ループス頭痛、脳血管障害には最高点の 8 点が与えられており、中枢神経症状は疾患活動性の重要な指標となっている。また重症度判定においても中枢神経症状は腎障害や間質性肺炎、肺胞出血、血栓症と並んで、重症に分類され、ステロイドパルス療法やシクロフォスファミドパルス療法、血漿交換など、積極的な治療が求められる病態である。(前島悦子)

1) Hochberg MC：Updating the American College of Rheumatology revised criteria for the classification of systemic lupus erythematosus. Arthritis Rheum 40(9)：1725, 1997.
2) Bombardier C, Gladman DD, Urowitz MB, et al：Derivation of the SLEDAI；A disease activity index for lupus patients. The Committee on Prognosis Studies in SLE. Arthritis Rheum 35(6)：630-640, 1992.

**センスカム** SenseCam マイクロソフト社が開発した小型カメラ。30 秒ごとに自動的に撮影され、1 日の記録を 20 分で振り返ることができる。記憶補助装置として利用されている。(俵あゆみ)

**全生活史健忘** ぜんせいかつしけんぼう ⇨解離性障害＞全生活史健忘

**全体構造法** ぜんたいこうぞうほう ⇨失語症の訓練＞失語症の言語訓練法＞全体構造法

**前大脳動脈** ぜんだいのうどうみゃく anterior cerebral artery (ACA) 内頸動脈の先端部で内側に分岐し、大脳半球内側面を前頭葉から頭頂葉まで灌流する。左右の前大脳動脈は前交通動脈で吻合されており、その周囲から視床下部などへの穿通枝が出ている。これらが傷害されれば、意識障害、記憶障害、性格変化などが出現する。前頭葉皮質枝の傷害では、対側の下肢優位の片麻痺が起こる。また、自発的な発語、運動の開始が障害されることや、意図しない運動が出現することもある(他人の手症候群)。(津本智幸)

**全体論**　ぜんたいろん　holism　機能は要素に分割しては捉えられず、全体として機能するという学説。神経心理学において全体論は、個々の機能と脳部位の関連を想定する機能局在論に対立する説であり、言語などの高次脳機能は、大脳全体の有機的連関から成ることを主張した。全体論の主要な論点は2点あり、1つは、失語症は言語機能だけでなく大脳全体が営む知能の障害であるという知性論である。失語症は知的言語から感情的言語への退行と考えたJacksonや、失語症が多くの場合に知的障害を呈することを指摘したTrousseauおよび言語と知的機能を同一視したMarieが、知性論の支持者として挙げられる。またゲシュタルト心理学を支持するGoldsteinは、失語症で生じる色の分類の障害を、特定の名前をもつ客体群に共通して認められる抽象的属性を抽出する範疇化機能の障害とし、知性論を支持した。もう1つは、神経過程と心理過程を区別すべきであるという主張である。高次脳機能は、階層性があり相互に関連のある大脳の全体的機能と考えたJacksonは、Brocaの局在論に対し、発話の障害をもたらす部位を解剖学的に位置づけること(病巣の局在)は容認するが、病巣部位と心理過程である発話機能を対応づけること(機能局在)は、認めない考え方をとっていた。その後のHead, von Monakowなどの全体論者も、この主張を継承している。(田村至)

**選択性注意**　せんたくせいちゅうい　⇨注意＞選択性注意

**剪断力損傷**　せんだんりょくそんしょう　shearing injury　外部からの衝撃により頭部がある回転軸を中心に加速されると、脳損傷(回転加速度損傷 angular acceleration)が生じる。回転加速度により加わる力の大きさや方向は脳の部位により異なるため、脳は変形を起こしやすくなる。一方、脳自体は形状を保つために応力を発生させるが、応力もさまざまな方向に作用するため、圧縮、伸展などが脳組織の至るところで生じる。そして、脳の広い範囲でひずみ(剪断力)が発生し、その結果、生じるのが剪断力損傷である。(鈴木秀謙)

**先天性視覚失認**　せんてんせいしかくしつにん　⇨失認＞視覚失認＞発達性視覚失認

**先天性相貌失認**　せんてんせいそうぼうしつにん　⇨失認＞発達性相貌失認

**前頭眼窩野**　ぜんとうがんかや　⇨眼窩前頭皮質

**前頭基底部**　ぜんとうきていかく　basal forebrain　前頭葉眼窩回の後部に位置し、内側中隔核、マイネルト基底核を含む無名質などから成る。コリン作動性神経終末を多く含み、大脳皮質に広範囲に連絡する。腹側被蓋、縫線核、青斑核などの脳幹部や視床下部などから入力を受け、睡眠と覚醒に関与する。また、扁桃体や嗅内野などの大脳辺縁系から入力を受け、記憶に関与する。アルツハイマー病において、マイネルト基底核コリン作動性神経細胞の変性がみられる。(西林宏起)

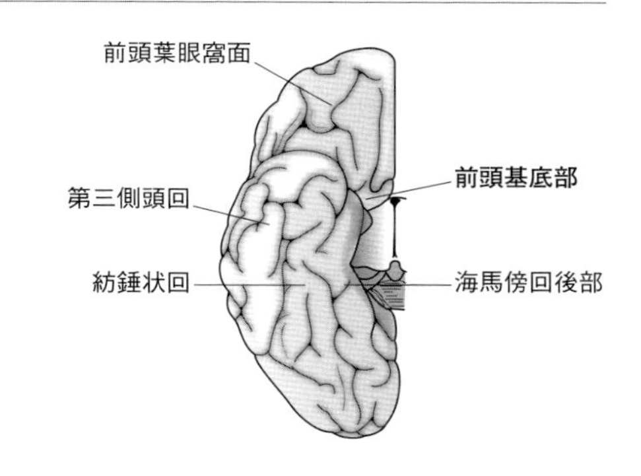


**前頭側頭型認知症**　ぜんとうそくとうがたにんちしょう　⇨認知症＞前頭側頭型認知症

**前頭側頭葉変性症**　ぜんとうそくとうようへんせいしょう　⇨認知症＞前頭側頭葉変性症

**前頭前皮質**　ぜんとうぜんひしつ　prefrontal cortex　中心前溝より吻側の前頭葉領域。前頭前皮質は内側、背外側、眼窩前頭前皮質に分類される。(西林宏起)

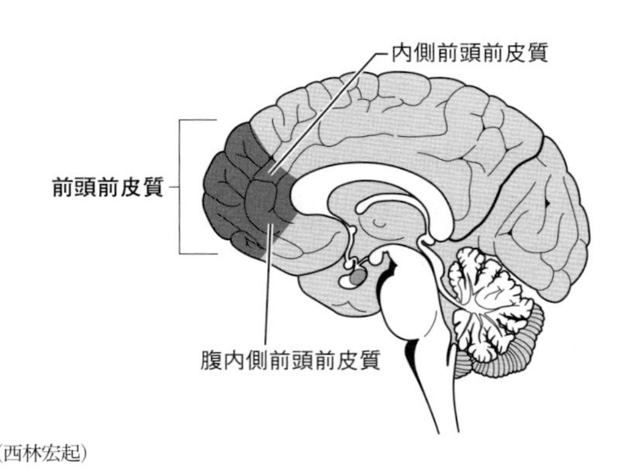


**眼窩前頭前皮質**　がんかぜんとうぜんひしつ　orbital prefrontal cortex　前頭葉の眼窩面に位置する前頭前皮質。内側前頭前皮質と強く連絡し、社会的行動の制御などに関与する。(西林宏起)

**内側前頭前皮質**　ないそくぜんとうぜんひしつ　medial prefrontal cortex (MPFC)　前頭葉の大脳半球間裂面に位置する前頭前皮質。前部帯状回も含まれる。眼窩前頭前皮質と強い連絡を有する。(参照：MPFC)(西林宏起)

**背外側前頭前皮質**　はいがいそくぜんとうぜんひしつ　dorsolateral prefrontal cortex　前頭葉の主に中前頭回に位置する前頭前皮質。他脳葉、視床背内側核との線維連絡が豊富で、運動の計画、統御や作業記憶に関与する。(西林宏起)

**前頭葉**　ぜんとうよう　frontal lobe　中心溝の前方、シルビウス裂の上方、帯状溝の上方に位置する最大の脳葉。中心溝前方の中心前回は一次運動野に相当し、その前方に運動前野が分布する。内側面は下肢の運動野に相当し、その前方に運動の発現、統御に関係する補足運動野が位置する。中心前溝近傍の中前頭回に前頭眼野が存在する。中心前溝の前方は上前頭溝と下前頭溝により、上前頭回、中前頭回、下前頭

回に分けられ、前頭前皮質(前頭前野)が広がる。眼窩面と内側前頭葉は線維連絡が強く機能的に類似する。(西林宏起)

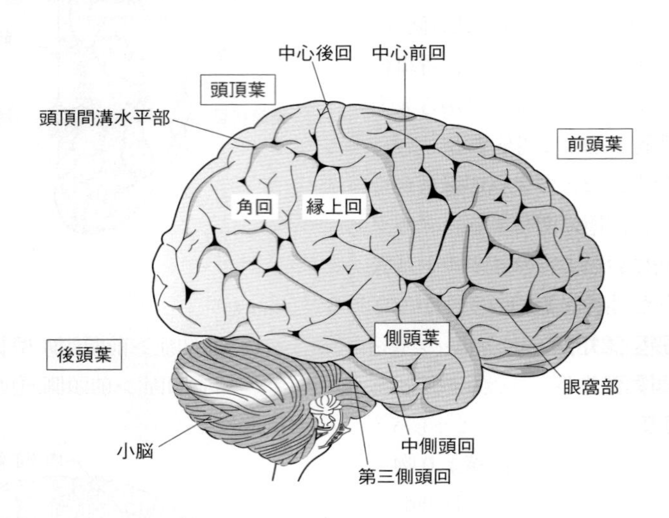


**前頭葉機能**　ぜんとうようきのう　frontal lobe function　前頭葉機能として、身体運動と言語出力に関する機能のほかに、論理的思考、意欲、計画、遂行、創造など、高度で統合的、出力的な機能が挙げられる。前頭葉は中心溝より前方、側頭葉の上前部にある部位で、大脳(側脳室、大脳核を除く)全体の体積の約4割を占めていて、表出系の高次な脳の働きを統括している。前頭葉で、局所と対応する機能が明らかになっている部位は、中心溝のすぐ前方の一次運動野(ブロードマン4野)、その前の運動前野(6・8・44野)、運動性言語中枢(ブローカ)(44・45野)、前頭眼野(8野)である。これらのさらに前方に前頭連合野(前頭前野、帯状回)が位置する。失語症以外の高次脳機能障害と関連するのは主に、前頭前野と帯状回(正中内側に位置)である。それぞれの部位を損傷した場合に生じる障害や解剖学的な線維連絡から、最近では機能画像(fMRI)研究により、各部位が担う機能が以下のように推定されている。

前頭前野の機能として部位別に、①前頭極(10野)：自己意識やメタ認知、自伝的回想、②背外側前頭前野(8・9・46野)：注意や遂行機能、構え・概念の転換、ワーキングメモリー、③内側前頭前野(8・9・10野)：自己参照処理、心の理論、共感、④眼窩野前頭皮質(11・12・13野)：意欲や情動の制御、⑤腹外側前頭前野(47野)：反応の抑制、衝動性の制御、また帯状回の機能として、⑥前部帯状回(24・25・32・33野)：社会的認知、情動機能、⑦後部帯状回(23・31野)：認知や運動、が挙げられる。

各種前頭葉機能が特徴づける機能と、それが障害された場合に生活上認める症候学(「　」内)として、配分性注意(divided attention)「同時に2つ以上のことをこなせない」、認知の切り替え(cognitive shift)「頭の切り替えができない、ワンパターン」、柔軟性(flexibility)「変化や不意打ち場面に弱い」、実行機能(executive function)「手順よく物事を進められない」、やる気(motivation)「やる気が出ない」、抑制(inhibition)「衝動的で抑制が利かない」、意思決定(decision making)「適切な判断ができない」、社会認知(social cognition)「対人関係場面で問題が明らかになる」、自己モニタリング(monitoring)「自分の行動をモニターできない」、気づき(awareness)「自分でもどこが悪いかよくわからない」、将来の見通し(future thinking)「目先の利益にとらわれる」が知られている。前頭葉機能はさらに、これらの複合的で動的な働きを統括している。(先崎章)

**前頭葉機能障害**　ぜんとうようきのうしょうがい　frontal lobe dysfunction　前頭葉は大脳皮質の中心溝より前の部分で、一次運動野、運動前野、補足運動野、言語野、前頭前野などから成り、それぞれの領域で異なる機能を担っている。運動前野と補足運動野は高次運動野と呼ばれ、行動しようとする機能を司り、一次運動野へ指令を出し、錘体路を通って骨格筋に伝わることで、特定の身体部位の随意運動を制御する。そのため、この部位の障害ではさまざまな運動障害が出現する。前頭眼野の障害では眼球の随意運動を司ることができなくなる。言語野は言語処理、言語の産出と理解にかかわるため、障害されるとことばの理解や表出に支障をきたす。前頭前野は、①背外側部、②眼窩部、③帯状回前部、に分けられる。背外側部(外側穹窿部)の損傷では、遂行機能障害に加え、転換障害、保続が生じ、眼窩部の損傷では脱抑制、帯状回前部の損傷では発動性低下が引き起こされると考えられている。(前島伸一郎)

**前頭葉眼窩面**　ぜんとうようがんかめん　orbitofrontal lobe　前頭蓋底の眼窩隆起に接する前頭葉の領域。嗅神経とその内側に直回、外側に眼窩回が存在する。嗅神経は内側嗅条と外側嗅条に分かれ、嗅三角を構成し扁桃体や海馬傍回と連絡して嗅覚路を構成する。眼窩前頭前皮質にはあらゆる感覚性入力が入り、食物に関連した感覚の処理を行う。視床下部などの皮質下構造と連絡し自律神経系の統御にも関与する。また、扁桃体、帯状回などと連絡し、情動・動機づけに基づく行動の決定に関係する。これ

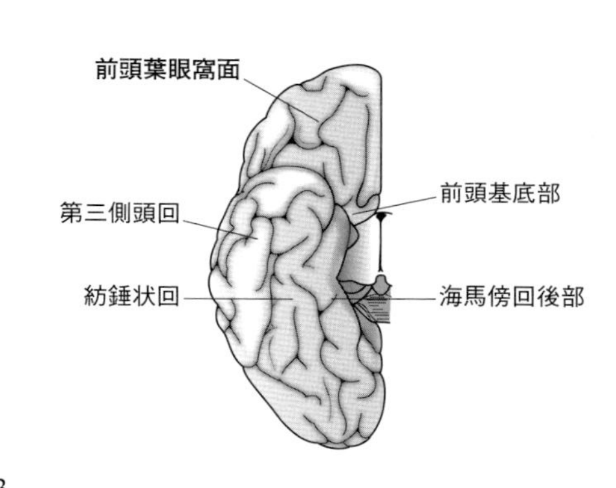

が障害されると社会的行動や性的行動の異常、衝動性などがみられる。(西林宏起)

**前頭葉眼窩面損傷** ぜんとうようがんかめんそんしょう obitofrontal lobe damage 前頭葉の前頭前野の眼窩野(ブロードマン 11・12・13 野)の損傷により、知能や言語機能に問題はないものの、行動面や情動面において独特の障害がしばしば生じる。具体的には、抑制の欠如、自己の行為を顧みない傾向、衝動性、融通の利かなさ、対人関係場面での無頓着(相手の気持ちを読む力の欠如)、社会的な判断力の低下、内省のなさ、易怒性、気分変調、抑うつ、不衛生などの症状が生じうる。また、自分の行動の報酬や罰が予測できず(自分の行動の帰結を想像できず)、想像できたとしても適切な情動が伴わない障害が知られている。鉄道工事中の事故により前頭前野に損傷を受け「もはやゲージではない」と友人から評されたフィネアス・ゲージ(1823-1860)の損傷部位も、この前頭葉眼窩面(左半球)を含んでいた。

知能や遂行機能などの能力は比較的保たれていて、特性を抽出することのできる神経心理学的検査は少ない。意思決定課題であるアイオワ版ギャンブリングテスト(IGT)では、報酬とリスク共に高いカードを避けて、損失を抑える行動がとれない。前頭葉眼窩部損傷後に知的に障害がなくても、このギャンブリングテストで低成績を示す。報酬と罰の連合を形成する機能に障害をもたらす。

前頭葉眼窩面の皮質は、前頭葉-皮質下神経回路(注:前頭葉-皮質下神経回路症候群)の前頭前野眼窩回路[眼窩前頭前野-尾状核(背内側)-淡蒼球(内側)-視床(前腹側、背内側)]といった皮質下とのネットワークが推定され、大脳辺縁系との連絡も密接である。したがって、前頭葉眼窩面損傷では行動面と情動面の両方の障害が生じる。両側前頭葉眼窩面前方が広範に損傷されている場合には、環境が自動的に行動を誘発する「環境依存症候群」(Lhermitte, 1986)を呈する。また前脳基底部も損傷されている場合には「自発作話」(質問に応答したときに生じる作話を「当惑作話」と呼ぶのに対して自ら話す作話のこと)がみられる。(先﨑章)

**前頭葉機能** ぜんとうようきのう ⇨前頭葉＞前頭葉機能

## 前頭葉機能検査　ぜんとうようきのうけんさ　neuropsychological tests for frontal lobe related disorders

■ **BADS**（Behavioural Assessment of the Dysexecutive Syndrome）　遂行機能障害症候群の行動評価法。前頭葉症状の中核である遂行機能障害を症候群として捉え、さまざまな行動面を評価しうる系統的で包括的な検査バッテリーとして、1996年に英国のBarbara Wilsonらにより開発された。わが国では内容を一部改変した日本語版BADSが使用される。6種類の下位検査から構成され、それぞれは遂行機能障害患者が日常生活上でしばしば体験するような場面に類似した内容で構成される。規則変換カード検査は、トランプカードを使って、ある規則から別の規則への変換に対応する能力を測定する。行為計画検査は水、コルク、ビーカーといった材料を使用して、最終手順から逆向きに手順を計画する能力を調べる。鍵探し検査は、なくした鍵を見つけ出すための道筋を計画し、自分の行動を監視しながら、明確にされていない事柄も考慮する能力が求められる。時間判断検査は、時間に関する常識的な推論ができるかどうかが要求される。動物園地図検査は、規則に従いながら目的を達成するために、行動を修正して、失敗を最小限にする能力を調べる。修正6要素検査は、行動を計画して系統立て、調整する能力が要求される。これら6つの下位検査の結果の合計から年齢補正化した標準化得点を算出し、遂行機能障害を定量評価する。（田渕肇）

■ **FAB**（Frontal Assessment Battery）　Duboisらにより2000年に発表された前頭葉簡易機能検査法。類似性、語の流暢性、運動系列、葛藤指示、GO-NO-GO課題、把握行動の6項目から構成され、簡便かつ短時間に前頭葉機能をスクリーニングできる。代表的な前頭葉機能検査であるウィスコンシンカード分類検査（WCST）の結果との間に高い相関が認められ信頼性は高いが、言語や行為の障害があっても成績は低下するので、解釈には注意が必要である。（大沢愛子）

■ **アイオワ版ギャンブリングテスト**　――ばん――　Iowa Gambling Test（IGT）　4つのカードの山のうち2つはハイリスク・ハイリターン（悪い山）で、こちらに賭け続けると結果的に損をする。一方、ローリスク・ローリターンの良い山からカードを選ぶと安定して賞金が得られる。前頭前野眼窩部損傷例で著明に成績が低下し、意志決定能力の障害を反映するといわれる。（種村純）

■ **ヴィゴツキーテスト**　Vygotsky Category Test（VCT）　形、色、大きさ、高さの異なる22個の積木を用いて分類を行う検査。積木の色は5種類、形は6種類、大きさは大小2種類、高さは高低の2種類である。検査には収斂性検査と発散性検査の2種類があり、収斂性検査ではあらかじめ決められた分類方法(例えば、色と大きさ)について、検者が提示するヒントから推測する検査で、発散性検査は用意された積木をいかに多様な分類方法を用いて分類できるかを問う検査になっている。抽象的概念、類推能力、分類能力、発想の流暢性などを必要とする評価であり、前頭葉機能検査に分類されている[1)]。(酒井浩)

同Kasanin-Hoffmann concept formation test

1) 酒井浩：VCT．精神・心理機能評価ハンドブック，山内俊雄，ほか(総編集)，pp126-130，中山書店，東京，2015.

**■ウィスコンシンカード分類検査** ——ぶんるいけんさ Wisconsin Card Sorting Test(WCST) 概念やセットの転換障害についての検査である。正解を推理しながら、提示されるカードを描かれた図形の色、形、数のいずれかの属性により分類する課題を繰り返す。成績は達成カテゴリー数(6回連続正答を得た数)と誤反応の数、タイプにより評価する。わが国では鹿島ら(1985)[1)]による修正版を小林ら(2002)[2)]がコンピュータ化したWCST-KFS versionを用いることが多い。(岡﨑哲也)

1) 鹿島晴雄，加藤元一郎，半田貴士：慢性分裂病の前頭葉機能に関する神経心理学的検討．臨床精神医学 14：1479-1489，1985.
2) 小林祥泰：パソコンを利用した検査法．神経心理学 18：188-193，2002.

**■ストループテスト** modified stroop test with word interference 前頭前野が担う注意の制御機能を評価する検査。複数の情報を有する刺激の入力に対し、習慣的でない行為、判断を求められた際に葛藤による反応潜時が生じる。その反応潜時の差異を利用した検査である。本邦では、漢字で記された色名を示す文字に対し、漢字の読みではなく色名を答える反応を求め、ほかの単一刺激による反応潜時と比較する方法を用いる。(兼信佳代)

**■ティンカートイ検査** ——けんさ tinkertoy test 遂行機能を系統的に評価するためにLezakにより考案された検査[1)]。ティンカートイそのものは子どもの教育玩具であり、ティンカートイ検査は所定の50ピースを用い、制限時間なしに好きなものをつくってもらう。完成した作品は基準に基づき−1〜12点で評価される。被検者は、①自分で目標を決め、②計画を立て、③実際に遂行し、④効果的に行動する、能力が必要とされる。(狩長弘親)

1) Lezak MD：The problems of assessing executive functions. International Journal of Psychology 17：281-297, 1982.

**■ハノイの塔とロンドンの塔** ——とう——とう tower of Hanoi, tower of London 問題解決課題あるいは遂行機能課題と考えられ、前頭葉機能検査として用いられることが多い。複数回用いることで認知技能学習課題となる可能性もある。ハノイの塔は1回に1つの円盤しか動かせず、小さな円盤の上に大きな円盤を置くことはできないというルールに従い、3本の棒の別の棒に移し替える課題。ロンドンの塔は1回に1つの玉しか動かせないというルールに従い、目的の形にする課題。最近はコンピュータゲームなどでも同様の素材を見い出すことができる。(早川裕子)

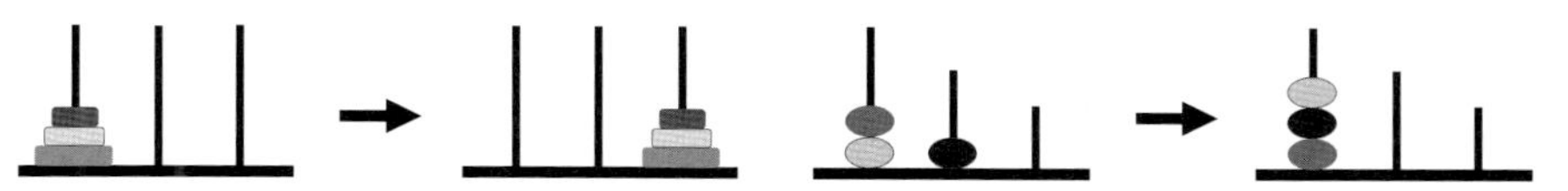

■ハノイの塔■　　■ロンドンの塔■



**■浜松方式高次脳機能スケール**　はままつほうしきこうじのうきのう―― 知的機能のスクリーニングを目的とした検査。12項目のサブテストから構成されている。それぞれについて粗点を算出し、年齢別の評価点換算表から評価点を求め、12項目全体のプ

| サブテスト項目 | 内容 | 解釈 |
| --- | --- | --- |
| A．見当識 | 氏名、年齢、日付(年・月・日)、場所を質問。 | 軽度の意識障害や全般性知的機能の障害に伴ってみられる。 |
| B．数唱問題 | 順唱の最大桁数、逆唱の最大桁数、および、以上の和を、それぞれ評価する。 | 注意集中力、即時記憶、ワーキングメモリーなどを評価している。主に前頭前野が関与している。 |
| C．数唱学習 | 順唱の数唱問題で、両系列とも失敗した桁数の数列を用いて、その系列が何回の繰り返しで復唱できるかを評価する。 | 注意集中力、即時記憶、ワーキングメモリーなどの学習能力を評価している。主に前頭前野が関与している。 |
| D．5単語即時想起 | 5単語の直後再生数を評価する。 | 即時記憶を評価している。主に前頭前野が関与している。 |
| E．5分後再生 | 5単語の5分後の再生数を評価する。 | 中間期記憶を評価している。主に海馬が関与している。 |
| F．類似問題 | 2つの単語の共通性を抽象度(抽象的共通概念レベルか形態的、機能的レベルか不適当か)の高い内容で説明できるかを評価する。 | 言語能力および前頭前野の能力を評価していると考えられる。 |
| G．7シリーズ | 100から順に7を引く能力を評価する。 | 注意集中力、ワーキングメモリーなどを評価している。主に前頭前野が関与している。 |
| H．動物名想起 | 1分間に列挙できる動物名の数を評価する。 | Word fluencyを評価。主に前頭前野(左＞右)の機能と考えられている。 |
| I．仮名ひろいテスト | 無意味仮名文字綴り、および物語文のそれぞれについて、「あ・い・う・え・お」の5文字を2分間で○を付けてもらう。 | 注意集中力、ワーキングメモリーなどを評価している。主に前頭前野が関与している。 |
| J．図形模写 | 5つの図形、それぞれを模写する能力を評価する。 | 構成障害、半側空間無視などを評価している。主に右頭頂葉が関与している。 |
| K．図形再生 | 5分後に先の5つの図形を再生できる能力を評価する。 | 視覚性記憶を評価している。主に右大脳半球～右海馬が関与している。 |
| L．線分の二等分 | 11%以上の偏位率を異常と評価する。 | 半側空間無視を評価している。主に右頭頂葉が関与している。 |

ロフィール(グラフ化)が作成される。健常者の場合、評価点は平均値レベル10±2点に入る。所要時間は15分程度。サブテストの内容と解釈を**表**にまとめる。(渡邉修)

■ **流暢性検査** りゅうちょうせいけんさ fluency test 特定の基準に合う対象を、自らの方略によって探索し、できるだけ多く表出する能力をみる検査。語流暢性検査やデザイン流暢性検査などがあり、語流暢性検査では、決まった頭文字から始まる単語を挙げる文字流暢性検査と、決まったグループに属するものを挙げる意味流暢性検査がある。発散的思考や思考の柔軟性、ワーキングメモリー、自己監視能力などを反映すると考えられ、前頭葉機能との関連が指摘されている。(大沢愛子)

**前頭葉機能障害**　ぜんとうようきのうしょうがい　⇨前頭葉＞前頭葉機能障害

**前頭葉性行為障害**　ぜんとうようせいこういしょうがい　⇨前頭葉性動作障害

**前頭葉性失行**　ぜんとうようせいしっこう　⇨失行症＞前頭葉性失行、前頭葉性動作障害

## 前頭葉性動作障害 ぜんとうようせいどうさしょうがい action disorders caused by frontal lobe damages

前頭葉性失行(Luria, 1966)、前頭葉性行為障害(Wilkenset ら, 1987)とも呼ばれ、前頭葉の内側面の補足運動野や帯状皮質運動野、外側面の運動前野など高次の運動野とそれらと連絡する前頭前野、そして左右の脳をつなぐ脳梁など前頭葉の幅広い領域のいずれか、あるいはいくつかの重複した領域の損傷で現れる動作や行為の障害である。主な病状としては、無動症、強制把握(手のひらに触覚刺激を与えると握ってしまう)、把握反応、拮抗失行、強迫的探索、道具の強迫的使用、利用行動(使用行動)、歩行失行などが知られている。これらの動作障害では状況や場面の変化で不適切な動作や本人の意思にそぐわない動作が出現し、状況に適した動作の開始と制止に困難が生じる。患者は、動作遂行過程で変化する身体、内外環境の変化を認知するプロセス、認知した情報をもとに適切な動作の企画構成、実行にあたっての予測、判断、実行に伴う評価などさまざまな問題を抱え、現れる症状も自己身体内外の影響を受け変化する。また、これらの障害は損傷の大きさ、発症からの経過、個々のこれまでの生活環境と学習過程などが影響し、かなり個人差をもって現れる。運動や動作、行為の特徴は、身体の一部に現れる場合と行為や行動の問題として捉えられる場合がある。これらの背景にある主な障害としては、筋緊張や姿勢の異常、不随意的運動の出現、自発動作の低下、運動の開始と停止の障害、手指の選択的動作の障害、両手動作の協調障害、歩行障害、順序立てた動作の障害や混乱、動作や行為の抑制障害、模倣動作の遅延や障害、単一または複数の道具や物品操作の障害などがみられる。

例えば運動前野の障害の場合、視覚や聴覚など身体外空間からの情報をもとに、行うべき動作プログラムの企画、構成過程に問題を抱えている。そのため動作遂行にあたっての準備的姿勢調節の障害、到達把持といった一連の動作障害、対象物や声や音などの外空間からの刺激に応じた両手協調運動やリズム運動、模倣動作の障害、思考や運動の固執傾向がみられる。また、補足運動野の障害では、自己身体や記憶など内的情報に従った動作の問題を抱え、潜在的動作や行為の実行抑制の障害が現れ、無目的な動作や意図にそぐわない動作が出現する。また発症初期では自発言語や運動発現が低下する。順序動作ではこれまで習慣化していた両手課題など順序に応じて組織化し、手順に沿って円滑に動作を遂行することができなくなる。

治療は、動作障害の背景となる身体、環境因子を分析し、治療場面や課題の種類、内容、操作する物体や物品、操作手順など配慮した課題または目的指向型の治療を

用い、成功体験をできるだけ経験させる。(参照：失行症＞前頭葉性失行)(林克樹)
同前頭葉性失行、前頭葉性行為障害

■ **ADS**(action disorganization syndrome)　前頭葉損傷後の不注意症状に伴って多くのステップを踏む動作を行うときに物品を取り違える、ほかの動作が混じる、動作の順序を誤り、反復する、などの動作の誤りが出現する。物品の使用が不適切なことがあり、例えばフォークでコーヒーを混ぜるような誤りが生じる。その他、行動の構成要素が脱落する、あるいは1つのステップを反復する誤りが出現する。個々の行為にはその行為がなんのために、どのように、何を用いて行うのか、という概念的意識があるが、その行為に関する概念的知識は失われていない。行為の知識の障害には観念失行ないし概念失行が該当する。ADSにおいては対象物の選択の誤りが出現するが、行動の構成要素と物品表象との結合の障害の結果と考えられている[1)]。それぞれの行為ないし行為の構成要素を開始する時点で適切な物品とほかの物品との間の競合が生じ、その結果対象物選択の誤りが出現する。また、複数課題ではワーキングメモリーの障害に伴い、一時に多くの表象を保持し、処理することができず、その結果として行動の構成要素とその順序に関する誤りが出現する。

(種村純)

1) Humphreys GW, Forde EME：Disordered action schema and action disorganization syndrome. Cognitive Neuropsychology 15：771-811, 1998.

■ **運動維持困難**　うんどういじこんなん　motor impersistence　1956年、Fisherは閉眼、挺舌などの動作を維持できない病態を運動維持困難として、維持10秒以下を陽性とすると右半球の病巣で出現することを強調した。その後、Joyntらが左半球でも出現すると反論し、多くの研究により評価法などが再検討され、多少の概念の変遷も経て、現在は右半球病巣で一致している。挺舌を指示すると、舌を出すがすぐに引っ込み、また出すなど、動作の維持ができない。外部の対象に働きかける動作ではなく、自己の身体への動作が困難になるのが特徴である。四肢の動作よりも顔面の動作において目立ち、しかも2つの動作を同時に行わせると、より顕著になり、どちらかの動作がすぐに中断する。この2つの動作を同時にできない同時失行(simultanapraxia)が本態であり、複数のフィードバック情報を統制して、自己への複数の動作を遂行することの障害と考えられる。したがって、閉眼10秒などの維持時間での評価ではなく、容易な動作である閉眼・挺舌を同時に指示し、どちらかの動作がすぐに中断されると「陽性」と評価する方法が推奨されている。右の中大脳動脈領域の脳梗塞で出現しやすく、左の片麻痺や半側空間無視を伴うことも多いが、急性期から独歩できる例もある。責任病巣は右のブロードマン6・8野またはその皮質下で、中大脳動脈領域内の前大脳動脈の灌流域に近い領域である。Yishay らが指摘するように、リハビリテーション上の重大な阻害因子によってリハビリテーションが遷延する例が多い。(酒井保治郎)

**■拮抗失行** きっこうしっこう diagonistic apraxia, or diagnostic dyspraxia Bogen (1979)は脳梁切断後により左手に出現する各種の行為異常を包括的に AHS(alien hand sign 他人の手徴候)と命名した[1)]。その中で、本人が意図したことを利き手(通常右)で行おうとすると、非利き手(左)に本人の意図とは反対または無関係の行為が生じて利き手の行為を邪魔する現象を Akelaitis(1945)が diagonistic apraxia(拮抗失行)と命名した[2)]。このような２つの相反する行為が同時に行われる場合と、それらが交互に行われる場合がある。例えば、脳梁切断を受けたてんかん患者にて、右手でドアや引き出しを開けると同時に左手が閉める、右手で服を着るとそれに続き左手が脱がせる、水を飲もうとしたとき、右手がコップに水を汲むと左手がそれを捨てることを繰り返す拮抗失行が観察された。また、「全身の拮抗失行的行動」[3)]、「conflict of intentions」[4)]といわれる全身症状も拮抗失行の範疇に入る。その内容は、椅子から立ち上がった直後に座りたい衝動により座り直す、窓を開けるために歩き出すが窓と反対方向のドアに向かってしまう、などである。拮抗失行の責任病巣として、脳梁膝部〜体部前半部ないしは脳梁後半部が示唆されているが、両側前部帯状回損傷の関与も否定できない。(福井俊哉)

1) Bogen JE：The callosal syndrome. Clinical Neuropsychology, Heilman KM, Valenstein EV (eds), pp308-359, Oxford University Press, Oxford, 1979.
2) Akelaitis AJ：Studies on the corpus callosum IV；Diagonistic dyspraxia in epileptics following partial and complete section of the corpus callosum. Am J Psychiatry 101：594-599, 1945.
3) 福井俊哉，遠藤邦彦，杉下守弘，ほか：失書を伴わない左手観念運動失行，左手拮抗失行，左手間欠性運動開始困難症を伴った脳梁損傷の１例．臨床神経 27：1073-1080，1987.
4) Nishikawa T, Okuda J, Mizuta I, et al：Conflict of intentions due to callosal disconnection. J Neurol Neurosurg Psychiatry 71：462-471, 2001.

**■個体内葛藤症状** こたいないかっとうしょうじょう action conflict symptoms 脳梁の広範囲な損傷による脳梁離断症状では個体内の葛藤を伴う形で行動の抑制障害が出現する。このことにおいては、右手の意図的動作に対して、左手は非協力的ないしは反対目的の動作を行う拮抗失行が知られている。一方、脳梁損傷に加えて、前頭葉内側面(左側)の損傷により、眼の前に置かれたものを、右手は必要もなく強迫的に使用し始め、勝手に使用しようとする右手を左手が制止する現象である、道具の強迫的使用が観察されている。この現象は原則的には右手に出現する。例えば、眼の前に置かれた櫛を右手は勝手に使い始めるが、左手はその使用を止めるといった行動である。道具の強迫的使用は個体内で生じている意図の葛藤状態を反映していると解釈されており、責任病巣として脳梁の損傷が必須であるが、それに加えて、前頭葉内側面の損傷が重要であると考えられている。(朴白順、村井俊哉)

■ **磁性失行**　じせいしっこう　magnetic apraxia　一側前頭葉障害により生じる反対側上肢の把握反射や本能性把握反応により、本人の意思にかかわらず患肢が対象物に吸い寄せられるように追いかけ、それを強く把握し離せなくなる現象をDenny-Brown(1958)はmagnetic apraxia(磁性失行)と命名した[1)]。磁性失行は前頭葉行動抑制系障害による頭頂葉行動促進系の解放現象と考えられている。磁性「失行」と名づけられているが、これは狭義の行為遂行障害(失行)ではなく、把握反射や本能性把握反応と同じく反射レベルの低次運動と考えられている。(福井俊哉)

1) Denny-Brown D：The nature of apraxia. J Nerv Ment Dis 126：9-32, 1958.

■ **使用行動**　しようこうどう　utilization behavior(UB)　Lhermitteら(1983)は、物品が見えたり手に触れたりすると思わず手に取ってしまい使ってしまう、使わないように言われてもまた使ってしまう現象を使用行動と定義した。これらは置かれている環境や状況にそぐわない行動である。使用行動は、片手の動作のみで起こるわけでなく、基本的に物品が両手動作を必要とするものであれば、両手を自然に使うのが特徴である。患者から自分の意思に反して手が勝手に使ってしまうなどの訴えは聞かれない。また、使用している手を反対の手が抑制するという現象はみられない。発現機序としては前頭葉内側系が障害されることにより、内的な抑制が障害され、外的に誘導される運動制御を司る大脳半球外側系が優位になることで使用行動が生じると考えられている。Lhermitteは責任病巣を前頭葉眼窩面と推定し、両側性の機能低下を想定したが、現在では補足運動野と帯状回を中心とする前頭葉内側面が重視され、基底核と視床ならびにそれらとの連絡経路の関与も考えられている。(参照：使用行動)(渡邉誠)

■ **他人の手徴候**　たにんのてちょうこう　alien hand sign(AHS)　脳梁損傷者などにみられ、本人の意思とは無関係に他人の手のように不随意で無目的に動く現象である。異常な行為は自分の意思に対して違和感があれば、拮抗的・抗争的でなくてもよく、左右いずれの上肢に出現してもよいとされる。BrionとJedynak(1972)が記載した「脳梁切断者が背中に手を回して、左手を右手で摑んだときに、感覚障害がないのに左手が自分の手ではないように感じ、自分の手と認知できなかったle signe de la-main etrangere(著者自身の英訳strange hand sign)」という一種の半側身体失認をBogen(1983)が「alien hand sign」と訳したことに端を発する。Bogen以後は、一方の手が自分の意思とは無関係で無目的な、あたかも他人の手のような、あるまとまりをもった異常運動を表現するように変遷している。この動きは筋緊張の異常を伴わないだけでなく、「自己の動きとして認識されない」ことが特徴である。他人の手徴候は通常左手にみられる現象である。右手は左半球言語優位脳が支配し、左手は非言語脳である右半球が支配する。左右大脳半球にそれぞれ行動の意思があるとすれば、右手は言語脳に支配されているので、ことばで尋ねると、右手は左脳の意思に従っているため「自分の意思どおり」と答え、右脳は言語脳の指示で動くわけではないので「左手は自分の意思と異なる」と表現することが説明できる。また左右逆もありうる。左手の失行、失書、触覚性呼称障害などの脳梁離断症状や本能性把握反応を伴うことが多い。病巣は脳梁膝部と体部前半、右前頭葉内側面の損傷が多い。(前田眞治)

同エイリアンハンド・サイン

■ **道具の強迫的使用**　どうぐのきょうはくてきしよう　forced utilization of tool, or compulsive manipulation of tool　森ら(1982)により、道具に触れるかまたは見ることにより強迫的にそれを使用してしまう現象を「道具の強迫的使用」として報告された。一般的には右手にみられる現象で、一側の手が眼前に置かれた物を意思に反して反射的、強迫的、情動的に使用してしまう現象をいう。例えば、患者の前に鉛筆を置くと、患者は意思とは無関係に鉛筆を持ち、書こうとしてしまう。その際に、左手は患者の意思で、その動作を抑制しようとする。左手は右手を抑制するのが一般的であるが、右手に協力的な動きをするということもある。仮に、目の前の物を使わないように指示しても、右手はその意思とは無関係に動作を行ってしまう。一般的に患者は使ってはいけないことは理解していることが多い。基本的には右手は把握反射や本能性把握反応を伴い、強迫的使用はその延長線上の現象として考えられることが多い。強迫的使用は、使い慣れた日常物品で起こりやすいのが特徴で、使い慣れていないような物品ではただ握るか、誤って用いることが多い。この現象は左前大脳動脈領域の梗塞により脳梁膝部とその周辺の前部帯状回を含む前頭葉内側面が損傷されて起こることが多い。(渡邉誠)

■ **把握現象**　はあくげんしょう　grasping phenomenon　Seyffarth と Denny-Brown は、把握現象を把握反射と本能性把握反応の2つに分類している。前者は手掌を遠位方向に擦るように刺激したときに生ずる、反射的な手指の屈曲運動である。後者は手掌に対象物が触れたときに起こる把握運動である。触覚刺激だけではなく、目の前の対象物に手を伸ばして摑もうとするなど視覚刺激でもみられることがある。一般に、前頭葉病変(特に前頭葉内側部病変)によって対側の上肢に生ずる。本能性把握反応は右中大脳動脈領域の広汎な病変により、同側(右)の上肢に生ずることもある。(参照：把握反射、本能性把握反応)(高橋伸佳)

■ **被影響性症状**　ひえいきょうせいしょうじょう　stimulus bound behaviors　前頭葉(主に内側面)の損傷後に起こる行動の抑制障害には、使用行動や模倣行動などが挙げられる。前者は眼の前の物品に対して必要もなく使ってしまい、後者は眼の前でジェスチャーをするとそのまま模倣をしてしまう現象である。このような症状の発現メカニズムとして、前頭葉と頭頂葉の均衡の破綻、すなわち、前頭葉が有する抑制機能が障害された結果、頭頂葉がもつ状況依存性が解放され、外界の刺激に対して関与しようとする傾向が出現していると考えられている。(朴白順)



■ **歩行失行**　ほこうしっこう　gait ataxia, or gait apraxia　Meyer ら(1960)らは運動麻痺や固縮、運動失調、感覚障害がないにもかかわらず、歩行時に適切に下肢が使えない現象と定義した。運動の開始と連続的変換運動の障害や歩行時筋緊張の異常亢進が主な要因とされている。主な現象は立位姿勢での wide base、前屈姿勢、歩行開始困難、地面を擦るような short step、リズミカルな歩行が困難、立位姿勢での下肢筋緊張の異常な亢進である。(渡邉誠)

■ **模倣行動**　もほうこうどう　imitation behavior　「真似をしろ」という指示がないにもかかわらず、検者の行為や動作を模倣し、中止するよう指示しても模倣し続ける現象をいう。検者は患者に向かい合って座り、黙ったままパントマイム動作(さようなら、おいでおいで、物品使用など)を行う。患者が模倣した場合には制止命令を出し、それでも模倣を続けるときに「模倣行動あり」と判定する。実際の物品使用、無意味動作(手をくねらせるなど)でも生ずることがある。時には、上肢のみならず、顔や下肢でも観察される。視覚刺激で最も誘発されやすいが、稀には聴覚刺激(閉眼させて検者が口笛を吹くなど)、触覚刺激(閉眼させて検者が患者の膝を叩くなど)でも発現することがある。全般的な注意障害を伴うときに生じやすい。単独で生ずる場合以外に、ほかの前頭葉性動作障害である使用行動や道具の強迫的使用を合併することもある。前頭葉病変(一側あるいは両側)による。特に帯状回を中心とする前頭葉内側部病変が重視されている。前頭葉病変によって、前頭葉から運動前野や頭頂葉への抑制が障害されて発現すると考えられている。脳血管障害、腫瘍、外傷などの限局病変例だけではなく、アルツハイマー病やパーキンソン病などの変性疾患でもみられる。(高橋伸佳)

**前頭葉-大脳基底核ループ**　ぜんとうよう-だいのうきていかく――　frontal lobe-basal ganglia loop　大脳基底核の入力核である線条体には運動、感覚、認知、情動などさまざまな大脳皮質由来の情報が入力される。特に前頭葉皮質から線条体に入力した運動情報や認知情報は基底核で処理され、淡蒼球、内節、黒質網様部に出力され、さらに視床を介してもとの皮質領域に戻るループを形成する。その中で認知・行動に関する神経回路として前頭葉-基底核ループが知られている。これは前頭前野を前頭葉外側部、前頭葉眼窩部、帯状回前部に分け、それぞれの皮質下との神経回路を背外側前頭前野回路、外側眼窩前頭回路、前帯状回回路としている。背外側前頭前野回路は背外側前頭前野→尾状核頭部背外側→淡蒼球内節→視床(背内側核外側部、前腹側核)→背外側前頭前野と回路を形成し、この回路は遂行機能や作動記憶に関与する。外側眼窩前頭回路は外側眼窩部→尾状核腹内側→淡蒼球背内側→視床(背内側核外側部、前腹側核)→外側眼窩部と回路を形成し、この回路は社会行動や性格に関与する。そして前帯状回回路は前帯状回→側溝核腹側線条体→淡蒼球外節→視床(背内側正中部)→前帯状回と回路を形成し、この回路は意欲や発動性に関与する。(福岡卓也)

**前頭葉背外側部**　ぜんとうようはいがいそくぶ　dorsolateral frontal lobe　運動前野は背側と腹側に分けられ、背側運動前野の障害では、目的の物に対する手の到達運動が障害され、腹側運動前野系の障害では、手や口による把握運動や発語が障害される。前頭前皮質(前頭前野)背外側部は、感覚連合野や視床背内側部との線維連絡が豊富で、内外の情報、記憶を統合し、意思決定、計画などを行う領域である。作動記憶にも関係する。この部位が障害されると、遂行機能や注意集中、自発性の低下がみられる。(西林宏起)

**前頭葉背外側部損傷**　ぜんとうようはいがいそくぶそんしょう　dorsolateral frontal lobe damege　前頭葉運動野のさらに前方に位置する前頭前野の背外側部(ブロードマン8・9・46野)の損傷により、運動機能や言語機能に問題はないものの、行動における実行機能系の障害が生じる(背外側前頭前野症候群)。具体的には、計画性や問題解決能力の低下、遂行機能障害、状況変化に対応して臨機応変に行っていく能力の低下、注意力・集中力の低下、作動記憶(ワーキングメモリー)の低下、構え(セット)の転換障害、発動性の低下などの症状が出現する。概念の転換の障害はWisconsin Card Sorting Test(WCST)、遂行機能障害はBehavioural Assessment of the Dysexective Syndrome(BADS)で明らかになる。ただし、このような実行機能系の障害は、前頭葉背外側部の皮質の損傷のみならず、前頭葉-皮質下神経回路(前頭葉-皮質下神経回路症候群)の前頭前野背外側回路[背外側前頭前野-尾状核(背外

側)-淡蒼球(背側)-視床(前腹側、背内側)]といった皮質下の損傷・機能不全の場合でも認めうる。(先﨑章)

**前頭葉-皮質下回路症候群** ぜんとうよう-ひしつかかいろしょうこうぐん frontal-subcortical circuits syndrome 前頭葉-皮質下神経回路は人間の立ち居振る舞いを司る主要な回路で、5 種類の閉鎖回路が存在する。それぞれ起点となる皮質によって、①運動回路、②眼球運動回路、③前頭前野背外側回路、④前頭前野外側眼窩回路、⑤前帯状回回路、と名づけられている。そのうち前頭葉皮質と線状体・淡蒼球・黒質・視床などの皮質下構造の神経回路の障害によって生じる神経行動症状を前頭葉-皮質下回路症候群と呼び、背外側前頭前野回路、外側眼窩前頭回路、前帯状回回路という 3 つの回路に特有な症候群に分類される。背外側前頭前野回路は遂行機能や作動記憶に関与し、外側眼窩前頭回路は社会行動や性格、そして前帯状回回路は意欲や発動性に関与する。(福岡卓也)

**前頭葉病変** ぜんとうようびょうへん frontal lesion 脳血管障害(脳梗塞、脳出血、くも膜下出血など)が多く、脳挫傷や脳腫瘍なども見受けられる。前頭葉には大脳皮質運動野や前頭連合野が含まれており、また優位半球の前頭葉には言語表出に深く関連しているブローカ野(ブロードマン 44・45 野)も存在している。そのため、前頭葉病変では運動機能障害や高次脳機能(自己抑制、思考、判断、計画など)障害ばかりでなく、失語症など多彩な症状が引き起こされる。(中大輔)

**前脳基底部** ぜんのうきていぶ ⇨記憶の神経機構＞前脳基底部

**全般性注意** ぜんぱんせいちゅうい ⇨注意＞全般性注意

**前部帯状回** ぜんぶたいじょうかい anterior cingulate gyrus 脳梁と帯状溝に挟まれた帯状回のうち、脳梁膝部から体部に位置する領域(ブロードマン 24・25・32 野)。前部帯状回の前部は扁桃体から、後部は頭頂葉後部皮質から入力を受け、相方向性に前頭前皮質と連絡する。また、体性感覚連合野、聴覚連合野、他の連合野や中隔

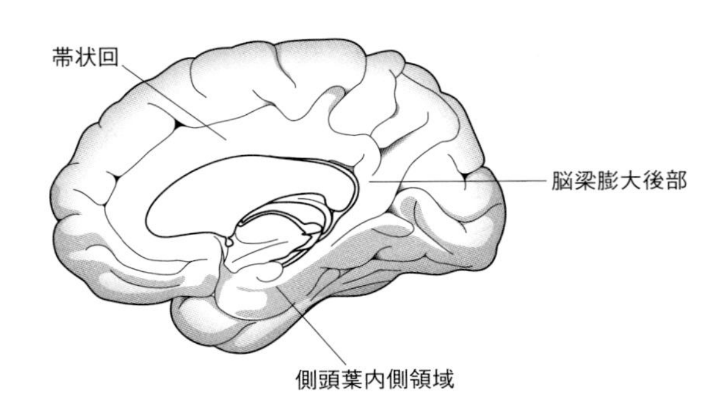

野、扁桃体、視床下部などから入力を受ける。情動や記憶、葛藤下の行動の選択、痛覚、自律神経機能に関与する。(西林宏起)

**前部弁蓋部症候群** ぜんぶべんがいぶしょうこうぐん anterior operculum syndrome Foix-Chavany-Marie 症候群(FCMS)ともいう。第三前頭回弁蓋部から中心前回下部運動野の皮質・皮質下の両側性損傷により、中枢性の顔面筋・舌筋・咀嚼筋・咽頭筋(脳神経Ⅴ・Ⅶ・Ⅸ・Ⅹ・Ⅻ)の両側性麻痺を呈する。皮質型仮性球麻痺の異型である。構音障害と嚥下障害が主体で、失語症や認知障害は明らかではない。構音障害は、優位半球片側性病変の場合には失行性要因(失構音)が、両側性(皮質型仮性球麻痺)の場合には麻痺性要因(運動障害性構音障害)が優勢となる。嚥下障害は、顔面筋麻痺による口唇閉鎖困難や咀嚼筋麻痺による食塊形成困難、舌筋麻痺による食塊送り込み障害などを呈する。臨床症状の最大の特徴は、罹患筋領域の随意的運動障害が顕著である一方、欠伸や泣き笑いなどの反射的・自動的・情動的運動が保たれる自動運動-随意運動解離現象(automatic voluntary dissociation)を呈する点である。病因別に、①脳血管障害による古典的 FCMS、②中枢神経感染症(単純ヘルペス脳炎や結核性髄膜炎など)による亜急性型 FCMS、③小児ローランドてんかんによる FCMS、④神経細胞移動障害(neuronal migration disorder)など小児期発達異常障害による FCMS、⑤神経変性性疾患による進行性 FCMS、の５つのタイプがある。特に脳血管障害や脳炎など病因が不明な場合は、運動ニューロン疾患(motor neurone disease)や前頭側頭葉変性症(frontotemporal lobar degeneration)の初発症状である可能性がある。(辰巳寛)

同Foix-Chavany-Marie 症候群

**線分傾斜の知覚障害** せんぶんけいしゃのちかくしょうがい ⇨視空間知覚障害＞線分傾斜の知覚障害

**前脈絡叢動脈** ぜんみゃくらくそうどうみゃく anterior choroidal artery 内頸動脈の後交通動脈分岐部より末梢で分岐し、中脳大脳脚、外側膝状体に分枝を出した後、側頭葉内側から側脳室内に入り、側脳室内の脈絡叢を灌流する。側脳室内を走行する前脈絡叢動脈が傷害されても、神経症状をきたすことは稀である。しかし側脳室より中枢部で前脈絡叢動脈が傷害されると、対側下肢に強い麻痺、対側知覚障害、対側同名半盲などをきたす可能性が高くなる(モナコフ症候群)。(津本智幸)

**せん妄** ——もう ⇨意識障害＞せん妄

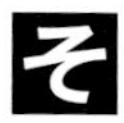

**造影 CT** ぞうえい── ⇨画像診断>CT>造影 CT

**双極性障害** そうきょくせいしょうがい bipolar disorder 気分が高揚し活動的となる躁病エピソードと、抑うつ気分や興味・喜びの低下を呈する抑うつエピソードの両方を呈する疾患である。単極性うつ病よりも若年で発症し、生涯有病率は1%前後と報告されている。DSM-5® では、両病相を呈するものを双極Ⅰ型障害、両病相のうち躁状態が軽く、社会機能を著しく損なうほどではないもの(軽躁病エピソード)を双極Ⅱ型障害と類型づけている。成因は現在研究中であるが、単極性うつ病よりも遺伝の関与が大きいことが知られている。躁病エピソードにおける症状は、気分高揚、易怒性亢進、目標指向性の活動の増加を主体とし、そのほかにも自尊心の肥大または誇大、睡眠欲求の減少、多弁、観念奔逸、注意散漫、快楽的活動への熱中(買いあさりや性的無分別など)などがみられる(抑うつエピソードにおける症状は、うつ病参照)。これらの病相は数週～3ヵ月ほどで周期的に反復することが多い。治療は薬物療法が中心であり、躁病エピソード急性期、抑うつエピソード急性期、維持期(寛解・間欠期)に分けて治療される。いずれの場合も炭酸リチウム、バルプロ酸などの気分安定薬が主体となる。状況に応じて、これに非定型抗精神病薬を併用することが多い。(小杉美菜実)

**相互活性化モデル** そうごかっせいか── interactive activation model 相互活性化モデル(**図**参照)[1)2)]は、意味、語彙、音韻の3層が双方向性の結線で結ばれている計算論的モデルである。意味特性が刺激されると語彙と音韻の各レベルに活性化が広がり、最も活性化した語彙表象が選択されることで第一段階が終わる。しかし、ほかの競合する語彙表象(例えば、猫の実物、写真、絵などの刺激から分散表象されている猫CATの意味特性が活性化し、その意味特性の一部を共有する犬DOG、ネズミRATなどの語彙表象も活性化されるため、これらの語彙表象は“競合する”)の活性化が止むわけではなく、第二段階で最も活性化した音韻表象が選択されるまで、各レベル間で双方向の情報処理が続けられる。2段階の処理過程を想定することから、interactive two-step model ともいわれる。また、語彙表象という各単語に対応する局所表象と、分散表象された意味/音韻が相互活性化すると想定するため、局所表象型コネクショニスト・モデルとも呼ばれる。このモデルは、失語症患者の呼称障害を「結線強度の低下と活性化の減衰率の増加」として初めてシミュレーションした(weight-decay model)[3)]。その後「意味↔語彙、語彙↔音韻のそれぞれの結線を損傷させる」シミュレーション(semantic-phonological model)[4)]もなされた。

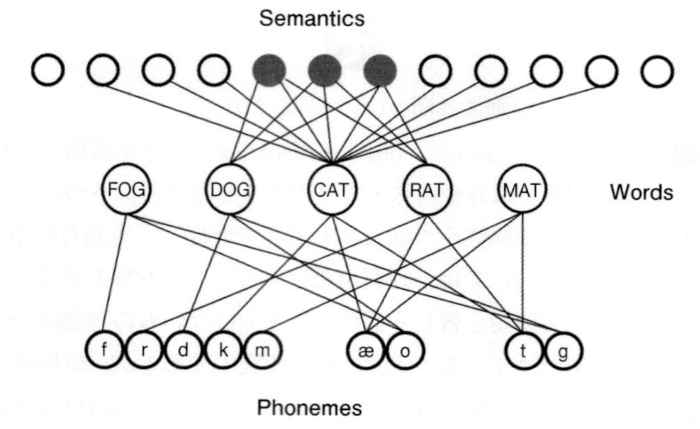


■相互活性化モデル■
Dell GS, et al：Lexical access in aphasic and nonaphasic speakers. Psychological Review 104(4)：801-838, 1997(Figure 1)

しかし意味機能は保たれるが誤反応のほとんどが意味性錯語となるパターンを、いずれのシミュレーションも再現することはできなかった。この点がこのモデルの弱点と指摘されている[5)]。(佐藤ひとみ)

1) Dell GS：A spreading-activation theory of retrieval in sentence production. Psychological Review 93(3)：283-321, 1986.
2) Dell GS, O'Seaghdha PG：Stages of lexical access in language production. Cognition 42(1-3)：287-314, 1992.
3) Dell GS, et al：Lexical access in aphasic and nonaphasic speakers. Psychological Review 104(4)：801-838, 1997.
4) Foygel D, Dell GS：Models of impaired lexical access in speech production. Journal of Memory and Language 43(2)：182-216, 2000.
5) Schwartz MF, et al：A case-series test of the interactive two-step model of lexical access：Evidence from picture naming. Article in Journal of Memory and Language 54(2)：228-264, 2006.

**葬祭扶助**　そうさいふじょ　funeral assistance　困窮のため最低限度の生活を維持することのできない者に対して、検案、死体の運搬、火葬または埋葬、納骨そのほか葬祭のために必要なものの費用を現金で給付するもの。被保護者が死亡した場合、葬祭を行う扶養義務者がいないときや扶養者がなく死亡した被保護者の遺留金品で葬祭費用に不足するときは、葬祭を行う第三者に対して葬祭扶助が給付される。
(柳沢志津子)

**相談支援事業**　そうだんしえんじぎょう　consultation support business　障害者総合支援法の地域生活支援事業に基き、障害のある人が自立した生活を送ることを目的として市町村が実施する事業。
①障害福祉サービス等の利用計画の作成(計画相談支援・障害児相談支援)…障害者

(児)の自立した生活、課題解決や適切なサービス利用に向けてケアマネジメントを実施する。

②地域生活への移行に向けた支援(地域移行支援・地域定着支援)…地域移行支援とは精神科病院、入所施設で入院、入所が長期化している、治療を必要としていない人に対し、住宅の確保、地域生活に向けた相談を行うもの。また地域定着支援とはそうした支援で退院、退所した人、地域生活が不安定な人に対し、常時の連絡体制の確保や緊急訪問対応を行うなど、地域生活を継続していくための支援を行う。

③一般相談(障害者相談支援事業)…福祉に関するさまざまな問題について障害者(児)からの相談に応じ、必要な情報提供や福祉サービスの利用支援、権利擁護のために必要な援助を行う。こうした相談支援事業を効果的に実施するため、自立支援協議会を設置し、中立・公平な相談支援事業の実施や地域の関係機関の連携強化、社会資源の開発・改善を推進する。

④一般住宅に入居して生活する人への支援(住宅入居等支援事業、居住サポート事業)…賃貸契約による一般住宅への入居を希望しているが、保証人がいないなどの理由により入居が困難な障害者に対し、入居に必要な調整にかかわる支援や家主などへの相談・助言を通じて地域生活を支援する。

⑤障害のある人が利用契約などを結べない場合の支援(成年後見利用支援事業)…知的障害者や精神障害者のうち、判断能力が不十分な人に対し、障害福祉サービスの利用契約の締結などが適切に行われるようにするため、成年後見制度の利用促進を図る。窓口は基幹相談支援センターで、成年後見制度の申し立てに要する費用および後見人の報酬の全部または一部を助成するもの。(伊賀上舞)

**相貌失認**　そうぼうしつにん　⇨失認＞相貌失認

**即時記憶**　そくじきおく　⇨記憶＞即時記憶、記憶＞短期記憶

**側枝発芽**　そくしはつが　collateral sprouting　⇨軸索発芽

**側性化**　そくせいか　lateralization　一般用語として、機能的な非対称性のことを側性化というが、本書では大脳半球機能における左右の非対称性について述べる。ヒトの運動や感覚は左右の大脳半球が分担し、左右ほぼ等しく機能しているが、高次脳機能はいずれかの半球に限局していることが多い。その中でも代表的なのが言語中枢である。利き手との関係が論じられてきたが、言語機能は、右手利きでも左手利きでも概ね左大脳半球に偏在している。すなわち、右手利きでは左半球損傷によって失語症を認めることが99%であり、右半球損傷でみられる失語症は極めて少ない。一方、非右手利きの場合も60〜70%は左大脳半球で失語症がみられる。こ

れに対し、失行症では、利き手と反対側、すなわち右手利きでは左半球に優位性がみられることは多い。また、視空間認知や注意に関しては、右大脳半球がその役割を担っており、右大脳半球は左右への空間に注意を向けることができるが、左大脳半球では右への空間にだけしか注意を向けられない。なお、右利きでない人の場合、側性化が通常と異なることもしばしばである。(前島伸一郎)

**側頭葉** そくとうよう temporal lobe シルビウス裂より下方の脳葉で、後端を後頭前切痕とする。頭頂葉、後頭葉との境界は不明瞭である。聴覚野、視覚連合野があり、短期記憶、長期記憶にも関係する。(西林宏起)

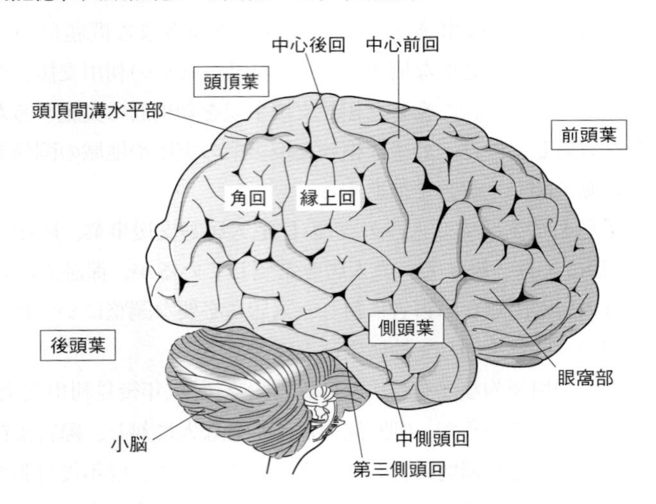


**側頭葉後下部型失読失書** そくとうようこうかぶがたしつどくしっしょ ⇨失読失書

**側頭葉てんかん** そくとうよう── ⇨てんかん＞側頭葉てんかん

**側頭葉内側部** そくとうようないそくぶ ⇨記憶の神経機構＞側頭葉内側部

**側頭葉内側領域** そくとうようないそくりょういき medial temporal lobe 側頭葉のう

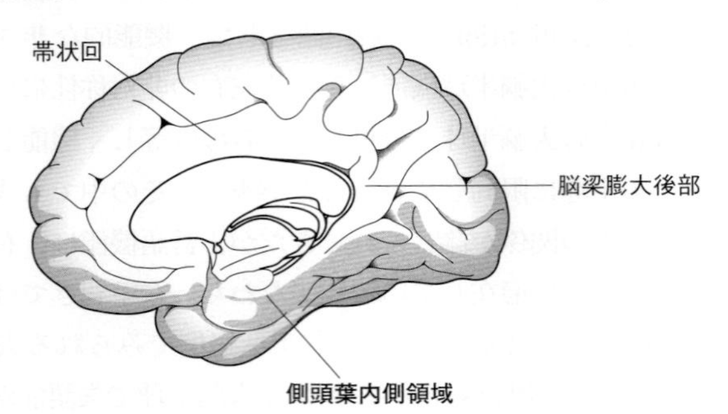

ち、嗅溝、側副溝より内側の部分で、鉤回、海馬傍回、海馬扁桃体が存在する。Papez 回路の一部で情動と近時記憶に関係する。(西林宏起)

**素材失認**　そざいしつにん　⇨失認>触覚失認>素材失認

**組織プラスミノゲンアクチベータ**　そしき——　⇨t-PA

**ソーシャルワーク**　social work　社会福祉専門職が支援の中で用いる対人援助の方法や技術。場合によって、ソーシャルワークが専門職や学問領域を意味することもある。ソーシャルワークを実践する専門職をソーシャルワーカー、ソーシャルワークの対象をクライエントと呼ぶ。日本では、1987 年「社会福祉士及び介護福祉士法」の施行でソーシャルワーカーとして社会福祉士が国家資格化された。ソーシャルワークは、国際ソーシャルワーカー連盟(IFSW)の「ソーシャルワークの定義」(2000 年採択)、「ソーシャルワークのグローバル定義」(2014 年採択)により、国際的に共通した定義がある。IFSW の定義では、ソーシャルワークは人々の生活課題に関心をもち、人々の福利(well-being よりよい生活)の増進を目指し、人々の対処能力や人間関係、社会構造に働きかけることをいう。このとき注目すべきは、介入の焦点を「人々がその環境と相互に影響し合う接点」に当てるところにある。つまり、ソーシャルワークは、クライエントを環境と切り離した個人として捉えるのではなく、家族・近隣住民・職場・地域社会といった人的あるいは物的環境との相互作用関係の中で捉える点に特徴をもつ。そのため、ソーシャルワークのクライエントは個人のみならず、家族、小集団・組織、地域社会などが設定される。本来、人は社会的存在であり、人の抱える問題はすべて心理的・社会的な性質をもつことから、この「人と環境の相互作用」を「社会的機能(social functioning)」ともいう。

ソーシャルワークは、20 世紀初頭から英米で理論化・体系化が進められてきた。確立期には、発達過程の異なる、①ケースワーク、②グループワーク、③コミュニティワーク(コミュニティ・オーガニゼーション)、の主要三技術が独自の分野で進化を遂げていたが、1970 年代以降に 3 つの技術の共通基盤を明らかにし一体化しようとする「ソーシャルワークの統合化」が起こった。統合化で生まれたソーシャルワークをジェネラリスト・ソーシャルワークという。ソーシャルワークの共通基盤についてバートレット[1)]は、「社会生活機能の強化に向けて、ソーシャルワークは専門的価値と知識をもち、介入レパートリーとしてさまざまな方法で調整行動を展開する」と説明した。ソーシャルワークはその実践を通じて、①要支援者を社会資源につなげる(仲介機能)、②要支援者と家族や地域の争いを収める(調整機能)、③権利擁護やニーズを自ら表明できない要支援者の代弁をする(代弁機能)、④社会資源を結びつける(連携機能)、⑤施設利用者の生活を援助する(処遇機能)、⑥カウンセラーやセラピストの役割を担う(治療機能)、⑦教育者の役割を担う(教育機能)、⑧子どもなどを守る(保護機能)、⑨活動や団体を組織する(組織機能)、⑩個人や家族に対して適切なサービス提供を支援する(ケアマネジメント機能)、⑪偏見・差別などの意識、硬直化した制度などを改善する(社会改革機能)、などの多様な働きをもつとされる[2)]。(柳沢志津子)

同社会福祉実践、社会福祉援助技術

1) HM バートレット，小松源助(訳)：社会福祉実践の共通基盤．ミネルヴァ書房，京都，1978.
2) 日本社会福祉実践理論学会：ソーシャルワークのあり方に関する研究．1987.

**ソマティック・マーカー仮説** ──かせつ ⇨社会的行動障害＞ソマティック・マーカー仮説

**ソマトパラフレニア** ⇨失認＞身体失認・ソマトパラフレニア

**損益相殺** そんえきそうさい gains and losses offset 自動車保険用語の1つで、交通事故への損害に対する賠償のうち、加害者に請求する時点で既に受けている利益については、損害賠償額から減額することをいう。すなわち、保険による賠償金をもらった後に、加害者に同等の金額を請求できない。(白山靖彦)

**損害保険料率算出機構** そんがいほけんりょうりつさんしゅつきこう General Insurance Rating Organization of Japan(GIROJ) 公正で妥当な保険料の算出と安定的な保険提供を確保することを目的として損害保険料率算出団体に関する法律に基づき、損害保険料率算定会と自動車保険料率算定会が統合して設立された団体で、全国に設置されている。主な業務内容には、①参考純率と基準料率の算出・提供：民間の保険会社である会員から提供されたデータをもとに保健統計を作成し、適正な参考純率(自動車保険、火災保険、傷害保険、介護費用保険)と基準料率(自賠責保険、地震保険)を算出し、金融庁へ届け出ている、②自賠責保険の損害調査：自賠責保険(共済)においては損害保険会社などからの依頼に基づき、自賠責損害調査事務所において調査を行い、結果報告をしている。損害保険会社はそれにより保険金などの支払いを行っている、③政府保障事業損害調査業務：政府保障事業の請求があった場合に損害額の調査などを行っている、がある。(伊賀上舞)

# た

**ダイアスキシス** diaschisis 脳梗塞などの主病巣から離れた遠隔部位において脳循環代謝量が有意に低下する現象(**図 1**)。機能的抑制(functional depression)あるいは遠隔効果(remote effect)と呼ばれることもある。ダイアスキシスは、1914 年に von Monakow が初めて記載した概念で、大脳皮質病変により対側の大脳皮質、同側の大脳皮質、対側小脳半球さらには対側の脊髄で機能的な障害が起こり、視床病変では同側大脳皮質の機能障害が起こることを説明した。ダイアスキシスは、連絡線維の障害に基づく遠隔部位の神経細胞への興奮性のインパルスの減少が主な機序と考えられている。脳梗塞急性期に観察されることが多いが、脳腫瘍や外傷性脳損傷でもダイアスキシスが観察される。

脳梗塞症例の PET 所見を**図 2** に示す。梗塞巣(L)は左前頭葉に存在するが、右半球の前頭葉皮質(A)、左半球の側頭葉皮質(B)、左視床(C)および右小脳半球(D)で脳血流の低下が観察される。対側小脳半球の脳循環代謝量の低下を crossed cerebellar diaschisis(CCD)と呼ぶ。(長田乾)

同 機能的抑制、遠隔効果

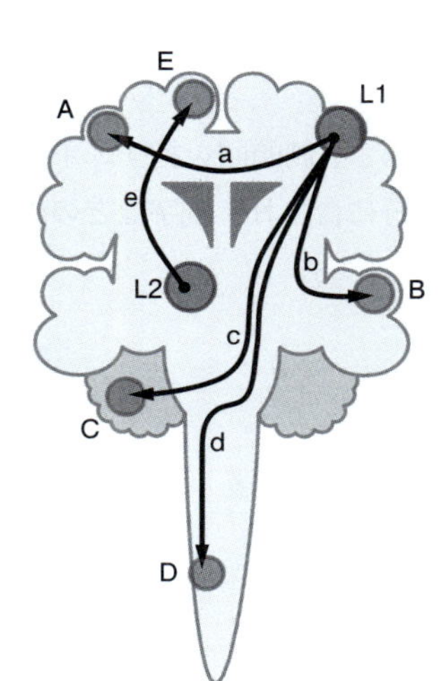


**■図 1. ダイアスキシス■**
大脳皮質病変により対側の大脳皮質、同側の大脳皮質、対側小脳半球および対側の脊髄でダイアスキシスが起こり、視床病変では同側大脳皮質でダイアスキシスが出現する。
L1：皮質病変、A：対側大脳皮質(commissural diaschisis)、a：交連線維、B：同側大脳皮質(associative diaschisis)、b：交連線維、C：対側小脳半球(crossed cerebellar diaschisis)、c：皮質橋小脳路、D：対側脊髄、d：皮質脊髄路、L2：視床病変、E：同側大脳皮質、e：視床皮質路

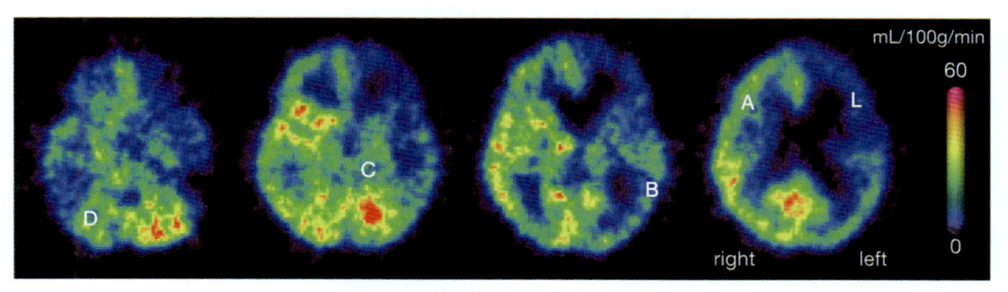


**■図 2. 脳梗塞症例の PET 所見■**
左前頭葉に梗塞巣(L)が存在し、右前頭葉(A)、左側頭葉(B)、左視床(C)および右小脳半球(D)で脳血流の低下を認める。

**大細胞システム**　だいさいぼう――　magnocellular system　視覚情報や聴覚情報などの時間的処理に関与する情報処理経路の総称であるが、文字の習得との関係においては、視覚情報処理経路、すなわち視覚性大細胞システム（visual magnocellular system）を指していることが多い。視覚性大細胞システムは、網膜からの情報が外側膝状体の大細胞層を中継し、一次視覚野から頭頂連合野に伝達される視覚経路である。視覚性大細胞システムは、フリッカー刺激の知覚、低空間周波数の刺激に対するコントラスト感度、動きの知覚および眼球運動機能などに大きく関与している。（後藤多可志、宇野彰）

同視覚性大細胞システム

**第三者行為求償**　だいさんしゃこういきゅうしょう　third party act recourse　介護保険制度において、介護保険サービスを利用する要支援や要介護などの原因が、交通事故など、第三者の行為による場合、市町村に代わり国民健康保険団体連合会が第三者に対して保険給付分の請求をすることをいう。すなわち、本人負担は1～2割であり、残りは第三者の負担となる。（白山靖彦）

**第三側頭回**　だいさんそくとうかい　inferior tempral gyrus　下側頭回を指す。下側頭溝と後頭側頭溝の間に位置する脳回。側頭葉視覚連合野に含まれ、読字などの機能を有する。（西林宏起）

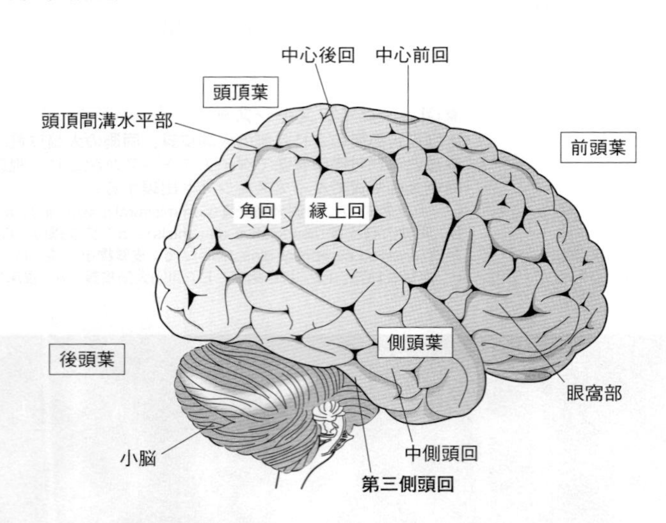


**大視**　だいし　⇨視空間知覚障害＞大視

**大視症**　だいししょう　⇨視空間知覚障害＞大視

**帯状回**　たいじょうかい　cringulate gyrus　大脳半球内側の帯状溝と脳梁の間に位

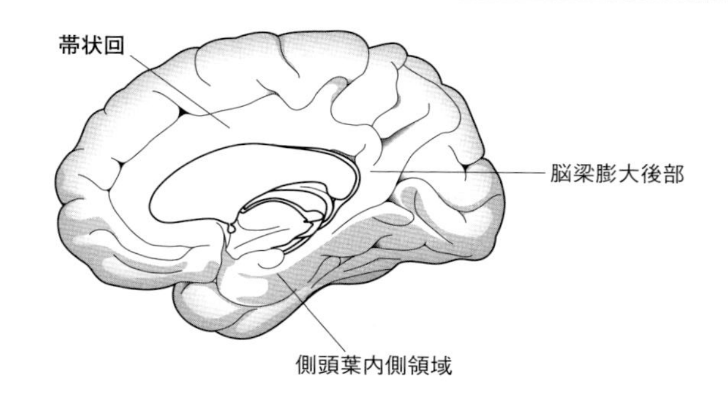




置し、前部(ブロードマン 25・24・32 野)、後部(23・31 野)、脳梁膨大後部皮質(29・30 野)に分けられる。帯状回は、帯状束によって内側側頭葉、特に海馬傍回と連絡する。前部帯状回の前部は扁桃体から、後部は頭頂葉後部皮質から入力を受け、相方向性に前頭前皮質と連絡する。体性感覚連合野やほかの連合野、中隔野、扁桃体、視床下部との連絡もあり、前部帯状回の前部は主に自律神経系の調節、後部は自発運動の統御に、後部帯状回、脳梁膨大後部皮質は記憶に関与する。(西林宏起)

**代償的治療介入** だいしょうてきちりょうかいにゅう ⇨構成障害>構成障害への治療介入>代償的治療介入

**代償的ノートシステム** だいしょうてき―― ⇨記憶のリハビリテーション>代償的ノートシステム

**対人コミュニケーション** たいじん―― interpersonal communication 送り手の心にある目標、意図、態度、感情、知識、欲求などを言語その他の媒体を介して受け手に伝達する過程である。「リンゴを食べたい」と言って、お母さんがリンゴを剝いてくれたとすれば、このコミュニケーション行動は自分の目標を達成する手段となっている。このようなコミュニケーション行動を**道具的コミュニケーション**と呼ぶ。これに対して送り手の感情を表現したり、おしゃべりを楽しむような行動は**自己充足的コミュニケーション**と呼ぶ。コミュニケーションの媒体は言語と非言語に分けられ、非言語的な媒体には表情、視線、ジェスチャー、身体の動き、送り手と受け手の距離や向き、準言語(発話の強弱や長短、抑揚などの語調)などが含まれる。送り手のメッセージが受け手に十分に理解されるためには送り手と受け手が一定水準の言語能力を有していることとともに、送り手がはっきりした意図を有してコミュニケーション活動を行い、受け手の側では送り手の心的状態について実感を伴って理解することが必要となる。このような共感性に関する神経基盤は多くのサブシステムから構成される(Decety)。他者の意図的動作を観察し、自己の動作に変換し表象化するという、ミラーニューロンと同様の機能を下頭頂小葉が果たす。表情や知覚された「怒り」のような基本的感情要素の共有には体性感覚野と大脳辺縁系が関与し、さらに「恥」や「ユーモア」のような相手の自己意識的な感情の処理には前頭前野が関与する。実際に右半球損傷者や前頭葉損傷者においてさまざまなコミュニケーションの障害が出現する。(種村留美)

**体性感覚**　たいせいかんかく　somatic sensation, somatesthesia　身体表層組織(皮膚や粘膜)や深部組織(筋、腱、骨膜、関節嚢、靭帯)にある受容器が刺激されて生じる感覚で、触覚、温覚、痛覚などの皮膚感覚と、筋や腱、関節など運動器官に起こる深部感覚に分けられる。これは視覚、聴覚、味覚、嗅覚の4つの特殊感覚や内臓感覚、平衡感覚を含まない。また、体性感覚は全身に配置された膨大な数の感覚器からの情報となるが、視覚や聴覚は左右の眼と耳からそれぞれの感覚情報を入手する。このことは、視覚や聴覚と体性感覚は、その役割や情報処理方法が異なる可能性を示唆している。体性感覚は全身の感覚器から体性感覚伝導路を形成し、視床を経由して大脳の体性感覚野に入力される。体性感覚野では体表部位と同様の配列で投射されている(体部位局在的配列)が、身体部位の広さに比例せず、手指、顔面は誇張されている。また、深部感覚や皮膚感覚などの感覚様式特異的に入力されると同時に、それぞれは知覚処理の過程で階層的情報処理が行われるという考えのもと、基本的な体性感覚、中間的な体性感覚という区分ができる。(渕雅子)

**基本的体性感覚**　きほんてきたいせいかんかく　basic somatic sensation　体性感覚野に入力された感覚情報は、深部感覚や皮膚感覚などの感覚様式特異的であるとともに、小さな受容野であり、それぞれまだ連合されていない、基本的な体性感覚として、触覚、痛覚、温覚、振動覚、運動覚、固有位置覚、二点識別覚などがある。(渕雅子)

**中間的体性感覚**　ちゅうかんてきたいせいかんかく　central somatic sensation　大脳皮質体性感覚野において、階層的情報処理の考えにより、基本的体性感覚は、より統合された中間的体性感覚へと統合される。触覚消去現象、および重量、表面の粗さ、大きさ、形、素材の識別など、より高次な感覚機能である。(渕雅子)

**代替コミュニケーション手段**　だいたい──しゅだん　alternative communication strategy　代替コミュニケーション手段にはさまざまなものがあり、いくつかの分類方法がある(拡大・代替コミュニケーション参照)。次から、代替コミュニケーション手段として、コミュニケーションノートと、ジェスチャーおよび描画を取りあげて、その特徴、メリットとデメリット、失語症者に使用するときの注意点を紹介する。(吉畑博代)

**コミュニケーションノート**　communication note　コミュニケーション上、必要な物品のイラストやシンボルをノートに貼りつけ、それを指さすことによって、意思の疎通を図るツールである。ノートは、「体調」「食事」「日用品」などとカテゴリー別に構成されていることが多い。市販されているコミュニケーションノートもあるが、対象者と言語聴覚士(ST)とで相談しながら、対象者の趣味やニーズに合わせて個別に作成することが望ましい。指さしで意思を伝達するため、ジェスチャーや描画を行うことが難しい人でも使用できるというメリットがある。デメリットは、その人にとって必要な語すべてを含めることは現実的に難しく、使用できる語彙に制限が生じることである。使用上の注意としては、失語症が重度になるほど、該当頁を開くことが難しくなるので、STが該当頁を開くなどの援助を行うこと、コミュニケーションノートだけに頼るのではなく、失語症者の表情や身振りにも注意を払うこと、特にトイレや体調不良などの緊急時は失語症者の表情などから推測することが挙げられる。(吉畑博代)



**ジェスチャー**　gesture　個人の身体を利用して行うため、特別な道具を必要としない。メリットとしては、事前に道具などを用意する必要はなく、その場での表現・生成が可能である。デメリットとしては、複雑な内容をジェスチャーで表現することは難しい、失語症が重度になると失行を合併することが多く、ジェスチャーを行うことが難しいなどが挙げられる。段階的にスモールステップで行うジェスチャー訓練として、Helm-EstabrooksらによるVAT(1991)[1]がある(VAT参照)。ジェスチャー使用の促進を目指す場合には、コミュニケーション相手も自然な雰囲気でジェスチャーを行うことが重要である。また共に使用するという考えが大切である。失語症者の中には、ジェスチャー能力がある程度保たれている人もいるが、そうでない場合には、失語症者の拙劣なジェスチャーから、コミュニケーション相手が、失語症者の伝えたい内容を推測することが必要である。(吉畑博代)

1) Helm-Estabrooks N, Albert ML：Visual Action Therapy. Manual of Aphasia Therapy, Helm-Estabrooks N, Albert ML(eds), pp177-187, PRO-ED, Texas, 1991.

**描画**　びょうが　drawing　伝えたい内容を、絵で表してもらうため、紙と鉛筆が必要である。メリットとしては、描いてもらったものが残るため、その絵に描き足したり、修正を加えたりしながら、会話を進めることができる。また実用性が高い描画を行う失語症者の場合には、伝えたい内容を比較的明確にすることができる。デメリットは、失語症が重度になると、構成の問題もあり、伝えたい内容を絵に表すことが難しくなる。ジェスチャーと同様に、コミュニケーション相手から絵を描き始めたり、失語症者が描いた絵に付け足すなど、共に描画を用いることが、失語症者の描画使用の促進につながる。また不完全な絵から、コミュニケーション相手

が失語症者の言いたいことを推測したり、引き出すことが大切である。(吉畑博代)

**大脳基底核** だいのうきていかく basal ganglia 尾状核、被殻、淡蒼球などの複合体で、大脳皮質、視床と神経回路を形成し、運動を制御する。眼球運動、高次脳機能、情動にも関与すると考えられている。(西林宏起)

同基底核

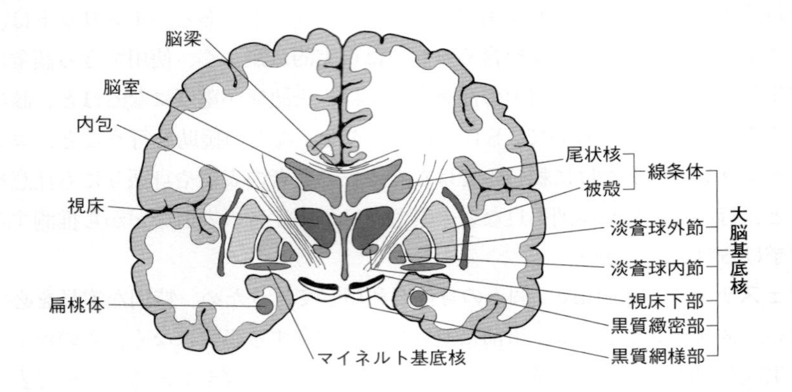


**大脳機能局在論** だいのうきのうきょくざいろん theory of localization of brain dysfunction 種々の神経機能が大脳の特定の部位に局在するという考え方のこと。神経機能という意味では、要素的な運動や感覚の障害が損傷部位と極めて密接な対応を示すが、通常、大脳機能局在論は高次脳機能について論じていることが多い。

大脳機能局在論のさきがけは19世紀初頭のガル(Gall FJ)の骨相学にあるとの学説もあるが、現在の考え方には一致しない。注目を集めたのは失語を論じたブローカ(Broca PP)(1861)やウェルニッケ(Wernicke K)(1874)の報告であろう。失語の損傷部位について多くの議論が行われるなかで、言語機能の局在が意識されるようになってきた。その後、高次脳機能の諸障害についてもその局在が論じられるようになる。当初の検討は脳損傷例を対象とした臨床的観察に剖検所見や手術所見の検討が加えられてきたが、近年の画像診断の発達により大脳の機能局在の研究は飛躍的に進歩し、諸症候の責任病巣が明らかにされてきた。

高次脳機能の局在が要素的な運動や感覚の障害ほどに1対1に対応しない要因の1つは大脳優位性である。脳機能の側性化の個人差が関連している。大脳優位性を考慮しながら、代表的な症候の責任病巣を論じることにする。

通常、失語は左半球損傷により生じる。ブローカ失語の責任病巣はブローカ領野と左中心前回の損傷に求められている。現在ではブローカ領野の限局性病巣では、超皮質性感覚性失語を呈し非流暢性の発語とはならないと考えられている。左中心前回の限局性の病巣は純粋語唖(純粋失構音)を生じる。ウェルニッケ失語はウェルニッケ領野を中心とする病巣で出現する。伝導性失語の典型例では左の縁上回を中心とする領域に病巣をみる。純粋失書の責任病巣は左の角回と中前頭回に求められる。失読失書の責任病巣としては左の側頭葉後下部があげられる。純粋失読の発現には左の紡錘状回の損傷が重視されている。半側空間無視は右半球症状と考えられている。視空間認知は後頭葉から頭頂葉に向かう経路で処理されているので、古典的な責任病巣は角回を中心とした頭頂葉に求められてはいるが、主として入力面での見解であり、出力面の問題を考えると半側空間無視を生じる病巣は多彩である。その他の失認症状としては、視覚性失認は後頭葉、聴覚性失認は側頭葉、触覚性失認と身体失認は頭頂葉損傷との関連で論じられている。記憶の回路の損傷では純粋健忘が出現する。海馬性記憶障害と視床性記憶障害が代表的である。しかし、記憶の回路を形成する帯状回や脳弓などの損傷によっても純粋健忘は出現する。記憶の優位性も左側に求められるが、失語ほどには左に側性化しているとは考えられていない。(田川皓一)

**大脳性色盲**　だいのうせいしきもう　⇨失認＞色彩失認＞大脳性色盲

**大脳皮質基底核症候群**　だいのうひしつきていかくしょうこうぐん　⇨corticobasal syndrome

**大脳皮質基底核変性症**　だいのうひしつきていかくへんせいしょう　⇨認知症＞大脳皮質基底核変性症

**大脳皮質構築学的領野**　だいのうひしつこうちくがくてきりょうや　cytoarchitectural areas of cerebral cortex　大脳皮質を構成する細胞や組織の形態学的な特性により区分した大脳の領野のこと。主として細胞構築や髄鞘構築の差異により分類されている。特に**ブロードマン**(Brodemann K)**の脳地図**(**図**)が有名であるが、キャンベル(Cambel AW)やスミス(Smith E)の脳地図も知られている。これらの脳地図が発表されたのは、1900 年代の初頭のことであった。

ブロードマンは細胞構築の差異から大脳皮質を 52 の領野に区分している。これらは皮質の各細胞層の細胞構築により 11 区域に分かれている。皮質領野はある特定の機能障害を生じることも知られるようになり、機能面との相関性が指摘されている。この脳地図は機能局在を論じるときの基準として広く利用されている。なお 52 領野に区分されているが、ヒトでは存在しない領野もある。

ブロードマンの皮質領野の部位とその機能の理解が進んでいる。前頭葉でみると、中心前回は 4 野で一次運動野である。その前方に続く 6 野は運動前野や補足運動野、前頭眼野であり、8 野は前頭眼野である。これらは運動の連合野として機能している。その前方部は前頭連合野(前頭前野)で 9 野から 12 野、44 野から 47 野が含ま

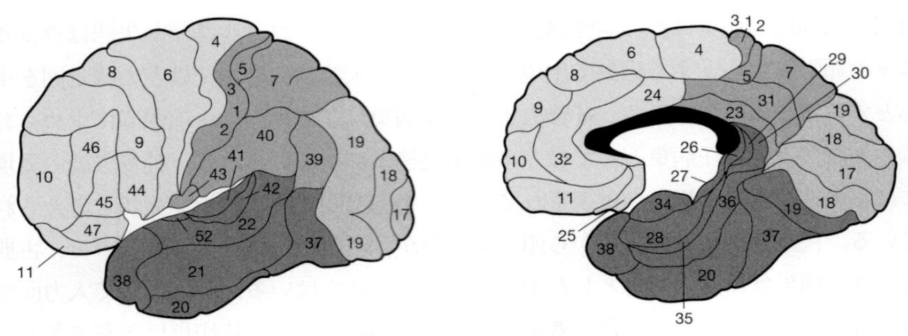


■Brodemann の脳地図■

れている。なお、左の44野を中心として45野にかけての領域はブローカ領野に相当する。頭頂葉でみると、中心後回は1野から3野で一次感覚野である。5野や7野、39野、40野などが頭頂連合野を形成する。ちなみに39野は角回、40野は縁上回に相当する。後頭葉の17野は一次視覚野で18野は二次視覚野である。19野は視覚の連合野である。20野、21野は下側頭回、中側頭回に相当し、視覚情報の処理に関連する部位である。側頭葉を続けると、41野と42野は一次聴覚野のヘシェル回(横側頭回)から上側頭回を含む領域である。それに続く22野は聴覚の連合野である。左側の22野の後方部がウェルニッケ領野の主要な部分に相当すると思われる。23野から36野へと続く領野は帯状回や海馬傍回を中心とした大脳辺縁系に関連する領域で、情動や記憶、嗅覚などに関連する部位である。なお、37野は側頭葉と後頭葉の境界領域を形成する中側頭回や下側頭回に位置している。側頭葉、後頭葉、あるいは頭頂葉の連合野として機能していると考えられる。なお、38野は側頭極に存在している。(田川皓一)

**大脳皮質-大脳基底核回路**　だいのうひしつ-だいのうきていかくかいろ　cortico-basal ganglia loop　大脳皮質は視床を介して大脳基底核と回路を形成しており大脳皮質-大脳基底核ループ回路という。このようなループ回路は、四肢の運動を支配している運動系ループ(motor loop)、眼球運動系ループ(oculomotor loop)、背外側前頭前野ループ(dorsolateral prefrontal loop)と外側眼窩前頭葉ループ(lateral orbitofrontal loop)、前帯状回ループ(anterior cingulate loop)に分類され、異なった大脳皮質領野と、対応する大脳基底核の領域および視床亜核を結ぶループ回路が複数存在する。このような互いに独立し機能的には異なるが相同なループが並行して働くことにより、大脳基底核は四肢の運動や眼球運動ばかりでなく、高次脳機能や情動などもコントロールしていると考えられる。いずれのループも大脳基底核および視床の特定の領域で中継され皮質の起始領域の一部に戻る。(福岡卓也)

**タウイメージング**　tau imaging　タウ蛋白に対する特異的プローブを利用して、脳内のタウ病変を非侵襲的に検出する画像検査法。アミロイドイメージングと同様に、PET(陽電子断層撮像法)を用いる。主なタウPETリガンドとしては、AV1451(T807)、THK系統、PBB3などがあり、それぞれアルツハイマー病やその他のタウオパチーにおけるタウ病変の検出に成功している。タウイメージングPETは、タウオパチーの診断だけでなく、将来的に実用化が期待される抗タウ薬の治療効果判定としての利用も同様に期待される。(高畑圭輔)



**タウオパチー**　tauopathy　微小管結合蛋白質の1つであるタウ蛋白が細胞内で過剰にリン酸化され、不溶性の凝集体として神経細胞やグリア細胞内に異常に沈着する疾患のこと。代表的なタウオパチーであるアルツハイマー病では、リン酸化タウが細胞内凝集して不溶性の凝集体として細胞内に異常に沈着した神経原線維変化が認められる。ほかに、進行性核上性麻痺、皮質基底核変性症、ピック病、嗜銀顆粒性認知症、神経原線維型老年期認知症、慢性外傷性脳症(ボクサー脳症：脳震盪などの脳への反復する傷害によって生じる進行性の脳変性による脳症。ボクシングなどのスポーツでみられる)などもタウオパチーに含まれる。タウアイソフォームの生化学的分析から、3リピートタウと4リピートタウに大別される。(高畑圭輔)

**ダウン症候群**　――しょうこうぐん　Down syndrome　21番染色体が過剰になり、約95%は染色体数47の21トリソミー型である。約4%は転座型で残りの約1%がモザイク型である。発症頻度の高い染色体異常症で、高齢出産の増加でわが国の出生頻度は約1/600である。外見的な特徴があり、後頭部は平坦で短頭、眼裂斜上、小さい耳介、低い鼻根部、短頸、短指、手掌の単一横断屈曲線などの皮膚紋理がある。精神運動発達遅滞は必発で、知的障害の程度には幅がある。さまざまな合併症を認め、その治療が優先される。約50%前後に、先天性心疾患を合併し、心室中隔欠損症の頻度が高い。消化器の合併症も多く、十二指腸狭窄/閉鎖や鎖肛が多い。また甲状腺機能低下症、新生児期の一過性骨髄異常増殖症や白血病、滲出性中耳炎、難聴、点頭てんかんなどがある。頸椎病変として、環軸椎亜脱臼もある。低身長を認めるため、身長に見合った栄養摂取を行うことが肥満防止につながる。成人期は老化や閉経については一般的に早い。1975年での平均寿命は約50歳であったが、現在では諸外国の平均寿命は約60歳とされている。ダウン症者は成長の過程で観察する項目も変化し、個人によっても環境によってもその時期に応じた支援システムが必要となっている。(南弘一)

**多義語**　たぎご　polysemous word　複数の意味をもつ単語を指す。例えば形容詞「甘い」は、味覚の属性のほか、香り、音、容貌、人の行為や思考、物事の状態の形容にも使われ、『日本国語大辞典』(小学館)では10の異なる意味が記載されている多義語である。単語がもつ意味の数が、意味の曖昧さ(semantic ambiguity)の指標とされてきたが、文脈に着目した意味の多様性(semantic diversity)[1]など新しい指標が提案されている。(佐藤ひとみ)

1) Hoffman P, et al：Semantic diversity：A measure of semantic ambiguity based on variability in the contextual usage of words. Behavior Research Methods 45(3)：718-730, 2013.

**多義文**　たぎぶん　polysemous sentence, or polysemy in a sentence　1つの文に対し複数の解釈が成り立つもの。例えば、“息子を迎えに行かせる”という文は、「息子を迎えに誰かを行かせる」という意味にも「人を迎えに息子をやる」という意味にも解釈可能である。しかし、文脈があればどちらの意味かは理解可能であり、多義性は発生しない。文を発した側はもともとどちらかの意味を表示しており、多義性はコミュニケーションの受け手側の問題であるといえる。

多義文には、①語彙レベルの多義、②統語レベルの多義、③文法的意味レベルの多義、④語用論的レベルの多義、がある。①の例として、「部長は部下に適当な対処を命じた」という文では、“適切な対処”とも“いい加減な対処”とも解釈可能である。②では、「昨日けがをした人が亡くなった」のように1文に動詞が2つある場合、“昨日けがをした”のか“昨日亡くなった”のか、“昨日”の被修飾部が不明確である。③では、「彼が変わっていることは検査結果でわかる」の文において、「変わっている」が“変わり者”という恒常的な意味か、“変化しつつある”という進行の意味かという多義性をもつ。④の例としては場面や文脈によって解釈が異なるもので、「タバコは身体に悪いよ」では、“身体に悪い”という単なる評価とも、“タバコは止めろ”という言外の禁止とも取れる。このように、さまざまな要因で多義文が生じるが、実際にはイントネーションや漢字表記など表層的な要素と、一般常識や文法的知識などを判断材料にして一方の意味に解釈されることが多い。(今井眞紀)
同曖昧文

**多系統萎縮症**　たけいとういしゅくしょう　multiple system atrophy(MSA)　本邦において最も多いタイプの脊髄小脳変性症である。臨床症状として、小脳症状(失調、構音障害など)、パーキンソン症状(筋強剛、動作緩慢、無動、姿勢反射障害など)、自律神経症状(起立性低血圧、便秘や下痢、排尿障害、インポテンツなど)を呈する。多系統萎縮症には三亜型があり、小脳や脳幹に萎縮の主座があるオリーブ橋小脳萎縮症、線条体(特に被殻)に主座がある線条体黒質変性症、脊髄に主座があるシャイ・ドレーガー症候群と分類される。(船山道隆)

**多幸症**　たこうしょう　euphoria　感情・気分障害の1つであり精神医学用語では

上機嫌(症)ともいう。客観的状況にそぐわないにもかかわらず、空虚で無内容な爽快な気分状態のこと。自分の置かれた状態が理解できず、すべてのことに対して楽天的な様子。認知症、前頭葉機能障害、神経梅毒などの脳器質性障害や、アルコールや薬物中毒などの中毒性精神障害の場合に出現する。一般的に、躁病の気分高揚感とは区別される。(成塚陽太)

同上機嫌

**多肢選択課題**　たしせんたくかだい　⇨記憶＞意味記憶＞意味処理課題

**多重意味システム**　たじゅういみ――　⇨記憶＞意味記憶＞意味システム

**タスクアナリシス**　task analysis　課題項目分析。認知心理学が独自で構築した研究思考上の道具であり、事象を説明する際に必要となる理論モデル構築のための一手法のこと。この手法は、(A)神経心理学的症状の諸側面と病変部位の関係や、(B)fMRI 研究における処理課題処理ステップと、それに随伴して生じる脳活性部位との対応を検討する場合にも有効である。上記(A)を対象に、呼称障害の発生メカニズムを考える場合を例にして、タスクアナリシスの作業順を以下に示す。①「線画を見て、その名前を言う」までの処理に関する仮定を、一般認知理論などを背景に列挙する。②例えば、視覚処理プロセス、意味処理プロセス、音韻処理プロセス、構音運動計算プロセス、構音運動実行プロセスを仮定しておく。③各プロセスの処理の詳細を仮定として列挙する。④列挙された仮定内容から、具体的な処理内容を演繹する。例えば、意味処理プロセスで、視覚的に処理された線画と意味的にリンクするほかの線画との照合が可能であることを演繹(D)する。⑤演繹(D)を実際に当該の被験者を対象に検査する。⑥上記③～⑤を各処理プロセスにわたり実施し、その成績分布から呼称障害の説明モデル上でどの処理に問題があるかを検討する。成績間の相違と病変部位の相違についても検討可能となる。(山田千晴、福澤一吉)

**脱感作法**　だつかんさほう　⇨リハビリテーション＞行動療法＞脱感作法

**ダットスキャン**　⇨画像診断＞SPECT＞ダットスキャン

**脱抑制**　だつよくせい　⇨社会的行動障害＞脱抑制

**他動詞**　たどうし　transitive verb　動詞を主語と目的語に着目して分類した場合に目的語を取るもの。動作が対象(目的語)になんらかの影響を及ぼす動詞である。“弟が西瓜を食べる”と“弟が校庭を走る”は「主語＋名詞句(～を)＋動詞」という見た目には同じ構造であるが、前者は“西瓜”が食べるとなくなってしまうという点で、動作主(弟)の行為の影響を受ける目的語であり、後者の“校庭”は場所を示すだけで行為の影響を受けないので目的語ではない。したがって、“食べる”は他動詞であるが、“走る”は他動詞ではない。(参照：動詞)(今井眞紀)

**他人の手徴候**　たにんのてちょうこう　⇨前頭葉性動作障害＞他人の手徴候

**多発性硬化症**　たはつせいこうかしょう　multiple sclerosis（MS）　中枢神経系の髄鞘構成蛋白を標的とした自己免疫疾患。脳、視神経、脊髄において、髄鞘の破綻による脱髄をきたし、病巣に応じた多彩な症状を呈する。再発・寛解を繰り返し、時間的・空間的多発性を特徴とする。本邦での疫学調査では有病率 7.7 人/10 万人、男女比は 1：2〜3 と女性に多く、好発年齢は 30 歳前後。病変分布により大脳病変主体の通常型 MS（conventional MS：CMS）と視神経・脊髄病変主体の視神経脊髄型 MS（opticospinal MS：OSMS）に大別されていたが、OSMS と同様の症状を呈する視神経脊髄炎（neuromyelitis optica：NMO）に特異的な抗アクアポリン 4 抗体が発見され、OSMS の相当数が NMO であったことが判明している。臨床症状としては四肢の感覚障害が最多であり、視力障害、能力低下がこれに次ぐ（Uptodate 2017）。その他、病巣に応じて、運動失調、複視、膀胱直腸障害などを呈する。高次脳機能障害は稀であるが、記憶力・注意力・問題処理能力の低下といった認知機能障害はみられ、進行した MS では皮質下認知症の症状を呈する例もある。急性増悪期にはステロイドパルス療法が選択され、無効な場合は血液浄化療法が施行される。再発、進行抑制のための維持療法に疾患修飾薬（disease modifying therapy：DMT）が用いられ、interferon β, glatiramer acetate, natalizumab, fingolimod, dimethyl fumarate などが選択される。近年の研究にて、これら DMT の早期導入により MS の経過が大きく改善することが明らかになっている。（掛樋善明）

**多列検出器型 CT**　たれつけんしゅつきがた――　⇨画像診断＞CT＞多列検出器型 CT

**単一意味システム論**　たんいついみ――ろん　⇨記憶＞意味記憶＞意味システム

**単一事例研究法**　たんいつじれいけんきゅうほう　⇨セラピー研究の方法論

**段階的教示法**　だんかいてききょうじほう　⇨リハビリテーション＞認知行動療法＞段階的教示法

**短期入院費用助成**　たんきにゅういんひようじょせい　short-term cost of hospitalization furtherance　自動車事故対策機構（NASVA）の介護料受給資格をもつ重度後遺障害者の健康維持や介護者の介護負担軽減を目的として実施されている。受け入れ機関には「短期入院協力病院」と「短期入所協力施設」がある。1 回の利用は 2 日以上 14 日以内で、移送費や室料差額負担金および食事負担金に要する費用（治療費を除く）として自己負担した額の一部について年間 45 万円以内の範囲で支給される。（伊賀上舞）

**短期入所**　たんきにゅうしょ　short-stay service　障害者総合支援法により、家族の疾病やレスパイト（レスパイトケア：在宅で障害者、高齢者などを介護している家族に、支援者が介護を一時的に代替するサービス）などを目的に、障害者などが施設な

どにおいて短期間入所し、食事、排泄、入浴その他必要なサービスの提供を受ける。対象者は表に掲げる者。(白山靖彦)

| |
|---|
| [福祉型(障害者支援施設等において実施)]<br>①障害支援区分が1以上である障害者。<br>②障害児の障害の程度に応じて厚生労働大臣が定める区分が1以上に該当する障害児。 |
| [医療型(病院、診療所、介護老人保護施設において実施)]<br>遷延性意識障害児・者、筋萎縮性側索硬化症などの運動ニューロン疾患の分類に属する疾患を有する者および重症心身障害児・者など。 |



**短期入所生活介護** たんきにゅうしょせいかつかいご ⇨介護給付>短期入所生活介護

**短期入所療養介護** たんきにゅうしょりょうようかいご ⇨介護給付>短期入所療養介護

**単光子放射線断層撮影法** たんこうしほうしゃせんだんそうさつえいほう ⇨画像診断>SPECT

**単語出現頻度** たんごしゅつげんひんど ⇨語彙特性>頻度・単語出現頻度

**単語親密度** たんごしんみつど ⇨語彙特性>親密度・単語親密度

**単語と規則理論** たんごときそくりろん Words-and-Rules theory Pinker と Ullman(2002)[1]により提唱された、英語の規則/不規則動詞の過去形生成に関する古典論的言語観に基づく理論。英語動詞には walk-walked のように語幹(基本形)に-ed を付けて過去形を生成する規則動詞と、come-came、feel-felt、hit-hit のように規則からは予測できない活用をする不規則動詞がある。単語と規則理論では、不規則動詞は基本形も過去形も辞書(lexicon)に記載されているが、規則動詞は基本形だけが記載されており、過去形は基本形に-ed を付けるという文法規則(grammar)により生成されると考える。例えば動詞 hold の過去形生成では、基本形 hold と過去を表す形態素が辞書と文法に同時に入力される。辞書に過去形 held があれば、それが出力されると同時に、辞書からのブロック信号により-ed を付与する文法規則の適用が中止され、holded は生成されない。一方、規則動詞 look の過去形は辞書に存在しないので、文法システムによる規則が適用され、look+ed→looked が生成される。

Ullman ら(2001, 1997)[2)3)]は単語と規則理論の神経基盤を検討した。左前頭葉〜基底核損傷例(ブローカ失語、パーキンソン病、ハンチントン病)と、左側頭葉損傷例(ウェルニッケ失語、アルツハイマー病)を対象に動詞活用課題を実施し、前者は規則動詞の活用が、後者は不規則動詞の活用がより障害を受けることを示し、辞書(宣言的知識)には主に左側頭葉が、文法/規則(潜在的知識)には主に左下前頭回ブローカ野周辺や基底核が関与するとした。これを「宣言/手続き仮説」(Declarative/Procedural hypothesis)という。(渡辺眞澄)

1) Pinker S, Ullman MT : The past and future of the past tense. Trends in Cognitive Sciences

6(11):456-463, 2002.
2) Ullman MT:The declarative/procedural model of lexicon and grammar. Journal of Psycholinguistic Research 30(1):37-69, 2001.
3) Ullman MT, Corkin S, Coppola M, et al:A neural dissociation within language:Evidence that the mental dictionary is part of declarative memory, and that grammatical rules are processed by the procedural system. Journal of Cognitive Neuroscience 9:266-276, 1997.

**単語優位効果** たんごゆういこうか word superiority effect 文字が単語に含まれているときにその視覚的認知が容易になる現象である。例えば単語 WORD と非単語 OWRD を比較すると、前者の方が文字 D の認知が容易になる。英語などアルファベットで表記される言語だけでなく、漢字、平仮名、または漢字仮名混じりで表記した日本語の単語でも同様な現象がみられる。これは、個々の文字の認知が独立に行われるのではなく、互いに相互作用していることを意味する。(牧岡省吾)

**探索反応** たんさくはんのう ⇨本能性把握反応

**単純 CT** たんじゅん—— ⇨画像診断＞CT＞単純 CT

**談話** だんわ discourse 意味的にまとまった一群の発話された文ないし書かれた文を「談話」という。1 つの文の意味的、統語的、形態的、音韻的な構造や規則の研究に対して、談話分析(discourse analysis)では文の単位を超えた言語分析を行う。Fillmore は次のような例を提示している。プールに貼り紙があり、“Please use the toilets, not the pool”とあれば、不心得者に対する注意の喚起ととるだろう。しかし、その下に“Pool for members only”と書いてあれば、これら 2 文の意味するところは最初の文単独のときの意味とはまったく違ってしまう。この例は談話研究の必要性を例示している[1]。談話分析にはいろいろな方面からのアプローチがある。会話を録音し、詳細に記述・分析して、話者交替、対を成す質問と答え、重なり合い、会話の開始と終結、相づちなどの仕組み、男女の会話スタイルの違いなどを解明するのは「会話分析」である。また、会話時の身振り、手振り、頷きなどの頭の動き、相手との距離、視線、間のとり方、表情などの、非言語行動の研究も含まれる。

ほかにも、談話の中のつながり具合(結束性)や情報構造を綿密に探り、談話の構造を解明する分野もある。発話の中の情報の流れや話題の連続性を分析し、発話参加者の意識と言語形式の関係を明らかにすること、指示的意味をもたない日本語の終助詞(「よ」「ね」など)の機能や談話の単位を区切る役割をもつ談話標識(話の開始を表す「それでは」、促す「それから」など)の機能の分析など、一文の単位では解明できない発話の機能や構造を明らかにしようとするものである。(参照:談話・機能的コミュニケーション＞談話分析)(渡辺眞澄)

1) Schiffrin D, Tannen D, Hamilton H (eds):The Handbook of Discourse Analysis. Wiley Blackwell, Chichester, 2003.

## 談話・機能的コミュニケーション　だんわ・きのうてき――　discourse and functional communication

**■会話分析**　かいわぶんせき　conversation analysis　対人コミュニケーションは、話しことばの内容だけでなく、声の音調、表情、視線、しぐさや身振りなど多様な媒体により行われる対話者間のやりとりである。このため発話意図の理解には、言語的文脈(linguistic context)だけでなく、前述のような発話に付随する周辺的文脈(paralinguistic context)、そしてコミュニケーションが行われる場面や環境、対話者の知識などの言語以外の文脈(extra-linguistic context)が重要になる[1)]。さらに対人コミュニケーションにより、人は他者を理解するだけでなく、他者によって自分がどのように認識されているのかを理解する。後者は主体の自己イメージ(self-image)/自己認識にかかわり、個人の社会的行動に影響を及ぼすと考えられる。こうした対人コミュニケーションの特色を踏まえると、言語・コミュニケーション障害者の機能的コミュニケーション能力を評価するには、対面的相互行為の研究方法として社会学者たち[2)]が開発した会話分析(conversation analysis)が適切な手法といえる。なぜなら会話分析は、言語表現だけでなく非言語的表現を含めた対話者間の相互作用に注目し、心理-社会的関係をも射程に入れているからである。この点が、言語学を基盤に発話データから語彙、文法や表現などの言語運用の適切さを専ら分析する談話分析(discourse analysis)との決定的相違である。会話分析は、①実際の会話データを分析する、②会話におけるポーズや発話の重なりなど会話に出現する現象も分析対象とする、③会話を参加者の相互作用による連鎖と捉え「会話の流れ」という文脈(sequential context)を重視する、という原則がある[3)]。会話分析を用いた機能的コミュニケーション能力評価は、対象患者の自然な文脈での会話をビデオ録画し、その会話データをポーズや発話の重なりなども記号を用いて書き起こした後、話者交替(speaker change)、修復(repair)などから会話参加者の相互作用に着目して、対象患者の会話での言語および非言語的コミュニケーション能力を分析する。(佐藤ひとみ)

1) Davis, GA, Wilcox MJ：Adult Aphasia Rehabilitation：Applied Pragmatics. NFER-Nelson, Windsor, 1985.
2) Sacks H, Schegloff E, Jefferson G：A simplest systematics for the organization of turn-taking in conversation. Language 50(4)：696-735, 1974.
3) Wilkinson R：Introduction(to Special Issue on Conversation Analysis). Aphasiology 13(4-5)：251-258, 1999.

**■語用論**　ごようろん　pragmatics　言語学の一分野である。語用論は、話し手が発話に託したメッセージを聞き手がどのように解釈するか、という問題を扱う。話し手は自分の発話が、聞き手にどのように解釈されるか予想して、ことばを選び、それを口にする。聞き手はことばや文の意味や話し方などを手がかりに話し手の意図を推測し、解釈する。発話には文の字義どおりの意味以外に、直前にどのような発話があったのか、どのような状況での発話かといった文脈や、その内容に対する話し手の心的態度、暗に示唆している情報、話し手・聞き手の社会・文化・自然に関する知識や信念などといった、コンテクスト(メッセージが発せられた文脈、状況のこと。コンテクストによってメッセージの解釈が異なってくる)に関する多様な要因が影響する。聞き手がさまざまな手がかりを総合して、推論し、話し手の伝えようとすることを理解するために必要な能力は「語用能力」と呼ばれることがある。高機能の広汎性発達障害や自閉症スペクトラム障害では語用能力に問題があることが指摘されている。語用障害の背景に関しては諸説あり、自己や他者の心を理解する能力とされる「心の理論」の障害説がよく取りあげられるが、否定的な意見も多い。そのほかには、情報の一部には注意を向けられるが発話内容の全体的な流れの理解が困難な「中枢性統合」が弱いとする説、目的の行為を遂行する際に柔軟に計画を立てほかの行為を抑制する能力の低下と捉える「実行機能障害」説、などがある。成人においても右半球損傷例では相手の発話をことばどおりに理解し、言外の意味を理解することが困難な症例がいることが指摘されている。(渡辺眞澄)

**■談話分析**　だんわぶんせき　discourse analysis　談話とは言語学的には文を超えたレベルで生じる連結された話しことばあるいは書きことばといった構造的な側面を指す。一方で、コミュニケーションの単位を示す概念として「言語使用」とほぼ同じ意味をもつ。その際、談話参加者の言語のみならず状況(例えば社会的関係や会話場面など)や文化などの文脈(context)の中でのことばの機能的な側面を考慮する必要がある。談話の構造的な側面に焦点を当てると、文を上限としては理解できない言語表現の分析においては、一つひとつの文の意味ではなく、いくつかの文の全体的な意味の整合性や結束性といった構造上のまとまりが意味をもつことが重要となる。また、言語の機能面に焦点を当てた談話分析においては、言語使用の意味、認知、場面、文化的な文脈から言語事象を記述あるいは説明し、それを通して会話参加者(人)の生活様式(役割、情緒、信念など)を構築する言語的資源を確定することができる。すなわち、人が何かを伝達する必要性や意図がある場合、言語を使用してさまざまな行為や相互交渉を行う手段として使用されることばを分析することが目的となる。(参照：ナラティブ分析)(小坂美鶴)

**■脳外傷によるコミュニケーション障害**　のうがいしょう――しょうがい　話し手は、聞き手のいる具体的な状況の中で、ある目標をもちそれを達成するためことばや表情や身振りを発する。話し手の発することばが文のつながりから成るとき、そのつながりを談話(discourse)と呼ぶ。聞き手は話し手の談話を理解し、同時に表情などを捉え話し手の意図を推測して行動することで、話し手の目標が達成される。一方、それがうまくいかないと達成されない。このようにコミュニケーションの中で話し手の目標が達成されるか否かの側面を機能的コミュニケーションと称する。すなわち機能的コミュニケーションには、話し手の言語的/非言語的表出能力と、それらを理解する聞き手の能力や協力がかかわる。談話が適切か否かは、良好な機能的コミュニケーションをもたらすか否かによる。



談話は、それがなされる場面や話し手の目標により各種のタイプに分けられる。一方のみが話し手になる談話には、物語(出来事を伝える)、手続きの説明(やり方を伝える)などが含まれる。2人以上が交替で話し手になる談話は、会話である。文を正しく表出あるいは理解するとき文法に従うように、談話を適切に表出あるいは理解するときにも従うべき規則があると考えられ、語用論や社会言語学の分野で各種の理論が出されている。例えば、談話の前の部分と後の部分とのつながり(結束性)は適切な標識(接続詞や代名詞など)で示す。物語は、必要な要素を順序よくまとまった構造として述べる(起承転結など)。会話では、話し手は聞き手に配慮した話し方をし(Grice の協調の公準)、聞き手は適宜話し手の言外の意図を推測する。話し手と聞き手の役割は適切に交替する。こうした談話規則に適切に従うには、注意やワーキングメモリー、長期記憶の検索、目標設定、プランニング、自己モニタリング、抑制、推論、他者の内的状態の把握(心の理論)など、記憶・遂行機能・社会性認知機能の協働を要すると推測される。

脳外傷ではびまん性軸索損傷により高次脳機能全般に種々の障害が生ずる。失語症が生ずる場合も少数あるが、明らかな失語がないのに日常場面でのコミュニケーションが不良で社会復帰を妨げることが多い。障害像は個人差が大きいが、談話の表出および理解の障害が目立つ。表出面では、①過剰型、②欠乏型、③混乱・作話型、の3タイプに分ける見方があり、①の過剰型については、話がまわりくどい、場にそぐわない話題を選ぶ、自分のことを一方的に延々と話し続ける、聞き手の不快感を考慮しないといった特徴が指摘されている。理解面では、出来事のつながりを理解しにくい、相手の発話意図を理解できない、言外の意味・皮肉や隠喩を理解できないなどが挙げられる。これらは、上に述べた談話規則を運用する能力の障害とまとめることができる。こうした障害の原因を探るため、談話分析によって結束性や物語構造の障害程度を測り遂行機能課題の成績との相関をみる研究や、語用論的理解課題の成績と社会性認知課題との相関をみる研究などが行われており、談話・機能的コミュニケーションが、言語機能だけでなく遂行機能・社会性認知機能に支えられるものであることを示唆している。(溝渕淳)

**■右半球病変によるコミュニケーション障害** みぎはんきゅうびょうへん――しょうがい 右半球病変によるコミュニケーション障害は、左半球病変による言語機能の障害(いわゆる失語症)に伴うものではなく、コミュニケーションにおいて、言語機能面以外の重要な側面を適切に処理できないことに由来する。この側面は多岐にわたり、コミュニケーションの入出力両面に問題が生じる。それはまずプロソディ障害が挙げられ、これは入力面、出力面共に認められる。出力面すなわち産生の障害は、発話においてピッチの変化が弱く平坦で、語間の休止が均一化し単調な発話の印象を与える。入力面すなわち理解の障害は、ピッチの弁別や同定の困難によるプロソディの理解障害を呈す。産生、理解共障害されるが、その程度は異なり独立性を示す。また表情の処理に関する問題も生じ、出力面では発話時の表情は乏しくなり無関心な印象を与える。入力面では表情の認識が困難となり、相手の発話に伴う感情の認識が難しい。

次に言語機能の問題として、いわゆる談話障害を生じる。談話障害のうち理解の問題は、比喩やユーモア、皮肉など、語用論的な理解障害が挙げられる。語用論的理解とは、ことばの辞書的な意味だけを理解するのではなく、その場面や人物などの状況を踏まえて意味を理解することである。この能力の障害は、状況判断や推論能力の低下と大きく関連している。右半球病変を伴った場合、状況の手がかりへの気づき、これら複数の手がかりの統合、手がかりと社会通念や経験則とのマッチングのいずれかに問題を呈す。これらの処理過程には、さまざまな高次脳機能障害が影響する。例えば、視覚的な状況の手がかりを適切に把握するのに上記の表情認知の低下や半側空間無視を含む視覚失認が影響する。また重要な手がかりへの気づきが喚起されず、見当違いの手がかりに着目、固執するなどの注意機能障害が影響する。さらに複数の手がかりを統合、組織化するには遂行機能が必要となるため、遂行機能障害も影響する。また視覚、聴覚的に得られた手がかりは情報として保持、操作するために作業記憶が必要となる。また談話障害は発話にも影響し、その問題は伝達効率の悪さとして現れる。発話は性急でいい加減な印象を与え、内容は乏しく、無関連な事柄に固執する傾向がある。時に、発話内容の本質から逸脱した展開をみせる。これらは上記の状況判断など入力面の問題が影響している可能性もある。さらに会話におけるターン(役割交替)を無視し、聞き手に相槌の間を与えずに、一方的な発話を持続する。

右半球病変によるコミュニケーション障害の評価はBryan KL(1995)のRight

Hemisphere Language Battery などがある(RHLB 参照)。しかし、本邦では標準化されたバッテリーは存在しない。(参照：右半球病変のコミュニケーション障害)

(宮﨑泰広)

**談話分析** だんわぶんせき ⇨談話・機能的コミュニケーション>談話分析

# ち



**地域移行支援**　ちいきいこうしえん　regional transfer support　障害者支援施設などに長期入所している障害者または精神科病院に長期入院している精神障害者に対して、住居の確保や障害者福祉サービスの体験利用・体験宿泊のサポートなど、地域生活へ意向するための支援を行うもので、2012年4月から実施されている。また地域移行支援事業には都道府県による協議会が設置されており、その協議会において対象者の決定や体制整備のための調整、事業の評価を行うこととなっている。(伊賀上舞)

**地域移行支援サービス費**　ちいきいこうしえん――ひ　regional transfer support service cost　地域移行支援サービス費として2,323単位、初回は500単位の加算となっている。「単位」とは福祉サービスの提供量を表し、それに地域ごとに定められた単価を掛け合わせたものが報酬となる。(伊賀上舞)

**地域援助技術**　ちいきえんじょぎじゅつ　⇨コミュニティワーク

**地域支援ネットワーク**　ちいきしえん――　community support network for persons with higher brain dysfunction　高次脳機能障害者支援には、地域支援ネットワークの構築が欠かせない。その理由は、医療・福祉専門職や家族だけでなく、さまざまな職種、機関が連携し、高次脳機能障害者に関係性をもつからである。具体的には、支援コーディネーターが中核となり行政機関、医療機関、福祉施設、労働関係機関などのフォーマルな対象、そして当事者・家族などのインフォーマルな対象までも連携先とし、医学・社会・職業・認知リハビリテーションなどを包括したリハビリテーションシステムと連動する支援体制の在り方を「地域支援ネットワーク」という。(白山靖彦)

**地域支援ネットワーク会議**　ちいきしえん――かいぎ　community support network meeting　ここでいう地域支援ネットワーク会議とは、高次脳機能障害者支援の充実を図る連携構築の具体的手段として、高次脳機能障害支援拠点機関の支援コーディネーターを中心に、地域の行政機関、医療機関、福祉施設などに従事する専門職との間で実施される会議や研修会などを指す。(白山靖彦)

**地域生活支援事業**　ちいきせいかつしえんじぎょう　community life support services　障害者総合支援法に基づいて、障害者および障害児が自立した日常生活または社会生活を営むことができるよう、地域の特性や利用者の状況に応じて実施する事業であり、市町村と都道府県が実施する事業がある。市町村が実施主体となる事業は、①理解促進研修・啓発事業、②自発的活動支援事業、③相談支援事業、④成年後見制度利用支援事業、⑤成年後見制度法人後見支援事業、⑥意思疎通支援事業、⑦日常生活用具給付等事業、⑧手話奉仕員養成研修事業、⑨移動支援事業、⑩地域活動支援センター機能強化事業、が必須であり、都道府県が実施主体となる事業は、①専門性の高い相談支援事業、②専門性の高い意思疎通支援を行う者の養成研修事業、③専門性の高い意思疎通支援を行う者の派遣事業、④意思疎通支援を行う者の派遣にかかる市区町村相互間の連絡調整事業、⑤広域的な支援事業、が必須であり、高次脳機能障害者の相談支援は、都道府県が実施する専門性の高い相談支援事業が根拠となる。(白山靖彦)

**地域組織化活動** ちいきそしきかかつどう ⇨コミュニティワーク

**地域定着支援** ちいきていちゃくしえん regional settlement support 単身で生活する障害者に対し、常に連絡が取れる体制を確保し、緊急に支援が必要な事態が生じた際に、緊急訪問や相談などの必要な支援を行う。また地域定着支援事業の中には都道府県により地域において住民と精神障害者が直接交流することを目的とした交流事業の実施も位置づけられている。(伊賀上舞)

**地域定着支援サービス費** ちいきていちゃくしえん――ひ regional settlement support service cost 地域定着支援サービス費は体制確保費302単位、緊急時支援費705単位から成る。「単位」については地域移行支援サービス費参照のこと。(伊賀上舞)

**地域包括支援センター** ちいきほうかつしえん―― Community General Support Center 高齢者が住み慣れた地域で生活できるよう、市町村が設置する相談支援機関の1つである。事業内容は、介護予防・日常生活支援総合事業、包括的支援事業(介護予防ケアマネジメントなど)、任意事業(成年後見制度利用支援など)であり、保健師、社会福祉士、主任介護支援専門員などが配置されている。(白山靖彦)

**地域密着型サービス** ちいきみっちゃくがた―― community-based services 市町村が指定する介護保険サービスであり、介護給付としては地域密着型通所介護、夜間対応型訪問介護、認知症対応型通所介護、小規模多機能型居宅介護、認知症対応型共同生活介護、地域密着型特定施設入居者生活介護、地域密着型介護老人福祉施設入所者生活介護、定期巡回・随時対応型訪問介護看護、看護小規模多機能型居宅介護がある。予防給付は、介護予防認知症対応型通所介護、介護予防小規模多機能型居宅介護、介護予防認知症対応型共同生活介護の3種類となっている。サービスの内容などについては、最寄りの市町村、地域包括支援センターに問い合わせて確認する。(白山靖彦)

**知覚-運動技能学習** ちかく-うんどうぎのうがくしゅう perceptual-motor skill learning ヒトや動物は感覚・知覚(入力)系の働きによって環境から情報を受容する。そして、運動・動作(出力)系の働きによって環境に表出する。実際には感覚・知覚系と運動・

動作系はそれぞれが別個に働くことはない。両者は絶えずダイナミックに相互に作用し合っている。知覚–運動技能学習では感覚・知覚系と運動・動作系との協応関係の習熟が協調されるが、注意、認知、記憶などほかの働きも関係する(**図**)。

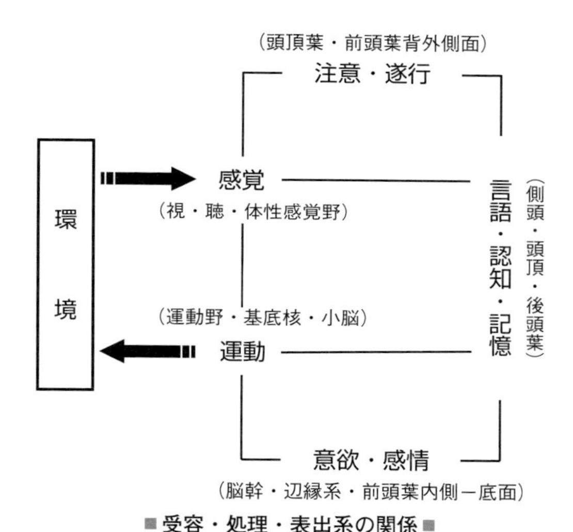


■**受容・処理・表出系の関係**■
(坂爪一幸：高次脳機能の障害心理学．学文社，東京，2007 より改変)

知覚–運動技能学習では、感覚・知覚した結果に基づいて運動・動作が調整・制御される。同じように、運動・動作した結果に基づいて感覚・知覚もまた調整・制御される。このような調整・制御には、実行した結果に基づくフィードバックによる調整・制御と、実行する結果の予測に基づくフィードフォワードによる調整・制御とがある。感覚・知覚系と運動・動作系との協応が絶えず密接に繰り返されることで、両者はまとまって統合される。統合が進むにつれて、知覚–運動技能はその実行の速度、強度、持続度、そして正確度が漸次安定する。また統合の進行に伴って、初期には高い意識性を伴っていた知覚–運動技能の実行は学習の進行につれて次第に自動化していく。最終的に統合が完成すれば、知覚–運動技能は自動的(非意識的)に実行されるようになる。

知覚–運動技能学習の神経機序としては、大脳皮質の感覚野、運動野、大脳皮質下の基底核、そして小脳との神経連絡(回路)の確立が基盤になる。記憶のモデルでは知覚–運動技能学習によって習得された技能は長期記憶の手続き記憶に分類される。また記憶の意識性からは、習得後は技能の想起に意識性を伴わない潜在記憶になる。

知覚–運動技能学習を規定する要因には、動作や技能の種類、難易度、練習量、練習の仕方、結果のフィードバック、学習の転移、説明・教示の受け方、学習への構え、年齢、性別などが指摘されている。知覚–運動技能学習は日常生活から社会生活まで広範囲に生起している。日常生活では歩く、走る、服を着る、顔を洗う、歯を磨く、箸を使うなどの基本的な生活動作を獲得する学習である。社会生活では文字を書く、道具を使う、楽器を演奏する、車を運転する、パソコンを操作するなどの応用的な技能の獲得に必要な学習である。[参照：運動学習(運動技能学習)] (坂爪一幸)
同運動学習(運動技能学習)、感覚–運動技能学習

**知覚型同時失認** ちかくがたどうじしつにん ⇨失認＞同時失認＞知覚型同時失認

**知覚的カテゴリー化障害** ちかくてき――かしょうがい perceptual categorization deficit 対象を見慣れた視点や照明条件で見たときには何かわかり同じ対象同士の照合もできるのに、見慣れない視点や照明条件で見ると何かわからず同じ対象同士の照合もできない状態。例えば立てた脚立の右斜め方向からの写真や絵を見れば何だかわかるが、下方からの写真や絵を見ても何だかわからない。対象のもつ、条件の違いによらない、抽象的な形を認識できないためと考えられる。責任病巣としては右半球後部、特に頭頂葉後下部が重視される。(平山和美)

**知覚転位** ちかくてんい allesthesia 与えられた刺激を正しい位置とは反対側に知覚する症状。機能低下のある側の刺激を機能低下のない側のものと感じる。体性感覚、視覚、聴覚での報告がある。体性感覚では刺激を身体の正中面から左右対称な位置に感じる。右頭頂葉や脳幹、脊髄の病変で起こりうる。この症状を知覚対側転位(allochiria)と呼び、身体の同側内での位置のずれを知覚転位(allesthesia)と呼ぶ場合もある。視覚では対象が注視点から左右対称な位置にあるようにみえる。後頭葉病変に伴うてんかん発作の報告が多い。(平山和美)

**逐字読み** ちくじよみ letter-by-letter reading 単語内の文字を1文字ずつ同定した後に、それをまとめて読む方法で、純粋失読症例の多くにみられる現象。逐次読みとも訳される。言語により方略が異なり、英語ではmake→/em, e：, ke：, i：/と文字を命名した後に、/meik/と音韻化した文字を単語形態に結合させる段階を必要とするが、日本語では、みかん→「ミ、カ、ン、ミカン」とそのまま続けて読むと正解となる。そのため、語長が長くなると正答率が低下し、音読に時間がかかる語長効果(文字数効果)がみられる。1文字の同定の仕方には、視覚的に可能な場合もあるが、文字を指でなぞったり、写字したり、眼を動かしたりするなど運動覚経由で可能になる場合もあり、これは**運動覚促通**あるいは**なぞり読み**という。側頭葉後下部型の失読失書でも観察されることがあるが、この場合はなぞっても読めないことが多く、運動覚促通は有効ではない。(新貝尚子)

同逐次読み

**地誌的記憶障害**　ちしてききおくしょうがい　⇨地誌的障害＞地誌的記憶障害

**地誌的見当識障害**　ちしてきけんとうしきしょうがい　⇨地誌的障害＞道順障害

## 地誌的障害　ちしてきしょうがい　topographical disorientation

脳の器質的損傷により起こる、空間内を移動することの障害で、慣れ親しんだ道をたどれない、熟知してる場所で道に迷うなどの症状を呈する。空間内の移動のメカニズムとして少なくとも３つが想定されている。①場所(建物)の認識、②自己を基準とした経路の知識、③外部を基準とした距離空間の表象。この症状は多彩で、また、記述する用語もさまざまであり、街並失認、道順障害、地誌的記憶障害がある。本来の地誌的障害には含まれないが、さまざまな障害の影響により、二次的に空間内の移動に障害を及ぼすものとして、半側空間無視や記憶障害(逆向性健忘)などがある。

- **半側空間無視**…左側の曲がるべき道や、目的場所を見落とし通り過ぎたり、空間的表象が欠落するために、結果的に道に迷うことがある。
- **記憶障害**…以前憶えていた街並や道順を想起できず、健忘症を背景に地誌的障害が起こる。(渕雅子)

■**地誌的記憶障害**　ちしてききおくしょうがい　topographical amnesia　熟知しているはずの地域の地図や自宅の間取りなどが想起できない状態で、地誌的概念の喪失、または、地誌的な知識を視覚的に表象する能力の障害と考えられている。具体的な症状としては、通い慣れた道や自宅の間取り、名所旧跡などの様子が陳述できない。室内見取り図、母国の地図などが描けず、地図を読解できない。移動の際に、これらの地誌的な知識を手がかりとして道順を追うことができないため、地誌的障害を示すことがある。よって、道順障害との併存もあるが、分離することもあり、それぞれの独立性は明確ではない。また、認知症、コルサコフ症候群による見当識障害のために道に迷う場合は、道順障害とはいわない。(渕雅子)

■**街並失認**　まちなみしつにん　agnosia for streets　よく知っているはずの街並(建物や風景)であっても、それに対する既知感が失われ、同定が困難となった状態。視覚認知の障害なので、空間関係を判断する能力、例えば頭の中で目的地への地図を思い浮かべる能力は保たれている。自宅や近所などのよく知っている風景や建物を見て、建物だとわかっても、また、見知っていた街並の中に自分がいることもわかるが、目の前の建物が、何の建物か、誰の家なのかがわからなくなる。パブと郵便局を取り違えた患者の報告もある。そのため、目前の建物、風景が、道順をたどるための指標、もしくはランドマークになり得ないため、道に迷うとされている。臨床的症状としては、熟知しているはずの場所で道に迷うことで気づかれる。散歩に出ても同じところでぐるぐる回っていたり、自宅前に来ても自宅だとわからず通り過ぎる。本人は風景や建物を見ても、なんとなく見覚えがあるがはっきりしない、まったくわからないなどの報告がある。責任病巣は右の海馬傍回後部が重視されている。また、しばしば相貌失認とともに現れる。共に部品配置の個性の識別にかかわる問題であることから同原因であるとする考え方もあるが、責任病巣が隣接していても、別個だという考えもある。(参照：失認＞ランドマーク失認)(渕雅子)



**■道順障害**　みちじゅんしょうがい　defective route finding　周りの風景がわかり、今いる場所もわかるが、そこから目的地までの道順や方角がわからなくなった状態である。自宅の部屋の位置関係がわからなくなる、病棟での自室やトイレの位置関係がわからなくなるなどの比較的狭い環境でみられる方向定位障害から、通い慣れた道がわからなくなり迷う道順障害までを含み、地誌的見当識障害ともいわれる。しかし、バリント症候群のように、全般的な視空間能力の障害のため、見渡せる範囲に配置されている対象の空間関係の把握の障害は含まない。また、これが保たれているにもかかわらず、広い空間(見渡せない範囲)の空間関係の障害により、方向性を失い目的地までたどり着けない状態である。臨床的には、目の前にある建物や風景は見慣れており、何の建物かよくわかるが、どこでどちらに曲がるのかわからない、下車するバス停はわかり、そこで降りたが、そこからどこに向かえば家の方向なのかさっぱりわからない、看板、建物、風景などを頼りに迷いながらなんとか家の前に着き、自宅は見たとたんにすぐわかったという状況である。責任病巣は、右の脳梁膨大後域から頭頂葉内足部に至る領域と考えられている。(参照：失認＞ランドマーク失認)(渕雅子)

同地誌的見当識障害

**■地誌的障害のリハビリテーション**　ちしてきしょうがい――　rehabilitation for the persons with topographical disorientation　地誌的障害には、さまざまな背景があり、原因に合った対処が求められる。そのためには、評価が重要である。地誌的障害の背景を明確にするために、各地誌的障害の特徴を理解し、検査を組み立てる。

よく使われる評価は以下のとおりである。

①熟知した建物・風景の認知…自宅付近の建物や風景の写真を用いて、その同定や、既知か問う。既知の判断が困難であれば街並失認の可能性がある。道順障害では問題を認めない。

②熟知した道順・方角の想起…自宅など熟知した場所から特定の場所までの道順や方角の想起を求める。街並失認では問題は認めないが、道順障害では困難である。

③熟知した地域の地図の描画…自宅付近や住んでいる町・地方を口述させたり、地図として描かせる。建物や街路の名前を想起できても、地図として描かせること

により空間関係の想起の障害が明らかになる。

また、以上の検査に加え、具体的な日常場面での観察や、本人、家族との面接により、本人の内省や家族の観察から重要な情報を得ることができる。欠落している能力とともに、残存してる能力を見極め、介入計画に利用する。また、間違いを起こす具体的場面や前後関係から、より実際的場面での直接的対処方法を検討する。

リハビリテーションの枠組みは、街並失認、道順障害などの背景、原因により異なるが、介入戦略としてはいくつかあり、以下のとおりである。

①繰り返しの実践で、障害された機能を活性、強化…街並失認であれば、既知であるが認知できない建物や風景を繰り返し確認しながら道順を追うことを繰り返す。道順障害であれば、方向や距離感を確認しながら、街並を繰り返し歩く。

②残存する経路の活用による補塡…街並失認であれば、街並は認識できないが、距離感や方角を手がかりに道順を追う練習をする。道順障害であれば、ランドマークを手がかりに距離感や方角を補塡する。または、手引き、身体からの誘導により、視覚的な方向選択の代わりに、身体(体性感覚)で覚える。

③言語化による補塡…①②の内容をさらに言語によって障害機能を強化したり、補塡する。

確立した方法論は十分ではないが、それぞれの状況に寄り添い、より具体的な対応方法を検討することが望ましい。(渕雅子)

**知的障害**　ちてきしょうがい　intellectual disabilities　発達期に発症し、概念的・社会的・実用的な領域における知的機能と適応機能が欠陥している状態を指す病態像である。従来は精神遅滞と呼ばれていたが、これを差別的とする観点から、DSM-5®より知的障害へと名称が変更された。また、これまではIQが診断の中心となっていたが、DSM-5®より生活適応能力が重視されるようになった。頻度は人口の1%ほどであり、男女比は1.5：1である。原因は、遺伝子の正常変異によるもの(生理的知的障害)と、病理的なものに分けられる。病理的原因には、出生前や周生期、出生後における染色体異常・代謝異常・感染・外傷などが挙げられる。ほかの発達障害との併存もみられ、自閉症スペクトラム障害に多く合併する。適切な教育やリハビリテーションにより、適応能力の向上を図ることが重要である。(小杉美菜実)

同精神遅滞

**遅発性低酸素白質脳症**　ちはつせいていさんそはくしつのうしょう　delayed posthypoxic leukoencephalopathy(DPL)　急性の低酸素による意識障害から一度は回復したにもかかわらず、数日から数週間後に意識障害、精神症状、認知機能障害、パーキンソニズムなどを発症したもので、二相性の経過をとる。大脳白質に広範な白質病変が認められ、脱髄と考えられている。隣接する脳回を連絡するU-fiber(弓状線維のことで、皮質の表層を、同一脳回の異なる部位や連続する脳回同士を連絡する)は保たれる。両側の淡蒼球に病変がみられることもある。DPLの発症要因として、年齢と低酸素血症の程度の2つが挙げられる。治療は対症療法である。(佐藤正之)

**着衣失行**　ちゃくいしっこう　⇨失行症>着衣失行

**着衣障害**　ちゃくいしょうがい　dressing disability　高次脳機能障害により衣服が着られない現象で、運動麻痺や感覚障害などの身体機能障害で説明できない着衣の障害である。着衣障害の1つに着衣失行(dressing apraxia)があり、衣服の各部位の認知、手順は理解しているが、着衣困難な症状とされ、衣服と身体の空間関係の把握に基づき、両側性に出現するまとう動作の誤用で、袖通しや後ろ身ごろを後方へ回し合わせるなどといったことができない状態を指す(失行症>着衣失行参照)。しかし失行以外の要素も含むため、着衣失行や観念性失行、観念運動性失行に起因する衣服の系列的な操作要素(失行)と半側空間無視などに起因する身体図式や空間認知などの要素を合わせ、「着衣障害」と表現している。

影響を与える高次脳機能障害は、半側空間無視で一側の袖通しや左右・表裏などの誤り、構成障害で衣服構造の認知の誤り、観念性失行で通す部位の誤りやボタンの操作困難、注意障害で誤りや着衣の乱れに気づかない、遂行機能障害で順序の誤りや工程の省略、観念運動性失行で衣服の持ち方の誤りなどがある。着衣失行の責任病巣は、右頭頂葉付近といわれ、着衣特有の機能局在と考えられる。ただし着衣障害は高次脳機能障害の随伴症状として生じるため、衣服の形態・空間的認知に後頭葉から側頭頭頂葉の経路、身体認知やまとう動作に上頭頂小葉から頭頂間溝の経路、計画実行の遂行機能にかかわる処理に前頭葉への投射経路との関連性をもち、着衣障害の内容で特異性があると考えられる。(山本潤)

## 注意　ちゅうい　attention

■**共同注意**　きょうどうちゅうい　joint attention　特定の人や物、出来事などに対して、自己と他者が同じ対象に注意を向ける能力。共同注意の出し手は他者と経験を共有するために視線やジェスチャーで方向を示して他者の視線を目標物に向かわせる。共同注意の受け手は他者の視線やジェスチャーを追うことで共同注意への応答を行う。この能力は通常幼児期に獲得され、発達過程において他者とのコミュニケーションや他者の視点に立つといった社会的な能力を獲得するための基礎となる。(生方志浦)



■**空間性注意**　くうかんせいちゅうい　spatial attention　空間内における特定の領域に注意を焦点化する能力。空間は視覚・聴覚など人のさまざまな感覚モダリティによってモニターされており、空間性注意はカメラのズームレンズやスポットライトのようにある空間に焦点を絞り、空間内で注意を移動して特定の刺激を選択する。空間性注意は対象が何であるかを認識する前に働き、例えば視覚刺激であれば、眼球運動を伴わなくても空間における注意の移動が生じる。対象物の認識はこれに続く情報の統合によってなされる。(生方志浦)

■**持続性注意**　じぞくせいちゅうい　continuous attention　連続した、あるいは繰り返される反応行動を維持、継続する注意の機能である。時間の範囲に決まった定義はない。持続性注意が障害されると、最初はよいが時間経過とともに作業効率が低下する、ミスが増える、注意が逸れて処理プロセスが中断する、などの症状を呈する。臨床テストとしては連続遂行検査[標準注意検査法(CAT)のCPTなど]が用いられる。なお、CATの視覚性抹消課題は選択性注意の評価とされるが、注意プロセス訓練(APT)において同様の課題は持続性注意の訓練に用いられている。(参照：標準注意検査法)(豊倉穣)

■**選択性注意**　せんたくせいちゅうい　selective attention　身体の内外には、数多の情報が存在する。これらには、視覚、聴覚などの感覚器官を通して入力される外界からの情報のみならず、心内で保持・処理された認知情報も含まれる。認知処理の容量には制限があるため、こうした膨大な情報のすべてを処理することは困難であり、また、不必要に多くの情報を処理することは柔軟かつ迅速な行動生成を妨げることにもなる。そのため、内外に存在する情報から選ばれた情報のみを、それ以降の認知処理の対象とすることで、目標指向的行動における認知処理の効率化を図っていると考えられている。この情報の選別過程が選択性注意である。選択性注意は、その時点での状況に即して意図的に対象選別がなされる場合もあれば、無意識的になされる場合もある。視覚性抹消課題のように、複数の種類の記号や文字が含まれているシートから、定められた記号ないしは文字を選ぶ課題は、意図的な情報選別が可能であるかどうかを評価するものである。他方、行動の柔軟な転換は、それまで、意図的選別としてきた対象以外の情報にも、無意識的ながら、ある程度の認知がなされていたからこそ成立する。選択性注意は、注意を構成するほかの要素(注意の維持、転換、配分など)と相互に作用し、さらに、認知処理容量や遂行機能といった関連諸機能と密接にかかわり合いながら機能していると考えられている。(内田信也)

■ **全般性注意**　ぜんぱんせいちゅうい　general attention　対象に意識の焦点を合わせ、注意を持続し、集中する能力の総称であり、特定のモダリティ、方向、空間によらない注意機能全般を指す。覚醒状態と密接に関連しており、覚醒が低下している場合は全般性注意も低下する。全般性注意が障害されると不注意の状態となり、注意の持続性および選択性の障害が混在するため、注意の転動性の亢進、反応抑制の障害、運動および行為の維持困難が起こる。(生方志浦)

■ **方向性注意**　ほうこうせいちゅうい　directional attention　右や左という特定の空間的な方向に対して注意を向け、必要に応じて注意を移動する能力。方向性の注意機能には半球差があり、左半球は右空間への注意機能しかもたないが、右半球は左右空間に注意を向ける方向性注意機能を担っている。一側の大脳半球に損傷を受けると、体軸を中心とした対側空間に対する方向性の注意が障害され、半側空間無視と呼ばれる障害を呈する。右半球損傷では左半球損傷に比べ、方向性注意の障害を生じる頻度が高く、障害の程度も強い。(生方志浦)

**注意型同時失認**　ちゅういがたどうじしつにん　⇨失認＞同時失認＞注意型同時失認

**注意欠如・多動性障害**　ちゅういけつじょ・たどうせいしょうがい　⇨神経発達障害＞注意欠如・多動性障害

## 注意障害　ちゅういしょうがい　attention disorder

**■視覚性注意障害**　しかくせいちゅういしょうがい　visual attention deficits　視覚性注意は視野内における特定の対象に対して、スポットライトを向けるようにその領域・形状・特徴の選択を行い、必要に応じて特定の視覚刺激から別の刺激への注意の移動を担う。視覚性注意障害とは、視覚性の刺激に対する注意の選択・集中・分配が低下した状態を指し、視覚性の注意が低下すると注意を向ける対象が限定され、例えば狭い視野にしか注意を払うことができなくなる。(生方志浦)

**■注意の持続性の障害**　ちゅういのじぞくせいのしょうがい　sustained attention deficits　注意を一定の状態に保ち続けることが困難となる状態である。注意は言語、記憶、ワーキングメモリー、思考などさまざまな認知プロセスに関与しており、注意の持続性が障害されるとこれらの認知プロセスへの統制が低下する。結果として、特定の課題や物事に対して注意や集中を持続できる時間が短時間に限られ、ほかの刺激に注意が散るようになり、持続して作業や会話を行うことが困難となり、課題における誤りが生じる。(生方志浦)

**■注意の選択性の障害**　ちゅういのせんたくせいのしょうがい　selective attention deficits　選択性の注意とは複数の刺激から特定の対象を選択する能力である。この能力が障害されると関係のない刺激に対して反応しやすくなり、特定の対象に対して目的をもった注意を向けることが困難となる。複数の刺激がある環境下では、自分に関連したものを選択して注意を向けることが必要となる。選択性の注意が障害されると、自分に関連したものを選択するフィルターの役割が機能しないために、自分に必要のない刺激を無視することができない状態となる。(生方志浦)

**■注意の分配性の障害**　ちゅういのぶんぱいせいのしょうがい　divided attention deficits　分配性(配分性)の注意とは、単一の特定の刺激ではなく、複数の刺激に焦点を当てる能力である。複数の対象や課題を並行して処理するには注意をそれぞれに分配することが求められ、分配性の注意は最も高次の注意機能である。一度に注意を向けられる対象の量には限界があり、分配性の注意には注意の容量も関与する。すなわち関連する刺激の数を制限することによって、複数の刺激に注意を分配することが可能となる。この能力が障害されると複数の課題を同時にバランスよく行うことが困難となる。(生方志浦)

## 注意障害の評価スケール　ちゅういしょうがいのひょうか――

日常行動の観察によって注意障害を評価するスケール。注意障害を反映する行動の出現頻度を点数化(重みづけ)するものが多い。言語障害、利き手の運動障害などにより机上検査が実施できなくても評価可能である。また、スコアが日常生活上の問題として解釈しやすい。日本人での信頼性、妥当性が検証されているものとしてRSAB、MARS、BAADなどがある。評価者の職種や評価環境の影響を受けることがあるので注意する。(豊倉穣)

■ **RSAB**(Rating Scale of Attentional Behavior)　Ponsfordら(1991)が開発した行動観察による注意障害の評価スケール。覚度、持続性注意、選択性注意に関連する全14項目の行動に対して、その出現頻度から0〜4点を与えて合計点を求める。56点が最重症となる。作業療法士が日常のリハビリテーション訓練場面を観察して評価する。言語聴覚士との検者間信頼性はやや低く、点数に差がみられる。1997年(先崎ら)に日本語版が報告され、ある程度の信頼性、妥当性が認められている。(豊倉穣)

■ RSABにおける観察項目と評価法 ■

1. 眠そうで、活力(エネルギー)に欠けて見える。
2. すぐに疲れる。
3. 動作がのろい。
4. ことばでの反応が遅い。
5. 頭脳的ないしは心理的な作業(例えば、計算など)が遅い。
6. 言われないと何事も続けられない。
7. 長時間(約15秒間以上)宙をじっと見つめている。
8. 1つのことに注意を集中するのが困難である。
9. すぐに注意散漫になる。
10. 一度に2つ以上のことに注意を向けることができない。
11. 注意をうまく向けられないために、間違いを犯す。
12. 何かする際に細かいことが抜けてしまう(誤る)。
13. 落ち着きがない。
14. 1つのことに長く(5分以上)集中して取り組めない。

＜評価方法＞
# 作業療法士が訓練場面を観察して評価する。
# 各項目を点数化する。
0点(まったくみられない)、1点(ごくたまにみられる)、2点(時々みられる)、3点(ほとんどいつもみられる)、4点(常にみられる)
# 合計点は0〜56点となり、56点が最重症。
# Van Zomerenらの注意のモデルに該当する項目。
①覚度に関する項目：1、6、7
②選択性注意に関する項目：3〜5、8〜12
③持続性注意に関する項目：2、13、14

■ **MARS**(Moss Attention Rating Scale)　Whyteら(2003)が開発した行動観察に

よる脳外傷患者に対する注意障害の評価スケール。注意障害に関連する全22項目の日常行動に対して、その出現の程度から1～5点を与えて合計点を求める。22点が最重症となる。患者を担当した医療スタッフが2日間観察して評価する。2012年(澤村ら)に日本語版が報告された(逆翻訳も実施)。理学療法士、作業療法士、言語聴覚士、看護師など多職種間での検者間信頼性が認められ、十分な妥当性も確認されている。(豊倉穣)

**■MARSにおける観察項目と評価法■**

1. 何もしていないときには落ち着きがなく、そわそわしている。(＊)
2. 関連のない、または話題から外れたコメントを差し挟むことなく、会話を継続する。
3. 中断したり、集中力を失うことなく、数分間課題や会話を継続する。
4. ほかにしなければならないこと、考えなければならないことがあるときには、課題の遂行を中断する。(＊)
5. 課題に必要な物が、例え目に見え、手の届く範囲内にある場合でもそれを見落としてしまう。(＊)
6. その日の早い時間、または休息後の作業能力が最もよい。(＊)
7. 他人とのコミュニケーションを開始する。
8. 促さないと、中断後、課題に戻らない。(＊)
9. 近づいてくる人の方を見る。
10. 中止するように言われた後も活動や反応を継続する。(＊)
11. 次のことを始めるために、スムーズに課題や段階を中断できる。
12. 現在の課題や会話でなく、近くの会話に注意が向く。(＊)
13. 能力の範囲内にある課題に着手しない傾向にある。(＊)
14. 課題において数分後にスピードや正確性が低下するが、休憩後に改善する。(＊)
15. 類似した活動における作業能力が、日によって一貫しない。(＊)
16. 現在の活動を妨げる状況に気づかない(例：車いすがテーブルに衝突する)。(＊)
17. 以前の話題や行動を保続する。(＊)
18. 自身の作業の結果における誤りに気づく。
19. (適切か否かにかかわらず)指示がなくても活動に着手する。
20. 自身に向けられた対象物に反応する。
21. ゆっくりと指示が与えられたとき、課題の遂行が改善する。(＊)
22. 課題と関係のない近くにある物に触ったり、使い始めたりする。(＊)

＜評価法＞

# 各項目を点数化する。
1点(明らかにみられない)、2点(多くの場合みられない)、3点(みられたり、みられなかったりする)、4点(多くの場合みられる)、5点(いつもみられる)
# (＊)は逆転項目のため6から上記点数を引いた値が評価点となる。
# 合計点は22～110となり、22点が最重症。
# 3つの因子得点：該当する項目
①落ち着きのなさ、注意の転動性に関する因子：1、10、12、17、22
②開始、発動性に関する因子：7、13、20
③注意の持続や一貫性に関する因子：6、14、15

**■BAAD**(Behavioral Assessment for Attentional Disturbance)　豊倉ら(2006)が開発した行動観察による注意障害の評価スケール。活気、多動、集中、動作のスピード、同じことを2回指摘される、安全への配慮の6項目について、出現頻度を4段階で評価する。原則として1週間の訓練場面を作業療法士が評価するが、他職種との検者間信頼性も比較的良好とされる。評価項目数が少なく(6項目)、判定方法もわかりやすいため、(外泊時など)家族による評価にも利用できる。因子分析では覚醒、持続性注意、選択性注意の三因子が抽出され、寄与率は70%であった。机上検査との相関から妥当性が示され、特にRSABとは高い関連性が認められた。

(豊倉穣)

**■BAADにおける観察項目と評価法■**

1．活気がなく、ボーッとしている。
2．訓練(動作)中、じっとしていられない、多動で落ち着きがない。
3．訓練(動作)に集中できず、容易に他のものに注意がそれる。
4．動作のスピードが遅い。
5．同じことを2回以上指摘されたり、同じ誤りを2回以上することがある。
6．動作の安全性への配慮が不足、安全確保ができていないのに動作を開始する。

＜評価法＞

＃ 問題行動の出現頻度を4段階で重みづけ。
0点(まったくみられない)、1点(時にみられる：観察される頻度としては1/2未満、観察されない方が多い)、2点(しばしばみられる：観察される頻度としては1/2以上、観察される方が多い)、3点(いつもみられる：毎日・毎回みられる)

＃ 合計点は0～18点となり、18点が最重症。

＜評価するうえでの注意＞

・原則として作業療法実施中の状況を作業療法士が評価する。
・1週間程度の期間をかけ、繰り返し観察したうえで評価する。それが困難な場合も1回の訓練のみで採点せず、複数回の訓練場面を観察して評価する。

**注意の持続性の障害**　ちゅういのじぞくせいのしょうがい　⇨注意障害＞注意の持続性の障害

**注意の選択性の障害**　ちゅういのせんたくせいのしょうがい　⇨注意障害＞注意の選択性の障害

**注意の分配性の障害**　ちゅういのぶんぱいせいのしょうがい　⇨注意障害＞注意の分配性の障害

**注意プロセス訓練**　ちゅうい――くんれん　attention process training(APT)　ATP(1986)およびAPT-2(1993)は、Sohlbergらによって開発された注意障害に対する訓練体系である。APT-2は軽症者用で難易度が高い。共に高次脳機能障害の中で注意障害を特異的に改善させることを目的としている。持続性注意、選択性注意、転換性注意、分割性(分配性)注意の4つの臨床モデルに基づき、障害されている注意コンポーネントの訓練を行う。課題は階層構成になっており、重症度や治療効果

■表1．APT訓練課題の概略■

A．持続性注意
- a．Number cancellation：乱数表から標的数字を消す。
- b．Attention tapes：音声提示された標的単語に反応する。
- c．Serial number：100～1桁の数字を次々に加算あるいは減算する。

B．選択性注意
- a．Shape cancellation with distractor overlay：透明なセルロイドに細かな線など視覚的ノイズが書かれたシートを被せて標的図形を抹消する。
- b．Number cancellation with distractor overlay：Aaと同じ課題(Baと同じシートを被せる)。
- c．Attention tapes(with background noise)：Abと同一課題だが、背景ノイズ(カフェ店内の会話、ニュースなど)がミキシング録音されている。

C．転換性注意

15秒ごとに施行内容や標的が変化する。前に行っていた方法を抑制して、反応セットを転換しなければならない。
- a．Flexible shape cancellation：Baと同じ課題(カバーシートなし)を用い、2つの図形を標的にする。
- b．Flexible number cancellation：Bbと同じ課題(カバーシートなし)で2つの数字を標的にする。
- c．Odd and even number identification：偶数あるいは奇数を線で消す。
- d．Addition subtraction flexibility：2つの数字ペアの足し算あるいは引き算。
- e．Set dependent activity Ⅰ：「high」「mid」「low」の3語が、位置的にも高い、中間、低い高さでランダムに配列されている課題用紙を用い、文字をそのまま音読するか、読みに関係なく文字が配置されている位置を「high(高い)」「mid(中間)」「low(低い)」で答える。
- f．Set dependent activity Ⅱ：「BIG」「LITTLE」「big」「little」の4語がランダムに配列されているシートを見ながら、単純に文字を音読する作業と語の字体すなわち大文字(「big」)で書かれているか小文字(「little」)で書かれているかを答える作業を交互に行う。著者はこの課題の日本語訳にあたって、「漢字」「かんじ」「平仮名」「ひらがな」の4文字を用いた課題を考案した。文字をそのまま音読するか、読みに関係なくその書体が漢字体か、平仮名体かを答える。

D．分割性注意
- a．Dual tape and cancellation task：上記の視覚的抹消課題とテープによる抹消課題を同時に行う。
- b．Card sort：トランプを用いた課題である。カードを1枚ずつスーツ別(ダイヤ、スペードなど4列)に分類し、数字や絵カードの名称(キング、クイーン、ジャック)に特定の文字(例えば「s」など)が含まれる場合のみ裏返して並べる。

■表2．APT-2 訓練課題の概略■

A．持続性注意
- a．Attention tapes（A, B, C）：条件に合う標的語に反応する（例：「単語の連続提示において前の単語より1文字多い語」「前述の地名より南にある地名」）。
- b．Paragraph listening exercise：テープ録音された物語を聞き、文意から最後に続く文として最もふさわしいものを選ぶ。
- c．Alphabetized sentence exercise：4～6語文を聞き、意味を無視して語頭字のアルファベット順に単語を並べ替える。
- d．Reverse sentence exercise：Ac 課題でアルファベットの逆順に単語を並べ替える。
- e．Progressive sentence exercise：Ac 課題で構成文字数の少ない順に単語を並べ替える。
- f．Number sequence ascending：4ないし5個の数字列を聞き、小さいものから大きいものに並べ替える。
- g．Number sequence descending：Af 課題で大きい数字から小さい数字に並べ替える。
- h．Number sequence reverse：Af 課題で提示された順と逆にして並べ替える。
- i．Number sequence every other：Af 課題で1つおきの数字を答える。例えば「3、12、9、25」なら「12、25」、「37、2、96、41、7」なら「37、96、7」。
- j．Mental math activity：一度に提示された4つの数字に同じ計算処理（「2倍」「＋3」「＋4」「－2」のどれか）を行う。

B．転換性注意
- a．Attention tapes（D）：テープを聞きながら標的単語に反応する。標的語（2または3の倍数、偶数または奇数など）は途中で入れ代わる。
- b．Alternating alphabet exercise：アルファベット順に1つ前（「Q」なら「P」）または1つ後（「J」なら「K」）の文字を書く。2つの操作は途中で入れ代わる。
- c．Serial number activity：加算と減算を2ステップ（「＋9、－4」「－7、＋3」など）または3ステップ（「＋8、－6、＋1」「－5、＋1、－3」など）行う。
- d．Sentence change exercise：Ac 課題と Ad 課題を1文ごとに交互に行う。
- e．Number change exercise：口頭で提示された4または5つの数字列を昇順、降順の順で交互に並べ変える。

C．選択性注意
- a．Attention tapes（E, F, G）：Aa と同内容のテープ課題だが、背景ノイズ（騒々しいカフェテリア、物語の朗読など）がミキシング録音されている。
- b．Sustained attention activity with distractor noise：持続性注意の課題実施にあたって付属の背景ノイズテープを同時再生する。あるいは訓練場面でわざと検者が話しかけたりテレビをつけるなどして注意をかく乱させる。
- c．Sustained attention activity with distractor movement：上と同様の課題だが、被検者の周囲で注意を乱す動きを行う（机上訓練を実施している患者の周囲で検者が床や机でボールをつく、うろうろ徘徊する、近くの椅子に座り書類整理をする、タイプを打つ、電話をかけるなど）。

D．分割性注意
- a．Attention tapes with simultaneous task：聴覚的課題（主に持続性注意のテープ課題）と視覚的ワークシート作業を同時進行させる。
- b．Read and scan task：物語、記事を読んで内容を把握しながら標的文字を抹消する。
- c．Time monitoring task：課題（持続性注意課題でよい）を施行しながら時計にも注意を払い、一定時間（1分、5分など）が経過したら検者に知らせる。

に応じて順次難しい訓練に進む。いずれの課題も繰り返して実施することが重要である。PASAT（Paced Auditory Serial Addition Task）など APT 訓練にない机上課題の成績改善を通して治療効果が示されている。しかし、訓練の目標は検査成績の改善ではなく、実生活上の行為や業務の能力アップである。机上課題は非日常的であり、社会生活あるいは職場での作業そのものを訓練として取り入れ、両者を併用することで治療効果の般化を促す。作業課題訓練では、まず目的とする業務内容を選定し、作業の実績を客観的に評価できる数的指標(量、時間、精神的ストレスレベルなど)を決定する。毎回の測定結果を本人にフィードバックし、決められた目標を達成できるよう業務量や作業時間を変更する。徐々に難易度を上げて、実生活で要求されるレベルに近づける。APT、APT-2はインターネットを介して購入できる(APT：＄450、APT-2：＄475)。現在、コンピュータプログラム化したAPT-3(＄850)、小児用訓練キット「Pay Attention」(4〜10歳、脳外傷、ADHDなど)も発売されている。(豊倉穣)

**中央実行(制御)系**　ちゅうおうじっこう(せいぎょ)けい　⇨記憶障害＞ワーキングメモリー＞中央実行(制御)系

**中間層**　ちゅうかんそう　intermediate layer　⇨隠れ層

**中間的体性感覚**　ちゅうかんてきたいせいかんかく　⇨体性感覚＞中間的体性感覚

**抽象語**　ちゅうしょうご　abstract word　単語が意味する事象の心的イメージが思い浮かびにくい語。抽象語と具象語は単語属性のうち、心像性が異なる。抽象語の例として現象、目的、主義などがある。(新貝尚子)

対具象語

**中心後回**　ちゅうしんこうかい　postcentral gyrus　中心溝と中心後溝の間の脳回。一次感覚野、ブロードマン3、1、2野に相当する。運動野、頭頂連合野、視床後腹側核などと連絡する。(西林宏起)

**中心前回**　ちゅうしんぜんかい　precentral gyrus　中心溝と中心前溝の間の脳回。一次運動野、ブロードマン4野に相当する。(西林宏起)

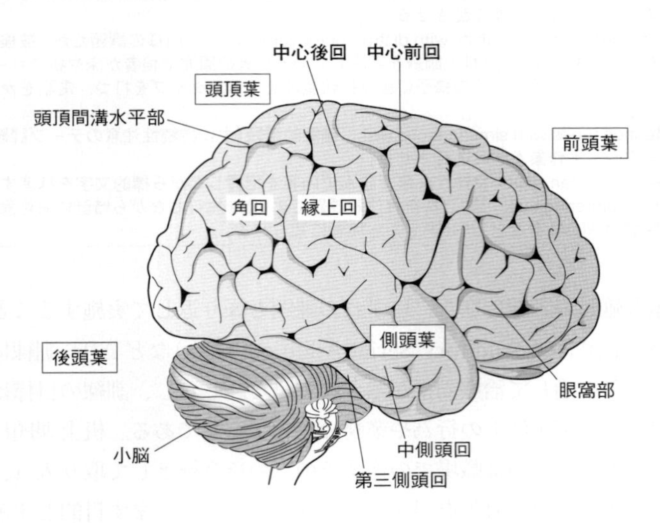

**中枢性色覚障害**　ちゅうすうせいしきかくしょうがい　central color vision impairment
大脳半球の後頭側頭領域の損傷により引き起こされる色覚障害で、原因としては脳血管障害によるものが多い。完全には色覚が失われていない例もみられる。全視野にも起こるが、損傷部位によっては半視野、四分視野といった部分視野に限られる場合もある。責任病巣としては、対側の側頭葉下面にある紡錘状回の後部が考えられている。完全に色覚が失われた場合、色は輝度として認識されるため同じ輝度となる場合はその違いを識別することはできない。しかし、それらが隣接している場合は同じ輝度であっても違いを指摘できる場合があり、意識に上らない色覚処理はある程度保たれている場合があると考えられている。色覚障害のみの報告もあるが、多くの例では脳血管障害発症時に隣接した領域も併せて損傷するため半盲や四分盲(上視野)、また相貌失認を伴うことも多い(臨床現場でみる色覚障害として多いのは、網膜が原因の先天性色覚障害であることも認識しておく必要がある)。(高橋雄)

**中枢性失読**　ちゅうすうせいしつどく　⇨失読症＞中枢性失読

**中枢性統合**　ちゅうすうせいとうごう　central coherence　さまざまな情報を統合して脈絡の中でより高次の意味を理解すること。例えば物語を聞いた後に、全体を統合して要旨を理解することができること。細部にわたって記憶するというよりも、全体の情報を統合して、全体の印象を把握しようとする能力である。なお、中枢性統合理論(説)とは、自閉症スペクトラム障害児の側面として近年指摘されるようになっている仮説である。自閉症者ではこの能力が弱いためにさまざまな情報を結合する能力が弱く、全体的な意味を理解することが不得意となってしまうのではないかとの考え方である。(佐藤浩代)

**中側頭回**　ちゅうそくとうかい　middle temporal gynus　上側頭溝と下側頭溝の間に位置する脳回。側頭葉視覚連合野に含まれる。(西林宏起)

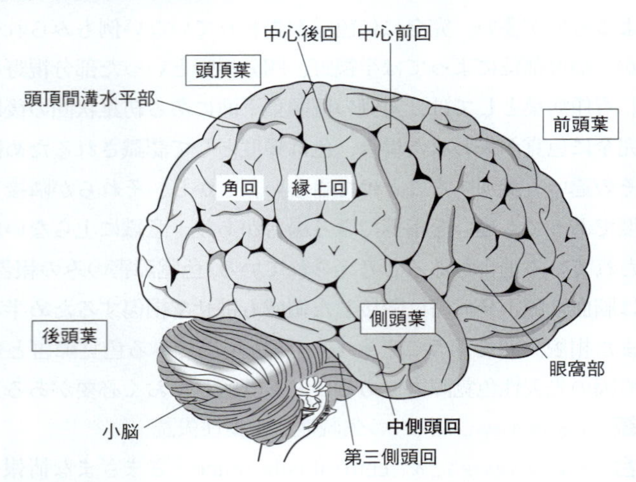


**中大脳動脈**　ちゅうだいのうどうみゃく　middle cerebral artery(MCA)　内頸動脈の先端部で外側に分岐し、シルビウス裂を経由して、前頭葉、頭頂葉、側頭葉に分枝を出しながら大脳外側面を灌流する血管である。内頸動脈から分岐後、外側に向かって走行する水平部からは、基底核に穿通枝を分枝しており、障害されると対側の運動麻痺、感覚障害などをきたす。皮質枝の灌流領域に関しては、島部において前頭葉を灌流する上行枝と、側頭葉、頭頂葉を灌流する下行枝に分岐することが多い。

(津本智幸)

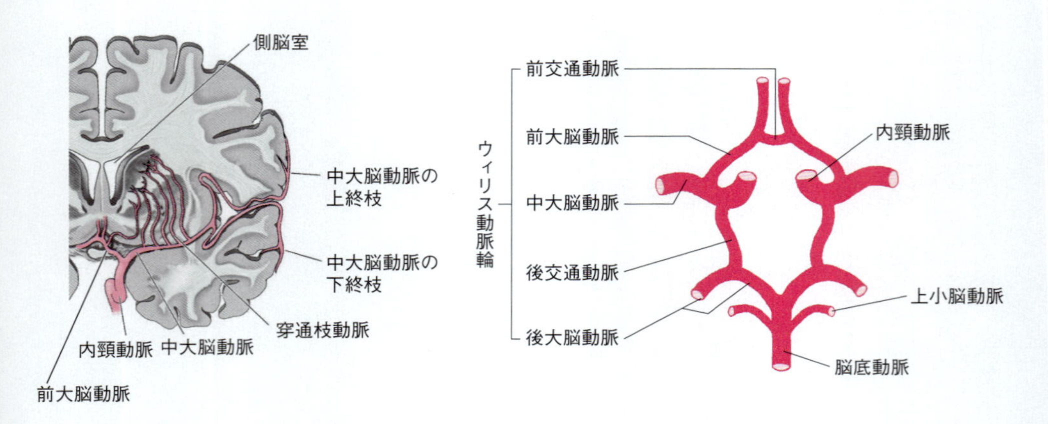

## 聴覚検査　ちょうかくけんさ　auditory test

**■音の強さ・長短・高さ・数当て検査**　おとのつよさ・ちょうたん・たかさ・かずあてけんさ　音の強さ（大きさ）は、内耳性難聴では補充現象がみられ、この現象を評価する方法にSISI 検査がある（SISI 検査参照）。このテストは聴力閾値上 20 dB、増音は 1 dB で 200 ミリ秒の持続音を 100 秒間に 20 回聞かせ、音が強くなったときにボタンを押す方法で行う。内耳障害例では 1 dB の増強でも聞こえる反応をする場合が多く、一方で、通常正常例では 1 dB の増強は聞き取れないことが多い。しかし、聴覚失認例などの中枢性聴覚障害では、5 dB の増幅で初めて音の大きさの違いに気づく場合もあり、音の大きさの分析能力の低下がみられる。**音の高さ**の弁別検査は、周波数がわずかに違う 2 音を順次聞かせて、どちらが高い音かを判断させることが多いようである。ただし、音の提示時間にも関係し、長い方が周波数弁別閾は小さくなることも知られている。**音の長短**の弁別検査も高さを測定する方法と基本的には同じである。**数当て検査**は、聴力検査機器から閾値上の音をいくつか提示して、被検者に提示された数を答えさせる方法で実施する。静かな環境で感知できる音の最小音圧レベルを絶対閾というが、絶対閾や音の大きさは音の持続時間に依存する、すなわち持続時間が短くなると音の強さを増加させないと絶対閾に達しないので、音の強さ、長さの弁別は各々関連し合っていることに注意を払う必要がある。音の強さ、長短、高さ、数当て検査はいずれも聴力閾値上の検査であるが、まだ標準化されたものは少ない。（能登谷晶子）

**■音楽認知検査**　おんがくにんちけんさ　musical cognitive test　知られている検査として、Seashore 音楽才能テスト（1960）、Seashore リズムテスト（1993）などがあるものの、本邦で作成され、一般的に流通している検査はなく、施設ごとに作成されている。音楽能力は個人差が大きく、共通の能力として基準を定め、測定項目を作成し、その結果を解釈するのは難しい。測定項目として必要なものは、音の要素（pitch 高低、loudness 強弱、time 時間）、音色、リズム、メロディーなどであり、弁別力や同定力を測定する。例えば、周波数の異なる 2 音を順に提示し、どちらの音が高いかを判断したり、長さの異なる 2 音を順に提示し、どちらが長いかを判断したりする方法である。また、2 つが、同じかもしくは異なるリズムパターンを続けて提示し、その 2 つが同じであったか、異なっていたかを判断する。メロディーでは、2 つのメロディーが同じか異なるかを判断するだけでなく、未知のメロディーか、既知のメロディーであるか、既知の場合には、何のメロディーであるかについても判断を求めることになる。何のメロディーであったかを口頭で答える方法と

4〜6 つ程度の候補の中から選択する方法がある。いずれにしても、個人差が大きいため、一般的な標準値を定めるのが難しい検査である。(参照：Seashore 音楽才能尺度)(原田浩美)

**■ 環境音認知検査** かんきょうおんにんちけんさ cognitive test of environmental sounds 動物や鳥の鳴き声、人の笑い声、乗り物の走行やエンジン音、生活音や自然音(雨・雷など)などの環境音を聞き、その同定を行う検査である。標準化はされていないが、本邦でもいくつかの報告がなされている(倉知, 1983；橋本, 1989；加我, 2000)。方法には、あらかじめいくつかの環境音を録音しておき、その再生音が、「何の音であるか」を口頭にて答えてもらうもの(呼称法、直接応答法などと表される)と、「その音は、この中のどれか」と聞き、4〜6 つ程度の選択肢(単語や絵など)の中から選んでもらうもの(マッチング法、間接応答法といわれる)がある。選択肢には、再生音源(例：ネコ)と意味的に類似している音源(例：イヌ)、音響的に似ている音源(例：赤ちゃんの泣き声)、意味的にも音響的にも似ていない音源(例：お経の音など)などの絵を用いる場合もある。環境音の種類によっては、認知しやすいもの(正答しやすいもの)と、認知が難しいもの(正答しにくいもの)があり、強弱変化、明確なリズム・周波数を示す音の方が正答率は高い。また、口頭表出よりも選択の方が、正答率は高くなる。[参照：環境音(社会音)の弁別検査](原田浩美)

**■ クリック音融合閾検査** ――おんゆうごういきけんさ click fusion threshold test ギャップ検出能力つまり聴覚の時間分解能を測定する検査。クリック音による継時刺激で、2 音として知覚できる時間間隔の閾値を測定する。聴覚情報は時系列信号であるため内耳から聴覚中枢に備わる周波数分析と同時に時間分析の機能により、音韻分解、促音(つまる音)、長音(長く引く音)などの語音認知が可能となる。末梢および中枢の聴覚障害に起因する時間検出能力の低下を指標に、リズムなどの時間パターン認知、ひいては聴覚理解の評価に利用できる。(福田章一郎、川上紀子)

**■ 語音認知検査** ごおんにんちけんさ speech recognition test ことばの聞き取り能力や聞き分ける能力を調べる検査で、日本聴覚医学会では標準語表を作成して、単音節や数字、単語、文章を復唱する方法や書き取りする方法で行っている。語音聴力検査には語音了解閾値検査(1 桁数字が 10 dB ずつ小さくなっていき、50％明瞭度の得られるレベルを語音了解閾値とする)、語音聴取閾値検査、語音弁別検査がある。そのほか、単音節、有意味語、無意味語を対で聞かせ、異同で答える方法もある。標準純音聴力検査の結果と比較することで、内耳性難聴と後迷路性難聴の鑑別に関する情報として用いられる。(若島睦)

**■ 語音弁別検査** ごおんべんべつけんさ speech discrimination test 語音を十分に聞

こえる閾値上のレベルで聞かせて、どれだけ正確に聴き分けられるかを測定[正答率(%)で表示]する検査である。語音の中でも単音節(特に子音)が最も鋭敏な刺激であり、日本では聴覚医学会で作成された「単音節リスト(無意味)」(/ガ/、/デ/、/ワ/、/コ/、/ク/のような)を用い、書き取り式か復唱にて行う。中枢性聴覚障害があると、純音聴力検査結果と比べ、語音弁別検査結果は極端に低い値を示す。(進藤美津子)

■**周波数弁別検査**　しゅうはすうべんべつけんさ　frequency discrimination test　類似した2つの音の周波数の違いをどの程度まで弁別できるかを調べる検査である。基準音の周波数とその周波数からわずかに変化させた比較音を聞かせ、どちらが高いか(または低いか)を答えさせる方法と、2つの音が同じか違うかを答えさせる方法(異同弁別)などが用いられる。語音はさまざまな周波数成分で構成されており、周波数弁別能力の低下の度合いが大きくなると、語音の成分を聞き分ける能力が低下したりする。(若島睦)

■**聴性脳幹反応検査**　ちょうせいのうかんはんのうけんさ　Auditory Brainstem Response (ABR) test　音刺激に対する蝸牛神経から脳幹レベルまでの反応であり、音刺激を与えてから10ミリ秒の間に出現する6〜7個の波形で構成される。このうちⅠ波、Ⅲ波、Ⅴ波が明瞭で、反応の指標となる。波形から難聴の程度や聴覚伝導路の障害部位が判定できる。この検査はあらゆる年齢層に対して実施でき、意識レベルや睡眠などの影響を受けにくく、再現性のよい安定した波形が得られることから他覚的聴力検査として広く用いられている。(参照：聴性脳幹反応)(若島睦)

■**聴力検査**　ちょうりょくけんさ　audiometry　音を聴き取る能力を測定する検査で、被検者の自覚的応答に基づく自覚的聴力検査と、被検者の応答に頼らない他覚的聴力検査に分けられる。それぞれの代表的な検査は、前者には、標準純音聴力検査と語音聴力検査など、後者には聴性脳幹反応(ABR)や耳音響放射(OAE)などがある(聴性脳幹反応、耳音響放射参照)。純音聴力検査の検査周波数は、125・250・500・1,000・2,000・4,000・8,000 Hz(ヘルツ)で、それぞれの周波数において、聞こえる最小の音の大きさ(最小可聴閾値)を求める。音が外耳道、鼓膜、耳小骨を経由して内耳に届く気導聴力を測定する気導聴力検査と、音が側頭骨乳突部から頭蓋骨を経由して直接内耳に届く骨導聴力を測定する骨導聴力検査で構成される。気導聴力と骨導聴力との差(気骨導差 air-bone gap)は、伝音難聴と感音難聴の鑑別のために重要な測定値となる。語音聴力検査には、語音の聴き取り(数字語音表)により閾値を測定する語音了解閾値検査と、語音を理解できる閾値上レベルで、どれだけ正確に聴き分けられるか(単音節語音表)を測定する語音弁別検査がある。他覚的聴力検査であるABRは、蝸牛神経から脳幹部に誘発される電位により、2,000〜4,000 Hz

付近の聴力推定が可能である。OAEには、誘発耳音響放射、歪成分耳音響放射などがあり、内耳性難聴の診断や評価に有用とされている。両検査は、新生児聴覚スクリーニングにも用いられている。(原田浩美)

■ **読話検査**　どくわけんさ　speech reading test, or lip reading test　読話とは、話し手の口周辺の動きを観察し、その視覚的手がかりから発語の内容を読み取ることをいう。読話は視覚的手がかりになる運動パターンが限られているため、口唇、舌、歯などの動きにも注目する必要がある。運動パターンを読み取る力と同じ口形でも意味の異なることばが存在するため、単音節、単語、文章を用いて評価する。読話のみではなく、聴覚情報に読話を併用することでことばの理解度を向上させる効果がある。(若島睦)

■ **方向感検査**　ほうこうかんけんさ　directional hearing test　音源定位法と音像移動定位法がある。前者は無響室で頭部を中心にして、円周上に配置したスピーカーから音を発し、音源方向が正しく認識できるかをみるものである。後者はヘッドフォンを介し、音像を頭蓋正中に感じるように調節し、両耳に入る音の時間差を変化させ、左右どちらか一方向に移動させた音像の方向が認識できるかをみるもので、閾値が測定できる。閾値が大きくなっている場合は後迷路障害を疑う。(若島睦)

**聴覚失認** ちょうかくしつにん ⇨失認＞聴覚失認

**聴覚消去現象** ちょうかくしょうきょげんしょう ⇨無視症候群＞消去現象＞聴覚消去現象

**聴覚性言語学習検査** ちょうかくせいげんごがくしゅうけんさ ⇨記憶検査＞聴覚性言語学習検査、AVLT

**聴覚性無視** ちょうかくせいむし auditory neglect 両側から発せられる音のうち、片側を無視すること。右大脳半球の脳血管障害患者では発症後間もない時期、左方向からの声や環境音に反応しない傾向があることが知られている。特に右頭頂葉の病巣により引き起こされる。診察では、両側で音を発すると左側の音のみに反応し右側の音は無視するという消去現象がみられる（右大脳半球損傷患者でみられる場合）。聴覚以外の感覚（特に視覚）で半側空間無視のある患者により高頻度にみられる。（高橋雄）

**聴覚的把持力** ちょうかくてきはじりょく auditory retention span 聞いたことばを短い時間覚えておく能力である。聴覚的把持は言語性短期記憶と関係が深く、失語症者では、単語を聞いて理解することは可能であるにもかかわらず、文レベルになると理解できなくなることが多い。聴覚的把持力の検査（Auditory Pointing Span test）では、複数の日常物品または絵カードを並べ、その中から検査者が読みあげた語の順番に物品を指し示してもらう。1語から開始し、2語、3語…と増やし、何語まで聞き取れるかを評価する。健常者では5語以上の物品を指さすことができる。（高岩亜輝子）

**聴覚的理解** ちょうかくてきりかい auditory comprehension 話しことばに対して認知または理解する能力である。失語症者の多くは、聴覚的理解の障害があり、語音認知と意味理解を分けて障害を捉える必要がある。（高岩亜輝子）

**聴覚的理解過程** ちょうかくてきりかいかてい auditory comprehension process まず外耳道に入った音刺激は鼓膜で振動となり、ツチ骨・キヌタ骨・アブミ骨から成る耳小骨を経由し、蝸牛の基底板上に存在する内外有毛細胞に伝えられる。蝸牛では基底板の振動により、音の強さや周波数などが解析され、有毛細胞はこれら振動を電気信号に変換し蝸牛神経に送る。蝸牛神経は内耳孔から小脳橋角部を通り延髄に入り、背側および腹側蝸牛神経核を中継して上オリーブ核に終わる。次いで両側オリーブ核から外側毛帯となり、外側毛帯核、下丘、内側膝状体を経て、聴放線となる。聴放線は側頭葉にある聴覚皮質へ投射される。聴覚皮質はブロードマン脳地図の41野に相当する側頭葉上面の横側頭回（ヘシュル回）を中心に、その周囲を取り囲む上側頭回、側頭平面の一部により形成されている聴覚連合野（42野）により形成されている。聴覚の高次中枢としては、優位半球の上側頭回後部に存在するウェルニッケ野(22野)が有名である。ウェルニッケ野は聴覚皮質や角回(39野)、縁上回(40野)とも密接な関係にあり、これらから入力された言語情報を受け取り、主に話しことばの理解、文字の読解に関与している。また側頭葉内にはヒトの記憶に深く関与している側頭連合野も存在しており、ここでは入力された聴覚情報(音)を過去の記憶と照合することにより、何の音かという音の識別などが行われている。聴覚的理解過程とは、「耳から入った音刺激のもつ意味を脳内で理解するプロセス」ということになる。(中大輔)

## 聴覚的理解障害　ちょうかくてきりかいしょうがい　auditory comprehension disturbance

話しことばを聞いて、その意味を理解する過程の障害である。聴覚音の情報は、末梢の聴覚器官から内側膝状体および聴放線を経て、大脳皮質の一次聴覚野で知覚される。この水準の機能低下で皮質聾(cortical deafness)が生じる。その後、左優位半球の二次聴覚野(聴覚連合野)からウェルニッケ領野に及ぶ上側頭回領域で音韻認知(語音弁別)がなされる。この水準の機能低下で語聾(word deafness)が生じる。さらに、複数個の音韻の集合体(音韻系列)は、単語のまとまりとして形成され(語彙認知)、左中前頭葉から側頭葉および頭頂葉の皮質・皮質下の広汎な領域に存在する意味ネットワークにて、単語としての意味(語義理解)が成立する。この水準の機能低下で語義障害(disturbance of word comprehension)が生じる。なお、文レベルの意味理解は、単語レベルの理解プロセスに加えて、統語(文法)解析(syntactic analysis)や言語性短期記憶(verbal short term memory)など複数の機能が連合することで成立する。(辰巳寛)

■**語音聾**　ごおんろう　word sound deafness　聴力が正常であっても語音を正確に聴き分けるには、日本語の場合には母音と子音の音色の微細な違いを聴き分ける識別能力が必要とされる。語音聾(Franklin, 1989)とは、聴力障害はないにもかかわらず、聴覚的言語処理過程において、語音の音韻識別に障害が生じ、音としては聴こえるがなんの語音かはわからないレベルをいう。単語の聴覚的理解や復唱においても成績が低下する。口形を見せることによって聴覚的理解が改善することが多い。(進藤美津子)

■**語義聾**　ごぎろう　word-meaning deafness　聴覚的に理解できない語や文章であっても復唱は正確であり、書いて提示されれば直ちに語や文章の意味が理解できる状態である。すなわち聴力が保持されており、語を構成している音の認知や分析が正確なため正しい復唱が可能であり、音の響きである音韻の障害がなく実在語の判断も可能であるが、意味と結びつかない。しかし聴覚以外の文字で提示されれば、直ちに意味と結びつくのである。(折戸真須美)

■**語形聾**　ごけいろう　word form deafness　語を構成する音の違いを弁別することは可能だが、音の強さ・長さ・高さやそれらの反復によってつくり出される語のリズム、すなわち音の響きである音韻の障害があるため、聴覚的に刺激した語が実在語か非実在語かの判断ができない状態である。聴覚的に刺激した語と同時に仮名文字を提示した場合、その語が実在語か非実在語かの判断や同音類義語の区別ができないのである。(折戸真須美)

**聴覚皮質**　ちょうかくひしつ　auditory cortex　横側頭回（ヘシュル横回）の一次聴覚野（ブロードマン41野）と上側頭回から側頭平面に広がる聴覚連合野（42野、22野）がある。（西林宏起）

**聴覚野**　ちょうかくや　auditory area　第一側頭回（上側頭回）のうちシルビウス裂内側を横走する横側頭回に位置し、内側膝状体からの聴覚入力を認知する皮質領域。（西林宏起）

**聴覚連合野**　ちょうかくれんごうや　auditory association area　横側頭回の外側部から上側頭回の表面にかけて広がる聴覚に関連した高度な情報処理を行う連合野。言語優位側ではウェルニッケ野が存在する。（西林宏起）

**長期記憶**　ちょうききおく　⇨記憶>長期記憶

**長期増強**　ちょうきぞうきょう　⇨LTP

**鳥距溝**　ちょうきょこう　calcarine sulcus　後頭葉内側面に脳梁近傍から皮質に向けて前後に走行する脳溝。その上下の皮質に一次視覚野が存在する。（西林宏起）

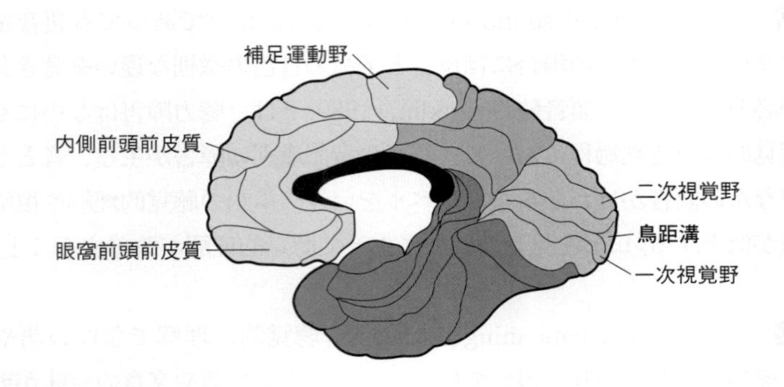


**鳥距野**　ちょうきょや　calcarine area　⇨一次視覚野

**聴性脳幹反応**　ちょうせいのうかんはんのう　auditory brainstem response（ABR）音刺激により蝸牛から大脳皮質に至るまでの聴覚性伝導路から誘発される聴覚誘発電位（auditory evoked potential：AEP）の一部である。AEPは多くの波成分から構成されるが、潜時（刺激を加えてから反応が惹起されるまでの時間）により短潜時成分（10ミリ秒以内）、中潜時成分（10～50ミリ秒以内）、長潜時成分（50～300ミリ秒）に分類される。ABRとはそのうち短潜時成分のことであり、蝸牛神経と脳幹部聴覚路由来の反応がその中心である。実際の検査では、ヘッドフォンなどで片耳ずつ10～30 Hzのクリック音を繰り返し与える聴覚刺激を用いることが多い。ABRは

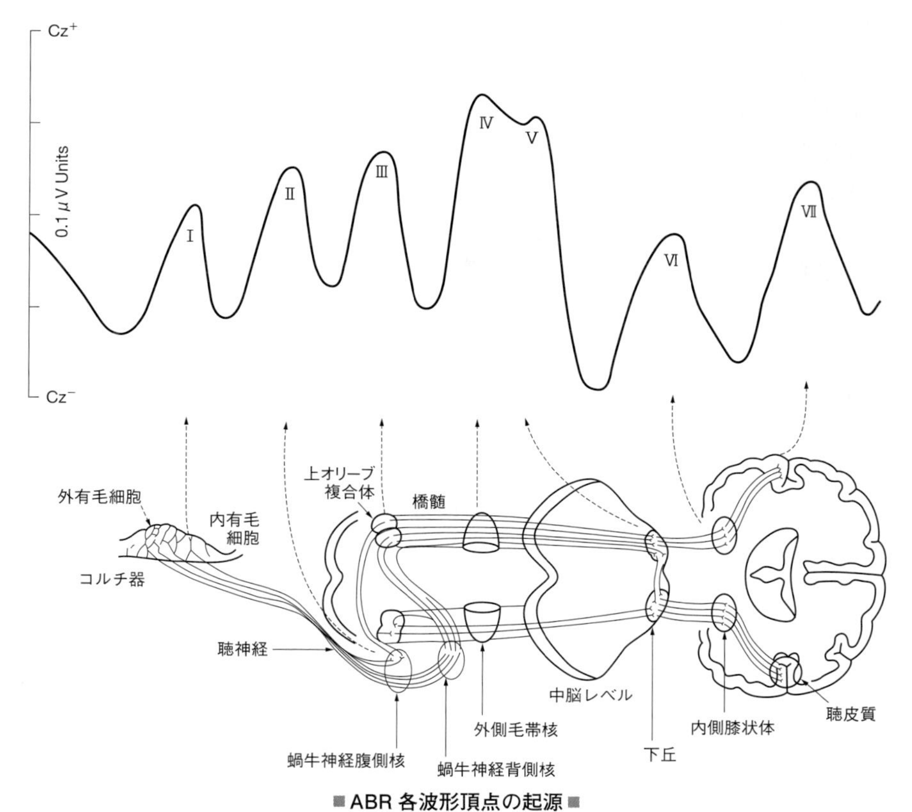


■ ABR 各波形頂点の起源 ■

(Stockard JJ, et al：Detection and localization of occult lesions with brainstem auditory responses. Mayo Clin Proc 52(12)：761-769, 1977 より改変)

脳幹部での電位を頭皮上より記録するため極めて弱い反応しか得られないが、聴覚刺激を 500〜2,000 回繰り返し行い積算することにより、有意な情報として記録することが可能となる。通常、ABR は音刺激により誘発される各電位を潜時ごとにⅠ〜Ⅶ波に分類し、理解されている。各波の起源は、Ⅰ波：蝸牛神経、Ⅱ波：蝸牛神経核、Ⅲ波：上オリーブ複合体、Ⅳ波：外側毛帯、Ⅴ波：中脳下丘、Ⅵ波：内側膝状体、Ⅶ波：聴皮質と考えられている。ABR は聴覚性伝導路のさまざまな病変により、各波の潜時が延長したり消失したりする特徴がある。特にⅠ波〜Ⅴ波は脳幹(延髄・橋・中脳)の機能診断に非常に有用であり、脳幹部近傍の脳神経外科手術の際の術中モニターとしても頻繁に利用されている。なお、近年は脳死判定の場でも、脳幹機能評価として実施されている。(参照：聴覚検査＞聴力検査、聴覚検査＞聴性脳幹反応検査)(中大輔)

**聴性脳幹反応検査**　ちょうせいのうかんはんのうけんさ　⇨聴覚検査＞聴性脳幹反応検査

**超皮質性運動失語**　ちょうひしつせいうんどうしつご　⇨失語症＞超皮質性運動失語

**超皮質性感覚失語**　ちょうひしつせいかんかくしつご　⇨失語症＞超皮質性感覚失語

**超皮質性失読**　ちょうひしつせいしつどく　⇨失読症＞超皮質性失読

**聴放線**　ちょうほうせん　acoustic radiation　内側膝状体から横側頭回（ヘシュル横回）を連絡する聴覚路の神経線維のこと。（西林宏起）

**聴力検査**　ちょうりょくけんさ　⇨聴覚検査＞聴力検査

**直接的治療介入**　ちょくせつてきちりょうかいにゅう　⇨構成障害＞構成障害への治療介入＞直接的治療介入

**治療的レクリエーション**　ちりょうてき――　⇨リハビリテーション＞認知リハビリテーション＞治療的レクリエーション

**陳述記憶**　ちんじゅつきおく　⇨記憶＞長期記憶＞陳述記憶、記憶＞宣言的記憶

# つ

**椎骨動脈解離**　ついこつどうみゃくかいり　vertebral artery dissection　外傷性と非外傷性に分類され、くも膜下出血・脳虚血のいずれの病態の原因ともなりうる疾患である。多くは発症時に頭痛、特に後頸部痛を伴う。外傷性椎骨動脈解離の誘因となる動脈解離の原因として、椎骨動脈の頸・頭蓋移行部における些細な外傷が知られており、整体(カイロプラクティック)後、ゴルフなどの運動時の頸部の回旋、くしゃみなどが挙げられている。(福岡卓也)



**対連合学習**　ついれんごうがくしゅう　association learning　対連合学習では2つの対象をペアにして提示し学習させ、その後、ペアの片方を提示しもう片方の対象の想起を求める。これにより対象同士の結合の強さを測定しようとするものである。複数のペアを用いて提示と想起が何回か繰り返されることが一般的である。このように2つの対象を対にして提示する方法、つまり随伴させる方法は、19世紀末に科学的な心理学研究が開始された当初から用いられてきた研究方法である。現在、対連合学習は記憶検査の一種として用いられることが多い。エピソード記憶のうちの近時記憶を測定する検査法と位置づけることができる。神経心理学的検査の中ではWMS-Rの下位検査として言語性および視覚性の対連合学習が採用されている。言語性の対連合学習では単語のペアが、視覚性の対連合学習では図形と色のペアが用いられている。なお、本邦では言語性の対連合学習検査として古くから三宅式記銘力検査が用いられてきたが、使用されている単語が古いことや標準化されていないことなどの問題点があった。標準言語性対連合学習検査(S-PA)ではこれらの問題が改善されるとともに難易度が揃った3つの平行検査が用意されている。簡便かつ短時間に言語性の記憶を測定できる検査として今後の普及が期待される。(足立耕平)

**通過症候群**　つうかしょうこうぐん　⇨意識障害＞通過症候群

**通勤災害**　つうきんさいがい　commuting injuries　通勤災害とは、通勤途中に労働者に生じた負傷、疾病、傷害、死亡のことをいう。ただし、労働者災害補償保険(以下、労災保険)で保険給付が認定されるためには、労働者災害補償保険法に定められている通勤の基準に適合している必要がある。すなわち、通勤とは、労働者が就業に関し、次の①～③に掲げる移動を合理的な経路および方法により行うことをいい、業務の性質を有するものを除く。①住居と就業の場所との間の往復、②厚生労働省令で定める就業場所の間の移動、③住居と就業の場所との往復に先行または後続する住居間の移動。例えばやむを得ない事情により配偶者や親族と別居しているようなケースでは、単身赴任者の赴任先住居と帰省先住居間の移動なども通勤として認められる。住居と就業の場所との移動の経路を特別な理由もなく逸脱または中断した場合は通勤とは認められないが、逸脱または中断が日常生活上必要な行為であって最小限度のものである場合はこの限りではない。「日常生活上必要な行為」の具体例としては、日用品の購入、選挙権の行使、病院での診察、親族の介護などがある。ちなみに、労災保険の通勤災害に関する保険給付には療養給付、休業給付、障害給付、遺族給付、葬祭給付、傷病年金、介護給付がある。(吉岡昌美)

**通所介護** つうしょかいご ⇨介護給付＞通所介護

**通所リハビリテーション** つうしょ―― ⇨介護給付＞通所リハビリテーション

**津守・稲毛式乳幼児発達検査** つもり・いなげしきにゅうようじはったつけんさ 養育者が日常生活中の観察に基づき、質問に答えることにより発達水準を明らかにする検査。検査者が養育者と面談しながら、各項目について評価していくため、子どもの状態にかかわらず判断することができる。しかし、報告者の過大評価や過小評価の影響を受けやすいため留意が必要である。適応年齢は0～7歳で、0歳児、1～3歳、3～7歳の3種類の質問紙に分かれている。「運動」「探索」「社会」「生活習慣」「言語」の5領域から構成されており、発達輪郭表で特徴がわかるようになっている。(三村邦子)

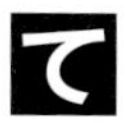

**定位反応**　ていいはんのう　orienting response　物や人の動き(視覚刺激)、音源(聴覚刺激)に対して眼や頭を動かして刺激の位置や方向を同定する反応をいう。視覚モダリティは刺激を正確に定位できるが範囲が視野(特に中心視)に限られるのに対し、聴覚モダリティは正確性に劣るものの全方位で定位できるという特徴を有している。また視聴覚同時刺激による定位反応は統合されるが、異なる位置から刺激が提示された場合の定位反応は視覚が優位である。(吉満孝二)

**ディサースリア**　⇨運動障害性構音障害

**低髄液圧症候群**　ていずいえきあつしょうこうぐん　low cerebrospinal fluid pressure syndrome　本来なら一定である髄液圧が低くなることで、起立性頭痛、めまい、吐き気、全身倦怠感などの症状が出現する症候群である。髄液圧が低くなる原因は脊髄硬膜からの髄液の漏出であるので脳脊髄液減少症(cerebrospinal fluid hypovolemia)とも呼ばれる。診断は上記症状の存在に加えて、CT や MRI ミエログラフィ、RI 脳槽シンチグラフィなどにより髄液漏出を確認する。治療はまず十分な補液と安静臥床であるが、ブラッドパッチ(硬膜外自家血注入法)が有効とされている。(小倉光博)

同脳脊髄液減少症

**ティンカートイ検査**　——けんさ　⇨前頭葉機能検査>ティンカートイ検査

**手がかり再生**　て——さいせい　cued recall　記憶材料を再生させる際に手がかりを与える。(種村純)

**手がかり漸減法**　て——ぜんげんほう　method of vanishing cues　課題の解決の仕方や技能の獲得を効率よく進めるための行動心理学的な技法の1つ。獲得の初期には、課題の解決や技能の獲得に役立つ手がかりを最大限に提供する。そのような手がかりがあるときに課題の解決や技能の獲得が十分に達成された後には、それまでに提供した手がかりを段階的に適宜に少しずつ減らしていく。最終的には、提供した手がかりをすべてなくしても、課題の解決や技能の実行が十分に達成できるように導く手続き。(坂爪一幸)

**適応障害**　てきおうしょうがい　adjustment disorder　ストレスが原因で気分や行動面にうつ、不安、破壊行動などの症状が出現する。原因となるストレスが解消されれば症状は改善する。(種村純)

**出来事記憶**　できごときおく　⇨記憶>エピソード記憶

**手続き記憶障害**　てつづききおくしょうがい　⇨記憶>手続き記憶>手続き記憶障害

**手続きシステム障害仮説** てつづ――しょうがいかせつ ⇨記憶＞手続き記憶＞手続きシステム障害仮説

**手続き的知識** てつづきてきちしき ⇨記憶＞手続き記憶＞手続き的知識

**鉄道眼振** てつどうがんしん railroad nystagmus ⇨視運動性眼振

**テレビジョンテスト** ⇨記憶検査＞テレビジョンテスト

**てんかん** epilepsy てんかんは、脳の神経細胞の異常な興奮により反復性の発作(てんかん発作)が生じる病態の総称で、頻度の高い慢性の神経疾患である。発症年齢は新生児から高齢者まで多様で、乳幼児期、思春期と高齢者が好発年齢である。てんかん発作が自発的に反復される病的な生物学的基盤が脳に形成されるが、これをてんかん原性という。てんかん原性の形成には中枢神経系感染、脳血管障害、外傷などの外的要因、あるいはイオンチャネルや神経受容体の変容などの内的要因が関与する。診断にはてんかん発作症状、臨床経過のほかに脳波検査が必須である。(西林宏起)

**症候性てんかん** しょうこうせい―― symptomatic epilepsy 脳血管障害、外傷性脳損傷などの脳疾患を基礎として、部分てんかん、または全般てんかんが出現する。(種村純)

**側頭葉てんかん** そくとうよう―― temporal lobe epilepsy 薬剤難治部分てんかんで最も多く、海馬扁桃体を中心とした内側型と外側皮質の外側型に分類される。内側型が多く、熱性痙攣重積の既往、幼少期発症、発作の寛解と再燃、難治化しやすいなどの特徴がある。臨床発作として、上腹部不快感、恐怖感、嗅覚症状などを有することがあり、意識減損すると、動作停止、口部自動症、身振り自動症などが生じる。外側型では、幻聴、錯聴、失語、失読、錯視などの発作症状を有することがある。(西林宏起)

**てんかん性脳波異常** ――せいのうはいじょう epileptic discharge 脳波は主に脳表層部の細胞群のシナプス電位の総和を示す。てんかん発作が生じていない状況(発作間欠期)でも、神経細胞の異常な同期性興奮により、棘波、鋭波、徐波、あるいはそれらの複合など多様な波形を示し、てんかんの診断に有用である。深部の脳波異常は、脳実質、頭蓋骨などの影響で減衰する。発作時には体動などによるアーチファクトが混入するが、発作前あるいは初期の律動性波形はてんかん原性の局在診断に有用なことがある。(西林宏起)

**非痙攣性てんかん重積** ひけいれんせい――じゅうせき non convulsive status epilepticus(NCSE) てんかん重積状態とは、1つの発作がある程度の長さ以上に続くか、または短い発作でも反復し、発作間に意識が回復しない状態と定義され、全身痙攣重積状態と非痙攣性てんかん重積に分けられる。近年では、いずれの場合も発作が

5〜10分以上続くか、回復なく5〜10分以上反復すれば重積状態と判断するように推奨されている。非痙攣性てんかん重積には、主として欠神発作(小発作)重積状態、複雑部分発作重積状態の場合が多い。

**[症状]** 痙攣ではなく、意識の混濁、意識の変容であり、無言症、異常行動、自動症(口をもぐもぐさせる、瞬目、ふらふら動き回るなどの無意味な行動)、昏睡状態、心停止、呼吸停止による突然死、認知症様症状、高次脳機能障害などがあり、脳波の異常を伴う。

**[原因]** てんかん性脳症、全身強直間代性痙攣の後、染色体異常(環状20番染色体症候群、アンジェルマン症候群)、急性脳症、髄膜炎などの中枢神経系の感染症、脳血管障害、脳腫瘍、頭部外傷、薬物、中毒など。脳波は、波形の律動性・振幅・分布が経時的に変化することが特徴である。

**[治療]** 痙攣性てんかん重積と同様、症候性てんかんの場合は基礎疾患の治療も併行しながら気道の確保、脳波モニター、全身状態を維持しながら薬剤治療、場合によっては人工呼吸器管理のもと、麻酔薬の経時的静脈内投与を行う。

重積状態となった場合の死亡率は約57%。不可逆的な高次脳機能障害などの後遺症もみられる。(河本純子)

**てんかん性健忘** ——せいけんぼう ⇨記憶障害>てんかん性健忘

**てんかん性脳波異常** ——せいのうはいじょう ⇨てんかん>てんかん性脳波異常

**典型語・非典型語** てんけいご・ひてんけいご inconsistent typical word, inconsistent atypical word 漢字には複数の読み方がある。「歌詞」のようにその文字の典型的な読み方で読む単語を典型語という。「歌声」のようにその文字の非典型的な読み方をする単語を非典型語という。(参照：一貫語、語彙特性>一貫性)(種村純)

**典型性効果** てんけいせいこうか ⇨一貫語

**伝導失語** でんどうしつご ⇨失語症>伝導失語

**伝導失行** でんどうしっこう ⇨失行症>伝導失行

**展望記憶** てんぼうきおく ⇨記憶>展望記憶

**展望的記憶訓練** てんぼうてききおくくんれん ⇨記憶のリハビリテーション>展望的記憶訓練

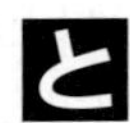

**同音擬似語** どうおんぎじご pseudo-homophone 偽単語の１つで、文字形態は非語であるが音韻形態は単語であるもの。BRANEは、文字形態は実在しない非語(音韻列または文字列が単語ではない。音読検査などで文字と音の対応能力を評価する)であるが、音読すると単語のBRAINと同じ音韻になり、音韻形態としては実在する。日本語では、通常漢字で表記される漢字語を平仮名や片仮名で表記したり(例：手下→てした、新知識→シンチシキ)、片仮名語を平仮名で表記したり(例：パトロール→ぱとろーる)、あるいは平仮名と片仮名を混ぜて表記する(例：ざルそバ)などして作成している。漢字同音擬似語も、銀課(銀貨)、金由(金融)のように作成が可能である。文字形態も音韻形態も非語である非同音非語に比べて、同音擬似語の方が音読成績がよいことを同音擬似語効果といい、音韻失読の特徴とされる。(新貝尚子)

**統覚型視覚失認** とうかくがたしかくしつにん ⇨失認＞視覚失認＞統覚型視覚失認

**統覚型触覚失認** とうかくがたしょっかくしつにん ⇨失認＞触覚失認＞統覚型触覚失認

**統覚型相貌失認** とうかくがたそうぼうしつにん ⇨失認＞相貌失認＞統覚型相貌失認

**道具的コミュニケーション** どうぐてき―― ⇨対人コミュニケーション

**道具の強迫的使用** どうぐのきょうはくてきしよう ⇨前頭葉性動作障害＞道具の強迫的使用

**統語** とうご syntax ことばの、音声(手話の場合にはサイン)と意味をつなぐ抽象的な体系で、単語や形態素をつないで文をつくる規則である。「文法」とほぼ同義に使われることもあるが、一般的には文法といえば、文をつくるために単語や句を組み合わせる構造規則を扱う「統語論」と、単語や形態素を組み合わせ新しい単語をつくる規則を扱う「形態論」を指す(例：「食べる」の過去形は、/tabe-ru/の非過去を表す形態素/ru/を、過去を表す形態素/ta/に置き換えてつくられる。すなわち/tabe-ru/＋/-ta/→/tabe-ta/)。しかし広義の「文法」では、単語の音声の組み合わせ法則を扱う音韻論も含めることがある。(渡辺眞澄)

**同行援護** どうこうえんご accompanying support services 障害者総合支援法により、視覚障害により移動に著しい困難を有する人に、移動に必要な情報の提供(代筆・代読を含む)、移動の援護などの外出支援を行う。対象は、同行援護アセスメント票において移動障害の欄にかかる点数が１点以上であり、かつ、移動障害以外の欄にかかる点数のいずれかが１点以上である者、ただし、身体介護を伴う場合を算定する場合にあっては、**表**のいずれにも該当する者。(白山靖彦)

①区分２以上に該当していること。
②障害支援区分の調査項目のうち、次に掲げる状態のいずれか１つ以上に認定されていること。
「歩行」「3　できない」
「移乗」「2　見守り等」、「3　一部介助」または「4　全介助」
「移動」「2　見守り等」、「3　一部介助」または「4　全介助」
「排尿」「2　見守り等」、「3　一部介助」または「4　全介助」
「排便」「2　見守り等」、「3　一部介助」または「4　全介助」



**統合型視覚失認**　とうごうがたしかくしつにん　⇨失認＞視覚失認＞統合型視覚失認

**統合失調症**　とうごうしっちょうしょう　schizophrenia　思春期から20歳代までの若年に発症することが多く、幻覚・妄想といった陽性症状や、無為自閉、感情鈍麻といった陰性症状を呈する精神病である。このうち特に、考想化声(自分の考えていることが声になって聞こえる)、話しかけと応答の形の幻聴、考想伝播(自分の考えていることが他人に知られていると感じる)、させられ体験などはSchneiderの１級症状と呼ばれ、統合失調症に特徴的な症状といわれている。生涯有病率は1%弱に上ると報告されている。成因は諸説あり現在も研究が進められているが、ドパミン$D_2$受容体遮断作用を有する抗精神病薬により陽性症状の改善がみられることから、ドパミン過剰を本疾患の原因と考えるドパミン仮説が提唱されている。ただし、陰性症状についてはこの限りでなく、遺伝的要因、心理的要因なども複雑に関与しているものと考えられている。典型的な経過は次のとおりである。抑うつなどの非特異的症状を呈する前駆期を経て、陽性症状を中心とする急性期をもって発症する。症状改善後も適切な治療がなされなければ再燃するものが多く、寛解・再燃を繰り返すことで、人格水準の低下といった陰性症状が目立つようになる。治療は薬物治療が主体となり、抗精神病薬が用いられる。近年では、錐体外路症状などの副作用が目立たない非定型抗精神病薬が第一選択となることが多い。薬物療法難治例には電気痙攣療法が選択されることもある。また、生活技能訓練、作業療法なども、再燃率の低下に対し有用である。(小杉美菜実)

**統語訓練**　とうごくんれん　⇨失語症の訓練＞統語訓練

**同語反復症**　どうごはんぷくしょう　⇨言語症状＞反復言語

**動詞**　どうし　verb　語を文法的な特徴に基づいて分類した「品詞」の１つである。日本語の動詞は次のような特徴をもつ。①文中で単独で述語になる、②助詞を伴った名詞をまとめあげ、文を形づくる、③活用し、基本形(辞書に載っている形)はウ段のモーラで終わる、④基本的な語彙的意味は動きだが、状態を表すものもある。動詞は活用の種類、アスペクト、文法関係、意味、成り立ち、などから分類できる。

以下ではその一部を取りあげる。アスペクト(相)とは述語が表す出来事が完結しているか、また継続的か、反復的かを示す文法形式であり、スラブ語などでは時制とは独立している。活用の面から、寺村(1984)[1]は、語幹が子音で終わる子音動詞は「Ⅰ類」、母音で終わる母音動詞は「Ⅱ類」、不規則動詞は「Ⅲ類」(「来る、する」の2つのみ)とする。伏見ら(2004)[2]は動詞活用に関して「一貫性」という概念を導入した。基本形の語末拍子音が/r/以外か、その先行母音が/a, o, u/ならⅠ類であり(例：聞く/kiku/、回る/mawaru/)、その活用型は一貫して五段である。これを**一貫動詞**と呼ぶ。これに対して、語末拍子音が/r/で先行母音が/i, e/のものは、Ⅰ類かⅡ類かであり、活用型が五段(切る/kiru/)か、一段(着る/kiru/)の2通りがあり、活用型が一貫しない。これを**非一貫動詞**と呼ぶ。

動詞には自動詞と他動詞がある。動詞が要求する項の数は1〜3で、自動詞は1、他動詞は2〜3である。自動詞は主語のみをとり「[主語]が[動詞]」という形の文を形成する(例：人が働く)。他動詞は「主語＋直接目的語」か、さらに間接目的語をとる場合があり、前者は「監督が選手を叱った」、後者は「清志が靖に手紙を出した」という形の文を形成する。日本語では主語や直接目的語は省略されることが多いが、省略による自他の変化はない。また、「が」と「を」が後続する名詞は主語と直接目的語とは限らない。「花子は猫が好きだ」の「猫」は主語ではなく目的語で、「清志は険しい道を歩いた」の「険しい道」は経路を表しており、直接目的語ではない。開(あ)く(自動詞)/開(あ)ける(他動詞)のように自動詞と他動詞が意味と形態において対応する場合、これらを「**有対自動詞/有対他動詞**」または「自他対応のある動詞」と呼ぶ。これに対して「歩く」「叩く」のように対応のないものは「**無対自動詞/無対他動詞**」と呼ぶ。「生じる」「閉じる」のように自動詞と他動詞が同形のものは「自他同形の動詞」という。英語には自他同形の動詞が多いが(The door opened/He opened the door)、日本語には少なく、多くは有対動詞である。出来事の時間的な展開を表すアスペクトからは、動きを表す「動き動詞」と、物の様子を表す「状態動詞」に分類される。動き動詞はさらに動きと主体とのかかわり方により、「主体動作動詞」(遊ぶ、壊す、など)と「主体変化動詞」(折れる、死ぬ、など)に分けられる。これとは別に、動き動詞には動きの展開に時間的な幅がある「継続動詞」(遊ぶ、楽しむ、など)と、一時点だけの「瞬間動詞」(届く、死ぬ、など)がある。状態動詞としては、「ある、要る、できる、実在する、由来する、優れる、ばかげる」などが挙げられる。動きの主体の意志の有無による分類では、意志でコントロールできる意志動詞(「踊る」「食べる」など)と、コントロールできない無意志動詞(「忘れる」「壊れる」など)がある。

脳損傷者や非脳損傷者を対象として、動詞の活用や音読課題を実施する研究においては、実在しない「新造動詞」を検査語に加え、実在動詞の成績と比較することにより、意味の有/無および音韻情報の既知/未知の影響を検討することができる。研究の目的により作成上考慮すべきことは異なるが、少なくとも、基本形の語尾が「ウ段」で終わるなど、日本語の音韻構造に即し動詞らしさを保つ必要がある。(渡辺眞澄)

1) 寺村秀夫：日本語のシンタクスと意味Ⅱ．くろしお出版，東京，1984.
2) 伏見貴夫，伊集院睦雄，佐久間尚子，ほか：認知心理学における最近のトピック―語の文法とその障害―．神経心理学 20：51-62，2004.



**頭子音**　とうしいん　⇨子音＞頭子音

**同時発話**　どうじはつわ　⇨言語症状＞同時発話

**動静脈奇形**　どうじょうみゃくきけい　arteriovenous malformation（AVM）　胎性期における脳血管発生の途上で毛細血管に置き換わるべき原始動静脈連絡網が形成不全をきたし、流入動脈・ナイダス・流出静脈の構造をとる血管奇形のこと。毛細血管が欠如しているためAVM周囲の脳組織は乏血状態となる。病理学的には動脈壁の内弾性板の断裂や欠如を認め、中膜が薄くなり内腔の拡張した大小さまざまな動脈を認める。また拡張した静脈が混在しており、その間に萎縮した脳組織が存在している。人口の0.06～0.14％。初発症状は出血（65～70％）が最も多く、痙攣発作（20％）、神経脱落症状（7％）、頭痛（3～10％）などである。好発部位は大脳半球（77％）、基底核、視床など（15％）、テント下（8～10％：小脳＞脳幹）などに認める。出血率は2～3％/年で、出血後の翌年は6％/年である。診断は脳血管撮影で流入動脈とナイダスが造影され、早期に流出静脈が描出される所見を認めることである。出血の危険因子は流出静脈の狭窄や閉塞、AVMに合併した動脈瘤、小さいナイダス、多くの流入動脈などが挙げられる。治療は出血予防、痙攣や神経症状・脳組織の欠乏状態などの改善目的に、直達手術（AVM摘出術）・血管内治療（塞栓術）・放射線治療（ガンマナイフ）などを集学的に行う。(杉山達也)

**等速打叩検査**　とうそくだこうけんさ　⇨標準注意検査法＞等速打叩検査

**東大脳研式記銘力検査**　とうだいのうけんしききめいりょくけんさ　⇨記憶検査＞三宅式記銘力検査

**頭頂間溝水平部**　とうちょうかんこうすいへいぶ　horizonal segment of intraparietal sulous　中心後溝の後方を上および下頭頂小葉を分けるように水平に走行する不定の脳溝。(西林宏起)

**頭頂葉**　とうちょうよう　parietal lobe　中心溝の尾側かつ頭頂後頭溝の吻側に位置する脳葉。側頭後頭葉移行部は不明瞭である。感覚性入力を統合し、主に空間認知に関与する。(西林宏起)

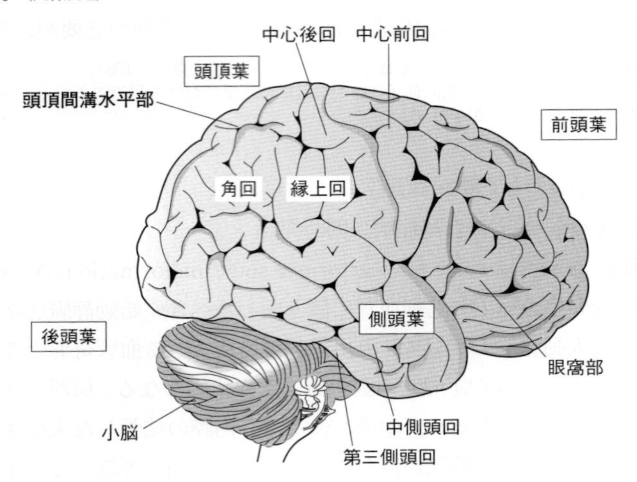


**逃避行動**　とうひこうどう　⇨回避行動

**頭部外傷**　とうぶがいしょう　head injury　頭部に外力が加わり発生する傷害の総称である。外力には、頭部打撲などのような直接作用である衝撃(impact)、急激な体動の開始や停止により頭・頸部の過伸展や過屈曲が生じ発生する力(衝撃的荷重 impulsive load)、ゆっくりと作用する静力学的荷重状態(static loading situation：例えばエスカレーターなどに頭を挟まれて生じる crushing head injury)の３つがある。解剖学的損傷部位により頭皮軟部組織損傷、頭蓋骨骨折、頭蓋内損傷/脳損傷の３つに大別される。(鈴木秀謙)

**同名半盲**　どうめいはんもう　homonymous hemianopia　両眼視で視野の右または左側半分の視野が欠損している病態。眼から入った視覚情報は網膜の視細胞で受容され、左右の視神経へと伝えられる。その後、視神経は視交叉で鼻側半分だけが対側へ交差した後に視索となり、外側膝状体に終わる。視覚情報は外側膝状体から視放線を経由し、後頭葉に存在する視覚野に送られ、像として認識される。視交叉よりも中枢側の視索や視放線、後頭葉の障害で同名半盲は惹起される。(中大輔)

**当惑作話**　とうわくさくわ　⇨記憶障害＞作話＞当惑作話

**特異的言語障害**　とくいてきげんごしょうがい　⇨言語症/言語障害

**特異的色彩失語**　とくいてきしきさいしつご　⇨失認＞色彩失認＞特異的色彩失語

**特定施設入居者生活介護**　とくていしせつにゅうきょしゃせいかつかいご　⇨介護給付＞特定

施設入居者生活介護

**特定理由離職者**　とくていりゆうりしょくしゃ　involuntary terminated employees by reasons except for “bankruptcy” or “discharge”　期間の定めのある労働契約が更新されなかったこと、そのほか正当な理由の自己都合によりやむを得ず離職した者をいう。倒産や解雇による離職者は除く。(吉岡昌美)

**特発性正常圧水頭症**　とくはつせいせいじょうあつすいとうしょう　⇨認知症＞特発性正常圧水頭症

**読話検査**　どくわけんさ　⇨聴覚検査＞読話検査

**トークンテスト**　⇨失語症検査＞トークンテスト

**時計文字盤の描画**　とけいもじばんのびょうが　⇨認知症検査＞時計文字盤の描画

**トップダウン式治療介入**　――しきちりょうかいにゅう　⇨構成障害＞構成障害への治療介入＞トップダウン式治療介入

**ドパミン調節異常症候群**　――ちょうせついじょうしょうこうぐん　dopamine dysregulation syndrome　パーキンソン病患者の一部でみられる、さまざまな行動異常の総称。例えば、病的賭博、性的亢進、買い物依存、摂食亢進、抗パーキンソン薬への薬物依存のほか、物品のコレクションや過度な整理整頓といった、固執的な反復行動が生じる。パーキンソン病の治療過程で行われる投薬により、中脳皮質辺縁系ドパミン投射系が過剰な刺激を受けることが主要因と考えられている。治療ではドパミン製剤の減量や種類の変更が行われる。(小早川睦貴)

**トライアングルモデル**　⇨認知神経心理学的モデル＞トライアングルモデル

**トレイルメイキング検査**　――けんさ　⇨神経心理学的検査＞トレイルメイキング検査

# な

**内側膝状体**　ないそくしつじょうたい　medial geniculate body（MGB）　視床特殊核の一部で聴覚路の中継核を成す。視床後外側下方、大脳脚前端にあたり視床枕の内下方に位置し内部には内側膝状体核を有する。本核は神経細胞の集まりで下丘より入力し下丘腕より至る。MGB への入力は内耳有毛細胞から発し延髄上部より橋部外背側の蝸牛神経腹側核、背側核に至る。一部の線維は蝸牛神経腹側核より台形体線維となり対側へ向かうが、一部は同側性にも上行する。外側毛帯一側の障害では難聴は生じず、軽度な反対側聴力障害のみである。蝸牛神経背側核の線維は下小脳脚より背側に向かい一部は髄条となって対側へ外側毛帯を形成しつつ下丘に至る。下丘では MGB へ向かうニューロンにシナプス結合している。MGB から内包後脚を通る聴放線を経て、最終的には横側頭回（ブロードマン 41 野）内の一次聴覚野に至る。ここはヘシュル横回ともいう。（西林宏起、山根文孝）

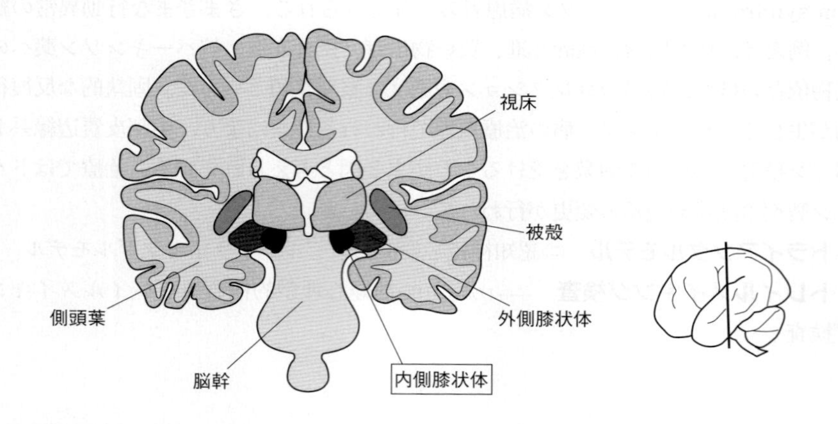


**内側前頭前皮質**　ないそくぜんとうぜんひしつ　⇨ MPFC、前頭前皮質＞内側前頭前皮質

**内包**　ないほう　internal capsule　大脳基底核あるいは視床との間を走行する神経線維。前脚、膝部、後脚に分類される。皮質脊髄路は内包後脚を走行する。(西林宏起)

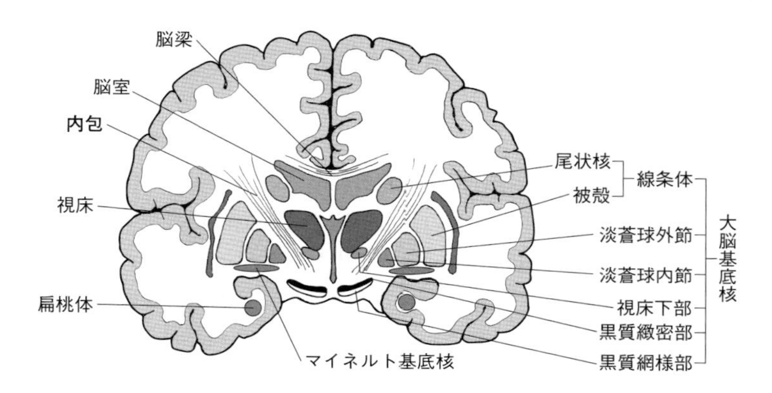


**内容語**　ないようご　⇨語彙特性＞品詞

**仲間はずれ課題**　なかま――かだい　⇨記憶＞意味記憶＞意味処理課題

**なぞり読み**　――よみ　schreibendes Lesen　⇨運動覚(性)促通法、逐字読み

**ナラティブ分析**　――ぶんせき　narrative analysis　言語の構造的側面において文や節以上の単位として談話があるが、ナラティブも談話の1つである。しかし、ナラティブは少なくとも1つ以上の時間的結合を含む連続した節のことであり、言語単位の大きさというよりもそこに含まれる時間的関係に焦点がある。物語を語ることや出来事の説明もナラティブであり、出来事を特定の視点から位置づけて再構成することである。ナラティブを分析することは語り手の言語能力のみならず文化や社会的な枠組み、自己の価値観なども反映する。(参照：談話・機能的コミュニケーション＞談話分析)(小坂美鶴)

**軟口蓋**　なんこうがい　soft palate　口腔の上壁を構成するものの1つである。口腔

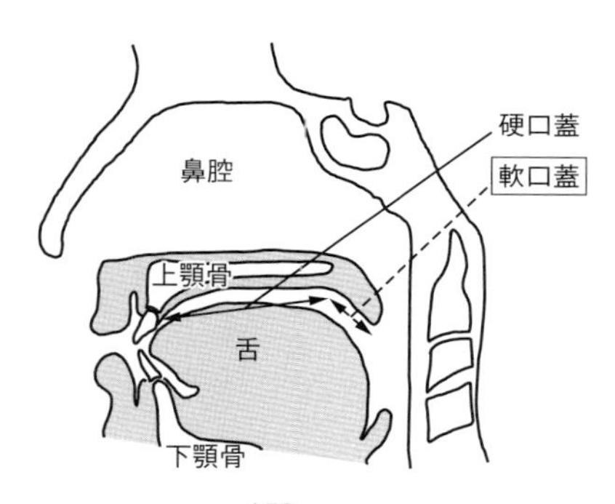

の上壁は上顎骨の口蓋突起と口蓋骨の水平板から成る硬口蓋があり、その後方に軟口蓋がある。軟口蓋は口腔と咽頭の境を構成する口峡の上縁となる。軟口蓋は口蓋帆張筋、口蓋帆挙筋、口蓋垂筋、口蓋舌筋、口蓋咽頭筋によって動かされ、これらの筋の作用で、口峡を狭くしたり、嚥下時や発声時の口蓋帆を挙上して咽頭鼻部を閉鎖する。（岡崎英人）

**難聴** なんちょう hard of hearing 音やことばが聞こえ難くなった状態で、外耳より入った音刺激が大脳の聴覚野に到達する経路のうち、どの部位に病変があっても難聴が生じる。外耳から中耳までの音を伝達する部位に障害がある場合には伝音性難聴が生じ、音の信号を電気信号に変える内耳、電気信号を伝える蝸牛神経、電気信号の音を分析・認知する脳幹や大脳のいずれかに障害がある場合には感音性難聴が生じ、その多くは内耳の障害によるものである。（進藤美津子）

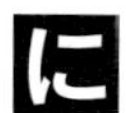

**二次視覚野**　にじしかくや　visual area 2(VS)　一次視覚野に関連した高度な視覚情報処理を担う領域で、下側頭回、外側後頭葉(ブロードマン18・19・20・21・37野)に分布する。(西林宏起)

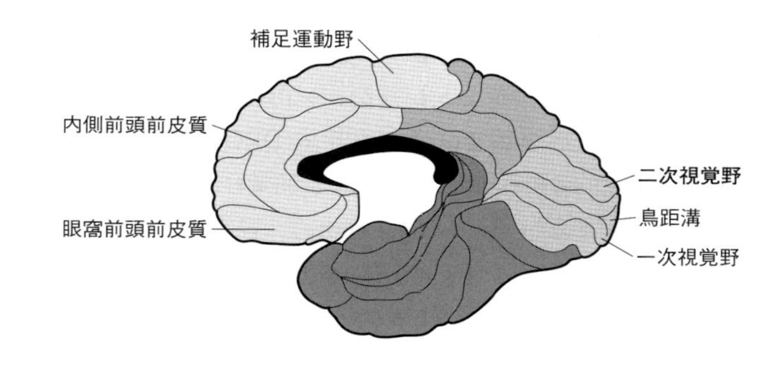


**二次性正常圧水頭症**　にじせいせいじょうあつすいとうしょう　⇨認知症>特発性正常圧水頭症

**二次体性感覚野**　にじたいせいかんかくや　second somatosensory area　中心溝後方の頭頂弁蓋部に位置し、ブロードマン43野に相当する。温痛覚や位置感覚に関連する、より高度な情報処理を行う。(西林宏起)

**西田哲学**　にしだてつがく　西田幾太郎の思想体系。すべての対立、矛盾を統一的に説明する主・客分化以前の「純粋経験」を絶対無としての「場所」「弁証法的一般者」と捉えた「絶対矛盾の自己同一」の弁証法によって体系的に説明する。(種村純)

**二重経路**　にじゅうけいろ　dual route　音読に関する理論的枠組みの1つで、性質の異なる2つの経路、すなわち、**語彙経路**(lexical route)と**非語彙経路**(non-lexical route)で単語音読が達成されると考える。語彙経路では、心的辞書(lexicon)に登録された単語の綴りや音韻列に関する語彙情報を検索して単語全体の綴りが音韻列に変換される。一方、非語彙経路では、文字素-音素の対応規則(または変換規則)(grapheme-phoneme correspondence rules)を用いて、単語内の各文字素(grapheme)を音素(phoneme)に変換していく。英語の実在語には、文字素-音素の対応規則に従う規則語と、対応規則に従わない不規則語がある。語彙経路では実在語と不規則語の双方を音読できる一方、非語彙経路では不規則語を正しく音読できない。非語に対しては、語彙経路では正しく音読できないが、非語彙経路では音読できる。2つの経路が存在する1つの証拠として、後天性の失読症患者が示す不規則語と非語の音読成績の乖離(音韻失読、表層失読)が挙げられる。日本語の単語音読でも2つの経路の存在は認められているが、アルファベット語圏の文字言語体系に特化した用語が使用されているため、日本語の音読に二重経路理論を適用する際には注意が必要である。二重経路理論は、DRCモデルとして発展している。(参照:二重経路モデル、DRCモデル)(三盃亜美)

**二重経路モデル** にじゅうけいろ—— dual route model 音読に関する二重経路理論に基づく認知モデルである。Coltheartら(2001)により、シミュレーション可能なモデルとして発展してきた。シミュレーション可能な二重経路モデルのことをDRCモデル(Dual Route Cascaded model)と呼ぶ(DRCモデル参照)。二重経路モデルは、大きくは、視覚的分析(visual analysis)、語彙経路(lexical route)、非語彙経路(non-lexical routeまたはsub-lexical route)、音素システム(phoneme system)で構成されている。アルファベット語圏の文字言語体系に特化した構造となっているため、日本語の音読に二重経路モデルを適用する際には注意が必要である。

二重経路モデルでは、文字列が提示されると、まず、視覚的特徴ユニット群(visual feature units)で、各文字の線分特徴に対応するユニットが文字位置別に活性する。次に、活性した線分特徴に合わせて、文字ユニット群(letter units)で、その特徴を有する文字が文字位置別に活性する。この視覚的特徴に基づく文字の同定過程を視覚的分析という。視覚的分析の後に、語彙経路および非語彙経路で文字列が音韻列に変換される。以下に語彙経路と非語彙経路の詳細を記す(二重経路参照)。

語彙経路では、単語の綴り、意味、音韻列に関する語彙情報を参照して、文字列全体を音韻列に変換するという単語レベルでの処理が行われる。単語の綴りが登録されている**文字入力辞書**(orthographic input lexicon)、単語の音韻列が登録されている**音韻出力辞書**(phonological output lexicon)、単語の意味情報が登録されている**意味システム**(semantic system)で構成されている。さらに、文字入力辞書と音韻出力辞書が直接結びついた**非意味的語彙経路**(non-semantic lexical route)と、意味システムを介して文字入力辞書と音韻出力辞書が結びついた**意味的語彙経路**(semantic lexical route)の2経路に分かれる。非意味的語彙経路では、まず、視覚的分析で同定された文字列と、文字入力辞書に登録されている綴りを照合し、同一の綴りを活性させる。次に、文字入力辞書で活性した情報を音韻出力辞書に送り、音韻出力辞書に登録されている音韻列から、その綴りに対応する音韻列を検索し活性させる。一方、意味的語彙経路では、これらの処理が意味システムを介して行われる。すなわち、文字入力辞書で活性した情報を意味システムに送り、対応する意味情報を活性させる。その後、活性した意味情報を音韻出力辞書に送り、対応する音韻列を活性させる。これらの非意味的語彙経路と意味的語彙経路での処理は同時に行われ、音韻出力辞書で活性した音韻列の情報は音素システムへ送られる。非語彙経路では文字素から音素への変換規則に基づく文字レベルでの処理が行われる。文字素から音素への変換規則はすべて、文字素–音素対応規則(または変換規則)システム(grapheme–phoneme correspondence rules system)に記述されている。視覚的分析で同定された各文字に対して、1文字ずつ、左から右へ、規則に従って文字素から音素への変換を連続的に行う(例：“HIT” に対して、H→/h/と変換後に、I→/i/と変換し、最後に、T→/t/と変換する)。各音素は、変換順に、音素システムへ送られる。実際には、語彙経路と非語彙経路での文字列から音韻列への変換は同時に行われる。語彙経路と非語彙経路での変換結果は、すべて音素システムへと集約され、音素システムで最終的な発音が決定される。(三盃亜美)

**日常生活自立支援事業**　にちじょうせいかつじりつしえんじぎょう　Support System for Independent Daily Life　認知症高齢者、知的障害者、精神障害者などのうち判断能力が不十分な人に対し、福祉サービスの利用に関する援助などを行う制度である。制度の利用にあたっては、本人に制度を利用する意志があり、契約能力があることが条件となる。したがって、器質性精神障害に該当する高次脳機能障害も事業の対象となりうる。また、福祉施設に入所中、または病院に入院中でも制度は利用可能であり、専門員などが定期的に訪問して、必要な支援を行う。

具体的な支援の内容は、以下のとおりである。

・福祉サービスの利用援助(福祉サービスに関する利用手続き、住宅改造・居住家屋の賃借・日常生活上の消費契約および行政手続に関する援助など)
・日常的金銭管理サービス(預金の払い戻し・解約・預け入れの手続きなど、日常生活費の管理)
・書類の預かりサービス(定期預金通帳などの書類の預かり)

実施主体は、都道府県社会福祉協議会または指定都市社会福祉協議会であり、相談窓口業務の多くは市区町村社会福祉協議会に委託されている。利用手続きの流れは、相談窓口において相談および申請を受け付け、利用希望者の生活状況や希望する支援内容を確認し、契約能力の判定を行う。その結果、事業対象の要件に該当した場合には、利用者とともに具体的な支援計画を策定し、契約を締結する。なお、利用にあたっては、実施主体が定める利用料を利用者が負担するが、契約締結前の相談に係る経費や生活保護受給世帯の利用料については、無料である。(寺西彩)

**日常生活用具**　にちじょうせいかつようぐ　daily living technical aid　障害者(児)に対して日常生活や社会生活をしやすくするために支給される。対象用具には介護・訓練用支援用具、自立生活支援用具、在宅療養等支援用具、情報・意思疎通支援用具、排泄管理支援用具などがあり、それぞれ支給の上限額と耐用年数が決められている。費用負担は原則1割の自己負担が発生するが、世帯所得に応じて上限額が設定されており、世帯所得の範囲は障害者が成人の場合は本人または配偶者、児童の場合は保護者が対象となる。(伊賀上舞)

**日弁連交通事故相談センター**　にちべんれんこうつうじこそうだん——　Japan Federation of Bar Associations Traffic Accident Consultation Center　昭和42年に日本弁護士連合会(日弁連)が設立。自賠責保険または自賠責共済に加入することを義務づけられている車両による、国内での自動車・二輪車の民事関係の問題についての相談ができる。主な相談内容としては損害賠償額の算定、賠償責任の有無、過失の割合、賠償責任者の認定、損害の請求方法、自賠責保険および自動車保険関係の問題、政府保障事業、その他、交通事故の民事上の法律問題などがある。全国各地の支部では面接相談が可能。その他、電話相談や示談斡旋および審査も行い、いずれも無料となっている。(伊賀上舞)

**二方向性失名辞**　にほうこうせいしつめいじ　⇨意味記憶障害

**二方向性障害**　にほうこうせいしょうがい　⇨失語症＞失名辞失語＞二方向性の失名辞失語

**二方向性の失名辞失語**　にほうこうせいのしつめいじしつご　⇨失語症＞失名辞失語＞二方向性の失名辞失語

**日本語版単語記憶学習検査**　にほんごばんたんごきおくがくしゅうけんさ　⇨記憶検査＞日本語版単語記憶学習検査

**日本司法支援センター**　にほんしほうしえん——　⇨法テラス

**入院時食事療養費**　にゅういんじしょくじりょうようひ　food expenses during hospitalization　被保険者(65歳以上の療養病床に入院する者を除く)が、保健医療機関などへの入院に伴う食事の給付に対して自己負担分として支払う標準負担額である。厚生労働大臣が算出した基準による額から平均的な家計の食費を勘案した額を控除した額となる。住民税非課税者と標準負担額の減額を受けなければ生活保護法の要保護者となる者などにおいては軽減措置がある。食事療養費における自己負担額は、高額療養費の算定対象から除外される。(竹内祐子)

**入院時生活療養費**　にゅういんじせいかつりょうようひ　living expenses during hospitalization　療養病床に入院する65歳以上の者の生活療養(食事療養および適切な環境下での療養)を受けた場合に支給される。平均的な家計における食費および光熱水費など居住費に関する費用を勘案して厚生労働大臣が定めた額(生活療養標準負担額)を控除した額となる。一定の負担額を支払うことで、医療保険者が被保険者に代わり支払うことができる。継続的な入院医療の必要性が高い患者などは、食事療養標準負担額と同様の負担となる。(竹内祐子)

**ニューラル・ネットワーク** neural network 脳の神経細胞の動作を模した表現を用いて情報処理を行うモデルの総称。現在主流となっている考えでは、ニューロンが情報処理の基本単位である。ニューロンが複数集まってニューロンのネットワークを構成する。したがって最小のニューラル・ネットワークは2つのニューロンから構成される。ニューロン同士のつながりをシナプスと呼ぶ。2つのニューロンのつながり部分の狭間をシナプス間隙と呼ぶ。シナプス間隙では電子信号を送る側のニューロンから化学物質の放出が起こる。受け取る側のニューロンには化学物質を受け取る受容体が存在する。ニューラル・ネットワークの学習は、このシナプスの伝達効率に変化が起こることを模している。計算論的な簡便さからニューラル・ネットワークモデルでは単純な時間、空間荷重と活性化関数が用いられてきた。このとき、入力値と出力値との間に非線形性を仮定するが、微分可能性は保証する場合が多い。多層ニューラル・ネットワークに頻用されるモデルはほとんどがこの形をとっている。画像認識においては畳み込み演算を用いた多層ニューラル・ネットワークが主流となっている。再帰型ニューラル・ネットワーク(recurrent neural networks)モデルでは、時系列情報処理を行うことが可能である。内部状態と入力信号から出力を学習する。これにより自然言語処理など応用的モデルも実現できる。(浅川伸一)

**画像認識** がぞうにんしき imaging cognition 畳み込みニューラル・ネットワークに基づく深層学習(deep learning)により、画像認識は人間の成績を凌駕した。**図**に画像認識技法の変遷を示した。従来、画像認識分野では、画像の前処理、特徴抽出、分類などの技法を割り当てて処理することが行われてきた。ところが近年の深層学習の進展により、複雑な事前知識を必要とせずとも、性能が向上することが示され

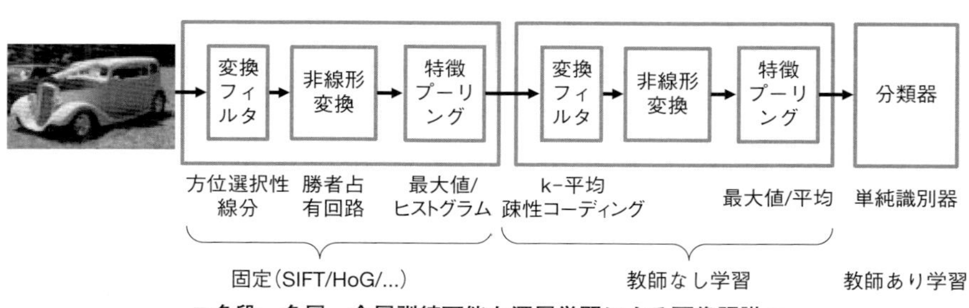


■多段、多層、全層訓練可能な深層学習による画像認識■

ている。畳み込みニューラル・ネットワークは、生理学の知見に基づいて構成されたモデルである。視覚情報処理の第一段階は線分検出器とみなすことができる。線分検出器や色情報処理に特化した細胞は特徴検出器(feature detector)として振る舞う。これら特徴検出器は、より低次の領野の細胞からの入力範囲が定まっており、受容野(receptive fields)と呼ばれる。高次視覚野は低次視覚野の特徴検出器からの情報を受け取り、さらに高次の特徴を表現する複雑な細胞が存在する。この生理学的事実を、特徴検出器とその受容野と考えると、ある受容野の範囲内に特定の特徴が存在するか否かを検出することが各視覚野の機能であると考えることが可能である。(浅川伸一)

**強化学習**　きょうかがくしゅう　intensive learning　2016年3月にGoogleのアルファ碁が囲碁の世界チャンピオンを破って話題となった。アルファ碁は、深層学習によって棋譜を認識し、人間のプロの対局の棋譜を学習データとするのみならず、モンテカルロ木探索(Monte Carlo tree search)によって棋譜の自動生成を行って、その結果を学習することで急速に進歩した。強化学習は、ゲームの熟達化のみならず自動車の自動運転にも応用される技術である。期待報酬を最大化する選択肢を探索することでシステムは最適ルールを習得する。強化学習における報酬とは、学習心理学における強化子(オペラント行動を増加させる刺激)、すなわち古典的条件づけ、オペラント条件づけにおける餌を定式化した概念である。強化学習においては、エージェントが報酬を最大化するように学習が進行する。(浅川伸一)

**時間・系列制御**　じかん・けいれつせいぎょ　系列情報処理を扱う再帰型ニューラル・ネットワークモデルについて解説する。言語モデル、音声認識、ロボット制御、自動運転、自然言語処理は系列データ、時系列情報処理、時系列予測を考える必要がある。制御工学の文脈ではカルマンフィルタ(Kalman filters)や隠れマルコフモデル(Hidden Markov models)なども用いられてきた。しかし、この分野では再帰型ニューラル・ネットワークモデルを用いて性能の改善がなされている。再帰型ニューラル・ネットワークはネットワークの構造が固定されているにもかかわらず、時間

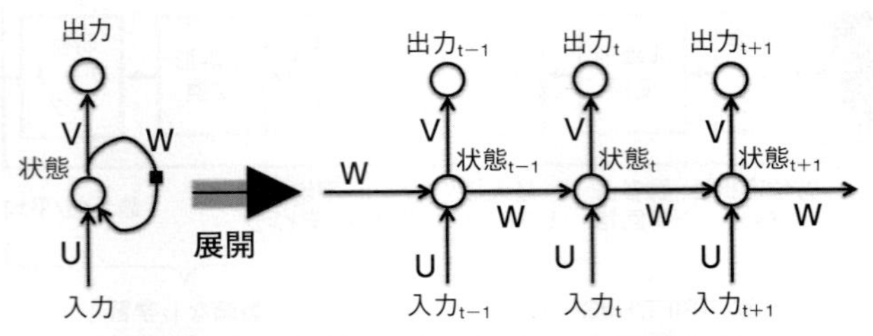


■再帰型ニューラル・ネットワークの時間展開■

に関して柔軟な対応が可能である。**図**では出力を制御信号とすれば制御問題への適用となる。近年では、内部状態を効果的に制御するためにゲート(gates)を付与したモデルが用いられる。このモデルをLSTM(long short-term memory)モデルと呼ぶ。ゲートがセルを通過する信号を開閉することで、系列信号の制御が行われる。LSTMモデルを用いた、自動翻訳、ロボット制御、画像脚注生成、文章からの画像生成、物語生成、談話理解、質疑応答システムなどの応用的研究も盛んになってきた。(浅川伸一)

**尿毒症**　にょうどくしょう　uremia　末期腎不全患者において、通常尿中に排泄される老廃物が血中に残存する状態をいう。呼吸苦、浮腫、食欲不振、皮膚瘙痒感など多様な臨床症状が出現し、活力低下、知覚異常、記憶力・思考力・高次脳機能の低下、傾眠、昏睡などの神経・精神症状を認めることがある。食事療法や薬物療法で対処できない状況になれば、透析治療の継続が必要になる。透析治療開始後は尿毒症状の改善を認めることが多い。(伊東範尚)

**任意後見**　にんいこうけん　voluntary guardianship　人はいつ交通事故や病気、認知症などで判断能力が低下するかわからない。本人の判断能力のある間に、将来自身の判断能力が不十分になることに備え契約によって自ら選んだ者を任意後見人に選任し、その任意後見人に自己の財産管理や身上の事務に関する代理権を付与する、民法の特別法である「任意後見契約に関する法律」に定められた制度を任意後見制度という。本人の判断能力が低下する前に、本人と任意後見になる予定の者が任意後見契約を締結する。契約は事務の全部または一部の代理権を任意後見人に付与する任意契約であり、内容は当事者間の話し合いで自由に決められる。任意後見契約は、公正証書の作成によって締結し、法務省に登記する。任意後見はすぐに効力を発するわけではなく、本人の判断能力が不十分な状況になったときに本人や親族などの請求によって、家庭裁判所が任意後見監督人(任意後見人の事務を監督する者)を選任した後に開始される。任意後見契約は、任意後見人の解任、任意後見契約の解除、本人の死亡や破産、法定後見開始などによって終了する。法定後見と任意後見は併存しない。任意後見契約が登録されている場合は自己決定尊重の理念に則り原則として任意後見が優先される。ただし、家庭裁判所が本人の利益のために必要があると認めた場合に限り、法定後見開始の審判をすることができる。法定後見開始の審判がなされると任意後見契約は終了となる。(森由美)

**人間営為の生態学**　にんげんえいいのせいたいがく　ecology of human performance (EHP)　人と背景状況(context)との相互作用が人の行動に影響するとする生態学を基礎に作業療法理論や社会科学を融合させた、1994年、Kansas大学の作業療法士たちによって開発された実践理論である。この実践理論では、背景状況を課題に挑戦し実行する機会を人に与えるものであり、個人もまた背景状況に影響を及ぼすダイナミックな関係であると生態学的な関係性があるとみなしている。この人と背景状況の相互作用は課題への携わりを通して行われると仮定している。この人間営為の生態学の実践応用では、介入標的(人、課題、営為、背景状況)と介入方略(障害発生の予防、実行の強化と回復、背景状況や課題要求水準を操作して実行を可能化させるような適合や変更、課題や状況や人の適合性や実行を推進する環境をつくり出すための立案)を明確化して示している。そして、人間の営為の範囲は機能から障害までの連続軸の上で位置づけられるとみなしている。つまり、その人の営為の範囲が広範な場合には環境状況に対して良好な行為であると判断できるので機能的であるとみなされ、状況に対して営為範囲に制約がある場合には障害が示唆され、介入される必要性があるとみなされる。このような障害の発生状況は、人の変数と課題欲求と背景状況の状態などの諸因子間の不適合の状態が分析されて判断されるのである。(清水一)

**人間作業モデル** にんげんさぎょう―― model of human occupation(MOHO) 作業行動理論に一般システム理論(マクロな現象を全体としてモデル化して扱う手法。システムは相互作用する要素から成り、部分に還元することができない。1つのシステムには複数の下位システムが存在する)を応用して1980年にGary Kielhofnerによって発表された作業療法の実践モデルである。人間を意志・習慣・遂行のサブシステムから成る開システム(open systems)と考えた。その後、動的システム理論・カオス理論(複雑な動きを示す、数的処理によって予測できない現象を扱う理論。そのシステムは非線型性、非周期性などを示す)を取り入れ、初期の単純なサブシステムの階層性を放棄して人間の行動をダイナミックな3つのサブシステムの相互補助的な関係として説明した。人の行動動機を個人的原因帰属感、価値観、興味から成る意志のサブシステムから分析できるとする。習慣のサブシステムとは、その人の日常的な行動を示すもので、役割と習慣から分析できるとする。遂行のサブシステムとは、精神・脳・身体によって実施される技能から分析できるとする。そして人間は環境から情報やエネルギーを取り込み、自己維持と環境との交流による相互作用を営むと仮定する。実践では、まず対象者の作業障害を各サブシステムから把握する。作業に参加する社会的期待を果たしていない場合や探索行動や習得行動を取らず各種のサブシステムの働きが妨げられている場合を作業障害とする。解決は対象者が自由に選択した作業に従事することで開システムが機能するようにする。そのためには対象者と作業療法士との協働による対象者の特性を考慮した活動、価値づけられ興味がもてる活動、成功期待の喚起につながる活動の選択が特に大切であるとされている。(参照：作業行動理論)(清水一)

**認知行動療法**　にんちこうどうりょうほう　⇨リハビリテーション>認知行動療法

## 認知症　にんちしょう　dementia

ICD-10によれば「慢性あるいは進行性の脳疾患によって生じ、記憶、思考、見当識、理解、計算、学習、言語、判断など多数の高次脳機能の障害からなる症候群」と定義されている。ICD-10の診断基準では、記憶障害を必須として、さらにほかの認知機能と併せた複数のカテゴリーの認知機能障害により、元来の認知機能から著しく低下した状態としており、例えば幼少期からの神経発達障害による認知機能の低下と区別が必要である。認知症には、可逆的認知症と非可逆的認知症があり、前者はなんらかの処置により改善するものである。具体的には正常圧水頭症、慢性硬膜下血腫といった中枢神経系の疾患や、甲状腺や副腎皮質などの内分泌系異常によってもたらされるものである。非可逆的認知症は、一般的にイメージされる認知症であり、血管性認知症と変性性認知症（アルツハイマー型認知症、レビー小体型認知症、前頭側頭型認知症など）が挙げられる。変性性認知症の治療薬としては長らくアルツハイマー型認知症に対してドネペジルのみが使用可能だったが、近年、ガランタミン、メマンチンといった薬も用いられるようになってきている。なお、認知症高齢者の数は2012年には全国で約462万人と推計されており、厚生労働省は2025年には700万人を超えるという推計値を発表している。（水島仁）

**■ アルコール性認知症**　――せいにんちしょう　alcoholic dementia　通常は、変性性・血管性・外傷性病変により説明されず、アルコール依存による慢性的な飲酒によって生じる認知症。持続的かつ重篤な全般的認知障害と社会的機能障害が特徴とされる。ウェルニッケ脳症後のコルサコフ症候群を代表とする栄養障害や脳血管障害などによる二次性アルコール性認知症と、アルコール毒性により生じる原発性認知症に分類されるという報告があるが、後者についてはさまざまな議論がなされている。（垂水良介）

**■ アルツハイマー型認知症**　――がたにんちしょう　dementia of the Alzheimer's type　老年期の認知症では最も頻度が多い。海馬、海馬傍回などの側頭葉内側領域で始まった変性過程が、頭頂葉と側頭葉に広がる。この病理学的変化の進展に対応するように症状が進行する。症状は緩徐に進行するのが一般的である。初期にはエピソード記憶から障害され、意味記憶は保たれる。物忘れが目立つようになり、同じことを何度も聞いたりする。本人はもの忘れに対して深刻に考えることはないが、家族は異常に気づくことがある。中期になるともの盗られ妄想で騒いだり、食事をしたことを忘れ家族に文句を言う、前回買ったものを忘れ同じものを買ってしまうなど記憶障害が進行する。見当識障害が顕著となり、日時、場所、自分の年齢がわからなくなる。さらに視空間認知障害、計算障害、書字障害、言語障害などの認知機能障害が加わる。空間認知機能障害により複雑な図形の模写ができなくなり、進行すると近所でも迷うようになる。言語面では「あれ」「それ」といった指示語が増え、その後健忘性失語や錯語が目立つようになるが、発話における流暢性は保たれ、その場を取り繕う。着衣障害が目立つ。思考の柔軟性がなくなり頑固になることも多く、病識がないため介護拒否や家族に対する暴言、暴力がしばしば問題になる。末期になると認知機能はほとんど失われ、周囲にはほとんど無関心で寝たきりとなる。(荻野聡之)



■**意味性認知症**　いみせいにんちしょう　semantic dementia(SD)　意味記憶そのものの障害を主体とする認知症。意味型進行性失語から症状が進行して意味性認知症に至るケースも多い。萎縮部位の違いにより、意味型進行性失語から物品や画像など視覚的素材の意味的側面の障害に至る場合、あるいはその逆の経過をとる場合、あるいは同時に進行していく場合が考えられる。文字どおり「意味」がキーポイントとなるが、失語症における意味理解の障害と、認知症にみられる意味記憶の障害を、明確に区別して考える必要がある。失語症における意味理解障害は、言語情報処理モデルにおける「意味」そのものの障害ではなく、「意味」へのアクセスの問題と考えられる。したがって、知識の量が少ないことや、知識そのものの忘却は、「意味」そのものの問題であって、失語症における意味理解障害ではない。日常生活場面でみれば、障害が言語記号である語彙から意味へのアクセスの障害に限定されているのみであれば、問題行動が生じる可能性は低いことが予測されるが、モダリティ横断的に意味へのアクセスが障害されたり、あるいは意味記憶そのものが障害されると、物品の使用障害や人物の認知障害、異食症などが出現し、問題行動が生じる可能性が高いことは間違いない。すなわち、ほぼ失語症のみであれば意味型進行性失語、一方、失語の範疇を超えた意味記憶の障害を合併していれば意味性認知症と分類できることになる。(参照：失語症＞原発性進行性失語＞意味型進行性失語)(中川良尚)

■**血管性認知症**　けっかんせいにんちしょう　vascular dementia(VaD)　脳血管障害に伴う認知症を総称していう。単一疾患ではなく、病因、病態、神経症候、経過などが多様である。脳梗塞や脳出血に伴う局在病変、多発性ラクナ梗塞、大脳白質の広範囲な虚血性病変がみられるビンスワンガー病などがある。脳血管障害の特徴として、突然に発症し、その後段階的に増悪し、動揺しながら進行する。病変部位によって神経学的症状はさまざまであるが、多発性ラクナ梗塞の場合は、構音障害や嚥下障害が目立つ。認知機能障害は不均一あるいはまだら状で記憶能力や知的能力の低下はあるが、病識や判断力は比較的保たれる。人格変化、無感情、抑制欠如、自己中心性、易刺激性、病前性格先鋭化などがあり、特に情動失禁(情動のコントロールができず、わずかな刺激で泣いたり笑ったり、怒ったりする)がみられるのが特徴的であるが、アルツハイマー型認知症に比べると人格の核心は保たれる。高次脳機能障害として、失語、失行、失認、視空間障害、構成障害や遂行機能障害がみられる。また抑うつ症状を伴うことが少なくなく、不安や妄想が出現し、うつ病との鑑別が難しいことがある。病状が進行すると夜間せん妄が出現することもある。(荻野聡之)

**ビンスワンガー病** ——びょう Binswanger disease 血管性認知症は、①多発梗塞性認知症、②小血管病性認知症、③戦略的部位の単一病変による認知症、④低灌流性認知症、⑤脳出血性認知症、⑥その他、の6型に大別される。皮質下血管性認知症は、この中の②小血管病性認知症の大部分を占め、多発ラクナ梗塞とビンスワンガー病に分けられる。多発ラクナ梗塞性認知症とは、穿通枝(小血管)の閉塞により生じる直径15 mm未満の小梗塞が基底核、白質、視床、橋などに多発した病態で、片麻痺や偽性球麻痺などの神経症候に加えて認知症を呈する。ビンスワンガー病では、この多発ラクナ梗塞に加えて、大脳白質の広範でびまん性の神経線維障害が特徴的である。穿通枝領域の循環障害により広範に梗塞・不全軟化を生じ、びまん性あるいは局所的な高度脱髄により、白質神経線維が傷害され、前頭前野回路や視床皮質路などの連絡機能が寸断され、認知機能低下につながる。ビンスワンガー病の最も重要な危険因子は高血圧症とされ、特に中年期高血圧で、non-dipperあるいはinvertedタイプは関与が深い。症状の中心は認知症であり、見当識、注意力、言語機能、視覚空間機能、行動機能、運動統御、行為の障害などを呈する。それ以外の臨床的特徴として、早期からの歩行障害、不安定性および頻回の転倒、泌尿器疾患で説明困難な尿失禁などの排尿障害、偽性球麻痺、パーソナリティ障害および情緒障害(感情失禁)などがある。検査はMRI(T2強調画像、FLAIR画像)が有用で、幅10 mm以上の深部白質病変、幅25 mmを超える融合性深部白質病変、広範白質病変＋深部灰白質のラクナ梗塞が観察される。脳SPECTやPETなどの脳機能画像では、脳血管病変の分布に一致して斑状の血流低下を呈するが、前頭葉中心に血流低下を示す傾向がある。治療は血圧管理が重要で、抗血小板療法も考慮するが、厳格な血圧管理のうえ、シロスタゾールのような出血性合併症の少ない薬剤が望ましい。また、アセチルコリンエステラーゼ阻害薬や、NMDA受容体拮抗薬が有効との報告があるが、本邦では未承認である。そのほか、対症療法として、アマンタジンや選択的セロトニン再取込み阻害薬、イブジラストを用いることがある。(大谷良、冨本秀和)

■ **嗜銀顆粒性認知症** しぎんかりゅうせいにんちしょう argyrophilic grain dementia

（AGD）　大脳辺縁系の灰白質のneuropilに出現する顆粒状の構造物を特徴とする非アルツハイマー型認知症であり、Braakらにより1987年に報告された。嗜銀顆粒の主要成分は、リン酸化タウであることから、タウオパチーの1つに位置づけられる。脳の形態上は、側頭葉内側前方部の萎縮および左右差を特徴とする。臨床上は、高齢発症であり、緩徐進行性を示し、もの忘れなどのアルツハイマー病様症状と、情緒障害や人格変化などのFTLD様症状が混在するのが特徴である。また、老年期に初発する精神病にもAGD症例が含まれていると考えられている。（高畑圭輔）

■ **神経原線維型老年期認知症**　しんけいげんせんいがたろうねんきにんちしょう　senile dementia of the neurofibrillary tangle type（SD-NFT）　海馬領域を中心に神経原線維変化（NFT）を多量に認めるものの、アルツハイマー病に特徴的な老人斑を欠く認知症であり、タウオパチーの1つと位置づけられる。認知症高齢者の5%を占めるとされる。主に高齢で発症し、記憶障害が緩徐に進行するが、行動障害を認めることは稀であり、記憶以外の認知機能や人格は保たれやすい。SD-NFTは正常加齢の延長線上にある、加齢に基づく超高齢者の認知症であると位置づけられている。老人斑が並存しない加齢に伴うタウ病変を総称し、primary age-related tauopathy（PART）という概念も提唱されている。（高畑圭輔）

■ **前頭側頭型認知症**　ぜんとうそくとうがたにんちしょう　frontotemporal dementia（FTD）　前頭葉、側頭葉に限局した萎縮を示す。50歳代の発症が多く、人格変化と社会的行動障害によって気づかれることが多い。知覚、空間認知、行為、記憶といった道具的認知機能は正常か、比較的良好に保たれている。抑制が解除されることから、礼節は欠如し、衝動的な行動や暴力行為がみられる。窃盗や盗食、万引きなどが認められることもあるが、本人に悪気はなく、同じ過ちを繰り返す。アルツハイマー型認知症との鑑別に有用であるが、自己が他者の目にどう映るかという視点が欠けるため、取り繕いはみられない。また衣服はだらしなくなり、衛生観念が乏しくなる。無気力や無関心は初期から認められ、病期が進行するとともに自発性の低下がみられるようになる。「毎日同じ時間に同じものを食べる」といった保続的、常同的な行動となり、1つの単語や文章を繰り返し、より短い単語で反響言語となることもある。病期が進行すると、単純な繰り返し動作となることが多い。食嗜好の変化もみられ、甘い物や濃い味つけを好んだり、過食や異食症となることもある。（荻野聡之）

■ **前頭側頭葉変性症**　ぜんとうそくとうようへんせいしょう　fronto-temporal lobar degeneration（FTLD）　ピック病に始まる脳の前方部に原発性の病変を有する変性疾患による認知症に関して、1996年にManchesterのグループが前頭側頭葉変性症（fronto-temporal lobar degeneration：FTLD）という包括的概念を提唱し、1998

年にはNearyらがその臨床診断基準を示した。FTLDは、臨床症状から脱抑制、無関心、共感の欠如、常同行動、食行動の変化などの行動障害が前景に立つ**前頭側頭型認知症**(FTD)ないし行動異常型前頭側頭型認知症(behavioral variant frontotemporal dementia：bvFTD)、発話面の障害が目立つ**進行性非流暢性失語**(PNFAないしPA)、意味記憶障害と行動障害が前景に立つ**意味性認知症**(SD)の3型に分類され、各病型は病初期の主要変性部位を反映している(**図**)。FTLDは、背景病理とその異常蛋白の分子病理が明らかにされるにつれて、主として病理学的分類ないし分子生物学的背景を論じる場合に用いられ、臨床の包括的概念としてはFTD(臨床サブタイプとして、bvFTD、SD、PA)が用いられることが多くなっているので、注意を要する。臨床サブタイプのうち、bvFTDとSDは指定難病に含まれる。(池田学)

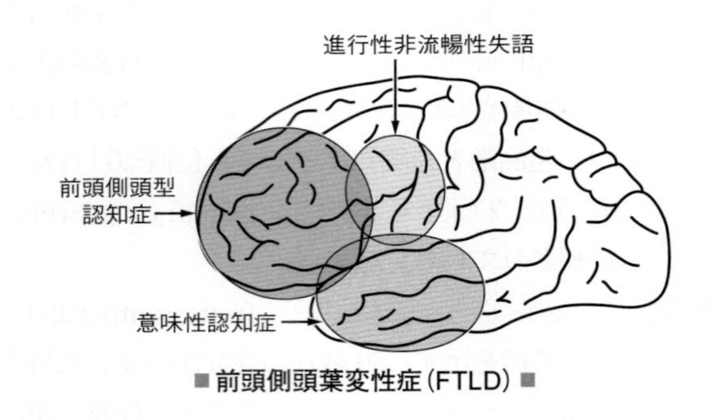


■ **前頭側頭葉変性症(FTLD)** ■

**■ 大脳皮質基底核変性症** だいのうひしつきていかくへんせいしょう　corticobasal degeneration(CBD)　片方の手のパーキンソン症状を初発とし、失行症を伴い、症状に左右差があることがこの病気の特徴である。ゆっくりと脳神経細胞に異常なリン酸化タウ蛋白が蓄積する病気(タウオパチー)の1つである。全般的な認知機能の低下が明らかでない段階でも、検査で認知機能の障害が示され、遂行機能の低下の障害がみられる。病変部位は前頭葉、頭頂葉領域および黒質緻密帯で、高度な神経脱落が存在し、淡蒼球、視床にも変性が認められる。(田中裕)

同皮質基底核変性症

**■ 特発性正常圧水頭症** とくはつせいせいじょうあつすいとうしょう　idiopathic normal pressure hydrocephalus(iNPH)　正常圧水頭症(NPH)とは、歩行障害、認知障害、尿失禁の3つの症状(NPHの三徴候)を呈し、脳室拡大があるにもかかわらず髄液圧は正常範囲であり、髄液シャント手術で症状の改善を認める症候群をいう。その原因が明らかでないものを特発性(iNPH)、くも膜下出血や髄膜炎などの先行疾患があるものを二次性(secondary NPH)と分類する。iNPHは「治療可能な認知症」ともいわれている。最近の疫学調査ではiNPHが疑われる患者は高齢者の1.1%程度に認められるという。歩行は小刻みとなり、すり足、開脚が特徴的である。認知障害は無関心、注意力低下が主体であり、尿失禁は膀胱括約筋の過活動が関与している。高齢者に、緩徐に進行するこれら三徴候を認めればiNPHを疑う。診断はMRIやCTにて脳室拡大を認めることであり、さらに高位円蓋部の狭小化やシルビウス裂や脳底槽の開大も特徴的な所見である。補助診断法として、髄液を排除して、症状改善の有無をみるタップテストがある。これは腰椎穿刺により約30 mLの髄液を排除し、前後での定距離歩行(3 m Up & Go テスト)やMMSE(ミニメンタルステート検査)での改善の有無を評価する。タップテストで改善が認められれば、脳室-腹腔シャント術や腰椎-腹腔シャント術を考慮する。iNPHに対するシャント手術の有効率は高いので適切に診断することが重要である。(小倉光博)



**■ピック病** ――びょう　Pick's disease　19世紀末にPickにより前頭側頭葉に限局性の萎縮を認め、行動障害、記憶障害、超皮質性感覚失語を呈した症例の報告がなされ、1926年に大成とSpatzによりピック病と命名された。複雑な概念変遷があるが、現在では、前頭側頭葉変性症(FTLD)を構成する臨床型の1つと位置づけられており、古典的なピック病は行動障害型FTD(behavioral variant FTD：bvFTD)に相当する。神経病理学的には、タウ病変であるPick球をもつ一群と、TDP43封入体をもつ一群に大別される。症候的には、主に初老期に発症し、病識欠如、自発性低下、脱抑制、易怒性、被影響性亢進、常同行動、食行動異常などの前頭葉症状が顕著であり、記憶障害はアルツハイマー病に比べると軽度である。MRI画像では、前頭葉や側頭葉における限局性の萎縮を認めることがある。(高畑圭輔)

**■レビー小体型認知症** ――しょうたいがたにんちしょう　dementia with Lewy bodies (DLB)　老年期の認知症ではアルツハイマー型認知症に次いで頻度が多い。認知機能の動揺が起こり、ほとんど正常な時期と、認知機能が低下し滅裂となる時期があるため、せん妄との区別が難しいが、レビー小体型認知症の場合、認知機能の低下は夜間に限らない。幻視が発病初期から顕著にみられ、幻視の内容は具体的で、「女性が部屋に入っている」「虫が壁から出てくる」など人物や小動物であり、臨場感のあるものが繰り返し出現する。意識障害を伴っておらず、後になって家族に語ることができる。パーキンソニズムの出現があるが、初期にはみられないことが多い。ただし、幻視に対して抗精神病薬を少量使用しただけで嚥下障害やパーキンソニズムが悪化することがある。その他、夜間睡眠時に悪夢を伴う大声や体動を示すREM睡眠行動障害(レム睡眠期に、身体が動き出してしまったり、大声を挙げたり、暴れたりする)が出現することがある。(荻野聡之)

## 認知症検査　にんちしょうけんさ　dementia test

**■Hachinski の虚血スコア**　――きょけつ――　Hachinski's ischemia score　アルツハイマー型認知症と血管性認知症の鑑別に有用である。本スコアが高いほど血管性認知症の可能性が高くなる。(荻野聡之)

■Hachinski の虚血スコア■

| 特徴 | 点数 |
|---|---|
| 突然の発症 | 2 |
| 段階的増悪 | 1 |
| 動揺性の経過 | 2 |
| 夜間せん妄 | 1 |
| 人格が比較的よく保たれる | 1 |
| 抑うつ | 1 |
| 身体的訴え | 1 |
| 情動失禁 | 1 |
| 高血圧の既往 | 1 |
| 脳卒中の既往 | 2 |
| 動脈硬化合併の徴候 | 1 |
| 脳局在性症状 | 2 |
| 脳局在性徴候 | 2 |

合計点数が 4 点以下ならアルツハイマー型認知症、7 点以上なら血管性認知症。

**■MMSE**(Mini-Mental State Examination)　ミニメンタルステート検査。アメリカの Folstein らが精神疾患を有する入院患者の認知障害を測定する目的で考案した認知機能検査で、現在は認知症や高次脳機能障害のスクリーニングテストとして世界的に広く使用されている。時間の見当識、場所の見当識、即時想起(復唱)、計算、遅延再生、物品呼称、文の復唱、口頭指示、書字指示、自発書字、図形模写の 11 項目から構成される。HDS-R と類似の言語性課題のほかに、視空間認知を評価する図形模写など、視覚性、動作性の課題も含まれている。日本版では最高得点 30 点で、27 点以上が正常、22〜26 点が軽度認知症の疑い、21 点以下が認知症の疑いが強い、と判定される。(黒後祐美)

**■改訂長谷川式簡易知能評価スケール**　かいていはせがわしきかんいちのうひょうか――　Hasegawa Dementia Scale-Revision(HDS-R)　長谷川和夫によって開発された長谷川式簡易知能評価スケール(HDS)を加藤伸司らが改訂した認知機能検査。短時間で簡便に行える認知症のスクリーニングテストとして日本で広く用いられている。年齢、日時の見当識、場所の見当識、3 つのことばの記銘(復唱)、計算、数字の逆唱、3 つのことばの遅延再生、5 つの物品の記銘、言語の流暢性の 9 項目から成り、言語性課題のみで構成されている。記憶、見当識の項目の比重が大きく、アルツハイマー型認知症を検出しやすい。最高得点 30 点、認知症のカットオフ値は一般に 20/21 点とされる。(黒後祐美)

■ **時計文字盤の描画**　とけいもじばんのびょうが　clock drawing test　時計の絵や指定された時刻に針を配置する描画検査。評価は時計の絵の構成や描いた時刻の適正度から行う。構成能力や視空間能力、視覚性記憶想起のみならず、描画に対する言語指示を理解する能力や、遂行機能、抽象化能力、知覚刺激干渉に対する抑制などの前頭葉機能も評価可能である。認知症の診断でも有用な検査の１つとして用いられる。（吉村貴子）

**認知症のコミュニケーション障害**　にんちしょう――しょうがい　communicative disorder of dementia　「言語」によるコミュニケーションは、「話しことば」と「書きことば」に大別される。複数者間でやりとりが成立するためには、①感覚レベル（聴覚、視覚）、②概念レベル（意思の形成）、③言語レベル（適正な用語や文法、正しい文字を想起）、④運動レベル（発声・発語器官や手指の作動）、といった4つの過程が必要であり、これらのどれが損じてもコミュニケーション障害が起こる。認知症のコミュニケーション障害は基本的には上記②概念レベル、③言語レベルの問題であるが、加齢による難聴や視力低下、運動機能の低下など、①から④のすべての過程に支障の生じる可能性がある。

認知症の原因別にみると、変性性認知症であるアルツハイマー型認知症（アルツハイマー病 AD）と前頭側頭葉変性症（FTLD）に、各々特徴的な言語症状が出現する。障害される機能と保たれる機能を整理すると、AD は、物の名前が出てこない喚語困難がみられ、進行すると理解障害や、ことばをオウム返しする反響言語が出てくる。晩期には理解・表出双方とも症状が進み自発的な言動がなくなるが、一方で、ことばの復唱、仮名の音読といった言語の音韻的側面は保持される。FTLD には言語症状が前景に立つ原発性進行性失語（PPA）群があり、非流暢性進行性失語（PNFA）、意味性認知症（SD）、logopenic 型失語（LPA）に分かれる。PNFA は、非流暢でたどたどしい努力を伴う喋り方、失文法（助詞の脱落や文法の粗略化）が特徴であり、一方で、単語の知識や簡単な文の理解は保たれる。SD は、喚語困難、日常語の理解障害（「はさみって何？　さっぱりわからない」）が特徴であり、一方で、発話は流暢で、復唱能力が保たれる。LPA は、自発話や呼称時の語想起障害と、句や短文の復唱障害が特徴であり、一方で、単語の理解と知識、文法が保たれる。

認知症は進行性の疾患で、かつ、加齢による言語機能の低下の影響も受けることから、対応・支援の原則は、残存機能をいかに活用してコミュニケーションをとるかに尽きる。伝える内容の複雑性（文の長さ、構文の複雑さ）、表記（漢字、仮名）、単語の属性（患者にとっての使用頻度や馴染み深さ）を症状に合わせて考慮する。言語によるコミュニケーションのほかにも、発話の明瞭さ・声の大きさや高さといった「準言語」、視線や表情といった「非言語」を活用することも重要なコミュニケーション支援である。（飯干紀代子）

**認知神経心理学**　にんちしんけいしんりがく　cognitive neuropsychology　健常な認知システムをモデルとして、モデルの妥当性や障害の機序を研究する分野。1970 年代に神経心理学に反発する研究として発展した。当時、神経心理学の研究は主に脳の損傷部位という観点から脳損傷者の高次脳機能を捉えた。一方、認知神経心理学の研究は脳損傷者の症状を健常者の情報処理モデルの観点から捉えることが特徴的である。心理学分野および認知科学分野とも関係が深いが、対象が脳損傷者、変性疾患、発達障害児・者という点で異なる。認知神経心理学の起源は Marshall らの読みの障害に関する研究であり、症状の特徴は同様の反応を有する集団の平均ではなく、個々の症状として捉えることが重要であるとした。つまり、この分野では個々の症状が重要なエビデンスと捉えるのである。さらに、こうした症状の違いを健常者の情報処理モデルの観点から捉えることで、障害の機序を明らかにしようとする分野でもある。この分野の誕生により、高次脳機能障害に対するリハビリテーション分野においても、多数のリハビリテーションの中から理論的で根拠のあるリハビリテーションを絞り込めるようになった。研究方法は単一症例の研究のほかに、複数の症例に同じ課題を施行しデータを個別に分析する一連症例研究法(case series designs)が多く用いられる。近年、認知神経心理学の研究対象は読みの障害だけでなく、ほかの言語機能の障害や記憶障害、視覚認知障害、行為障害、遂行機能障害などさまざまな領域へと拡大している。さらにポジトロン断層法(PET)や磁気共鳴機能画像法(fMRI)などの機能画像の誕生により、脳のどの局在でどの情報が処理されているのかを明らかにする研究にも発展している。(中島明日佳)

**認知神経心理学的モデル**　にんちしんけいしんりがくてき——　cognitive neuropsychological model　認知神経心理学の分野においては、健常者の認知システムを前提として、脳損傷者の症状を捉えるため、多くの機能モデルが存在する。認知システムを箱と矢印を用いて視覚的に表すタイプが多い。言語機能における代表的なモデルとして Morton らが提唱した Logogen model(ロゴジェンモデル)がある。これは初めて具体的に解説された単語の処理モデルであり、その後何度も改訂が繰り返されている。ロゴジェンモデルは、言語の 4 つのモダリティ、すなわち聞く、話す、読む、書くといった言語機能と復唱、写字、書き取り、音読といった、言語の入出力および音声–文字の変換を想定した認知神経心理学的モデルである。

さらに、近年では認知モデルをコンピュータ・プログラムに変換してシミュレーションする研究も増加傾向にある。ニューラル・ネットワークと呼ばれる研究においては、神経細胞をユニット(あるいはノード)として捉え、軸索を結線で表現し、ユニットと結線を多数配列させることで脳内の情報処理における反応のパターンを想定する。ニューラル・ネットワークの種類は多岐にわたるが、代表的なモデルとして言語の認知モデルである局所表象モデルや分散表象モデルなどがある。(参照：ニューラル・ネットワーク)(中島明日佳)

**局所表象モデル**　きょくしょひょうしょう——　regional representation model　ニュー

ラル・ネットワークモデルの1つ。代表的なモデルにはDellらが提唱したモデルの簡略版である相互活性化（interactive activation：IA）モデルがある。このモデルは意味システム、語彙システム、音素システムの三層に配列し、各ユニットの活性が結線を介してほかのユニットに集積されるという計算原理で、正答や誤反応の生起率、語彙選択の正答率を求めることができる。しかし、このモデルは後に単語の理解モデルとしては不足していることを指摘され、2000年の改訂版では、絵の呼称におけるエラーパターンのシミュレーションのみに制限した。（中島明日佳）

**トライアングルモデル**　triangule model　ニューラル・ネットワークモデルの1つ。分散表象モデルに文字層が加えられたモデルであり、1つの文字層で文字の入出力を担う。並列分散処理モデル同様に単語のユニットをもたず、意味層、音韻層、文字層の各ユニットの結びつきによって単語を正しく構成することができる。このモデルの活用により、健常な読みと表層失読・音韻性失読患者の読みの障害パターンを捉えることが概ね可能である。（中島明日佳）

**分散表象モデル**　ぶんさんひょうしょう――　distributed representation model　ニューラル・ネットワークモデルの1つ。代表的なモデルには並列分散処理（parallel distributed processing：PDP）モデルがある。並列分散処理モデルにおける言語の認知機能は意味層、中間層、音韻層の三層に配列される。相互活性化モデルのように単語に相当するユニットをもたず、単語は意味層のユニットと音韻層のユニットの活性値パターンにより中間層で単語として構成される。（中島明日佳）

**認知神経心理学的理論**　にんちしんけいしんりがくてきりろん　⇨失語症の言語治療理論＞認知神経心理学的理論

**認知心理学**　にんちしんりがく　cognitive psychology　心理学および認知科学の一分野。多くは、実験的手法を用いた実験心理学による研究であり、意識、注意、記憶、知覚、思考、学習、推論、問題解決など人間の認知機能や知識の獲得の過程を研究対象とする。心理学の起源は古代ギリシャの時代まで遡ることができるが、学問として成立したのは19世紀頃である。当時、精神分析や行動主義が浸透していたが、20世紀中盤からコンピュータ技術の発展に伴い流行した情報処理の概念を取り入れ、認知心理学という分野が誕生した。つまり認知心理学の基盤は情報理論とコンピュータ工学である。1967年に心理学者Neisserが「認知心理学」という題名の本を出版して以来、この分野が「認知心理学」という名前で表現されるようになった。心理学には、精神分析のように人間の無意識を研究することで、人間の行動や経験の意味を解釈し、解明しようとする分野や、行動主義のように人間の行動を科学的に分析することで心的現象を捉えようとする分野などがある。これに対し認知心理学は、人間の認知機能をコンピュータと同様の情報処理システムと捉え、その処理過程を明らかにしようとする分野である。この分野は、心理学分野だけでなくあらゆる分野の発展に貢献している。高次脳機能の分野においても、情報処理システムとして人間を捉えることで、障害機序の解明や障害をもつ人々への援助や代替手段の開発に貢献している。(中島明日佳)

**認知リハビリテーション** にんち―― ⇨リハビリテーション＞認知リハビリテーション

# の

**脳外傷**　のうがいしょう　cerebral trauma　外力による脳の傷害の総称である。頭蓋骨の骨折や変形による直下の脳損傷である直撃損傷(coup injury)、回転加速度による脳損傷(回転加速度損傷 angular acceleration)、直線的加速/減速による頭蓋骨と脳の動きのずれに伴う脳の変形と圧力勾配による損傷(直撃損傷と対側損傷 contrecoup injury)がある。回転加速度損傷では、頭蓋内での脳の偏位が大きくなり、前頭蓋底部や中頭蓋底部などの広範囲の脳挫傷や、対側損傷の原因として重要である。(鈴木秀謙)

**脳外傷によるコミュニケーション障害**　のうがいしょう――しょうがい　⇨談話・機能的コミュニケーション＞脳外傷によるコミュニケーション障害

**脳幹網様体賦活系**　のうかんもうようたいふかつけい　brain stem reticular activating system　意識は、脳幹網様体調節系と視床下部調節系で二重に支配されている。就中、前者に障害が起こると、意識の清明度の低下(意識混濁)が起こり、外界の刺激に対する反応性や自発的活動性の低下が起こる。後者では、睡眠-覚醒の基本リズムをつくる機能に障害が起こる。基本的には、身体の各部からの感覚神経の入力は脳幹を上行するときに、大脳皮質に向かう主経路のほかに、一部は脳幹網様体に伝えられる。網様体は視床に線維を送り、そこを経由し大脳皮質に広く感覚刺激を伝える。これによって大脳皮質は末梢から絶えず刺激を受け、神経細胞の活動性が高められ、大脳皮質に活性化することから、この一連の構造を上行性網様体賦活系という。解剖学上、脳幹(延髄・橋・中脳)には、明確に白質・灰白質と分けられるものと、白質・灰白質が混在している部位がある。この混在している部分を網様体(reticular formation)という。脳幹網様体に入る求心路には、脊髄(脊髄網様体・脊髄視床路)、小脳、中脳(上丘・赤核)、大脳皮質がかかわる。一方、脳幹網様体から出る遠心路は、視床-大脳皮質(網様体視床路)、脊髄(網様体脊髄路)、小脳(網様体小脳路)や中脳に関連している。脳幹網様体調節系は、上行性脳幹網様体賦活系とも呼称されており、体性感覚(延髄心臓血管中枢)・内臓性感覚(視床下部の自律神経中枢・脳神経副交感神経核・交感神経ニューロンや延髄呼吸中枢、延髄心臓血管中枢)が上行すると脳幹網様体に連絡され、その種々の情報を広く視床・大脳皮質全域に伝え、大脳皮質を活動状態にする。このように、情報が正常に伝達されていることを「賦活」といい、大脳皮質の活動が正常である状態を「覚醒」という。上行性脳幹網様体賦活系の正常な働きにより意識が正常に維持されることになる。(松居徹)

**脳血管血行再建術**　のうけっかんけっこうさいけんじゅつ　cerebrovascular reconstruction　脳主幹動脈閉塞性病変などの閉塞性脳血管障害に対して、脳梗塞や一過性脳虚血発作などの予防や脳血流回復を目的に行う手術および血管内治療。頸動脈内膜剝離術、経皮的血管拡張術、経皮経管的脳血栓回収療法などの順行性脳血流を再建する治療や、頭蓋内・頭蓋外バイパス手術のように新たな血行路を造成する治療がある。（奥村浩隆）

**脳血管疾患等リハビリテーション料**　のうけっかんしっかんとう――りょう　cerebrovascular disease rehabilitation charges　手術および治療時の安静による廃用症候群、その他のリハビリテーションを要する患者のうち、一定以上の基本動作能力、応用動作能力、言語聴覚能力および日常生活能力の低下をきたしている者(ほかの疾患別リハビリテーションなどの対象患者を除く)が対象となる。発症、手術または急性増悪から180日以内に限り算定できる。ただし、治療を継続することで状態の改善が期待できると医学的に判断される場合などは180日を超えても算定できる。（竹内祐子）

## 脳血管障害　のうけっかんしょうがい　cerebrovascular accident (CVA), or cerebrovascular disorder, or cerebrovascular disease

脳血管障害は、悪性新生物、心疾患に並ぶ日本人三大死因の１つで、出血性と虚血性に分けられる。出血性脳血管障害は、未破裂脳動脈瘤破裂によるくも膜下出血、深部を栄養する細動脈壊死による脳出血などに分類される。虚血性脳血管障害は頸部または頭蓋内動脈の動脈硬化によるアテローム血栓性脳梗塞、深部を栄養する動脈閉塞によるラクナ梗塞、細動脈が主幹動脈近傍で閉塞する分岐粥腫型梗塞(BAD)、心房細動などによる血栓が原因の脳塞栓などが含まれる。(石田藤麿)

同脳卒中、ブレインアタック

**■一過性脳虚血発作**　いっかせいのうきょけつほっさ　transient ischemic attack (TIA)　脳内の血流が一過性に悪くなり、麻痺、感覚障害などの症状が出現し、24 時間以内、多くは数分以内にその症状が完全に消失するもの。(種村純)

**■くも膜下出血**　—まくかしゅっけつ　subarachnoid hemorrhage (SAH)　脳血管が破綻し、くも膜下腔に出血すること。突然の激しい頭痛や嘔吐で発症することが多く、意識障害をきたす場合もある。原因としては、脳動脈瘤の破裂が最も多く、ほかに脳動脈解離、脳動静脈奇形、もやもや病、高血圧、脳静脈洞血栓症などがある。予後不良であり、発症患者の約 40～50％が社会復帰困難な障害を残すか死亡する。発症時の意識障害の程度が転帰によく相関する。原因不明の場合もあるが、その場合は静脈性の出血の可能性があり、予後は比較的良好である。脳動脈瘤破裂によるくも膜下出血の発生頻度は国別地域差が存在し、本邦では人口 10 万人に対し約 15～20 人/年で、女性に多い傾向がある。特徴的な合併症としては、再出血、脳血管攣縮、水頭症をしばしば伴う。ほかにも心電図異常や肺水腫や電解質異常やストレス性潰瘍を伴うことがある。再出血をきたすと予後不良となるため、発症直後は安静にして侵襲的な検査や処置は避け、72 時間以内に治療を開始する。治療は外科的に出血源を処置することであり、破裂脳動脈瘤の場合は開頭手術(ネッククリッピング術)もしくは血管内手術(コイル塞栓術)を行う。発症予防としては、くも膜下出血をきたす危険因子に、喫煙、高血圧、過度の飲酒などがあるため、これらの危険因子を持ち併せる場合は、その改善が望ましい。また、最大の原因である未破裂脳動脈瘤を認めた場合は、治療の適応を検討することが必要である。(山家弘雄、寺田友昭)

**■脳梗塞**　のうこうそく　cerebral infarction　脳動脈の閉塞または狭窄により脳組織に十分な血流が提供されない結果、組織が壊死に陥る現象である(脳静脈が閉塞する静脈性梗塞もあるが、ここでは動脈由来の脳梗塞について説明する)。脳梗塞には無症候性脳梗塞と症候性脳梗塞があり、脳梗塞の部位に応じた症候を呈する。脳梗塞の病因別分類では大きく、ラクナ梗塞、アテローム血栓性脳梗塞、心原性脳塞栓症、その他の脳梗塞に分類される。ラクナ梗塞はlipohyalinosisによる穿通枝の梗塞である。アテローム血栓性脳梗塞はアテローム(粥腫)を原因とする脳梗塞である。心原性脳塞栓症は、左心房・心室内に血栓が形成され、その血栓が脳血管を閉塞することによる(脳塞栓症＞心原性脳塞栓症参照)。心内血栓が形成される原因としては、心房細動、心筋梗塞後の心室壁運動異常などの心疾患が背景にある。その他の原因疾患としては、脳動脈解離、もやもや病、血液凝固異常、大動脈解離、大動脈炎症候群、線維筋性形成異常症、遺伝性(ファブリ病、CADASIL、CARASIL)などがある。脳梗塞はさまざまな原因から起こる結果であり、原因を調べることが再発予防においては重要である。(梅嵜有砂、寺田友昭)

**アテローム血栓性脳梗塞**　――けっせんせいのうこうそく　atherothrombotic infarction　頸部や頭蓋内の比較的太い動脈のアテローム硬化(粥状硬化)が原因となって生じる脳梗塞。アテローム硬化は、動脈の内膜にコレステロールなどが蓄積して粥腫(プラーク)が形成された状態である。アテローム硬化が進行すると、血管内腔の狭窄、表面の潰瘍形成、プラーク破裂を生じ、血栓が形成されて血管が閉塞したり、血栓が遊離して末梢の動脈を閉塞することで脳梗塞となる。また、狭窄が重度であると脱水や出血などによる血圧低下が原因で脳梗塞を発症することもある。ラクナ梗塞や心原性脳塞栓症より、脳梗塞発症前に一過性脳虚血発作を認めることが多い。危険因子は、高血圧症、糖尿病、脂質異常症、喫煙などである。アテローム硬化の好発部位は、頭蓋外では内頸動脈と椎骨動脈の起始部で、頭蓋内では内頸動脈サイフォン部、中大脳動脈水平部、脳底動脈である。症状は、脳梗塞の部位、大きさ、左右などにより異なる。頭蓋内内頸動脈または中大脳動脈の閉塞では、対側の片麻痺や感覚障害を認めることが多く、広範囲であると意識障害を伴う。優位側大脳半球の前頭葉ではブローカ失語、側頭葉ではウェルニッケ失語、頭頂葉ではゲルストマン症候群が出現することがある。また、失行、失認は優位側、非優位側の頭頂葉の脳梗塞で出現する。後大脳動脈の閉塞では、対側の同名半盲が出現する。(香川昌弘)

**境界領域梗塞**　きょうかいりょういきこうそく　watershed infarction　大脳半球は、前・中・後大脳動脈から、小脳半球は、上・前下・後下小脳動脈から血流を受けている。血圧低下や循環血液量の減少により脳灌流圧が低下すると、上記動脈の灌流域の境界部が脳虚血となり脳梗塞が出現する。これが境界領域梗塞(分水界梗塞)である。内頸動脈などの主幹動脈に重度の狭窄や閉塞があると発症しやすい。水平断のCT、MRIでは、前頭葉部、側頭・後頭葉部に脳表を底辺とする楔形の脳梗塞や前頭葉か

ら頭頂葉の白質にかけて線状、または、点状に連なった脳梗塞を認める。(香川昌弘)

回分水界梗塞

**分枝粥腫型梗塞** ぶんしじゅくしゅがたこうそく branch atheromatous disease(BAD)

**[定義(概念)]** 1989年にCaplanが従来small deep infarctsとして一括されていた病態を解析し、「比較的大径の穿通枝が主幹動脈から分岐する近傍でアテローム性病変により狭窄・閉塞し、穿通枝全域の梗塞を示す一病型」として提唱したもの。病理学的概念であるが、現在は画像所見や臨床プロフィールに置き換えて用いられる。急性期脳梗塞の約10%を占め、特にアジア人で頻度が高い。ラクナ梗塞と同様穿通枝領域の梗塞だが、原因として、穿通枝の入口部を閉塞するような主幹動脈のプラークや、主幹動脈から穿通枝に伸展したjunctional plaque、穿通枝近位部に生じたmicroatheromaなどによって、穿通枝が閉塞したものと考えられる。BADのみられる比較的大径の穿通枝として、外側レンズ核線条体動脈、傍正中橋動脈、前脈絡叢動脈、延髄傍正中動脈、視床膝状体動脈、視床穿通動脈、Heubner反回動脈などが挙げられるが、特に前三者に頻度が多い。

**[臨床像]** ラクナ症候群を呈しながら、初期は比較的軽症であっても治療中に数日の経過で進行・増悪し、最終的に高度の運動麻痺などに陥ることが多く、治療抵抗性の様相をもつことが特徴である。t-PA治療が超急性期に有効な例もあるが、再増悪を示すものが少なくない。糖尿病や脂質異常症、肥満などアテローム血栓性脳梗塞と同様の危険因子との関連も指摘されており、特に傍正中橋動脈や延髄傍正中動脈領域のBAD型梗塞では糖尿病が独立した危険因子として挙げられている。画像診断上の特徴は、主幹動脈からの分岐部近傍での閉塞を示すような所見を示す。代表的なものでは、外側レンズ核線条体動脈領域のBADでは頭部MRI冠状断で基底核下部から上方に向かい円錐状に拡がり、水平断では3スライス以上に及ぶ梗塞巣となる。また、傍正中橋動脈領域のBADでは橋底部において梗塞巣が橋腹側に接してくさび状に拡がる形をとる。

**[診断]** ①穿通枝の支配領域ほぼすべてに一致して脳表まで至る特徴的な形状の梗塞巣を呈すること。②臨床的にはラクナ症候群を呈すること。③当該主幹動脈に50%以上の有意狭窄を認めないこと。①～③などを参考に診断される。

**[治療]** 急性期BAD型梗塞に対するt-PA治療は有効な例もあるが、再増悪を示すものが少なくない。一般には、アテローム血栓性脳梗塞に準じた抗血栓療法が行われる。進行性増悪をたどる症例が多いため、十分な観察・管理が必要である。進行性増悪の予防としてエビデンスが得られた報告はないが、アルガトロバン・シロスタゾール・エダラボン併用療法あるいはこれにクロピドグレルのloading dose

を含む投与を併用する方法で改善が得られたとする報告がある（Yamamoto Y ら, 2011）。（武田英孝）

**ラクナ梗塞** ―こうそく lacunar infarction ラクナとは、cavity、すなわち、小さい空洞を意味するラテン語である。ラクナ梗塞は、中、および、後大脳動脈、脳底動脈などから脳内に分枝する終末動脈（穿通動脈）が閉塞して生じる小梗塞で、大脳基底核、視床、内包、橋などに認めることが多い。高血圧症患者に多く、穿通動脈の類線維素変性、脂肪硝子変性が主な原因であるが、中大脳動脈や脳底動脈のアテローム硬化や心疾患由来の塞栓子が原因のこともある。大きさは 3〜15 mm で、5 mm 以下が大半を占める。急性期における診断には CT 検査よりも MRI 検査が圧倒的に有用である。特に拡散強調画像では、発症後 2〜6 時間の超急性期でも周囲の正常脳組織よりも白く見える（高信号域 high intensity）ため診断できる。小梗塞のため、発生部位により無症候性のこともあるが、内包後脚、視床、橋に生じると顔面を含む片麻痺、感覚障害、異常感覚（しびれ感）、構音障害などの神経所見が出現する。大脳半球皮質は障害されないため、失語症、失行や失認のような高次脳機能障害、同名半盲は認めない。一側の脳底動脈先端部（後大脳動脈の起始部）から分枝する穿通動脈は、約半数が両側の視床内側部、腹部、中脳に血流を送る。そのため、これの閉塞では両側の視床や中脳が脳梗塞となり、意識障害、眼球運動障害、記憶障害など多彩な症状が出現する（**脳底動脈先端症候群**）。（香川昌弘）

■**脳出血** のうしゅっけつ intracerebral hemorrhage 脳出血の原因は高血圧性脳出血が最も多いが、そのほかにも多くの原因がある（**表**）。症状と予後は出血部位や血腫量により異なるが、いずれの原因でもまず内科的治療が行われ、血腫増大を予防するための血圧管理、頭蓋内圧管理が重要である。血腫量が多く脳ヘルニアが出現したときには、外科的治療により血腫除去が必要となることもある。さらに病態に

■**脳出血の原因と主な治療**■

| 脳出血の原因 | 出血源に対する治療 |
| --- | --- |
| 高血圧性脳出血 | 血腫除去術（開頭、定位的、神経内視鏡下） |
| 破裂脳動脈瘤 | 開頭クリッピング術 |
| 脳動静脈奇形 | 開頭ナイダス摘出術、血管内治療、放射線治療 |
| 海綿状血管奇形 | 経過観察（症例に応じて外科的摘出が検討） |
| 硬膜動静脈瘻 | 血管内治療 |
| もやもや病 | 予防的な外科的血行再建術 |
| 脳アミロイドアンギオパチー | 有効な治療なし |
| 抗血栓薬（抗血小板薬、抗凝固薬） | 抗血栓薬中止や変更 |
| 腫瘍内出血 | 開頭腫瘍摘出術 |
| 血液疾患 | |
| その他（薬物など） | |

応じた出血源に対する治療が必要で、破裂脳動脈瘤では脳動脈瘤クリッピング術、脳動静脈奇形ではナイダス摘出術・血管内治療・放射線治療、硬膜動静脈瘻では血管内治療などが行われる。近年MRIを用いると、無症候性の微小出血が評価できるようになった。毛細血管周囲に流出した赤血球がマクロファージに取り込まれヘモジデリンとして蓄積されると、T2*強調画像で点状の定信号病変として描出される。高血圧性脳出血では約60％で微小出血が観察され、出血や再発のリスク評価に有用である。(石田藤麿)

**高血圧性脳出血**　こうけつあつせいのうしゅっけつ　hypertensive intracerebral hemorrhage　脳内を栄養する細動脈の壊死や微小動脈瘤(Charcot-Bouchard microaneurysm)破裂により発生する。これらの病態は動脈硬化が原因で、出血部位は細動脈の分布に一致する(**表**)。症状は出血部位(**図**)と血腫の大きさにより異なり、大きな血腫で頭蓋内圧亢進や脳ヘルニアを合併すれば意識障害をきたし、錐体路の障害では運動障害や構音障害、言語中枢では失語症、右頭頂葉では半側空間無視などが出現する。診断は頭部CTで行い、血管外に漏出した血腫はヘモグロビン濃度が上昇するため高吸収病変として描出される。治療は内科的治療と外科的治療に分けられ、急性期はICUやSCUでの管理が望ましいとされる。内科的治療では、血圧コントロール(収縮期血圧140 mmHg未満)、頭蓋内圧管理(浸透圧利尿薬、呼吸管理)、全身管理(体温、血糖、嚥下評価)などが重要である。外科的治療は、一般的には被殻出血、小脳出血、皮質下出血、脳室内出血および水頭症が対象となる。一般に大きな血腫で意識障害を伴う症例が適応となり、開頭血腫除去、定位的血腫除去、神経内視鏡下血腫除去、脳室ドレナージなどが病態に応じて検討される。慢性期には、再発予防のための血圧管理、遅発性痙攣に対する抗てんかん薬投与、急性期から続く回復期・維持期のリハビリテーションが行われる。(石田藤麿)

■出血部位■

| 細動脈 | Arteriole | 省略語 | 起始 | 分布 |
|---|---|---|---|---|
| 前脈絡叢動脈 | anterior choroidal artery | ACHA | 内頸動脈 | 内胞後脚 |
| レンズ核線条体動脈 | lenticulostriate artery | LSA | 中大脳動脈 | 被殻 |
| ヒューブナー反回動脈 | recurrent artery of Heubner | RAH | 前大脳動脈 | 尾状核 |
| 視床灰白隆起動脈 | thalamotuberal artery | TTA | 後交通動脈 | 視床 |
| 視床穿通動脈 | thalamoperforate artery | TPA | 後大脳動脈 | 視床 |
| 視床膝状体動脈 | thalamogeniculate artery | TGA | 後大脳動脈 | 視床 |
| 傍正中動脈 | paramedian artery | | 脳底動脈 | 橋 |

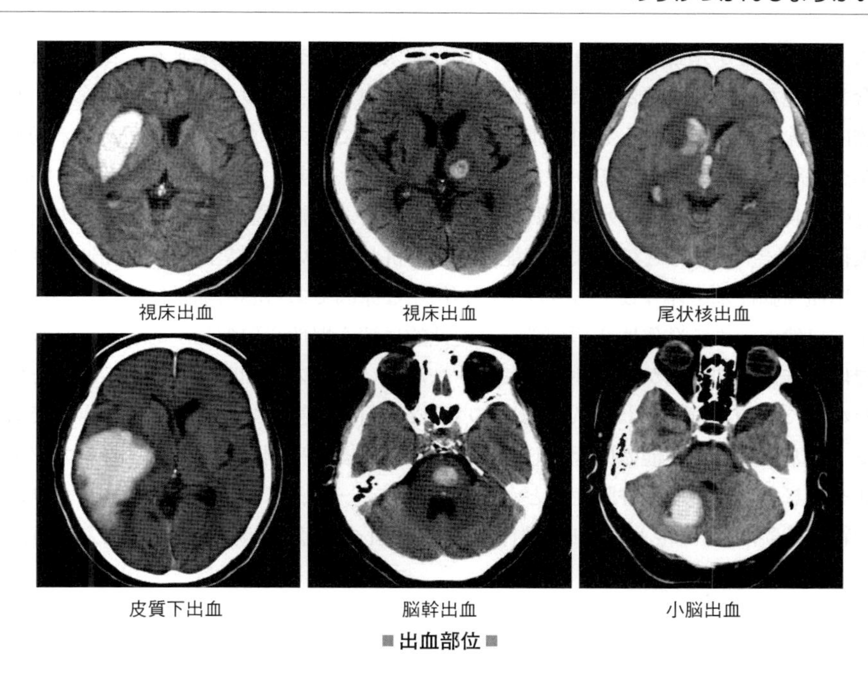

■出血部位■



**被殻出血**　ひかくしゅっけつ　putaminal hemorrhage　被殻は大脳深部の灰白質で、淡蒼球や尾状核などと基底核を構成する。被殻には高血圧が原因で起こる脳出血が好発し、動脈硬化によるレンズ核線条体動脈の壊死や微小動脈瘤が原因とされる。被殻内側にある内包後脚には随意運動を担う錐体路が走行するため、出血が内包後脚まで進展すると運動障害や構音障害が出現する。血腫量が少なければ内科的治療、意識障害を伴う大きな出血では救命のため外科的治療が適応となる。（石田藤麿）

■**脳塞栓症**　のうそくせんしょう　cerebral embolism　脳血管障害の１つ。心臓などに形成された血栓が剝がれて移動し、脳の動脈枝が閉塞するために起こるものをいう。（種村純）

**奇異性脳塞栓症**　きいせいのうそくせんしょう　paradoxical embolism　静脈で生じた血栓が右心系と左心系の短絡路（右左シャント）を介して動脈側に移行し、脳塞栓症を発症する病態である。右左シャントを呈する疾患には卵円孔開存、肺動静脈瘻、心房中隔欠損症などがある。奇異性脳塞栓症の頻度は脳梗塞全体の5%程度といわれている。近年の診断技術の進歩に伴い、若年性脳梗塞や原因不明の脳梗塞（cryptogenic stroke）の重要な発症機序の１つであることが明らかになってきた。（丸山元）

**心原性脳塞栓症**　しんげんせいのうそくせんしょう　cardiac cerebral embolism　心腔内

に生じた血栓が頸動脈を通り、脳内の比較的太い動脈を突然閉塞することで皮質を含む広範な梗塞を生じる。頸動脈などに生じる血小板主体の白色血栓とは違い、心腔内血栓はフィブリンと赤血球より成る赤色血栓で、大きく溶けにくい。脳の動脈が突然詰まるため、脳梗塞の中では最も重症になりやすく、症状も急激に出現する。日中活動時に発症し、手足の運動麻痺、感覚障害、意識障害などに加えて、失語、失行、失認、半盲などの高次脳機能障害を合併しやすい。閉塞血管が再開通をきたし出血性脳梗塞を伴うことも少なくない。主な原因である心房細動には、一過性に出て自然に治まる発作性心房細動と、慢性的に続く慢性心房細動があるが、高齢者では発作性心房細動から慢性化するケースが多い。胸の違和感もあるが、痛みを伴わないため自覚症状がほとんどないので、24時間を含めた心電図検査は重要である。脳塞栓症のその他の原因としては、急性心筋梗塞や洞不全症候群、僧帽弁狭窄症をはじめとする心臓弁膜症などが挙げられる。一次、二次予防にはワルファリンや新規抗凝固薬(直接トロンビン阻害薬や第X因子阻害薬)の投与が必須であろう。

(井林雪郎)

**脳血管内治療**　のうけっかんないちりょう　cerebral intravascular therapy　経皮的経血管的にカテーテルを用いて行う治療。主として脳動脈瘤や脳動静脈奇形などの出血性疾患、脳血管狭窄症や脳塞栓症などの閉塞性疾患、髄膜腫や血管芽腫などの腫瘍性疾患に対して行われる。出血性疾患や腫瘍性疾患に対しては、プラチナコイルやNBCA、Onyxなどを用いて目的病変や血管を閉塞させる塞栓術が行われ、閉塞性疾患に対しては、バルーンやステント、ステントリトリーバーを用いた血行再建術が行われる。（奥村浩隆）

**脳血栓症**　のうけっせんしょう　cerebral thrombosis　動脈硬化、血管の炎症などによって脳血管の狭小化や閉塞をきたし、それが原因で脳血流が低下して生じる脳梗塞のこと。以前に軽い一過性の発作（一過性脳虚血発作）を起こしている場合が多く、血圧の低下する夜、睡眠中に起こることが少なくない。血管の閉塞、狭小化は緩徐に進行することが多いため、脳塞栓に比べて軽症である場合が多い。（松崎丞、寺田友昭）

の

**脳血流量**　のうけつりゅうりょう　cerebral blood flow（CBF）　脳はその重量が1,300 g程度にもかかわらず、毎分で700 mL程度の血流を受け取る。これは心拍出量の約16％にあたる。脳血流は脳のエネルギー源となるグルコースを必要量の10倍程度、また酸素を必要量の2.5倍程度供給している。また、自動調節機構により血圧の変動に対して血管径を調節し、血圧の一定範囲内で脳血流量を一定に保つことができる。一方、脳血流量は動脈血二酸化炭素分圧により大きく影響を受け、1 mmHgの増加につき約4％増加する。（松田博史）

**脳梗塞**　のうこうそく　⇨脳血管障害>脳梗塞

**脳室**　のうしつ　ventricle　髄液を産生貯留する脳内の腔のこと。左右の側脳室、第3脳室、第4脳室に分けられる。側脳室は前角、体部、後角、三角部、下角に分

脳室

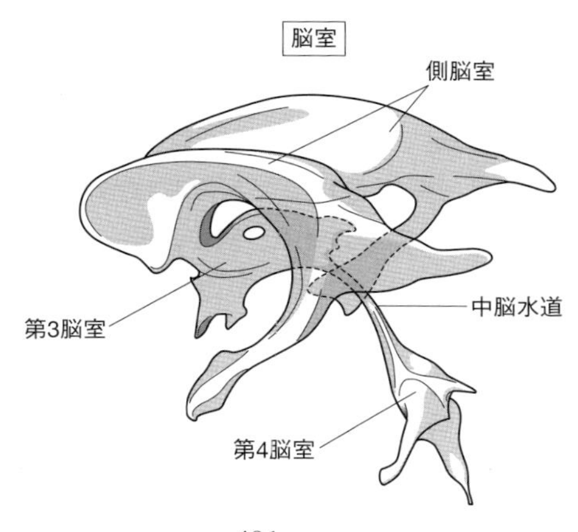

けられる。(西林宏起)

**脳出血** のうしゅっけつ ⇨脳血管障害＞脳出血

**脳腫瘍** のうしゅよう brain tumor 脳の疾病の１つで、頭蓋内に発生するすべての新生物の総称。つまり、脳組織自体から発生する腫瘍だけでなく、脳を取り囲む髄膜・脳からぶら下がる下垂体・脳と連絡する末梢神経・脳に栄養を送る血管・発生途上で取り残されたさまざまな組織など、頭蓋内に存在するあらゆる組織から発生する腫瘍がすべて含まれる。また、これらの頭蓋内組織から発生する原発性脳腫瘍以外に、脳以外の臓器から飛んできて発生する転移性脳腫瘍も含まれる。具体的には、脳実質自体から発生するグリオーマ、髄膜から発生する髄膜腫、下垂体から発生する下垂体腺腫、末梢神経から発生する神経鞘腫、胎生期の遺残組織から発生する頭蓋咽頭腫などがある。具体的な発生要因は明らかではない。脳腫瘍の発生頻度は、人口１万人につき年間1〜2例とされる。小児から高齢者まで全年齢で発生するが、年齢によってその頻度が異なる。脳腫瘍の発生部位によって局所症状として視野欠損や難聴、運動麻痺、言語障害などを起こすとともに、ある程度の大きさに成長すると、頭痛、悪心、嘔吐などの頭蓋内圧亢進症状を伴うことがある。また病巣が大脳皮質にある場合は痙攣発作を起こす場合がある。そのほか、髄液循環障害による水頭症や、視床下部・下垂体機能障害によりホルモンが過剰産生された結果、症状が出現することもある。脳腫瘍の治療法は基本的に外科手術であるが、組織型によって放射線療法や化学療法が行われる。(深井順也、中尾直之)

**脳静脈洞血栓症** のうじょうみゃくどうけっせんしょう cerebral venous thrombosis (CVT) 脳の静脈あるいは静脈洞の血栓性閉塞により静脈灌流障害が生じ、頭痛や痙攣、意識障害、精神機能障害などさまざまな臨床症候を呈する疾患である。CVTは、全脳卒中の約0.5〜1%を占め、若年層に認めることが多いとされている。病因としては、感染症、妊娠・産褥、経口避妊薬の服用、炎症性疾患、悪性腫瘍などの後天的要因やアンチトロンビンⅢ欠損症、プロテインC・S欠損症などの先天的要因が挙げられるが、原因が特定できない症例も少なくない。特徴的な画像所見として、上矢状動脈血栓症では、造影CTにてしばしば静脈の造影効果が欠損するempty delta signがみられる。近年はMRI、MR venographyの普及により、静脈閉塞部位の検出が可能となり、CVTの診断が比較的容易となっている。血液検査では、トロンビン-アンチトロンビン複合体、Dダイマーなどの線溶系マーカーが上昇していることもCVTの診断において参考になる。治療として、急性期にはヘパリンを使用し、慢性期にはワルファリンカリウムを用いた抗凝固療法を中心に治療が行われる。(出口一郎)

**脳脊髄液減少症**　のうせきずいえきげんしょうしょう　⇨低髄液圧症候群

**脳塞栓症**　のうそくせんしょう　⇨脳血管障害＞脳塞栓症

**脳卒中**　のうそっちゅう　brain attack　脳血管障害と同義語で、脳血管の閉塞、出血により脳組織が障害され片麻痺、言語障害、視野障害、頭痛などが生じる。脳血管が閉塞して起こる場合を脳梗塞、脳血管が破れ脳実質内に血種ができるのを脳出血、脳動脈瘤などが破裂しくも膜下に血液が溜まる場合をくも膜下出血と呼ぶ。くも膜下出血では激しい頭痛が特徴である。突然に症状が発現する場合が多い。脳梗塞では、心臓疾患が原因で脳血管が閉塞するタイプを心原性脳塞栓症と呼ぶ。動脈硬化が原因で頭蓋内外の脳血管が狭窄・閉塞する場合を非心原性脳梗塞と呼び、太い血管が原因となるものをアテローム血栓性脳梗塞、穿通枝と呼ばれる細い血管が原因となるものをラクナ梗塞と呼んでいる。くも膜下出血の原因となる脳動脈瘤は、破裂する前に脳ドックで発見される場合がある。脳出血の原因の多くは高血圧症である。非心原性脳梗塞の原因は、生活習慣病である高血圧症、糖尿病、脂質異常症、肥満、喫煙などがある。心原性脳塞栓症の原因の多くは心房細動という不整脈であり、高齢者に多い。急性期の死亡率は、くも膜下出血が最も高く30%、脳出血が15%、脳梗塞が5%くらいである。脳卒中は欧米人に比較し、日本人では発症頻度が高い。（参照：脳血管障害）(棚橋紀夫)

同ブレインアタック、脳血管障害

**脳卒中ケアユニット**　のうそっちゅう――　stroke care unit（SCU）　脳卒中患者の中でも比較的重症患者、または脳梗塞急性期に対する血栓溶解療法や血管内治療などを行うための脳卒中集中治療室を意味する。緻密な管理のためモニター機器や人手が必要となる。神経内科や脳神経外科の専任医師が常時1名以上配置され、リハビリテーションのための専任の理学療法士または作業療法士も1名以上必要とされる。(棚橋紀夫)

**脳卒中後うつ病**　のうそっちゅうご――びょう　depression after stroke　以前は、脳梗塞後遺症による反応性のものと考えられていたが、現在では脳の病変そのものによる影響が基礎にあり、それに病前性格や後遺症の程度、社会的要素などの誘因が加わって発症すると考えられている。前頭葉深部白質の病変、多発性病変で起こりやすいという報告があるが議論が続いている。症状としては、意欲低下が抑うつ気分に比して目立つのが特徴である。(工藤由佳)

**脳卒中様発作を伴うミトコンドリア脳筋症**　のうそっちゅうようほっさをともな――のうきんしょう　⇨ミトコンドリア脳筋症

**脳損傷**　のうそんしょう　brain injury　なんらかの損傷が脳に加えられた状態であ

る。神経疾患(外傷、血管障害、腫瘍、変性・炎症性疾患など)でも、電解質異常、中毒、代謝性異常、低酸素、低血糖などの他原因でも生じる。まず一次性脳損傷(神経細胞死、軸索・ミエリンの途絶、伝達障害)が生じるが、多かれ少なかれ二次性脳損傷(脳浮腫/脳腫脹、脳ヘルニア/二次的出血、脳組織の虚血/低酸素)が合併する。脳虚血では、血流の途絶により細胞の脱分極が生じ細胞機能が停止する(虚血性脱分極 ischemic depolarization)。頭部外傷では、細胞のエネルギーがある程度保たれていても、脳組織の変形により電位依存性 Na/K チャネルが活性化し K イオンが細胞外に移動したり、強い外力により神経終末から興奮性アミノ酸などの神経伝達物質が無秩序に放出されることにより、外傷性脱分極(traumatic depolarization)が生じる。特に広範性脳損傷では、外傷性脱分極が同時多発的に発生し、皮質拡延性抑制(cortical spreading depression)と同じ原理で隣接するシナプス終末からさらなる神経伝達物質の放出を促すことで脳全体に機能障害が広がり、意識障害をきたす。頭部外傷直後に痙攣をきたしやすいのも、外傷性脱分極が一因である。外傷が軽度で十分なエネルギー供給が確保されれば細胞膜 Na/K ポンプの作用により細胞内外イオン平衡が回復し、神経機能は改善するが、重症例ではたとえ細胞死に至らなくても機能障害は遷延する。(鈴木秀謙)

**外傷性脳損傷** がいしょうせいのうそんしょう traumatic brain injury 頭部外傷による脳実質損傷のことで、局所性脳損傷とびまん性脳損傷に分けられる。解剖学的には頭皮および硬膜が断裂し髄液漏や感染などのリスクが増加する開放性脳損傷と、それ以外の閉鎖性脳損傷という分類もある。局所性脳損傷では失語、失行、失認、半側空間無視などの巣症状を主とした高次脳機能障害が、びまん性脳損傷では記憶障害、注意障害、遂行機能障害、人格・情緒障害、行動障害などの認知障害を主とする高次脳機能障害が問題となる。(鈴木秀謙)

**局所性脳損傷** きょくしょせいのうそんしょう focal brain injury 代表例は脳挫傷(cerebral contusion)で、非可逆的脳挫滅創が限局性、時に多発性にみられる状態である。一次性脳損傷は出血を伴う軟化壊死組織(挫傷性壊死中心 contusion necrosis proper)で、約 24〜48 時間の経過で著明な浮腫形成による mass effect が明らかとなり、これが脳挫傷の転帰を決定する。挫傷性壊死中心の周囲組織では、受傷早期には細胞形態は良好に保たれているが、時間経過とともに微小血管内に血栓が進行性に形成され虚血性の変化が明らかとなる。虚血を主体とする二次性脳損傷は挫傷性壊死中心から周辺脳組織へと広がり、最終的な脳挫傷が完成する。急性期は意識障害が前面になり、麻痺や失語などの局所症状ははっきりしないことも多い。慢性期には種々の程度の高次脳機能障害が残存することがある。局所性脳損傷にはほかに、脳内出血(陥没骨折や異物による血管損傷、脳挫傷に伴う挫傷性出血、回転加速度に伴う剪断力による深部穿通枝の破綻、外傷性脳動脈瘤の破裂などが原因)、急性硬膜外血腫(頭蓋骨骨折に伴う中硬膜動脈、板間静脈または静脈洞からの出血が原因で、頭蓋骨と硬膜の間に血腫形成)、急性硬膜下血腫(脳挫傷に伴う脳表血管の破綻や架橋静脈の破綻により、脳と硬膜の間に血腫形成)がある。一次性脳損傷の程度や、血腫による脳実質の圧迫の結果生じる二次性脳損傷(脳虚血や脳腫脹)の程度により転帰は異なるが、一般に急性硬膜下血腫の予後が最も不良である。(鈴木秀謙)

**びまん性脳損傷** ——せいのうそんしょう diffuse brain injury(DBI) 回転加速度衝撃により脳実質内に発生する剪断力が原因で生じる脳損傷(剪断力損傷 shearing injury)で、損傷の力学的発生が脳全体に及ぶと考えられている。その程度により、意識消失を伴わない軽症脳震盪から24時間以上の意識障害を伴う重症例まである。典型例がびまん性軸索損傷(diffuse axonal injury)で、小児ではびまん性脳腫脹を伴うことがある。重症例では頭部CT上、大脳白質、脳室上衣下、脳室内、大脳基底核部、脳梁や脳幹などに出血を認める。近年の画像技術の進歩により、軽症例でも脳梁、脳弓、大脳基底核部や大脳半球深部白質に器質的変化が描出されるようになってきた。慢性期では、重症例ほど顕著なびまん性脳萎縮がみられる。びまん性脳損傷の本質は剪断力による軸索損傷と考えられ、大脳新皮質、大脳基底核部、大脳辺縁系における相互の情報伝達経路が破綻することにより高次脳機能障害が出現すると考えられる。一方、びまん性脳損傷後の高次脳機能障害患者の機能画像では、帯状回や前頭前野内側部で脳機能低下がみられ、軸索損傷に起因する神経伝達・伝導障害による二次的な機能障害が生じていると考えられる。つまり、びまん性脳損傷後に生じる高次脳機能障害は、一次的損傷部位の軸索が担っていた情報伝達経路の機能障害と、これらの軸索損傷に起因する神経伝達・伝導障害により引き起こされる二次的損傷部位の機能障害が合わさった障害と考えられる。(鈴木秀謙)

**脳損傷例と音楽能力** のうそんしょうれいとおんがくのうりょく ⇨失音楽>脳損傷例と音楽能力

**脳底動脈先端症候群** のうていどうみゃくせんたんしょうこうぐん ⇨ラクナ梗塞

**脳膿瘍** のうのうよう brain abscess 脳実質内に侵入した病原微生物により感染が起こり、脳実質内に膿が貯留した状態である。微生物の侵入経路として、頭蓋周辺組織の感染巣(副鼻腔炎・中耳炎・歯槽炎など)からの直接波及によることが多いが、細菌性心内膜炎や右左シャントを伴うチアノーゼ性心疾患、肺膿瘍からの血行性感染も原因となる。原因微生物は、連鎖球菌・黄色ブドウ球菌などが多いが、副腎皮質ステロイドや免疫抑制薬投与患者などでは、ノカルディアや真菌による日和見感染もみられる。また近年ではHIV感染患者の増加に伴い、トキソプラズマなどが原因となることが知られている。症状は膿瘍周囲の脳浮腫が強いため、頭痛や悪心などの頭蓋内圧亢進症状に加えて、痙攣・運動麻痺・失語・意欲低下などの巣症状を認めることも多く、進行すれば意識障害も認められる。血液学的検査では白血球増多やCRP上昇などの炎症所見を認める。CTでは膿瘍の低吸収域周囲に浮腫を伴った所見となる。またMRIの拡散強調画像(DWI)で膿瘍は高信号域となるため診断に有用である。病態が進行して膿瘍周囲に被膜が形成されてくるとCTやMRIでリング状造影所見(ring enhancement)を認めるようになり、病変の進行評価に有用である。治療は可及的速やかに抗生剤の投与を開始し、吸引による膿瘍の排除を実施して原因微生物の同定および感受性の確定を行い、病変の進行時期に応じて、必要な場合は膿瘍摘出術を実施する。(久保謙二)

***ノウハウ*** know-how ⇨記憶>手続き記憶>手続き的知識

**脳表ヘモジデリン沈着症** のうひょう――ちんちゃくしょう superficial siderosis 繰り返すくも膜下出血により、脳・脊髄の表面や脳神経にヘモジデリンが沈着した病態。MRIのT2強調画像、T2*強調画像で脳・脊髄の表面に強い低信号を認める。臨床症候としては、感音性難聴(内耳や聴神経の音を判別する器官に問題が生じ、難聴となる)と小脳失調(小脳の障害によって出現する運動制御の障害。協調運動が困難になる)を高頻度で認める。顔面神経麻痺や、歩行障害・排尿障害などの脊髄症、認知機能障害を呈することもある。外傷や脳腫瘍、脳動脈瘤、脳動静脈瘻、アミロイド血管症などが原因疾患であるが、特発性もある。症状は緩徐進行性で、治療は対症療法のみである。(佐藤正之)

**脳由来神経栄養因子** のうゆらいしんけいえいようういんし brain-derived neurotrophic factor(BDNF) 神経成長因子と相同性の高い蛋白質で、1980年代にBardeらによって分離された[1]。現在、BDNFは神経細胞で産生され、脳内の神経回路網や発達、シナプスの可塑性にかかわる因子として知られている。これまでに神経疾患などで多くの報告がなされているが、特に海馬の神経新生にかかわっていることが注目されている。現在、運動が海馬のBDNFmRNA発現を増加させること[2]や、抗うつ薬の長期投与によって海馬でのBDNFの発現が増える[3]といわれている。またBDNF受容体の障害があると抗うつ薬投与や運動負荷による神経新生がみられないと報告されている[4]。これらから、抗うつ薬投与や運動負荷による海馬の神経新生はBDNFが関与していると考えられている。またうつ病に伴いBDNFが低下し、治療によってBDNFが回復することからバイオマーカーとしての応用が期待されている。(岡崎英人)

1) Barde YA, et al：Purification of a new neurotrophic factor from mammalian brain. EMBOJ 5：549-553, 1982.
2) Soya H, et al：BDNF induction with mild exercise in the rat hippocampus. Biochemical and Biophysical Research Communications 358(4)：961-967, 2007.
3) Nibuya M, et al：Chronic antidepressant administration increases the expression of cAMP response element binding protein(CREB) in rat hippocampus. The Journal of Neuroscience 16(7)：2365-2372, 1996.
4) Li Yun, et al：TrkB regulates hippocampal neurogenesis and governs sensitivity to antidepressive treatment. Neuron 59(3)：399-412, 2008.

**脳梁**　のうりょう　corpus callosum　左右大脳半球を連絡する最大の交連線維のこと。前方から膝部、体部、峡部、膨大部に分類される。(西林宏起)

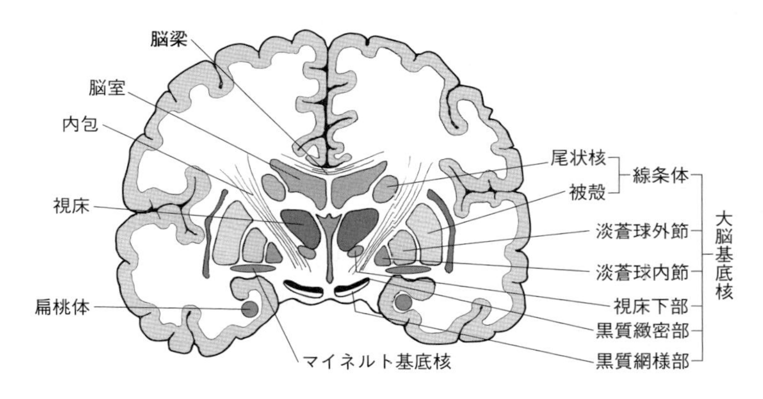


**脳梁欠損症**　のうりょうけっそんしょう　callosal dysgenesis　⇨脳梁無形成

**脳梁症候群**　のうりょうしょうこうぐん　⇨離断症候群

**脳梁性失行**　のうりょうせいしっこう　⇨失行症＞脳梁性失行

**脳梁膨大後部**　のうりょうぼうだいこうぶ　retrosplenial region　脳梁膨大部の後方に位置する帯状回の一部で、頭頂葉後部皮質と連絡する。近時記憶、エピソード記憶、視空間記憶などに関与する。(西林宏起)

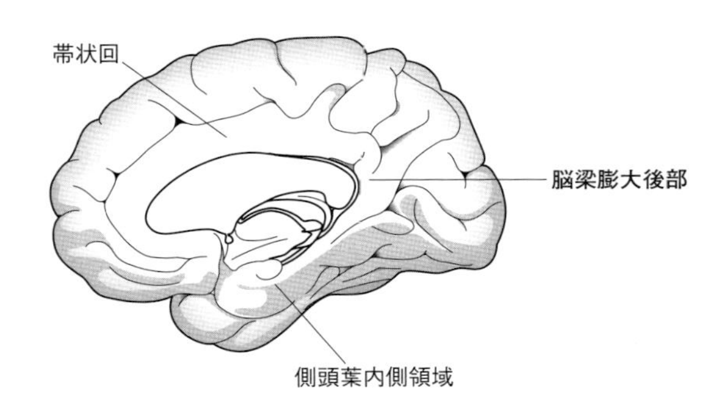

**脳梁無形成** のうりょうむけいせい agenesis of corpus callosum 先天的に脳梁の一部あるいは全部が欠損した状態。合併奇形を伴うことも少なくなく、多くは知的機能の低下を伴うため、出生前や幼少期に発見されることが多いが、合併奇形が少なく知的機能が保たれている場合、成人以降に偶発的に発見されることもある。後天的な欠損と異なり脳梁離断症候のほとんどを認めず、皮質下や前交連などで各種情報が代償されていると考えられているが、情動や社会的認知能力に関する情報は代償されにくい。(緑川晶)

同脳梁欠損症

**能力障害** のうりょくしょうがい disability 1980年の国際障害分類では、疾患や変調が原因となって機能・形態障害が起こり、それによって人間の生活行為の障害が生じ、それが人生の目的や社会的参加に関する障害となると、階層性を使って複雑な障害を構造的に明確にした。この考え方で日常的な生活行為に直接かかわる行為ができないことを能力障害と称した。この障害分類の基礎にはLifeという包括的な概念を生命(生物レベル)、生活(レベル)、人生(レベル)と階層的分類に対応させてそれぞれ機能障害、能力障害、社会的不利という日本語の表現として一般化された。しかし、2001年の改訂で出現した国際生活機能分類(ICF)では、障害を3つのレベルで把握する点は同様であるが、マイナスよりもプラスを重視する用語が用いられた。そのため、機能障害でなく「機能・構造障害」、能力障害でなく「活動制限」、社会的不利でなく「参加制約」という用語に置き換えられた。この新たなICFの立場ではマイナスの包括用語として「障害(disability)」が用いられ、その対称概念であるプラスの包括用語として「生活機能(functioning)」という造語が創られ、この用語で人間生活の3階層を包括して表すことになっている。この点で以前は能力障害という1つの階層のみを示していた語が包括用語となり、同じ単語が異なる意味をもつようになったので、用語の用いられる文脈に注意する必要がある。[参照：国際生活機能分類(モデル)](清水一)

**能力代償型治療介入** のうりょくだいしょうがたちりょうかいにゅう ⇨構成障害＞構成障害への治療介入＞代償的治療介入

**能力補塡型治療介入** のうりょくほてんがたちりょうかいにゅう ⇨構成障害＞構成障害への治療介入＞補塡的治療介入

**ノンバーバルコミュニケーション** ⇨非言語的コミュニケーション

**ノンバーバルコミュニケーション行動** ——こうどう ⇨非言語的コミュニケーション行動

**ノンパラメトリック検定** nonparametric test 母集団分布の形に依存しない

統計的検定法の総称であり、数量データのみならず、順序データや名義データにも利用可能であることが利点である。例えば、パラメトリック検定としてよく知られている母平均の比較のためのｔ検定や分散分析では、母集団が正規分布であることが前提であるのに対して、ノンパラメトリック検定では、このような前提を必要とせず、割合や、中央値をはじめとした順位にかかわる分析が基本となっている。分析するデータの型や目的に応じてさまざまな方法が知られている。ここでは代表的な方法をいくつか紹介する。順序データ・数量データに関しては、対応のある場合の２群の比較のための Wilcoxon 符号付順位和検定、３群以上の比較のための Friedman 検定、対応のない場合の２群の比較のための Mann-Whitney 検定、３群以上の比較のための Kruskal-Wallis 検定がある。また、ある処置前後の２値反応の変化に関する検定として、１回の処置の前後の比較では McNemar 検定、処置を複数回繰り返したときの反応の変化について Cochran Q 検定がある。そのほか、名義データの独立性に関するカイ２乗検定、順序データでの関連性をみるための Spearman や Kendall の順位相関係数に関する検定、分布の違いをみるための Kolmogorov-Smirnov 検定などがある。（野澤亮平）

# は

**把握現象**　はあくげんしょう　⇨前頭葉性動作障害＞把握現象

**把握反射**　はあくはんしゃ　grasp reflex, or grasping reflex　手掌を近位から遠位へ擦る刺激を与えると指が屈曲する反射。新生児期から存在するが、発達に伴って抑制機構が完成すると潜在化し、前頭葉内側面(図)の障害で再び出現する。(近藤和泉)

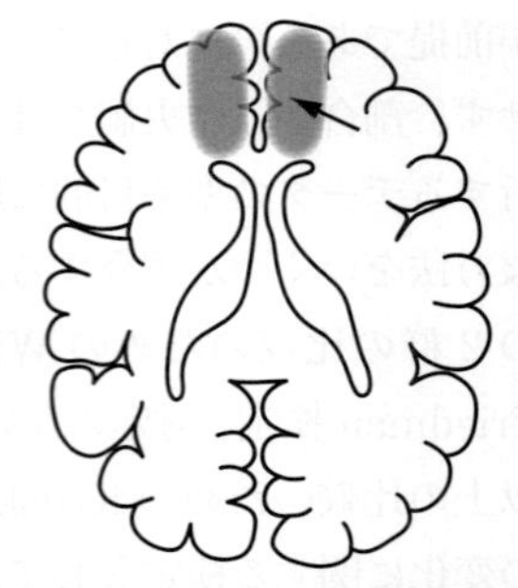

■把握反射が出現する脳局在■
矢印の前頭葉内側面の障害で対側肢(稀に同側)に出現する。

**背外側前頭前皮質**　はいがいそくぜんとうぜんひしつ　⇨前頭前皮質＞背外側前頭前皮質

**背外側前頭前野症候群**　はいがいそくぜんとうぜんやしょうこうぐん　dorsolateral prefrontal cortex　背外側前頭前野は、内側前頭前野、眼窩前頭前野とともに前頭前野を構成している。これまで、前頭前野の損傷によって言語や注意、記憶などの障害が出現してくることが知られていたが、近年ではさらに社会的行動障害が出現してくることが注目されている。背外側前頭前野の損傷では、言語に関しては喚語困難や単語の理解障害、漢字に比べて仮名に強い書字の障害が出現し、記憶に関してはワーキングメモリーの障害が出現してくる。注意に関しては、単純注意である焦点性注意や選択性注意に比べて、複雑性注意である持続性注意や転導性注意、分割性注意が強く障害される。最近では、ゲルストマン症候群が出現するとの報告もあるが、見解はさまざまである。また、遂行機能障害が出現してくることが特徴的である。遂行機能(executive function と訳されることが多いが、実行機能または管理機能などと訳されることもある)とは、目的をもった一連の活動を円滑に遂行するために必要な機能であると定義され、目標を設定することや行動を計画すること、行動を効果的に実行することが求められる。背外側前頭前野の損傷によって遂行機能障害が出現すると、日常生活や社会生活において不都合を生じることが多くなるため、社会的行動障害の１つとして知られるようになった。(時田春樹)

**背向的連鎖化**　はいこうてきれんさか　retroactive chaining　技能や行動を効率よく獲得するための行動心理学的な技法の１つ。技能や行動を構成単位に分けて各単位を獲得するとき、一般的には下位の構成単位から始めて、次の上位の単位へと順次に連鎖化する（つなげる・まとめる）仕方が多い（例：A→B→C）。背向的連鎖化は始めから順次に連鎖化する仕方とは逆に、目標とする最終の技能や行動に最も近い上位の構成単位から始めて、逆順で下位の構成単位へと連鎖化する（例：C→B→A）。（坂爪一幸）

同逆向的連鎖化

**肺性脳症**　はいせいのうしょう　pulmonary encephalopathy　肺の機能不全による中枢神経症状を起こす状態である。肺性脳症には、血中の二酸化炭素（$CO_2$）上昇によるもの（$CO_2$ナルコーシス）と酸素（$O_2$）低下による低酸素脳症が含まれている。$CO_2$ナルコーシスは、$CO_2$上昇により脳血管が拡張し、脳血流量は増加した結果、脳浮腫を生じる。また、脳は$O_2$消費量が非常に多く、全身の20%以上を消費するといわれており、$O_2$欠乏が起こると脳細胞が傷害されて神経症状が出現する。（田中寛人）

**背側型同時失認**　はいそくがたどうじしつにん　⇨失認＞同時失認＞背側型同時失認、バリント症候群＞視覚性注意障害

**背側経路**　はいそくけいろ　dorsal pathway, or dorsal route　大脳における視覚情報処理のうち、対象の位置や運動の分析にかかわる流れで、一次視覚皮質から頭頂葉に至る。これを、下頭頂小葉へ向かう腹背側の流れ（ventro-dorsal stream）と上頭頂小葉へ向かう背背側の流れ（dorso-dorsal stream）に分ける考えもある。前者は位置や運動の意識化にかかわり、損傷によって失運動視（akinetopsia）や視覚性注意障害（visual inattention）が起こる。後者はあまり意識に上らない行為の制御にかかわり、損傷によって視覚性運動失調（ataxie optique）などが起こる。（平山和美）

同背側の流れ

**背側の流れ**　はいそくのながれ　dorsal stream　⇨背側経路

**バイ・モーラ頻度**　――ひんど　⇨音韻配列論

**廃用症候群**　はいようしょうこうぐん　disuse syndrome　長期の安静により、さまざまな心身機能の低下などを示す。関節拘縮、褥瘡（床ずれ）、起立性低血圧など。（種村純）

**破局反応**　はきょくはんのう　⇨社会的行動障害＞破局反応

**パーキンソン病**　――びょう　⇨神経変性疾患＞パーキンソン病

**曝露法**　ばくろほう　⇨リハビリテーション＞行動療法＞エクスポージャー

**橋本脳症**　はしもとのうしょう　Hashimoto encephalopathy　橋本病（慢性甲状腺炎）に伴う、甲状腺機能とは関連なく生じる自己免疫性脳症。発症年齢は20～30歳代および50～70歳代の二峰性のピークをもつ。男：女＝1：2で女性に多い。臨床病型として、最も高頻度にみられるのは急性脳症型（辺縁系脳炎を含む、約70%）、次いで慢性のうつや統合失調症様の症状を呈する慢性精神病型（約20%）、小脳失調型お

よびクロイツフェルト・ヤコブ病類似病型(約10%)と続く。神経徴候として頻度が高いものは、意識障害、精神症状、認知症、不随意運動(振戦、ミオクローヌス、舞踏病運動/アテトーゼ)、痙攣、小脳失調があり、感覚障害、脳神経障害、脊髄・末梢神経障害、自律神経障害は稀である。初発時や再燃時に姿勢振戦やミオクローヌスを呈することが多く、精神徴候として急性の経過では不穏・せん妄が、慢性の経過ではうつ・不安を呈するものが多い。検査所見については、血液・脳脊髄液検査では抗甲状腺抗体(TPO、TG)は全例で陽性、甲状腺機能は約70%で正常範囲内、脳脊髄液蛋白・IgGの上昇が45%にみられる(細胞増多は稀)。約半数(43%)に抗NAE(αエノラーゼN末端)抗体が陽性で、感度51%・特異度91%と疾患特異性が極めて高い。脳波異常は約90%にみられ、所見は多彩だが基礎波の徐波化や鋭波、周期性突発波が出現する。頭部MRIでの異常は20%程度と少なく、時に血管炎やびまん性白質病変、辺縁系病変がみられる程度である。脳血流SPECTでは約70%にびまん性血流低下がみられる。治療は、多くは副腎皮質ステロイドが奏効する。一部で、免疫グロブリン大量療法や血漿交換が効果あり、ステロイド減量時の再燃予防のため免疫抑制薬(アザチオプリン)の併用が効果があるといわれる。(武田英孝)

**派生的錯読**　はせいてきさくどく　⇨錯読＞派生的錯読

**発音定位法**　はつおんていいほう　⇨失語症の訓練＞失語症の言語訓練法＞発音定位法

**発語失行**　はつごしっこう　apraxia of speech(AOS)　失構音、アナルトリー、皮質性構音障害など、さまざまな名称が用いられるが、ほぼ同じ症候を指す。失語症や構音障害(dysarthrie)を伴う場合が多いが、それらを伴わずに生じうる(純粋形は純粋語唖とも呼ばれる)。1960年代にAOSを提唱したDarleyはその発現機序を「発話運動のプログラミングの障害」とし、失語症や構音障害とは異なるアプローチへの道を拓いた。近年の発話産生モデルの洗練化とも相俟って、音韻情報を音声レベル、すなわち時間的・空間的運動表現へと変換する過程をモデル化する試みがなされている[1)2)]。歪みを主とする誤り、発話速度が遅く音節間の引き延ばしや分離、プロソディの異常、発話開始の困難やためらいなどの特徴が、自発話、呼称、復唱などすべての口頭表出面で認められる。意図的な発話と自動的な発話での乖離はない。構音障害との鑑別点として、構音障害ではそのタイプごとに、誤り方に一貫性があるのに対し、発語失行では、誤り方に二重の非一貫性が指摘されている。すなわち、①ある音が、ある時は誤り、ある時は正しく構音される、②誤る場合にその誤りが一定でなく、多様な誤り方をする[3)]。ただし、通常、複雑な構音は困難な傾向にあるなど、一貫性および変動性については発語失行話者間の多様性の指摘もある。さらには、聴覚印象的にはノーマルに聞こえても、有声開始時間(VOT)などの音響学的分析では、健常とは異なるパタンを示す[4]。なお、プロソディの異常に関して、固有の異常であるとするほか、構音の補償現象あるいは、代償行為であるなどの意見もある。責任病巣は、優位半球の中心前回の中下部と目されている。ただし、その皮質病変・皮質下病変のいずれが主要なのか、また深部病変での「発話障害」をどう捉えるかなど研究が続く。随伴症状として、口腔顔面失行が認められることが多いが、合併しないこともあり、また初期消退例も多い。逆に、口腔顔面失行が認められても、発語失行はないこともある。なお、病巣と反対側の顔面・舌の中枢性麻痺を伴うことが多いが、もちろん発語失行の諸症状はそれらによって説明できるものではない。発語失行例では発症初期に無言状態を示すことがあり、多くは一過性だが、時に発声失行とも呼ばれる症状が持続することがある。（水田秀子）

同失構音、アナルトリー、皮質性構音障害

1）Zeigler W：Modelling the architecture of phonetic plans；evidence from apraxia of speech. Lang Cog Processes 24：661, 2009.
2）Guenther FH：Cortical interactions underlying the production of speech sounds. J of Communication Disorders 39：350-365, 2006.
3）杉下守弘：発語失行．失語症研究 14：129-133，1994.
4）Duffy JR：Motor Speech Disorders；Substrates, Differential Diagnosis and Management. 3rd ed, Elsevier, Amsterdam, 2013.

**発声失行**　はっせいしっこう　⇨失行症＞発声失行

**発達障害者支援センター**　はったつしょうがいしゃしえん――　Support Center for Persons with Developmental Disorders　発達障害児（者）とその家族への支援を総合的に行う、各都道府県・指定都市に設置された公的な拠点機関。2005年4月1日施行された発達障害者支援法に位置づけられ、2013年4月1日施行の障害者総合支援法の中では、都道府県が実施する地域生活支援事業のうち、専門性の高い相談支援事業として、発達障害者支援センター運営事業の実施は必須とされている。事業内容は、以下のとおりである。

・相談支援…発達障害児（者）とその家族のニーズに合わせる形で相談に応じ、指導・助言を行うこと。
・発達支援…医療機関などと連携して、発達障害児（者）の医学的診断や心理判定を支援したり、障害児（者）施設に支援方法を指導・助言したりすること。
・就労支援…就労に必要な習慣・ルール・知識の獲得を支援するとともに、労働関係機関と連携して、発達障害児（者）を就労につなげること。
・普及啓発および研修…福祉機関・教育機関・行政機関・医療機関などに対し、障害特性や対応法に関するパンフレットなどを作成して配布したり、研修会を開催したりすること。

国立障害者リハビリテーションセンターのホームページ内に開設された、発達障害情報・支援センターでは、各地の相談窓口として、全国の発達障害者支援センターの一覧が紹介されている。発達障害者支援法では、『てんかんなどの中枢神経系の疾患、脳外傷や脳血管障害の後遺症が、上記の障害(ICD-10のF80-F89およびF90-F98に含まれる障害)を伴うものである場合においても、法の対象とするものである』とされており、各地のセンターの事業内容や困っている症状によっては、高次脳機能障害児(者)にとっても発達障害者支援センターが支援機関の1つとなる可能性がある。(宇津山志穂)

**発達障害者支援法** はったつしょうがいしゃしえんほう The Support Law for People with Developmental Disorders　自閉症、アスペルガー症候群その他の自閉症スペクトラム障害、学習障害、注意欠如・多動性障害などの通常低年齢で発現する脳機能の障害がある者を支援する法律で、2005年4月1日施行され、2016年8月1日には改正法が施行された。この法律の目的は、発達障害者の発達や社会生活を促進し、自立や社会参加につなげることである。国および地方公共団体に対しては、支援が切れ目なく行われるように必要な相談体制を整備する責務があると謳われている。改正法では、支援の基本理念が追加され、社会参加や地域社会での他者との共生の機会を確保すること、社会的障壁の除去に努めること、個々の状態に応じて、かつ、関係機関が連携し、本人の意思決定にも配慮することが記された。この目的と基本理念に則って、具体的には、以下のような内容が盛り込まれている。

- 発達障害の早期発見のために、市町村は、乳幼児健康診査・健康診断の際に十分に留意して発見に努め、発達障害が疑われる児の保護者に対して、継続的に相談や助言を行ったり、医療機関などを紹介したりすること。
- 就学前の早期から支援が受けられるよう、必要な体制を整備すること。
- 就学後、学校においては、年齢・能力・障害特性に応じた教育を、可能な限り発達障害児でない児と共に受けられるよう、適切な支援を行うこと。
- 学校卒業後の就労支援体制を整備し、公共職業安定所や就労支援機関と連携して、就労の機会の確保や就労の定着に努めること。

その他、地域での生活の支援や、家族などへの支援、権利利益の擁護、司法手続きにおける配慮、専門的な医療機関や専門家の確保なども明記されている。また、前述のようなさまざまな段階で、発達障害者やその家族、関係機関に対して、専門的な相談に応じ、情報提供や助言を行う機関として、発達障害者支援センターを設置することが定められている。

高次脳機能障害との関連では、発達障害者支援法の趣旨や概要を説明した、文部科学省と厚生労働省の事務次官文書(平成17年4月1日付・17文科初第16号厚生労働省発障第0401008号)の中で、法の対象となる障害として、『脳機能の障害であってその症状が通常低年齢において発現するもののうち、ICD-10(疾病及び関連保健問題の国際統計分類)における「心理的発達の障害(F80-F89)」及び「小児(児童)期及び青年期に通常発症する行動及び情緒の障害(F90-F98)」に含まれる障害であること。なお、てんかんなどの中枢神経系の疾患、脳外傷や脳血管障害の後遺症が、上記の障害を伴うものである場合においても、法の対象とするものである』と記載されている。よって、高次脳機能障害児も発達障害者支援法に基づく支援の対象になると解釈できる。なお、厚生労働省および国立障害者リハビリテーションセンターが定めた、高次脳機能障害の行政的な診断基準では、除外項目として、『先天性疾患、周産期における脳損傷、発達障害、進行性疾患を原因とする者は除外する』とあり、発達障害と高次脳機能障害の別を示している。(宇津山志穂)



**発達性協調運動障害**　はったつせいきょうちょううんどうしょうがい　⇨神経発達障害>発達性協調運動障害

**発達性計算障害**　はったつせいけいさんしょうがい　⇨神経発達障害>発達性計算障害

**発達性視覚失認**　はったつせいしかくしつにん　⇨失認>視覚失認>発達性視覚失認

**発達性相貌失認**　はったつせいそうぼうしつにん　⇨失認>相貌失認>発達性相貌失認

**発達性ディスレクシア**　はったつせい——　⇨発達性読み書き障害

**発達性読み書き障害**　はったつせいよみかきしょうがい　developmental dyslexia　読み書きの発達が遅れるが全般的知的能力は高い。音韻、視覚の処理に障害があることが背景にある。学習障害をきたす。(種村純)

同発達性ディスレクシア

**発動性障害**　はつどうせいしょうがい　antriebsmangel　発動性障害には、正確には発動性低下と発動性亢進があるが、発動性亢進は稀な病態であるため、ほとんどの場合は発動性低下(発動性欠乏)を指し、類似する病態にアパシー(apathy)、心的自己賦活喪失(loss of self-activation)、生命力喪失(athymhormie)、psychic akinesiaなどがある。自発性障害とほぼ同義であるが発動性障害の方がより生物学的な意味合いをもつ。放置すると自ら何かをするという傾向がほとんど認められない。言語表現のみならず表情、仕草などの非言語的表現にも乏しい。しかし、外からの働きかけがあると、それには最小限の反応を示すことが稀ではない。発動性障害はすべての活動に及ぶこともあれば、例えば言語のみ、思考のみに限定している場合もある。内的体験としては、多くは、外界で生じている出来事に対して無関心であるのが一般的であり、抑うつ感や悲哀感が訴えられることは原則としてない。意識障害、認知障害、情動障害には帰着し得ない独自な病態と考えられる。ほかの認知障害は原則としてみられないか、あったとしても軽度である。損傷により発動性障害を引き起こす脳回路は、前部帯状回(anterior cingulate cortex)→線条体腹側部(nucleus accumbens)→淡蒼球腹側部(globus pallidus)→視床背内側核(medial dorsal thalamus)→前部帯状回という経路から成っており、前頭葉では前部帯状回が、基底核では腹側部が、視床水準では背内側核の損傷が、それぞれ発動性欠乏の発現に一定の役割を果たしている、ということが示唆されている。(高田武人)

**花の絵の模写** はなのえのもしゃ ⇨模写＞花の絵の模写

**ハノイの塔とロンドンの塔** ──とう──とう ⇨前頭葉機能検査＞ハノイの塔とロンドンの塔

**パノラマ眼振** ──がんしん panoramic nystagmus ⇨視運動性眼振

**バビンスキー型病態失認** ──がたびょうたいしつにん ⇨失認＞病態失認＞バビンスキー型病態失認

**パブロフ型条件づけ** ──がたじょうけん── Pavlovian conditioning ⇨古典的条件づけ

**浜松方式高次脳機能スケール** はままつほうしきこうじのうきのう── ⇨前頭葉機能検査＞浜松方式高次脳機能スケール

**パラ言語的文脈** ──げんごてきぶんみゃく paralinguistic context ことばを超えたメッセージであり、アクセントやピッチ、声の大きさや速さ、流暢性などを含む。ことばでのメッセージは、何を伝えるかといった意味内容の規則をもっているが、そのことばの意味内容をどのようにして伝えるかという文脈に合ったことばの使用が必要である。パラ言語的文脈は話者の意図をより効果的なメッセージとして伝達するために重要な要素となる。(小坂美鶴)

**パラメトリック検定** ──けんてい parametric test 母集団の分布がある特定の分布、一般的には正規分布に従うことがわかっているデータに対して行う検定法。(参照：ノンパラメトリック検定)(種村純)

**バリスム** ballism 不随意運動の一種で、上肢または下肢を付け根から振るような、または振り回すような大きく激しい動きを特徴とする。片側の上下肢にみられることが多く(hemiballism)、しばしば舞踏運動に混じて認められる(hemiballism-hemichorea)。大脳基底核、特に視床下核の血管障害と関連して病巣の反対側に出現することが多い。非ケトン性糖尿病や全身性エリテマトーデスなどを背景として生じる場合もある。(三輪英人)

## バリント症候群 ——しょうこうぐん Bálint syndrome

バリント症候群のすべての症状は視力、視野、眼球運動に障害がないことが前提である。通常、両側の後頭頂葉の障害で生じるといわれている。脳血管障害によって生じることが多いが、そのほかに腫瘍、外傷、一酸化炭素中毒、HIV 感染症、アルツハイマー病やクロイツフェルト・ヤコブ病で生じる。(岩本圭子)

■ **視覚性運動失調** しかくせいうんどうしっちょう visual ataxia 上肢の運動機能が正常であるにもかかわらず、視覚誘導で対象物を正確に手で摑むことができない現象である。リーチングの障害。検査では、患者の上肢の体性感覚や運動が正常であること、視力、視野、眼球運動に障害がないことを確認しておく必要がある。そのうえで患者の注視下に物体(物品または検者の指)を置き、これを手で捕えるように命じる。患者の手は提示した対象物の周囲の空間に伸ばされ、空を摑もうとする様子が観察されることが多い。また患者は対象物に触れることができないことに困惑しながら、少しずつ手を伸ばす位置を変えながらこの動作を繰り返すことが多い。空間を何回か探ることによって対象物に触れることができるが、時には不成功に終わることがある。このとき標的のずれは前後方向のこともあれば、左右方向のこともある。一方で、体性感覚に頼ることができる自己の身体部位(鼻・耳など)は正しく速やかに触ることができる。(岩本圭子)

■ **視覚性注意障害** しかくせいちゅういしょうがい visual attention disturbance 一度に視界にある複数の対象物を認知することができない症状である。患者は2つの物品を同時に提示されると、一方だけを知覚し、もう一方は知覚できない。患者に紙面上にランダムに配置された複数の点を目視で数えさせると、1つないしは一部しか数えることができない。また、横1列に書いた文字を読ませると一部の文字しか認知することができない。丸や三角のような単純図形をなぞることや、丸の中心に点を打つことも難しい。対象の大小や、対象相互間の距離にはよらない。これは背側型同時失認(dorsal simultanagnosia)と同じ概念である。また近年、revisiting behavior(線分抹消試験で何回も同じところを抹消しようとするなど)や visuospatial working memory との関係があるといわれている。(岩本圭子)

回背側型同時失認

■ **視空間定位障害** しくうかんていいしょうがい visual-spatial agnosia Holmes らが提唱した視覚失見当(visual disorientation)の中核症状である。症状は視線固定の障害、視覚による対象の空間位置の定位障害、複数対象の位置関係、視覚座標系異常、遠近・長短・大小の判断の障害、立体視・運動視の障害などである。視覚座標系異常とは垂直線や水平線が傾斜して知覚される現象をいう。特に前後・左右が逆転して感じられる場合を逆転視、上下が逆転して感じられる場合を倒錯視という。遠近視の障害とは、物体の遠近にかかわらず、奥行きが判断できない現象をいう。立体視障害では3次元の物体が平面のように感じられる。運動視障害は物体の動きが知覚できない現象をいう。多くの症状はバリント症候群と類似する。視線固定の障害はバリント症候群の精神性注視麻痺に相当し、複数対象の位置関係の障害はバリント症候群の視覚性注意障害(背側型同時失認)に相当する。一方、最も顕著なバリント症候群との相違点は、注視したものを摑めないというリーチングの障害の捉え方である。Bálint は、リーチングの障害が右手にのみ出現したため視知覚の障害とは独立した視覚と運動の協調の問題、すなわち視覚性運動失調として捉えた。一方でHolmes らは、リーチングの障害を視知覚の障害、すなわち距離判断の障害から説明した。両側頭頂葉との関連が深い。(岩本圭子)

■ **精神性注視麻痺** せいしんせいちゅうしまひ psychic gaze paralysis 自由に眼球を動かせる状況にあるにもかかわらず、自発的に対象物に視線を動かすことができない現象である。しばしば患者は、いったん1つの対象を注視すると、視線はこの対象に固着してしまい、自発的に視線を動かすことができない。精神性注視麻痺患者の視線の動きは小刻みであり、不規則な探索と停留がみられるが、言語指示によって視線を動かすことは可能である。(岩本圭子)

回眼球運動失行

**バールソン児童用抑うつ性尺度**　——じどうようよくうつせいしゃくど　⇨DSRS-C

**ハローワーク**　⇨公共職業安定所

**バーンアウト**　⇨燃え尽き

**般化(汎化)**　はんか　generalization　古典的条件づけでは、ある特定の刺激に対して条件反応が形成された場合に、それと類似したほかの刺激に対しても条件反応が生起する現象を刺激般化(stimulus generalization)という。オペラント条件づけでは、強化された特定の反応に類似した反応が増加する傾向を反応般化(response generalization)という。般化は新しい行動レパートリーを増加させるうえで重要であるが、それが不適切な場合は、オリジナルの反応を強化して、反応般化を強化しない分化強化(弁別訓練)を行う場合がある。また臨床場面では、訓練室で形成された行動が、日常場面に転移することを般化と呼ぶことも多い。(山下光)

**半球内離断症候群**　はんきゅうないりだんしょうこうぐん　⇨離断症候群＞半球内離断症候群

**反響言語**　はんきょうげんご　⇨言語症状＞反響言語

**半身喪失感**　はんしんそうしつかん　⇨無視症候群＞半身喪失感

**半側空間無視**　はんそくくうかんむし　⇨視空間性障害＞半側空間無視、無視症候群＞半側空間無視

**半側身体失認**　はんそくしんたいしつにん　⇨失認＞身体失認＞半側身体失認、無視症候群＞半側身体失認

**ハンチントン(舞踏)病**　——(ぶとう)びょう　Huntington's disease　4番染色体に原因遺伝子をもつ常染色体優性遺伝の神経変性疾患。CAGリピートの異常伸長がある。人口10万人あたり1人に生じ、30〜40歳代に不随意運動で発症する。不随意運動、認知症、人格変化が三徴である。症状は緩徐進行性で、父親から遺伝した場合に発症が若年化しやすい。脳MRIでの尾状核頭の萎縮が特徴だが、確定診断は遺伝子検査による。全経過は10〜20年で、最終的には寝たきりとなり、肺炎などの感染症により亡くなる。(佐藤正之)

**パンデモニアム・システム**　Pandemonium system　ヒトの知覚情報処理を説明するための特徴分析モデルの代表的な1つ[1]。特徴分析モデルは、多くの似ている刺激に各々対応する心的な表象を網羅的に仮定しなくてもよいため、ヒトの認知モデルとして適している。例えば、文字の認知においては、それぞれの文字は特徴的な形状(線分、円弧、直角など)の組み合わせとして表現されており、手書きの文字でも印刷された文字でも、同様の組み合わせで構成される。システムに入力された文字は、複数の情報処理モジュール層に存在する4つのデーモンによって、情報

の抽象度が低い方から順に評価される。
①イメージデーモン：入力された情報を内的表象に変換する。
②特徴検出デーモン：ある特定の形状に応答する。
③認知デーモン：ある特定の文字の特徴に応答する。
④決定デーモン：認知デーモンの応答に基づき、入力された情報を同定する。

このシステムは、それぞれのデーモンの判断がどのように行われるかについて仮定していない点で批判を受けることが多い。また、パンデモニアム・システムではボトムアップな処理しか仮定していないため、トップダウン的な処理が得意なヒトの認知処理を説明するためには、ほかのメカニズムも仮定する必要がある。しかしながら、一次視覚野の単純細胞やおばあさん細胞といった神経細胞の働きが理解されるにつれ、モデルとしての適切性が広く認識されるようになった。(山田千晴、福澤一吉)

1) Selfridge O：Pandemonium；a paradigm of learning. Mechanization of Thought Processes, NPL Symposium 10, 1959.

**パントマイム** ⇨失行症＞パントマイム

**反応コスト法** はんのう――ほう ⇨リハビリテーション＞行動療法＞反応コスト法

**反応時間課題** はんのうじかんかだい reaction time task 反応時間とはヒトに刺激を与えてから、それに対応する反応が生じるまでの時間であるが、その時間の長さは実験的条件により影響を受ける。例えば与える刺激の提示条件を変化させたり、刺激に対する反応様式にルールを設定したりすると反応時間に変化が生じる。このように反応時間の長さに影響を及ぼすような実験的手続きを反応時間課題という。特に実験心理学や精神医学では、反応時間課題として刺激に対して段階的な心的処理を必要とする認知的課題が多く用いられる。ここで認知的課題における心的処理過程を大まかに示すと**図**のようになる。被験者に刺激が与えられると、最初の段階では刺激の感覚・知覚的処理が行われ刺激が認知される。次の段階は、その認知された刺激に対応する反応様式の選択と決定であり、教示のルールに従った反応が決定される。最後の段階は運動器による反応の生成であり、最終的な運動反応が遂行される。このような一連の処理過程のどのステージに負荷をかけるかによって、言い換えればどの段階に被験者の注意配分を求めるかに従い、反応時間課題は単純反応時間(simple reaction time)課題と選択反応時間(choice reaction time)課題の2種類に大別される。単純反応時間課題は提示する刺激と反応の間に1対1の反応ルールを設定する場合である。例えば、定点に光が見えたら可能な限り速くキー押し反応をする課題などである。この場合は**図**の最初の感覚・知覚段階と最後の運動反応段階に負荷がかかると考えられるが、多くの場合200～300ミリ秒程度の短い

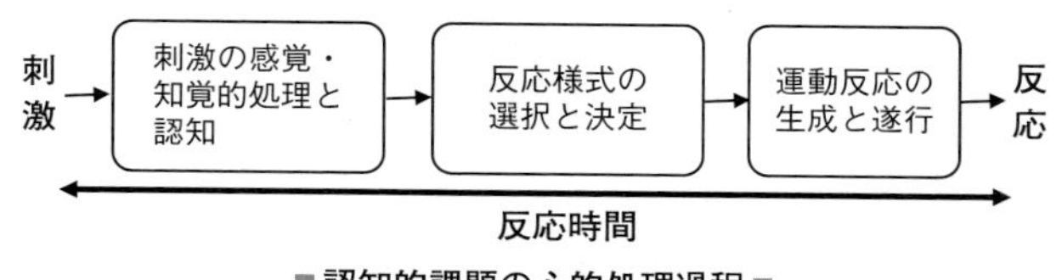


■認知的課題の心的処理過程■

反応時間が得られる。一方、選択反応時間課題は図の中央に位置する選択・決定段階へ負荷をかける課題である。例えば、光刺激を時計の文字盤のように同心円状に配置した位置にランダムに提示し、発見したら直ちにキー押し反応を求める課題や、交通信号のように 3 色の刺激のうち 1 色を示して青色の場合のみキー押し反応を求めたりする(go/no-go reaction time)課題などである。選択反応時間課題では、提示された刺激の出現確率が低下するに従い反応時間が対数関数的に長くなる傾向にある(Hick-Hyman の法則)。また、課題の処理過程が直列的である場合には反応時間は加算され長くなると考えられている。同一課題において被験者の通常よりも反応時間が長くなった場合は、特定の処理ステージの機能が低下していることや、処理全般にかかわる注意資源量が低下していることなどが想定される。(平野眞)

**反応妨害法**　はんのうぼうがいほう　⇨リハビリテーション＞行動療法＞反応妨害法

**反復経頭蓋磁気刺激法**　はんぷくけいとうがいじきしげきほう　⇨ rTMS

**反復言語**　はんぷくげんご　⇨言語症状＞反復言語

**半盲**　はんもう　hemianopia, or hemianopsia　注視点を境界として視野の左半部あるいは右半部が欠損する。(種村純)

**ピア・カウンセリング**　peer counseling　ピア(peer)とは、「同等な人、対等な人」の意味であり、同じ疾患や障害を抱える者あるいは同等の境遇に立つ当事者同士による、相互支援を基盤とした活動のことを総称してピア・サポートと呼び、医療、福祉、保健、教育といった幅広い領域で展開されている。ピア・サポートは、活動の目的に応じて、ピア・チュータリング、ピア・メンタリングなどに分類することができ、ピア・カウンセリングもその１つとして位置づけられる。ピア・カウンセリングは、当事者同士が一定の時間を共有し、お互いの悩みや体験を対等な立場で話し、聴き合う営みであると定義することができる。その主たる目的は、自分自身の生き方について、自らが建設的な選択と決定ができるように支援することであり、心理的支援だけでなく、必要に応じて疾患や障害に関する知識、社会制度などの情報提供が行われる。援助者が相談者のニーズを素早く認識することができ、差別や社会的抑圧などの問題を共感的に受け止めることができる点で優れている。一方で、相談者と援助者に共通性が多いことから、憧れや理想、あるいは競争心など、「転移」や「逆転移」といった特別な感情が生まれやすいと指摘されている。ピア・カウンセリングは、カウンセラーが相談者と同じ当事者であること、カウンセリングの過程が体験の共有という相互性に基づくという特徴において、専門家が実施するカウンセリングとは大きく異なる。対等な関係性を重視するピア・カウンセリングでは、相談者だけでなく、カウンセラーも自分の悩みや苦しみなどを相談者に積極的に伝え、体験を共有し合う。この過程により、相談者の支援のみならず、カウンセラー自身の成長が図られる。(水子学、柳沢志津子)

**非一貫語**　ひいっかんご　⇨一貫語、語彙特性＞一貫性

**非一貫動詞**　ひいっかんどうし　⇨動詞

**非意味的語彙経路**　ひいみてきごいけいろ　non-semantic lexical route　単語を語彙と認知しつつ意味抽出を行わず、復唱する場合に用いられる。意味的障害が関与する。(参照：二重経路モデル)(種村純)

**被影響性症状**　ひえいきょうせいしょうじょう　⇨前頭葉性動作障害＞被影響性症状

**非可逆文**　ひかぎゃくぶん　⇨可逆文・非可逆文

**被殻出血**　ひかくしゅっけつ　⇨脳血管障害＞脳出血＞被殻出血

**非痙攣性てんかん重積**　ひけいれんせい――じゅうせき　⇨てんかん＞非痙攣性てんかん重積

**非言語性意味システム**　ひげんごせいいみ――　⇨記憶＞意味記憶＞意味システム

**非言語的コミュニケーション**　ひげんごてき――　non-verbal communication　ことばは人間のコミュニケーションに重要な役割を担っており、最も効率のよい伝達手段である。ことばは「記号」であり、体系化された記号によって話し手と聞き手の間のコミュニケーションが可能である。しかし、それだけでは円滑なコミュニケーションが成立しない。視線や身体動作などの非言語的なコミュニケーションもまた自らの意図伝達の表現手段となる。非言語的コミュニケーションスキルとしては、表情や姿勢、しぐさ、視線行動、空間行動、準言語行動(すなわち、アクセントやイントネーションなどプロソディックな側面)がある。ことばで表現できない9ヵ月児においても指さしや身振り、笑顔などの表情、またアイコンタクトを用いてさまざまな機能の意図伝達が可能である。成人の場合においても対話の中で非言語的な情報量が65〜93%といわれ、言語で伝える情報よりも多くを伝えることができる。中でも顔の表情による伝達がその多くを占めるといわれている。「目は口ほどにものを言う」のである。(小坂美鶴)

同ノンバーバルコミュニケーション

**非言語的コミュニケーション行動**　ひげんごてき――こうどう　non-verbal communication behavior　身振りや描画など非言語的コミュニケーション行動の困難は失語症とともによく観察される。中でも身振りの問題については今日までさまざまな研究がなされ、特にパントマイムに関しては多数の知見が蓄積されてきた。パントマイムとは、例えば指で輪の形をつくり飲むふりをしてコップを表現するような、事物の形態的・機能的な特徴を描写する身振りのことをいう。失語症者のパントマイムの問題は失行が原因であるという説がある。それに対し、表出面のみならず理解面でも問題が生じる場合があることなどを根拠とし「象徴機能」として言及されることもある意味処理能力の障害が、言語症状とともにパントマイムなどの非言語的コミュニケーションの問題を引き起こすという説もある。しかし、すべての失語症者で一様に、また言語症状と同じ程度に、非言語的コミュニケーション行動の困難が生じるわけではない。身振りや描画の機能が残存しているなら、コミュニケーション能力拡大のため積極的に利用されるべきとの主張もある。そして、それらは実用コミュニケーション訓練で使用され、一定の効果が報告されている。失語症者のリハビリテーションにおいてADLとQOLの向上のためには、音声言語のみならず、非言語的コミュニケーション行動についても適切に評価し活用することで、コミュニケーションの促進と拡大を図ることが重要である。(藤野博)

同ノンバーバルコミュニケーション行動

**非言語的方略**　ひげんごてきほうりゃく　⇨記憶のリハビリテーション＞非言語的方略

**非語彙経路**　ひごいけいろ　non-lexical route, or sub-lexical route　単語を構成する音と表音文字との間の直接的な変換を行う情報処理過程。(参照：二重経路)(種村純)

**非古典型純粋失読**　ひこてんがたじゅんすいしつどく　⇨失読症＞後天性失読症＞純粋失読

**尾子音**　びしいん　⇨子音＞尾子音

**皮質下失語**　ひしつかしつご　⇨失語症＞皮質下失語

**皮質基底核変性症**　ひしつきていかくへんせいしょう　⇨認知症＞大脳皮質基底核変性症

**非失語性呼称障害(錯語)**　ひしつごせいこしょうしょうがい(さくご)　⇨ nonaphasic misnaming(or paraphasia)

**皮質性感覚障害**　ひしつせいかんかくしょうがい　cortical sensory disturbances　頭頂葉皮質ないし白質、大脳ブロードマンの１・２・３野の感覚領野に相当する部位の障害にて生じるとされる。感覚は末梢神経から脊髄に伝導され視床に至るがそこでは感覚は漠然としか区別されず、その性状が明瞭に認識されるのは皮質においてである。感覚線維の第三次ニューロンは「逆立ちしたコビト」様に体性局在を皮質上に呈し、感覚の性状によりその分布は異なっている。感覚野である皮質の障害で温痛覚、触覚は減弱するが消失せず、一方で対側の関節受動運動覚、位置覚など身体識別姿勢の感覚は消失する。さらに立体覚消失(ものを触ったり持ったりしてもその物体がなんであるかわからない)、皮膚書字覚(皮膚に書かれた文字を認識する)、２点同時刺激識別覚(身体の左右同一部位を同時に刺激すると、あたかも健側のみ刺激されたように感じ病側が無視される)の障害も出現する。(山根文孝)

**皮質性構音障害**　ひしつせいこうおんしょうがい　⇨発語失行

**皮質-皮質下回路**　ひしつ-ひしつかかいろ　cortico-subcortical loop　大脳皮質由来の情報が大脳基底核、視床に入力・処理され再び大脳皮質に投射される回路のこと。前頭葉-線状体-淡蒼球-視床回路は背外側前頭前野回路、外側眼窩前頭回路、前帯状回回路に分類され、腹側辺縁系回路はPapez 回路、Yakovlev 回路に分類されている。(参照：記憶の神経機構)(福岡卓也)

**皮質盲**　ひしつもう　cortical blindness　両側の一次視覚皮質あるいは視放線の損傷により全視野の視機能が失われ、光刺激をまったく知覚しない状態。手背などを急に眼に近づけ脅かしても反射的な閉眼は起こらない。しかし、眼から視交叉までの損傷による盲とは異なり、瞳孔に光を当てると縮瞳する、すなわち対光反射が保たれる。中間透光体、網膜や視神経には盲の原因となる障害がない。病変が大脳のより前方まで及ぶと、自己の盲を認知しないアントン症候群を伴うことがある。(平山和美)

**皮質聾**　ひしつろう　cortical deafness　脳幹以下の聴覚伝導路に問題がないのにもかかわらず、それよりも中枢での障害により引き起こされる著しい聴覚障害。すべての聴覚刺激に気づかず純音聴力検査では閾値の上昇を示す。両側性の聴皮質(側頭葉の上側頭回＝ヘシュル横回にある一次聴覚野：41 野)もしくは聴放線の障害で起きるとされるが、内側膝状体の障害による発症例の報告もみられる。聴性脳幹反応は短潜時(脳幹以下から誘発される電位)で正常であるが、中潜時以降の波形にしばしば異常がみられる。両側聴皮質の同時障害による発症例の報告もあるが、多くは一側に陳旧性病変が存在し反対側に新たな病変が加わることにより発症することが多い。急性期のすべての聴覚刺激に反応しない皮質聾から、反応するが音を認識できない聴覚失認に移行する例がしばしばみられる。聴覚失認では障害の程度、部位により、純粋語聾、失音楽(感覚性)、環境音失認というように認識できなくなる音が異なり、その間にさまざまな移行型が存在する。聴皮質から出力するU-fiberの障害によると考えられ、純粋語聾は優位半球側頭葉深部病変で、失音楽および環境音失認は右半球上側頭回およびその周辺の障害で生じるとされる。純粋語聾では通常内言語(発話あるいは書字により表出される言語ではなく内面化された言語活動)は障害されない。(高橋雄)

**尾状核**　びじょうかく　caudate nucleus　線条体の一部を構成する。頭部、体部、尾部に分類され、側脳室前角から下角まで、側脳室外壁を形成する。機能的には被殻と相同と考えられている。大脳皮質、視床、黒質などから求心路を受け、淡蒼球や視床下核、黒質に遠心路を出す。腹側内側の側坐核によって大脳辺縁系と連絡する。尾状核の障害によって、無関心・無欲状態になり、黒質線条体ドパミン終末の変性によってパーキンソン病が生じる。(西林宏起)

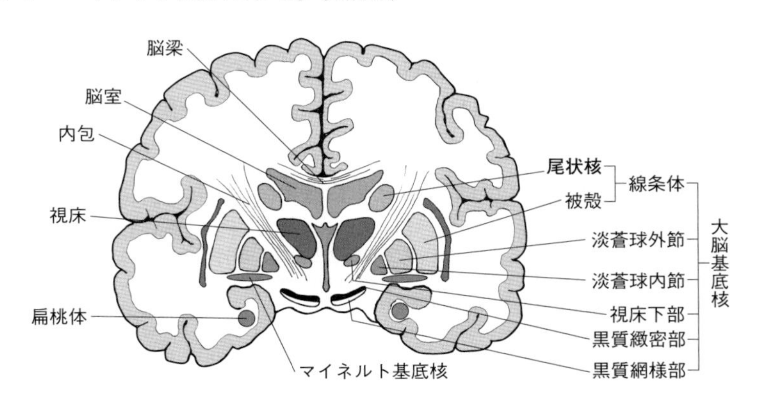


**左側頭葉後下部型失読失書**　ひだりそくとうようこうかぶがたしつどくしっしょ　⇨失読失書

＞左側頭葉後下部型失読失書(漢字の失読失書)

**左手の失行** ひだりてのしっこう ⇨失行症＞左手の失行、離断症候群＞左手の失行

**左手の失書** ひだりてのしっしょ ⇨離断症候群＞左手の失書

**左半側空間無視** ひだりはんそくくうかんむし ⇨無視症候群＞半側空間無視＞左半側空間無視

**左半側身体失認** ひだりはんそくしんたいしつにん ⇨無視症候群＞半側身体失認＞左半側身体失認

**非単語エラー** ひたんご―― ⇨錯語＞非単語エラー

**非陳述記憶** ひちんじゅつきおく ⇨記憶＞長期記憶＞非陳述記憶

**ビッカースタッフ型脳幹脳炎** ――がたのうかんのうえん Bickerstaff brainstem encephalitis 意識障害、両側外眼筋麻痺、運動失調を主徴とする免疫原性急性脳炎。顔面神経麻痺、球麻痺(構音・嚥下障害)、四肢筋力低下、腱反射消失、四肢末梢の感覚障害なども合併することが多い。上気道炎などの先行感染の1～2週間後に頭痛、発熱で発症し、1週間で症状がピークに達し、以後は軽快する。血中にガングリオシドGQ1bに対するIgG抗体が出現することから、ギラン・バレー症候群やフィッシャー症候群の類縁疾患であると考えられるが、抗ガングリオシド抗体陰性で髄液細胞数増多、MRIで中脳、橋、小脳に高信号を認める予後不良の例もある。(櫻井靖久)

**ピック病** ――びょう ⇨認知症＞ピック病

**非典型語** ひてんけいご ⇨語彙特性＞一貫性、一貫語

**びまん性軸索損傷** ――せいじくさくそんしょう diffuse axonal injury(DAI) 元来は受傷により大脳白質を中心に広範な損傷や変性を生じる脳外傷の一群を指す病理学的概念である[1)-3)]。Gennarelliらは、その病態が受傷時の回転外力によって起こる広範囲の軸索損傷であることを明らかにした[4)]。さらに、後にGennarelliは、臨床上の観点から、昏睡が6時間以上持続し、急性期頭部CTで脳の局所損傷を認めないものをDAIと呼ぶことを提唱した[5)]。すなわち、DAIには病理学的な定義と臨床的な定義とがあることとなる。実際には両者は混同されることもあり、注意を要する。また、DAIは定義のうえではMRIとは直接の関係はない。(青木重陽)


1) 重森稔：Diffuse axonal injury(DAI). Clinical Neuroscience 20：236-237, 2002.
2) 重森稔：びまん性脳損傷；その臨床病理学的概念と分類. 脳神経外科 21：973-980, 1993.
3) Adams JH, et al：Diffuse axonal injury due to nonmissile head injury in humans；an analysis of 45 cases. Ann Neurol 12：557-563, 1982.
4) Gennarelli TA, et al：Diffuse axonal injury and traumatic coma in the primate. Ann Neurol 12：564-574, 1982.
5) Gennarelli TA：Emergency department management of head injuries. Emerg Med Clin North Am 2：749-760, 1984.


**びまん性脳損傷** ――せいのうそんしょう diffuse brain injury(DBI) びまん性軸索

■DAI と DBI■

| DAI | DBI |
|---|---|
| Adams らが病理学的に概念を確立(1982 年)<br>Gennarelli らが回転外力の影響を指摘(1982 年) | 従来よりさまざまな分類がされていた |
| ⬇ | ⬇ |

Gennarelli が脳外傷分類の中で DAI と DBI を臨床的に決める(1984 年)

<table>
<tr><td colspan="3">Ⅰ. 頭蓋骨骨折</td><td>頭蓋骨骨折</td></tr>
<tr><td colspan="3">Ⅱ. 頭蓋内または脳実質の局所性損傷(硬膜外血腫、硬膜下血腫、脳挫傷、脳内出血)</td><td>画像所見ありまたは局所神経症状ありの頭蓋内・脳実質の局所性損傷</td></tr>
<tr><td rowspan="5">Ⅲ. 脳実質のびまん性損傷(DBI)</td><td colspan="2">1. 軽症脳震盪</td><td>意識障害のない一時的な意識障害</td></tr>
<tr><td colspan="2">2. 古典的脳震盪</td><td>6 時間以内の意識消失</td></tr>
<tr><td rowspan="3">3. びまん性軸索損傷(DAI)</td><td>①軽症型</td><td>6～24 時間の意識消失</td></tr>
<tr><td>②中等症</td><td>24 時間以上の意識消失、脳幹症状なし</td></tr>
<tr><td>③重症型</td><td>24 時間以上の意識消失、脳幹症状あり</td></tr>
</table>

| ⬇ | ⬇ |
|---|---|
| 画像診断の進歩に伴い、DAI のさまざまな画像所見が報告されている | TCDB における DBI(1991 年):<br>GCS 8 点以下で、CT で高吸収域または混合吸収域が 25 mL 以下のもの |

DAI と DBI は経過に伴いいくつかの定義がされてきている。
TCDB:Traumatic Coma Data Bank
GCS:Glasgow Coma Scale

損傷(DAI)と類似したことばに、びまん性脳損傷がある。これについても、従来より漠然といわれていた概念を、Gennarelli が臨床的に整理した[1)]。彼は、DAI と脳震盪とを合わせたものを DBI とした。つまり、DBI は意識の状態と画像所見(CT)とで決められる臨床的な概念である。DBI の概念はその後変遷し、米国の脳外傷データベースの 1 つである Traumatic Coma Data Bank(TCDB)では CT 所見をより詳細に定めた形で定義された(**表**)[2)]。すなわち、DBI にもいくつかの定義が存在し、その時々で若干異なる意味で使われていることがある。(参照:脳損傷>びまん性脳損傷)(青木重陽)

1) Gennarelli TA:Emergency department management of head injuries. Emerg Med Clin North Am 2:749-760, 1984.
2) Marshall LF, et al:A new classification of head injury based on computerized tomography. J Neurosurg 75:S14-S20, 1991.

**非薬物療法** ひやくぶつりょうほう non-pharmacological treatment 薬物療法以外の心理・社会的アプローチを指す。

**SR 法** ――ほう spaced retrueval method 間隔伸張法。想起までの時間間隔を徐々に延長していく学習法。健常者では、名前の学習などで、均等な時間間隔で想起させる方法に比べ、経過後の想起効果が大きいことが知られている。こうした成果をリハビリテーションに応用したものである。実際の手続きは、情報の提示から 1 回目の想起まで短い時間間隔を置き、その後、想起までの時間間隔を倍々に延ば

してゆく。(長田久雄)

回間隔伸張法

**回想法** かいそうほう reminiscence and life-review therapy(RT) 精神科医Butler RNは、高齢者の昔語りは、単なる老いの繰り言や過去へのとらわれではなく、回想としての意味があることを指摘した。回想法は、しばしば認知症高齢者を対象として行われるが、自尊心の向上や心理的安定が得られることなどから、健常者を含めたより広い対象に適用される。形式は個人、夫婦、集団などさまざまである。回想法により過去を思い出すことがすべての対象に有効でないことには注意を要する。(長田久雄)

**メモリーノート** memory note 高次脳機能障害の1つである記憶障害に対して、仕事や生活の管理などセルフマネジメントを実現するための有効な補助手段の1つと報告されている。メモリーノートの効果的な使用や参照行動の習慣化には、般化のための支援や長期間の訓練、参照を促す手がかりの必要性、重要性が指摘されている。メモリーノートと併用する手がかりとしてアラームや携帯電話などの参照支援ツールの活用が有効である。(長田久雄)

**描画** びょうが ⇨代替コミュニケーション手段>描画

**表記頻度** ひょうきひんど ⇨語彙特性>表記頻度

**病識の欠如** びょうしきのけつじょ lack of insight 自分自身の障害について正確に認識できないことであり、自己認知(self awareness)の低下とも関係する。統合失調症だけでなく、脳器質性疾患としては病態失認や健忘症候群、ウェルニッケ失語、認知症などでみられる。患者自身の評価と家族などの評価との乖離などで病識を評価する。また、病識が不十分または欠如していると当然ながら十分な社会行動は取れず、自らで十分な代償手段を取ることができない。治療やリハビリにも乗りにくい。(是木明宏)

**表出と受容の境界的な障害** ひょうしゅつとじゅようのきょうかいてきなしょうがい ⇨失音楽>表出と受容の境界的な障害

**標準意欲評価法** ひょうじゅんいよくひょうかほう ⇨神経心理学的検査>標準意欲評価法

**標準言語性対連合学習検査** ひょうじゅんげんごせいついれんごうがくしゅうけんさ ⇨記憶検査>標準言語性対連合学習検査

**標準高次視知覚検査** ひょうじゅんこうじしちかくけんさ Visual Perception Test for Agnosia(VPTA) 物体・画像、相貌、色彩、シンボル、視空間、地理に関する視覚認知課題から構成されている。「視知覚の基本機能」の検査には線分の長さ、形、明るさ、色、大きさ、距離などの知覚が含まれている。図形の模写は視覚失認の統覚型と連合型を鑑別するうえで有用である。錯綜図は軽度の視知覚障害を検出する課題である。VPTAには、絵の呼称・物品の呼称がある。視覚失認例では音韻的、意味的な誤りは示さない。また、そのほかの課題としては、絵の分類・使用法の説明・物品の写生・使用法による物品の指示・触覚による呼称・聴覚呼称の諸課題などがある。絵の分類、使用法の説明および使用法による物品の指示が可能であれば、呼称ができなくても認知はできている。物品の写生は知覚レベルの能力をみるために行われ、統覚型では困難であり、連合型では可能である。触覚呼称および聴覚呼称は、視覚以外のモダリティでの能力をみるもので、これらは可能でありながら視覚呼称ができない場合は視覚失認である。さらに状況図の説明がうまくできないときには同時失認が考えられる。色覚の障害は石原式色覚検査によってスクリーニングが可能である。色彩認知課題としては、「バナナは何色」など色名を答える、「青い色をしたものには何があるか」など色名と同じものを答える課題がある。また、線画の色名課題ではカナリア、雪だるまなどの線画に適する色を選択する。色名呼称に関しては、「これは何色」と色紙を呼称し、色名指示は、「オレンジ色はどれですか？」と色紙を指示する。相貌認知についてはVPTAが標準化された唯一の課題である。有名人の命名・有名人顔写真の指示・家族の顔の認知の諸課題では熟知相貌の認知能力を検査する。命名では人物名が想起されない場合もあるが、指示では名称が与えられて失語例でも回答可能である。未知相貌の異同弁別課題では、2枚の未知相貌の顔写真の異同を問う。顔の向き、照明の当て方が異なった写真を含む。未知相貌の同時照合では、選択肢の中から目標の顔写真と同じ人物を選ぶ。未知相貌に関する両課題は顔写真の視知覚レベルに関する課題である。表情の叙述・性別の判断・老若の判断の諸課題は相貌認知の諸側面の検査である。視覚対象別の評価を行った後で、それらの評価を統合して障害の全体を明らかにする必要がある。視覚対象別に障害のレベルが一致するとは限らない。例えば物体・画像については連合型の水準であるのに相貌認知については統覚型である、ということが起こりうる。いずれの視覚対象についても感覚レベルの障害であると認められれば、その症例は皮質盲ないし大脳性弱視によってあらゆる視覚対象の視覚的把握に困難を生じていることが理解される。（種村純）

**標準高次動作性検査**　ひょうじゅんこうじどうさせいけんさ　Standard Performance Test for Apraxia（SPTA）　SPTAでは、失行症や前頭葉性動作障害など個々の患者の行為の過程を詳細に分析する。12の大項目から成り、①自動詞的動作、②他動詞的動作、③構成的動作の構成、に分類される。自動詞的動作は道具を必要としない動作で、検査項目として顔面動作、上肢(片手)慣習的動作、上肢(片手)手指構成模倣、上肢(両手)客体のない動作、上肢(片手)連続的動作である。他動詞的動作は道具を必要とする動作で、検査項目は物品を使う顔面動作、上肢・物品を使う動作、上肢・系列的動作、下肢・物品を使う動作が他動詞的動作に当たる。構成的動作は、描画、積木構成など視覚対象の形態を作成する課題である。誤反応分類は下記のように分けられる。正反応(normal response:N)、拙劣(clumsy:CL)、保続(perseveration:PS)、錯行為(para praxis:PP)、無定形反応(amorphous:AM)、無反応(no response:NR)、修正行為(conduited' approche:CA)、開始の遅延(initiatory delay:ID)、その他はothers(O)として記載される。その他の反応としては、BPO(body parts as object)、verbalizationなどがある。SPTAのプロフィールは、麻痺・失語の誤反応を含むプロフィールIと麻痺・失語の誤反応を含まないプロフィールIIがある。SPTAでは、上記の大項目の中から、失行の判定に有効な項目を選択し、顔面動作、上肢(両手)手指構成模倣、上肢・描画(模倣)の3項目が、スクリーニングテストとして選択された。(種村純)

**標準失語症検査** ひょうじゅんしつごしょうけんさ ⇨失語症検査>SLTAテスト

## 標準注意検査法　ひょうじゅんちゅういけんさほう　Clinical Assessment for Attention (CAT)

さまざまな認知機能の基盤となる注意について多面的に評価することを目的として開発された検査法。それぞれの側面に対して以下のようにサブテストが設けられている。注意の範囲や強度、短期記憶に対しては digit span、tapping span、選択性注意に対しては visual cancellation task、auditory detection task、分配性注意、注意の変換、注意による認知機能の制御に対しては SDMT、memory updating test、PASAT、position stroop test、持続性注意に対しては CPT である。また CAT は基本的に全般性注意の評価を目的としているが、visual cancellation task など視覚性のサブテストにより半側空間無視の検出も可能である。評価値は、スパン(span)では最大桁数、その他、正答率、所要時間などである。多くのサブテストでは加齢とともに成績が低下する傾向にある。このため平均値や標準偏差、カットオフ値を記したプロフィールシートが20歳代から70歳代まで年代別に作成されている。同年代のシートに結果を記入し、各標準値を参照しながら注意機能について検討する。CPT はパソコンを使用する検査であり、平均反応時間や変動係数などの測定値が自動的に算出される。さらに個々の反応時間の推移がグラフで示されるため、ばらつきの程度、すなわち注意が一定して持続しているかどうかを視覚的に検討できる。

(斎藤文恵)

■ **CPT** (Continuous Performance Test)　さまざまな認知機能障害における注意力低下の検出に用いられる持続性注意の客観的評価法。標準注意検査法では数字をモニター上に視覚提示する方法を用いている。検査は3つの課題から成り、測定値はコンピュータにより自動算出される。各課題について、正反応の平均反応時間と標準偏差、反応時間のばらつきを表す変動係数、正答率、的中率で評価するものである。(兼信佳代)

■ **PASAT** (Paced Auditory Serial Addition Test)　標準注意検査法の下位検査の1つ。注意の働きには方向性、転換性、持続性、容量性、配分性などがある。PASAT は主に注意の配分性を確認するために利用される検査課題である。実際には配分性だけでなく、注意の持続性も必要になる。課題は1桁の数字が聴覚的に連続して提示され、その前後の数字を暗算で順次加算し続ける。数字を提示する間隔には1秒と2秒の2つの条件がある。提示される時間間隔が2秒の方が容易である。

(坂爪一幸)

■ **SDMT** (Symbol Digit Modalities Test)　注意の配分性を確認する検査。9つの記号に対応する数字を制限時間内にできるだけ多く記入する課題である。(坂爪一幸)

■ **記憶更新検査** きおくこうしんけんさ memory updating test 読みあげられる3～10桁の数列のうち、末尾3桁もしくは4桁の数字のみ順唱する。被検者には何個の数字が提示されるか知らされない。注意の制御機能(supervisory attentional control：SAC)の検出に使われる、難易度の高い課題。(中上美帆)

■ **上中下検査** じょうちゅうげけんさ position stroop test 上、中、下の文字を位置的に上段、中段、下段に配列し、文字をそのまま音読せずに、文字の配置された位置を答える。転換性注意の検出が可能である。(中上美帆)

■ **スパン** span 数唱(digit span)と視覚性スパン(tapping span)の2つから構成される。数唱では2～9桁の数字の順唱と逆唱を行う。視覚性スパンでは9個の四角形を検者が指さし、順序を再現および逆の順での再現を行う。聴覚的および視覚的な記憶範囲を求める検査。(中上美帆)

■ **等速打叩検査** とうそくだこうけんさ tapping task with a constant tempo 持続性注意障害を臨床的に測定するために坂爪ら[1]によって考案された検査。被検者に5分間持続して1回/秒の打叩を求め、10秒間ごと、計30ブロックの平均打叩数とその標準偏差を反応傾向度、反応動揺度とする検査である。右脳障害例での反応傾向度、反応動揺度のいずれかに障害を認めることが知られている。(兼信佳代)

1）坂爪一幸, 平林一, 遠藤邦彦, ほか：臨床的「ヴィジランス」検査の試み. 失語症研究 6：58, 1986.

■ **抹消検出検査** まっしょうけんしゅつけんさ cancellation and detection test 視覚性抹消課題(visual cancellation task)と聴覚性検出課題(auditory detection task)の2つから構成される。それぞれ視覚性または聴覚性の持続性注意、選択性注意の検出が可能である。視覚性抹消課題では、ランダムに並んだ記号や文字の中から、できるだけ速く正確に、指定のターゲットを探索し印を付ける。半側空間無視の影響も受ける。聴覚性検出課題では、5種類の類似語音がランダムに再生され、指定のターゲット音で合図をする。聴力低下、語音認知の障害の影響も受ける。(中上美帆)

**標準抽象語理解力検査** ひょうじゅんちゅうしょうごりかいりょくけんさ ⇨失語症検査>標準抽象語理解力検査

**標準読書力診断テスト** ひょうじゅんどくしょりょくしんだん―― ⇨失語症検査>標準読書力診断テスト

**標準読み書きスクリーニング検査 正確性と流暢性の評価** ひょうじゅんよみかき――けんさ せいかくせいとりゅうちょうせいのひょうか Standardized Test for Assessing the Reading And Writing Attainment of Japanese children and Adolescent：Accuracy and Fluency（STRAW-R） 小学１年生〜高校生の読み書きに関する学習到達度を測定する課題と、自動化能力を測定するRAN（Rapid Automatized Naming）課題を含む検査である。自動化能力とは、意味や記号列から音韻列への効率的な変換能力のことで、音読速度や平仮名の習得への影響が大きいと報告されている能力である。学習到達度における正確性は音読と書き取りで評価する。小学生では平仮名と片仮名１文字ずつ、平仮名、片仮名、漢字の各表記別の単語課題、中学生では漢字単語課題が用いられる。さらに平仮名と片仮名の単語と非語、文章から成る、流暢性（スムーズな音読）を評価する音読速度課題や漢字の音読年齢が測定できる126漢字単語の音読課題を含んでいる。書字は集団式検査も可能である。各学年に応じた標準値があり、標準偏差やパーセンタイル値を用いて評価できるようになっている。発達性読み書き障害（発達性ディスレクシア）や小児失語（一定の言語発達を遂げた後に脳損傷によって言語機能の低下をきたした状態。小児期の脳外傷、脳血管障害などにより後遺症として出現する）のある児童にも適用可能である。（春原則子、宇野彰）

**表象性無視** ひょうしょうせいむし representational neglect 「入院中の患者にミラノ大聖堂前の風景を思い出させたとき、大聖堂の前に立つと右側の建物の名前を言え、大聖堂を背にして説明させるとさきほど左側にあり、言えなかった右側の建物の名前が言えた」（Bisiachi, 1978）というように、脳内で記憶から描く視覚イメージ（表象）の段階で無視が生じるとするものである。健常者は全体を見て個々を処理するが、半側無視者は前注意的（preattentive）な表象の枠組みがなく、個々の物しか見ないので無視側は気にならないと説明されている。（前田眞治）

**表層失語** ひょうそうしつご ⇨失語症>復唱障害>表層失語

**表層失書** ひょうそうしっしょ ⇨失書>表層失書

**表層失読** ひょうそうしつどく ⇨失読症>中枢性失読>表層失読

**病態失認** びょうたいしつにん ⇨失認>病態失認、無視症候群>病態失認・疾病無関知

**病的賭博**　びょうてきとばく　pathological gambling　持続的に繰り返される賭博により社会生活に支障が出る状態。報酬や罰に対して行動を選択することに問題があると考えられている。アイオワ版ギャンブリング課題のような、報酬と罰の確率が不確かな課題において成績低下がみられることから、報酬と罰の長期的予測や衝動性に問題があることが考えられる。一方でサイコロを用いた賭博のように、確率が明示的に提示された課題で危険な選択をとることが多く、高い報酬を求めるあまり、罰に対して行動を抑制・変更することが困難であると考えられる。(小早川睦貴)

**品詞**　ひんし　⇨語彙特性＞品詞

**ビンスワンガー病**　――びょう　⇨認知症＞ビンスワンガー病

**頻度**　ひんど　⇨語彙特性＞頻度・単語出現頻度

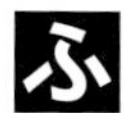

**フィッシャー症候群**　――しょうこうぐん　Fisher syndrome　急性に外眼筋麻痺、運動失調、腱反射消失が生じる。ウイルス感染などによる自己免疫性のニューロパチーで、ギラン・バレー症候群の亜種とされる。(種村純)

**フォーマル・サポート**　⇨インフォーマル・サポート

**フォン・レックリングハウゼン病(神経線維腫症1型)**　――びょう(しんけいせんいしゅしょういちがた)　von Recklinghausen disease(neurofibromatosis type 1)　1882年、von Recklinghausenにより記載された遺伝性疾患である[1]。カフェ・オ・レ斑、神経線維腫という特徴的な皮膚病変を主徴とし、その他、骨、眼、神経系、副腎、消化管などさまざまな臓器に多彩な病変を生じる母斑症で、*NF1*遺伝子の変異による常染色体優性の遺伝性疾患である。*NF1*遺伝子は17番染色体長腕(17q11.2)に位置し、その蛋白産物はneurofibromin(ニューロフィブロミン)と呼ばれ細胞増殖抑制作用を有する。約3,000人に1人に発症し、本邦の患者数は約40,000人と推定されていて性差や人種差はない。その患者の半数以上は孤発例(突然変異)である。生命予後は比較的良好であるが、悪性腫瘍を合併する割合が健常人に比し2.7倍高いとされている。比較的合併頻度の高い腫瘍は悪性末梢神経鞘腫瘍であるが、近年乳癌のリスクが4～5倍高いと報告されている[2]。通常、臨床症状に基づいたNational Institutes of Health(NIH)の診断基準をもとに作成された基準により診断を行う。主な症候としてのカフェ・オ・レ斑と神経線維腫がみられれば診断は確実である。小児例では、カフェ・オ・レ斑が6個以上あれば本症が疑われ(6 spots criterion)、家族歴その他の症候を参考にして診断する。成人例ではカフェ・オ・レ斑がわかりにくいことも多いので、神経線維腫を主体に診断する。治療としては、各症例において、その症状に対応した治療が行われる。近年、分子標的薬のRAS/MAPK経路やmammalian target of rapamycin(mTOR)などの細胞内シグナル伝達阻害薬が期待されている。(上松右二)

1) Friedrich Daniel von Recklinghausen：Über die multiplen Fibrome der Haut und ihre Beziehung zu den multiplen Neuromen. Festschrift für Rudolf Virchow. Berlin, 1882(treatise on Recklinghausen's disease).
2) Uusitalo E, Rantanen M, Kallionpää RA, et al：Distinctive Cancer Associations in Patients With Neurofibromatosis Type 1. J Clin Oncol 34(17)：1978-1986, 2016.

**不規則語**　ふきそくご　⇨語彙特性＞一貫性

**複合お使いテスト**　ふくごうおつかい――　⇨MET

**複雑部分発作**　ふくざつぶぶんほっさ　complex partial seizure(CPS)　部分発作は一

側大脳半球の一部の神経細胞群の興奮によって生じる発作性の臨床症状のことである。意識の減損がある場合を複雑部分発作といい、ない場合を単純部分発作という。単純部分発作には体性感覚性、運動性、精神性、自律神経性などがある。いきなり意識がなくなる場合もあれば、単純から複雑部分発作に移行することもある。意識減損に伴って、口部や四肢、体幹に自動症という逸脱した運動が伴うことがある。

(西林宏起)

**福祉事務所**　ふくしじむしょ　welfare office　社会福祉法第14条に規定された「福祉に関する事務所」のことであり、福祉六法(生活保護法、児童福祉法、母子及び寡婦福祉法、老人福祉法、身体障害者福祉法および知的障害者福祉法)に定める援護、育成または更生の措置に関する事務を司る第一線の社会福祉行政機関である。都道府県および市(特別区を含む)に設置が義務づけられており、町村は任意で設置することができる。老人および身体障害者福祉分野(1993年)、知的障害者福祉分野(2003年)で施設入所措置事務などが都道府県から市町村へ移譲されたことに伴い、都道府県福祉事務所は、従来の福祉六法から福祉三法(生活保護法、児童福祉法、母子及び寡婦福祉法)へ所管が変更となった。福祉事務所には、社会福祉法第15条に基づき、所長、指導監督を行う所員(社会福祉主事)、現業を行う所員(以下、現業員)(社会福祉主事)、事務を行う所員が配置されている。このうち現業員は、要保護者に対して家庭訪問や面談により資産や環境などを調査し、保護そのほかの措置の必要性の有無とその種類を判断し、生活指導を行うなどの事務を行う。現業員は、一般的にケースワーカーとも呼ばれる。各福祉事務所には、被保護世帯の数に応じて現業員の配置数が定められている。(柳沢志津子)

**復唱型伝導失語**　ふくしょうがたでんどうしつご　⇨失語症＞伝導失語

**復唱障害**　ふくしょうしょうがい　⇨失語症＞復唱障害

**福祉用具貸与・販売**　ふくしようぐたいよ・はんばい　⇨介護給付＞福祉用具貸与・販売

**副腎白質ジストロフィー**　ふくじんはくしつ――　adrenoleukodystrophy　中枢神経系、特に大脳白質と副腎が主な障害部位になるX連鎖劣性の遺伝性疾患。極長鎖脂肪酸のペルオキシゾーム内への輸送に関与している遺伝子(*ABCD1*遺伝子)の異常に基づく。小児期発症はほとんどが大脳型であり、4〜10歳頃に学業不振や性格・行動異常、視覚・聴覚障害、歩行障害で発症する。痙攣発作は約30%に認める。進行は早く、痙性麻痺、嚥下障害、皮質盲をきたし、数年で寝たきりになる。途中で発症する斜視や行動・性格の変化、急激な成績低下なども診断の重要なヒントになる。本症を疑えば、診断には、頭部MRI画像が有用である。小児期発症の副腎白質ジストロフィーの画像異常は、後頭葉優位が80%で、通常は左右対称である。後頭

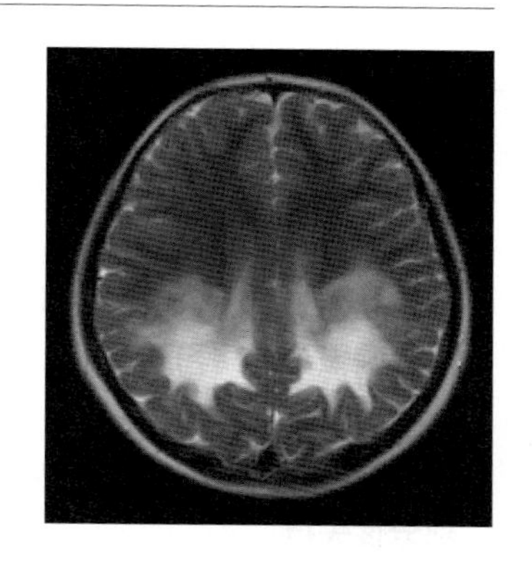

葉白質を中心に、T2 強調画像や FLAIR 画像で高信号をびまん性に認める(**図**)。また、極長鎖脂肪酸が蓄積しているため、確定診断には血中の極長鎖脂肪酸分析が有効で、C26：0 値やC24：0/C22：0 の比などで評価される。大脳型副腎白質ジストロフィーに対して唯一有効な治療法は、発症初期の造血幹細胞移植である。できるだけ早期に診断して、移植することが予後に関与してくる。また、海外では遺伝子治療も行われている。(南弘一)

**複数記憶システム論**　ふくすうきおく――ろん

multiple memory systems theory　記憶は、1 つの神経基盤による単一の構造ではなく、神経基盤が異なる複数のシステムから構成され、それぞれのシステムは異なる機能として働いている。Tulving(1995)[1] は、①エピソード記憶、②一次的記憶、③意味記憶、④知覚表象システム、⑤手続き記憶、の 5 種類から成る複数記憶システムのモデルを提唱した(**図**)。①エピソード記憶とは、「いつ、どこで」という時間的・空間的に定位された個人的経験の記憶である。②一次的記憶は、短期記憶やワーキングメモリーで、入力後に数秒間だけ保持される記憶である。情報へのアクセスは自律的で、検索手がかりは特定のものに依存していない。この記憶は長期記憶と区分される。③意味記憶とは、知識の記憶で、ことばの意味やものの名前、学校の教科書で学ぶ事柄、事実や概念の記憶である。④知覚表象システムとは、感覚・知覚レベルで対象を同定するための記憶表象である。プライミングとも呼ばれ、以前に経験したことが無意識のうちに後の行動に影響を与える情報処理システムである。⑤手続き記憶とは、身体が覚えている記憶であり、日常の生活動作、手仕事、スポーツや楽器の演奏などいったん形成されると長期間保持され、自動的、無意識的に機能する。複数記憶システム論の存在は、脳の特定領域と記憶の相互関係を立証した神経心理学的研究に依るところが大きい。

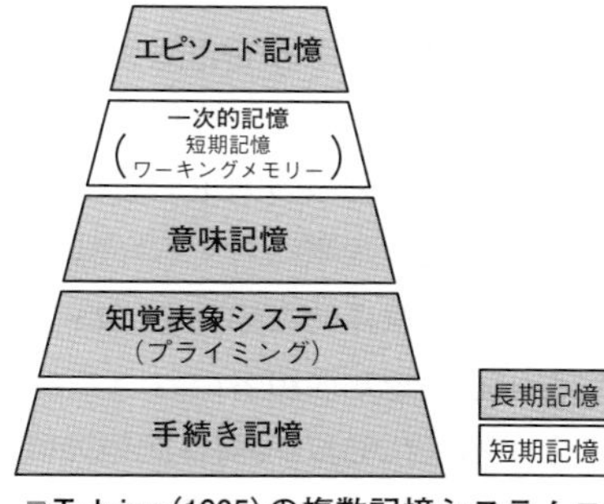


■ Tulving(1995)の複数記憶システム ■

(高岩亜輝子)

1) Tulving E：Organization of memory；Quo vadis? The Cognitive Neurosciences, Gazzaniga MS

(ed), pp753-847, The MIT Press, Cambridge, 1995.

**腹側型同時失認**　ふくそくがたどうじしつにん　⇨失認＞同時失認＞腹側型同時失認

**腹側経路**　ふくそくけいろ　⇨失認＞視覚失認＞腹側経路

**プッシャー現象**　——げんしょう　⇨無視症候群＞プッシャー現象

**物体失認**　ぶったいしつにん　⇨失認＞視覚失認＞物体失認

**負の訓練法と飽和法**　ふのくんれんほうとほうわほう　⇨リハビリテーション＞行動療法＞負の訓練法と飽和法

**負の転移**　ふのてんい　⇨学習の転移＞正の転移

**部分性失行**　ぶぶんせいしっこう　⇨失行症＞部分性失行

**普遍文法**　ふへんぶんぽう　⇨言語知識

**プライステスト**　⇨神経心理学的検査＞プライステスト

**プライミング**　priming　先行刺激(プライム刺激)の受容が、後続刺激の処理における速度、正確性、解釈などに影響する現象を指す。先行刺激と同じ、あるいは類似する後続刺激の同定や想起が促進されたり(抑制される場合もある)、先行刺激によって後続刺激に対する好悪判断などの解釈が左右されたりする。先行刺激の閾下提示など意識的な知覚を伴わない条件や、顕在的・意図的な想起を伴わない条件でも生じ、認知症患者においても顕在的・意図的な想起を伴わない条件では生じることが示されており、潜在記憶の機能の検討における有用性が期待できる。(大久保智紗)

**プラダー・ウィリー症候群**　——しょうこうぐん　Prader-Willi syndrome　過食に伴う肥満、低身長、性腺機能不全、糖尿病などの内分泌学的異常と、発達遅滞、筋緊張低下、小さな手足、アーモンド様の眼、色素低下などの奇形徴候を伴う隣接遺伝子症候群である。約70%が、父由来の染色体15q11-q13領域の異常に起因する。約20～25%が、15番染色体が両方とも母由来の母性片親性ダイソミーである。幼児期以降は過食が出現し、早期介入ができなかった場合、過食が持続し肥満は増悪する。こだわりの強い異常な食行動に伴う盗食や隠れ食いなどが現れる。また、低身長を合併することが多く、成長ホルモン(GH)補充療法が可能である。GH補充療法は、低身長の効果以外に、体組成の改善や精神運動発達の改善も認める。性腺機能低下は必発で、性ホルモン補充療法も検討される。成人期は肥満に伴う合併症に留意する。(南弘一)

**フラッディング**　⇨リハビリテーション＞行動療法＞フラッディング

**プリオン病**　——びょう　⇨クロイツフェルト・ヤコブ病

**プリズムアダプテーション療法**　——りょうほう　prism adaptation　半側空間無視に対する訓練法。左半側空間無視患者に視野が10°程度右方向に移動するように楔形プリズムを装用させ、眼前の目標に向けて50〜100回ポインティングさせるもので、所要時間は2〜5分である。光学的に右方に移動した目標は虚像であるため、初めは到達運動に誤差を生じるが、繰り返すうちに視覚と体性感覚が新しい適応状態をつくり正確な到達運動が可能になる(プリズムアダプテーション)。その後、プリズムを外すと無視症状に改善を認めるとの報告があり、感覚の不一致が知覚-運動協応を変容させ、空間表象や方向性注意に影響を与えると推測されている。(松藤佳名子)

**フリッカー**　flicker　点滅する光には、点滅を感じる周波数帯と連続光と感じられる周波数帯があり、その境界値をフリッカー融合頻度(critical fusion frequency：CFF)といい、フリッカー値とも呼ばれる。視覚の時間的分解能を示す簡便な指標とされている。CFFは、magnocellular visual pathway(大型で網膜神経節細胞全体の約10%を占めるとされるparasol cellから外側膝状体のmagnocellular層に至り、後頭葉一次視覚野から背側の頭頂葉視覚野へと向かう経路)の機能を反映する。この経路は炎症や脱髄に脆弱である。このことから、臨床的に視神経疾患などの診断や評価に用いられる。CFFは35 Hz未満が異常値となる。(山下力)

**ブルヌヴィーユ・プリングル病**　—びょう　⇨結節性硬化症

**ブレインアタック**　brain attack　⇨脳血管障害

**フレゴリの錯覚**　—さっかく　illusion of Frégoli　人物誤認の1つであり、通行人や隣人などの複数の未知の人物が、既知の人物に変装していたりなりすましていると確信する現象。1927年Courbonらによって最初に報告され、実在のイタリアの役者で、1人で何役も演じることに優れたLeopold Frégoli(1867〜1936)に由来して命名された。多くの場合、その対象者に対して自分が「迫害されている」などといった妄想を伴うことが多く、妄想性人物誤認症候群として、カプグラ症候群などとともに一括される。(垂水良介)

**プレシェイピング訓練**　—くんれん　⇨失行症の訓練＞プレシェイピング訓練

**ブローカ失語**　—しつご　⇨失語症＞ブローカ失語

**ブローカ中枢**　—ちゅうすう　Broca center　言語の優位半球は、通常左半球に存在する。ブローカ領野は左の下前頭回後部の前頭弁蓋部から三角部の後部にかけての領域であり、ウェルニッケ領野の後方言語野に対し前方言語野ともいう。皮質構築学的にみたブロードマン野でいうと44野や45野に相当する。

従来、ブローカ中枢の障害により失構音を主徴とする非流暢型のブローカ失語が出現すると考えられてきたが、最近の考えでは、失構音は左の中心前回の障害により出現してくる。ブローカ中枢の障害では流暢性の超皮質性感覚性失語を生じると

いわれている。通常、ブローカ中枢に限局した病巣では、失語は軽度であり改善の経過を示すといわれている。(田川皓一)
[同]ブローカ野、ブローカ領野、ブローカ領域

**ブローカ野** ――や Broca area ⇨ブローカ中枢

**ブローカ領域** ――りょういき Broca area ⇨ブローカ中枢

**ブローカ領野** ――りょうや Broca area ⇨ブローカ中枢

**フロスティッグ視知覚発達検査** ――しちかくはったつけんさ Developmental Test of Visual Perception(DTVP) 視知覚技能を測定する目的で作成された、4歳〜7歳11ヵ月児対象の検査である。視覚と運動の協応(図形や線画間を線でつなぐ)、図形と素地(重なる図形から特定の形を弁別し色で縁どる)、形の恒常性(複数の図形の中から特定の形を探索し色で縁どる)、空間における位置(仲間はずれもしくは見本と同じ線画に印を付ける)、空間関係(点つなぎ模写)の5種類の検査から成る。一部の下位検査項目名は実際の課題遂行に必要な視知覚能力と一致しないため、注意が必要である。(猪俣朋恵、宇野彰)

**プロソディ** prosody アクセント、イントネーション、リズム、速度など個々の音を超えて発話を特徴づける韻律のこと。アクセントは、その言語で決まっている語ごとの高さや強勢である(例:「箸-橋」の違い)。イントネーションは句・節・文全体の音程であり、文法的情報(例:上昇・下降のパターンで句のまとまりや疑問文であることを示す)や話者の感情的情報(例:驚くと句や文の高さが増す)を表す。発語失行や構音障害では音声学的・運動学的障害によりプロソディ異常が生じるが、右半球損傷でも抑揚の平板化などが生じることがある。(今井眞紀)

**プロソディ障害** ――しょうがい dysprosody プロソディとは発話のメロディのことで、速度やリズム、抑揚、強勢を意味する。ブローカ失語ではこのプロソディがアナルトリー、失文法などの影響で障害される。(種村純)

**プロテインS・プロテインC欠損症** ――けっそんしょう protein S, protein C deficiency プロテインSとプロテインCはビタミンK依存性の生理的凝固阻止因子である。活性型プロテインCは、プロテインSを補酵素として凝固第Ⅷa・Va因子の分解・失活化を行うとともにtissue plasminogen activator inhibitor-1を低下させて、線溶系を促進するとされている。先天的・後天的なプロテインS・プロテインC欠損症では凝固亢進状態となり、血栓塞栓症のリスクが上昇する。(脇田英明)

**プロトタイプ理論** ――りろん prototype theory ヒトの概念形成に関する定量的なモデルの1つ[1]。プロトタイプとは、カテゴリーに属する事例の典型的な特徴を最もよく表現した概念のことである。ヒトは、記憶や思考を整理するときに、経

験したさまざまな事例をある概念によってカテゴリーにまとめる。このモデルでは、単一のプロトタイプを中心に、それとの類似性に基づいたカテゴリーが形成される。あるカテゴリーの事例間には、プロトタイプとどれくらい似ているかに差がある。例えば「A（事例）はB（カテゴリー）である」という命題の真偽を判断する場合、Aとプロトタイプの類似性が高いほど反応時間は短くなる。このような現象はプロトタイプ効果と呼ばれ、認知言語学などの分野で報告されてきた。このモデルが仮定するカテゴリーには、典型的な特徴との類似性しか表現されていない。しかしヒトは、あるカテゴリーにおいて非典型的な特徴をもつ事例もそのカテゴリーに含めることができる（例えば、匂いがきつくトゲトゲしたドリアンも果物であると判断される）。そこで、プロトタイプ理論では説明できないこの点を説明可能なモデルとして、**事例モデル**（exemplar model）が提唱された[2]。事例モデルでは、それまでに経験した個々の事象との類似性に基づきカテゴリー化が行われると仮定する。ヒトが経験した事例が多い場合にはプロトタイプ理論が用いられ、少ない場合には事例モデルが用いられると考えられている。（山田千晴、福澤一吉）

1）Rosch E, Mervis CB：Family resemblances；Studies in the internal structure of categories. Cognitive psychology 7(4)：573-605, 1975.
2）Medin DL, Schaffer MM：Context theory of classification learning. Psychological review 85(3)：207, 1978.

**ブロードマンの脳地図**　——のうちず　⇨大脳皮質構築学的領野

**文意失語**　ぶんいしつご　⇨失語症＞文意失語

**分散学習**　ぶんさんがくしゅう　distributed learning　ある課題の解決や技能を習得するためには練習が必要になる。その際に、連続して練習せずにある程度の休止時間を適宜に挿入する学習の仕方を分散学習という。分散学習では休止時間中に、疲労の減少、記憶痕跡の安定、心的飽和（飽き）の低下、ほかの学習による干渉作用の低下などが生じて学習が効率的に進行すると考えられている。対して、練習中に休止時間を挿入せずに連続して練習を繰り返す学習の仕方を**集中学習**（concentrated learning）と呼んでいる。分散学習と集中学習のどちらが有利かは獲得する課題や技能の内容や難易の程度や学習の時期によって異なる。一般に、機械的な記憶課題や運動学習では分散学習が有利だが、問題解決学習などは集中学習が有利とされている。効率的な学習の仕方には、分散学習と集中学習という仕方以外に、全習法と分習法という方法がある。全習法は全体を一度に学習する仕方で反復練習する。一方、分習法は全体をいくつかに細分化して学習した後で全体を学習する。全習法は対象者の精神年齢や生活年齢が高い方が適し、分習法は課題や技能が複雑で難しい場合に適しているとされている。これらの各種の学習方法の関係を課題の解決や技能の習得の有利さからまとめれば次のようになる。①学習の初期段階では分習法が有利、②学習の後期段階では全習法が有利、③集中学習には分習法が有利、④分散学習には全習法が有利。(坂爪一幸)

**分散表象**　ぶんさんひょうしょう　⇨分散モデル

**分散モデル**　ぶんさん――　distributed neural network　ニューラル・ネットワーク(分散モデル)では刺激、単語、知覚、思考などの内部表象は神経細胞を模したユニット間の結合強度としてネットワーク全体に分散して表象されている。ユニットはネットワーク内の構成単位であり、その活性値と、それらの間の結合強度によってつくられるネットワーク全体の時間的、空間的にダイナミックな状態自体が刺激、単語、知覚、思考などを表現している。お互いに一致する内容を表現するユニット同士は相互に活性し合い、両者間には正の重みづけがなされる。一方、お互いに一致しない内容を表現するユニット同士は相互に抑制し合い、両者間には負の重みづけがなされる。ネットワーク内の個々の部分は局所的に機能し、かつほかの部分と並行して機能する。分散モデルを構築するには、皮質・皮質下にある神経細胞群と、それらの間の線維連絡をユニット間の結合係数として表現する。構築されたモデルを系統的に破壊することで脳内の物理的損傷と理論的に等価な状態をつくることができる。この破壊実験は神経心理学的症状のシミュレーションとなり、症状の再解釈、リハビリテーションの効果予測、予後の予測などが理論的に可能となる。(参照：認知神経心理学的モデル＞分散表象モデル)(山田千晴、福澤一吉)
同分散表象

**分枝粥腫型梗塞**　ぶんしじゅくしゅがたこうそく　⇨脳血管障害＞脳梗塞＞分枝粥腫型梗塞

**分水界梗塞**　ぶんすいかいこうそく　⇨脳血管障害＞脳梗塞＞境界領域梗塞

**文法性判断検査**　ぶんぽうせいはんだんけんさ　grammaticality judgement test(task)　さまざまな文法構造の文を聞かせ、文法的に正しいか否かを判断させる課題。文意の理解は問わない。マッピング仮説では、単純な能動文の理解すら困難な失文法患者が、文法性判断は比較的良好であったことから、文中の語の文法機能と意味役割を結びつけることに障害がある、とする。しかし、一般的には、失文法患者が必ずしも文法性判断の成績が良好というわけではなく、文法構造によっても、患者によっても異なる。(渡辺眞澄)

**分裂文**　ぶんれつぶん　split sentence　文の中のある成分(主語、目的語、その他)を強調するために抜き出した文。(種村純)

# へ

**閉眼失行**　へいがんしっこう　⇨失行症>閉眼失行

**閉塞血管**　へいそくけっかん　obstructive vascular　なんらかの原因により血流が途絶した血管。原因として、動脈硬化、血栓、塞栓、外傷などがある。(奥村浩隆)

**閉塞性水頭症**　へいそくせいすいとうしょう　obstructive hydrocephalus　脳脊髄液は脈絡叢で産生され、側脳室、第3脳室、第4脳室を通りくも膜下腔に至る。くも膜下腔までの経路のいずれかで髄液の通過障害をきたした水頭症のこと。治療はV-P(脳室-腹腔)シャント術、あるいは第3脳室底開窓術などがある。(杉山達也)

**ヘシュル横回**　——おうかい　Heschl's transverse gyrus　側頭葉の中で、上側頭回の内側を横走する脳回のこと。シルビウス裂を開放すると観察される。ブロードマン41野、一次聴覚野に相当する。(参照：横側頭回)(西林宏起)
同横側頭回

**ペーシングの障害**　——しょうがい　impediment in pacing　目的動作を遂行する際、環境からの要請に応じて、行動を適切な速度に制御できない状態。特に右半球損傷例では、遅い速度での遂行が求められる場合に本障害が目立ち、落ち着いて動作を行わなければならない場面でやたらと性急に行動してしまい、ゆっくり行うよう命じてもそのようにできないという現象となって現れることが多い。本邦では、机上検査として、平林らによって書字のペーシング検査、図形のトレース課題が開発されている[1)]。(平林一)

1) 平林一，野川貴史，平林順子，ほか：右半球損傷患者の pacing を考える．MB Med Rehab 99：61-68，2008.

**ベーチェット病**　——びょう　Behçet's disease　再発性口腔粘膜アフタ性潰瘍、皮膚病変、外陰部潰瘍、眼症状を主症状とする慢性再発性の全身性炎症性疾患である。これら四症状を示す完全型とそうでない不全型に分類される。特殊病型として、腸管ベーチェット病、血管ベーチェット病、神経ベーチェット病がある。女性より男性の方が重症化しやすく、神経病変や血管病変、眼病変の発症頻度も女性より男性に高い。神経ベーチェット病は難治性で、全ベーチェット病の10〜20%に合併し、急性型と慢性進行型に鑑別される。急性型は発熱や頭痛などの髄膜炎症状や脳炎症状、局所神経症状が急性に出現する。診断には頭部MRI検査におけるT2強調画像やFLAIR画像での高信号域や髄液中の細胞数増加(6.2/mm$^3$以上)の確認が有用であるが、感染症の除外が必要である。治療には中等量以上のステロイド投与やステロイドパルス療法が行われる。シクロスポリンを使用していた場合は中止する。また発作後はコルヒチンを開始し、1〜2 mg/日で維持する。慢性進行型は急性型に類似した症状が一過性に出現した後に、認知機能の低下、精神症状、人格変化、歩行障害、構音障害、排尿障害が出現し、徐々に進行する。治療にはメトトレキサートやインフリキシマブが投与されるが、シクロスポリンは禁忌である。(前島悦子)

**ペナンブラ**　ischemic penumbra　脳血管の閉塞などにより脳血流量が低下しているものの、神経細胞死を免れている部分のことで、臨床的には速やかな血行再建により脳梗塞への移行を阻止することが可能な部位を意味する。脳虚血の中心部(core)は神経細胞死に陥るが、その周辺領域は側副血行などにより脳虚血の程度が比較的軽く血流が戻れば甦る可能性がある(**図**)。MRI では、灌流画像と拡散強調画像のミスマッチ、すなわち灌流画像で異常信号を示すが、拡散強調画像では異常が認められない領域がペナンブラに相当すると考えられている。(長田乾)

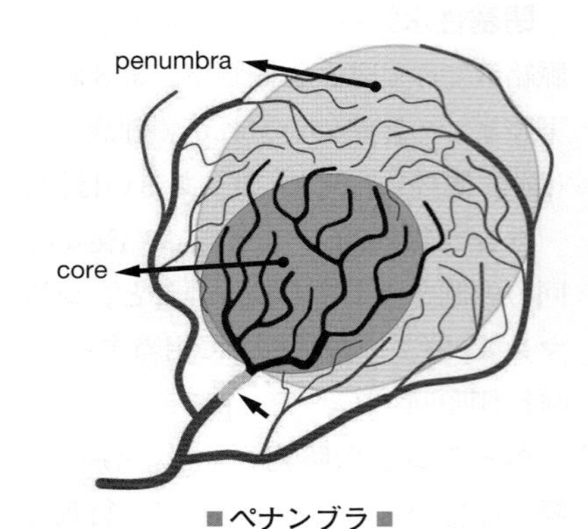


■ペナンブラ■
脳虚血の中心部(core)は神経細胞死に陥るが、その周辺領域はペナンブラが存在する。

**ヘルペス脳炎**　──のうえん　herpetic encephalitis　単純ヘルペスウイルス(herpes simplex virus：HSV)には 1、2 型の亜型があり、成人の単純ヘルペス脳炎は主として HSV-1 による。病変は、一側優位の海馬体を中心とする側頭葉内側、直回、島葉、眼窩回など辺縁系に好発。発症年齢は 20〜50 歳代に好発するとされていたが、最近 65 歳以上の高齢者の発症が増加。発症病態は、三叉神経節に潜伏感染していた HSV が再活性化した後に、神経向性に上行し脳幹で三叉神経核からほかの神経諸核にも波及し、そこからさらに神経向性に大脳に進展すると推測。初発神経症状は、精神症状が最も多く、次いで意識障害、痙攣、頭痛。確定診断には、髄液を用いた PCR 法で HSV-DNA が検出されること。ただし陰性であっても診断を否定しうるものではない。髄液の特徴として、蛋白の上昇、糖は正常であることが多く、赤血球や出血を認める場合がある。神経所見として、髄膜刺激症状、急性意識障害、亜急性の人格変化や見当識障害のほか、失語症、聴覚失認、幻聴などの聴覚障害、異常行動、不随意運動がある。治療が遅れれば転帰が不良のことが多いため、早期診断・治療が大切で、ヘルペス脳炎が疑われた段階で抗ウイルス療法を開始する。日本のガイドラインではアシクロビル 10 mg/kg、1 日 3 回 14 日間が推奨され、アシクロビル不応例にはビラダビンの使用が推奨されている。(田中裕)

**変形視**　へんけいし　⇨視空間知覚障害＞変形視

**片頭痛**　へんずつう　migraine　発作性の頭痛を反復する疾患。片側性で拍動性の頭痛が4〜72時間持続する。日常的な動作で頭痛が増悪し生活に支障をきたす。悪心、嘔吐を伴うことがあり、光や音に過敏性を示すこともある。頭痛前に1時間以上持続しない前兆が生じる場合がある。視覚性前兆は最も一般的な前兆で、閃輝暗点(視野の真ん中あたりにドーナツ状のキラキラした光の波が出現し拡がっていく。この症状は眼を閉じていても起こり、引き続いて片頭痛が始まる)として現れることが多い。前兆期には脳血流が減少し、頭痛時には脳血流が増加する。前兆のみで頭痛を伴わないこと、前兆に感覚運動障害や言語障害を示すこともある。(西林宏起)

**ベンダー・ゲシュタルト検査**　——けんさ　⇨模写＞ベンダー・ゲシュタルト検査



**扁桃体**　へんとうたい　amygdala　大脳辺縁系の一部で、海馬頭部に接し、鉤回の内側に位置する。外側核、基底核、中心核、皮質核などの扁桃体複合体を形成する。外側嗅条、分界条、腹側扁桃体線維などの神経線維で、嗅球、脳幹、視床下部、視床、海馬、島回、大脳皮質などと連絡する。広い領域の体性感覚、視覚、内臓情報を受け、記憶、経験に基づいた行動の選択、制御、学習に関与する。扁桃体が損傷されると、異食行為、性行動異常、視覚失認、近時記憶障害などが生じる。(西林宏起)

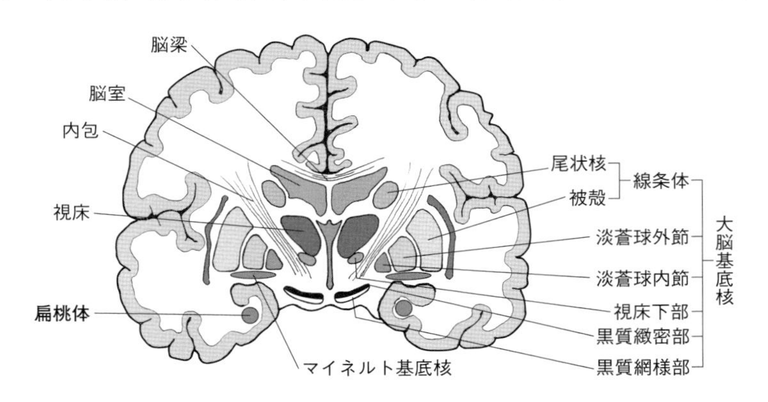


**ベントン視覚記銘検査**　——しかくきめいけんさ　⇨記憶検査＞ベントン視覚記銘検査

**片麻痺無関心**　へんまひむかんしん　anosodiaphorie　バビンスキー型の病態失認には、片麻痺の否認と片麻痺無関心がある。この両者の関係は片麻痺の無関心がベースにあり、その中で一部片麻痺の否認に発展すると解釈しうる。片麻痺無関心は左半身に優位に出現するが、これに対していくつかの仮説がある。比較的有力なものに注意障害説[1]があるが、半側身体無視と半側空間無視とは独立に生じうる研究[2]もあり、空間性注意障害のみに帰着することは困難である。一方、身体意識(一次意識)の右半球優位性を前提とした説[3]も提唱されている。(成塚陽太)

1) Mesulam M-M：A cortical net work for directed attention and unilateral neglect. Ann Neurol 10：309-325, 1981.
2) Bisiach E, Perani D, Valler G：Unilateral neglect；personal and extra-personal. Neuropsychologia 24：759-769, 1986.
3) Feinberg TE, Keenan JP：Where in the brain is the self? Consciusness and Cogrition 14：661-678, 2005.

# ほ

**ポインティングスパン**　⇨記憶検査＞ポインティングスパン

**包括的リハビリテーション**　ほうかつてき――　⇨リハビリテーション＞包括的リハビリテーション

**方向感検査**　ほうこうかんけんさ　⇨聴覚検査＞方向感検査

**方向性注意**　ほうこうせいちゅうい　⇨注意＞方向性注意

**傍腫瘍症候群**　ぼうしゅようしょうこうぐん　paraneoplastic syndrome　広義には、腫瘍の直接浸潤や転移、化学療法や放射線などの治療による副作用、栄養障害、代謝障害、日和見感染によらず、腫瘍の遠隔効果により神経系や内分泌系などのさまざまな器官が影響を受け、多彩な症状を呈するものである。その中でも神経系の障害を呈するものは傍腫瘍性神経症候群と呼ばれ、中枢神経系、末梢神経系、神経筋接合部、筋のいずれにも障害が生じうる。遠隔効果の機序は不明な点が多いが、免疫介在性機序が主体であると考えられている。神経系の障害を呈する代表的な病型として、中枢神経の障害では辺縁系脳炎、脳脊髄炎、小脳変性症、オプソクローヌス・ミオクローヌス症候群、末梢神経の障害では亜急性感覚性ニューロパチー、神経筋接合部の障害ではランバート・イートン筋無力症候群、筋の障害では皮膚筋炎などがある。傍腫瘍性神経症候群に関連する腫瘍としては肺小細胞癌が最も多く、複数の病型が混在して亜急性の経過で進展し、重篤な状態に至る場合もある。約60%の症例では腫瘍が発見される前に神経症状を呈している。一般的な血液・髄液検査、CTやMRIなどの神経系の画像検査では異常所見が捉えられないこともあるが、神経症状の出現早期から罹患神経組織や腫瘍原発巣に関連する特徴的な自己抗体が検出されることがあり、本症の診断のみならず背景にある腫瘍の発見につながる。

(丸山元)

**紡錘状回**　ぼうすいじょうかい　fusiform gyrus　後頭側頭溝と側副溝の間の側頭葉

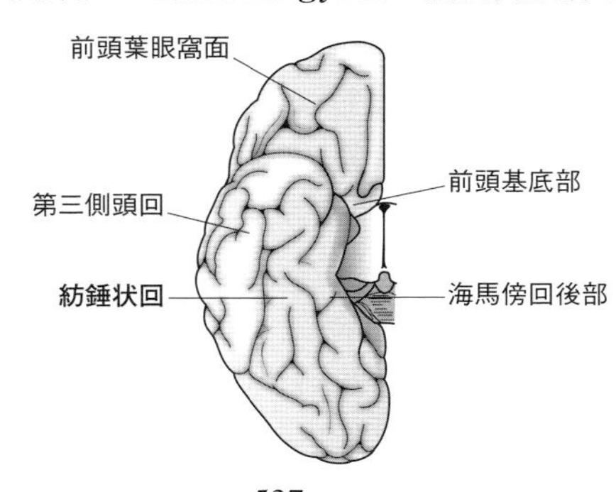

の脳回。顔面の認知に関与し、損傷されると相貌失認をきたす。(西林宏起)

**法定後見**　ほうていこうけん　legal guardianship　本人が精神上の障害(知的障害、精神障害、認知症など)により判断能力が不十分となったとき、本人や親族などが家庭裁判所に成年後見人などの選任を申し立て、家庭裁判所が成年後見人などとして本人の身上監護、財産管理を適正に行える者を選任する。民法の定めに基づく制度である。成年後見人などは、弁護士、司法書士、社会福祉士などの専門家が選任される場合もある。

法定後見制度は本人の判断能力の程度に合わせて以下の三類型がある。

・後見相当…自己の財産を管理・処分することができない。

・保佐相当…自己の財産を管理・処分するには常に援助が必要。

・補助相当…自己の財産を管理・処分するには援助が必要な場合がある。

選任された成年後見人などは、「代理権」「同意権」「取消権」を適切に行使することによって本人の利益を考えながら本人を保護・支援する。「代理権」とは契約など法律行為を本人に代わって行う権限、「同意権」とは本人が重要な行為などを行うときに不利益がないように本人に同意をする権限、「取消権」とは本人が行った法律行為を取り消す権限である。成年後見人などは本人の意思を尊重し、かつ本人の状態や生活状況に配慮しながら本人が誤った判断に基づいて契約を締結した場合は取り消し本人の利益を守らなければならない。なお、成年後見人が行う後見事務を監督するために必要があると認められる場合に、成年後見監督人が家庭裁判所によって選任される。(森由美)

**法定雇用率**　ほうていこようりつ　designated employment rate of persons with physical/intellectual disabilities　障害者雇用促進法施行令により定められた、企業などにおける労働者の総数に占める身体障害者・知的障害者である労働者の総数の割合を示す基準値。現行では一般民間企業で2.2%、国・地方公共団体で2.5%、都道府県などの教育委員会で2.4%となっている。常時50人以上の労働者を雇用する事業主は、雇用する身体障害者・知的障害者の数が、雇用する労働者の数に法定雇用率を乗じた数以上であるようにしなければならない。2015年の法改正により、2018年度から法定雇用率の算定対象に新たに精神障害者が追加された。事業主は、障害者雇用状況をハローワークに報告する義務があり、また、障害者雇用促進者を選任するよう努めなければならない。障害者雇用率制度に基づく雇用義務を履行しない事業主は、雇入れ計画作成命令などの行政指導を受けるとともに、その後も改善がみられない場合に企業名が公表される。また、法定雇用率を下回っている事業主(従業員200人超)から法定雇用障害者数に不足する人数に応じて納付金を徴収し、それを財源に法定雇用率を上回っている事業主に障害者雇用調整金、報奨金、各種助成金が支給されるといった障害者雇用納付金制度があり、事業主間の負担の公平が図られている。(吉岡昌美)

**法テラス**　ほう——　Japan Legal Support Center　2006年に法務省が所管し設立した公的な法人で正式名称は日本司法支援センター。民事・刑事を問わず、法的なトラブル解決の案内を無料で行っている機関である。相談の内容に応じて解決に必要な法制度や地方公共団体、弁護士会、司法書士会、消費者団体など、関係機関窓口を紹介している。また経済的に余裕のない人の場合、必要に応じて弁護士・司法書士費用の立て替えや犯罪被害に遭った人への支援も行っている。(伊賀上舞)
同日本司法支援センター

**訪問介護**　ほうもんかいご　⇨介護給付＞訪問介護

**訪問看護**　ほうもんかんご　⇨介護給付＞訪問看護

**訪問入浴**　ほうもんにゅうよく　⇨介護給付＞訪問入浴

**訪問リハビリテーション**　ほうもん——　⇨介護給付＞訪問リハビリテーション

**補完現象**　ほかんげんしょう　⇨言語症状＞補完現象

**歩行失行**　ほこうしっこう　⇨前頭葉性動作障害＞歩行失行

**ボストン逆向性記憶バッテリー**　——ぎゃっこうせいきおく——　⇨記憶検査＞ボストン逆向性記憶バッテリー

**ボストン呼称検査**　——こしょうけんさ　⇨失語症検査＞ボストン診断学的失語症検査＞ボストン呼称検査

**ボストン診断学的失語症検査**　——しんだんがくてきしつごしょうけんさ　⇨失語症検査＞ボストン診断学的失語症検査

**補装具**　ほそうぐ　orthosis　「障害者などの身体機能を補完し、または代替し、かつ、長期間に渡り継続して使用されるものその他の厚生労働省令で定める基準に該当するものとして、義肢、装具、車いすその他の厚生労働大臣が定めるもの」であり、障害者(児)に支給される。必要な場合、市町村に申請し、身体障害者更生相談所などの判定または意見に基づく市町村長の決定により、補装具費の支給を受ける。(白山靖彦)

**補足運動野**　ほそくうんどうや　supplementay motor area　前頭葉内側面で一次運動野の前方に位置する。頭頂葉と前頭前皮質との連絡が豊富であり、運動の準備、開始、制御に関与する。(西林宏起)

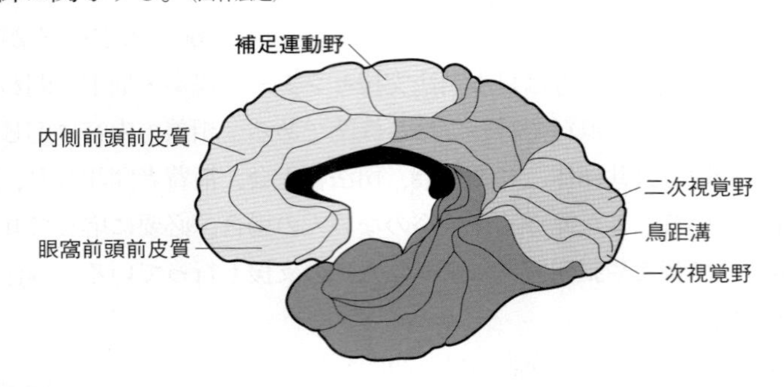


**補足運動野失語**　ほそくうんどうやしつご　⇨失語症>補足運動野失語

**補填的治療介入**　ほてんてきちりょうかいにゅう　⇨構成障害>構成障害への治療介入>補填的治療介入

**ボトムアップ式治療介入**　――しきちりょうかいにゅう　⇨構成障害>構成障害への治療介入>ボトムアップ式治療介入

**ホームヘルプ**　home help　⇨介護給付>居宅介護

**ホムンクルス**　Homunculus　古語としては、小人を意味し、ヨーロッパの錬金術師がつくり出した人造人間あるいはつくり出す技術のこと。カナダの脳外科医Penfieldは、てんかん患者の手術部位の決定に際し、ヒトの大脳皮質に電気刺激を

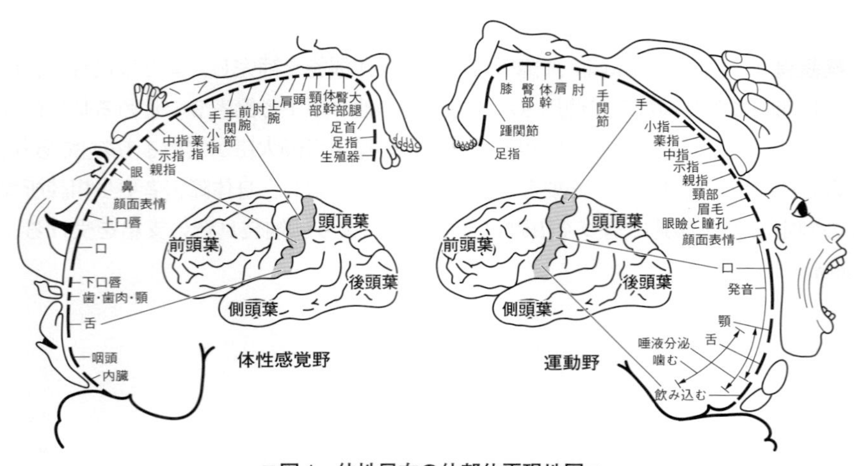


■図 1.　体性局在の体部位再現地図■

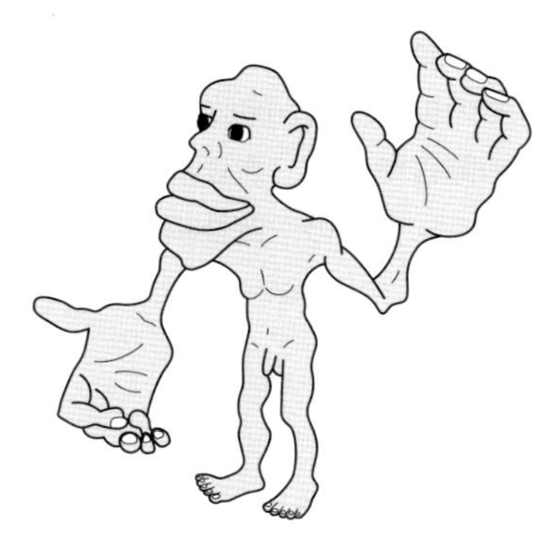

■図 2. 「ホムンクルス」(脳の中の小人)■
脳と身体の感覚を対比させてつくられたホムンクルス。



行い、運動野や体性感覚野と体部位との対応関係をまとめ、その脳の部位に体性局在の地図を描いた体部位再現地図を作製した(**図 1**)。一般にはこの地図をホムンクルスと呼ぶことが多いが、このデータに基づき、地図での大きさに置き換えて描いた小人が本来のホムンクルスである(**図 2**)。ホムンクルスの各部分の大きさは、大脳皮質の対応する領域の面積に準じて描かれているため、よく使われる体部位ほど対応する脳の局在も広くなる。すなわち、親指は大きく長く、顔や舌も異常に大きく描かれている。(前島伸一郎)

**ホルネル症候群**　――しょうこうぐん　Horner syndrome　一側の眼瞼下垂、瞳孔の縮瞳が出現する。眼と脳とをつなぐ経路の損傷によって生じる。(種村純)

**本能性把握反応**　ほんのうせいはあくはんのう　instinctive grasp reaction　検査者の指などの対象物が手の部位や方向に関係なく手に触れることで誘発される把握運動で、手の向きや位置を変え、手のひらの中央に対象物を持ってきて(closing reaction)、最後にすべての指でしっかりと握る(final grip)反応である。対象物を放そうとするとそれを追いかけたり(**磁性反応** magnet response)、探したり(**探索反応** groping response)、物を取り去ろうとするとさらに強く握る反応(**罠反応** trapping response)もみられる。触覚だけでなく視覚刺激でも探索・把握運動が生じ、手が対象物を追うことがある(**視覚性探索** visual groping)。この反応に適した刺激は軽く触れて動かない刺激であり、手のひらを遠位方向に圧迫しながら擦ることで生じる把握反射(grasp reflex)とは異なる複雑な反応である。患者は自分の障害に対し病識があることが多く、ある程度は意図的な抑制が可能な場合もある。物を摑む動作は樹上生活などで進化してきたものと思われるが、手に触れたものを何でも摑んだまま放さなければ、危険を回避したり次の動作に移ったりすることができない。危険を回避しスムーズな行動を行うために、不必要なときには抑制をして手を放すことが必要であるが、その抑制機構が効かなくなったのがこの反応と考えられる。このように行為の抑制の障害であり、責任病巣として前頭葉内側面の後方、前部帯状回後部が注目されている。大脳の一側性損傷では病巣側と反対側の手足に生じ、左病巣でも右病巣でも生じる。（前田眞治）

# ま

**マイネルト基底核**　――きていかく　⇨基底核＞マイネルト基底核

**街並失認**　まちなみしつにん　⇨地誌的障害＞街並失認

**抹消検出検査**　まっしょうけんしゅつけんさ　⇨標準注意検査法＞抹消検出検査

**マッピング仮説**　――かせつ　mapping hypothesis　失文法患者は、文中の名詞句に動詞の指定する意味役割(動作主、対象など)を割り当て(写像す)ることに障害があるとする仮説。「マッピング mapping」は一般に「写像」と訳される。例えば、写真は3次元の被写体を2次元平面にマッピング(写像)したものである。

Linebarger ら(1983)は、能動平叙文の聴覚的理解が困難な失文法患者4名を対象に、能動平叙文よりも文法的に複雑な10種の文型について文法性判断検査を行い、成績が良好という結果から、これらの患者は、文の構造を解析することは可能だが、その結果を意味理解に反映させることができない、という「マッピング仮説」を立てた[1]。失文法患者は、文の構造により理解度が異なることについては、次のように説明されている。生成文法の「原理とパラメータ理論」では、下記例文①の文の直接目的語 the man には、動詞 kiss の項構造(他動詞：動作主、被動作主をとる)に基づき「被動作主」という意味役割が与えられる。文の基本命題は D 構造で与えられ、統語処理により S 構造に写像されるが、the man の位置は、D 構造と S 構造とで同じで、移動がない。the man は②の受け身文でも被動作主の意味役割を与えられ、D 構造では例文の $t_i$ で示す目的語の位置にあるが、S 構造に写像されるとき $\alpha$ 移動により節頭に移動する。D 構造から S 構造への写像のプロセスにおいて名詞句が移動する文を統語的に不透明な文というが、マッピングにより意味上の役割と文法上の役割が不透明(複雑)になることが、理解を困難にしている、とする。

①The woman kisses the man.

②The $man_i$ is kissed $t_i$ by the woman.

Schwartz ら(1987)は、Linebarger ら(1983)の説の妥当性を検討するために文意妥当性判断検査を用いた[2]。文法性判断検査とは異なり、文法的には正しいが、文が表す内容が常識的にあり得るか、あり得ないかを判断する課題であり、異なる型の文に関して多くの検査を行っている。一例を挙げれば、名詞句の移動がない基本文と、移動がある文を含む検査を行っている。どの文も意味役割の付与が正しくできていなければ、文意の妥当性を判断できない。詳細は原論文に譲るが、失文法患者は、名詞句移動のない基本文ではチャンス・レベル(ある事象が偶然に生じる確率。生じうる反応が2種のみであれば1/2、5種であれば1/5。このチャンス・レベルに対して特定の事象が多く、あるいは少なく出現しているかを統計的に検定する)以上の成績を示し、単純な能動文の意味役割付与はある程度可能であった。しかし、移動があり、意味役割付与が難しい統語的に不透明な文は非常に困難であることが示され、Linebarger らの説が裏づけられた。しかし、失語症患者はタイプによらず一様に文法性判断課題の成績が低く、また能動文に比べ受動文の理解が困難な失語症患者は、文型によらず文法性判断課題の成績が低いとの報告もある[3]。(渡辺眞澄)

1) Linebarger MC, Schwartz MF, Saffran EM：Sensitivity to Grammatical Structure in so-called Agrammatic Aphasics. Cognition 13：361-392, 1983.
2) Schwartz MF, Linebarger MC, Saffran EM, et al：Syntactic transparency and sentence interpretation in aphasia. Language and Cognitive Processes 2：85-113, 1987.
3) Wilson SM, Saygin AP：Grammaticality Judgment in Aphasia；Deficits Are Not Specific to Syntactic Structures, Aphasic Syndromes, or Lesion Sites. Journal of Cognitive Neuroscience 16(2)：238-252, 2004.

**マッピング・セラピー** mapping therapy 文の発話量を増やし、理解を容易にし、発話の文法適合度を上げ、了解度を上げることを目指す失文法の訓練法。文中に現れる動詞と名詞の関係を明確にするように働きかけることを基本としているが、具体的な方法にはさまざまな変法がある。代表的な2つの方法について簡単に述べる。

・**文理解の改善を目指したマッピング・セラピー**(Schwartz ら，1994)[1]…3種の構造の文を段階に分けて訓練した。訓練方法はすべての段階に共通しており、文を聴覚/視覚提示し、患者に文中の動詞、動作主、対象/被動作主を同定させる。同定した文の要素ごとに決められた色のマーカーで下線を引いてもらう。訓練は、段階A、B、Cのそれぞれに6種の文型があり、文型ごとに4文、計24文から成る。段階Aでは典型語順の動作動詞を含む文(例：動作主-対象-動詞；清志が 彩を 叩いた)、Bでは典型語順の経験動詞の文(例：清志が 彩を 嫌った)、Cでは対象が動作主に先行する非典型語順文の受動文[例：対象-後置詞句(動作主)-述語；彩が 清志に 叩かれた]、および目的語分裂文(例：清志が 食べているのはケーキだ)、目的語関係節文(例：清志が 助けた 彩が 走った)を訓練し、各段階で訓練した文型の習得度と維持レベルを評価した。訓練効果が顕著な患者のタイプは、文法性に敏感で、動詞を含む語彙検索と表出、理解が可能だが、発話する文構造が単純、文理解が非統語的(asyntactic)な患者であった。重度の発語失行があり、文を含め発話量が少なく、喚語困難、あるいは意味障害により語の検索が困難な患者は訓練効果が低かった。

・**文産生の改善を目指したマッピング・セラピー**(Rochon ら，2005)[2]…2種の典型語順文[能動文、主語分裂文(例：ケーキを食べているのは清志だ)]と2種の非典型語順文(受動文、目的語分裂文)の合計４種の文型を用いた。カラー写真と、意味役割ごとに形が異なるアイコンを用意したうえで、検査者が写真の動作を表す動詞を発話し、さらに写真上の人物などにアイコンを置いて患者にどれが動作主や対象かを示す。その後、目的の文ごとに「〇〇(動作主ないし対象)で始まる文をつくってください」と教示し、発話させる。この訓練を受けた患者は、典型語順文(能動文、主語分裂文)と非典型語順文(受動文、目的語分裂文)の成績が上昇し、文型や項構造が吟味された２種の文発話課題(Caplan and Hanna's Sentence Production Test, Picture Description with Structure Modeling Test)において訓練文型のみならず、非訓練文型にも、また談話課題にも般化を示した。

文例を日本語で示したが、日本語の分裂文は英語の分裂文・疑似分裂文の両方の特徴をもつとされる。

なお、マッピング・セラピーの言語訓練ソフトが内外で開発されている。

(渡辺眞澄)

1) Schwartz MF, Saffran EM, Fink RB, et al：Mapping therapy；A treatment programme for agrammatism. Aphasiology 8：19-54, 1994.
2) Rochon E, Laird L, Bose A, et al：Mapping therapy for sentence production impairments in nonfluent aphasia. Neuropsychol Rehabil 15(1)：1-36, 2005.

**まなざし課題** ——かだい　reading mind in the eyes test　自閉症スペクトラムで機能低下がみられる、心の理論を非言語的に測定するための課題(Baron-Cohenらの原題はreading mind in the eyes test)。成人や知能が高い対象のための課題として開発された。課題では眼とその周辺領域だけを表示した顔写真が提示され、それがどのような心理状態を表しているかを４つの選択肢から選ぶ。選択肢には「敵意がある」「感謝している」など、やや複雑で社会性の高い心理状態の推測が必要となる。(小早川睦貴)

**麻痺肢の擬人化**　まひしのぎじんか　⇨無視症候群＞身体パラフレニア＞麻痺肢の擬人化

**麻痺肢への嫌悪**　まひしへのけんお　⇨無視症候群＞身体パラフレニア＞麻痺肢への嫌悪

**幻の同居人**　まぼろしのどうきょにん　phantom boarder　主にレビー小体型認知症(DLB)で認められる周辺症状の１つであり、「自分の家の中に誰か知らない人が住み込んでいて、さまざまな形で自分に影響を与える」という症状とされている。人物誤認、カプグラ症状、重複記憶錯誤とともに妄想性人物誤認症候群の１つとされ、Nagahamaら[1)]によると、DLBの誤認症状は両側前頭弁蓋部、左島皮質、左海馬、左側坐核の血流低下と関連し、対象が親しい人に限られることが多く、記憶-情動関

連の変容・障害が誤認症状のベースであると報告されている。(松川勇)

1) Nagahama Y, Okita T, Suzuki N, et al : Neural correlates of psychotic symptoms in dementia with Lewy bodies. Brain 133 : 568-579, 2010.

**マルキアファーヴァ・ビニャミ病** ——びょう　Marchiafava-Bignami disease (MBD)　慢性アルコール多飲者や低栄養の人に生じ、病理学的には脳梁の壊死と周辺部の脱髄をきたす原因不明の疾患である[1]。脳梁の障害される部位により症状が異なり、脳梁の前1/3が障害されると知的機能の低下、失語症、顔面筋や舌の失行がみられ、中1/3が障害されると半側失行や意識障害がみられる。また、後1/3が障害されると小脳失調、下肢の麻痺がみられる。MBDの臨床症状として、急性期には意識障害、痙攣、歩行障害、前頭葉症状などがみられ、慢性期には半球間離断症状、構音障害を呈することが知られている。MRIでは、腫大した脳梁はT1強調画像で低信号、T2強調画像、FLAIR(fluid attenuated inversion recovery)画像、拡散強調画像で高信号を示す。脳梁のみならず、大脳白質に異常信号を認めることもある。治療は、アルコールが原因の場合は摂取を直ちに中止し、高単位のビタミンの補充を行うことである。早期に診断し、治療を行うことで、臨床症状とMRI所見の改善がみられたとする報告もある[2)-4)]。(前島悦子)

1) Marchiafava E, Bignami A : Sopra un alterzione del corpo calloso osservata in soggetti alcoolisti. Riv Patol Nerv Ment 8 : 544-549, 1903.
2) Gambini A, Falini A, Moiola L, et al : Marchiafava-Bignami disease ; longitudinal MR imaging and MR spectroscopy study. Am J Neuroradiol 24(2) : 249-253, 2003.
3) Tao H, Kitagawa N, Kako Y, et al : A case of anorexia nervosa with Marchiafava-Bignami disease that responded to high-dose intravenous corticosteroid administration. Psychiatry Res 156(2) : 181-184, 2007.
4) Furukawa K, Maeshima E, Maeshima S, et al : Multiple symptoms of higher brain dysfunction caused by Marchiafava-Bignami disease in a patient with dermatomyositis. Rheumatol Int 31(1) : 109-112, 2011.

**マルチスライスCT** ⇨画像診断＞CT＞多列検出器型CT

**慢性硬膜下血腫**　まんせいこうまくかけっしゅ　chronic subdural hematoma　硬膜下腔すなわち硬膜とくも膜の間に、通常3週間以上かけてゆっくりと血腫が貯留してくる疾患であり、高齢者に多く60歳以上が半数を占める。原因は頭部外傷であり、軽微な衝撃でも起こりうる。また頭部外傷の既往がはっきりしない特発性もある。その場合は本人が忘れてしまうほど外傷が軽微であった可能性もあるが、抗凝固薬の服用中やがんの硬膜転移が原因の場合もある。外傷時には少量であった血腫が徐々に増大する機序は解明されていないが、血腫の周囲に外膜、内膜といった膜構造ができ、外膜から血液や髄液が漏出することにより血腫腔が拡大する。血腫が増大することにより頭蓋内圧亢進症状としての頭痛、意識障害や神経巣症状としての片麻痺、失語、失行、尿失禁、歩行障害などがいろいろな程度に合わさった症状が出現するので、高齢者であれば認知症との鑑別が必要となる。診断は、まず上記の臨床経過より慢性硬膜下血腫を疑うことであり、頭部CTスキャンにて容易に診断できる。血腫は硬膜下に三日月型または凸型の等・低あるいは高吸収域を示し、それらが混在する。両側性に血腫が存在する場合は、大脳と同じ等吸収域であれば見落とされることもあり注意が必要である。血腫がわずかで症状に乏しい場合は経過観察を行うが、症状が出現している場合は局所麻酔下に穿頭血腫ドレナージ手術を行う。これにて治癒するが10%程度に再発を認める。（小倉光博）

# み

**ミオクローヌス**　myoclonus　持続の非常に短い筋の不随意収縮である。主動筋・拮抗筋に同時に収縮が生じることが多く、その筋収縮の強さの割に大きな関節運動は生じにくい。体性感覚・視覚・聴覚などの刺激に反応して誘発されるもの(反射性ミオクローヌス)、姿勢保持や意図的運動時に生じるもの(動作時ミオクローヌス)、自発性に生じるものなどがある。その発生源は大脳皮質、脳幹、脊髄など多岐にわたり、さまざまな病状や疾患を背景として出現しうる。(三輪英人)

**ミオクローヌスを伴うミトコンドリア脳筋症**　——ともな——のうきんしょう　⇨ミトコンドリア脳筋症

**右半球症候群**　みぎはんきゅうしょうこうぐん　right-hemisphere syndrome　右大脳半球の損傷により、右半球が主に担う脳機能の障害、あるいは左右の脳機能のバランスの破綻で生ずる障害である。大脳半球の機能には左右差があり、個人差はあるが、一般的に左半球は言語や論理的思考に、右半球は注意、空間認知、感情、意欲などにかかわる。左右の脳は脳梁を介した半球間の連絡があり、言語活動中にも右脳が活動し、脳全体でバランスよく連携して機能する。右半球の機能には、注意の制御・維持、空間認知、感情の受容や表出の制御、運動維持の制御、言語の全体的な把握や情緒的内容(比喩、ユーモア、皮肉)の表出や解釈がある。右半球損傷による症状には、全般的注意障害、感情や意欲の障害(無関心や脱抑制)、病態失認、身体部位失認、運動維持困難(運動維持に必要な注意機構の障害)、消去現象(一側の感覚刺激では両側で知覚できるが、両側同時刺激では一側しか知覚できない)、視空間知覚障害(左半側空間無視)、地誌的障害(道順障害、街並失認)、構成障害、行為のペーシング障害(適切な動作速度の調整が困難)、書字運動の亢進などがある。言語機能の左右差は利き手と関連があり、右利きの大多数と左利きの約7割は左が言語優位である。左半球損傷では失語が多く、右半球損傷では文脈、意図、情緒的内容の解釈の障害、多弁、プロソディ障害などの非失語性の言語症状を呈する。稀に左半球損傷と同様の失語を示す交差性失語(右手利きで、家族に左手利きの者がおらず、右半球損傷後に失語症を発症する)もある。(横山絵里子)

**右半球損傷後の情動の表出障害**　みぎはんきゅうそんしょうごのじょうどうのひょうしゅつしょうがい　右半球損傷後の認知、注意、プロソディの障害の影響により、情動的な内容の理解および表現能力が低下することがある。情動的なコミュニケーションは右半球が優位であるという右半球優位理論と、左半球がポジティブ、右半球がネガティブな情動の処理に優れているという誘意性理論が提唱されている。しかし、誘意性理論においては、すべての右半球損傷者に該当するわけではなく、重症度もさまざまであり、否定的な立場の研究も存在する。したがって臨床において右半球損傷後の情動的コミュニケーションにおける変化の本質を把握することが求められる。(中島明日佳)

**右半球病変のコミュニケーション障害**　みぎはんきゅうびょうへん――しょうがい　communication disorders of the right hemisphere lesion　人と人とのコミュニケーションでは、語音(音韻)や語義(意味)、統語(文法)など要素的レベルの機能(言語能力)に加えて、そのときの会話状況や文脈を考慮しながら「言語能力」を適切に活用する機能(言語運用能力)が必要である。「言語運用能力」は、外界からの刺激に的確に反応するために必要な注意(覚醒)や知覚、発動性、遂行能力などさまざまな機能を基盤とし、あらゆるコミュニティにおいて、発話者が意図する内容を正確に理解し伝達するための重要な機能を担っている。左半球病変で生じる失語症が、「言語能力」の障害であるのに対して、右半球病変では、「言語運用能力」の障害を反映した特有のコミュニケーション障害が出現する。具体的には、表出面では、話す内容が冗長的で多弁(饒舌)となる、韻律(プロソディ)機能が喪失し感情を込めた語りができない(expressive aprosody)、場面や状況に不適切な内容を無思慮に話す、などの症状を呈する。理解面では、隠喩(metaphor)や暗示(implication)、ユーモアやジョークが正しく理解できない、推論することが苦手になる、慣用句やことわざを字義どおりにしか理解できず、その背後にある真の意図を汲み取ることができない、対話者の話し口調(声質やイントネーション)から感情や意図を掴むことができない(receptive aprosody)、相手の表情を読み取ることができないなど、コミュニケーション全体の意味把握が困難となる。(参照：談話・機能的コミュニケーション＞右半球病変によるコミュニケーション障害)(辰巳寛)

**道順障害**　みちじゅんしょうがい　⇨地誌的障害＞道順障害

**ミトコンドリア脳筋症**　――のうきんしょう　mitochondrial encephalomyopathy　ミトコンドリアに存在するエネルギー産生系の障害により、主として筋症状と中枢神経症状を呈する症候群。主な病型は以下の3つであるが、ミトコンドリアのDNA異常で発症する病気は、母系体細胞遺伝と考えられる。

- **カーンズ・セイヤー症候群**(Kearns-Sayre syndrome：KSS、慢性進行性外眼筋麻痺 chronic progressive external ophthalmoplegia：CPEO)…眼球運動麻痺、心伝導障害、網膜色素変性症を伴う。ミトコンドリアDNAの一部欠損で起こる。
- **脳卒中様発作を伴うミトコンドリア脳筋症**(mitochondrial myopathy, encephalopathy, lactic acidosis, and stroke-like episodes：MELAS)…若年発症で片麻痺や半盲などの脳卒中様症状と高乳酸血症を繰り返す。筋力低下、筋萎縮、知能異常、低身長、感音性難聴などを伴う。血清・髄液中に、乳酸、ピルビン酸、クレアチンキナーゼの上昇がみられる。筋生検では ragged-red fiber が特徴的である。ミトコンドリア DNA 内のロイシン tRNA の点変異が明らかにされている。

・**ミオクローヌスを伴うミトコンドリア脳筋症**（福原病 myoclonus epilepsy associated with ragged-red fibers：MERRF）…小脳症状、ミオクローヌス、筋症状、てんかんなどが主たる症状。ミトコンドリア DNA のリジン tRNA 内の点変異で生じる。（井林雪郎）

**ミニメンタルステート検査**　――けんさ　⇨認知症検査＞MMSE

**未分化ジャルゴン**　みぶんか――　⇨失語＞ジャルゴン失語＞音韻性ジャルゴン

**三宅式対話記銘検査**　みやけしきたいわきめいけんさ　⇨記憶検査＞三宅式記銘力検査

**ミラーニューロン**　mirror neuron　自己が行動するときと、他者が行動するのを見るときの両方で活動電位を発生させる神経細胞。ヒトが他者の心的状態を理解するメカニズムに関して、理論説とシミュレーション説が提唱されているが、ミラーニューロンの発見は、自己を他者の立場において模倣することで他者理解を行うとするシミュレーション説に生物学的根拠を与えるものとされている。また、自閉症はミラーニューロンの欠如によって生じるという仮説があるが証明はされていない。（工藤由佳）

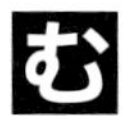

**無関連錯語**　むかんれんさくご　⇨錯語＞語性錯語＞無関連錯語

**無菌性髄膜炎**　むきんせいずいまくえん　aseptic meningitis　定義上、薬剤や自己免疫的機序による髄膜炎も含まれるが、多くはウイルス感染が原因のウイルス性髄膜炎である。ウイルス性髄膜炎はウイルス性脳炎とは起炎ウイルスの頻度が異なり、基本的には別な疾患と考えてよい。細菌性髄膜炎よりはるかに多く、入院に至っていない例も多いと考えられる。起炎ウイルスは地域や時期によりその頻度が異なるが、小児で90%ほど、成人で50%ほどがエンテロウイルスによるものとされている。頭痛、発熱がほとんどの例で認められる。細菌性髄膜炎と異なり、一般に意識障害は生じない。ただ、小児では易刺激性、高齢者では錯乱など、非典型的症状を呈することはある。項部硬直は60%程度であり、必発ではない。診断には髄液所見が重要であり、リンパ球増加、蛋白増加、糖正常が典型的である。ただし、急性期初回の髄液検査では好中球比率が平均約60%と報告されており、増加している細胞の種類だけでの診断とすべきではない。予後は良好であるが、高齢者での症状遷延や小児の5〜10%に合併症が生じることが報告されている。(ウイルス性脳炎の原因に単純ヘルペスウイルスが多いことから)本疾病にも一律にアシクロビルを投与されている場合があるが、単純ヘルペスまたは水痘・帯状疱疹ウイルスが原因であると推定される場合以外には妥当な治療ではない。(林健)

## 無視症候群　むししょうこうぐん　neglect syndrome

大脳の病巣と反対側の視空間あるいは身体感覚に対する認識が障害されて、その障害を無視したり、否認したり、あるいは障害に気づかなくなる病態である。右半球損傷後に起こることが多い。半側空間無視、半側身体失認、病態失認(病態否認)、運動無視、消去現象などがある。機序については、左右空間への注意の差と考える注意障害説、無視空間へ適切に運動ができないためと考える運動障害説、記憶したイメージの欠落によると考える表象障害説などがある。(酒井保治郎)

■**運動無視**　うんどうむし　motor neglect　日常動作において、麻痺や感覚障害を認めないのに、一側の上・下肢の運動が極端に減少ないし消失する現象である。一側肢の単独動作でも、両側肢を用いた動作でも出現する。言語などで励ましながら動作を行わせると、動作は飛躍的に改善するという対比がその特徴である。対側の補足運動野領域のほか、視床・内包・尾状核などの深部領域の損傷によっても生じるといわれている。半側空間無視、半側身体無視とともに無視症候群に分類されることもある。(中川賀嗣)

■**消去現象**　しょうきょげんしょう　extinction phenomenon　体性感覚や特殊感覚(視覚、聴覚など)の刺激が身体または空間の左側から、または右側から感覚受容器に加えられた場合はいずれも認知することができるが､左右から同時に刺激が加わると、どちらかの側しか認知できない現象である。この現象は、1885 年 Loeb と Oppenheim が触覚について報告し、その後 1899 年 Anton が左右視野への視覚刺激について、1952 年 Bender が左右耳への聴覚刺激について報告し、種々の感覚で出現することが明らかになった。

**触覚消去現象**では、閉眼した被検者の左右対称の部位に、検者の指先で同時に触れる触覚刺激とサンドペーパーなど複雑な素材の感触を調べる複雑感触刺激が用いられる。前者は知覚レベルでの触覚刺激間の競合により生じると考えられ、対側の下頭頂小葉の病巣で出現し、一方、後者は認知レベルでの刺激間の競合で生じると考えられ、頭頂葉以外に、対側の前頭葉、側頭-後頭葉内側の病変で出現する。**視覚消去現象**では、対座法の要領で被検者に向かい合い、検者の眉間を固視させて、その左右対称の位置にある左手、右手の指をそれぞれ動かし、認識できることを確認した後、両指を同時に動かして検査をする。視覚・頭頂連合野の病変などで出現し、病変の対側に消去がみられる。また**聴覚消去現象**では、finger snap や dichotic listening がよく用いられる。前者では閉眼させた被検者の左右の耳元で、まず左右一側ずつ、その後同時に指はじきを行い、後者ではヘッドフォンを使用し、左右一側ずつの確認後、両耳に同時に異なる音を聞かせて左右共に聴取できるかどうかを検査する。一次聴覚野から側頭・頭頂連合野の病変で出現し、通常は病変の対側に消去がみられる。

消去現象は高次脳機能障害の1つであり、当然末梢性の障害は除外されなければならない。しかし、現在の評価法では末梢神経の障害も含まれてしまう可能性がある。評価の前提として、左右それぞれの刺激は認知できるだけでは不十分で、左右共に正常に認知できなければならない。その条件下で、同じ刺激強度で左右同時刺激が行われなければならない。視覚消去現象では対座法で十分に再現性のある結果が得られているが、これは一次感覚野までの刺激到達潜時が聴覚では約10ミリ秒、触覚では約20ミリ秒であるのに対して、視覚では70〜100ミリ秒と十分に長いためで、触覚、聴覚については厳格な同一強度・同時刺激の条件設定が必要である。また、聴覚刺激は、同側・対側、双方の大脳半球に伝搬するのに対して、触覚、視覚では対側の大脳半球にのみ伝搬するので、脱髄などの病変があると伝導速度が遅延し、消去現象に影響する可能性がある。消去現象の発症のメカニズムとして、感覚機能不全説や注意障害説などがあるが今なお不明で、今後はこれらの点を考慮し、厳格な刺激条件と末梢神経障害の評価の下に研究されるべきであろう。(参照：視空間性障害>消去現象)(酒井保治郎)

**■ 身体パラフレニア**　しんたい――　somatoparaphrania　麻痺肢を無視または麻痺の存在を否認する半側身体失認の存在下で、単に無視または否認するだけでなく、麻痺肢を「他人のもの」と訴えるなど、異常な判断を示す症状を身体パラフレニアという。上肢に多く、下肢には稀である。麻痺側上肢を、夫や娘、医師や看護師の手など、知人の手と訴えることが多いが、「夫自身」などと麻痺肢の擬人化を行い、独立した個体としてみなし、ニックネームをつけて話しかけることもある。一方、単に「自分の手ではない」と非所属感のみを訴える場合もある。半側身体失認が行動から症状を疑い質問により診断するのに対し、身体パラフレニアは自発的な訴えとして認められることが多い。しかしこの症候の存在を知らないと訴えを見過ごしてしまうため注意が必要である。右半球の広範な病変に伴うことが多く、原則として右半球症状として捉えられている。急性期〜亜急性期にみられることが多いが、時に慢性化する症例もある。発生機序として、右半球優位に組織化されている身体図式が右頭頂葉の病変により損傷された結果、左半身の身体意識が障害され、うまく認識できない左半身への作話反応や防衛機制などにより身体パラフレニアが成立するという説や、頭頂葉障害により知覚情報の統合が障害され生じるという説など、さまざまな仮説が想定されている。(森志乃)

む

**麻痺肢の擬人化**　まひしのぎじんか　personification　身体パラフレニア(片麻痺の否認に加え、麻痺肢の自己への所属を否定し、妄想的・作話反応的に異常な反応を示すもの)の一部で、麻痺肢を擬人化し、自分以外の人格をもった他人やペットのように扱う症状である。麻痺肢を「私の赤ちゃん」などと呼び、話しかけたり、なでたり、あやしたりする。(佐藤達矢、橋本洋一郎)

**麻痺肢への嫌悪**　まひしへのけんお　misoplegia　身体パラフレニア(片麻痺の否認に加え、麻痺肢の自己への所属を否定し、妄想的・作話反応的に異常な反応を示すもの)の一部で、麻痺肢に対して嫌悪や憎しみの感情をもった言動をとる症状である。麻痺肢を罵ったり、隠そうとしたり、激しく殴打したりする。例えば、麻痺肢を「悪魔」だと言って毛嫌いする。(佐藤達矢、橋本洋一郎)

■ **半身喪失感**　はんしんそうしつかん　feel like a hemiamputee　身体半側またはその一部がなくなってしまった(不在感)と訴える現象である。喪失感のほか、変形感、異物感、非所属感、幻肢などもある。これには、喪失感を感じ訴える意識型と、あたかも半身は存在しないような行動をとる無意識型がある。病巣は半身を無視するために生じる半側無視に伴う頭頂葉病変、知覚中枢としての視床 VPL 核の障害のために深部知覚脱失などを伴う視床病変、注意覚醒レベルの低下から生じる脳幹網様体病変も考えられている。(前田眞治)

■ **半側空間無視**　はんそくくうかんむし　hemispatial neglect, or unilateral spatial neglect(USN)　脳損傷半球と反対側の空間における刺激を発見すること、手を伸ばすような反応、その方向に顔を向けることなどが困難となる病態であり、Brain(1941)による右半球損傷の 3 症例報告が最初である。同名半盲をしばしば合併するが、頭部および眼球運動が制限されない条件でも、相対的に損傷側の反対空間を無視するので半盲では説明できない。また同名半盲を伴わない場合でも半側空間無視が出現することが知られている。無視される範囲は、空間正中の半側ではなく注意を向けた対象の相対的な半側であり、例えば机上課題では検査用紙の枠によって規定される。さらに注意を向けることが可能な空間での刺激には強く反応し、いったんその刺激に反応してしまうとその位置から離脱することが困難となる。責任病巣としては、側頭・頭頂・後頭葉接合部および下頭頂小葉領域が重視されているが、前頭葉、視床病変でも発現することが報告されている。

代表的な検査方法として、線分二等分検査、線分抹消検査、花の絵の描画(ダブルデージー)などがあり、ダブルデージーでは無視側空間の花弁だけでなく、無視されていないと思われる空間の花弁も欠落する現象が起こる(入れ子現象)。机上検査だけでなく、損傷と反対側空間の食べ残し、車いす駆動での衝突など日常生活活動においてもその症状が出現しリハビリテーションの重大な阻害因子となる。総合的検査法として行動性無視検査(BIT)が普及している。(参照：視空間性障害＞半側空間無視)(網本和)

**鏡失認** かがみしつにん mirror agnosia 半側空間無視患者において、鏡に対して正確な言語表現が保たれているが、病巣側に置いた鏡に映った健常側に置かれた鏡像に手を伸ばし「取れません。これは鏡の向こうにあります」と言うように、正確に到達できないだけでなく、その物体が鏡の中や背面に存在すると認識する現象である(Ramachandran, 1997)。そのメカニズムに、鏡の中の位置を実際の空間に転換できないmental rotation障害や表象障害、健常側への方向性注意障害などが考えられている。(前田眞治)

**左半側空間無視** ひだりはんそくくうかんむし left hemispatial neglect 左右どちらの半球損傷によっても発現するが、右手利き右半球損傷による左半側空間無視の発生頻度が高く(急性期では30〜40％)、重症であり(顔面が右を向いてしまう程度)、症状の持続期間も長いことが知られ、日常生活活動の自立に深刻な影響を及ぼす。治療アプローチとして覚醒水準を上げ視覚探索、後頸部電気刺激などが試行されてきたが、右方へ偏倚するプリズムメガネにて動作順応を行うプリズムアダプテーションが有望である。(網本和)

・**訓練法**…左半側空間無視に対する訓練法の１つは、患者が能動的に左空間へ注意を向けることにより症状の軽減を目指すものである。上肢を用いた課題の場合、左上肢に麻痺がないか、軽度である場合には、こちらを使用すると症状軽減に効果的なことがある。もう１つは、動作に特化した訓練法であり、患者が動作手順を覚えることで、左半側空間無視症状による動作のやり忘れを防ぐものである。この方法は、起居動作や更衣動作、移乗動作などに用いることができる。(太田久晶)

・**日常生活動作障害**…左半側空間無視を呈する患者の多くは、日常生活のさまざまな場面で自己の左側に注意を向けることが困難となる。そのため、患者が左側から呼ばれても話し手を見つけられないことや、患者の左側に置かれた食器に気づけないことがある。また、車いすの左側にあるストッパーやフットレストの操作を忘れてしまうことや、車いすの駆動中に、患者の左側にある物体に気づかず衝突してしまうことのほかに、左側にある目的地に気づかず通り過ぎてしまうこともある。(太田久晶)

■**半側身体失認** はんそくしんたいしつにん hemiasomatognosia 病巣と反対側の身体に関する認知が障害されたもので、ほとんどが右半球損傷による左半身の認知障害である。これは、①片麻痺患者が自分の麻痺の存在をことばで否認する「片麻痺の病態失認(anosognosia)」、②麻痺がないか軽い場合に半側身体を無視し使おうとしない「意識されない半側身体失認(unconscious hemiasomatognosia)」、③異常な認知体験として半側身体に関する喪失感、変形感、異物感、幻肢などが生じる「意識された半側身体失認(conscious hemiasomatognosia)」、に分けられる。病態失認は麻痺を否認するが、麻痺に対して無関心な態度をとる疾病無関知(anosodiaphoria)は、その回復過程で観察される(無視症候群＞病態失認・疾病無関知参照)。

意識されない半側身体失認は、左上肢が身体の下敷きになっていたり、髪を右側だけとかしたり、左側の髭剃りを忘れたりする「自己身体の無視」と、マネキンなどを使った模倣動作が可能かどうかといった「他者の身体の失認」がある。責任病巣として前者は身体表象が関係する右頭頂葉縁上回・皮質下が、後者は右下中心前回・中前頭回・上側頭回が報告されている。意識された半側身体失認は、「手がない」「手が短くなった」といった幻覚や、自分の手を「先生の手(他人帰属感)」といった妄想など、半側身体の異常感をことばで訴えるものである。責任病巣は下部頭頂葉・下前頭回・上側頭回・視床 VPL 核などが指摘されている。偏在した左半球身体図式が右半球損傷によって絶たれ、その活性化から身体イメージの意識化が生じ左半球言語野の作話反応をきたすためと説明されている。(参照：失認＞身体失認＞半側身体失認)(前田眞治)

**左半側身体失認** ひだりはんそくしんたいしつにん left hemisomatognosia 右半球損傷によって起こる身体左側の認知障害であり、言語化されない場合は自己身体に対する無視(personal neglect)で、麻痺側上肢の無関心が認められる。言語化される場合は、半身に対しての幻覚・妄想を訴える症状で、余分な上肢が存在すると述べる余剰幻肢、自己の上肢をして「先生の手です」など他人帰属化を呈する身体パラフレニアがある。いずれの場合も病態失認との関連が指摘されている。(網本和)

**■病態失認・疾病無関知** びょうたいしつにん・しっぺいむかんち anosognosia, anosodiaphoria 病態失認(anosognosia)ということばは、1914 年に Babinski が片麻痺を否認する、あるいは片麻痺に気づかない症状に対して用いた。病態失認には片麻痺を指摘されても積極的に否認する状態、片麻痺に気づかない無認知の状態、片麻痺に気づいているが無関心で深刻味に欠く状態(疾病無関知 anosodiaphoria)がある。患者が自発的に麻痺を否認することはなく、検者による質問は不可欠である。右半球に生じた脳血管障害の急性期に左片麻痺に対してみられることが多く、左半球損傷では少ない。責任病巣として頭頂葉や前頭葉、側頭葉、また視床や基底核、脳幹などが報告されており、発現機序については、体性感覚の統合機能障害、身体図式の障害、全般的注意機能低下、自己防衛的心因反応、左右半球の離断による作話反応、運動予測機構障害、身体意識の右半球優位可説[1]などが示されている。しかし、病態失認の病態は一様ではないと考えられ、機序についても単一の仮説で説明することは困難であり、いまだ不明な点が多い。「左足は麻痺して動かない」と片麻痺の否認が改善した後も、「歩ける」と日常動作障害の否認が持続することもある。また、病態失認は半側空間無視や半側身体失認、注意障害、運動維持困難などを合併することが多く、これらとともに麻痺肢の機能回復や日常生活動作獲得の阻害因子となるが、有効なリハビリテーションについては確立されていない。(佐藤達矢、橋本洋一郎)

1) 大東祥孝：病態失認の捉え方(解説). 高次脳機能研究 29(3)：295-303, 2009.

**■ プッシャー現象** ——げんしょう　Pusher phenomenon　Davies(1985)によれば、片麻痺において非麻痺側の上肢・下肢によってその接触面を強く押すことで麻痺側に倒れ込む現象であり、左片麻痺に比較的多く発現し、姿勢矯正に対して却って抵抗する特性を有し、その存在は日常生活活動の自立度を阻害することが知られている。プッシャー現象症例では、麻痺側後方に倒れ込み座位保持困難であっても、症例自身はそのことに無頓着であることも特徴的である。体幹の積極的な側方傾斜を側方突進(lateropulsion：LP)の一部として捉える報告があり、LP は運動麻痺・体幹筋緊張の不均衡と、偏倚した主観的垂直に準拠して体幹を立て直そうとして起こる場合があるとされ、特に主観的身体垂直認知の偏倚が重要視されている。プッシャー現象例の場合、積極的な LP が出現し、しかも矯正に対して「抵抗する」ことが重要な特性である。広範な脳損傷による例が多いが、体幹四肢の感覚情報を集約する視床腹側後外側核病変が重視されている一方で視床以外の病変でもプッシャー現象は出現し、姿勢制御に関係するネットワークの破綻によるとされる。左右いずれの半球損傷でも出現するが、右半球損傷による頻度が高く、左半側空間無視との合併がしばしば認められるが、半側空間無視(USN)がない場合でもプッシャー現象が出現する場合があり両者は同一ではない。プッシャー現象についての臨床評価は、Karnath らの Scale for Contraversive Pushing(SCP)がよく知られている。SCP はプッシャー現象を示さないときは 0、最重症のときを 6 とするスコアで、1.75 以上で「あり」と定義される。(網本和)

む

**無視性失書** むしせいしっしょ ⇨失書＞無視性失書

**無視性失読** むしせいしつどく ⇨失読症＞無視性失読

**無対自動詞/無対他動詞** むついじどうし/むついたどうし ⇨動詞

**無動性無言** むどうせいむごん ⇨意識障害＞無動無言症

**無動無言症** むどうむごんしょう ⇨意識障害＞無動無言症

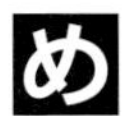

**メタ認知障害** ——にんちしょうがい metacognition disorder メタ認知とは自分自身の認知活動を対象化して認識することであり、メタ認知障害とは、自己の知覚、認知、思考への気づき・内省の障害を指す。神経科学研究によって、前頭前野がメタ認知の中核的役割を担うことが報告されており、統合失調症においては、前頭葉機能低下に伴うメタ認知の障害が報告されている。自己の意識経験を客観的に観察するためのメタ認知療法も提案されている。自己の病態に対するメタ認知障害は、病態失認とも呼ばれる。メタ認知は、信号検出理論を用いた心理物理手法により算出可能である。(山田真希子)

**目と手の協調性** めとてのきょうちょうせい ⇨運動協調性(運動能力)

**メモリーノート** ⇨非薬物療法>メモリーノート

**メロディック・イントネーション・セラピー** ⇨失語症の訓練>失語症の言語訓練法>メロディック・イントネーション・セラピー

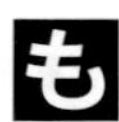

**盲視** もうし ⇨失認>視覚失認>盲視、blind sight

**妄想性人物誤認症候群** もうそうせいじんぶつごにんしょうこうぐん delusional misidentification syndromes 人物誤認の１つとされ、ある人物を本人と同定する際の障害であり、1986 年 Chiristodoulou らによって、①カプグラ症候群、②フレゴリの錯覚、③相互変身症候群、④自己分身症候群、の４つのサブタイプから成ると定義された(カプグラ症候群、フレゴリの錯覚参照)。③は他者が心理的肉体的に別の他者に変身したと信じる妄想であり、④は自分とそっくりの身体的特徴を装った他者が、自分とは独立して活動するという妄想である。成因や症候概念については、さまざまな議論がなされている。(垂水良介)

**燃え尽き** もえつき burnout 一般に対人援助職は、業務の多様性や仕事に対する使命感の強さなどから燃え尽きやすいといわれている。そのことは、高次脳機能障害支援コーディネーターにも通ずる事象であり、調査によれば、全体の 13.8%にバーンアウト傾向がみられるとされている。中でも男性よりも女性、管理職よりも非管理職、職務満足度が高い者よりも低い者に高いバーンアウト傾向を示すことがわかっている[1)]。バーンアウトを個人の問題とせず、組織的な対応によって予防することが重要である。(白山靖彦)

同バーンアウト

1) Shirayama Y, et al：A study of burnout characteristics among support coodinators for persons with high brain dysfunction. Jpn Compr Rehabil Sci 2：13–17, 2011.

**文字素-音素変換規則** もじそ-おんそへんかんきそく the grapheme–phoneme correspondence(GPC) rules 文字素(書記素ともいう)は、１つの音素に対応した文字/文字の連なりを意味する。読みの二重経路モデル(the dual–route model)[1)2)]は、非語彙経路で文字列が文字素に分けられ、文字素-音素変換規則によって対応する音素に変換され、それらが結合されると想定する。例えば、down という単語は３つの文字素 *d*、*ow*、*n* に分けられ、文字素-音素変換規則により/d//áu//n/に変換されて/dáun/として連結される。二重経路モデルでは、文字素-音素変換の障害から不規則語 pint/páint/を規則語のように/pínt/と読む規則化錯読が生起すると解釈する。しかし、規則語 hear/híər/を bear/béər/のように/héər/と読む誤反応も生じるため、「綴りを共有するほかの単語において妥当な読み」が生起するとの観点から、規則化錯読に代わり LARC(Legitimate Alternative Reading of Components)[3)]エラーという用語が使われるようになっている。このタイプの錯読を語義失語患者において初めて記述した井村(1943)[4]は、「相手→ソウシュ、大抵→オオテイ、布→フ」の例を挙げ「音訓の混同」と呼んだ。以後その用語が使われてきた(例えばSasanuma & Monoi, 1975)[5]が、近年"類音的錯読"と記載する文献が散見される。類音とは音が似ていることであり、このタイプの錯読を形容するには不適切である。井村自身、類音的錯読の例を挙げ「音訓の混同」と区別している。「音訓の混同」は「構成漢字を共有するほかの漢字語において妥当な読み」による誤りであり、LARC エラーという用語が本邦においても使用されるべきであろう。(佐藤ひとみ)

同書記素-音素変換規則、GPC 規則

1) Coltheart M：Disorder of reading and their implications for models of normal reading. Visual Language, 15(3)：245-286, 1981.
2) Coltheart M：Cognitive neuropsychology and the study of reading. Attention and Performance XI, Posner MI, Martin OSM(eds), pp 3-37, Lawrence Erlbaum Associates Inc, Hillsdale, New Jersey, 1985.
3) Patterson K, et al：Progressive aphasia and surface alexia in Japanese. Neurocase 1(2)：155-165, 1995.
4) 井村恒郎：失語-日本語における特性. 精神神経誌 47：196-218, 1943.
5) Sasanuma S, Monoi H：The syndrome of Gogi (word meaning) aphasia. Selective impairment of kanji processing. Neurology 25(7)：627-632, 1975.

**文字素バッファー失書**　もじそ――しっしょ　⇨失書>文字素バッファー失書

**文字入力辞書**　もじにゅうりょくじしょ　⇨二重経路モデル

**模写**　もしゃ　figure and shape copying

**花の絵の模写**　はなのえのもしゃ　daisy copying　半側空間無視の評価に用いられ、特に右半球損傷による重症かつ持続的な左半側空間無視では、左側の花弁や葉の欠落がみられる(**図**)。注意が右側に向きやすく、左側に向きにくいという方向性注意の障害によって花の右側の細部に注意が引きつけられ、この狭い範囲で情報処理が亢進してしまうと、そこから柔軟に注意を移動することが困難となり、左方の見落としが生じると考えられている。また、いったん本人なりに描き終えてしまうと、それで過不足なくできあがったという態度が表立ち、左側が欠落していることに気づいて描き足すという行動につながることはない。(平林一)

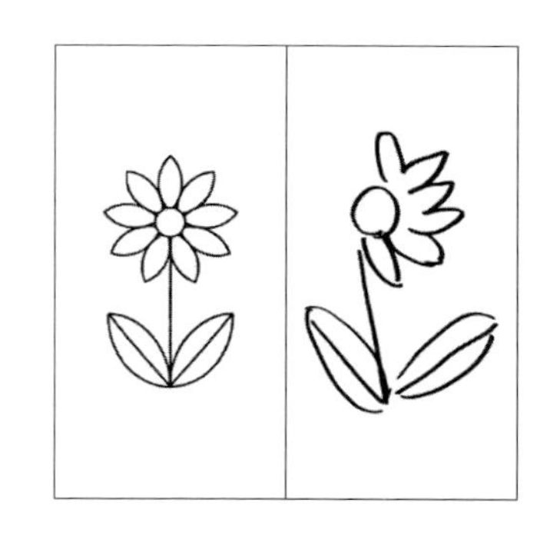

**ベンダー・ゲシュタルト検査**　――けんさ　Bender Gestalt Test(BGT)　被検者に9個の幾何図形を模写させて、刺激を全体的なまとまりとして体制化する視知覚能力を評価する検査で、開発当初は、特に脳器質障害の有無を鋭敏に鑑別する手段

として普及した[1)]。今ではCTやMRIなどの画像診断機器の目覚ましい普及により、このような役割は終えているが、発達やパーソナリティの領域では、現在も利用されている。最近では、レビー小体型認知症における、幻視などを伴わない軽度の視覚認知障害を早期に検出できる可能性も指摘されている。(平林一)

1) 村上憲男，井岡栄三，杉山秀樹，ほか：ベンダーゲシュタルトテストによるレビー小体型認知症の簡易鑑別法の開発．老年精神医学 18：761-770，2007.

**立方体透視図の模写** りっぽうたいとうしずのもしゃ　cube copying　この障害は、構成障害だけでなく、知能低下や半側空間無視によっても生じうる。損傷半球で差異があり、右半球損傷例の場合、描かれたものに、粗大な空間関係の誤り、図形の左側の欠落、右側への重ね描きなどがみられる(**図**)。また重症例では一度描いた線に、頻回になぞり描きを加えることもある。一方、左半球損傷例では、描かれた図形の全体的空間関係は保たれるが、細部が簡略化される傾向がある。従来より、右半球損傷によるものは視知覚・視空間機能、左半球損傷によるものは、順序立てて描くという企画性にそれぞれ発現基盤があることが想定されている。平林ら(1992)は、検者が示す手順に従って患者に立方体の辺を1本ずつ描き加えさせていく方法を行い、右半球損傷よりも左半球損傷の方が改善が大きいことを報告している。外的に与えられた描画手順が手がかりとなり、左半球損傷例の構成障害の中核にある、順序立てて描いていくという企画性の部分を補償したためと述べている[1)]。

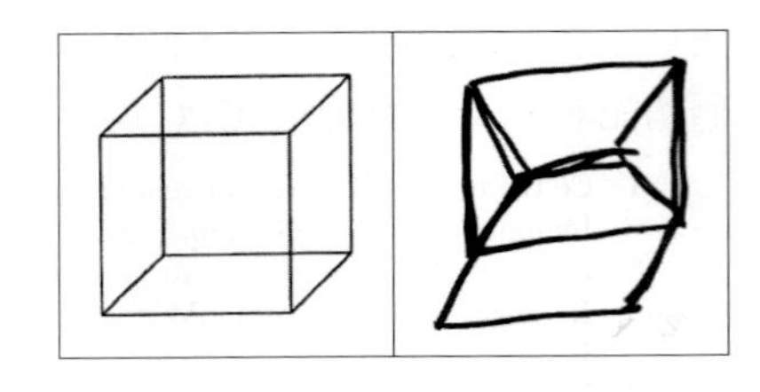

(平林一)

1) 平林一，坂爪一幸，平林順子，ほか：左右半球損傷による構成障害の質的差異についての検討．失語症研究 12：247-254，1992.

**モジュール**　module　コンピュータやTVなどの複雑なシステムは、いろいろな機能をもつ多数のユニットを組み合わせてつくる。身近な例を挙げれば、コンピュータのディスク、USBメモリ、マウス、液晶ディスプレイなども、コンピュータ・システムを構成するユニット(機能のまとまり)とみなすことができる。このようなユニットを、ハードウェア、ソフトウェアにかかわらずモジュールと呼んでいる。一般に、ディスク、USBメモリなどのモジュールは、どのパソコンやOS(コンピュータを動かすソフト：WindowsやMac OSなど)でも働くが、中には特定のOSでしか動かないものもある。あるモジュールの動作が、パソコンやOS、あるいはほかのモジュールの動作から独立である度合いをモジュール性(modularity)という。独立性が高いと、モジュール性が高いという。

これらの用語は、人間の心の機能ないし認知機能に対しても使われる。Fodorの心のモジュール性(modularity of mind)[1]はその端緒と思われる。すなわち人間の認知機能は多数の自律的な(ほかとは独立な)モジュールから構成されると考える。生成文法における統語、レキシコンなどは自律的なモジュールとされる。(辰巳格)

1) Fodor JA：Modularity of Mind；An Essay on Faculty Psychology. MIT Press, Cambridge, 1983.

**モダリティ** modality 様相、側面などと訳され、視覚、聴覚などの感覚の種類、話す、聴くなどの言語の処理様式などに用いられる。(参照：言語モダリティ)(種村純)

**モデリング** ⇨リハビリテーション＞行動療法＞モデリング

**モニタリング機能** ――きのう monitoring function 行動心理学などの場面で用いられることば。①自己と他者の区別を行う機能。②自分の頭の働きと行動を自分で知って調整する能力。自分の言動や相手との関係、そのとき置かれている状況などを監視する能力。モニタリング(monitoring)とは、自己意識(self-awareness)、計画(planning)、発動性(self-regulation)などとともに遂行機能(executive functions)の要素を成す機能で、知覚内容や行為の正確さ、適切さを監視し、検証する認知機能である。モニタリングは右外側前頭前野が担っていると考えられ、この領域が損傷されると記憶内容の再生や再認の際に、刺激項目か否かの判断が困難となり、作話(confabulation)がみられることがある。(目黒祐子)

**模倣行動** もほうこうどう ⇨前頭葉性動作障害＞模倣行動

**もやもや病** ――びょう moyamoya disease ⇨ウィリス動脈輪閉塞症

**モーラと音節** ――おんせつ ⇨語彙特性＞モーラと音節

**モーラ分解・抽出能力検査** ――ぶんかい・ちゅうしゅつのうりょくけんさ ⇨音韻操作課題＞モーラ分解・抽出能力検査

**モーラ指折り法** ――ゆびおりほう mora-by-mora finger counting method 手指を1本ずつ順に折りながら、この運動に合わせてことばをモーラごとに区切って発話する方法である。痙性ディサースリア例[1]や発語失行例[2]に対して、発話改善の効果が報告されているほか、同語反復症[3]に対しても有効とする報告もある。ただし、発話改善の効果が日常場面に般化されにくいという問題点も指摘されている。発話改善の機序として、視覚および運動(体性)感覚フィードバックの関与が示唆されている。(高倉祐樹、大槻美佳)

1) 福迫陽子，物井寿子，遠藤教子：モーラ指折り法による麻痺性構音障害(仮性球麻痺タイプ)患者の言語訓練．音声言語医学 32：308-317，1991.
2) 會澤房子，相馬芳明，中島孝，ほか：モーラ指折り法によって，顕著な発話改善を呈したaphemiaの1例．失語症研究 14：258-264，1994.

3）井上知子，井堀奈美，荒木重夫，ほか：右被殻出血後に発話の反復現象と省略現象を呈した一例．高次脳機能研究 27：11-19，2007.

**問題解決訓練** もんだいかいけつくんれん ⇨リハビリテーション＞認知行動療法＞問題解決訓練

**モントリオール失音楽症テストバッテリー** ――しつおんがくしょう―― ⇨失音楽症検査＞モントリオール失音楽症テストバッテリー

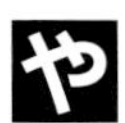

**薬物療法**　やくぶつりょうほう　drug therapeutics

・**認知機能や発動性低下、覚醒度の改善に**…脳損傷者の認知機能や覚醒度改善のために欧米では、「精神刺激薬」である methylphenidate［1980 年代後半から 1990 年初めにかけて欧米の複数の RCT（無作為化比較試験）で有効性が確認されたが、依存性や耐性があり処方制限］、dextroamphetamine（日本で投与不可）、あるいは「パーキンソン病・症候群治療薬」である bromocriptine, levodopa, carbidopa, 同じく amantadine（ドパミン遊離促進薬）を投与することがある。また記憶障害の改善を狙って、抗認知症薬である donepezil（アセチルコリンエステラーゼ阻害薬）を投与することがある。日本では、amantadine や droxidopa（ノルアドレナリン前駆物質）を、あるいは nicergoline（脳代謝賦活剤で、脳梗塞後の発動性低下に保険適応がある）を投与しうる。ただし発動性低下に対してではなく、脳損傷後の注意障害や反応速度の低下に投与する場合には保険適応外投与となる。

・**興奮や易怒性に**…情動障害を改善しうる薬剤として、①抗てんかん薬の一部（carbamazepine, valproate）、②感情調節薬（lithium carbonate）がある。また焦燥や易怒性の根底に抑うつ気分がある場合には、③抗うつ薬（選択的セロトニン再取込み阻害薬 selective serotonin reuptake inhibitor：SSRI）を投与することで時に情動障害が改善する。日本では高齢者の場合、④抑肝散（漢方薬）を投与し、ふらつきや脱力を回避する。①～④で不穏や攻撃性が治まらない場合には、haloperidol（水薬や注射薬もある）などの抗精神病薬（ドパミンブロッカー）、あるいは保険適応外投与となるが、錐体外路症状の出現の少ない risperidone（水薬もある）などの非定型抗精神病薬を投与する。risperidone は糖尿病でも投薬が可能である。特に脱力やふらつきが出現しやすい高齢者や片麻痺者の場合には、血中半減期が短く、かつ錐体外路症状が出現しにくい（セロトニン受容体への親和性が相対的に高い）quetiapine や perospirone を一時的に投与する。これらの薬物療法は対症療法的な側面があり、あくまでも非薬物療法（リハビリテーションなど）と合わせて行われるべきものである。しかし、少量の適切な薬物療法によって覚醒や情動の問題が軽減し、しばしばリハビリテーションが進行しやすくなることも事実である。（先崎章）

**役割演技**　やくわりえんぎ　⇨ロールプレイング

**ヤコブレフ回路**　――かいろ　⇨記憶の神経機構＞ヤコブレフ回路

## ゆ

**有対自動詞/有対他動詞**　ゆうついじどうし/ゆうついたどうし　⇨動詞

**有料道路通行料割引**　ゆうりょうどうろつうこうりょうわりびき　expressway discount service　「身体障害者が自ら運転する場合」または「重度の身体障害者もしくは重度の知的障害者が同乗し、障害者本人以外が運転する場合」に有料道路の通行料が割引の対象となる。最近では、登録を受けたETCカードでも通行が可能となっている。（白山靖彦）

## よ

**葉性萎縮**　ようせいいしゅく　lobar atrophy　19世紀末から20世紀初頭にかけてArnord Pickが前頭–側頭葉の限局性萎縮（ないし葉性萎縮）による特異な失語像や精神症状を呈する一連の症例を記述し、後にこれら一群の限局性萎縮例は、ピック病と名づけられた。ピック病においては、限局した脳萎縮部位は前頭葉優位か側頭葉優位のどちらか、あるいはその両方にまたがることが知られている。葉性萎縮部位によって臨床症状も異なることが知られており、前頭葉優位型ピック病は前頭側頭型認知症（FTD）の中核群で行動障害が前景に立ち、側頭葉優位型ピック病はほぼ意味性認知症（SD）に相当し、語義失語と行動障害が前景に立つ。その他、背景病理はアルツハイマー病が中心で側頭頭頂葉の限局性萎縮によりlogopenic progressive aphasiaを呈する一群、アルツハイマー病が中心で皮質基底核変性症も背景病理に含まれ頭頂後頭葉の限局性の変性により視覚性失認やバリント症候群を呈する後部皮質萎縮症（posterior cortical atrophy：PCA）などが知られている。（池田学）

**陽性症状・陰性症状**　ようせいしょうじょう・いんせいしょうじょう　positive symptom, negative symptom　主に統合失調症でみられる精神症状の1つである。陽性症状とは「本来（健康な人には）ない症状が存在することが異常」という症状で、具体的には幻覚（幻聴、幻視など）、妄想、連合弛緩、滅裂思考などが含まれる。古典的なSchneiderの1級症状と共通する点が多い。一方、陰性症状とは「本来（健康な人に）あるものが欠落していることが異常」という症状で、具体的には活気・感情の乏しさ、対人関係の乏しさなどが含まれる。（水島仁）

**要素的視知覚（障害）**　ようそてきしちかく（しょうがい）　elemental visual perception　要素的視知覚とは、視覚情報処理における、より低次な情報の知覚のこと。つまり、眼から入った情報が視神経を伝わり一次視覚野に至るまでの過程で処理される視覚の要素のことである。具体的には、視力、視野、コントラストの知覚、色覚、立体視、運動視などが挙げられる。これは、視覚対象がなんであるかという意味解釈のような高次な処理とは区別される。要素的視知覚が損なわれると、物体の大小や色、光の強弱、線分の傾きや角度、運動方向の知覚などに障害が生じる。要素的視知覚障害の有無は、視覚性失認の診断を行う際に重要なポイントである。視覚性失認の評価にあたり、患者の呈する症状が要素的視知覚障害によるものではないことを保証するため、あらかじめ患者の視力や視野などを検査する必要がある。例えば、同名半盲などの視野欠損は高次脳機能障害と混同されやすい。視野欠損は、眼から脳へ情報を伝える視神経の損傷や一次視覚野の損傷が原因で起こるものであるため、高次脳機能障害ではない。ただし実際には、視覚性失認を呈する症例においては、要素的視知覚が完全に保たれていることは少ない。そのため、高次脳機能障害の鑑別を行う際には、上述のような要素的視知覚が、視覚対象の認知を困難にするほど低下しているかどうかを慎重に検討する必要がある。(山田千晴、福澤一吉)



**預貯金・公債利子の非課税優遇** よちょきん・こうさいりしのひかぜいゆうぐう interest tax-exempt 預貯金や国債など公債の利子は、原則としてその支払いの際に20.315%(所得税・復興特別所得税15.315%、地方税5%)の税率を乗じて算出した所得税などが源泉徴収されるが、身体障害者手帳の交付を受けている人など一定の要件に該当する場合、非課税優遇される制度である。(白山靖彦)

**ライ症候群** ──しょうこうぐん　Reye syndrome　小児のウイルス性疾患(インフルエンザ、水痘、その他)に続発して起こることが多い、脂肪肝を伴う急性脳症。原因は不明だが、アスピリン投与が誘因となる。症状は感冒様症状の後、嘔吐、意識障害、精神症状、痙攣などがみられ肝障害を伴う。治療は、脳浮腫対策、呼吸管理などの対症療法となる。致死率は10〜20%。(河本純子)

**ライフステージに応じた対応** ──おうじたたいおう　失語症者のリハビリテーションでは、言語障害に対する機能訓練だけでなく、失語症者とその家族の人生の再構築を図るため、人生のライフステージに合わせて支援する。

①学生と非就業若年者への支援：社会的な経験をもたないという意味で未成熟なこれら失語症者は、発症後家庭内閉じこもり、親への過度の依存や家庭内暴力などに移行して、展開がないまま長期間経過することも稀ではない。これらを防ぐために、できるだけ早期に社会的集団に参加するよう強力な対応をとることが肝要である。学生なら形を変えての復学、「高次脳機能障害支援事業」への参加、職業安定所を窓口とする障害者の職能判定や支援事業、作業所への入所など、幅広くまた粘り強く社会参加の可能性を探りたい。社会参加が軌道に乗った後にも機能回復訓練を併行して行うことが肝要である。

②若年・熟年の就労者に対する支援：障害は重度であっても、最終的にはなんとか職業復帰を図ると関係者は決意し、少なくとも2〜3年以上、機能回復訓練の経過を見ながら、職業復帰への支援を行う。職業復帰には、失語症の障害だけでなく、元職の内容、元職場での立場、身体障害の程度、精神症状の有無などが関与する。また職場の受け入れ態勢が特に重要であり、いつどのような手順で職場と話し合うかなど、関係者でよく検討し慎重に事を進めたい。配置転換や他職種への転換なども含め、遂行可能な職務に就くことが肝要。

③若年の主婦への支援：子育て中の主婦など若年の女性が失語症になった場合、主婦業にとどまらず、育児、妻としての役割をこなすことに大きな困難を示し、家庭内のトラブル、失語症者の心理的不安定など多面的な問題が起こりやすい。このためリハ開始直後から伴侶に対する強力な心理的支持を行いつつ、作業療法士など他職種と連携し、社会的援助システムをフル活用して、早期に家庭に復帰させ、主婦としての役割を少しでも早く取り戻すよう支援したい。言語機能回復訓練は生活安定後にゆっくり行うことでかまわない。

④高齢者への支援：高齢者の場合、言語機能以上に、運動機能の維持改善や生活の

活性化などに配慮して支援プランを立てる。(佐野洋子)

**ライプニッツ係数** ——けいすう　Leibniz coefficient　交通事故などによる逸失利益の算定に際し、中間利息を引いた計算で用いられる係数のことである。具体的には、後遺障害による逸失利益を算定する場合に、基礎収入に労働能力喪失率と同様に係数を乗じる。(白山靖彦)

**ラクナ梗塞** ——こうそく　⇨脳血管障害>脳梗塞>ラクナ梗塞

**ランダム化比較試験** ——かひかくしけん　randomized controlled trial(RCT)　治療の臨床試験における評価の偏りを避けるために被験者をランダムに抽出し、また治療群と対照群にランダムに割り当てる。そして研究者と被験者に治療群か対照群かわからないようにする。根拠が高い研究方法である。(種村純)

**ランドウ・クレフナー症候群** ——しょうこうぐん　Landau-Kleffner syndrome (LKS)　本症候群は、Landau と Kleffner が 1957 年に"Acquired aphasia with convulsion disorder in children"と題した論文を発表したことに始まる。彼らは、正常発達をしていた小児に痙攣性異常を伴った後天性失語 6 例の報告をし、その後 Rapin らによって検討され、失語よりは auditory verbal agnosia と表されることが多くなった。発症年齢は 2～8 歳で、5～7 歳にピークがある。発症初期には聴力障害が疑われるような、聞き返すなどの症状で発見されることが多く、その後発語が減少したり、歪んだりして最終的には消失する。現在では、LKS(Landau-Kleffner syndrome)といわれる[1]。臨床症状は、語聾を呈したり聴覚失認などの中枢性聴覚障害を呈する。末梢性の聴力は正常範囲にあるので、末梢性の聴力障害と鑑別するためには ABR(聴性脳幹反応)検査が大切である。症例の語音弁別能の改善は少なく、母音の弁別は可能になったが、子音の弁別は困難であるという報告もある[2]。てんかん発作はほとんどの例で思春期までにみられなくなる。医学的治療はステロイド療法や各種の抗てんかん薬が処方され、非薬物的治療として言語聴覚療法も行われる。(能登谷晶子)

1) 佐藤正之：てんかん性失語．神経心理学 31：239-245, 2015.
2) 能登谷晶子, 鈴木重忠, 古川仭, ほか：1 純粋語聾例の語音弁別障害の長期経過．神経心理学 7：187-193, 1991.

**ランドマーク失認** ——しつにん　⇨失認>ランドマーク失認

# り

**理解障害を伴わない失名辞失語**　りかいしょうがいをとも――しつめいじしつご　⇨失語症＞失名辞失語＞理解障害を伴わない失名辞失語

**力動性失行**　りきどうせいしっこう　⇨失行症＞力動性失行

**力動的精神療法**　りきどうてきせいしんりょうほう　dynamic psychotherapy　人間の精神現象を、生物的・心理的・社会的な諸力の因果関係の結果として捉え理解することを基礎とする治療法である。すなわち、自我や幼少期の体験、対人関係や環境への適応などを鑑み、疾病や障害だけでなく、それらをもつ人間全体として理解し、症状の背後にある無意識的な機制や動機を扱い、個々の事例に重点をおいて治療を行う。この点で疾病性を重視する記述精神医学と対比的に捉えられている。記述精神医学とは精神障害の外的徴候と行動現象の厳密な記述に基づく精神医学であり、Kraepelinにより体系化された。（友田有希）

**離人感・現実感消失障害**　りじんかん・げんじつかんしょうしつしょうがい　⇨解離性障害＞離人感・現実感消失障害

**リズム感覚の障害**　――かんかくのしょうがい　⇨失音楽＞表出と受容の境界的な障害＞リズム感覚の障害

## 離断症候群　りだんしょうこうぐん　disconnexion (disconnection) syndrome

1965年、Geschwindにより記載された用語である。脳梁をはじめとする左右対側の大脳半球皮質間を結ぶ交連線維や、一側の大脳半球内の異なる皮質領域間を連絡する連合線維の障害によって生ずる高次大脳機能障害をまとめて離断症候群と呼ぶ。交連線維の障害によって生じる左手の失行や左手の失書、左手の触覚性呼称障害、交叉性視覚性運動失調、古典型純粋失読は半球間離断症候群と呼ばれる。交連線維の障害で生じるこれらの症候の発現機序は言語や行為、視空間認知機能の大脳側性化を前提に置くことによって理解することができる。一方、連合線維の障害により生じる高次脳機能障害は半球内離断症候群と呼ばれ、前頭葉と側頭葉を連絡する弓状束の障害で生じる伝導失語や、側頭葉と後頭葉を連絡する下縦束の障害で生じる連合型視覚失認などがある。(前島伸一郎)

同脳梁症候群

■ **conflict of intentions**　意図の抗争。前頭葉内側部を含む脳梁離断の一症候であり、ある意図ないしは行動(行為)が別の意図の生起により、抗争して遂行できなくなる症候である。複数の行動が可能な環境において、自己の意図とは異なる行動が生じ、それらの意図、または行動が抗争となって出現することをいう。これは、拮抗失行の両手間抗争や強制把握と異なり、身体全体の行動が抗争してしまい、遂行中の行動の中断、行動開始の不能または著しい遅延、自ら修正することが困難な錯誤行動、複数の行動意図を折衷した錯誤行動が生じることをいう。(星野英里香)

■ **瞬間露出法**　しゅんかんろしゅつほう　instant exposure method　離断症候群の中で、特に脳梁離断症例は、左右の大脳半球が分離していることから、左右視野に別々に提示した文字や数字、図形などは、各々、右大脳、左大脳のみに入力される。したがって、各大脳半球の文字理解や図形認識の能力を個別に評価することができる。そのためには、スクリーンの注視点を見つめさせている間に、左右の各視野に約0.1秒程度の短時間の刺激提示が必要となる(瞬間露出法)。0.1秒以下に限定するのは、注視点が眼球運動のためにずれてしまうことを防ぐためである。(渡邉修)

■ **半球内離断症候群**　はんきゅうないりだんしょうこうぐん　hemispheric disconnection syndrome　左右大脳半球を結ぶ交連線維束である脳梁が障害されることにより生じるさまざまな症状をいう。高次脳機能の側性化と、感覚・運動の交叉性出入力の関係に起因する。出入力が一側大脳半球に限局した課題を用いると症状を明らかにしやすい。症状の例として、左手の失書や失算、左側の失行や動作開始困難、左視野での失読や呼称障害、左耳の言語消去現象や言語音の聴取低下、右手での構成障

害や左半側空間無視、両交叉性視覚性運動失調、吃音などがある。(森志乃)

■**左手の失行**　ひだりてのしっこう　left hand apraxia　大脳皮質に局在する特定の機能を担う中枢(大脳皮質連合野)間を連絡する線維の障害に基づく神経心理学的な症候群を離断症候群というが、この中で、左手の失行は、左大脳半球に優位に存在する行為のプログラムが、脳梁などの損傷で、右大脳半球と離断することにより、右大脳半球支配下の左手のみに、行為に関する操作に障害(例えば、左手ではじゃんけんのチョキを口頭命令で行うことができないが、右手ではできる)を生じる現象を指す。(参照：失行症>左手の失行)(渡邉修)

■**左手の失書**　ひだりてのしっしょ　left hand agraphia　脳梁離断症候群の一症状である。書字が成り立つためには、表したい概念を想起しそれを文字表象に置き換え、その文字表象に従って上肢・手の運動を誘発する過程が必要となる。正常者が左手で書字をする場合、左半球に存在する概念と文字表象は脳梁を介して右半球の運動野に至る必要がある(**図左**)。一方、脳梁損傷がある場合にはこの経路が離断されるため、左手に失語性失書を生じる(**図右**)。責任病巣に関して、脳梁幹前部損傷により左手失行が[1,2]、脳梁幹後部損傷により左手失書が出現する[1,3]との報告がある。(福井俊哉)

1) Kazui S, Sawada T：Callosal apraxia without agraphia. Ann Neurol 33：401-403, 1993.
2) 福井俊哉，遠藤邦彦，杉下守弘，ほか：失書を伴わない左手観念運動失行，左手拮抗失行，左手間欠性運動開始困難症を伴った脳梁損傷の1例．臨床神経 27：1073-1080，1987.
3) Nishikawa T, Okuda J, Mizuta I, et al：Conflict of intentions due to callosal disconnection. J Neurol Neurosurg Psychiatry 71：462-471, 2001.

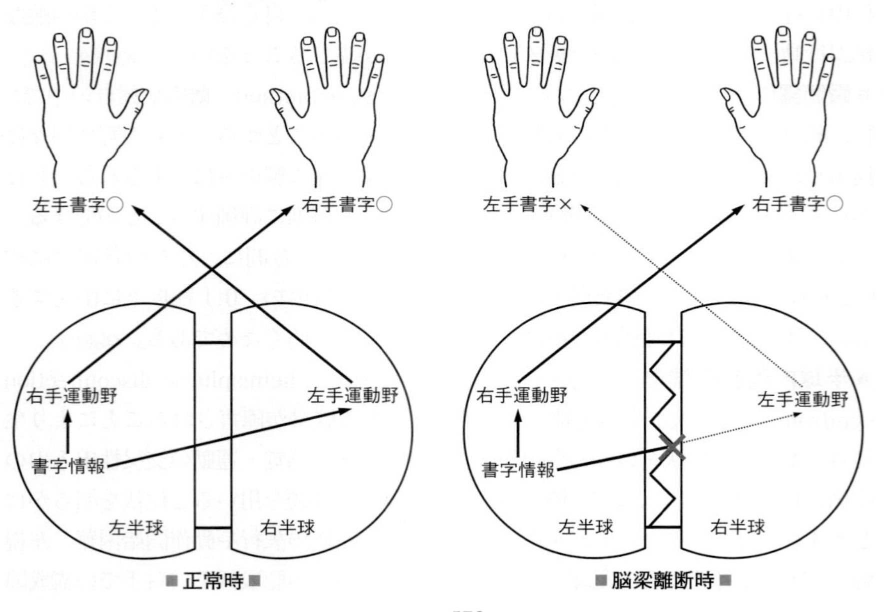

**立体視障害**　りったいししょうがい　⇨視空間知覚障害＞立体視障害

**立体失認**　りったいしつにん　⇨失認＞触覚失認＞統覚型触覚失認

**立方体透視図の模写**　りっぽうたいとうしずのもしゃ　⇨模写＞立方体透視図の模写

**リーディングスパンテスト**　⇨記憶検査＞リーディングスパンテスト

**リハーサル**　⇨記憶のリハビリテーション＞リハーサル

## リハビリテーション rehabilitation

**■医学的リハビリテーション** いがくてき―― medical rehabilitation 教育的リハビリテーション、職業的リハビリテーション、社会的リハビリテーションと並ぶ、リハビリテーションを構成する主要4分野の1つ。1969年のWHOでは、「個人の身体的機能と心理的機能、また必要な場合には補償的な機能を伸ばすことを目的にし、自立を獲得し、積極的な人生を営めるようにする医学的ケアのプロセスである」と定義されている。一般的には、医療機関で行う理学療法、作業療法、言語療法などのリハビリテーションのこと。(早川裕子)

**■急性期リハビリテーション** きゅうせいき―― acute rehabilitation 発症・受傷後、早期から行われるリハビリテーション。脳血管障害などの疾患、外傷を問わず、脳損傷の急性期には低栄養、痙攣発作、中枢性体温上昇、血圧の変動、尿路感染などの合併症が起こりやすいため、リスク管理も重要である。多くの場合、ベッド上での安静度制限や意識障害を伴うため、高次脳機能障害の評価・訓練は身体機能の廃用を予防するとともに、行動観察や脳画像所見から障害を予測し、未来に影響する障害を拡大させないことが重要である。(早川裕子)

**■教育的リハビリテーション** きょういくてき―― educational rehabilitation 医学的リハビリテーション、職業的リハビリテーション、社会的リハビリテーションと並ぶ、リハビリテーションを構成する主要4分野の1つ。狭義には、肢体不自由養護学校、知的障害者養護学校、一般校の特殊教育学級、盲学校、聾学校などでの障害児に対する教育的支援を指す。広義には、年齢を問わず、学齢前教育から社会教育・生涯教育など、すべてのライフサイクルを包含し、障害のある児童や人の能力の向上、潜在能力の開発、自己実現を目的にした、障害児・者に対する教育的支援である。(早川裕子)

**■社会的リハビリテーション** しゃかいてき―― social rehabilitation 医学的リハビリテーション、教育的リハビリテーション、職業的リハビリテーションと並ぶ、リハビリテーションを構成する主要4分野の1つ。社会的リハビリテーションは、障害者福祉において、障害者が社会参加し、自ら人生を主体的に生きていくための社会生活力(social functioning ability)を高めることを目指す援助技術体系とその方法である。物理的・経済的環境だけでなく、法的環境、社会・文化的環境、心理・情緒的環境への取り組みを含み、さまざまな社会的な状況の中で、障害者自身のニーズを満たした豊かな社会参加を実現する。(早川裕子)

**■職業的リハビリテーション** しょくぎょうてき―― vocational rehabilitation 医学

的リハビリテーション、教育的リハビリテーション、社会的リハビリテーションと並ぶ、リハビリテーションを構成する主要4分野の1つ。職業的リハビリテーションとは、障害者の就労を確保し、それを継続するための計画的な支援である。1969年のWHOの定義では「職業指導、訓練、適職への就職など、障害者がふさわしい雇用を獲得し、または職場に復帰することができるように計画された職業的サービスの提供である」とされている。本邦の障害者自立支援法(2006年4月施行)の訓練等給付における「就労移行支援」や「就労継続支援」は職業的リハビリテーションのサービスの1つである。(早川裕子)

■**認知リハビリテーション** にんち―― cognitive rehabilitation 高次脳機能障害を有する本人、家族・職場・学校など本人を取り巻く人々を対象とし、高次脳機能障害による生活上の問題を緩和することを目的に、高次脳機能障害の改善、残存機能や代償手段の活用、障害の理解とそのつきあい方を身につけることなどを手段としたリハビリテーション。高次脳機能障害に対する治療的介入のみならず、認知能力・行動・気分などの自己統制の獲得、本人や家族など周囲への教育、環境調整なども含む。(早川裕子)

**治療的レクリエーション** ちりょうてき―― therapeutic recreation 高次脳機能障害への治療介入には認知リハビリテーション(以下、認知リハ)が実施される。日常生活や社会生活への復帰を指向した認知リハの治療介入の基本は障害された高次脳機能を改善(回復)することにある。このためには治療介入する対象が明確にされなくてはならない。障害された高次脳機能を特定したうえで治療介入を実施する。例えば、失語症の場合、発話や理解や呼称などのさまざまな言語機能のうち、どの言語機能が障害されているかを明らかにして治療介入する。しかし、高齢者や認知症者の場合、加齢や認知症に伴う高次脳機能の低下は比較的全般であるために、治療介入の対象にする障害された高次脳機能の特定が難しい。また対象者の状態によっては認知リハの治療介入は負担やストレスが強くて馴染まないことも多い。高齢者や認知症者に馴染みやすいものにレクリエーションがある。本来、レクリエーションは疲れを癒し元気を回復する娯楽である。治療的レクリエーションはそのようなレクリエーションの本質を維持しつつ、認知リハの治療介入の要素を積極的に組み込むものである。認知・感情・意欲などさまざまな高次脳機能の全般的な活性化を目的にしたレクリエーションである。治療的レクリエーションは治療介入の対象を包括的に設定した認知リハともみなせる。負担やストレスが少なく、楽しみながら参加できるなどの利点から、高齢者や認知症者に適した治療的な介入といえる。(坂爪一幸)

■**包括的リハビリテーション**　ほうかつてき――　comprehensive rehabilitation　高次脳機能障害発症後に急性期および回復期にて行う医学的リハビリテーションだけでなく、社会生活技術獲得のための社会的リハビリテーション、職業適性評価や就労支援を行う職業的リハビリテーション、神経心理学的評価・訓練などを行うリハビリテーションを１つのまとまりとして提供することであり、その後の就労や就学によい影響をもたらすとされている。(白山靖彦)

■**行動療法**　こうどうりょうほう　behavior therapy　不適応行動を適応的な行動へと導く治療法。行動変容(behavioral modification)は行動療法とほぼ同義語として用いられる。行動療法の最も重要な特徴は、変容させる対象を主観的な内観による意識ではなく、客観的に観察が可能な行動にしていることである。行動療法の基礎理論は、行動主義心理学(行動理論)や学習理論であり、不適応行動の原因を適応的な行動の学習の失敗、あるいは不適応行動の誤った学習と捉え、最終的な治療のゴールを適応的な行動の学習、あるいは不適応行動の解除とする。行動療法には環境要因を重視する応用行動分析、認知的要因を重視する認知行動療法があるが、どちらも現在の生活・行動そのものに焦点を当てている。診断・評価は行動アセスメント、行動分析といわれ、不適応行動を特定し治療目標を設定したうえでその症状のメカニズムを分析し、分析に基づき用いる技法を選択する。技法には系統的脱感作、オペラント条件づけ療法、負の訓練法と飽和法、嫌悪療法、モデリング法、行動契約法、行動論的自己コントロール法、行動論的カウンセリング、ロールプレイング、SST などがある。強迫神経症や心的外傷後ストレス障害、抑うつ、不安障害などによる行動障害だけでなく、自閉症やパーソナリティ障害、薬物依存、摂食障害、児童心理学では夜尿症や情緒障害、喫煙者の禁煙指導、肥満者の食事療法などにも応用されることもある。(早川裕子)

同行動変容

**エクスポージャー**　exposure　恐れ、回避してきた状況に敢えて向き合わせる。恐れていたことが生じることはないことを学習させる。(種村純)

同曝露法

**オペラント条件づけ療法**　――じょうけんづけりょうほう　operant technique　Skinner のオペラント条件づけに基づいて、対象者の行動変容を促す方法である。オペラント条件づけでは、自発的に行動をして、その結果報酬が生じれば、次も行動を行うようになる。報酬が生じることを強化、報酬を強化子と称す。行動のすべてで強化が生じる連続強化と、強化が部分的に生じる部分的強化がある。古典的条件づけのように行動が刺激に導かれるのではなく、オペラント条件づけでは自発的に行

動して、ある行動に変化が生じる。(吉村貴子)

**嫌悪療法**　けんおりょうほう　aversive therapy　嫌悪刺激によって不適応行動を抑制する技法。(種村純)

**行動契約法**　こうどうけいやくほう　behavior contract　当事者間で行うべき行動、義務を明記する。それに基づいて望ましい行動を出現させる。(種村純)

**行動論的自己コントロール法**　こうどうろんてきじこ――ほう　behavioral self-control　患者自身が行動療法を用いて自己コントロールする。(種村純)

**シェイピング法**　――ほう　shaping　行動療法の一技法。目標とする適応的な行動を獲得するため、簡単な行動課題から段階的にできる行動を形成させ、最終目標とする行動に近づける。例えば、電車に乗ることに不安を感じ電車に乗れない場合、まずは駅に行く、それが達成されたら改札の中に入る、次はホームまで行き車両を見る、電車がきたら一度乗って降りる、一駅だけ乗る、快速電車に乗る、など、スモールステップで１つずつ達成させる。精神的な障害による行動障害だけでなく、高齢者や身体障害をもつ人などにも応用可能である。(早川裕子)



**自己監視法**　じこかんしほう　self-monitoring　クライエントが自分自身の行動を系統的に観察し、記録し、評価する一連のプロセスから構成される行動変容技法である。ターゲットになる行動を自己観察し、記録することが問題点を客観的に把握することにつながる。また、記録することによってターゲット行動が減らしたい行動であれば減少が、増やしたい行動であれば増加が生じることから、自己強化としての機能をもつと考えられている。遂行機能障害の患者の場合には、起床、洗顔、食事、更衣など基本的な生活行動を、その都度記入することが、混乱や、し忘れの防止に役立つ場合がある。効果を高めるためには、記録用紙の作成や記録方法の工夫を含め、セラピストの適切な指導が重要である。(山下光)

**自己強化法**　じこきょうかほう　self-reinforcement　行動療法における自己コントロールのための技法の１つ。山上[1)]は「強化の対象にする行動も結果刺激(強化子)も強化基準も自分で決めて自分で観察して自分が自分に強化子を与えるような強化の仕方」と定義している。強化子は、イメージであっても、実際の行動であっても(例えば、ゲームや好きな音楽を聴くなど)、物(ポイントを集めることで物などと交換するトークンシステムを含む)であってもよい。望ましくない行動が生起した場合は、負の強化子である自己罰(トークンを減らすレスポンス・コストを含む)を与える場合もあるが、自己罰によって行動を矯正することに関しては否定的な意見もある。実際には誰でも日常生活の中で普通に行っていることであるが(いわゆる「自分へのご褒美」)、セラピーとして機能するためには、ターゲット行動や強化基準の明確化、強化子の適切さなどをセラピストが一緒に考えて、自己決定させる指導が必要である(例えば体重減少のための運動の習慣化のために菓子を強化子に使用しても逆効果である)。また、セルフモニタリングが可能であることが前提であるため、反応や強化の記録法についての指導や振り返りが必要であり、小集団やワークショップなどの形で行われることが多い。セルフモニタリングの難しい高次脳機能障害者の場合では、セラピストによる行動コントロールが十分に定着した後で、自己コントロール力を高める目的で移行する場合が多い。(山下光)

1) 山上敏子：新訂増補 方法としての行動療法．金剛出版，東京，2016.

**脱感作法** だつかんさほう systematic desensitization 古典的条件づけの原理に基づいた行動療法の1つの技法である。1958年、Wolpeによって系統的脱感作法が提案された。患者はまずリラックスを指導される。次に、不安・恐怖を感じる対象のイメージについて不安・恐怖の低いものから高いものへとヒエラルキーを作成する。そして、ヒエラルキーの最も低いものから不安・恐怖を感じなくなるまで繰り返しイメージし、徐々に抵抗性を高める。不安や恐怖の対象に曝された状況をイメージする *in vitro* と、実際に刺激に曝す *in vivo* による脱感作がある。(早川裕子)

**反応コスト法** はんのう――ほう response cost あるよくない行動を生起した直後の強化反応を除去、あるいは減少することによって、その問題行動を減じる行動療法の一手法。例えば、仕事中に部屋を出てタバコを吸う行動を減らすために、仕事中の立ち去り行動があったらタバコを取りあげる。反応コスト法は、トークンエコノミー法の一部として用いられることが多いが、報酬となる強化刺激や好子の分析と、クライエントとの取り決めが重要となる。多くの場合、社会的行動障害や学校生活などでの不適切な行動の減少を目的に用いる。(早川裕子)

**反応妨害法** はんのうぼうがいほう response prevention 強迫行動として行ってきた反応をできるだけ行わないようにする。それでも不安や苦痛が生じないことを体験する。(種村純)

**負の訓練法と飽和法** ふのくんれんほうとほうわほう negative training and saturation 症状や不適応な習慣を、意図的に繰り返し、その症状を消失させる技法。(種村純)

**フラッディング** flooding 強い不安や恐怖を引き起こしている刺激への段階的な直面化によって、その刺激に対する不安・恐怖反応の消失を目指す行動療法の一技法。刺激への直面化には、現実場面で実際の刺激を経験する方法とイメージ刺激を用いる方法の2種類がある。エクスポージャーや反応妨害法といった行動療法の諸技法と組み合わせることによって、脳損傷後の強迫行為の改善にも有用性が期待できる。(水子学)

**モデリング**　modeling　Bandura A によって治療効果が示された社会学習理論で、モデルとなるヒトの行動を模倣・観察することで学習を促す技法である。種類には、観察学習(モデルの観察による学習)、模倣学習(観察したことを再現する)があり、効果として、観察学習効果、制止・逆制止効果、反応促進効果がある。また、モデルが示す行動の正確性や観察者の捉え方は効果に影響を与える要因である。臨床では、SST などさまざまな治療法と組み合わせて用いられる。(大野宏明)

■**認知行動療法**　にんちこうどうりょうほう　cognitive-behavioral therapy　人間の感情や行動は、各々の認知(ものの考え方や受け取り方)の在り方に影響を受けており、認知に誤った解釈や思い込みがあるとさまざまな不適応状態が起こるため、その認知の歪みを自覚させて適応的な認知へ変容させる、短期の精神療法である。適応はうつ病、不安障害(パニック障害、社交不安障害、強迫性障害など)、摂食障害、さらには統合失調症や双極性障害にも用いられ、薬物療法に匹敵する治療効果があり注目されている。(友田有希)

**生活技能訓練**　せいかつぎのうくんれん　social skills training(SST)　社会生活技能訓練と呼ばれることもある、認知行動療法の一技法。不適応行動の原因を社会的スキルの欠如として捉え、適切な行動を学習する。グループで行うことが多い。まず、社会的スキルの意義と重要性を説明して知識を与え、習慣とすべきスキルのモデリングを行い、行動リハーサルやロールプレイなどを通して実践する体験をし、それに対する強化や修正をフィードバックしたうえで、獲得したスキルを日常生活の場面で実践するステップを踏む。(早川裕子)
同社会生活技能訓練

**段階的教示法**　だんかいてききょうじほう　step-by-step instruction method　認知行動療法の一技法。教示法には言語を用いる。これは言語には行動を調節・制御する機能があるからである。ヒトは言語によって行動する目的を設定し、行動の計画を組み立て、そして行動を修正している。教示法はこのような言語の力を行動を変容するために積極的に利用する治療介入の技法である。実際には、自己教示法がよく利用される。自己教示法は対象者(クライエント)が教示を自分自身に与えることによって、適応行動の獲得や問題行動の低減を目的にする技法である(自己教示法参照)。段階的教示法では自己教示を段階を踏んで実施する。具体的には次のような手順で実施する。例えば、ある課題の達成を獲得する際に、①治療者が課題の解決の仕方や手順を大きな声で叙述しながら課題を実行する(治療者がモデルになる段階)、②同じように対象者が教示を自分自身に大きな声で明瞭に叙述しながら課題を実行する(外的に言語化する段階)、③次に対象者はささやくような小さな声で教示を叙述しながら課題を実行する(外的な言語から内的な言語へと内潜化する段階)、④最後に対象者は教示を声を出さずに心の中で自分自身に叙述しながら課題を実行する(内的に言語化する段階)。このように言語による行動の調節・制御を外言語から内言語による調節・制御へと段階的に移行する。(坂爪一幸)

**問題解決訓練** もんだいかいけつくんれん problem solving therapy 認知行動療法の1つ。D'Zurilla ら(1971)は、問題解決を「問題のある状況に対処する手法を見い出し、その中から最も有効な手段を選択する行動過程」と定義し、その訓練として、①問題解決のオリエンテーション、②問題の明確化、③解決方法の生成、④意思決定、⑤検証、の5つのステージにおけるスキルを学習する訓練を概念化した。Von Cramon ら(1990)は、前頭葉機能障害者の問題解決訓練として複雑な問題を分解し解決する方法を獲得するための6週間の認知訓練プログラムを設定した。(早川裕子)

**■カウンセリング** counseling 人生の途上で障害をもった当事者やその家族にリハビリテーションのプロセスで生じる問題を心理的にサポートする活動をいう。高次脳機能障害者支援普及事業では拠点機関に支援コーディネーターが置かれており、その主要業務にカウンセリングが挙げられている。脳損傷者を対象としたリハビリテーション心理学の分野では心理的障害の評価・リハビリテーションとともに障害の認識や受容の問題が大きく取りあげられる。また当時者・家族の反応性のうつ状態も頻発し、これらの問題に対して認知行動療法や生活技能訓練がしばしば実施される。(種村純)

**■集団療法** しゅうだんりょうほう group therapy 複数のメンバーが一定期間、決まった時間・場所に集まり、他者との相互作用を通じて個々のメンバーに治療的変化が生まれることを目的として行う手法全般のことをいう。特に高次脳機能障害のリハビリテーションでは、認知障害に対するアプローチとともに、障害認識の不足や自尊心の低下のような心理面の症状に対する取り組みが必要になる。認知障害に対する集団療法の効果は、同じような障害をもつ仲間が実際に取り入れている方法や技能を見習ったり、自立生活のための知識や経験などの情報交換を行うことで、望ましい代償手段や障害に対処するスキルが獲得できることである。心理面への効果としては、同じ障害をもつ仲間を直接見ることで、自分では気づかなかった自身の問題を認識し、1人で体験する以上の気づきが得られるとともに、置かれている状況の似た仲間同士の交流や励まし、他者から認められる体験を通して、孤立感の軽減や自信の回復がもたらされ、治療共同体としての集団の中で成長できることにある。臨床の現場では、高次脳機能障害に対する集団療法は個別療法と併用して行われることが多く、認知機能の改善、代償手段の獲得、感情コントロールやストレスに対する対処などの行動管理、対人関係能力の向上、復学・復職などへの動機づけ、障害に対する気づきの向上、自己実現など、さまざまな目的に適用されている。

(平林一)

**リバーミード行動記憶検査** ——こうどうきおくけんさ ⇨記憶検査＞リバーミード行動記憶検査

**リボーの法則** ——ほうそく Ribot's law of memory 記憶の忘却に関する法則。人生の後期に形成された記憶よりも早期に形成された記憶の方が保持されやすい。忘却は新しい情報から古い情報へ、また複雑な情報から単純な情報へと進む。この法則に従って、長期記憶(遠隔記憶と近時記憶)は短期記憶(30秒程度の記憶)よりも長く、遠隔記憶は近時記憶よりも長期間にわたり保持される。脳損傷例の記憶の脆弱性は年齢に逆相関し、逆向性健忘の時間的勾配にかかわる機能を説明する。(太田信子)

**流暢性検査** りゅうちょうせいけんさ ⇨前頭葉機能検査＞流暢性検査

**流動性知能** りゅうどうせいちのう fluid intelligence 新しいことを学習する能力、情報を柔軟に処理する能力、現行の作業に必要な注意力や集中力、新しい環境に適応していく能力である。20〜30歳代ぐらいまでは向上していくが、その後は加齢とともに衰えていく。さらに、脳に損傷が生じると侵されやすい知能である。認知機能検査では、通常の加齢による影響か、脳機能障害による影響であるかは、教育歴、生活背景と結晶性知能の要素(結晶性知能参照)を考慮して評価することが必要である[1)]。(高岩亜輝子)

1) Cattell RB：Theory of fluid and crystallized intelligence；A critical experiment. Journal of Educational Psychology 54：1-22, 1963.

**領域特異的知識** りょういきとくいてきちしき ⇨記憶のリハビリテーション＞領域特異的知識

**療育手帳** りょういくてちょう intellectually disability certificate 知的障害がある者に対して、都道府県知事または指定都市市長、中核市市長が交付する手帳である。知的障害者福祉法に根拠しないため、手帳の名称や等級などは発行地によって異なる。申請は、市区町村の窓口となっている。高次脳機能障害の場合、18歳未満で受傷・発症した場合に対象となる。(白山靖彦)

**利用行動** りようこうどう ⇨使用行動

**療護センター** りょうご—— custodial care center 自動車事故により脳損傷を生じ、重度の意識障害が継続する状態にあり、治療と常時の介護を必要とする人が入院し、概ね3年以内の期間の中で適切な治療と看護を行う重度後遺障害者(遷延性意識障害)専門の療護施設。自動車事故対策機構(NASVA)によって設置され、療護センターは東北・千葉・中部・岡山の4ヵ所、療護施設機能委託病床として北海道・大阪府・福岡県の一般病院3ヵ所の計7ヵ所。療護センターでは高度先進医療機器(CT・MRI・PET など)により治療やワンフロア病床システムによる集中的かつ

専門的な看護が展開されている。(伊賀上舞)

**両側性失行**　りょうそくせいしっこう　⇨失行症＞両側性失行

**両側性触覚失認**　りょうそくせいしょっかくしつにん　⇨失認＞触覚失認＞両側性触覚失認

**量的研究**　りょうてきけんきゅう　⇨セラピー研究の方法論

**療法的歌唱**　りょうほうてきかしょう　⇨音楽療法＞療法的歌唱

**療養介護**　りょうようかいご　medical long-term care　病院において機能訓練、療養上の管理、看護、医学的管理のもとでの介護、日常生活上の世話その他必要な医療を要する障害者であって常時介護を要する者につき、主として昼間に病院において行われる機能訓練、療養上の管理、看護、医学的管理のもとで介護および日常生活上の世話を行う。対象は、病院などへの長期の入院による医療的ケアに加えて常時の介護を必要とする障害者として次に掲げる者。

①筋萎縮性側索硬化症患者など気管切開を伴う人工呼吸器による呼吸管理を行っている者であって、障害支援区分が6の者。

②筋ジストロフィー患者または重症心身障害者であって、障害支援区分が5以上の者。

③改正前の児童福祉法第43条に規定する重症心身障害児施設に入居した者または改正前の児童福祉法第7条第6項に規定する指定医療機関に入所した者であって、平成24年4月1日以降指定療養介護事業所を利用する①および②以外の者。(白山靖彦)

**療養の給付**　りょうようのきゅうふ　medical care provision(conferment)　医療保険の給付の中で最も基本となるものである。被保険者本人が業務以外の事由による疾病や負傷で保健医療機関を受診したとき療養の給付として現物支給される。その範囲は、①診察、②薬剤または治療材料の支給、③処置・手術その他の治療、④在宅で療養するうえでの管理、その療養のための世話および看護、⑤病院・診療所への入院、その療養のための世話および看護については、一部負担金を支払うことで治るまで受けられる。(竹内祐子)

**療養費**　りょうようひ　medical treatment expense　医療保険の被保険者が業務以外の事由による疾病や負傷で保健医療機関を受診し、診察や処置、手術、薬剤や治療材料の支給、看護サービスを受けた場合に療養の給付として現物給付される。ただし、保険証を持たずに医療機関などを受診した場合、健康保険の取り扱いがない医療機関を受診した場合などのやむを得ない事情などから、医療費を全額自己負担した場合はその後に一部負担割合を差し引いた額が現金給付される。(竹内祐子)

**療養補償給付・療養給付**　りょうようほしょうきゅうふ・りょうようきゅうふ　medical care compensation benefits, medical care benefits　労働者災害補償保険で業務上・通勤中の傷病により療養が必要になった場合に給付される。これには療養の給付(現物給付)と療養の費用の支給(現金給付)があり、労災病院や労災指定病院で治療行為を受ける場合は現物給付となるが、それ以外の医療機関で治療を受ける場合は現金給付となる。ただし、現金給付は労働者自身が診療費をいったん負担し、その費用を所轄労働基準監督署長に請求し後で返還を受ける方法がとられる。(吉岡昌美)

## る

**類音的錯読**　るいおんてきさくどく　⇨錯読＞規則化錯読

**類義語判断課題**　るいぎごはんだんかだい　⇨意味処理障害、記憶＞意味記憶＞意味処理課題

## れ

**例外語**　れいがいご　⇨規則語、語彙特性＞一貫性

**レーヴェン色彩マトリックス**　⇨神経心理学的検査＞RCPM

**レキシコン**　lexicon　長期記憶内に想定される、単語(語彙項目)の音韻情報や綴り情報の集合体である。聴覚、視覚的に入力、分析された音韻列や綴りが実在語なら、音韻(文字)入力レキシコンが活性化される。一方、実在語の表出には、音韻(文字)出力レキシコンの活性化が必要となる。高頻度語、あるいは高親密度語ほど活性化の効率がよい。入力レキシコンの機能をみる検査として語彙判断検査がある。(三盃亜美)
同心内辞書、心的辞書

**レスポンデント条件づけ**　――じょうけん――　⇨古典的条件づけ

**列車眼振**　れっしゃがんしん　train nystagmus　⇨視運動性眼振

**レビー小体型認知症**　――しょうたいがたにんちしょう　⇨認知症＞レビー小体型認知症

**連合型視覚失認**　れんごうがたしかくしつにん　⇨失認＞視覚失認＞連合型視覚失認

**連合型触覚失認**　れんごうがたしょっかくしつにん　⇨失認＞触覚失認＞連合型触覚失認

**連合型相貌失認**　れんごうがたそうぼうしつにん　⇨失認＞相貌失認＞連合型相貌失認

**連合検査**　れんごうけんさ　⇨意味論的分析

**連合障害性失行**　れんごうしょうがいせいしっこう　⇨失行症＞連合障害性失行

**連続したケア**　れんぞく――　seamless care　高次脳機能障害者支援において常に挙げられる重要な事柄。高次脳機能障害者が急性期から回復期、そして維持期に続くステージを連続的にケアされることで、その後の地域社会生活における QOL や就労率が維持または向上する、と証されているためである。「連続したケア」とは、リハビリテーションや職業訓練における有用な手法というより、高次脳機能障害者に対して連続的かつ包括的に支援を行うという「システム」を指している。この用語が頻繁に用いられるようになったのは、2001 年より開始された高次脳機能障害支援モデル事業が端緒とされている。(白山靖彦)

**労働基準監督署** ろうどうきじゅんかんとくしょ Labor Standards Inspection Office 厚生労働省の出先機関で、各都道府県にある労働局の下、全国に設置されている。主な役割としては、労働条件に関する相談や監督指導、職場の安全な環境や労働者の健康を確保するための指導、通勤中あるいは業務上の怪我などに対する補償金の給付がある。通勤途中の交通事故、高所作業中の転落事故などが原因の高次脳機能障害者が労働者災害補償保険から補償を受ける場合、関係機関も労働基準監督署の調査に協力する必要が生じることがある。(宇津山志穂)

**労働者災害補償保険** ろうどうしゃさいがいほしょうほけん Workers' Accident Compensation Insurance 1947年に制定された労働者災害補償保険法に基づき、業務上の事由または通勤による労働者の負傷、疾病、障害、死亡などに対して必要な保険給付を行うことを主たる目的として政府が管掌する社会保険である。また、被災労働者の社会復帰の促進などについても付帯目的としている。労働者災害補償保険(以下、労災保険)では労働者を使用する事業所のほとんどが適用事業となるが、個人経営で労働者5人未満の労働者を雇用する農林・畜産・水産(船員が雇用される事業を除く)などの事業は暫定任意適用事業となっている。また、国の直営事業や非現業の官公署の事業については他法の適用を受けるため労災保険は適用されない。対象となる労働者は適用事業で賃金を支払われている労働者であるが、職種はもちろん、雇用形態、雇用期間にかかわらず適用される。例えば、アルバイトとして雇用された日に業務災害に遭った場合にも労災保険の給付対象となる。一方、中小事業主やその家族従事者、一人親方その他の自営業者などは労災保険の適用とならないが、これらの労働者を保護する仕組みとして特別加入制度が設けられている。労災保険の保険給付には、①業務災害に関する保険給付(療養補償給付、休業補償給付、障害補償給付、遺族補償給付、葬祭料、傷病補償年金、介護補償給付)、②通勤災害に関する保険給付(療養給付、休業給付、障害給付、遺族給付、葬祭給付、傷病年金、介護給付)、③二次健康診断等給付(脳血管および心臓の状態を把握するために必要な検査を行う医師による健康診断およびその結果に基づき行われる保健指導)、がある。なお、業務災害と通勤災害の保険給付の内容は同じであるが、業務災害に対する給付は使用者の補償責任を担保するとの観点から「補償」という字句を含んでいる。ところで、業務災害、通勤災害が第三者の加害行為によって生じた場合にはその第三者から損害賠償が行われる。労災保険ではこの損害賠償と保険給付を調整することになっており、重複して損害が補塡されることはない。このほか、労災保険では、被災労働者の円滑な社会復帰を促進するために必要な社会復帰促進事業(義肢等補装具費支給制度、アフターケア制度、各種施設の設置運営)、被災労働者とその遺族の援護を図るための被災労働者等援護事業(特別支給金、労災就学援護費など)、労働者の安全と衛生の確保などのために必要な安全衛生確保等事業なども行っている。(吉岡昌美)

**労働能力喪失率** ろうどうのうりょくそうしつりつ labor ability loss rate 後遺障害によって労働能力が失われた割合について、障害等級に応じてその割合を示したものである。後遺障害等級が高いほど喪失率も高くなる。(白山靖彦)

**ロゴジェンモデル** logogen model 初期の単語認知研究においてMortonが提唱したモデル。メンタル・レキシコンの構成ユニットはロゴジェンと呼ばれ、個々の単語に対応する。(参照:認知神経心理学モデル)(種村純)

**ロールプレイング** role playing ある場面のある役割を仮定して演じることで行動変容の効果を狙った技法である。通常、心理劇やSSTなどさまざまな理論や治療法に用いられている。目的は、診断の手段(普段の生活上の行動が表れるので理解しやすい)、教育の手段(他者の演技が視覚的教材となる)、訓練の手段(思考や感情の変化に伴って行動が変容する)に分けられる。治療構造は、現実に近い場面、起こりうる内容を設定して行われる。リーダーは、問題は何か、どのように展開すべきかと創造性を働かせ、対象者の目的に応じた行動を引き出すことが求められる。また、もう1人は、アシスタントとして役割を演じて感じたことや、演じた人がどのように見えたかについて助言したり、モデリングを示すなど、補助自我(ロールプレイングにおける副治療者として、クライエントが自己の内面を表現することを助ける)としての役割を担う。また、ほかの参加者もアシスタント役を担い、ほかの対象者の問題を一緒に考えることで、自分自身の問題に対する洞察をすることができる。技法には、1人が自分の役、誰かがもう1人の役を演じる基本形、その役割を交代して演じる役割交換、アシスタントが対象者の傍で、対象者の心の中で考えていることをことばにする分身法、対象者が、誰かほかの人が演じる自分自身を見る鏡映法、対象者と一緒になって考えるもう1人の役を設定する二重自我法などがある。

(大野宏明)

同役割演技

**論理・空間関係** ろんり・くうかんかんけい logical-grammatical construction 空間内における位置関係や、時間軸における前後関係は、左、右、前、後、上、下、手前、向こう、間に、してから、する前に、などのことばで表すことができる。このような言語的カテゴリーに分類して表現された空間的・時間的位置関係が「論理・空間関係」と呼ばれるもので、左頭頂・後頭葉の広範な損傷では、空間関係を含む文を表現したり、理解したりすることが難しくなる論理・空間関係の障害が生じる。自験例(左頭頂葉皮質下出血)では、「丸の下に三角を描いてください」のように、語順のとおり図形を描いていけばよいような指示を与えた場合は正答することができるが、「丸を三角の下に描いてください」のような、構文の直接的な印象を抑え、頭の中で関係を組み替えなければならない文章では理解が難しくなり、特に「丸は三角の上で、四角の下にあります」のような3つの図形の位置関係になると、混乱してまったく描くことができなくなった。ほかにも関係を伝達する文章は理解が困難であり、「太郎は和男より背が高い、背が低いのは？」→「太郎」、「私は新聞を読んだ後で朝食をとった、どっちが先」→「朝食」などと答えた。これらの文を理解するためには、継時的な語順を、1つの同時的全体に変換し、空間的・時間的諸関係を「頭の中」で整理・統合することが必要となる。Luria[1)]によると、論理・空間関係の認知障害における中核は「内的な抽象空間内での情報の統合障害」であり、本例では言語活動自体は保たれているが(明らかな失語症はない)、左頭頂葉が担う抽象空間内での情報操作の機能が障害されて、このような空間的・時間的な関係を含む文章の理解が困難になったと考えられる。(平林一)

1) ルリヤ：言語と意識．天野清(訳)，pp384-391，金子書房，東京，1982.

# わ

**ワーキングメモリー**　⇨作動記憶、記憶障害>ワーキングメモリー

**和田法**　わだほう　Wada test　大脳優位半球同定を目的とした侵襲的検査法。通常は脳血管造影時に施行される。方法は左右内頸動脈へ選択的に留置したカテーテルより各種薬剤(アミタール、ラボナール、イソゾール、プロポフォールなど)を投与し一過性に大脳半球に麻酔を導入した状態にして、短時間で神経症状・各種高次脳機能検査を記録しその結果をよく吟味して優位半球の側方性を決定する。各種方法があり、以前より優位半球同定の標準的方法であったが、現在は薬剤が販売中止・保険診療上適応外であること、さらに機能的MRI、脳磁図など非侵襲的検査法が確立しつつあり、一般的に使用されなくなった。(山根文孝)

**罠反応**　わなはんのう　⇨本能性把握反応

**ワレンベルグ症候群**　――しょうこうぐん　Wallenberg syndrome　延髄外側の梗塞。主に椎骨動脈または後下小脳動脈の閉塞や脳動脈解離が原因。障害側と同側に嘔吐、悪心、眩暈、眼振、球麻痺(嚥下障害、構音障害、嗄声)、カーテン徴候、味覚障害、ホルネル症候群、顔面の温痛覚障害を呈し、障害側と対側に、頸部以下、体幹・上下肢の温痛覚障害を呈することがある。(福岡卓也)

## 数字

**Ⅰ類(動詞)** ――るい(どうし) ⇨動詞

**Ⅱ類(動詞)** ――るい(どうし) ⇨動詞

**Ⅲ類(動詞)** ――るい(どうし) ⇨動詞

**3-3-9 度方式** ――どほうしき ⇨ジャパン・コーマ・スケール

**8 段階統合刺激法** ――だんかいとうごうしげきほう ⇨失語症の訓練＞失語症の言語訓練法＞8 段階統合刺激法

**22q11.2 欠失症候群** ――けっしつしょうこうぐん ⇨Catch22 症候群

**100 語呼称検査** ――ごこしょうけんさ naming test of 100 words 100 枚の線画・実物などを用いて行う呼称検査であり、綿森(1984)により検査の 1 例が示されているが、多くは施設ごとに線画を用いて作成されてきた。一定時間内に呼称可能な語数を正答数(成績)とし、呼称困難なときには主に語頭音ヒントが用いられることが多い。現在も頻度や親密度が統制され、100 語呼称検査として標準化されたものはないが、標準失語症検査の呼称 20 語と標準失語症検査補助テストの呼称 80 語を合わせると、高頻度語から低頻度語までの 100 語の呼称評価は可能である。(原田浩美)

# A

**α移動**　(アルファ)いどう　alpha movement　「ある要素を移動できる位置にしか移動できない」という変形規則。(種村純)

**AAC**(augmentative and alternative communication)　⇨拡大・代替コミュニケーション

**Aβ**(amyloid β)　⇨アミロイドβ

**ABR**(auditory brainstem response)　⇨聴性脳幹反応

**ACA**(anterior cerebral artery)　⇨前大脳動脈

**ADEM**(acute disseminated encephalomyelitis)　⇨急性散在性脳脊髄炎

**ADHD**(attention-deficit/hyperactivity disorder)　⇨神経発達障害＞注意欠如・多動性障害

**ADL・APDL検査**　――けんさ　activities of daily living, activities parallel to daily living test　日本リハビリテーション医学会において、ADLは、「1人の人間が独立して生活するために行う基本的なしかも各人共に共通に毎日繰り返される一連の身体的動作群をいう。この動作群は、食事・排泄などの各動作(目的動作)に分類され、各動作は、さらにその目的を実施するための細目動作に分類される」と定義されている。交通機関の利用や家事動作などの応用動作は、生活関連動作(APDL)としてADLと区別する必要がある。ADLが身辺動作を主とするのに対して、APDLは家庭内の役割や社会参加に関連している。すなわち、性別や年代、生活する環境において、重要視される項目は個人で異なる。そのため、個々に対応した評価が必要となる。ADLやAPDLの遂行能力は、個々人がその人らしく生きる重要な因子である。身体機能障害や高次脳機能障害をもつ人のADL評価では、機能障害を評価するのではなく、非麻痺側上下肢機能や認知機能など残された機能やさまざまな代償的な方法を用いて、その人が生きる環境で最大限発揮しうる能力を評価することが重要である。またADLの遂行能力は、ベッドの高さや道具の違いなどの物的環境、介助者が担当セラピストか家族かの違いによる人的環境などその時々の環境にも影響を受ける。そのため、遂行能力である「できるADL」と実際の生活場面での実行状況である「しているADL」を区別して評価すべきである。また遂行能力と実行状況に乖離があるか、ある場合にはその理由についても評価する必要がある。さらにリハビリテーションでは、遂行能力の向上を図ると同時に、より実行状況が遂行能力に近づくようアプローチすべきである。

ADLの遂行能力を評価する代表的な評価法としてBarthel indexが挙げられ

る。これは、①食事、②車いす・ベッド間の移乗、③整容動作、④トイレ動作、⑤入浴、⑥移動、⑦階段昇降、⑧更衣動作、⑨排便コントロール、⑩排尿コントロール、の10項目で構成されており、項目により得点の重みづけがされている。能力の程度によって3段階で評価されることから、結果の解釈が容易であり、短時間で評価が行えるため広く用いられている。一方、ADLの実行状況を評価する代表的な評価法として**機能的自立度評価表**(Functional Independence Measure：FIM)が挙げられる。セルフケア、移乗、移動、排泄コントロールなどの13項目の運動ADLと、コミュニケーション、社会的認知などの5項目の認知ADLの計18項目から構成され、介護量を測ることにより7段階で評価される。評価には専門的な医学知識を必要としないため、どの職種でも容易に評価でき、情報を広く共有することができる。(黒住千春)

**ADS**(action disorganization syndrome)　⇨前頭葉性動作障害＞ADS

**Af**(atrial fibrillation)　⇨心房細動

**AGD**(argyrophilic grain dementia)　⇨認知症＞嗜銀顆粒性認知症

**AHS**(alien hand sign)　⇨前頭葉性動作障害＞他人の手徴候

**ALS**(amyotrophic lateral sclerosis)　⇨神経変性疾患＞筋萎縮性側索硬化症

**ANCA関連血管炎**　(アンカ)かんれんけっかんえん　ANCA-associated vascultis　抗好中球細胞質抗体(anti-neutrophil cytoplasmic antibody：ANCA)が高率に陽性となり、小血管に壊死性血管炎がみられる自己免疫疾患である。近年、好中球の核内に存在するクロマチンが細胞外に放出され、細菌や血小板などをトラップする好中球細胞外トラップ(neutrophil extracellular traps：NETs)と呼ばれる仕組みが、この疾患の発症に関与すると報告されている[1)2)]。ANCAには、perinuclear-ANCA(p-ANCA)とcytoplasmic-ANCA(c-ANCA)があり、p-ANCA、c-ANCAの代表的な抗原は、それぞれmyeloperoxidase(MPO)、proteinase 3(PR3)である。本疾患は、顕微鏡的多発血管炎(MPO-ANCA陽性)、多発血管炎性肉芽腫症(PR3-ANCA陽性)、好酸球性多発血管炎性肉芽腫症(MPO-ANCA陽性が多い)に分類されるが、本邦では、顕微鏡的多発血管炎が大部分を占める。発熱、全身倦怠感、体重減少などの全身症状に加え、壊死性血管炎による臓器特有の症状・障害がみられる。腎臓が障害されると血尿、蛋白尿、腎機能低下、肺が障害されると肺胞出血や間質性肺炎による喀血、血痰、息切れなどの症状がみられる。また中枢神経の血管が侵されると脳梗塞や脳出血を発症する。このほか、関節痛、皮膚潰瘍、末梢神経症状がみられる場合もある。治療にはステロイド薬やシクロフォスファミドなどの免疫抑制薬が用いられる。(前島悦子)

1) Kessenbrock K, Krumbholz M, Schönermarck U, et al：Netting neutrophils in autoimmune small-vessel vasculitis. Nat Med 15(6)：623-625, 2009.
2) Nakazawa D, Shida H, Tomaru U, et al：Enhanced formation and disordered regulation of NETs in myeloperoxidase-ANCA-associated microscopic polyangiitis. J Am Soc Nephrol 25(5)：990-997, 2014.

**AoA**(age of acquisition)　⇨獲得年齢

**A-ONE** (ADL-focused Occupation-based Neurobehavioral Evaluation) Neurobehavior(神経行動)は、神経学的機能を表すすべての行動として定義される(Árnadóttir, 2010)。神経行動学的障害は中枢神経系の障害によって生じ、日常生活に影響を与える可能性がある。A-ONE は、ADL を実際の作業に基づいた環境で観察し、作業遂行エラーを見つけ、ADL の自立度とそれらの課題の遂行に影響する半側空間無視や注意の障害などの神経行動学的障害を 5 段階で評定し、神経解剖学などを踏まえてリーズニングを行う標準化された評価法である。(西川拡志、松原麻子)

**AOS**(apraxia of speech)　⇨発語失行

**APS**(antiphospholipid syndrome)　⇨抗リン脂質抗体症候群

**APT**(attention process training)　⇨注意プロセス訓練

**ASD**(autism spectrum disorder)　⇨神経発達障害＞自閉症スペクトラム障害

**ASHA QCL**　American Speech-Language-Hearing Association(米国言語聴覚協会)によって開発された評価ツール(Paul ら, 2004)で、QCL とは Quality of Communication Life Scale の略である。成人のコミュニケーション障害者を対象に、コミュニケーションに関する生活の質を調査する。全部で 18 の質問があり、そのうち 17 の質問で特定の行動やスキルを評価する。例えば「私は人と話すことが好きである」「私は電話を使用する」などの質問がある。最後の 18 番目の質問「全般に、私の生活の質はよい」で、総合的な生活の質を評価する。コミュニケーション障害がある人が答えやすいように、1 頁ごとに 1 つの質問が、わかりやすい表現で書かれている。回答も同じ頁で行い、5 段階(「はい」〜「いいえ」)のアナログスケール(縦線)上、本人の気持ちに合った箇所に印を付ける。(吉畑博代)

1) Paul DR, Frattali CM, Holland AL, et al：Quality of Communication Life Scale. American Speech-Language-Hearing Assocaition, Rockville, 2004.

**astereognosia**　⇨失認＞触覚失認＞astereognosia

**AVLT**(Auditory Verbal Learning Test)　聴覚性言語学習検査。小児から成人を対象とした言語性記憶課題の一種である。手続きは親近性の高い単語 15 個を検査者が読みあげ、被検者が復唱し自由再生を行う。合計 5 回実施した後、異なる 15 個の単語(干渉課題)での自由再生を 1 回行う。その後当初の単語について自由再生を求め(6回目再生)、30分(20分)後遅延再生と再認課題を実施する。標準化されていないが小児から成人まで適用可能で、聴覚言語性の記憶課題であり、その学習効率を測定することができる。(参照：記憶検査>聴覚性言語学習検査)(川崎聡大)
同聴覚性言語学習検査

**AVM**(arteriovenous malformation)　⇨動静脈奇形

# B

**BAAD**(Behavioral Assessment for Attentional Disturbance)　⇨注意障害の評価スケール>BAAD

**BAD**(branch atheromatous disease)　⇨脳血管障害>脳梗塞>分枝粥腫型梗塞

**BADS**(Behavioural Assessment of the Dysexecutive Syndrome)　⇨前頭葉機能検査>BADS

**Bálint 症候群**　――しょうこうぐん　⇨バリント症候群

**BDAE**(Boston Diagnostic Aphasia Examination)　⇨失語症検査>ボストン診断学的失語症検査

**Barthel index**　⇨ADL・APDL 検査

**BDNF**(brain-derived neurotrophic factor)　⇨脳由来神経栄養因子

**BFA**(buccofacial apraxia)　⇨失行症>口腔顔面失行

**BGT**(Bender Gestalt Test)　⇨模写>ベンダー・ゲシュタルト検査

**BIT 行動性無視検査日本版**　――こうどうせいむしけんさにほんばん　Behavioural Inattention Test Japanese version　半側空間無視症状を評価するために標準化された本検査は、通常検査と行動検査で構成されており、通常検査には、線分抹消試験、文字抹消試験、星印抹消試験、模写試験、線分二等分試験、描画試験が含まれている。一方、行動検査には、写真課題、電話課題、メニュー課題、音読課題、時計課題、硬貨課題、書写課題、地図課題、トランプ課題が含まれている。通常検査も行動検査も合計得点に対するカットオフ点が設定されているのみならず、両検査のすべての下位検査項目にもカットオフ点が設定されているため、各検査結果から半側空間無視症状の有無を判定することも可能である。ADL 場面や訓練場面での半側空間無視症状と通常検査および行動検査の各成績との関連性についても検討がなされており、通常検査と行動検査の下位検査項目の成績が、1つでもカットオフ点以下であれば、これらの場面で半側空間無視症状が認められる可能性の高いことが明らかとなっている。ただし、下位検査項目の得点がカットオフ点以下であっても、病巣の反対側の空間で刺激の見落としが多いとは限らない。また、模写や描画試験では、半側空間無視ではなく、構成障害による失点の場合がある。さらに、線分二等分試験では、真の中点よりも病巣の反対側へ主観的中点が偏倚する場合もある。そのため、得点による成績判定を行う前に、採点用紙に記載された結果や生データで誤りの特徴を確認する必要がある。(太田久晶)

**blind sight** 盲視。一次視覚野もしくはそこに投射している視放線が障害されると、通常障害側と対側の同名半盲となるが、時に盲となった部位に視覚が残存することがある(黄斑回避とは異なる。黄斑回避とは、半盲であるが中心視野の固視点周辺は欠損しない。黄斑線維が後頭葉に広く投射されているため完全に障害されることは少ない)。本人がこれを自覚している場合もあればしていない場合もある。主観的には何も見えない部位に視覚刺激を提示して無理に答えさせると刺激の有無、運動、簡単な形、色などについて偶然以上の確率で正答できるといったこと。blind sight の責任病巣にはさまざまな議論がある。通常視覚情報は、網膜→外側膝状体→一次視覚野→後頭側頭頭頂葉の高次視覚皮質の経路で処理されるが、一次視覚野が損傷されたとき、そこをバイパスし直接高次視覚皮質の経路で処理されることがある。側頭葉にある注視物体の運動の知覚に関連した部位である hMT＋(human middle-temporal complex：ヒト中部側頭葉複合体)への投射が blind sight に関連しているとの報告がある。この部位には視覚情報が外側膝状体から直接投射しているが、この報告では半盲患者のうち blind sight がみられない者ではこの投射に障害がみられた。そのほか、皮質下の上丘や視床枕、または扁桃体が関連しているとの報告もある。(高橋雄)

**Bourneville-Pringle disease** ⇨結節性硬化症

**BRAB**(Boston Retrograde Ammestic Battery) ⇨記憶検査＞ボストン逆向性記憶バッテリー



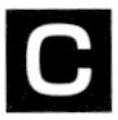

**CADASIL** (cerebral autosomal dominant arteriopathy with subcortical infarcts and leukoencephalopathy) *Notch3* 遺伝子の変異によって起こる常染色体優性遺伝性の皮質下梗塞と白質脳症を伴う脳小血管病(cerebral small vessel disease)である。臨床的には、10〜30 歳代で片頭痛発作がみられ、脳卒中の危険因子をもたずに 40〜50 歳代と比較的若年で一過性脳虚血発作(TIA)やラクナ型脳梗塞を繰り返す。60 歳を過ぎる頃には、次第に偽性球麻痺や認知症を呈するようになり、

家族に類似症状(常染色体優性遺伝)をみる。検査ではMRIが有用で、FLAIR画像やT2強調画像で両側側頭極、外包、内側前頭極に高信号域を認めるが、特に側頭極病変は特異性が高いとされている。病理学的には、電子顕微鏡で、脳・骨格筋・皮膚の細小動脈の血管平滑筋の基底膜に、電子密度の高い顆粒状物質(granular osmiophilic material：GOM)が観察される。これまでに、GOMにはNotch3蛋白質の一部が含まれていることがわかっており、光学顕微鏡レベルでは免疫染色で1 μm以下の顆粒状物質として染色される。遺伝子レベルの解析では、*Notch3*遺伝子が病因遺伝子であることが明らかにされ、遺伝子座は19p13.1〜13.2に局在する。Notch3は、ヒトで4種類知られているNotch型受容体の1つで、全身の血管平滑筋の形質膜に局在し、細胞外ドメインでリガンドと結合して情報伝達に関与すると考えられているが、詳細な機能はわかっていない。欧米を中心に400家系以上の報告があり、最近、わが国でもその報告が増えている。治療は、脳卒中治療ガイドライン2015によれば、脳梗塞の予防に抗血小板薬を考慮してもよいが、脳出血の危険性が高まるので注意する、ロメリジンの効果は十分検討されておらず、有効性が証明された治療法がないため、適切な血圧管理や禁煙などを考慮するなどで脳卒中リスクの管理をするにとどまっている。(大谷良、冨本秀和)

**CADL検査** ——けんさ ⇨失語症検査＞実用コミュニケーション能力検査

**CARASIL**(cerebral autosomal recessive arteriopathy with subcortical infarcts and leukoencephalopathy) High temperature requirement peptidase A1(*HTRA1*)遺伝子の変異によって生じる常染色体劣性遺伝性の白質病変を伴う脳小血管病(cerebral small vessel disease)である。臨床的には、30歳代に脳症を発症する。脳症は、片麻痺、歩行障害で発症する場合が多いが、性格変化や記憶障害、前庭神経症状で初発する例もある。禿頭の発症は10歳代のことが多く、腰痛は脳症の発症に前後して出現する。変形性腰椎症を呈し、腰椎椎間板ヘルニアと診断される例が多い。脳症に由来して、後期には、認知機能障害、偽性球麻痺、錐体路・錐体外路症候が明瞭になり、自発性が低下し失外套状態に至る場合もある。感情易変性、病識欠如などがみられ、抑うつは目立たない。検査ではMRIが有用で、大脳白質や外包に広範な高信号域がみられ、基底核にはラクナ梗塞が散在する。皮質下U-線維や脳梁は相対的に保たれる。白質病変の特徴として、斑状病変が融合していくのではなく、最初から均質で広範な病変が出現し顕在化していく傾向が指摘されている。遺伝子レベルの解析では、*HTRA1*遺伝子のミスセンス変異とナンセンス変異が同定されており、変異型*HTRA1*のプロテアーゼ活性が低下、あるいはナンセンス変異依存mRNA分解機構(nonsense mediated mRNA decay：NMD)の結果生じるHTRA1蛋白量が減少する。さらに、TGF-β1とTGF-βシグナルによって発現が促進されるEDA(extra domain A)-fibronectinが脳小血管壁に蓄積することも示されている。HTRA1がTGF-βシグナルを抑制する機能をもつことを考え合わせると、TGF-βシグナルの亢進が血管病変に伴う二次的変化ではなく、部位特異的なCARASILの血管病変形成に直接関与していることを示唆している。治療法は現在確かなものはなく、アンギオテンシンⅡ受容体拮抗薬は、マルファン症候群に合併するTGF-βシグナルの亢進による大動脈瘤に対して効果が実証されており、disease-modifying therapyとして期待されている。(大谷良、冨本秀和)

**CAS**(Clinical Assessment for Spontaneity) ⇨神経心理学的検査＞標準意欲評価法

**CAT** ⇨標準注意検査法

**Catch22症候群** ——しょうこうぐん Catch22 syndrome 22q11.2欠失症候群。染色体22q11.2部位の欠失により発症する微細欠失症候群で、多彩な臨床症状を含む疾患概念として22q11.2欠失症候群という。CATCH22と呼ばれたことがあるが、現在は疾患名として用いない。1/4,000〜6,000出生で、最も頻度の高い微細欠失症候群であり性差はない。

**[臨床症状]** ①先天性心疾患(約75%)：ファロー四徴症、大動脈弓離断症、心室中隔欠損症がほとんどを占める、②鼻咽腔閉鎖不全(約70%)、③胸腺低・無形成による免疫不全、④副甲状腺機能低下症による低カルシウム血症、⑤特異顔貌：眼間開離、眼裂狭小、鼻根部平坦、小さい口、耳介変形、などがある。精神運動発達遅延を認めることが多い。成人期には統合失調症などが現れてくる。

**[診断]** 臨床症状から、末梢血の染色体FISH解析で22q11.2領域の欠失の証明を行う。約90%が孤発例で、約7%が両親のいずれかに欠失を認める。

**[治療と予後]** 各合併症に標準的な治療・管理を行う。小児期の死亡原因のほとんどが重症心疾患に関連する。(南弘一)

同22q11.2欠失症候群

**CBD**(corticobasal degeneration) ⇨認知症＞大脳皮質基底核変性症

**CBF**(cerebral blood flow) ⇨脳血流量

**CCAS**(cerebellar cognitive affective syndrome) ⇨小脳性認知情動症候群

**CECT**(contrast-enhanced CT) ⇨画像診断＞CT＞造影CT

**central pontine myelinolysis** 橋中心髄鞘崩壊症。主に低ナトリウム(Na)血症の急激な補正によって橋中心に左右対称の髄鞘崩壊が認められることである。CTでは所見が取れずMRIで発見される。背景に慢性の肝疾患、低栄養、アルコール依存症を認めることがある。臨床症状は意識障害、仮性球麻痺、歩行障害などが出現しやすい。橋以外に病変が及ぶと extrapontine myelinolysis と呼び、両者を含めて osmotic demyelination syndrome（浸透圧性脱髄症候症）と呼ばれる。急激な Na の補正を防ぐことが予防となる。発症後は特別な治療法は確立されていないため、合併症を防ぐことが大事である。（船山道隆）

**CF**（category fluency） 言語流暢性（word fluency）課題の 1 つで、動物などの特定の意味カテゴリーに属す語を想起する。（参照：word fluency）（吉村貴子）

**CJD**（Creutzfeldt-Jakob disease） ⇨クロイツフェルト・ヤコブ病

**CNS ループス** CNS（central nervous system）lupus 全身性エリテマトーデス（SLE）に神経、精神障害を伴う病態を指す呼称であるが、1999 年にアメリカリウマチ協会によって neuropsychiatric SLE（NPSLE）の一般名称が提唱された[1]。NPSLE の神経症状として、無菌性髄膜炎、脳血管障害、脱髄性症候群、頭痛、運動異常症（舞踏病）、脊髄症、痙攣性疾患が分類され、精神症状として意識障害、不安障害、認知障害、気分障害、精神障害が分類された。中枢神経症状は SLE の分類基準項目の 1 つである。また疾患活動性の判定、予後予測因子としても用いられる。（前島悦子）

1） The American College of Rheumatology nomenclature and case definitions for neuropsychiatric lupus syndromes. Arthritis Rheum 42（4）：599-608, 1999.

**conflict of intentions** ⇨離断症候群＞conflict of intentions

**COPM**（Canadian Occupational Performance Measure） カナダ作業遂行測定。クライエントの作業（したいこと、する必要があること、期待されていること）の重要度と遂行に伴う主観的経験（遂行度、満足度）を測定するための評価法。クライエント自身が認める問題点を 5 項目挙げ、各項目に対して重要度、遂行度、満足度を 10 点満点で評定する。再評価時にも各項目の遂行度、満足度を 10 点満点で評定する。変化は、初回評価時と再評価時の遂行度、満足度の平均値の差で表す。（坂口辰伸）

**cotricobasal syndrome** 変性疾患に出現する臨床像であり、緩徐に進行する非対称性の筋強剛、失行、皮質症状（皮質性感覚障害、他人の手徴候、ミオクローヌス、錐体路症状、非流暢性失語、視空間障害など）、錐体外路症状（ジストニア、レボドパに反応しないパーキンソン症状）を特徴とする。以前は臨床像である corticobasal syndrome は、病理像が corticobasal degeneration であると考えられていたが、実際にはアルツハイマー病、進行性核上性麻痺などほかの病理像が混在することが明らかになったため、臨床上で病理所見が明らかではない本症状を corticobasal syndrome と呼ぶことになった。（船山道隆）

**CPS**（complex partial seizure） ⇨複雑部分発作

**CPT**（Continuous Performance Test） ⇨標準注意検査法＞ CPT

**CT**（computed tomography） ⇨画像診断＞ CT

**CVA**（cerebrovascular accident） ⇨脳血管障害

**C-VIC**（Computerized Visual Communication System） コンピュータを使用したコミュニケーションシステムである[1)2)]。コンピュータ画面上の設定されたスペースに、視覚シンボル（語彙）を順序よく配列して文レベルでの意図を伝達する。階層構造を成している名詞や動詞の視覚シンボルの中から、適切なシンボルを検索し順序立てて並べていくことが必要になる。話しことばを用いないため、従来測定できなかった重度失語症者の文の構成能力を調べることができる。（吉畑博代）

1）Steele RD, Weinrich M, Wertz RT, et al：Computer-Based Visual Communication in Aphasia. Neuropsychologia 27（4）：409-426, 1989.
2）Weinrich M, Shelton JR, McCall D, et al：Generalization from Single Sentence to Multisentence Production in Severely Aphasic Patients. Brain and Language 58：327-352, 1997.

**CVT**（cerebral venous thrombosis） ⇨脳静脈洞血栓症



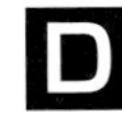

**D 構造** ——こうぞう D-structure 生成文法理論において、1980 年代前後、原理とパラメータ理論が登場した頃に使われるようになった用語。X バー構造に基づき、辞書（lexicon）情報から語彙を挿入した状態の構造のことで、発話される文の命題を表す。これに α 移動という移動規則（変形）が適用され、S 構造が生成される。このとき、D 構造で表される命題が時制句により現実の時間軸上に配置される。例えば命題（寿司を食べる）が過去に起こったことであれば、時制句に生起した時を表す形態素が付加される（寿司を食べ-た）。D 構造は、1980 年代以前の理論では「深層構造（deep structure）」「基底構造」「初期句構造標識」などと呼ばれていたが、「深層」という名称が与える誤解（表層構造より深層構造の方が重要、深層心理と紛らわしい、など）を解消するために deep の D をとり、「D 構造」と呼ばれるようになった。しかし最新のミニマリスト・プログラムにおいては D 構造と S 構造は余剰とされている。（渡辺眞澄）

**DAI**（diffuse axonal injury） ⇨びまん性軸索損傷

**DBI**（diffuse brain injury） ⇨びまん性脳損傷、脳損傷＞びまん性脳損傷

**DBS**（deep brain stimulation） ⇨深部脳刺激療法

**dichotic listening 法**　—ほう　dichotic listening method　両耳に異なる検査音を提示し、聞こえたことばを応答させる検査法であり、大脳半球機能差や両耳聴の評価に用いられる。両耳に注意を向けさせ(divided attention)、両方の検査語を応答させる両耳統合能、もしくは片耳に注意を向けて(focused attention)注意側耳の検査語のみを応答させる両耳分離能の条件が設定でき、目的に応じて使用される。一般的に右手利きであれば、右耳の方が左耳に比べて聴取成績が良好となる右耳優位(左大脳半球優位)を示し、片側の聴覚野付近の損傷によって、損傷対側耳の聴取能力の低下(聴覚的消去 auditory extinction)がみられる。(小渕千絵)

**DLB**(dementia with Lewy bodies)　⇨認知症>レビー小体型認知症

**DMN**(default mode network)　通常の脳活動の研究では、ある課題を行ったときにどの脳領域が活動するかを検討する。しかし近年、課題を行うときには逆に活動が抑えられ、何もしていない安静時(default)にこそ活動が活発になる脳領域が同定されてきた。それは内側前頭前野や前部帯状回、後部帯状回、楔前部、下頭頂葉を中心とした脳領域でネットワークを形成していると考えられている。これをDMNという。このように非課題時に活動の高い脳領域ではあるが、さまざまな課題(特に、自己参照や自伝的記憶など自己とかかわる課題)との関係性も指摘されている。(是木明宏)

**DPL**(delayed posthypoxic leukoencephalopathy)　⇨遅発性低酸素白質脳症

**DRC モデル**　Dual Route Cascaded model　Coltheart ら(2001)が、英語の単語音読および単語認知に関する二重経路理論をコンピュータ上に具現化した認知モデルである。大きくは、視覚的分析(visual analysis)、語彙経路(lexical route)、非語彙経路(non-lexical route または sub-lexical route)、音素システム(phoneme system)で構成されている。DRC モデルでは、性質の異なる2経路、すなわち、語彙経路と非語彙経路にて、文字列が音韻列に変換される。語彙経路では、単語の綴り、意味、音韻列に関する語彙情報を参照して、文字列全体を音韻列に変換するという単語レベルの処理が行われる。非語彙経路では文字素から音素への変換規則に基づく文字レベルの処理が行われる。DRC モデルの“C”(cascaded)は、DRC モデルの情報伝達方式を表す。モジュールのユニットの活性レベルが決められた閾値を超えないと次のモジュールに情報が伝達されないのではなく、少しでもユニットが活性していれば次のモジュールに情報が送られる。言い換えれば、DRC モデルでは、モジュールからモジュールへ、情報が滝のように流れている。DRC モデルを用いて、英語話者の健常成人の音読や語彙判断課題の諸現象、および、後天性の失読症患者が示す音読特徴をシミュレーションすることに成功している[詳細は、Coltheart ら

(2001)を参照されたい]。二重経路理論では、語彙経路に非意味的語彙経路(non-semantic lexical route)と意味的語彙経路(semantic lexical route)の2経路を仮定しているが、現状のDRCモデルでは、技術的な問題を理由に、意味的語彙経路が構築されていない。DRCモデルは、英語だけではなく、ドイツ語、フランス語などのほかのアルファベット語圏の単語音読にも応用されている。DRCモデルの構造は、アルファベット語圏の文字言語体系に特化しているため、日本語の音読にDRCモデルを適用する際には注意が必要である。(参照：二重経路、二重経路モデル)(三盃亜美)

**DRM**(Deese-Roediger-McDermott)法　⇨記憶障害>偽記憶

**DRPLA**(dentatorubropallidoluysian atrophy)　⇨歯状核赤核淡蒼球ルイ体萎縮症

**DSM-5®**(Diagnostic and Statistical Manual of Mental Disorders, fifth edition)　米国精神医学会(American Psychiatric Association：APA)によって発表・出版されている精神障害の診断と統計マニュアルである。第1版(DSM-Ⅰ)が1952年に発表されて以降、最新版のDSM-5®は2013年5月に発表された。DSM-5®ではいくつかの大きな変更点があり、例えば、気分障害(うつ病、躁うつ病)を「双極性障害および関連障害群」と「抑うつ障害群」に二分し、後者は不安症や身体症状症に近接した位置づけとなっている。(水島仁)

**DSRS-C**(Depression Self-Rating Scale for Children)　バールソン児童用抑うつ性尺度。Peter Birleson考案の児童用うつ病簡易検査で、最近の状態に関する18項目の質問に3件法で自己評価する。(伊澤幸洋)

**DTVP**(Developmental Test of Visual Perception)　⇨フロスティッグ視知覚発達検査

**DWI**(diffusion weighted image)　⇨画像診断>MRI>拡散強調画像

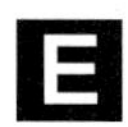

**EBM**(evidence based medicine)　⇨エビデンスに基づく医療

**EHP**(ecology of human performance)　⇨人間営為の生態学

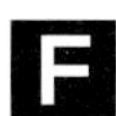

**FAB**(Frontal Assessment Battery)　⇨前頭葉機能検査>FAB

**FAS**(foreign accent syndrome)　母国語として適切なイントネーションやアク

セント、ピッチ、リズムなどの超分節音素(supersegmental phoneme)が、移動や逆転、脱落することにより、あたかも外国人が発話しているかのような違和感(外国語なまり)を、同じ言語コミュニティに属する聞き手側に与える現象で、プロソディ(韻律)障害の一亜型である。失語症や失構音、運動障害性構音障害の回復過程で一過性に観察されることが多い。原因疾患として、脳血管障害や頭部外傷、脳変性疾患などの脳器質性損傷が多く、責任病巣は左半球ブローカ野から中心前回下部、基底核領域が重視されている。身体化障害に伴うFASや小児発達性FASなど、言語障害を伴わない孤発例の報告もある。右半球損傷に由来するアプロソディ(aprosody)とは症状論的に相違する。(辰巳寛)

**FCMS**(Foix-Chavany-Marie syndrome)　⇨前部弁蓋部症候群

**FDG-PET**($^{18}$F-fluorodeoxyglucose-PET)　⇨画像診断＞FDG-PET

**FFGW**(feeling-focused group work)　⇨感情交流法

**FIM**(functional independence measure)　⇨ADL・APDL検査

**fMRI**(functional magnetic resonance imaging)　⇨画像診断＞fMRI

**focal cortical atrophy syndrome**　ある特定の部位に限局して萎縮が進行する疾患をいうが、その主体は変性疾患である。前頭側頭葉変性症におけるfocal cortical atrophy syndromeには臨床亜型として行動異常型前頭側頭型認知症、進行性非流暢性/非失文法性失語、意味性認知症があり、病理像としてはタウ、TDP-43、FUSが知られている。後部脳皮質におけるfocal cortical atrophy syndromeにはlogopenic型進行性失語とposterior cortical atrophyの2つの臨床亜型が確立されていて、病理像としてはアルツハイマー病が多い。しかし、その両者の中間や周辺の萎縮による臨床亜型は確立されていない。(船山道隆)

**FTD**(frontotemporal dementia)　⇨認知症＞前頭側頭型認知症

**FTLD**(fronto-temporal lobar degeneration)　⇨認知症＞前頭側頭葉変性症

**FUS**(fused in sarcoma)　前頭側頭葉変性症(FTLD)の病理所見は最近大きな進歩を遂げている。FUS遺伝子は当初人間癌の染色体転座による融合蛋白質として識別された。家族性筋萎縮性側索硬化症(ALS6)でTDP-43と同様にDNA/RNA結合蛋白であるFUSの遺伝子変異が同定されたが、FTLDの一部ではユビキチン化封入体の構成蛋白がFUSであることが明らかとなった。FUSは、FTLDの中でも運動ニューロン疾患を伴う前頭側頭型認知症や行動異常型前頭側頭型認知症に認められる。(船山道隆)

# G

**GATB**(General Aptitude Test Battery) ⇨一般職業適性検査

**GCS**(Glasgow Coma Scale) ⇨グラスゴー・コーマ・スケール

**GIF**(growth inhibitory factor) ⇨成長阻害因子

**GIROJ**(General Insurance Rating Organization of Japan) ⇨損害保険料率算出機構

**GPC 規則** ——きそく ⇨文字素-音素変換規則

**GRT**(general recognition theory) ⇨一般認知理論

**G-SLI**(grammatical-SLI) ⇨言語症/言語障害

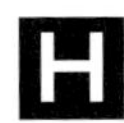

**Hachinski の虚血スコア** ——きょけつ—— ⇨認知症検査＞Hachinski の虚血スコア

**HDLS**(hereditary diffuse leukoencephalopathy with spheroids) 神経軸索スフェロイド形成を伴う遺伝性びまん性白質脳症。スフェロイドの多発を特徴とする成人発症、常染色体優性遺伝性のびまん性白質脳症である。孤発例が相当数存在し注意を要する。変異遺伝子は *CSF-1R*(colony stimulating factor-1 receptor)であり、第 5 染色体 5q34 に存在する。これまでに同定された 14 種類の遺伝子変異は、*CSF-1R* の細胞内チロシンキナーゼドメインにすべて存在していることが確認されている。*CSF-1R* は単球の分化発達に重要な役割を果たしており、那須-ハコラ(Nasu-Hakola)病の病因遺伝子である *DAP12* とシグナル伝達系の下流域で互いに関連してミクログリアの機能異常を生じる。病理学的には、HDLS 患者脳の病変部位では活性化したミクログリアの集積がみられ、PAS 染色やベルリンブルー染色陽性のマクロファージを認め、大脳に多数のスフェロイドの出現、グリオーシス、自家蛍光を発する脂肪顆粒を含有した貪食細胞の出現が観察される。HDLS の好発年齢は 40 歳前後で、罹病期間は 6～10 年前後とされる。病初期には、不安やうつなどの精神症状や認知症症状を呈し、進行すると歩行障害や錐体路徴候、姿勢反射障害、前頭葉徴候、難治性の痙攣などを呈する。多彩な臨床像をとるため、運動症状を主体とする場合、多発性硬化症との鑑別を要することがある。検査上、MRI で観察される白質病変は前頭葉優位であり、病初期には非対称性の散在性の分布を示し慢性虚血性病変との鑑別が難しいが、進行とともに左右対称性、融合性病変となり萎縮が顕著となる。脳梁は菲薄化し、白質内に拡散制限を示す神経線維の出現が報告されている。頭部CTでは微細な石灰化がみられる場合があり、鑑別に有用なこともある。治療法は確立したものはなく、対症療法にとどまっている。(大谷良、冨本秀和)

**HDS-R**(Hasegawa Dementia Scale-Revision) ⇨認知症検査>改訂長谷川式簡易知能評価スケール

**HIV 脳症** ——のうしょう human immunodeficiency virus(HIV) encephalopathy ヒト免疫不全ウイルスタイプ1(HIV-1)はヒトの免疫担当細胞に感染して免疫不全状態(いわゆる後天性免疫不全症候群 acquired immunodeficiency syndrome:AIDS)にし、種々の二次性感染症を引き起こすが、これとは別にHIV-1の直接感染による神経合併症として脳症、髄膜炎、脊髄症、多発神経炎、ミオパチーが知られている。HIV-1の直接感染による脳症を通常HIV脳症と呼ぶが、従来、HIV関連認知症(HIV-associated dementia)、AIDS認知症コンプレックス(AIDS-dementia complex)などと呼ばれていたものである。抗HIV多剤併用療法後は、認知障害が軽症化したことに鑑み、上記の認知症以外に軽度神経認知障害(mild neurocognitive disorder)、無症候性神経認知障害(asymptomatic neurocognitive impairment)の2つを加え、これら三者をまとめてHIV-1関連認知障害(HIV-1 associated neurocognitive disorders)と呼ぶようになった。脳症の症状として、認知、運動、精神機能の異常が亜急性ないし慢性に進行し、未治療であれば半年以内に無言無動、四肢麻痺から植物状態に至り、死亡する。初期は注意力の低下、言語障害、健忘、処理能力の緩慢化、無気力が目立ち、うつや幻覚・妄想、せん妄を呈することもある。次第に腱反射亢進、両下肢筋力低下、振戦などの不随意運動、運動失調、尿便失禁が現れる。MRIで大脳皮質、基底核の萎縮と脳室の拡大に加え、脳室周囲白質に対称性のびまん性高信号(いわゆるleukoaraiosis)が出るのが特徴である。診断は血中CD4陽性Tリンパ球数の減少(200/mm$^3$以下)、血中、髄液中の抗HIV-1抗原・抗体、HIV-1のWestern blot法、PCR法、HIV-1 RNA量増加を証明する。抗HIV薬多剤併用療法が導入されて以降、認知症が軽症化し、数年間そのままの状態で経過することも多くなった。(櫻井靖久)

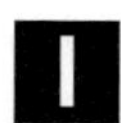

**ICD-10**(International Classification of Diseases-10) WHOによる「疾病および関連保健問題の国際統計分類」。死亡や疾病のデータの体系的な記録や比較・解析を行うことを目的とした分類である。最新版は第10版であり、精神疾患関連は第5

章「精神および行動の障害(F コード)」として分類されている。前版である ICD-9 で 30 だった精神障害のコードが 100 まで大幅に増加したことや、ICD-9 とは異なり診断ガイドラインが新設されたことなどが変更点である。DSM との整合性が図られるようになっているが、ICD は行政や疾病統計など公的なものに、DSM は臨床や研究の分野で用いられることが多い。(水島仁)

**ICF**(International Classification of Functioning, Disability and Health)　人々の生きる全体像を生活機能と背景因子とに分類し、疾病や障害の状態などについて共通理解を得るための媒体である。生活機能(functioning)とは心身機能・構造、活動、参加を示し、障害は機能障害(構造障害を含む)、活動制限、参加制限の包括用語として使用されている。[参照：国際生活機能分類(モデル)](白山靖彦)

**IE**(infective endocarditis)　⇨感染性心内膜炎

**IGT**(Iowa Gambling Test)　⇨前頭葉機能検査＞アイオワ版ギャンブリングテスト

**iNPH**(idiopathic normal pressure hydrocephalus)　⇨認知症＞特発性正常圧水頭症

**ITPA**(Illinois Test of Psycholinguistic Abilities)　⇨イリノイ大学言語学習能力診断検査



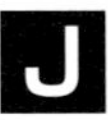

**JCS**(Japan Coma Scale)　⇨ジャパン・コーマ・スケール

## K

**K-ABC 心理・教育アセスメントバッテリー**　――しんり・きょういく――　Kaufman Assessment Battery for Children　認知能力と習得度を分けて測定できる個別式検査である。改訂版の KABC-Ⅱでは、対象年齢は 2 歳 6ヵ月〜18 歳 11ヵ月と拡大され、Luria 理論(Luria AR は神経心理学的に、大脳前方部は継次処理を行い、後方部は同時処理を行うとの理論を唱えた)と CHC 理論(Gattel, Horn, Carrol の 3 名の頭文字から名づけられた。一般知能は流動性知能と結晶性知能、認知的処理速度など 10 の因子から成るという階層モデルである)の 2 つの理論に基づき、認知尺度は 4 つの尺度と 11 の下位検査、習得尺度は 4 つの尺度と 9 つの下位検査で構成されている。各尺度間を比較することで、情報処理の特性を把握することができ、

小児の高次脳機能障害や学習障害などの評価・指導に役立つことが期待される。(松尾基史)

**Kasanin-Hoffmann concept formation test** ⇨前頭葉機能検査＞ヴィゴツキーテスト

**KIDS 乳幼児発達スケール** ――にゅうようじはったつ―― Kinder Infant Development Scale　健常児および発達遅滞が疑われる児を対象とし、母親が子どもの行動や発達状況を観察して記入し、運動、操作、言語理解、言語表出、概念、社会性(対子ども)、社会性(対大人)、しつけ、食事の 9 領域において、現状把握と目標設定を可能とする検査である。対象年齢は 1ヵ月〜6 歳 11ヵ月で、タイプ A、B、C とタイプ T があるが、タイプ T は発達遅滞傾向児向きとされている。(近藤和泉)

**Klüver-Bucy 症候群** ――しょうこうぐん ⇨クリューヴァー・ビューシー症候群

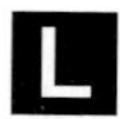

**LKS**(Landau-Kleffner syndrome) ⇨ランドウ・クレフナー症候群

**LGB**(lateral geniculate body) ⇨外側膝状体

**logopenic 型進行性失語** ――しんこうせいしつご ⇨失語症＞原発性進行性失語＞logopenic 型進行性失語

**LPA**(logopenic progressive aphasia) ⇨失語症＞原発性進行性失語＞logopenic 型進行性失語

**LPAA**(Life Participation Approach to Aphasia)　失語症者の生活への短期・長期的な目標の達成を目指して、失語症者や周囲の人を支援するサービスを提供するための考え方で、国際的なプロジェクトグループにより声明として出された。失語症の影響を受ける人々の、実生活の目標に焦点を当てることが重要であるとの理念に基づき、失語症の評価や訓練、臨床家の役割などに対する考えを示している。例えば、評価では失語症者の生活への参加のニーズを明らかにすること、訓練では生活の目標を達成しやすくすることを含み、臨床家がコミュニケーションパートナーの役割も担うことなどである。(吉畑博代)

**LTM**(long-term memory) ⇨記憶＞長期記憶

**LTP**(long term potentiation)　神経科学の分野において、神経細胞(ニューロン)を頻回に刺激することにより神経細胞間(シナプス)での信号伝達が活発に行われるとシナプスでの伝達効率が高まり、刺激が消滅した後もシナプスの伝達効率が高いままで長期間保存される現象のこと。長期増強は実験動物を用いた脳(海馬)研究で発見された生物現象であり、学習と記憶の根底にある主要な細胞学的メカニズムの1つであると広く考えられている。(深井順也、中尾直之)
同長期増強

**lv-PPA**(logopenic variant-PPA) ⇨失語症＞原発性進行性失語＞logopenic型進行性失語

# M

**magnocellular layer** 外側膝状体内部の層構造を形成している大細胞層のこと。外側膝状体内部の外側膝状核は6層の層構造を呈しており、その第1・4・6層は対側の網膜、2・3・5層は同側の網膜より入力線維を受ける。一部上丘からも線維連絡を受け、一次視覚野からもフィードバック入力がある。核内では層別に整然とした配列を有し、その構成する細胞として大細胞、小細胞、顆粒細胞の3つの神経細胞より成る。そのうち大細胞層(magnocellular layer)は1・2層に存在し、小細胞層(parvocellualar layer)は3・4・5・6層に存在している。それら細胞層においては外側膝状体固有の視覚情報処理に関する機能を果たしているとされる。(山根文孝)

**MARS**(Moss Attention Rating Scale) ⇨注意障害の評価スケール＞MARS

**MAS**(Manifest Anxiety Scale) ⇨顕在性不安尺度

**MBD**(Marchiafava-Bignami disease) ⇨マルキアファーヴァ・ビニャミ病

**MBEA**(Montreal Battery of Evaluation of Amusia) ⇨失音楽症検査＞モントリオール失音楽症テストバッテリー

**MCA**(middle cerebral artery) ⇨中大脳動脈

**MCI**(mild cognitive impairment) ⇨軽度認知障害

**MDCT**(multidetector-row CT) ⇨画像診断＞CT＞多列検出器型CT

**m-ECT**(modified electroconvulsive therapy) ⇨修正型電気痙攣療法

**mental number line** 数の認識と処理に関するDehaeneらによるtriple-code modelの中核概念で数-空間の同型性を基礎づけている。「数」が心的に—実空間における数直線のように—水平な直線上に左から右へと表象されていると考える。Size effectを説明するためmental number lineの「目盛り」が対数scaleになっているという考え(次頁**上図**)と、「目盛り」自体は線形だが、数が大きくなるに従い、真の値の周囲に広がる主観的な分布が拡大するという考え方(次頁**下図**)がある。なおmental number lineはnon-symbolic numerical quantityを表すため、その「目盛り」はアラビア数字ではなく、数の大きさの程度(numerosity)として表現される。

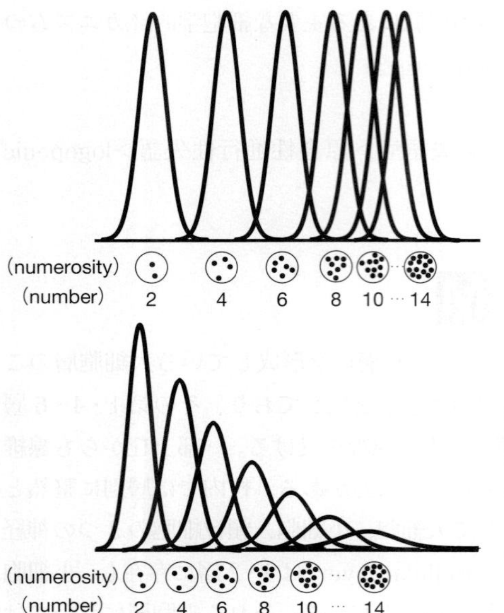


■Mental number line■
dots で示される numerosity が客観的で symbolic な数(number)に対してどのように対応するか異なる考え方を示す。
上：両者の対応の変動幅は一定で、numerosity が、mental number line 上に対数 scale で分布する。
下：numerosity が、mental number line 上に線形に分布するが、number への対応の変動幅が徐々に増大する。

近年は単位分数(1/n)や負の数の位置づけについても検討されている。(古本英晴)

**MET**(multiple errands test)　計画性・適応性・問題解決・思考の柔軟性といった実際の日常生活で必要となる能力を評価するバッテリーで、脳損傷や精神疾患症例に対して行われる。MET は指定された商品の購入、電話の発信、メールの送信、設定された日時での待ち合わせ、必要な情報収集と記載などの課題が設定されている。課題は病院や施設といった特定の基準が定められている場所で実施され、基準に反したか、省略があったかなどエラーの回数とタイプを記録する。(砂川耕作)

同複合お使いテスト

**metallothionein-Ⅲ** ⇨成長阻害因子

**MGB**(medial geniculate body)　⇨内側膝状体

**MIBG 心筋シンチグラフィ**　――しんきん――　MIBG myocardial perfusion scintigraphy　心臓交感神経の状態を診る神経核医学検査であるが、神経内科領域ではレビー小体病(パーキンソン病、レビー小体型認知症)を診断する際の補助検査として利用する。交感神経終末でノルアドレナリンと同様の動態を示す 3(meta)-iodobenzylguanidine(MIBG)に $^{123}$I を標識し用いる。レビー小体病では心臓交感神経の変性、脱神経を反映し、心筋での MIBG 集積低下を認める。レビー小体病に対し感度、特異度に優れ、他の類似疾患との鑑別に有用である。(高田武人)

**MIT**(melodic intonation therapy) ⇨失語症の訓練＞失語症の言語訓練法＞メロディック・イントネーション・セラピー

**MMSE**(Mini-Mental State Examination) ⇨認知症検査＞MMSE

**MND**(motor neuron disease) ⇨神経変性疾患＞運動ニューロン病

**MoCA**(Montreal Cognitive Assessment) 視空間認知・注意・記憶・遂行機能・言語・見当識から成り、認知機能を約10分で多面的に評価できる。Nasreddineら[1]により報告されて以来、36言語に翻訳され、100ヵ国以上で使用されている。MoCA日本版(MoCA-J)も鈴木ら[2]によって報告され、軽度認知障害(MCI)の鑑別に対して高い感度と特異度を示し、MCIのスクリーニング検査として有用性が示されている。MoCA-Jは30点満点で、26点以上がMCI疑いなし(健常範囲)と判定される。(前島伸一郎)

1) Nasreddine ZS, Phillip NA, Bédirian V, et al：The Montreal Cognitive Assessment, MoCA；a brief screening tool for mind cognitive impairment. J Am Geriatr Soc 53：695-699, 2005.
2) 鈴木宏幸, 藤原佳典：Montreal Cognitive Assessment(MoCA)の日本語版作成とその有効性について. 老年精神医誌 21(2)：198-202, 2010.

**MOHO**(model of human occupation) ⇨人間作業モデル

**MOR法** ——ほう Multiple Oral Rereading method Moyer SB(1979)が提唱した音読における流暢性の改善を目指した訓練法。当初は、純粋失読例が対象とされたが、音韻性失読や失名辞、ブローカ失語例への適応も報告されている。方法は、複数の段落で構成される文章を毎日複数回音読し、その音読速度と正確性を評価する。具体的な方法は諸家によって異なるが、500〜600語程度の文章を1日30分以上、3〜5回程度繰り返し音読する。音読速度は1分間の語数もしくは音節数、正確性は100語中の誤り数(誤反応率)を算出する。この訓練法は単語全体を認識させるトップダウン処理を促進させることを意図している。一方で、純粋失読例においてみられる逐次読みはボトムアップ処理とされている。(宮﨑泰広)

**MPFC**(medial prefrontal cortex) 内側前頭前皮質。報酬、道徳、葛藤に関する意思決定や社会的行動を規定する自己と他者の認知機能にかかわる。(参照：前頭前皮質＞内側前頭前皮質)

(鈴木孝征、酒向正春)

同内側前頭前皮質

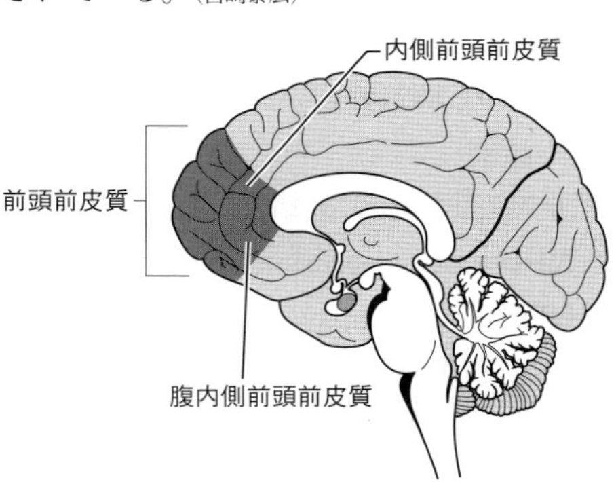

**MRI**（magnetic resonance imaging） ⇨画像診断＞MRI

**MS**（multiple sclerosis） ⇨多発性硬化症

**MSA**（multiple system atrophy） ⇨多系統萎縮症

**MSCT**（multislice CT） ⇨画像診断＞CT＞多列検出器型 CT

## N

**na-PPA**（nonfluent aphasia-PPA） ⇨失語症＞原発性進行性失語＞進行性非流暢性/失文法性失語

**NASVA**（National Agency for Automotive Safety and Victim's Aid） ⇨自動車事故対策機構

**NCSE**（non convulsive status epilepticus） ⇨非痙攣性てんかん重積

**NECT**（non-enhanced CT） ⇨画像診断＞CT＞単純 CT

**NGF**（nerve growth factor） ⇨神経成長因子

**NMO**（neuromyelitis optica） ⇨視神経脊髄炎

**nonaphasic misnaming**（or paraphasia） 意識障害の回復途上において、注意障害や見当識障害、作話、情動障害、病識障害などの非失語性要因を背景に一過性に出現する非失語性呼称障害（錯語）である。失語性呼称障害（錯語）が左優位半球損傷による言語的象徴性障害としての音韻的・意味的障害（字性錯語・語性錯語）であるのに対して、非失語性呼称障害（錯語）は、右劣位半球損傷あるいは両側性損傷にて、明らかな失語症がない状況下において目標語との関連性が不明確な「的外れ応答」（無関連性錯語）や記号素性錯語（通常の語彙には含まれない記号素同士の結合）など特異な言い誤りが目立つことが特徴である。自己の状況や疾病に関係する特定のカテゴリーに対して選択的に呼称が困難となる状況関連性呼称障害が生じることもある。責任病巣は、右半球あるいは両側大脳半球の深部領域、特に覚醒系や情動回路と関連の強い側頭葉底部領域や大脳辺縁系などの重要性が示唆されている。（辰巳寛）

同非失語性呼称障害（錯語）

**NPH**（normal pressure hydrocephalus） ⇨認知症＞特発性正常圧水頭症

**NPSLE**（neuropsychiatric SLE） ⇨CNS ループス

**NTT 利用料・NHK 放送受信料の免除** ——りようりょう・——ほうそうじゅしんりょうのめんじょ public utility discount service 身体、知的、精神の障害がある場合、その程度によってNTT 電話番号案内料が免除される、また、NHK 放送受信料が全額また

は半額免除される。（白山靖彦）

## O

**OA**（occupational adaptation） model　⇨作業適応モデル

**OAE**（otoacoustic emissions）　⇨耳音響放射

**odd word/picture out task**　⇨記憶＞意味記憶＞意味処理課題

**OKAN**（optokinetic afternystagmus）　⇨視運動性眼振

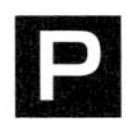

**PACE**（Promoting Aphasic's Communicative Effectiveness）　⇨失語症の訓練＞PACE

**Papez の回路**　――かいろ　⇨記憶の神経機構＞Papez の回路

**PASAT**（Paced Auditory Serial Addition Test）　⇨標準注意検査法＞PASAT

**PCA**（posterior cerebral artery）　⇨後大脳動脈

**PD**（Parkinson disease）　⇨神経変性疾患＞パーキンソン病

**PET**（positron emission tomography）　⇨画像診断＞PET

**PF**（phonetic form）　⇨音声形式

**PI**（proactive interference）　⇨順向干渉

**PLI**（pragmatic language impairment）　⇨意味-語用障害

**PML**（progressive multifocal leukoencephalopathy）　⇨進行性多巣性白質脳症

**PNFA**（progressive nonfluent aphasia）　⇨失語症＞原発性進行性失語＞進行性非流暢性/失文法性失語

**posterior cortical atrophy**　緩徐進行性に視空間ないしは視覚認知機能が低下し、ほかの認知機能が比較的保たれている変性疾患の臨床亜型をいう。65 歳未満の若年発症例が多く、萎縮部位は頭頂-後頭葉、後頭葉、側頭-後頭葉である。具体的な臨床症状には、バリント症候群を中核とする視空間障害、ゲルストマン症候群、失読、失書、失算、構成障害、視覚失認、道順障害、皮質盲、超皮質性感覚失語などがあるが、末期になるまでエピソード記憶、判断力、病識が比較的保たれている。最も出現しやすい症状は、同時に複数のものに視覚的な注意が向かない視覚性注意障害（背側型同時失認）であり、この視覚性注意障害のために社会生活や日常生活に大きな支障をきたす。神経病理像はアルツハイマー病が最も多いが、ほかにも進行性皮質下グリオーシス、プリオン病、大脳皮質基底核変性症、レビー小体型認知症などが報告されている。後部脳皮質に萎縮部位をもつ臨床亜型としてはlogopenic型進行性失語が知られているが、logopenic型進行性失語においても徐々に視空間構成障害や視空間性の記銘力障害を認めるようになることが多い。また、posterior cortical atrophyにおいても徐々に超皮質性感覚失語を呈するようになることがある。したがって、これらの臨床亜型には連続性が認められるという見解もある。(船山道隆)

**PPA**(primary progressive aphasia) ⇨失語症＞原発性進行性失語

**PPT**(Pyramids and Palm trees Test) Howard D & Patterson K(1992)が考案した意味的表象へのアクセスを評価するテストである。上段にある絵および単語(例：ピラミッド)に対して、下段の2つの絵および単語(例：ヤシと松)のうち意味的に関連する方を選択する。このテストは52項目から構成され、90％以下の正答率で異常と判定する。このテストを適切に回答するには、語彙の範疇化だけでなく、意味的な関連性などの知識が必要である。提示方法は、上・下段それぞれ絵・文字・音声のいずれかの計7種で、上・下段ともすべて絵で提示した場合は言語処理を介さずに意味的表象を評価できる。(宮﨑泰広)

**PQRST法** ——ほう PQRST method PQRST法(予習、質問、読解、叙述、検討)とは、内的記憶方略の中の言語的方略の代表的なもの。新聞記事、手紙、本などの文章の内容を覚えるために、Preview(全体的文脈を学習するためにざっと目を通す)、Question(テキストの鍵となる概念について尋ねる)、Read(質問に答えることを念頭に置いて能動的に読む)、State(読み終わった情報をリハーサルする)、Test(質問に答えることによって自ら再検討する)の順に学習する方法。(光永大助)

**PRES**(posterior reversible encephalopathy syndrome) ⇨後部可逆性脳症症候群

**PPOMS** ⇨記憶検査＞PROMS

**PSD**(periodic synchronous discharge) 周期性同期性放電。脳波検査において一定の周期で比較的規則的に全般性、左右同期性の突発性異常波が反復する。(種村純)

**PSP**(progressive supranuclear palsy) ⇨神経変性疾患＞進行性核上性麻痺

**PTSD**(posttraumatic stress disorder) ⇨心的外傷後ストレス障害

**Pusher現象** ——げんしょう ⇨無視症候群＞プッシャー現象

**PVT-R絵画語い発達検査** ——かいがごいはったつけんさ Picture Vocabulary Test-Revised(PVT-R) 2008年にPVTを改訂して作成された。小児における基本的な語彙の聴覚的な理解力を測定する検査で、適用年齢は3歳0ヵ月から12歳3ヵ月である。「新教育基本語彙」から選択された89語について、4枚の刺激の中から目標語に対応する絵の指さしを求める。語彙年齢(VA)と評価点(SS)を算出することができる。比較的短時間での実施が可能で、小児の臨床現場で広く用いられている。(春原則子)

# Q

**QOL**(quality of life)　「生活の質」「生命の質」などと訳され、患者や利用者の身体的な苦痛を取り除くだけでなく、精神的、社会的活動を含めた総合的な活力や生きがいなどを含む人間らしい生活の実現を指している。高次脳機能障害者にとって、認知低下があったとしても、働く喜びや、人とのかかわりによって得られる幸福感などの充足を図ることが重要である。(白山靖彦)
同生活の質、生命の質

# R



**RAN**(Rapid Automatized Naming)　RANの原型はDenckla and Rudel(1974)の健常児の呼称研究に端を発する。数字、色、線画などを連続的に可能な限りの速さで呼称させる課題である。一般に、発達性ディスレクシアの読み能力の診断指標として用いられる。読みの修得過程に必要な音韻想起の自動化能力を文字以外の刺激を呼称する能力から推し量る。就学前児や低学年であるほど発達性ディスレクシアの診断に高い感度を有するスクリーニング課題である。(金子真人)

**RBMT**(Rivermead Behavioral Memory Test)　⇨記憶検査＞リバーミード行動記憶検査

**RC**(recursive consciousness)　⇨再帰性意識

**RCT**(randomized controlled trial)　⇨ランダム化比較試験

**Rey-Osterrieth 複雑図形**　——ふくざつずけい　⇨記憶検査＞Rey-Osterrieth 複雑図形

**RHLB**(Right Hemisphere Language Battery)　イギリスのBryanによって右半球損傷者や広範囲の脳損傷者の言語能力を評価するために標準化された検査である(第2版は1995年に出版)。本検査は、①聴覚的に与えられた比喩表現と絵のマッチング検査、②比喩表現の読解検査、③隠喩の理解検査、④ユーモアの理解検査、⑤語彙理解検査、⑥プロソディの産生検査、⑦談話評価尺度を用いた談話評価、の

7 項目から構成されている。(植谷利英)

**RMT**(Recognition Memory Test) ⇨記憶検査＞再認記憶テスト

**ROCFT**(Rey-Osterrieth Complex Figure Test) ⇨記憶検査＞Rey-Osterrieth 複雑図形

**RPLS**(reversible posterior leukoencephalopathy syndrome) ⇨可逆性後部白質脳症症候群

**RSAB**(Rating Scale of Attentional Behavior) ⇨注意障害の評価スケール＞RSAB

**RST**(Reading Span Test) ⇨リーディングスパンテスト

**RT**(reminiscence and life-review therapy) ⇨非薬物療法＞回想法

**rTMS**(repetitive transcortical magnetic stimulation) 反復経頭蓋磁気刺激法。ニューロモジュレーションの一方法であり、経頭蓋的に大脳を磁力によって刺激するものである。刺激の強度、頻度、回数を変化させ反復して行うことによって大脳皮質の興奮性を変化させる。そのメカニズムは、頭蓋上に置いたコイルに高電流高電圧をパルスで流し、それにより生じる磁束が頭蓋骨に平行な大脳の良導体部分に渦電流を引き起こすことによる。臨床では、脳卒中後の運動麻痺や、半側空間無視、失語、疼痛などの改善目的に行われる。(岡本さやか)

## S

**SI**(first somatosensory area) ⇨一次体性感覚野

**S 構造** ──こうぞう S-structure 生成文法理論において、1980 年代前後、原理とパラメータ理論が登場した頃に使われるようになった用語。S 構造は、文の命題を表す D 構造に $\alpha$ 移動という移動規則(変形)が適用されて生成され、実際に発話される文の語順に近い構造である。それ以前は「表層構造」(surface structure)と呼ばれていたが、それまでの表層構造の概念と完全には一致しないため、「浅い構造」(shallow structure)の S といわれることもある。原理とパラメータ理論では、S 構造は、発話を担う構音機構へのインターフェースである音声形式(phonetic form：PF)と、意味解釈を担う認知機構へのインターフェースである論理形式(logical form：LF)への入力となる。最新のミニマリスト・プログラムでは S 構造と D 構造は余剰とされている。(渡辺眞澄)

**SAH**(subarachnoid hemorrhage) ⇨脳血管障害＞くも膜下出血

**SALA 失語症検査** ──しつごしょうけんさ ⇨失語症検査＞SALA 失語症検査

**SAS** (supervisory attentional system)　⇨監視注意システム

**SCD** (spinocerebellar degeneration)　⇨神経変性疾患＞脊髄小脳変性症

**SCTAW** (Standardized Comprehension Test of Abstract Words)　⇨失語症検査＞標準抽象語理解力検査

**SCU** (stroke care unit)　⇨脳卒中ケアユニット

**SD** (semantic dementia)　⇨認知症＞意味性認知症

**SDMT** (Symbol Digit Modalities Test)　⇨標準注意検査法＞SDMT

**SD-NFT** (senile dementia of the neurofibrillary tangle type)　⇨認知症＞神経原線維型老年期認知症

**SDS** (Self-rating Depression Scale)　⇨うつ性自己評価尺度

**Seashore 音楽才能尺度**　——おんがくさいのうしゃくど　Seashore Measures of Musical Talent　初めて標準化された音楽適性テスト(Seashore, 1960)で、音楽的才能を音高(ピッチ)、強弱、時間(長短)、音色、リズム記憶、音記憶という6要素に分け、それぞれの聴覚的鋭敏さを測定する。テスト刺激は音叉や周波数発振器などを用いている。6つの下位テストは**表**のとおりである。Seashoreの功績は、従来行われていた音楽家の伝記や経験談をもとに音楽適性を測ることを排除し、音楽的才能を客観的に測定しようとした点にある。(進藤美津子)



■ Seashore 音楽才能尺度の下位テスト(1960 年度版) ■

| 下位テスト | 検査音の種類 | | 検査方法 |
|---|---|---|---|
| 音高弁別 | 50 対の音 | 周波数の差：17〜2 Hz | 後の音が前の音より高いか低いか判断する |
| 強度弁別 | 50 対の音 | 強度の差：4〜0.5 dB | 後の音が前の音より強いか弱いか判断する |
| リズム記憶 | 30 対のリズム・パターン | | 1 対の 2 つのリズムが同じか違うか判断する |
| 時間弁別 | 50 対の音 | 持続時間の差：0.3〜0.05 秒 | 後の音が前の音より長いか短いか判断する |
| 音色弁別 | 50 対の音 | 基音〜第 5 倍音から構成され第 3・4 倍音が変えられる | 1 対の 2 つの音色が同じか違うか判断する |
| 音記憶 | 30 対の音系列 | 音系列：3、4、5 音の各々 10 項目 | 1 対の 2 つの音系列中のどの音が違うか判断する |

(Seashore CE, et al：The Mannual of Instructions and Interpretations for the Seashore Measures of Musical Talents. pp3-6, The Psychological Corporation, New York, 1960 より改変)

**Sigmund Freud**　ジークムント・フロイト(1856-1939)。精神分析学者。神経科医として脳性麻痺や失語症の研究を行ったが、Charcotの影響により脳に器質的障害のない機能性疾患(ヒステリー)に関心を寄せ、精神病理の科学的分析に着手した。Freudは、無意識に注目し、抑圧の理論(無意識の領域に閉じ込められた欲動エネルギーが、変形して現れるのが神経症)を核心とする深層心理学と自由連想法(患者が思いつくままに話す)によって意識下の葛藤を解明する治療技法を統合した精神

分析学を創始した。(田村至)

**SISI 検査**　——けんさ　Short Increment Sensitivity Index test　内耳性の感音難聴を診断する検査。内耳性難聴には外有毛細胞の損傷によるリクルートメント現象(補充現象)という特徴的な症状があり、ラウドネスの増幅が異常となる。訴えとしては音が急に大きく感じる、響くなどである。Weber の法則に基づき、比弁別閾を検出するものである。1 dB の増幅の感度を検出する方法で実施され、内耳性難聴であれば増幅に気づきやすく、検出率が 60%以上であればリクルートメント陽性とされる。(福田章一郎、川上紀子)

**SjS**(Sjögren syndrome)　⇨シェーグレン症候群

**SLE**(systemic lupus erythematosus)　⇨全身性エリテマトーデス

**SLI**(specific language impairment)　⇨言語症/言語障害

**SLTA**(Standard Language Test of Aphasia)　⇨失語症検査＞ SLTA テスト

**SLTA-ST**(Supplementary Test for Standard Language Test of Aphasia)　⇨失語症検査＞SLTA 補助テスト

**SND**(striatonigral degeneration)　⇨線条体黒質変性症

**SoA**(sense of agency)　自己主体感。自己という感覚(sense of self)を考えていくと 2 つのものに集約されると Gallagher は考えた。その 2 つが sense of ownership(身体所有感 sense of ownership：SoO)と sense of agency(自己主体感：SoA)である。前者はこの身体は自分のものだという感覚で、例えばこの手は「私」のものだといった感覚である。一方で後者は何か出来事が起きたときに、それを起こしているのは「自分」であるという感覚である。SoA の認知モデルに Forward model が想定されている。これは予測した行為の結果と実際の感覚が一致していれば自分がやったという感覚が生まれるというモデルである。例えば、電気をつけようとしたとき、電気がつくと予測してスイッチを押し、思いどおりに電気がつけば「自分が」電気をつけたと感じる。一方で予測に反してなかなか電気がつかず 1 分後に電気がついた場合、「自分が」とは感じない。SoA の脳基盤として、島皮質や頭頂葉下部(角回や縁上回)との関係が指摘されている。統合失調症の自我障害の説明の 1 つとして SoA の異常が注目されている。(是木明宏)

**S-PA**　⇨記憶検査＞標準言語性対連合学習検査

**SPECT**(single photon emission computed tomography)　⇨画像診断＞SPECT

**SPTA**(Standard Performance Test for Apraxia)　⇨標準高次動作性検査

**SR 法**　——ほう　⇨非薬物療法＞SR 法

**SST**(social skills training)　⇨リハビリテーション＞認知行動療法＞生活技能

訓練

**STM**(short-term memory)　⇨記憶>短期記憶

**STM 症候群**　——しょうこうぐん　STM(short-term memory) syndrome　Warrington ら(1969)[1]が、復唱が選択的に障害された症例を聴覚言語性短期記憶障害に拠るとしたことを発端として、言語性短期記憶(vSTM)の選択的障害を呈する症例群を STM 症候群と呼ぶようになった。本邦にも純粋例の報告がある[2)3)]。なおその後の、新たな視点から短期記憶をワーキングメモリー(WM)として捉え直した Baddeley ら(1974, 1992 ほか)のモデルでは、その下位システムとして音韻ループ(phonological loop)が設定されている。このモデルでは言語性短期記憶は 2 つの構成要素、すなわち音韻的な貯蔵(phonological store)と構音的な制御(articulatory control process)により遂行されているとする。選択的な言語性の STM 障害例は貯蔵における選択的な障害とみなされた[4)5)]。現在、STM あるいは言語獲得・学習でのさまざまな現象が、WM・音韻ループに関連されて盛んに研究されている。なお、単語復唱において意味性や形式性の錯語を呈するいわゆる深層失語例は、回復後に STM 症候群へと移行するとの指摘があり、その連続性が注目されている。

(水田秀子)


1) Warrington KE, Shallice T：The selective impairment of auditory verbal short-term memory. Brain 92：885-896, 1969.
2) 水田秀子：言語性短期記憶障害の一例．失語症研究 19：146-153, 1999.
3) 高倉祐樹，ほか：言語性短期記憶のメカニズムとその障害について；把持ストラテジーの検討から．高次脳機能研究 31：411-421, 2011.
4) Vallar G, Baddeley AD：Phonological short-term store, phonological processing and sentence comprehension；A neuropsychological case study. Cognitive Neuropsychology 1：121-141, 1984.
5) Baddeley A：Working memory. Science 255：556-559, 1992.


**STRAW-R** (Standardized Test for Assessing the Reading And Writing Attainment of Japanese children and Adolescent：Accuracy and Fluency)　⇨標準読み書きスクリーニング検査 正確性と流暢性の評価

**sv-PPA**(semantic variant-PPA)　⇨失語症>原発性進行性失語>意味型進行性失語

**SVV**(subjective visual vertical)　⇨視覚垂直認知

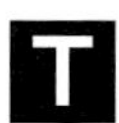

***θ* 役割**　(シータ)やくわり　⇨意味役割、意味論的分析

**task analysis**　⇨タスクアナリシス

**TCSA**（transcortical sensory aphasia） ⇨失語症＞超皮質性感覚失語

**tDCS**（transcranial direct current stimulation） ⇨経頭蓋直流電気刺激

**TDP-43**（TAR DNA-binding protein of 43 kDa） 前頭側頭葉変性症（FTLD）の病理所見は最近大きな進歩を遂げている。筋萎縮性側索硬化症（ALS）の一部ではFTLDを呈することが知られていたが、ALSの病理像であるユビキチン化されたTDP-43陽性の封入体が、運動ニューロンの症候や病変を伴わないFTLDにも認められる場合があることが明らかとなった。FTLDの中でも意味性認知症（semantic dementia）の病理像に比較的多く認められ、運動ニューロン疾患を伴う前頭側頭型認知症や行動異常型前頭側頭型認知症にも認められる。（船山道隆）

**TGA**（transient global amnesia） ⇨記憶障害＞一過性全健忘

**TIA**（transient ishemic attack） ⇨脳血管障害＞一過性脳虚血発作

**tip of the tongue 現象** ――げんしょう tip of the tongue phenomenon 言いたいことばが喉まで出かかっていて、思い出せそうでなかなか思い出せない状態。自分がその語を知っているというメタ記憶はあり、目的としている語と音韻的あるいは意味的に類似した語が想起されることがある。当該の語の音韻的情報（語頭音や音節数、ストレスの位置など）や、文法的情報（品詞、単数複数、性別など）は正しく答えられる場合があることから、言語表出の認知神経心理学的モデルでは、音声出力辞書と音素レベルの部分的離断として説明される。（畠山恵）

**TLPA**（Test of Lexical Processing in Aphasia） ⇨失語症検査＞失語症語彙検査

**TMT**（Trail Making Test） ⇨神経心理学的検査＞トレイルメイキング検査

**t-PA**（tissue-type plasminogen activator） 線維素溶解剤。アルテプラーゼ0.6 mg/kgを1時間かけて静脈内注射する。発症4.5時間以内の脳梗塞患者が適応となる。機能予後の改善が期待される。副作用として出血性合併症（脳出血）が2～6%に認められる。t-PA静注療法の適応となるかどうか、禁忌項目がないかどうかを投与前に厳密に確認する必要がある。（棚橋紀夫）

同組織プラスミノゲンアクチベータ

**TPH**（tree pruning hypothesis） 失文法患者は文の階層構造上、より上方に位置するものに困難を示すとする、生成文法理論に基づく仮説。ヘブライ語とアラビア語の失文法患者で、**図**に示した文の基本構造の最も高い位置にある補文句CPやWH疑問詞の使用が困難なこと、また動詞の時制（$\gamma^0$）より低い位置の一致（$Agr^0$）が比較的保たれることを根拠とし、同様の報告は他言語でも報告されている[1,2]。しかし、この仮説に反する現象も報告されている。ギリシャ語では時制と一致の階層構

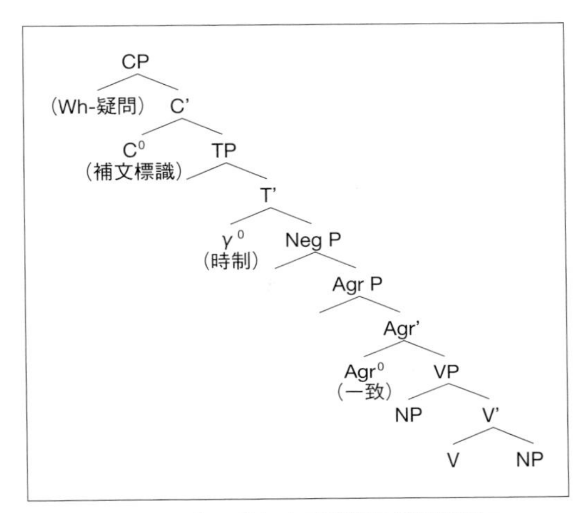


■Pollock(1989)による英語の機能範疇■
(Friedmann, 2001, 日本語は筆者による)

造上の位置が逆転するが、上にある一致の方が保たれるといった反例も示されている[3)]。(渡辺眞澄)

1) Friedmann N：Agrammatism and the psychological reality of the syntactic tree. Journal of Psycholinguist Research 30(1)：71-90, 2001.
2) Friedmann N, Grodzinsky Y：Tense and agreement in agrammatic production：pruning the syntactic tree. Brain & Language 56(3)：397-425, 1997.
3) Stavrakaki S, Kouvava S：Functional categories in agrammatism：Evidence from Greek. Brain & Language 86：129-141, 2003.

**TRIP**(thematic roles in production)　文発話に現れる語検索の障害が、失語症一般にみられる単語レベルの喚語困難によるのか、それとも主として文発話に現れるのかを明らかにし、適切な言語訓練の方針を提供することを目的に、Whitworth (1996)[1)]により開発された検査。失文法の患者は文処理において文中の名詞の意味役割(thematic role：動作主、被動作主、対象など)の付与が困難とする仮説に基づき、動詞の項構造が複雑になるにつれ、名詞(項)の検索が困難になると考える。絵の呼称課題と、さまざまな複雑さをもつ項構造の文の(遅延復唱)課題で構成される。(渡辺眞澄)

1) Whitworth A：Thematic Roles in Production(TRIP)：An assessment of word retrieval at the sentence level. Whurr, London, 1996.

**TUF**(treatment of underlying forms)　失文法患者の文の理解と産生の改善を目的とした生成文法理論に基づく治療法。受け身文、目的語分裂文、WH 疑問文など、統語的に複雑な文の理解や産生の治療に焦点を当てている。TUF では、より複雑な文から訓練を開始するが、その治療効果は受け身文ならより単純な構造の受け身文、WH 疑問文ならより単純な WH 疑問文といった、同じ構造の、より単純な文の理解/産生に訓練効果が般化することが示されている[1]。(渡辺眞澄)

1) Thompson CK, Shapiro LP：Complexity in treatment of syntactic deficits. American Journal of Speech-Language Pathology 16：30-42, 2007.

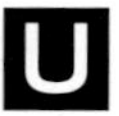

**UB**(utilization behavior) ⇨使用行動、前頭葉性動作障害＞使用行動

**USN**(unilateral spatial neglect) ⇨無視症候群＞半側空間無視

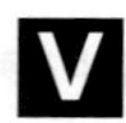

**V1**(visual area 1) ⇨一次視覚野

**VaD**(vascular dementia) ⇨認知症＞血管性認知症

**VAT**(Visual Action Therapy) Helm-Estabrooks と Albert(1991)[1]によって開発されたジェスチャーの系統的訓練法。コミュニケーション手段としてのジェスチャー能力の改善を目指し、重度失語症者を対象に行われた。実物、動作絵、物品絵を用いた訓練は、実物と絵のマッチング課題から始まり、実物の使用練習、ジェスチャーの理解課題などを経て、自発的にジェスチャーを表出できるよう、段階を踏んだプログラム構成となっている。(参照：代替コミュニケーション手段＞ジェスチャー)(山澤秀子)

1) Helm-Estabrooks N, Albert ML：Visual Action Therapy. Manual of Aphasia Therapy, Helm-Estabrooks N, Albert ML(eds), pp177-187, PRO-ED, Texas, 1991.

**VCT**(Vygotsky Category Test) ⇨前頭葉機能検査＞ヴィゴツキーテスト

**VD**(vascular depression) ⇨血管性うつ病

**VGKC 脳炎** ――のうえん voltage-gated potassium channel(VGKC) encephalitis 抗電位依存性カリウムチャネル(VGKC)複合体抗体を伴った脳炎の特徴として、亜急性に進行する記憶障害、見当識障害を呈し、極期にてんかんを合併し、両側または片側の側頭葉内側面に病変を認め、髄液所見は正常な場合が多く、高頻度に抗利尿ホルモン分泌異常症(SIADH)を合併するが、ステロイドや血漿交換療法、免疫グロブリン大量療法などへの反応性は良好といったことが挙げられる。VGKC複合体抗体は、当初は末梢神経の過剰興奮症状を呈する Isaacs(アイザークス)症候

群の疾患マーカーであったが、VGKC 脳炎では筋痙攣などは呈さない。(加藤裕司)

**VOCA**(Voice Output Communication Aids)　キーを押すと、録音した音声が表出される携帯用会話補助装置で、音声によるコミュニケーションが可能になる。キーが1個のみの機器や、複数のキーをもつ機器などさまざまある。例えば、キー1個の VOCA では、複数のメッセージを録音し、スイッチを押すたびに録音した順序で再生されたりする。複数のキーをもつ VOCA では、各キーに対応したメッセージを録音・再生する。各キー上には、メッセージ内容を表す視覚シンボルや文字を添える。最近では iPad や iPhone 向けの VOCA アプリも発売されている。300〜500 個近い視覚シンボルが階層構造を成して配置され、選んだシンボルを音声で読みあげてくれる。シンボルは使用者に合わせて編集したり新規に作成することができ、音声を新たに登録することも可能である。文字を使用する VOCA アプリとして、平仮名 50 音配列のキーまたキーボードから入力するものがある。文字を入力すると、それを音声で読み上げてくれる。単語の予測機能を使用できたり、「挨拶」や「お礼」など日常的に使用頻度の高い語彙があらかじめ登録されているものもある。失語症者がこれらの機器やアプリを1人で使用することは、多くの場合難しい。言語聴覚士が支援機器への理解を深めることや、身近な家族、理学療法士・作業療法士などの他職種、リハエンジニアなどによるサポートが大切である。(吉畑博代)

**VPTA**(Visual Perception Test for Agnosia)　⇨標準高次視知覚検査

**VS**(visual area 2)　⇨二次視覚野

# W

**WAB 失語症検査**　──しつごしょうけんさ　⇨失語症検査＞WAB 失語症検査

**WAIS**(Wechsler Adult Intelligence Scale)　⇨ウェクスラー成人知能検査

**WCST**(Wisconsin Card Sorting Test)　⇨前頭葉機能検査＞ウィスコンシンカード分類検査

**Wernike-Lichtheim の古典的失語モデル**　──こてんてきしつご──　ドイツの精神神経学者 C. Wernicke(1848-1905)が 1874 年に著書 Der Aphasische Symptomencomplex において提出した精神反射弓(psychischen Bogen)を端緒とする。精神反射弓はことばの復唱の過程をモデル化したもので、聴神経・音響言語中枢・運動言語中枢・運動神経から成る(**図 1**)。そして、1885 年、スイスのベルン大学の内科教授であった L. Lichtheim(1845-1928)が、その論文において、Wernicke(1874)の基本的な考えは踏襲しながら、この精神反射弓に、概念中枢を加え、古典的失語

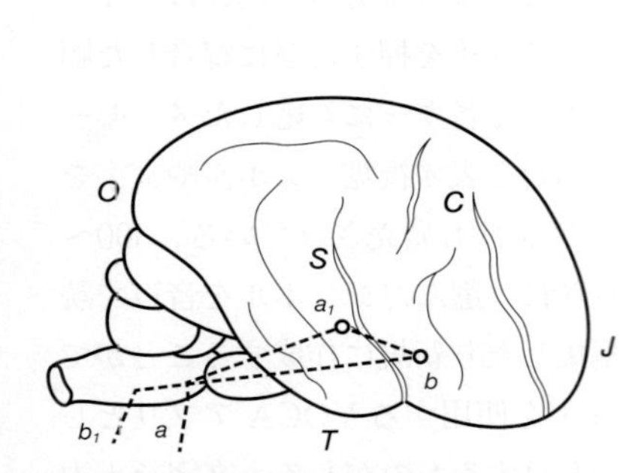


■図 1. 精神反射弓(psychischen Bogen)■
(Wernicke C:Der aphasische Symptomencomplex. Max Cohn & Weigert, Breslau, 1874 による)

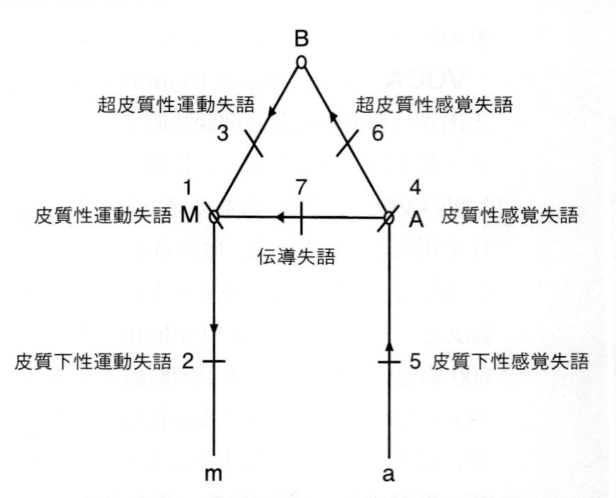


■図 2. Wernike-Lichtheim の言語モデル(1885)
—障害部位と、対応する失語タイプ—■
B:概念中枢、A:感覚言語中枢、M:運動言語中枢

モデルの原型が完成した。Lichtheim(1885)はこのモデル上の7ヵ所に番号を付し、それぞれの箇所が障害された場合を想定し、失語症を7タイプに分類した(**図 2**)。現在、一般に Wernicke-Lichtheim の古典的失語モデルおよび、それに基づく失語症の古典分類といわれているのは、これに Wernicke(1885)が用語の変更を加えたものである。1960 年代以降、N. Geschwind(1926-1984)を中心にアメリカのボストンを拠点とする失語症研究者らにより、Wernicke-Lichtheim による古典的失語分類学が見直される中で、失語分類に関する考え方および分類名は、さらに変遷を遂げ、現在に至っている。(小嶋知幸)

1) Wernicke C:Der aphasische Symptomencomplex. Max Cohn & Weigert, Breslau, 1874.
2) Lichteim L:On aphasia. Brain 7:433-484, 1885.
3) Wernicke C:Einige neuere Atbeiten über Aphasie, Kritisches Referat. Fortschritte der Medizin Ⅲ:824-430, 1885.

**Wertheim-Botez のテストバッテリー** ⇨失音楽症検査>Wertheim-Botez のテストバッテリー

**WH 移動** ――いどう wh-movement 英語では WH 要素(who, what, when, how など)は節ないし文の先頭になければならない。生成文法では、節の構造を表す樹形図の最上位に位置するのは補文辞(complementizer:C)で、平叙文か WH 疑問文かをそれぞれ素性[－WH]、[＋WH]で表す。しかし WH 要素は最初から必ずしも節の先頭にあるのではない。WH 要素が目的語の場合、節の抽象的な基底構造である D 構造においてはほかの名詞句(NP)と同様に動詞の後にあるが、S 構造が

派生される過程(写像ともいう)で、WH 要素が節の先頭に移動する WH 移動が起こる。例えば、例文①は②のような D 構造をもち、who(m)は WH 移動規則により下線部から[ ]の位置に移動する。

①Kiyoshi wants to know who(m) Hanako likes.

②Kiyoshi wants to know[ ]Hanako likes <u>who(m)</u>.

日本語の WH 移動は、英語とは異なる様相を示す。日本語の WH 要素には、「何、誰」などがあるが、必ずしも節の先頭に移動するわけではなく、③のように通常の名詞句が現れる位置にとどまることが多い。④のように先頭に現れることもあるが、③ほどふつうではない。

③清志は誰を蹴ったの？

④誰を清志は蹴ったの？

生成文法の「原理とパラメータ」の枠組みでは、S 構造に基づき、構音の実施と、意味解釈が行われるが、S 構造と構音のインターフェースを担う部門を音声形式(phonetic form：PF)、S 構造と意味解釈を行う認知機構とのインターフェースを担う部門を論理形式(logical form：LF)という。実は、日本語でも WH 移動は生じている。英語では D 構造→S 構造への写像過程で生じる顕在的移動であるが、日本語では S 構造ができた後、LF への写像過程で生じる非顕在的移動である。S 構造の構築後に生じる移動なので、PF にはその移動が反映されず、実際の発話にも反映されない。(渡辺眞澄)

**WISC-Ⅳ**(Wechsler Intelligence Scale for Children-fourth edition) ⇨ウェクスラー児童用知能検査

**WM**(working memory) ⇨作動記憶、記憶障害＞ワーキングメモリー

**WMS-Ⅲ**(Wechsler Memory Scale-Ⅲ) ⇨記憶検査＞WMS-Ⅲ

**WMS-R**(Wechsler Memory Scale-Revised) ⇨記憶検査＞WMS-R

**Wolpert 型同時失認** ──がたどうじしつにん ⇨失認＞同時失認＞意味型同時失認

**word fluency** 喚語能力や発散性思考を測定する検査である。失語症では喚語能力を、前頭葉機能障害や遂行機能障害に対しては発散性思考をみる目的として使われる。語頭音による流暢性検査とカテゴリーによる流暢性検査がある。語頭音では「し」「い」「れ」で始まる単語、カテゴリーでは「動物」「果物」「乗り物」の中の単語を 1 分間にどれだけ多く想起できるかによって測定することが多い。Word fluency テストはさまざまな認知検査に使用され、改訂長谷川式簡易知能評価スケールでは野菜のカテゴリー、FAB では「か」の語頭音による流暢性検査を用いている。神経基盤は前頭葉と左側頭葉であるといわれている。(船山道隆)

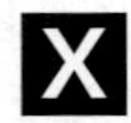

**X' 理論**　――りろん　エックスバー理論。すべての自然言語に共通する統語論的要素を識別し、エックスバー式の構文木を用いて文構造を表示する。(種村純)

やさしい　高次脳機能障害用語事典
ISBN978-4-907095-48-2 C3047

平成 30 年 12 月 10 日　第 1 版発行

編　集――種　村　純
発行者――山本美恵子
印刷所――三報社印刷株式会社
発行所――株式会社ぱーそん書房
〒101-0062 東京都千代田区神田駿河台 2-4-4(5F)
電話(03)5283-7009(代表)/Fax(03)5283-7010

Printed in Japan